食品免疫・アレルギーの事典

日本食品免疫学会 編集

朝倉書店

はじめに

食品はわたくしたちが生きてゆくために不可欠のものである．生命の原動力そのものといえる．なぜなら，食品は生体を構成する細胞をつくる材料となり，わたくしたちが動くためのエネルギーとなり，そして健康でいるために必要な免疫系，神経系，内分泌系などの生体調節機能を円滑に働かせる作用を有しているからである．

ところで，免疫系はこれらの生体調節機能の代表的なもので，病原菌やウイルスを排除，破壊し，内なる敵である癌細胞の増殖を抑制し殺傷する機構である．そして，食品と免疫系の間には密接な関係がある．すなわち，摂取した食品の成分の量や種類が免疫系の機能に大きな影響を与えるのである．たとえば，生体に摂取される食品のうち免疫系の働きに不可欠な成分が不足すると，免疫系の機能が低下しバランスが崩れ，その結果，感染症，癌，アレルギー，自己免疫疾患などのさまざまな疾患の原因となる．したがって，免疫系の機能を正常に維持し健康に過ごすためには，摂取する食品の量と種類に十分に配慮しなければならないのである．

近年になって，食品と免疫機能に関する研究が世界的な規模で展開されるようになり，続々と多くの食品成分の免疫機能に対する有効性が科学的に立証されてきたのは周知の事実である．わが国は世界で最も高い平均寿命を有する国の一つであり，その理由は日本人の摂取する食が健康にとって最良のものであり，さらにその内容を掘り下げると日本人の摂取している食が免疫系に対してすぐれた作用を有しているからであると考えられる．食品が免疫系の機能を維持・回復し，平均寿命を延ばしているのである．

以上の状況を背景に，食品と免疫機能の関連を生命科学的視点から解明し，その成果をわが国のみならず世界の国々に発信し人々の健康維持に貢献することを目的として，2004年10月に日本食品免疫学会が設立された．この学会は，食品免疫学という新たな学問分野を学際的に切り拓く世界で最初の学会である．

本書は，食品免疫学の成果を多くの方々に知っていただく目的で，日本食品免疫学会の会員のみならず，関連分野で研究に従事されている第一線の研究者に執筆をお願いし，日本食品免疫学会が総力をあげて編集したものである．本書は総論，基礎編，応用編，食品免疫機能評価法から構成されている．「総論」では食品と免疫機能のかかわりあいについて述べ，「基礎編」では食品免疫学の理論的基盤である基礎免疫学の知見，特に腸管免疫系の働き，それに影響を与える腸内細菌，およびそれらの異常から起こるアレルギーなどの疾病について記した．また，「応用編」では食品成分のうち，免疫賦活作用，アレルギー予防作用などの有効性が科学的に確立されているものについてその作用機構の詳細を述べ，最後に「食品免疫機能評価法」では，食品成分の有効性を動物やヒトで科学的に評価する方法について記した．

以上の内容をもった書籍はこれまで世界に例がなく，この本自体がこの分野の研究者の創造性あふれる成果の集大成であり，食品免疫学に携わる研究者，技術開発者にとって大いに役立つものであると自負するところである．一人でも多くの方が本書を一読されることを願ってやまない．

2011 年 4 月

執筆者を代表して

日本食品免疫学会会長　上野川　修一

編　集

日本食品免疫学会

編集委員長

上野川修一（かみのがわ しゅういち）　日本大学生物資源科学部

編集委員

石川博通（いしかわ ひろみち）　前 慶應義塾大学医学部

清野　宏（きよの ひろし）　東京大学医科学研究所

河野陽一（こうの よういち）　千葉大学大学院医学研究院

清水　誠（しみず まこと）　東京大学大学院農学生命科学研究科

下条直樹（しもじょう なおき）　千葉大学大学院医学研究院

田之倉優（たのくら まさる）　東京大学大学院農学生命科学研究科

戸塚　護（とつか まもる）　東京大学大学院農学生命科学研究科

南野昌信（なんの まさのぶ）　(株)ヤクルト本社中央研究所

八村敏志（はちむら さとし）　東京大学大学院農学生命科学研究科

細野　朗（ほその あきら）　日本大学生物資源科学部

三浦総一郎（みうら そういちろう）　防衛医科大学校

山本佳弘（やまもと よしひろ）　ハウスウェルネスフーズ（株）食品安全研究センター

執筆者

相原雄幸	神奈川県三崎保健福祉事務所	大嶋勇成	福井大学
穐山浩	国立医薬品食品衛生研究所	樗木俊聡	東京医科歯科大学
東隆親	東京理科大学	大野尚仁	東京薬科大学
足立厚子	兵庫県立加古川医療センター	大橋聡	フジッコ(株)
足立はるよ	東京大学	岡達三	前 鹿児島大学
新幸二	東京大学	岡本美孝	千葉大学
阿部皓一	エーザイ(株)	岡本隆一	東京医科歯科大学
安部由紀子	秋田大学	小川正	関西福祉科学大学
天野宏一	埼玉医科大学	奥山治美	金城学院大学
池澤善郎	横浜市立大学	小幡明雄	キッコーマン(株)
石川博通	前 慶應義塾大学	上野川修一	日本大学
和泉秀彦	名古屋学芸大学	川上浩	共立女子大学
市川寛	同志社大学	河上裕	慶應義塾大学
出雲貴幸	サントリーウエルネス(株)	神田智正	アサヒビール(株)
伊藤喜久治	東京大学	北澤春樹	東北大学
伊藤浩明	あいち小児保健医療総合センター	木村勝紀	明治乳業(株)
伊藤節子	同志社女子大学	木村光明	静岡県立こども病院
伊藤道代	兼松ウェルネス(株)	清野宏	東京大学
稲嶺絢子	千葉大学	國澤純	東京大学
猪又直子	横浜市立大学	久原徹哉	森永乳業(株)
今井孝成	国立病院機構相模原病院	久保千春	九州大学
今岡明美	(株)ヤクルト本社	栗﨑純一	十文字学園女子大学
岩田誠	徳島文理大学	河野陽一	千葉大学
岩永敏彦	北海道大学	古賀泰裕	東海大学
植松智	大阪大学	後藤真生	農研機構食品総合研究所
宇津山正典	東京医科歯科大学	佐藤あゆ子	東京大学
梅﨑良則	(株)ヤクルト本社	佐藤(三戸)夏子	麻布大学
宇理須厚雄	藤田保健衛生大学	塩見一雄	東京海洋大学
海老澤元宏	国立病院機構相模原病院	柴田瑠美子	国立病院機構福岡病院
種田貴徳	ハーバードメディカルスクール	清水誠	東京大学

下条直樹　千葉大学
張　明浩　大阪大学
須賀哲也　味の素(株)
鈴木隆浩　サンヨーファイン(株)
鈴木秀和　慶應義塾大学
瀬川修一　サッポロビール(株)
園山　慶　北海道大学
高橋一郎　広島大学
高橋恭子　日本大学
髙橋　毅　明治乳業(株)
高橋宜聖　国立感染症研究所
竹尾仁良　日本水産(株)
竹田　潔　大阪大学
立花宏文　九州大学
田辺創一　広島大学
辻　典子　産業技術総合研究所
手島玲子　国立医薬品食品衛生研究所
手塚裕之　東京医科歯科大学
戸塚　護　東京大学
土肥多恵子　国立国際医療研究センター
内藤裕二　京都府立医科大学
中西由季子　甲子園大学
永渕真也　明治乳業(株)
名倉泰三　日本甜菜製糖(株)
南野昌信　(株)ヤクルト本社
野地智法　ノースカロライナ大学チャペルヒル校
長谷耕二　理化学研究所
八村敏志　東京大学
服部正平　東京大学
濱田友貴　長崎大学
日比紀文　慶應義塾大学
平田賢郎　慶應義塾大学
平田博国　獨協医科大学
廣川勝昱　東京医科歯科大学名誉教授
深澤朝幸　明治製菓(株)
福田　健　獨協医科大学
福山　聡　東京大学
藤澤隆夫　国立病院機構三重病院
藤橋浩太郎　アラバマ大学バーミングハム校
藤山佳秀　滋賀医科大学
藤原　茂　カルピス(株)
細井知弘　東京都農林総合研究センター
細野　朗　日本大学
程原佳子　滋賀県立医科大学
堀川達弥　西神戸医療センター
本田賢也　東京大学
松井永子　岐阜大学
松原知代　順天堂大学
松本　敏　(株)ヤクルト本社
三浦総一郎　防衛医科大学校
水町功子　農研機構畜産草地研究所
光岡知足　東京大学名誉教授
森田栄伸　島根大学
森山達哉　近畿大学
矢賀部隆史　カゴメ(株)
保井久子　信州大学
山田千佳子　名古屋学芸大学
山西倫太郎　徳島大学
山本正文　日本大学
山本佳弘　ハウスウェルネスフーズ(株)
幸　義和　東京大学
芳沢茂雄　芳沢医院
好田　正　東京農工大学
米田純也　味の素(株)
若林英行　キリンホールディングス(株)
渡辺　守　東京医科歯科大学

（五十音順）

凡　　例

頻出する略号を以下に示す．本文では，略号のみで使われていることが多い．

Ig：immunoglobulin……………………………免疫グロブリン，イムノグロブリン

　例：IgA，IgD，IgE，IgG，IgM，など

IFN：interferon…………………………………インターフェロン

　例：IFN-α，IFN-β，IFN-γ，など

IL：interleukin…………………………………インターロイキン

　例：IL-1，IL-2，IL-3，など

NK：natural killer………………………………ナチュラルキラー

　例：NK 活性，NK 細胞，NKT 細胞，など

OVA：ovalbumin………………………………オボアルブミン，卵白アルブミン

TGF：transforming growth factor………………トランスフォーミング増殖因子，形質転換増殖因子

　例：TGF-α，TGF-β，など

Th，Th 細胞：helper T cell……………………ヘルパー T 細胞

　例：Th1，Th2，Th17，など

TLR：Toll-like receptor…………………………Toll 様受容体

TNF：tumor necrosis factor……………………腫瘍壊死因子

　例：TNF-α，TNF-β，など

Treg，Treg 細胞：regulatory T cell……………制御性 T 細胞

目　　次

序　食品免疫・アレルギーの現在と展望……〔上野川修一〕…1
1. 食品の栄養成分と免疫……1
2. 腸 管 免 疫……2
3. 腸 内 細 菌……3
4. 腸管免疫系と腸内細菌……3
5. 免疫系を調節する食品成分……4
5.1 ビタミンA……4
5.2 ビタミンC……4
5.3 ビタミンD……4
5.4 ビタミンE……4
5.5 亜　　鉛……4
5.6 セ レ ン……4
5.7 プロバイオティクス……5
5.8 タンパク質……5
6. 食品アレルギー……5
7. 腸内細菌とアレルギー……5
8. アレルギーを抑制する食品……5
9. 展望にかえて……6

I 総　論

1. 食品の成分と消化吸収そして体内移行……〔清水　誠〕…10
1.1 タンパク質……10
1.2 糖　　質……11
1.3 脂　　質……11
1.4 ビ タ ミ ン……11
1.5 ミ ネ ラ ル……12
1.6 非栄養素（食物繊維，ポリフェノール）……12
1.7 食品微生物（乳酸菌，酵母など）……13

2.　食 品 と 免 疫〔南野昌信〕…14
2.1　食品の免疫調節機能研究の歴史…14
2.2　食品の免疫調節機能…15
2.2.1　低下した免疫機能の回復…15
2.2.2　亢進した免疫機能の制御…15
2.3　免疫調節機能を有する食品成分…16
2.4　免疫調節食品研究の課題…16

3.　食品とアレルギー〔八村敏志〕…18
3.1　アレルギーを起こす食品，アレルギーを抑える成分…18
3.2　研究の歴史と最近の研究…19

II　基礎編

1.　食品免疫の基礎…22
1.1　免疫の概要…22
1.1.1　免疫とは〔石川博通〕…22
1.1.2　免疫器官〔岩永敏彦〕…24
1.1.3　抗原（IgE 抗体産生とアレルゲンを中心として）〔東　隆親〕…27
1.1.4　免疫担当細胞〔河上　裕〕…28
1.2　免疫の働きの変動…33
1.2.1　栄養不良〔戸塚　護〕…33
1.2.2　免疫機能の加齢変化とその評価方法について〔廣川勝昱・宇津山正典〕…38
1.2.3　ストレス〔久保千春〕…45
1.2.4　腸内細菌〔細野　朗〕…49
1.2.5　肥　満〔佐藤(三戸)夏子〕…53
1.3　腸 管 免 疫…56
1.3.1　腸管免疫器官・細胞…56
a.　総　論〔福山　聡・清野　宏〕…56
b.　パイエル板〔山本正文〕…58
c.　腸管上皮細胞〔岡本隆一・渡辺　守〕…59
d.　粘膜固有層〔植松　智〕…60
e.　孤立リンパ小節〔土肥多恵子〕…61
f.　クリプトパッチ〔石川博通〕…62
g.　腸間膜リンパ節〔長谷耕二〕…64
h.　大　腸〔細野　朗〕…65

i. M 細胞……〔野地智法〕…65
j. 腸管上皮細胞間リンパ球……〔高橋一郎〕…66
k. 樹状細胞……67
1) 細　胞……〔佐藤あゆ子〕…67
2) 機　能……〔手塚裕之・安部由紀子・樗木俊聡〕…68
1.3.2 腸管免疫の働き……70
a. IgA 産生……70
1) 器官・組織・細胞……〔八村敏志〕…70
2) 分子機構……〔高橋宜聖〕…71
b. 経口免疫寛容……72
1) 経口免疫寛容誘導の器官・組織・細胞……〔辻　典子〕…72
2) 分子機構……〔八村敏志〕…73
3) アレルギー，自己免疫疾患治療への応用……〔種田貴徳〕…75
c. 腸管関連リンパ組織（MALT）の器官発生……〔福山　聡〕…76
d. ホーミング……〔張　明浩〕…77
e. 脂質メディエーター……〔國澤　純〕…78
1.4 腸 内 細 菌……79
1.4.1 腸内フローラとは……〔光岡知足〕…79
1.4.2 食事・加齢などによる腸内フローラの変動……〔伊藤喜久治〕…84
1.4.3 ビフィズス菌……86
1.4.4 乳酸桿菌……〔木村勝紀〕…88
1.4.5 バクテロイデス菌……〔今岡明美〕…89
1.4.6 クロストリジウム，その他……90
1.4.7 ヘリコバクター・ピロリ……〔鈴木秀和・平田賢郎・日比紀文〕…92
1.4.8 腸管免疫系との相互作用（共生）……〔高橋恭子〕…93
1.4.9 腸管免疫系との相互作用（分子機構）……〔新　幸二・竹田　潔・本田賢也〕…95
1.4.10 感染との関係……〔保井久子〕…97
1.4.11 アレルギーとの関係……〔高橋恭子〕…99
1.4.12 ヒト腸内細菌叢のメタゲノミクス……〔服部正平〕…101
1.5 免疫の異常によって発症する病気……104
1.5.1 総　論……〔三浦総一郎〕…104
1.5.2 呼吸器疾患……〔平田博国・福田　健〕…105
1.5.3 消化器疾患……〔芳沢茂雄・日比紀文〕…108
1.5.4 膠原病と類縁疾患……〔天野宏一〕…116
1.5.5 感染症と血液疾患……〔藤山佳秀・程原佳子〕…117
1.5.6 その他の疾患……〔三浦総一郎〕…124

2. 食品アレルギーの基礎……129
2.1 アレルギーの定義と分類……〔河野陽一〕…129
2.1.1 アレルギーの歴史……129
2.1.2 アレルギーの定義……130

2.1.3 アレルギーの分類……130
2.1.4 アレルギー炎症……132
2.2 食品アレルギーの機序……133
2.2.1 食物アレルギーの病態と発症機構……〔大嶋勇成〕…133
2.2.2 食品アレルギーの動物モデル……〔足立はるよ〕…136
2.2.3 食物アレルゲンの特徴（クラス 1, 2 アレルゲンを含めて）……〔宇理須厚雄〕…139
2.3 食品アレルギーの臨床……144
2.3.1 食物アレルギーの疫学……〔今井孝成〕…144
2.3.2 食物アレルギーの症状……〔柴田瑠美子〕…147
2.3.3 食物アレルギーの自然歴……〔松原知代〕…150
2.4 食品アレルゲン……153
2.4.1 卵……〔伊藤節子〕…153
2.4.2 牛 乳……〔松井永子〕…156
2.4.3 小 麦……〔森田栄伸〕…159
2.4.4 大 豆……〔堀川達弥・足立厚子・森山達哉〕…162
2.4.5 米……〔山田千佳子・和泉秀彦〕…166
2.4.6 ピーナッツ，ナッツ類アレルゲン……〔穐山 浩〕…169
2.4.7 甲殻類・軟体類・貝類……〔濱田友貴〕…173
2.4.8 魚 類……〔塩見一雄〕…176
2.4.9 食 肉……〔伊藤浩明〕…180
2.4.10 そ ば……〔手島玲子〕…183
2.4.11 果物・野菜アレルゲン……〔猪又直子〕…186
2.5 食品アレルギーの診断・検査……191
2.5.1 食物負荷試験……〔海老澤元宏〕…191
2.5.2 皮膚テスト，特異的 IgE 抗体……〔相原雄幸〕…196
2.5.3 ヒスタミン遊離試験・好塩基球活性化試験……〔藤澤隆夫〕…200
2.5.4 アレルゲン特異的リンパ球刺激試験……〔木村光明〕…205

III 応用編

1. 食品による免疫機能の調節……212
1.1 総 論……212
1.1.1 食品の免疫調節機能……〔清水 誠〕…212
1.1.2 抗感染作用をもつ食品……212
1.1.3 プロバイオティクス，プレバイオティクス……〔古賀泰裕〕…215
1.2 乳 酸 菌……219

1.2.1　抗感染……………………………………………………………〔古賀泰裕〕…219
1.2.2　抗　癌……………………………………………………………〔松本　敏〕…222
1.2.3　その他の効果………………………………………………………〔出雲貴幸〕…226
1.3　納　豆　菌…………………………………………………………〔細井知弘〕…230
1.3.1　納豆菌の性質……………………………………………………………………230
1.3.2　菌体や発酵食品摂取時の作用…………………………………………………230
1.3.3　アレルギー反応に関連すると思われる納豆菌の作用………………………234
1.4　酵　　母…………………………………………………………〔若林英行〕…235
1.4.1　食品としての酵母………………………………………………………………235
1.4.2　酵母の免疫調節作用……………………………………………………………236
1.4.3　酵母細胞壁の免疫調節メカニズム……………………………………………236
1.5　オリゴ糖…………………………………………………………………………240
1.5.1　ニゲロオリゴ糖…………………………………………………〔山本佳弘〕…240
1.5.2　フラクトオリゴ糖………………………………………………〔深澤朝幸〕…243
1.6　多　糖　類…………………………………………………………………………248
1.6.1　抗感染……………………………………………………………〔鈴木隆浩〕…248
1.6.2　抗　癌……………………………………………………………〔須賀哲也〕…251
1.7　脂肪酸，脂質……………………………………………………〔奥山治美〕…256
1.7.1　脂肪酸代謝の三系列と食物連鎖………………………………………………256
1.7.2　摂取脂肪酸と動脈硬化性疾患…………………………………………………257
1.7.3　摂取脂肪酸と癌…………………………………………………………………257
1.7.4　摂取脂肪酸と潰瘍性大腸疾患，肺炎・気管支炎……………………………259
1.7.5　脂肪酸と食品免疫に関するまとめ……………………………………………260
1.8　ヌクレオチドや核酸による免疫機能の調節…………………〔永渕真也〕…261
1.8.1　動物実験でのヌクレオチド・核酸の免疫賦活効果…………………………261
1.8.2　臨床試験でのヌクレオチド・核酸の免疫賦活効果…………………………262
1.8.3　ヌクレオチド・核酸が腸管やその免疫系に与える影響……………………262
1.9　タンパク質………………………………………………………………………265
1.9.1　ラクトフェリン…………………………………………………〔久原徹哉〕…265
1.9.2　その他……………………………………………………………〔川上　浩〕…269
1.10　ペプチド………………………………………………………〔川上　浩〕…271
1.10.1　免疫調節作用…………………………………………………………………271
1.10.2　抗菌作用・細胞傷害作用……………………………………………………273
1.11　アミノ酸………………………………………………………〔米田純也〕…274
1.11.1　グルタミン……………………………………………………………………274
1.11.2　アルギニン……………………………………………………………………274
1.11.3　シスチン／システイン………………………………………………………275
1.11.4　グルタミン酸…………………………………………………………………276
1.12　ビタミン………………………………………………………………………278
1.12.1　ビタミンA（レチノイド）……………………………………〔岩田　誠〕…278
1.12.2　ビタミンE……………………………………………………〔阿部皓一〕…283

1.12.3 水溶性ビタミン……〔岡 達三〕…288
1.13 ミネラル……〔中西由季子〕…292
1.13.1 亜 鉛……292
1.13.2 セレン……293
1.13.3 鉄……294
1.13.4 カルシウム……295
1.14 カロテノイド……〔山西倫太郎〕…296
1.14.1 カロテノイドの基礎知識……296
1.14.2 カロテノイドによる免疫機能の調節……298
1.14.3 カロテノイドの摂取と発癌抑制……300
1.15 イソフラボン……〔大橋 聡〕…301
1.15.1 イソフラボン……301
1.15.2 イソフラボンと疾患……302
1.15.3 発癌抑制……302
1.15.4 炎症性腸疾患に対する作用……303
1.15.5 動脈硬化に対する作用……303
1.15.6 骨に対する作用……304
1.15.7 エクオール……304
1.15.8 安全性と摂取量……304
1.16 シアル酸関連成分……〔川上 浩〕…306
1.16.1 食品中のシアル酸……306
1.16.2 ガングリオシドの感染防御作用……306
1.16.3 シアル酸含有糖ペプチドおよび糖タンパク質の感染防御作用……307
1.16.4 シアリルオリゴ糖の感染防御作用……308
1.16.5 シアル酸結合糖鎖様式とウイルス感染……308
1.16.6 生体内ガングリオシドの免疫調節作用……308
1.17 免疫ミルク……〔伊藤道代〕…310
1.17.1 開発の経緯……310
1.17.2 原料素材の種類と乳 IgG 抗体の測定方法……311
1.17.3 有効性……311
1.17.4 免疫ミルクの腸内細菌に対する影響……314
1.17.5 牛乳ミルク IgG 抗体の温度と抗原結合活性……314
1.17.6 安全性……315
1.17.7 市場動向……315

2. 食品によるアレルギー抑制……317
2.1 総 論……〔八村敏志〕…317
2.2 乳 酸 菌……319
2.2.1 花粉症……〔稲嶺絢子・岡本美孝〕…319
2.2.2 その他のアレルギー……〔藤原 茂〕…323
2.2.3 炎症性腸疾患……〔梅﨑良則〕…329

2.3　オリゴ糖……336
2.3.1　ラフィノース……〔名倉泰三〕…336
2.3.2　フラクトオリゴ糖……〔園山　慶〕…339
2.4　多　　糖……〔好田　正〕…344
2.4.1　アレルギーを抑制する多糖……345
2.4.2　多糖によるアレルギー抑制機構……347
2.5　ヌクレオチド……〔永渕真也〕…349
2.6　脂　肪　酸……〔竹尾仁良〕…354
2.6.1　不飽和脂肪酸と免疫調節作用……354
2.6.2　アレルギー性疾患に対する脂肪酸の治療効果……355
2.6.3　アレルギー性疾患に対する脂肪酸の予防効果……356
2.7　ポリフェノール……358
2.7.1　茶ポリフェノール……〔立花宏文〕…358
2.7.2　リンゴポリフェノール……〔神田智正〕…363
2.7.3　トマトポリフェノール……〔小幡明雄〕…367
2.7.4　ホップポリフェノール……〔瀬川修一〕…372
2.8　イソフラボン……〔大野尚仁〕…376
2.8.1　イソフラボンの種類と構造……376
2.8.2　免疫応答の性差……376
2.8.3　イソフラボンのエストロゲン受容体との結合……377
2.8.4　エストロゲン受容体欠損マウスの免疫機能……378
2.8.5　イソフラボンの抗アレルギー作用……378
2.9　カロテノイド……〔矢賀部隆史〕…382
2.9.1　カロテノイド……382
2.9.2　β-カロテン……383
2.9.3　リコピン……385
2.9.4　その他のカロテノイド……386

3.　低アレルゲン化食品……388
3.1　調製粉乳……〔髙橋　毅〕…388
3.1.1　タンパク質抗原の除去……388
3.1.2　タンパク質抗原の加熱……388
3.1.3　タンパク質抗原の酵素分解……389
3.2　小　　麦……〔田辺創一〕…391
3.2.1　低アレルゲン品種……391
3.2.2　塩可溶性アレルゲン除去による小麦粉の低アレルゲン化……391
3.2.3　酵素処理小麦粉……392
3.2.4　減感作療法のツールとしての低アレルゲン化小麦粉……392
3.3　米……〔池澤善郎〕…393
3.3.1　酵素処理米……394
3.3.2　アルカリ処理米……395

3.3.3 超高圧処理米……396
3.3.4 乳酸菌処理米……396
3.4 大 豆……〔小川 正〕…397
3.4.1 アレルゲン性の評価……397
3.4.2 発酵食品のアレルゲン性……397
3.4.3 アレルゲン低減化品種の創出……397
3.4.4 遺伝子組換えによる低減化……398
3.4.5 物理化学的手法による低減化……398
3.4.6 酵素利用による低減化食品……398
3.4.7 化学的修飾による低減化……398
3.4.8 エクストルージョンクッキング……398
3.4.9 大豆油のアレルゲン性……398
3.5 肉 製 品……〔水町功子・栗﨑純一〕…399
3.5.1 食肉アレルゲンと低減化……399
3.5.2 他のアレルゲンを除去した低アレルゲン化食肉製品……400

4. 経口ワクチン……402
4.1 経口ワクチンの概念（利点と課題）……〔幸 義和・清野 宏〕…402
4.2 経口ワクチン開発の現状……〔幸 義和〕…404
4.2.1 経口ワクチン（ウイルス）……404
4.2.2 経口ワクチン（細菌）……405
4.3 次世代経口ワクチン開発（植物型ワクチン）……〔野地智法〕…406
4.4 経口アジュバント……〔山本正文〕…407
4.4.1 細菌毒素……407
4.4.2 粒子システム……408
4.5 栄養状態の粘膜免疫応答への影響……〔藤橋浩太郎〕…409

IV 食品免疫機能評価法

1. 食品の免疫機能調節作用評価の現状……〔山本佳弘〕…412
1.1 食品の免疫機能調節作用に関する研究の動向……412
1.2 食品の免疫機能調節作用評価における課題……415

2. 動物を用いた評価……416
2.1 食品の免疫機能に及ぼす作用の評価……〔北澤春樹〕…416
2.1.1 免疫機能性研究に主として利用される実験動物種および系統とその特徴……416

2.1.2　動物実験における食品成分の免疫機能性評価……418
2.2　病態動物モデルにおける評価……〔後藤真生〕…427
2.2.1　糖尿病……427
2.2.2　慢性関節リウマチ……427
2.2.3　免疫不全……428
2.2.4　自己免疫疾患……429
2.2.5　アレルギー……430
2.2.6　肝疾患……432
2.2.7　炎症性腸疾患……432
2.2.8　癌……433

3.　人における評価……436
3.1　総　　論……〔市川　寛〕…436
3.1.1　食品のもつ免疫調節作用……436
3.1.2　食品の免疫調節機能評価基準の作成……437
3.2　健常者における評価……〔内藤裕二〕…439
3.2.1　免疫機能が低下した健常者に対する評価……439
3.2.2　今後有望な免疫学的指標……441
3.3　アレルギー関連における評価……〔下条直樹〕…442
3.3.1　臨床研究における評価項目とは……442
3.3.2　アレルギー疾患症状あるいはリスクを有する者に対する評価項目の例……442
3.3.3　アレルギー疾患の症状改善に関する臨床評価パラメーターの現状と今後……443
3.3.4　アレルギー疾患の症状改善に関する免疫学的評価パラメーターの現状と今後……445
3.3.5　アレルギー発症予防における評価項目……446
3.3.6　臨床試験の登録制度について……447
3.4　その他の疾病，術後の予後などにおける評価……〔山本佳弘〕…448
3.4.1　疾病と免疫……448
3.4.2　各種疾患などによる免疫機能の低下……448
3.4.3　各種疾患などにおける免疫機能の評価……452

索　　引……453

序

食品免疫・アレルギーの現在と展望

本書は，日本食品免疫学会が中心となってまとめたものである．この食品免疫学とは，「食品」と「免疫」にかかわる基礎から応用にわたる生命科学のすべての学術領域を包含すると考えている．本書では，これに加え，食品免疫学の領域に含まれている食品アレルギーについても扱う．

この「食品」と「免疫」とのかかわりあいについて具体的には次のように示すことができる．食品を摂取するとその成分は口から食道を通り，胃に達し，そして腸に至る．これら食品の成分のうちあるものはそのままあるいは消化分解されてのち，小腸にある免疫系に作用し，その機能の維持増進に大きな影響を与える．次に，小腸を経過した成分は大腸に達する．大腸には独自の免疫系が存在する．また，大腸には多数の嫌気性細菌が生息している．この腸内細菌は食品成分を菌体内に取り入れ，そして代謝して生きているが，同時にその代謝成分の一部は菌体外へと排出される．菌体そのもの，そして菌体外への代謝生産物のうちあるものは大腸に存在する独自の免疫系に大きな影響を与え，さらに，そしてそれはからだ全体の免疫機能に波及する．

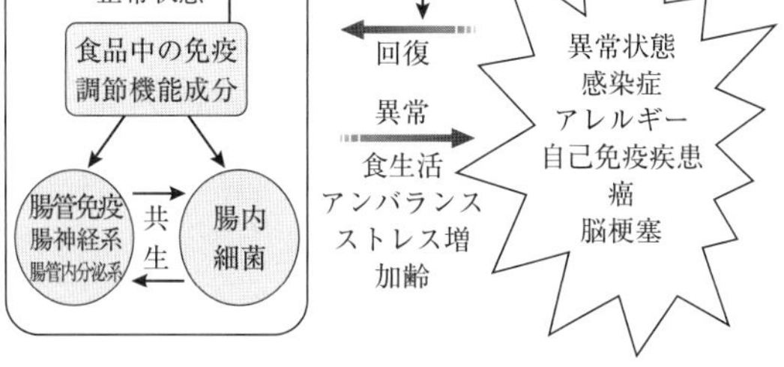

図1　食品と免疫と疾病との関係

このような相互の協力関係が免疫系の恒常性の維持に役立っているが，しかし，それが破綻するとさまざまな疾病を発症する．

ここでは，本書の内容の流れを説明する目的も含めて，以上のように食品成分が接する腸管免疫，腸内細菌，そして食品成分のうち，免疫系に対して作用するものについて，そして免疫系の異常で起こる疾病のうち，感染症，アレルギーについて食品成分との関連について概観する．この状況を図1にまとめた．

1.　食品の栄養成分と免疫

食品の成分を構成する栄養成分と免疫の機能の間に強い関係のあることは古くから知られていた．たとえば，栄養不良になると免疫系の機能が低下し，感染症に罹りやすくなる．イギリスにおける産業革命は人類に多くの影響を及ぼした．産業構造の変革はもとより，社会構造，経済構造に大きな変革をもたらし，現在の世界が構築されることとなった．しかし，産業革命は人々の健康状態に大きな影響も与えている．すなわち，初期の頃は重労働と栄養不良によりイギリス労働者階級は平均寿命20歳といわれていた．しかし，その後の経済発展と生活水準の上昇，特に十分な食料の獲得は栄養状態を改善し，同国における結核など感染症による死亡者数を減少させたといわれている．抗生物質特に抗結核薬の発明はその後のことであり，栄養状態の改善が貢献したと考えられている．

日本においても100年以上前，結核は死に至る病であり，多くの青年が夭逝している．しかしながら，50年ほど前から日本人の食生活は大いに改善され，結核その他の感染症は急激に減少した．わが国の場合抗生物質の発明による部分も多いが，栄養がゆき届いてきたことも大きな理由であると考えられている．

この50年ほど前にWHOなどを中心に栄養不良と感染に関する調査が行われ，生まれたての子どもの栄養不良は感染症罹患の原因になりやすいこと，そして，栄養補給によって感染しにくくなることが報告されている[1,2]．

これらの結果は食品を十分にバランスよく摂取しない小児や高齢者を中心に免疫機能が低下すること，そして食品を与えることによって免疫機能が回復し，感染症などにかかりにくくなることを示している．その後，特に，ビタミン，ミネラル，プロバイオティクス，そしてタンパク質と免疫機能や感染症予防の関係が科学的根拠をもとに明らかにされている．

2.　腸管免疫

現在，多くの人々は腸管免疫系，腸内細菌，そして両者の共生の機構，そしてこの共生関係の破綻が関係した感染症やアレルギー，自己免疫疾患，癌，その他疾病の発症との関係，そしてこれらを修復する成分であるプロバイオティクス，プレバイオティクス，ビタミン，ミネラルなどの作用について強い興味をもっている．

まず腸管免疫系について述べる[3,4]．腸管は，全長が7 m で，その表面積はテニスコート一面分ある．この腸管の周辺には複数の免疫器官が存在し，そこには，抗原提示細胞としての樹状細胞，T 細胞，B 細胞，そしてB 細胞が成熟したIgA 産生細胞などの免疫細胞が局在している．これらの相互作用によって生み出される抗体（ほとんどがIgA）は全身の免疫系細胞や抗体の総計の50% を超える．

病原細菌群は侵入経路として経口ルートを選んでいることが多く，腸管免疫系はこの攻撃から身を守るためにとられた生体側の自己防衛体制である．

したがって，この腸管免疫機構は身体のなかで最も大規模な免疫系となっている．

腸管免疫系は，腸管粘膜層を覆っている腸管上皮細胞，この上皮細胞5～6個に1個の割合で上皮細胞に囲まれて存在する腸管上皮間リンパ球，小腸管壁に局在するリンパ組織であるパイエル板，粘膜固有層，孤立リンパ小節からなっている．

パイエル板はドーム状をしており，小腸にマウスで6～12個，ヒトでは180～240個存在する．

パイエル板は1層の円柱上皮層に覆われ，入口にはM 細胞が存在し，病原菌などはここから取り込まれる．その下方には抗原提示機能をもつ樹状細胞，T 細胞，B 細胞など免疫反応に必要な細胞群が局在している．

腸管の表面は，腸管上皮細胞に覆われているが，さらに腸管上皮の直下には粘膜固有層がある．この粘膜固有層には多数のIgA 産生細胞が存在している．このIgA の産生の分子機構については大きな進歩がみられている．

通常，病原細菌はパイエル板の入口にあるM 細胞からなかに入り，パイエル板のなかで抗原提示細胞，T 細胞，B 細胞の相互作用によって，B 細胞をIgA 産生細胞に分化させ，これが再度腸管に戻ってIgA を産生する．さらに，これらIgA 産生細胞は口，鼻，気道の粘膜に移行し，そこでもIgA を産生する．このIgA が病原細菌の体内への侵入を防いでいる．

しかし，腸管免疫系は同じ細菌でもわれわれにとって有益な腸内細菌を排除することはない．腸管免疫系はこのように有害で危険なものと有益なものを見分ける能力をもっている．

また，食品成分を異物として排除しないで体内に栄養物として取り入れるために経口免疫寛容機構を有している．そして，この経口免疫寛容が機能しないとアレルギー発症のリスクが高まるといわれている．以上を図2，図3にまとめた．

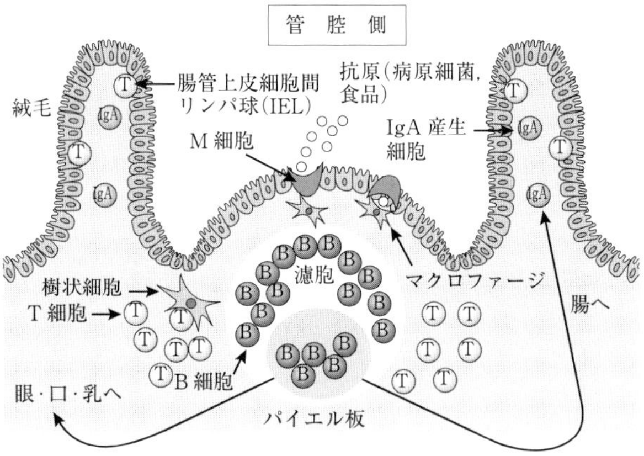

図 2　腸管免疫系の構造

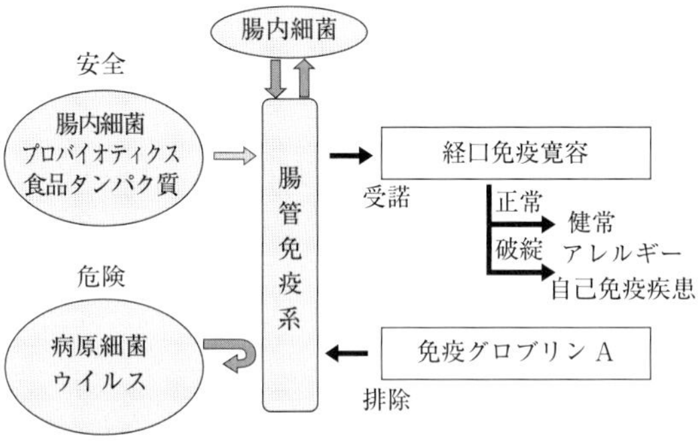

図 3　腸管免疫系の働き

菌数(対数)	有益菌	日和見菌	有害菌
9〜11	ビフィズス菌 (G^+, 桿菌)	バクテロイデス (G^-, 桿菌)	
7〜9	ラクトバチルス菌 (G^+, 桿菌)	大腸菌 (G^-, 桿菌)	クロストリジウム (G^+, 桿菌) フソバクテリア (G^-, 桿菌)
5〜7			腸球菌 (G^+, 球菌) 連鎖球菌 (G^+, 球菌)

G^+ = グラム陽性菌, G^- = グラム陰性菌
菌数は便 1 g 当たりの菌数の対数値で示してある.

図 4　主要系腸内細菌

3.　腸 内 細 菌

ヒトの腸管内には 1000 種以上, 100 兆個, 重量で 1 kg といわれる腸内細菌が存在している. これらは互いに助け合い, あるいは拮抗しながら腸内細菌叢 (あるいは腸内フローラ) を形成している. 腸内細菌叢を構成する主要菌群は, Bifidobacterium, Lactobacillus, Bacteroides, Enterococcus, Clostridium などの嫌気性菌である[3,5].

代表的な有益菌, 日和見菌, 有害菌の腸内での菌数を図 4 に示した.

このような腸内細菌叢は, 個体, 年齢, 宿主の健康状態やストレスなどの精神状態, 食餌条件などさまざまな要因で構成が大きく変動する.

4.　腸管免疫系と腸内細菌

腸内細菌は腸管免疫系の形成・発達に大きな影響を与えている. 腸内細菌の作用によって腸管免疫系のパイエル板, リンパ球が正常な状態になり, 腸管免疫系が完成する. 腸内細菌がいない状態にすると免疫応答はアレルギーを起こしやすい Th2 型免疫応答に偏り, また経口免疫寛容が誘導されにくいとされている.

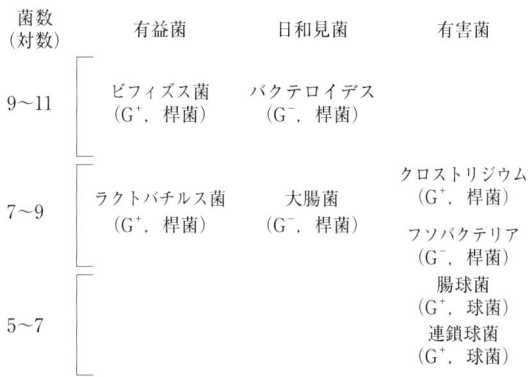

5.　免疫系を調節する食品成分

ビタミン，ミネラルなどに免疫系を調節，賦活する機能のあること，さらにこれら以外にも核酸，酵母，オリゴ糖などにも同様の作用のあることが認められている[1,6]．

このように食品の成分のうち，どの成分がどのような機構で免疫系を調節するのか明らかにすることは食品免疫学において重要な課題である．

ビタミン，ミネラルの免疫系に対する作用について概説しておきたい．

5.1　ビタミンA

ビタミンAとその代謝物であるレチノイン酸は，獲得免疫，特に腸管免疫応答の制御において重要な役割を果たしている．レチノイン酸は腸管上皮細胞により積極的に産生され，上皮細胞の分化やB細胞のIgAクラススイッチを促進し，腸管のバリア機能の維持に重要である．B，T細胞の腸管へのホーミングレセプターの発現を促進する．

5.2　ビタミンC

ビタミンCは自然免疫，獲得免疫の活性化に重要な役割を果たしている．特に酸化ストレスの軽減を通し，免疫応答の維持に関与している．

たとえば，ビタミンCの摂取は抗菌，NK活性を促進し，遅延型過敏症などの免疫疾患を改善する．これらの作用は細胞内の環状ヌクレオチドレベルの増加による抗感染活性の増強，炎症性サイトカイン合成の制御，白血球に対するヒスタミンの免疫抑制作用の阻害などによるものであるとされる．また，NK活性の促進は，プロテインキナーゼCの活性化によるものであると考えられる．

さらに，ビタミンCが直接または間接的にビタミンEを再生し，活性酸素中間体の酸化ストレスによるリンパ球のダメージを回復するからであると示唆されている．

5.3　ビタミンD

ビタミンDは獲得免疫系に作用することが多く，$CD4^{+}$T細胞の分化，活性化を制御することで自己免疫疾患の増悪を抑制するなど，たとえば自己免疫疾患などの誘導にかかわるTh17優位な状態を，Th1型やTreg型へと変化させることで炎症反応を制御する．

5.4　ビタミンE

ビタミンEは，体内において抗酸化作用を示すことから広く免疫系の維持，活性化に関与する．実際に，ビタミンE欠損により脾臓のリンパ球の増殖，NK活性，ワクチン接種による特異的抗体産生，好中球の貪食能が低下する．また，ビタミンEはマクロファージに作用し，T細胞の機能を促進させる免疫機能を活性化する．また，ビタミンEはナイーブT細胞のメモリーT細胞へのシフトを促進する．

5.5　亜　鉛

亜鉛は多くの酵素の構成成分であり生体調節に必須の成分であることから，免疫系においても自然および獲得免疫の維持・調節に重要な役割を果たしている．

また特に亜鉛は，活性酸素による酸化ストレス除去酵素であるスーパーオキシドジスムターゼの構成成分であり，酸化ストレスを軽減し，炎症性サイトカイン産生を抑制する．

亜鉛が欠乏すると，免疫機能が低下する．

5.6　セレン

セレンは免疫系の維持に必須であり，自然免疫および獲得免疫系の両方に影響を及ぼす．特にグルタチオンペルオキシダーゼの成分であり，酸化還元反応を制御し，酸化ストレスにより産生されるラジカルを除去することにより免疫系を維持する．

セレン欠乏は抗体価や細胞性免疫を低下させ，T細胞の増殖，分化を抑制する．

5.7 プロバイオティクス

プロバイオティクスは「摂取により宿主に健康上有益に作用する生菌」と定義されている．免疫系に対する効果としては，抗感染，抗アレルギー，炎症性腸疾患の抑制などの作用があげられる．

自然免疫系において，多くのプロバイオティクスはマクロファージの貪食能やNK活性などを促進し増強する．

獲得免疫においてもプロバイオティクスは免疫系を刺激することでB細胞からのIgA産生を促進させるなど，病原菌の侵入を防いでいる．

プロバイオティクスの腸管免疫に対する作用の多くがTLRを介するということが明らかになった．グラム陽性菌のリポプロテインやリポテイコ酸はTLR2により認識され，グラム陰性菌の構成成分であるリポポリサッカライドはTLR4により認識される．これらシグナルは免疫細胞中を伝達され，免疫機能を調節する．

5.8 タンパク質

タンパク質の摂取不足は免疫機能を低下させる．特に分泌型IgAの産生能，末梢血リンパ球数，リンパ球増殖性，遅延型過敏反応などの機能，遅延型過敏反応などの機能が低下する．

食品中のタンパク質は免疫系の細胞，酵素の構成素材であり，その免疫機能の基盤をつくるため必須なものであり，これの十分な補給なしでは健康はありえない．

6. 食品アレルギー

アレルギーとは，免疫反応が異常をきたし，自分自身の器官や組織を攻撃し破壊してしまう状態をいう．

その結果，引き起こされる症状として，アトピー性皮膚炎，気管支喘息，アレルギー性鼻炎，腸炎，結膜炎がある[7]．

アレルギーのなかで，食品の摂取によって発症するものを食品アレルギーという．食品アレルギーは，子どものときに非常に多い．特に，0歳から2歳の間に多い．現在，約1割の子どもが罹患しており，多くの場合皮膚症状，消化器症状を呈する[7]．

多くの食品がアレルギーの原因となるが，特定の食品でアレルギーを起こす人が多い．たとえば，卵，ミルク，そば，ピーナッツなどでアレルギーを起こす人が多い．

7. 腸内細菌とアレルギー

腸における腸内細菌の種類と数が異常になるとアレルギー発症の原因となる．

たとえば，腸内細菌にビフィズス菌やラクトバチルス菌が多い子どもにはアレルギーが少ないことから，腸内細菌パターンがアレルギーの発症に関係するとされている．

その理由は，腸内細菌においてグラム陽性菌のビフィズス菌，ラクトバチルス菌がアレルギー抑制方向の反応を誘導するためと考えられている．

8. アレルギーを抑制する食品

食品がアレルギーの原因となる一方で，アレルギーを抑える食品がある．たとえばプロバイオティクス，プレバイオティクス，そしてヌクレオチド，ω-3系の脂肪酸などである．これらのなかで，プロバイオティクスは注目を集めている．

このプロバイオティクスの抑制効果はアレルギー反応に関与する抗原提示細胞，マスト細胞に作用した結果と考えられている．

9. 展望にかえて

免疫とは病原細菌やウイルスの侵入，そして体内で成長する内なる外敵である癌細胞の増殖から，からだを防衛する生体の機構である．

食品の摂取により体内にさまざまな成分が分解吸収されていく．その役割を果たすのが腸管であり，この腸管には実は体内最大の免疫装置が配されている．

食品はこの免疫系と相互作用する．タンパク質は抗原として免疫応答を誘導する．そして，それ以外の成分も免疫系の機能の促進や，あるものは低下を抑える．

たとえば，ビタミン，ミネラルの特定のものは，腸管免疫，全身免疫に大きな影響を与え，これらの成分が不足すると免疫機能は低下し，感染症やアレルギーその他の疾病を発症することになる．

腸管，特に大腸には細菌が生息しており，これも食品成分によって種類，数が影響される．また，これら細菌の変動は腸管の免疫，さらには神経系，内分泌系にも影響を与える．同時にこれら細菌のほとんどは腸管の免疫系に排除されず共生している．

そして，この腸内細菌由来や発酵食品に使われている乳酸菌は腸管免疫系を活性化するといわれている．

このような状況は，すでに図1として最初にまとめた．

以上のような，食品と免疫系との関係を語ることは，図1に示したような複雑系を語ることでもある．

この複雑系の状態がわれわれの健康を左右する．

したがって，この複雑系を正常に機能させることが健康を守ることである．

そして健康を守る方法として有効なのが「食」である．すなわち，低下した免疫機能を正常にもどす最も有効な方法は「食」である．食品免疫学の大きな目的の一つは，この食品と免疫との関係を最先端科学の成果をもとに明らかにすることである．

最後に，食品免疫学について筆者が考えていることを以下にまとめておきたい．

(1) 食品の摂取不足や摂取成分のアンバランスによる免疫機能の低下の機構を徹底的に解明すべきである．また，免疫機能低下の他の要因，たとえば加齢やストレスによる免疫低下との関連について総括的に解明すべきである．

(2) 機能が低下した免疫系を正常に復する，あるいはさらに促進する食品および食品成分について，単独成分での分子，細胞レベルでの実験，そして動物実験，ヒト試験を通して，その作用機構を，現代生命科学の最先端の実験方法を用いて解明すべきである．さらに同様の方法で食品まるごと，あるいは食品の複数成分間での相乗作用について解明すべきである．

(3) (2)と関連して免疫機能を回復する食品中の有効成分については，その作用する適正量を決定すべきである．

(4) 免疫機能の賦活，回復の状態を定量的に評

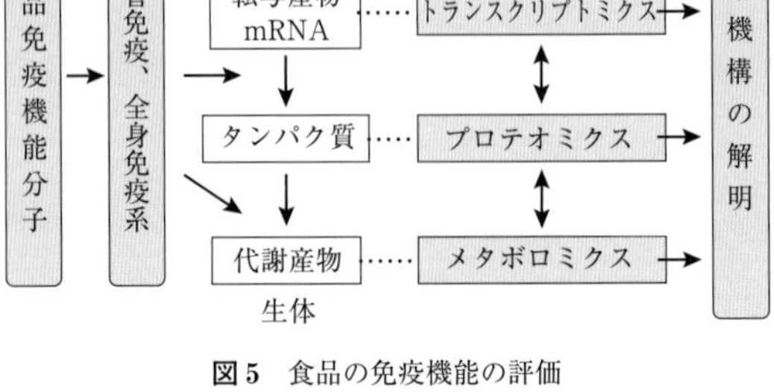

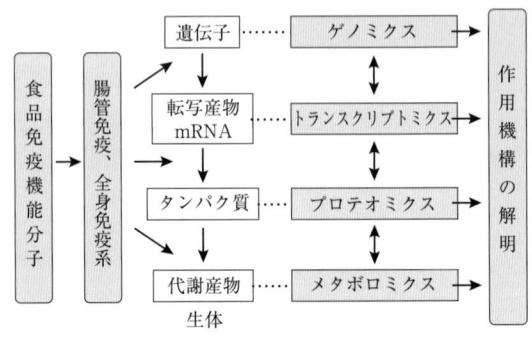

図5　食品の免疫機能の評価

価するための方法を確立すべきである．この項については日本食品免疫学会の重要な活動として，学会をあげて現在ワーキングチームによる調査研究が進行中である．

(5) (2)，(3)と関連したことであるが，免疫機能の評価を行うため，現在提案されている先端的な生命機能の研究法，評価法（図5）による情報を蓄積すべきである．

(6) 以上の情報をもとに，臨床医学研究とリンクし，食と免疫機能の関係を明らかにし，人類の健康な生活の確立に努力する必要がある．

〔**上野川修一**〕

文献

1) 上野川修一：食品と免疫，pp. 37-80，学会出版センター，1999.
2) N. S. Scrimshaw：*J. Nutr.*, **133**(1), 316S-321S, 2003.
3) 上野川修一：免疫と腸内細菌，平凡社，2003.
4) S. Kaminogawa：*Biosci. Biotechnol. Biochem.*, **60**(11), 1749-1756, 1996.
5) 光岡知足：腸内細菌の話，岩波書店，1978.
6) S. Kaminogawa and M. Nanno：*Evid Based Complement Alternat Med.*, **1**(3), 241-250, 2004.
7) 上野川修一編：食品とからだ―免疫・アレルギーのしくみ―，朝倉書店，2003.

I

総　論

1

食品の成分と消化吸収そして体内移行

1.1　タンパク質

タンパク質は胃液中のペプシンや膵液中のトリプシン，キモトリプシンなどの酵素で消化・分解され，オリゴペプチドになる．しかし，生理的条件・食事条件などによってはオリゴペプチドへの分解が十分に進まず，かなり高分子のポリペプチドとして消化管内に存在する可能性もある．一方，オリゴペプチドは，腸管上皮細胞の微絨毛に存在するペプチダーゼによってさらに分解され，トリペプチド，ジペプチド，アミノ酸へと変換されるので，腸管内には，高分子ペプチド，オリゴペプチド，ジペプチド，アミノ酸などさまざまなステージのタンパク質消化物が存在することになる．

それらはその構造や性質によって，下記①～④（図1.1）のいずれかの，あるいは複数の経路で腸管上皮層を透過し，体内へ吸収される可能性がある[1]．栄養素などを選択的に輸送するトランスポーターを介した経路①，および高分子物質などを小胞に取り込んで細胞内を運搬し，基底膜側に放出するトランスサイトーシス②は，基本的にはエネルギー依存的な輸送経路であり，また，水溶性低分子物質が上皮細胞の間隙を濃度勾配による拡散で透過する細胞間経路③，および疎水性物質などが細胞膜を透過して細胞内に入り，拡散で透過する細胞内拡散輸送④は，エネルギー非依存的な輸送経路である．アミノ酸やジペプチド，トリペプチドは主に①の経路で，また，タンパク質や高分子ペプチドは主に②の経路で運ばれる．また，テトラペプチド以上のオリゴペプチドは主として③の経路で輸送される．③の経路は本来①で輸送されるペプチドやアミノ酸のバイパス経路として利用されるものと考えられる．

このように腸管上皮には高分子ペプチドやオリゴペプチドを輸送・吸収するシステムも備わっているが，経口摂取したペプチドの多くは腸管上皮細胞を通過して血液に到達する頃にはアミノ酸にまで分解しており，血液中に見いだされるペプチ

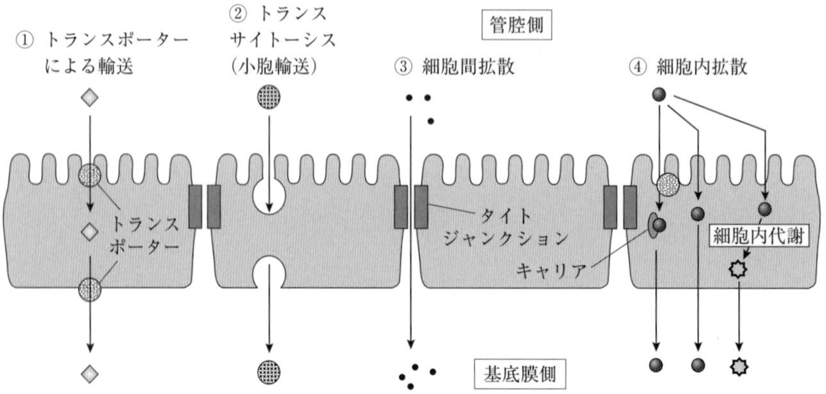

図1.1　腸管上皮細胞層におけるさまざまな輸送経路

ド，タンパク質は消化酵素に対する抵抗性が高い配列あるいは構造をもったものに限られる．

1.2 糖 質[2)]

デンプンのような消化性多糖類は膵α-アミラーゼなどによってマルトースのようなオリゴ糖に分解され，さらに腸管上皮粘膜のα-グルコシダーゼで分解されて単糖類になる．単糖は腸管上皮細胞の粘膜側細胞膜に存在するナトリウム依存性のグルコーストランスポーター SGLT1 や促進型グルコーストランスポーター GLUT5 によって細胞内に取り込まれ，その後，基底膜側の細胞膜に存在する GLUT2 のようなトランスポーターで血液側に排出される．糖質が急速に腸管吸収されるためにはこのように単糖にまで分解されることが必須であり，逆に糖質関連の消化酵素を阻害することによって糖質の吸収を抑制し，血糖値の急激な上昇を抑えることができる．

トランスポーターを介した特異性の高い輸送システムに加え，細胞間隙を介した拡散も単糖をはじめとする低分子糖質の腸管吸収に寄与すると考えられる．特に管腔内のグルコースは，細胞間隙のタイトジャンクションの状態に影響を与え，タイトジャンクション部位の物質透過性上昇を誘導することが報告されている．タイトジャンクションが開けば，難消化性のオリゴ糖もある程度吸収されるようになると考えられ，体内に入ったそれらオリゴ糖の新しい生理機能にも関心がもたれている．一方，高分子の難消化性糖質（食物繊維）は基本的には吸収は困難と思われるが，微生物酵素などで人為的に低分子化した場合や，小腸下部～大腸に存在する腸内細菌によって分解された場合には，その産物であるオリゴ糖が吸収される可能性は否定できない．

1.3 脂 質

食品中の最も主要な脂質であるトリアシルグリセロール（TG）は，胆汁酸の乳化作用によって乳化され，ミセル状態になって膵リパーゼなどで分解される．このとき，グリセロールの C2 の位置にのみ脂肪酸が結合した 2-モノアシルグリセロール（2-MG）と遊離脂肪酸が生成する．これらは腸管上皮細胞に取り込まれたのち，上皮細胞内で TG に再合成される．一方，食事で摂取したコレステロールは，胆汁酸，リン脂質，脂肪酸，MG などで構成される混合ミセルに取り込まれたのち，受動拡散的に腸管上皮細胞に取り込まれる．最近の研究で，受動拡散的に細胞膜に取り込まれたコレステロールはステロールを特異的に結合する輸送タンパク質 NPC1L1 によって細胞膜から細胞内に輸送されることが明らかになった[3)]．上皮細胞内に入ったこれらの脂質類はアポリポタンパク質 B-48 とともにカイロミクロンのようなリポタンパク質粒子を形成して，細胞内からリンパ液中に放出され，最終的に血液に入る．また，コレステロールの細胞からの排出には ABCA1 のようなトランスポーターが関与する経路もあることが近年明らかになり，コレステロールの腸管吸収は，かつていわれていたようなエネルギー非依存的な受動拡散経路だけではなく，輸送タンパク質がかかわる能動的な輸送機構に依存していると考えられるようになっている．

1.4 ビタミン

ビタミン A, D, E などの脂溶性ビタミンは腸管内で混合ミセルに取り込まれ，ビタミン A は主に十二指腸，ビタミン D と E は小腸中部から受動拡散的に取り込まれるとされている．しかし，最近の研究から，コレステロールの吸収を担う NPC1L1 のような輸送タンパク質がビタミン

Eの輸送にもかかわっていることが示唆されている.

水溶性ビタミンの多くの腸管吸収については,それぞれに特異的なトランスポーターの存在が報告されている[4]. たとえば, ビタミンCに関してはNa^+-依存的トランスポーター SVCT1, 2が, またビタミンB_1(チアミン)に対してはSLC19A2, SLC19A3のようなトランスポーターが, ビオチンやパントテン酸に対してはNa^+-依存的マルチビタミントランスポーターSMVTがその輸送を担うことが報告されている. 単純拡散により吸収されると考えられてきたビタミンB_6にもNa^+-非依存的・プロトン依存的な輸送体を介した吸収機構が存在することが見いだされている. 葉酸はグルタミン酸と結合した形で食品中に存在しており, この複合体がプロトン依存的な特異的輸送体RFCを介して吸収される. またB_{12}は胃で分泌される内因子(IF)との結合を介した担体輸送が重要とされているなど, 水溶性ビタミンの吸収機構は多様である.

1.5 ミネラル

カルシウムの腸管吸収に関しては多くの研究があり, その吸収経路としては細胞内経路を介した能動輸送と細胞間隙を介した受動拡散の両者がともに重要と考えられている. 前者は主に小腸上部での輸送に, また後者は小腸下部での輸送にかかわる. 細胞内輸送に関しては, カルシウムチャネルであるTRPV6(CaT1)やTRPV5(ECaC1), 細胞内でのカルシウム輸送にかかわる結合タンパク質カルビンディン(calbindin)などが重要な役割を果たす[5]. 活性型ビタミンD_3($1,25\text{-}(OH)_2D_3$)が, カルシウムの腸管吸収量を増加させることはよく知られているが, これは活性型ビタミンD_3がカルビンディンやTRPV6の発現を著しく上昇させるためである. カルシウムは, 胃酸の影響でpHが低い小腸上部では溶解してイオンの状態になっているので吸収経路に入りやすい. しかし, 小腸下部では腸管内に分泌される膵液や腸液のためにpHが上昇し, カルシウムがリン酸などと結合して不溶化するため, その吸収性は著しく低下する. これに対し, オリゴ糖などは腸内細菌による短鎖脂肪酸や乳酸の産生を促し, 腸内pHを低下させてカルシウムの吸収性を高めることが知られている. また, カゼイン由来のリン酸化ペプチド(CPP)はカルシウムを弱く結合してその不溶化を阻害し, それによって腸管での吸収性を向上させることが知られている[6].

無機鉄はDCT1, DMT1あるいはNramp2のようなトランスポーターにより腸管吸収されることが知られている. 一方, ヘム鉄の吸収にはトランスポーターを介した能動輸送, ヘム受容体を介した小胞輸送の両者の機構が存在する可能性が指摘されており, 鉄の腸管吸収機構にはいまだ解明されていない部分が残されている.

1.6 非栄養素(食物繊維, ポリフェノール)

従来の栄養素の範疇に含まれない非栄養素(難消化性糖質, 難消化性ペプチド, ポリフェノール, カロテノイド, テルペノイド, 香辛料成分など)に多様な生理機能性が報告されるようになって, これらの成分の吸収代謝にも関心が寄せられるようになった.

食物繊維(難消化性多糖類など)は基本的には吸収されないと考えるのが妥当であろう. これらの高分子が細胞間隙を拡散することは難しい. しかし, たとえばキトサンでコーティングするとナノ粒子の腸管吸収性が高まるといった実験結果は, キトサンのような難消化性多糖類が細胞表面の分子と結合することによって細胞内小胞に取り込まれ, 基底膜側に輸送される性質をもちうることを示唆している. 難消化性多糖類でも, 微生物酵素あるいは酸処理などによって分解され, オリゴ糖になったものに関しては, 細胞間経路などを介してある程度吸収される可能性が指摘されている.

ポリフェノールの吸収・代謝についてはいまだ不明の点が多いが，抗酸化性やさまざまな生理機能性が報告されているフラボノイド類については，基本的な吸収の流れが明らかにされつつある[7,8]．野菜・果実中のフラボノイドの多くは配糖体として存在しており，その一部は糖のトランスポーターで輸送される場合があるが，一般的に配糖体自身の腸管透過性は低いと考えられる．しかし配糖体が腸管上皮細胞表面のラクターゼ・フロリジン加水分解酵素（LPH）などによって分解されて生じるアグリコンは，疎水性が高いためにより容易に上皮細胞内に取り込まれる．上皮細胞内のアグリコンは解毒代謝系酵素によってグルクロン酸や硫酸抱合体になり，多剤耐性トランスポーターであるMRPによって血液側に排出される．このように，配糖体→アグリコン→抱合体というように構造を変化させながら，またトランスポーターによる輸送経路も利用しつつ，フラボノイドのような非栄養素も腸管吸収されるという図式が明らかになりつつある．アグリコンの腸管上皮細胞層透過速度はフラボノイドの構造によって異なり，水酸基の数，位置，メチル化に起因する疎水性度の違いなどがその吸収効率を決定すると推定されている．一方，穀類などに多いフェルラ酸のようなフェノール酸については，ある種のプロトン依存的トランスポーターがその吸収にかかわる可能性も指摘されている．

フラボノイドは腸内細菌によって代謝を受ける場合も多い．10～100 mgのフラボノイドを経口摂取したときの血中に検出されるフラボノイド濃度は高くても1 μmolと報告されているが，代謝されたものを含めるとその数倍が吸収されていると考えられる．イソフラボンの場合には，個人差があるものの，腸内細菌による代謝物であるエコールが数倍の濃度で血中に見いだされる．

カロテノイド類の吸収もその疎水性によって異なることが示されているが，一方で，コレステロールの輸送にかかわるABCA1やNPC1L1のようなトランスポーター類がカロテノイド類を基質とするということも報告されている．

1.7 食品微生物（乳酸菌，酵母など）

乳酸菌やビフィズス菌のようないわゆるプロバイオティクスは，生菌のまま腸管下部に到達する．これらは腸管上皮細胞表面に接着し，TLRなどを介して情報伝達経路を制御したり，代謝性産物を介して腸管のさまざまな機能を制御することはよく知られている．また，発酵食品を製造する際に利用されたカビや酵母なども消化管に入るが，これらの微生物あるいは菌体成分が積極的に腸管から吸収されることは通常はないと考えられる．ただし，これらの微生物の代謝性産物のなかには腸管吸収され，生体機能を調節するものも存在する．酢酸，プロピオン酸，酪酸などの短鎖脂肪酸はその代表的なものであり，これらはプロトン依存的なモノカルボン酸トランスポーターで細胞内に吸収される． 〔清 水　誠〕

文 献

1) 清水　誠，孫　動玉：バイオインダストリー，**23**(9)，12-18，2006.
2) 清水　誠：砂糖の科学（橋本　仁，高田明和編），pp. 112-119，朝倉書店，2006.
3) D. Y. Hui et al.：*Am. J. Physiol. Gastrointest. Liver Physiol.*，**294**，G839-G843，2008.
4) H. M. Said：*Annu. Rev. Physiol.*，**66**，419-446，2004.
5) J. P. Peng et al.：*J. Physiol.*，**551**(3)，729-740，2003.
6) D. D. Kits：Nutraceutical Proteins and Peptides in Health and Disease（Y. Mine and F. Shahidi ed.），pp. 11-27，Tylors & Francis Group，LLC，2006.
7) A. Scalbert and G. Williamson：*J. Nutr.*，**130**，2073S-2385S，2000.
8) C. Manach et al.：*Am. J. Clin. Nutr.*，**8**(Suppl)，230S-242S，2005.

2

食 品 と 免 疫

2.1 食品の免疫調節機能研究の歴史[1)]

食品に栄養補給以外の機能があることを人類が経験的に知っていたことは容易に想像される．たとえば，中国の後漢では，食中毒で死にかけた若者に名医が「紫蘇」を煎じて与えたところすぐに回復した，という逸話が伝えられている．また，発酵乳製品は何千年も前から食物の一つとして愛用されるとともに，疾患の治療に用いられてきた．20 世紀初頭になってメチニコフがヨーグルトに含まれる乳酸菌が健康に有益であることを提唱したことは周知である．

われわれの健康はさまざまな生理機能により維持されており，なかでも免疫機能は病原体や癌細胞を排除するために必須の防御機能である．食品の成分が健康維持に重要であることは，栄養不良が免疫防御機能に及ぼす影響をみれば明らかである．たとえば，重篤なタンパク不足によりマクロファージ機能の低下，血清中の抗体（IgG）レベルの低下，遅延型過敏（DTH）反応の低下などが起こり，免疫機能全般に障害が生じる．また，核酸の摂取不足によりナチュラルキラー（NK）活性，細胞性免疫機能が低下し，敗血症からの回復が遅れる．一方，脂肪酸の摂取は免疫担当細胞の細胞膜の物性を変化させ，その結果魚油に含まれる ω-3 不飽和脂肪酸は炎症反応を抑制しアレルギーを軽減する．これらの事実は，さまざまな食品成分が免疫機能の制御に深くかかわることを示している．

免疫機能は多くの環境要因により変動する．栄養不良，加齢，ストレス，悪いライフスタイルなどは免疫機能を低下させる．高齢者は DTH 反応や抗原特異的抗体産生能が低下していることや，病人の介護者は対照者に比べて NK 活性や抗原特異的抗体産生能が低下していることが知られている．また，喫煙や過度なアルコール飲用は NK 活性，抗体応答，好中球遊走活性などを低下させる．したがって，免疫調節機能を有する食品の摂取は，日常生活で起こりうる免疫機能の低下を回避し，健康を維持するための有用な手段であるといえよう．

食品の成分が免疫機能に及ぼす影響を明らかにするために，対照群と摂取群を比較する無作為化介入試験が必要である．しかしながら，臨床試験は実施が容易ではなく，統計学的な評価が可能なデザインで介入試験を実施するようになったのは最近のことである．たとえば，ビタミン A に感染防御作用があることはすでに 20 世紀前半に明らかにされていたが，はしかによる致死がビタミン A の摂取により抑えられることが介入試験で確かめられ発表されたのは 1987 年であった．また，プロバイオティクスは長年食品として親しまれているが，科学的な評価が行われるようになったのは 20 世紀後半になってからである．食品は患者のみならず健常人も毎日摂取するものであり，疾患の治療ではなく予防が主目的である．今後は，食品の特性に合致した試験デザインを構築し，食品の免疫調節機能を的確に評価することが必要であろう．

2.2　食品の免疫調節機能[2)]

2.2.1　低下した免疫機能の回復

食品が低下した免疫機能を回復させる作用を有するかどうかを調べるために，高齢者，栄養不良の乳児，癌術後患者などを対象とした介入試験が行われている．高齢者を対象とした試験では，ビタミンEによるT細胞増殖能の回復，ミネラル（亜鉛，セレン）によるワクチン特異的抗体産生の増強，プロバイオティクスによる貪食活性やNK活性の増強が報告されている．乳児を対象とした試験では，ビタミンAによるワクチン特異的抗体産生の増強，ミネラル（亜鉛）によるDTH反応の増強が明らかにされた．また，癌術後患者を対象とした試験では，アルギニン/RNA/ω-3不飽和脂肪酸の経腸栄養によるDTH反応や貪食活性の回復や，プロバイオティクスによるNK細胞の増加が報告されている．このように，さまざまな要因によって低下した免疫機能は，免疫調節機能を有する食品の摂取により回復可能と考えられる（表2.1）．

2.2.2　亢進した免疫機能の制御

免疫系はバランスが重要であり，免疫機能が過剰に活性化した場合はかえって生体を傷害する．アレルギーは，本来生体に有益な免疫防御反応が無害な抗原に過剰に反応し生体を傷害する状態である．アレルギー患者は全世界で人口の20%以上といわれており，子どもの6%，成人の2〜3%は食品に対するアレルギーをもっている．また，わが国ではアレルギー性鼻炎患者が急増しており，日本人の10〜15%はスギ花粉症である．

アレルギーでは炎症細胞により産生される活性酸素（スーパーオキシド，過酸化水素，ヒドロキシラジカル）が気管支収縮，粘液分泌，血管透過性の亢進を引き起こす．そこで，活性酸素を消去する食品は抗アレルギー効果が期待され，ビタミンEは喘息の発症を抑えることが知られている．アラキドン酸から5-リポキシゲナーゼにより変換されるロイコトリエンは血管透過性上昇，好中球の遊走，炎症細胞の活性化を亢進する．魚に含まれるEPAも5-リポキシゲナーゼにより起炎性の低い代謝物に変換され，アラキドン酸代謝と拮抗する．その結果，魚油の摂取は喘息を抑えることが報告されている．また，アレルギー反応はTh1/Th2バランスがTh2側へシフトした結果であり，Th1/Th2バランスの改善や亢進したTh2機能の抑制によりアレルギーを予防できる．プロバイオティクスはTh1細胞や調節性T細胞を活性化し抗アレルギー作用を発揮すると考えられている（表2.1）．

表2.1　ヒトで免疫調節作用が検証されている食品成分の一例（文献2より改変）

免疫機能	対象者	食　品	効　果
低下状態	健常高齢者	ビタミンE 亜鉛，セレン プロバイオティクス ニゲロオリゴ糖	DTH反応増強 ワクチンによる抗体産生の増強 貪食活性増強，NK活性増強 T細胞増殖応答の増強
	乳児	ビタミンA 亜鉛	ワクチンによる抗体産生の増強 DTH反応増強
	癌術後患者	アルギニン/RNA/ω-3 不飽和脂肪酸	貪食活性増強，DTH反応増強
亢進状態	アトピー性皮膚炎患者	プロバイオティクス	発症率低下
	喘息患者	ビタミンE，EPA	臨床症状改善
	花粉症患者	プロバイオティクス	臨床症状改善
	潰瘍性大腸炎患者	プロバイオティクス	臨床症状改善，再発抑制

2.3 免疫調節機能を有する食品成分

以上述べたように，免疫機能を制御する食品成分が多数知られている．免疫機能には，生まれながらに生体に備わっている防御機能（自然免疫）と，生後抗原と出会うことにより誘導される防御機能（獲得免疫）がある．ビタミンやプロバイオティクスは主として自然免疫を亢進させることが知られている．ビタミンCの不足はマクロファージ貪食活性や抗菌作用の低下を招き，ビタミンCの補給は貪食活性を回復させる．また，プロバイオティクスはマクロファージや樹状細胞を活性化しNK活性を高める．

ビタミン，ミネラル，脂肪酸，オリゴ糖などは獲得免疫（T細胞機能，抗体産生）を亢進する．栄養不良の幼児にビタミンAを補給するとワクチンに対する抗体価が有意に上昇する．ミネラルのなかでは亜鉛・セレンがワクチン特異的な抗体価を上昇させる．脂肪酸は抗原提示細胞の細胞膜を安定化して過剰なT細胞活性化を抑え，抗炎症作用を示すと考えられている．また，ニゲロオリゴ糖は高齢者のT細胞機能を回復する効果がある（図2.1）．

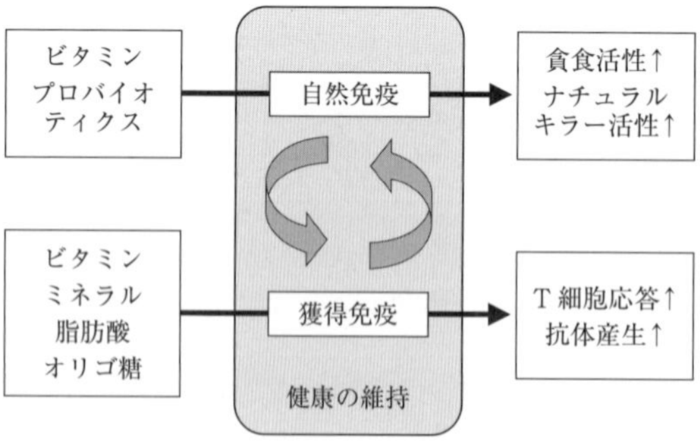

図2.1 食品成分による免疫調節の概要
免疫機能は自然免疫と獲得免疫から構成され，さまざまな食品成分が免疫機能を制御することが明らかにされている．各免疫機能の低下が危惧される場合は，それぞれの免疫機能を回復させる食品成分を摂取することにより，免疫機能全体のバランスが正常化し，健康な生活を維持できると期待される（文献2より改変）．

2.4 免疫調節食品研究の課題

食品による免疫機能の調節は，健康を維持するための有用な手段と考えられる．しかしながら，有効な免疫調節食品を選抜するのは必ずしも容易ではない．免疫機能調節食品の研究が直面している課題を表2.2にまとめた．

このなかで，1と2が特に重要な課題である．免疫機能の測定法は多様であるため，多くの試験結果を統一的に比較するためには規格化された測定法で評価することが必須である．また，得られた測定値がどのような免疫機能の状態を反映するかを理解するために基準値を策定することも重要である．1と2を達成すれば，科学的根拠に基づいて食品摂取による免疫機能変化の意義を訴求することが可能となる．

作用機序について，いくつかの課題がある．

腸は生物が生存するために必須の器官であり，生体は腸から生存に必要な栄養素を吸収している．外科手術後などは一時的に非経口的な栄養補給をしなければならないが，経腸栄養を再開する時期が早いほど患者の回復が早くなる．これは，経腸的に栄養素を吸収することにより腸全体の機能が活発になり，腸管の免疫機能が回復するためと考えられている．

抗生物質は20世紀最大の発明の一つであるが，抗生物質の多用は耐性菌を増やし院内感染の原因になる．プロバイオティクスは病原菌と競合し宿主の免疫機能を高めて感染を防御することが明らかにされ，臨床応用が行われつつある．プロバイオティクスの効果は菌株により異なることから，対象に最も有効なプロバイオティクスを選択する必要がある．現在，プロバイオティクス株の特性解析が活発に進められており，将来はこれらの特

表2.2 免疫調節食品研究の課題

1	規格化された免疫機能測定法の確立
2	免疫機能の基準値の策定と標準範囲の設定
3	作用機序の解明
4	安全性の保証

性を生かした臨床応用が可能になるであろう．

重篤な炎症性腸疾患（IBD）では，腸管内の抗原が腸管粘膜の炎症を惹起するため抗原性の低い経腸栄養剤を処方する場合がある．正常な腸管では腸管内の異物抗原に対する過剰な免疫応答を抑える調節機構（マクロファージの炎症性サイトカイン低産生，調節性T細胞による免疫抑制性サイトカインの産生）が存在することが明らかになってきた．これらの事実から，腸管バリアの機能を正常に復し腸管粘膜免疫機構の恒常性を維持する食品がIBDの予防に有用であると期待される．

以上のことから，食品の免疫調節作用機序の研究では腸への影響を明らかにすることが重要である．

また，免疫調節食品を用いて栄養学的な介入をする最適の時期に関する研究も重要である．先述したように免疫調節食品は本来疾患の予防を目的として摂取されるものであるから，日常の食生活に無理なく加えられるものが望ましい．また，発育と発症に密接な関連があるアレルギーの場合は，どの時期に有用な食品を摂取すればよいか明らかにする必要がある．プロバイオティクスのアトピー性皮膚炎予防効果を検討した試験では，一般に新生児期に摂取すると有効であった．新生児期は，①腸内菌叢が大きく変化する時期である，②腸管免疫機構が発達する時期である，③腸管上皮バリア機構が未成熟な時期である，ことから，成人に比べてプロバイオティクスの効果が明瞭に現れるのではないかと推測される[3]．

最後に，食品は日常的に摂取するものであり，通常の食生活で摂取する量で安全性が確認されている必要がある．免疫調節食品の摂取はさまざまな疾患リスクの低減につながることが期待される．そのためには，臨床試験により有効性を明確にし，適切な摂取方法や時期について知見を蓄積することが重要である．〔**南野昌信**〕

文献

1) M. E. Gershwin et al. (eds.)：Handbook of Nutrition and Immunity, Humana Press, 2004.
2) S. Kaminogawa and M. Nanno：*eCAM*, **1**, 241-250, 2004.
3) K. Shida and M. Nanno：*Trends Immunol.*, **29**, 565-573, 2008.

3

食品とアレルギー

3.1 アレルギーを起こす食品，アレルギーを抑える成分

アレルギーとは通常は無害な環境中の抗原に対して免疫系が過剰あるいは異常に反応し，さまざまな症状を引き起こすことである．花粉，ダニ，食品（食物）などに対して，アトピー性皮膚炎，蕁麻疹などの皮膚症状に加え，喘息，消化器症状などが認められる．アレルギー疾患は増加し続けており，花粉症に至っては，20〜30歳代の有症率は30%とされる．アレルギー発症においては，アレルゲン（アレルギー原因物質）となるタンパク質に特異的なT細胞，および抗体がアレルギー発症にかかわる．特にアレルゲン摂取から1時間以内に症状が現れる即時型のアレルギーに関しては主にIgE抗体によって引き起こされることが明らかとなっている．T細胞レベルでは，外来抗原を認識する$CD4^+$ T細胞にTh1, Th2の二つのタイプがあり，IL-4，IL-5を産生するTh2細胞がIgE誘導能を有し，また好酸球の活性化などを通じてアレルギー発症に関与するとされる．

上記で，アレルゲンがT細胞，抗体により認識されることを述べたが，食品中のタンパク質も抗原として，T細胞，B細胞の抗原レセプターにより認識され，それが最終的にアレルギー反応を引き起こす場合があり，これが食品アレルギーである．さまざまな食品がアレルギーを引き起こしうるが，頻度には差がある．卵，乳，小麦は最も患者が多い．また食品アレルギーの症状も他のアレルギー同様，皮膚症状，消化器症状，そして重篤なアナフィラキシーと多岐にわたるが，そば，落花生は，アナフィラキシーを引き起こしやすいとされる．アレルギーを引き起こしやすい食品の特徴は十分明らかになっていない．一般論としては，分子量が約1万以上で，消化されにくい，加熱により変性しにくいことがあげられる．

一方で，われわれのからだには食品アレルギーを抑制するための仕組みが備わっている．特に，腸管免疫系の大きな特徴として，腸管から吸収されるタンパク質に対し，免疫抑制機構が働く．この現象は経口免疫寛容と呼ばれる．経口免疫寛容は実験的にはタンパク質抗原をあらかじめ経口投与しておくとその抗原特異的に免疫応答能が低下する現象で，食品タンパク質に対して過剰な免疫応答を防ぐ．経口免疫寛容では条件により種々の免疫応答が低下するが，この免疫寛容はT細胞依存的で，主に$CD4^+$T細胞によるものである．その機序として，①経口抗原を認識した$CD4^+$T細胞がサイトカイン分泌能，増殖能の低い状態へ変化すること，②免疫抑制機能を有する制御性T細胞が誘導されること，③抗原特異的$CD4^+$T細胞にアポトーシスが誘導されること，が知られている．

さらに食品成分は，リンパ球の抗原レセプターに特異的に認識される以外にさまざまな経路で免疫系に作用し，近年アレルギーの調節機能が注目されるに至っており，食品アレルギーとともに本書の重要な主題となっている．

3.2 研究の歴史と最近の研究

アレルギーを引き起こす食品が存在することについての科学的記述は，20世紀初頭まで遡る．これに対して，食品によりアレルギーが抑制されることについては，20世紀末まで待たなければならない．

まず，アレルギーを引き起こす食品についてであるが，アレルギーを引き起こす原因物質は一般的にタンパク質であり，アレルゲンと呼ばれる．食品中のアレルゲンの同定は，他のアレルギーと比較して早く，20世紀半ばに進んだ．牛乳であればカゼイン，β-ラクトグロブリン，卵はオボムコイド，OVA，である．これらは食品中のタンパク質として研究が進んでいるものであるが，その後，ピーナッツのAra h1, Ara h2, Ara h3など，アレルゲンとしての活性よりタンパク質が同定された．1990年代には，各アレルゲンの患者リンパ球，抗体による認識部位に関する研究が進んだ．アレルギーの発症に関連が深いIgE抗体について，患者間で共通に認識される部位が存在することなどが示された．さらに最近，アレルゲンの交さ反応性が発症にかかわる例，あるいは運動により誘発される例についての報告がなされている．

一方で食品のアレルギー抑制機能の研究が進む大きなきっかけとなったのは，アレルギー発症と腸内フローラの関係であろう．近年の先進国におけるアレルギー患者の増加には，衛生状態の改善による感染症の減少や正常な腸内フローラが形成されないことが影響している可能性が指摘されていた．このようななか，アレルギー児，あるいは後にアレルギーを発症する乳児の腸内フローラが非アレルギー児と異なることが1990年代になり報告された．このような背景から乳酸菌などの食品中の微生物のアレルギー抑制効果が注目されるようになり，実験動物，培養細胞を用いた実験から，乳酸菌・ビフィズス菌のアレルギー抑制効果の可能性が示されていたが，ヒト試験においても，アトピー性皮膚炎を中心に効果が示されるに至った．さらにその予防効果について，乳酸菌を出産前から母親に（出産後も新生児に）投与した結果，乳酸菌投与群では，新生児のその後のアトピー性皮膚炎の発症頻度は有意に減少することが報告された．これらの結果は，乳酸菌の投与によりアレルギーの予防，軽減が可能であることを示したものである．この乳酸菌・ビフィズス菌摂取によるアレルギーの抑制の機構については，実験動物や培養細胞を用いた実験において乳酸菌が，IL-12の産生を介して，Th1細胞の分化を促進し，IgEの産生を抑制することが多数報告され，Th2応答と拮抗するTh1応答の増強によるものであることが示唆されていた．その後，活性化T細胞のアポトーシス誘導機構，Treg細胞の誘導，Th2型ケモカインの抑制など，新たな機構が次々と報告されている．また，難消化性オリゴ糖は，腸内のビフィズス菌を増殖させることが知られており，このプレバイオティクス効果によるアレルギー抑制作用についても報告されていた．

そしてその後，その他の食品成分のアレルギー抑制効果も数多く報告されるに至った．さまざまな多糖についての報告がある．茶葉，野菜類のポリフェノール類がマスト細胞からの炎症性メディエーター放出を抑制することも示されている．ヌクレオチド，カロテノイドについての報告もある．また，魚油，シソ油に多く含まれるω-3系の脂肪酸の効果が知られている．

以上，食品とアレルギーの関係に関しては，アレルギーの誘発，予防軽減，の両方の側面がある．食品アレルギーについては，患者により認識されるエピトープの解析，共存する物質の役割の解析のさらなる進展，そして，抗原特異的な治療法の開発が期待される．食品のアレルギー抑制機能については，ヒトでの効果について，その評価基準を明確にし，またその抑制機構を明らかにすることが重要であろう．〔八 村 敏 志〕

II

基礎編

1

食品免疫の基礎

1.1　免疫の概要

1.1.1　免疫とは

紀元前から同一症状を呈する疾患で，同一地域に暮らす多くの人々が死亡する事実は知られていたにもかかわらず，発病の原因はまったくわかっていなかった.

かの紀元前の偉人であるヒポクラテスでさえ悪い空気（ミアズマ）に触れたり，これを呼吸することで病気が蔓延するとした. マラリア(malaria)の語源はまさしく「悪い空気」である. 当時は，悪い水を飲むことも発病の原因と推察された. また比較的古くから，これらの疾患は人から人へと移る伝染病ととらえられており，ある伝染病を患い回復した人々は同じ伝染病に対して疫を免れる事実（免疫またはimmune), いわゆる「二度なし」も知られていた. さらに，その疫を免れた人々が同じ伝染性疾患を病む人たちの看護に携わった事実も記載されている.

これらの恐ろしい病気は細菌やウイルスなどの肉眼ではみえない微生物によって引き起こされる伝染性疾患であることが，多くの卓越した先人によってはじめて明らかにされたのは19世紀後半から20世紀初頭にかけてである. すなわちごく最近の出来事といえる. さらに免疫という現象もジェンナー，パストゥール，コッホ，ベーリング，北里，メチニコフ，エールリヒ，ボルデらによって，抗原特異的な液性免疫をつかさどる抗血清の確証，白血球が細菌を貪食し殺菌する細胞性免疫の源流となる知見，補体の同定などなどによってその実体が次々と明らかにされた. これによって，各種病原微生物で引き起こされる疾患の治療（抗血清）や予防（ワクチン）も可能となった. 一例だけ，パストゥールの行った公開野外実験の結果を目の当たりにした人々が「パストゥールの神業」と驚愕した事実を述べよう.

当時，家畜に流行する炭疽病は致死的であり，畜産業者に多大な損害を与えていた. パストゥールはブドウ酒の異常発酵や牛乳の腐敗がこれらを低温で加熱処理することで防げることを証明した. これに基づいて，パストゥールは加熱処理した炭疽菌（ワクチン）接種ではヒツジやヤギは死なないことや，その後これらのワクチン接種動物が強毒炭疽菌接種に対する抵抗性を獲得し，死なないことを確認した. 1881年，パストゥールはパリ郊外でこの炭疽菌ワクチンを接種したヒツジ，ヤギ，ウシなど合計31匹に「印」をつけ，ワクチン接種をしなかった29匹の対照動物を含めて，これらに強毒炭疽菌を接種した. ほとんどの対照動物は死亡したにもかかわらず，「印」のある動物は一匹たりとも死亡しなかったのである. 人々の驚きはどれほどであったろうか？ まさしく近代免疫学の展開や謎解きはこの野外実験からはじまったといっても過言ではない.

20世紀半ばから現在に至るまでの約60年間に免疫学は爆発的に進展した. 限られた頁数で, 個々の重大発見の詳細を解説することは，不可能に近いとまずお断りしたい. 近代免疫学展開の主な原動力は，遺伝子組換え技術の進歩，実験動物としての実に多種多様な系統マウスの樹立，免疫化学の進展による抗体の化学構造の解明，あらゆる抗原に対応する抗体（免疫グロブリン）やT細胞抗原受容体（TCR）の膨大な多様性を生み出すための体細胞遺伝子組換え機構（遺伝子再構成）の発見，免疫グロブリンH鎖のクラススイッチ機構の解明，多種多様なサイトカインやケモカインの同定とそれらの生体内生理的機能の研究，モノクロナール抗体作製法の開発，特定の遺伝子を欠損または導入した遺伝子改変マウス作製技術の進展，などである．

19世紀後半から現在までに明らかにされた数々の知見に基づいて，われわれに備わった免疫機能はウイルス，細菌，カビ，原虫，寄生虫などの各種病原体，さらに多種多様な外来物質（総じてこれらを非自己抗原，もしくは外来抗原と呼び，タンパク質，糖質，糖タンパク脂質などである）から身を守るために発達・進化した必須の生体防御機構と考えられた．この機構は自然免疫と獲得免疫に分けて考えられているが，その線引きはいまだに瓢箪鯰である．自然免疫に関与する細胞は単球やマクロファージをはじめとした実に多種多様な細胞であるのに対し，獲得免疫を担当するリンパ球は抗体を産生するB細胞と前述のT細胞の2種類である．しかしながら自然免疫担当細胞間，BとT細胞間，TとT細胞間，さらに自然免疫と獲得免疫の担当細胞間にはリンパ組織内での整然たる配置決めや正/負の機能的連結がみられる．この正/負の機能的連結はきわめて複雑怪奇な絡繰りであり，これを明らかにすることは，幾万ピースからなるジグソーパズルを完成するに匹敵するほど難解であり，至難のわざである．したがって近未来でのその全貌解明や，これを人為的に操作して各種アレルギーや自己免疫疾患，さらに癌などの残された難病に対する画期的な免疫治療法を開発することは，必定の副作用を考えた場合，一筋縄ではいかないと考えられる．

さて本事典の主題が「食品免疫・アレルギー」であることに着目して，腸管免疫の特殊性をみてみよう．考慮すべきは，①経口ルートで日々侵入する膨大かつ雑多な食餌由来の非自己抗原への対処，②われわれの体細胞数を凌駕する微生物，すなわち常在腸内細菌（腸内フローラ：非自己抗原）への対処と腸内フローラ存在の生理的意義，③少なく見積もっても全末梢リンパ球の60%が腸管リンパ組織（gut-associated lymphoid tissues）に集結する理由，④普段からこれらリンパ球の大多数が活性化され，炎症反応を引き起こしているにもかかわらず病変がみられない，いわゆる「生理的炎症」の実体とその維持機構解明，⑤昨今の食品アレルギーを含めた各種アレルギー性疾患，クローン病や潰瘍性大腸炎などの炎症性腸疾患の著しい増加原因，⑥自然免疫に携わるマクロファージや樹状細胞の機能が生体の他部位にみられない特性を発揮する事実，などである．

①から⑥にあげた腸管免疫の特殊性の間には，すべての組合せで密接な正/負の機能的連結がみられる．ちなみにわれわれにとってきわめて不都合な⑤はB細胞が産生する抗体や各種機能の異なるT細胞，すなわち獲得免疫の異変によって引き起こされるが，その起因に①②⑥が関与することは無論のこと，病態は④にあげた「生理的炎症」の破綻ととらえられよう．⑤にあげた，クローン病や潰瘍性大腸炎などの炎症性腸疾患発症に②の腸内フローラが深く関与する事実もよく知られている．

前述の免疫記憶，いわゆる「二度なし」や抗血清療法・予防ワクチンはB/T細胞が担う獲得免疫に基づいている．獲得免疫は脊椎動物だけに進化した免疫防御機構であり，特異抗原と遭遇し，応答を開始したB/T細胞は機能的B/T細胞へと分化するとともに，抗原特異的クローンの数を著しく増大させて免疫記憶が成立する．エビ，カニ，ヒトデ，ナマコなどの海洋動物や昆虫をはじめとした多種多様な陸上動物を含め，獲得免疫機能をもたないすべての無脊椎動物にも栄養素を取り込むために必要欠くべからざる消化管（腸管）が備わっており，そこにはさまざまな食餌由来の非自己抗原，有害物質や病原微生物が侵入する．すなわち，彼らにとっても腸管は最も危険な生体局所である．これらの獲得免疫機能をもたない動物の腸管は，単球やマクロファージによる非自己物質の貪食排除や抗体以外の各種液性因子による，いわゆる自然免疫によって守られている．さらに彼らが顕著な免疫記憶，いわゆる「二度なし」

機能を欠如するとすれば，これらの動物は⑤にあげた各種アレルギー疾患や自己免疫病を患うことはないと考えられる．

前述の遺伝子再構成によって無数ともいえる特異性の異なった抗体を産生するB細胞がつくりだされるので，そのなかにはわれわれが一生涯かけても遭遇しない抗原や，無数の自己抗原に対するB細胞が含まれる．TCRのつくられ方には一定のシナリオがあるものの，これまた一生涯遭遇しない抗原や潜在的には自己抗原に対するT細胞が含まれる．すなわちハイテク免疫防御機構である獲得免疫は本質的に「両刃の剣」としての性質を備えている．これが合目的的に機能するためには，われわれの生体を構成する無数の自己抗原に対する獲得免疫応答が常日頃から厳しく統御抑制されなければならない．自己抗原に応答しない現象を免疫学の専門用語では自己寛容と呼ぶが，その全貌解明はいまだ免疫学の大きな課題として残されている．

ここ半世紀の間，免疫学が医生物学進展を牽引してきたことは間違いない．しかしながら，昨今でも続々と画期的な新知見が報告されることを考慮すれば，免疫学のさらなる新展開は必然である．前述の②にあげた100兆個（およそ1.5 kg）に達する腸内フローラとわれわれの間には共生関係が成立しており，非自己の自己化といえよう．その仕組みは？ 腸内フローラが病原微生物の侵入を防御する事実に加えて，腸管上皮細胞や腸管の生理的機能維持に積極的に参画する事実も明らかにされつつある．その機構は？ さらに動物種が異なればもちろんのこと，AさんBさんの腸内フローラが異なる理由は？ 種々の花粉症や各種食品アレルギーを引き起こす特異抗体（主としてIgE抗体）をつくりだす本当の真犯人は？ 免疫現象にはわれわれの理解を超えた謎がまだまだ数多く残されている．〔石川博通〕

1.1.2 免疫器官

リンパ球とその系統の細胞が分化・成熟したり，あるいは実際に免疫反応を起こす場になる器官をリンパ器官（lymphatic organs）という．このうち，リンパ球が免疫担当細胞になるための，誕生から分化・成熟に関与するものを第一次（または中枢性）リンパ器官と呼ぶ，胎生期の肝臓，出生前と生後の骨髄，そして胸腺が含まれる．これに対し，成熟した免疫担当細胞が外来性の抗原と接触して，免疫応答を起こす前線基地に当たるものを第二次（または末梢性）リンパ器官と呼ぶ．このなかには，リンパ管系に付属するリンパ節，血管系に付属する脾臓のほか，扁桃，パイエル板，孤立リンパ小節，虫垂など，外来抗原に曝されやすい粘膜に付属するリンパ装置が含まれる．

a. 第一次リンパ器官

1) 骨髄　造血をさかんに行う骨髄（赤色骨髄）は，造血細胞の集塊をぬって大小の血管が走るという比較的単純な組織構築である．骨髄の中軸を走る中心動脈および中心静脈を除く血管は，壁が薄く内腔が著しく広いため洞様毛細血管（sinusoidal capillary）あるいは洞（sinus）と呼ばれる．成熟した血球のみがこの血管の壁を通り抜け，未分化血球は血管のなかへは入らないようになっている（血液骨髄関門 blood-marrow barrier）．造血細胞と血管内皮以外の細胞は，まとめて間質細胞と呼ばれ（ストローマ細胞 stromal cells ともいう），①細網細胞，②外膜細胞（血管に接する細網細胞），③脂肪細胞，④マクロファージが含まれる．これらに血管内皮細胞を加える場合もある．

狭義の間質細胞は細網細胞だけをさす．細網細胞は細胞質突起を伸ばし，全体として網状の支持組織をつくるが，細胞どうしはギャップ結合でつながり，機能的に同調できる．細網細胞の重要な働きは，接着に関連した細胞外マトリックス（コラーゲン，フィブロネクチン，プロテオグリカンなど）や造血因子を産生して，造血幹細胞の増殖と分化を調整することである．SCF（stem cell factor）は造血幹細胞の生存維持に重要で，分化段階の初期に働く造血因子であるが，主に細網細胞によって産生される．培養系の造血細胞は，間質細胞とともに培養した場合に限って，生存，増殖，分化することが知られている．

骨髄のマクロファージは，異物の除去というより，赤血球の成熟に重要な役割を演じている．赤芽球から網状赤血球が生じる際，数十個の赤芽球系細胞が1個のマクロファージを中心にして集塊をつくる．これを赤芽球島（erythroblastic island）という．そのなかで最終分化段階の赤芽球はマクロファージの翼のような突起に抱かれて，成熟（脱核）していく．脱核に伴い排除された核はマクロファージが貪食する．

2) 胸腺 胸腺の原基は第三咽頭嚢由来の上皮組織のなかにリンパ球が侵入してできたもので，リンパ球の間に網工をつくる細網細胞は，胸腺に限って上皮性細網細胞（あるいは上皮性細胞）と呼ばれる．この細網細胞は微細形態，存在部位，細胞マーカーの違いにより，6型に分類される．I〜III型は皮質に，IV〜VI型は髄質に分布する．I〜III型の上皮性細胞は完全に胸腺皮質を隔離しており，血管がつくるバリア（血液胸腺関門 blood-thymus barrier）とともに，分化・成熟中のT細胞が非自己の抗原と直接接触しないようにバリアを形成している．同時に，自己抗原（MHC分子）を未分化なT細胞に提示することにより，自己・非自己の認識についての教育をしている．その過程で，自己抗原に過剰に反応したり，CD4やCD8分子によってMHC分子を認識できないようなT細胞は，皮質内でアポトーシスを起こして排除される．胸腺で発達中のT細胞のうち98%が皮質内で死に，マクロファージによって貪食される．残りの自己と非自己の抗原を正しく認識できる細胞のみが，成熟T細胞として胸腺の髄質へ入り，そこから血行性またはリンパ行性に末梢のリンパ組織へと配分される．VI型の上皮性細胞は同心円状に集合し，角化する傾向が強く，胸腺髄質に特徴的なハッサル小体を形成する（ヒト，ヒツジ）．したがって，この細胞は表皮と同じく外胚葉に由来すると思われる．

胸腺のリンパ球は胸腺細胞（thymocytes）とも呼ばれるが，形態学的にはほかの組織のリンパ球と同様である．T細胞は骨髄の造血幹細胞に由来し，胸腺に侵入した前駆T細胞は皮質の被膜直下でさかんに増殖し，皮質内を髄質に向かって移動しながら分化する．分化というのは，上皮性細胞の作用によってT細胞に特異的なマーカー（TCR，CD3，そしてCD4かCD8のどちらか）をもつようになることである．胸腺にはT細胞，上皮性細胞，マクロファージ以外に，樹状細胞の最終段階に当たるかみあい細胞（interdigitating cells）が皮髄境界部から髄質にかけて散在する．多数のT細胞とかみあって，抗原を提示しつつ，T細胞の増殖と分化を促している．また，数は少ないものの，筋原線維をもつ筋様細胞（myoid cells）がみられる．

胸腺はヒトでは思春期をすぎると退縮し，皮質は脂肪組織に置き換わる（加齢退縮）．壮年期になると，胸腺の機能低下が起こることになるが，老人でもT細胞の新生は小規模ながら続いているし，若いときにT細胞を十分分配しているので，問題はないという見方ができる．

b. 第二次リンパ器官

1) リンパ節とリンパ管 リンパ節は，リンパ管系の途中にありリンパのろ過および抗原を捕捉・識別するための装置である．膠原線維主体の被膜およびその延長である小柱に包まれ，内部にはリンパ組織を容れている．リンパ節の実質は典型的な細網組織であり，細網細胞がつくる網工の間にリンパ球その他の自由細胞がつまっている．実質は大まかに皮質と髄質に分けられ，皮質の主体はリンパ小節（リンパ濾胞ともいう）で，髄質は髄索と呼ばれるヒモ状（索状）のリンパ組織で占められる．

リンパ節の特徴の一つは，リンパ液が流れる専用の通路が実質内に運河状に広がっていることである．リンパ節に注ぐ輸入リンパ管は被膜を貫き，被膜直下のリンパ通路である辺縁洞に開く．そこから小柱に沿う中間洞（あるいは小節周囲皮質洞）を経由して，髄質の髄索間にある髄洞につながる．洞のなかには，細網細胞のほかマクロファージや樹状細胞が存在し，リンパ洞に流れ込んだ抗原，異物，腫瘍細胞などに対応する．細網細胞は線維芽細胞系の細胞であるが，リンパ洞内のそれは物質取込み能力を有している．細網内皮系の名のもと，異物処理を行う細胞として認識されてきた長い歴史をもつ．樹状細胞のなかには，皮膚のランゲルハンス細胞や内臓の間質性樹状細胞など，見張り番をしていた樹状細胞が，抗原と出会ってそれを取り込み，リンパ管を流れてきたものが含まれる．リンパ洞に入った樹状細胞はまるみを帯び，帆を広げたような膜状の突起をもつので，ヴェール細胞（veiled cell）と呼ばれる．

皮質の深層に当たる傍皮質（paracortex）に分布する毛細血管後細静脈は，高内皮細静脈（high-endothelial venule：HEV）と呼ばれ，特殊な形態と機能をもっている．すなわち，内皮細胞の背が高く，立方上皮のようにみえる．その内面に発現するセレクチン（レクチンの一種）を使ってリンパ球を接着させ，ついで血管外に遊出させる．したがって，この血管の周辺にはT細胞の密度が高い胸腺依存域（thymus-dependent area）が広がる．同様の血管は，扁桃やパイエル板でもみられる．B細胞はリンパ小節中心部の明中心（胚中心ともいう）で増殖し，帽状域に集積している．胚中心には濾胞樹状細胞（follicular dendritic cells）という特殊な細胞があり，B細胞の間に樹枝状の突起を伸ばし全体として細胞網を形成する．抗原抗体複合体を細胞表面に保有し，B細胞と接着してその分化を引き起こすといわれる．

リンパ管はその起始部で組織液を収容し，リンパ節を経由して，リンパとして静脈に送り届ける．リンパ管のはじまりは，組織間に広がる毛細リンパ管網で，その末端部は組織内で突然生じる．毛細リンパ管では内皮細胞の接合がゆるく，細胞間が離開することもあり，また基底膜も不完全である．ここでは，リンパ球は容易に侵入できるし，物質の交換も容易に行われる．これは欠点でもあり，炎症巣から病原体を運んだり，癌組織から癌細胞を運んで転移を起こすことになる．リンパ管の形態学的研究は困難を伴っていたが，最近では特異的なマーカーが同定され，免疫染色で容易に検出できるようになった．たとえば，VEGF受容体（VEGFR-3），ヒアルロン酸受容体（LYVE-1），ホメオボックス遺伝子産物（Prox1）などが有名である．

2) 脾臓　脾臓はリンパ器官でありながら，血管系と強く結びついている．血液循環が豊富であるため，見た目も赤いのが特徴である．脾臓は，リンパ組織である白脾髄と赤血球を豊富に含む赤脾髄に分けられる．白脾髄は，リンパ小節（脾小節，マルピギー小体ともいう）と動脈周囲リンパ鞘（periarterial lymphatic sheath：PLS）からなる．後者は，動脈周囲にT細胞が集積してできたものである．赤脾髄は，拡張した血管である脾洞と細網組織である脾索で構成される．リンパ小節の周囲には，脾洞を欠く領域が帯状に広がり，辺縁帯として区別される．血行性に入ってきた抗原がここに集中的に注ぎ，それに対応するマクロファージが陣取る領域である．脾洞は静脈の起始部に相当するが，その壁（内皮）が特殊で，大きな細胞間隙をもつ壁の形状が「すのこ」に似ている．

脾臓はリンパ管との関連は薄く，むしろ血管系にリンパ組織がはまり込んでいると考えるべきである．したがって，その構築は血管の流れに沿って理解するのがよい（図1.1）．脾臓に入った動脈は脾柱のなかを通り，赤脾髄のなかに出てくる（脾髄動脈）．この動脈は，白脾髄に侵入する中心動脈へと続くが，その途中でT細胞の集団に囲まれ，上記の動脈周囲リンパ鞘をつくる．中心動脈はリンパ小節に入り，だんごの串のようにこれを貫くが，その名に反してリンパ小節の中心を大き

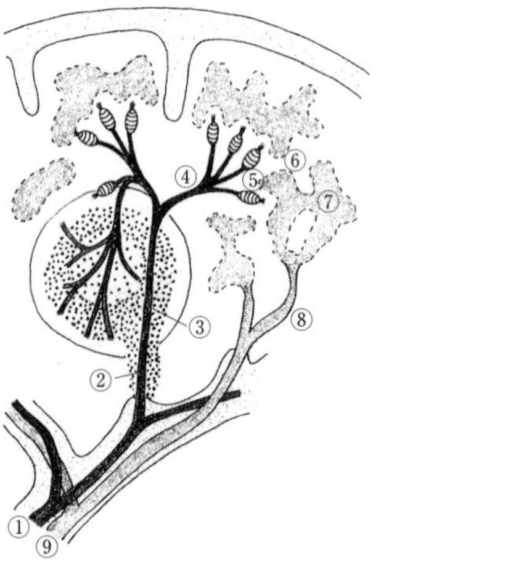

図1.1　ヒトの脾臓の模式図
血流は，脾柱動脈①→脾髄動脈②→中心動脈③→筆毛動脈④→さや動脈⑤→（脾索⑥）→脾洞⑦→脾髄静脈⑧→脾柱静脈⑨と流れる．

くはずれたところを走り，胚中心を通ることはない．中心動脈は白脾髄のなかで（ヒトでは白脾髄を出た後で）細い動脈枝を多数伸ばし，それらは辺縁帯に注ぐ．中心動脈の本幹は赤脾髄に出てすぐにいっせいに枝分かれするが，その分枝の形態からこの部分は筆毛動脈と呼ばれる．ついで筆毛動脈は特殊な細網組織に包まれる，さや（莢）動脈になる．さや動脈は血流の調節や血液のろ過を行うという考えがあるが，決定的ではない．さやの部分がなくなると動脈はかなり細くなり，末端が脾索に開放する．生体では珍しいことに，血球がここで脾索のなかにこぼれることになる（開放血管系）．このこぼれた血球や脾索のリンパ球が血管にもどるためには，脾洞の壁をすりぬけてなかへ入らなければならない．

実は，これが老化赤血球の選別に重要である．脾洞の壁の隙間は赤血球がからだをよじって通らなければならないほど狭い．老化赤血球は，この隙間を通過できないため，脾索のマクロファージによって捕捉されるわけである．一方，開放血管説に対する閉鎖血管説も完全には否定されていない．つまり，さや動脈の下流は，直接脾洞に注ぎ，心臓へと帰っていくという別ルートである．

〔岩 永 敏 彦〕

1.1.3 抗原（IgE 抗体産生とアレルゲンを中心として）

a. 抗原とアレルゲン

免疫系は，侵入異物を抗原として認識する．抗原には，抗体産生を惹起する性質（免疫原性）と産生された抗体に結合する性質（抗原性）がある．大部分の抗原は，両者を併せ持つが，ハプテンのように抗原性のみをもつ抗原もある．抗原は，抗体産生にT細胞の手助けが必要な抗原（胸腺依存性抗原，TD）と胸腺非依存性抗原（TI）に分類され，タンパク質の多くはTD抗原である．抗原の構造で，抗体に認識される構造を抗原決定基あるいはエピトープと呼ぶ．エピトープには，主としてアミノ酸配列で決定されるものと，高次構造によって決定されているものとが存在する．前者は6個以上のアミノ酸からなるペプチドと考えられているが，多くのタンパク質抗原のエピトープは後者である．また，免疫原性をもつ物質は，分子量が5000以上の高分子であるといわれている．抗原は本来，非自己の物質であるが，自己抗原という呼称があるように，免疫系が自己の成分と反応する場合があり，これが自己免疫疾患である．このように宿主の免疫系との関係で抗原は定義されるので，抗原の分類法は複雑である．

抗原のうちIgE抗体産生を誘導する免疫原性をもち，これと特異的に反応する抗原性をもつものをアレルゲンと呼ぶ．すなわち，抗体と反応する物質を抗原と呼び，特にアレルギーを誘導する（IgEと結合する）抗原をアレルゲンと呼んでいる．しかし，小麦アレルギーのアレルゲンと考えられているグリアジンでは，33-merペプチドがT細胞エピトープとなっていることが示されており，T細胞エピトープの視点からもアレルゲンを考える必要があるであろう[1]．

1990年以後，アレルゲン遺伝子の解析が進み，微量のアレルゲンもリコンビナントタンパク質として作製できるようになり，多くのアレルゲンの構造生物学的な解析がなされ，アレルゲンの分類・グループ化も進んでいる[2]．精製されたアレルゲンの名は，種の属名の最初の3文字・スペース・類名の1文字・スペース・アラビア数字で表すことが（例：Bet v 1, Der p 2），WHO（World Health Organization）とIUIS（International Union of Immunological Societies）で決められている．アレルゲンの構造生物学的な解析により，交さ反応性がその構造や生物活性に基づいて理解されるようになってきている．

b. 食品抗原

食品として経口摂取により体内に侵入する抗原を食品抗原あるいは食餌性抗原と呼ぶ．他の経路から侵入した場合には抗原として免疫系から認識されるものであっても，経口ルートで投与された物質（食物）は，消化酵素により細断されペプチドレベルまで小さくなるので免疫原性が減少するし，加熱により熱変性を受けたタンパク質は，酵素作用を受けやすいが，アレルゲンとして知られているタンパク質は熱に安定性があり，酵素によって分解されにくいものが多いと考えられている（タイプI食物アレルゲン）．食品衛生法で表示を義務づけられている特定7品目は，「えび，かに，小麦，そば，卵，乳，落花生」である．これら以外に表示が奨励されている18品目（あわび，いか，いくら，オレンジ，キウイフルーツ，牛肉，くるみ，さけ，さば，大豆，鶏肉，バナナ，豚肉，まつたけ，もも，やまいも，りんご，ゼラチン）がある．特定7品目のなかで，実際のアレルゲンとして，たとえば，卵では，オボムコイド（Gal d 1），OVA（Gal d 2），オボトランスフェリン（Gal d 3），リゾチーム（Gal d 4）が同定されている．しかし，これら25品目の食品のなかには，加熱や消化酵素に対して感受性の高いアレルゲンを含むものもあり，経口ルートでの感作では説明できなかったが，カバの木の花粉（birchpollen）と果物や野菜のアレルゲンが交さ反応をすることがわかり，吸入ルートでIgE産生を誘導したアレルゲンと食物アレルゲンとの交さ反応が考えられている（タイプIIアレルゲン）[3]．一方，植物にはPRタンパク質（pathogenesis-related protein）と呼ばれる感染や外的ストレスに対する防御タンパク質が存在する．PRタンパク質は，アミノ酸配列や血清学的な関係から17のファミリーに分類され，同じファミリーに属するアレルゲン（たとえばPR-10タンパク質）間の交さ反応が示されており，口腔アレルギー症候群やラテックス-フルーツ症候群との関連が示唆されている．

c.　環境抗原（吸入アレルゲン）

この分類に属するものとしては，室内アレルゲンとも呼ばれる塵や動物の毛垢やダニ，ゴキブリなどの昆虫の成分（Blag）がある．コナヒョウヒダニ（Derf）とヤケヒョウヒダニ（Derp）の生体成分や糞にアレルゲンが含まれている．このアレルゲンにはシステインプロテアーゼやセリンプロテアーゼ活性をもつものがあり，この活性とTh2細胞サイトカイン放出との関係が議論されている．また，アレルギーの代表例として知られる木や草の花粉アレルゲンは，数多く知られており，スギアレルゲンとしてCry j 1とCry j 2がある．北欧で多いカバの木花粉アレルゲンはBet v 1であり，これは食品抗原で述べたPR-10タンパク質に属する．これと共通するエピトープをもつタンパク質は，リンゴ，モモ，セロリ，ニンジン，ナッツ，大豆に存在し，花粉症の患者がこれらの植物を食べるとアレルギー症状を呈することがあり，これは環境抗原である花粉と食物抗原の交さ反応であると考えられている．同様な交さ反応はラテックス-フルーツアレルギーにもみられる．ラテックスはゴムの木由来の植物生体防御タンパク質であり，アレルギーの原因となるが，これと共通するエピトープをもつアレルゲンが植物性食品中に含まれていて交さ反応すると考えられる．環境抗原には，真菌の胞子などの微生物アレルゲンがある．喘息の原因となる真菌としては，アルテルナリア，ペニシリウム，アスペルギルス，グラドスポリウム，カンジタなどが知られている．

d.　その他の抗原

薬物アレルゲンになりうる薬品として，アスピリン，ペニシリン，サリチル酸などが知られている．これらの薬品や，接触性皮膚炎を起こすウルシや白髪染めに使用されているアゾ色素は，低分子化合物であり免疫原性をもたないが，宿主の成分に結合した場合にはハプテンとして作用し免疫応答を誘導すると考えられている．

〔東　隆親〕

文　献

1) L. Shan et al.: *Science*, **297**, 2275-2279, 2002.
2) M. D. Chapman et al.: *J. Allergy Clin. Immunol.*, **119** (2), 414-420, 2007.
3) S. Vieths et al.: *Ann. N. Y. Acad. Sci.*, **946**, 47-68, 2002.

1.1.4　免疫担当細胞

免疫系はさまざまな免疫担当細胞と，それらが産生する免疫制御分子によって構成される．異物などを貪食処理しサイトカイン産生などの初期免疫応答を行う自然免疫系の免疫担当細胞として，好中球や単球・マクロファージや樹状細胞などの貪食細胞，好酸球，塩基細胞，肥満細胞，NK細胞，NKT 細胞などがある．初期免疫応答に連動して，抗原特異的なクローン細胞増殖によってメモリー機能を伴う獲得免疫系の免疫担当細胞は T 細胞と B 細胞である．これらの免疫担当細胞は CD 分子として登録されるさまざまな膜分子，サイトカインやケモカインなどの分泌分子および T 細胞や抗体によって互いが調節しあい，免疫ネットワークが構築される．

a. 造血幹細胞

造血幹細胞は，自己複製能をもち，すべての血液系細胞に分化できる多分化能を有する幹細胞であり，大多数の免疫担当細胞は造血幹細胞から発生する．造血幹細胞の自己複製には幹細胞が存在する場である骨髄中ニッチが重要な役割を果たし，増殖分化には IL-3, IL-6, SCF, TPO, GM-CSF, G-CSF などの各種サイトカインが関与する．造血幹細胞は CD34 などの細胞表面抗原を用いた分離や，ABC トランスポーター発現による蛍光色素の排泄能を用いたサイドポピュレーション（side population）法などで濃縮可能であり，再生不良性貧血や白血病の化学療法後の高度骨髄抑制時に造血幹細胞移植が行われる．

b. 単球，マクロファージ，好中球，好酸球，好塩基球，肥満細胞

初期免疫応答を担う貪食細胞として，単球は末梢血白血球の 5〜10% を占め，血中から組織に移動してマクロファージに分化する．単球由来マクロファージとは別に，胎生期に末梢組織に定着した組織在住マクロファージは自己増殖により維持される．マクロファージは H_2O_2 や NO など活性酸素による微生物の貪食・殺菌，炎症反応の惹起とその後の処理，さらにアポトーシスなどで死滅した自己細胞の貪食処理や T 細胞への抗原提示などさまざまな局面で重要な役割を果たす．

分葉核をもつ顆粒球で末梢血白血球の 60% を占める好中球は感染初期に細菌や真菌を貪食して，活性酸素などによる強力な殺菌作用をもつ．好酸球は寄生虫など多細胞微生物に対する防御やアレルギー反応に関与し，好塩基球やマスト細胞（肥満細胞）は IgE 抗体の受容体を保持しアレルギー抗原（アレルゲン）と反応する．この反応によって脱顆粒が引き起こされ，ヒスタミンやロイコトリエンなどを放出し，即時型（I型）アレルギー反応を惹起する．

c. 樹状細胞

樹状細胞（dendritic cell：DC）は，表皮ランゲルハンス細胞，真皮 DC，各種組織 interstitial cell，リンパ節輸入リンパヴェール細胞（veiled cell），胚中心 DC，リンパ節の T 細胞領域・胸腺髄質 T 細胞領域にみられる相互連結細胞（interdigitating cell）などと呼ばれていた細胞群の総称として命名された．DC は樹状突起をもち，ナイーブ T 細胞に抗原提示して活性化できる専門的抗原提示細胞（professional APC）である．

DC は，GM-CSF に反応する mDC（myeloid DC）と，IL-3 に反応する pDC（plasmacytoid DC）に分けられる．骨髄造血幹細胞から分化する mDC は血液中に存在する前駆細胞が各種組織の間質や表皮ランゲルハンス細胞などとして分化定着する．これらは未熟 mDC として貪食能をもち，微生物などの異物を取り込む．ヒト mDC は，微生物成分であるリポタンパク質や dsDNA などを認識する TLR1, 2, 3, 4, 6, 8 などを発現する．mDC はこれら微生物成分を認識して成熟し，遊走能を獲得して所属リンパ節に流入する．所属リンパ節の成熟 mDC は傍皮質 T 細胞領域で，高内皮細静脈から血行性にあるいはリンパ行性に流入してきたナイーブ T 細胞に抗原提示して抗原特異的 T 細胞の活性化を引き起こす．さらにアポトーシスを起こした各種自己細胞などを取り込んだ mDC は，リンパ節に移動して自己免疫寛容の維持にかかわる．リンパ節の胚中心 DC は B 細胞活性化に関与する．mDC 移動（trafficking）の各段階には，ケモカインやホーミング受容体などの接着分子が関与する．また，pDC は，末梢血や扁桃・リンパ節などリンパ組織に存在する．ヒト pDC はそれぞれ ssRNA や CpG DNA などを認識する TLR7, 9 を発現し，ウイルスに反応し多量の IFN-α を産生して抗ウイルス作用を発揮する．また，血行性にリンパ節移行し，ウイルス特異的 T 細胞の誘導を促進する．

DC は抗原特異的な T 細胞の発達分化にかかわ

るだけでなく，胸腺髄質DCによるT細胞ネガティブセレクション，Treg細胞やT細胞アナジー誘導による末梢性自己免疫寛容にも関与する．さらに感染症，癌，自己免疫疾患，炎症性疾患，アレルギー，移植などの免疫病態にかかわるので，培養DCを用いることやDCを標的とした免疫疾患の制御が考えられ，DCを利用した癌の免疫療法の臨床試験などが行われている．

単球・マクロファージ，さらにB細胞やT細胞も抗原提示能をもつが，生体内でナイーブT細胞を活性化して一次免疫応答を誘導できるDCは，特に重要な抗原提示細胞（APC）である．B細胞は抗原特異的B細胞受容体を，また単球・マクロファージやDCは抗原抗体複合体(immune complex）のFc受容体を介した抗原の効率よい取込みによって抗原を処理して抗原提示を行う．$CD8^+$T細胞に対しては，MHCクラスI分子が主として細胞内で生成されたタンパク質がプロテアソームで，約10個のアミノ酸からなるペプチドに断片化されたものと小胞体内で複合体を形成する．この抗原MHC複合体が細胞表面に提示されてT細胞受容体に認識される．$CD4^+$T細胞に対しては，MHCクラスII分子が主に細胞外から取り込まれた抗原断片と複合体を形成してT細胞受容体に認識される．DCは細胞外から取り込んだ抗原もMHCクラスIに提示することが可能であり，これによる抗原提示はクロスプライミングと呼ばれている．

d. NK細胞，NKT細胞

NK細胞は，主に骨髄でIL-15依存性に分化して，骨髄，肝臓，末梢血などに分布し，IL-2RβやCD56などのNKマーカーを発現する，初期免疫応答を担うリンパ球である．主にMHCクラスIを認識する各種KIRなどの抑制性受容体と，癌細胞などに発現するMICA，ULBP，RAE-1などを認識するNKG2Dなどの活性化受容体のバランスにより，MHC発現低下した癌細胞やウイルス感染細胞を傷害することが提唱されている．さらに，NK細胞は初期免疫応答としてIFNなどのサイトカインを分泌して獲得免疫応答の誘導に関与する．特に，初期癌の免疫監視(immunosurveillance）に重要と考えられている．

NKT細胞はNK細胞マーカーと，ヒトではVα24という比較的均一のTCRα鎖を用いるT細胞受容体をもち，CD1dと糖脂質抗原を認識する．NK細胞と同様に，抑制性受容体と活性化受容体を発現して癌細胞傷害作用を発揮することが提唱されている．さらに，IL-4やIFN-γなどのサイトカイン産生によるTh1/Th2 T細胞の発達分化の調節をはじめとして，自己免疫疾患や抗腫瘍免疫の免疫調節に関与することも提唱されている．

e. T細胞

T細胞はT細胞受容体をもつリンパ球であり，$\alpha\beta$T細胞受容体をもつT細胞と，$\gamma\delta$T細胞受容体をもつT細胞が存在する．成体では骨髄由来と考えられるT前駆細胞が，胸腺内で$CD4^-CD8^-$細胞から，$CD4^+CD8^+$細胞，そして$CD4^+$T細胞と$CD8^+$T細胞へと分化する．胸腺皮質上皮細胞表面に発現する適度な強度の抗原刺激を受けて増殖したT細胞は（ポジティブセレクション），MHC拘束性を獲得して$CD4^+$T細胞と$CD8^+$T細胞へと発達分化する．これに対し，胸腺髄質上皮細胞や造血幹細胞由来樹状細胞表面上に発現する自己抗原に高親和性をもつT細胞はアポトーシスによって死滅し（ネガティブセレクション），自己抗原反応性T細胞の多くが除かれる（中枢性免疫寛容）．

T細胞受容体は，RAG1/2組換え酵素による遺伝子再構成（α鎖のVJ領域およびβ鎖のVDJ領域の組換え）と結合部位配列の多様化により，すべての抗原を認識することが可能なきわめて多種類の$\alpha\beta$T細胞受容体が形成される．α鎖とβ鎖からなるT細胞受容体をもつ$\alpha\beta$T細胞はT細胞の主体であり，獲得免疫の中心となる．$CD8^+$T細胞はMHCクラスI（HLA-A, B, Cなど）と抗原ペプチドの複合体を認識し，$CD4^+$T細胞はMHCクラスII（HLA-DR, DP, DQなど）と抗原ペプチドの複合体を認識する．γ鎖とδ鎖からなるT細胞受容体をもつ$\gamma\delta$T細胞も遺伝子再構成などによって多様化し，非常に多くの抗原を認識できる$\gamma\delta$T細胞受容体が形成される．$\gamma\delta$T細胞は細菌由来のアルキルアミンやMICAなどのMHCクラスI様分子などを認識するが，腸管などの末梢組織に数多く分布して感染防御や腸管機能の恒常性維持に関与すると考えられている．$\gamma\delta$T細胞は癌細胞に対して細胞傷害活性を発揮し，抗腫瘍作用のあることが提唱されているが，逆に腫瘍浸潤$\gamma\delta$T細胞は免疫抑制活性をもつ場合もあることも考えられている．

T細胞はB細胞の発達分化や樹状細胞の成熟を促進するとともにサイトカイン産生を介してマクロファージなどを活性化し，ウイルス感染細胞などを破壊すると考えられている．すなわち，T細胞は細胞性免疫の主役として免疫防御機構を担う．

T細胞には，B細胞の抗体産生細胞への発達分化やDCの分化成熟をサイトカインやCD40などの膜分子を介して促進するヘルパー$CD4^+$T細胞（Th）や，ウイルス感染細胞や癌細胞を傷害する$CD8^+$キラーT細胞（CTL），さらに免疫抑制活性をもつ$CD4^+$ Treg細胞などがある．ヘルパー$CD4^+$T細胞にはIL-2, IFN-γなどを分泌し，CTLなどの細胞性免疫を促進するTh1細胞やIL-4，IL-5，IL-6などを分泌し，主としてB細胞の発達分化を促進するTh2細胞，さらにIL-17, IL-22などを分泌して，慢性炎症に関与するTh17細胞などの存在が明らかにされつつある．免疫抑制作用をもつ$CD4^+$Treg細胞には，前述のTregのほかにもTGF-βを産生するTh3やIL-10を産生するTr1も報告されている．Tregには自己抗原に対して比較的強い親和性をもち胸腺で発達分化するnTreg（naturally occurring Treg）と，末梢リンパ組織でFoxP3依存性にTGF-βやIL-10などのサイトカインで誘導され，免疫抑制活性をもつiTreg（inducible Treg）が報告されている．Tregは胸腺でのネガティブセレクションを逃れた自己抗原反応性T細胞を抑制して自己免疫反応の防止に重要な役割を果たすと考えられている（末梢性免疫寛容）．

f. B細胞と抗体

B細胞は，膜型イムノグロブリンを抗原受容体として保持するリンパ球である．Th依存性・非依存性に発達分化して抗体産生細胞（形質細胞）となる．自己反応性抗原受容体を保持するB細胞は骨髄でのアポトーシスや受容体エディティング（receptor editing）などで除去されると提唱されているが，確たる証拠はない．

分泌型免疫グロブリンである抗体は，それぞれ2本のH鎖とL鎖のS-S共有結合によってつながれている．B細胞はH鎖とL鎖のN末側にRAG1/2組換え酵素による遺伝子再構成で形成された多様な可変領域を発現することによって，無数ともいえる抗原を認識する．H鎖定常部（Fc）の種類により，IgD, IgM, IgG, IgE, IgAの5クラスが，また，IgGは1-4までIgAは1, 2のサブクラスがある．それぞれ異なった機能を発揮するIgG，IgE，IgAはAID（activation-induced cytidine deaminase）が関与する遺伝子再構成によってつくりだされ，これらはクラススイッチと呼ばれる．IgMはそれぞれ2本のH鎖とL鎖からなる抗体5個がJ鎖でつながれ五量体を形成する．IgGは血清Igの主要成分であり，単量体のために胎盤を含めて組織移行性が高い．二量体として存在するIgAは外分泌液中に主として存在し，粘膜表面で微生物や毒素を中和する防御に重要である．IgEはFc受容体を介して肥満細胞からさまざまな分子を放出し，寄生虫の感染防御に重要である．また，肥満細胞上のIgEがアレルゲンと反応することによって，ヒスタミンやロイコトリエンなどが放出され，I型アレルギー反応を引き起こす．IgG抗体は，主として微生物や異物を認識して中和するだけでなく，抗原抗体複合体形成によって食細胞のFc受容体依存性の抗原取込みを促進する．

g. CD分子

モノクローナル抗体で検出される，ヒトやマウスの白血球細胞表面分子はCD（cluster of differentiation）として分類整理されている．一例として$CD4^+$T細胞，$CD8^+$T細胞，CD80/CD86副刺激分子など，現在までに300以上のCD分子が登録されており，その機能は多様である．

h. サイトカイン

サイトカインは主に免疫担当細胞が産生する，

分子量約1万から数万の分泌型（一部膜型タンパク質）であり細胞間情報伝達分子である．サイトカインは別名インターロイキンまたはインターフェロンなどと呼ばれ，受容体の構造などからファミリーを形成する．インターロイキンやインターフェロンは標的細胞内でJAK/STAT，RAS/MAPK，PI3K/AKTなどのシグナル伝達経路を活性化して作用を発揮する．一方，SOCSファミリー分子は標的細胞内でJAK活性抑制などのシグナル伝達抑制によってサイトカイン産生を抑制的に統御すると考えられている．

サイトカインはホルモンと比較し産生臓器や標的臓器が厳格には定まっておらず，さまざまな細胞に作用して多様な機能を主として局所性に発揮する．特に受容体に共通サブユニットを使用するサイトカインは，その機能が重複する場合もしばしばである．各種サイトカインが免疫治療に利用できることに反し，ある種のサイトカインは免疫異常による病態悪化に関与することが知られており治療標的となる．すなわち，IFNやIL-2などが抗腫瘍免疫を高める免疫療法に有効であることや，抗TNF抗体や抗IL-6抗体がリウマチなどの膠原病やクローン病などの炎症性疾患に使用され，その治療効果が認められている．

i. ケモカイン

ケモカインは，分子量数千から1万ほどの白血球の遊走や活性化作用をもつヘパリン結合性の分泌タンパク質（一部膜型）であり，細胞間情報伝達分子である．サイトカインと異なり，ケモカインとその受容体は一対一対応とは限らない．ケモカイン分子内のシステインの配置によってC, CC, CXC, CXXXCの四つのサブファミリーに分類され，Gタンパク共役型7膜貫通型受容体に結合する．現時点では50以上のケモカインと30以上の受容体が同定されている．ケモカインは白血球だけではなく実に多種多様な細胞が産生するが，ケモカイン受容体は主として白血球にその発現がみられる．各種免疫細胞の特定の組織への遊走は，各種ケモカインとケモカイン受容体の結合によって可能となる．したがって，種々の免疫異常による病態形成に関与することは明らかであり，治療としての利用や治療標的となる．一例として，エイズウイルスがケモカイン受容体（CXCR4やCCR5）を共同受容体（co-receptor）とする知見に基づいて，CXCR4やCCR5を治療標的とする薬剤の開発が進展している．　〔河 上　裕〕

文　献

1) W. E. Paul：Fundamental Immunology, 6th ed., Lippincott Williams & Wilkins, 2007.

1.2 免疫の働きの変動

1.2.1 栄養不良

栄養状態は免疫応答の重要な決定因子である．発展途上国の小児を中心として，感染症による死亡率は依然として高い．その大多数は栄養不良による免疫不全が主な要因と考えられる[1]．下痢や寄生虫感染などの消化管の感染症は栄養状態を悪化させ，さらに感染リスクが高まるという悪循環に陥る．また，胎児期～幼児期の栄養不良は免疫系の正常な発達を阻害し，成長した後の免疫機能にも大きな影響を与える．

栄養不良のうちでも，免疫機能に最も大きな影響を与えるのがタンパク質・エネルギー栄養失調（protein-energy malnutrition：PEM）である．また，微量栄養素の不足も重大な影響を与える．特に，ビタミンA，C，E，B_6 などのビタミン，亜鉛，セレン，鉄，銅などのミネラルの不足は，免疫機能に大きな影響を与える．近年，それぞれの栄養素が免疫機能の維持に果たす役割，およびその分子メカニズムも明らかにされつつある．本項では，タンパク質・エネルギー栄養失調，ビタミン，ミネラルの不足が免疫機能に与える影響について述べる．

a. タンパク質・エネルギー栄養失調[2,3]

タンパク質・エネルギー栄養失調（PEM）は，すべての多量栄養素の慢性的な欠乏によるエネルギー欠乏症である．小児における原発性のPEMは，①タンパク質栄養失調（クワシオルコル kwashiorkor），②タンパク質・エネルギー栄養失調（マラスムス marasmus），③両者の特徴をもつ混合型（マラスムス型クワシオルコル）の三つのタイプに分類される．

クワシオルコルは極度のタンパク質の欠乏に起因する症候群である．この言葉は，ガーナの言葉で弟や妹が生まれたために乳離れさせられた「受け入れられなくなった子ども」を意味しており，離乳後に炭水化物が多くタンパク質が少ない食物（ヤムイモ，キャッサバなど）を主食とする食事になり，タンパク質不足になったことにより発症することが多い．アフリカや東南アジアなどの発展途上国の乳幼児に多く，大きくふくれたお腹，顔や手足の浮腫を特徴とする．エネルギー源の不足は顕著でないことから筋タンパク質の喪失は起こらないが，タンパク質合成の原料が供給されないため低アルブミン血症となる．

マラスムスでは，慢性的なタンパク質不足とエネルギー不足により皮下脂肪，筋タンパク質の喪失が生じ，発育障害，顕著な体重減少が起こる．マラスムスは発展途上国の小児で最も一般的に認められるPEMである．アミノ酸が筋肉タンパク質の代謝により供給されるため，血漿中のタンパク質濃度の減少の程度はクワシオルコルより少ない．浮腫は生じない．また，これらの栄養不良の状態では当然ビタミン，ミネラルなどの微量栄養素の不足も同時に生じている可能性が高い．マラスムスでは，クワシオルコルよりセレンの欠乏例がより多く観察されている．

栄養失調により子どもの下痢疾患の発症率は上昇し，罹患期間も長くなる．特に赤痢菌や病原性大腸菌の感染により発症した下痢は，罹患期間が約3倍に伸びる．さらに，致死率も栄養失調によって10～20倍も上昇する．下痢疾患による死亡の危険性と，栄養失調の程度は比例関係にある．また，消化管感染だけでなく，呼吸器の感染症やマラリアの発症率，致死率も上昇する．

一般に栄養不足時には，胸腺，リンパ節，脾臓など免疫組織の萎縮が顕著であり，末梢血リンパ球数が減少する．貪食細胞活性，ナチュラルキラー（NK）活性，遅延型過敏反応など，細胞性免疫機能の低下が特に顕著にみられる．易感染性になり，感染ウイルスの再活性化が起こることも知られている．

栄養失調による免疫不全には，視床下部-下垂体-副腎系（HPA axis）の活性化が大きく関与している．通常は，感染や炎症反応が起こった場合にはHPA axisが活性化されてグルココルチコイド分泌が増加するとともに，血清中のレプチン量が急性に上昇するが，マラスムスでもクワシオルコルでも血清レプチン量は低値を示す．レプチンはグルココルチコイドによる胸腺細胞のアポトーシス誘導を抑制する作用を示す．したがって，栄養失調によりレプチンが低下している状態で，HPA axis が活性化することにより，胸腺の萎縮が起こり，免疫機能の低下が誘導されるものと考えられる．

飢餓状態で食物が消化管を通過しない状態が続くと，絨毛の長さが短くなり，数が減るなど，粘膜の萎縮が起こる．このことにより消化・吸収障害が生じ，粘膜でのバリア機能が低下することになる．これに伴い粘膜免疫機能も低下し，血中への細菌感染のリスクも高まる．これには免疫細胞の適正部位へのホーミングの異常が関与しているものと考えられる．実際，動物モデルにおいて短期間の食餌制限をすることにより，感染局所へのマウス腹腔リンパ球の浸潤が低下する．これには CD11b/CD18 の発現低下やケモカインである MIP2/CXCL2 の産生低下が関与しているものと考えられる．

PEM では細胞性免疫応答の低下が生じ，リンパ球サブセットの構成が変化する．すなわち，$CD8^+$T 細胞もわずかに減少するが，$CD4^+$T 細胞が著しく減少することにより，$CD8^+$T 細胞に対する $CD4^+$T 細胞の割合が健常人と比べて著しく低下する．腸管の粘膜固有層では炎症性細胞の浸潤がしばしば観察され，炎症性サイトカインの産生が高まる．このことは，PEM においては粘膜での抑制性免疫応答の低下が生じ，正常な免疫制御と免疫寛容誘導が損なわれていることを示唆するものと考えられる．粘膜バリア機能の低下と腸管免疫機能の低下により，腸管感染を起こし下痢を起こすようになると，それがさらに栄養不良を増悪するという悪循環に陥る．

一方，血清中の抗体量に関しては，PEM の状態にある小児においても正常であるか，むしろ増加していることが多い．ガンビアにおける栄養失調児の調査では，栄養状態とワクチンに対する抗体応答の間には相関は認められないということが報告されている．また，クワシオルコル患者と健常者に腸チフスワクチンを接種した後の血清中の抗体価を調べた研究でも，両者に有意な差はないことが示されている[4]．しかしながら，T 細胞依存性抗原に特異的な抗体における親和性成熟は十分に起こらない．重篤な栄養失調児は，健常児と比べて粘膜への分泌型 IgA 産生は低下する一方で，血清中の IgA1 および IgA2 量は高い傾向が観察されている．

以上のような全般的なタンパク質栄養の不足以外にも，個々のアミノ酸の不足も免疫応答に大きな影響を与える[5]．アルギニンは貪食細胞において殺菌作用を担う NO 産生の原材料となるだけでなく，インスリン，成長ホルモン，プロラクチン，IGF-1 などの分泌を促す作用をもつ．これらのホルモンは免疫機能の活性化に働く．一方，グルタミンは免疫細胞のエネルギー源，細胞増殖を支えるプリン・ピリミジン塩基合成の前駆体として重要である．またグルタミンは一酸化窒素（NO）合成に重要なアルギニンの前駆体でもある．それ以外にも，サイトカイン産生，NK 活性，腸管免疫応答など，さまざまな局面でグルタミンは重要な働きをしており，グルタミン欠乏も免疫機能の重大な低下をもたらす．

b. ビタミン

1) ビタミン A[2,3,6-8]　ビタミン A 欠乏症は長期の不十分な摂取によって発症する．脂肪吸収不良，肝臓疾患によっても発症し，皮膚発疹，眼球乾燥症，夜盲症などを引き起こす．ビタミン A は免疫機能に影響を及ぼす中心的な栄養素の一つであり，世界で 1 億 4 千万人の未就学児がビタミン A 欠乏の状態にあるといわれている．ビタミン A の抗感染症治療薬としての効果はすでに 1920 年代初頭に発見されている．ビタミン A 欠乏の栄養失調患者にビタミン A の投与を行うことにより，下痢疾患の重篤性や致死率が減少する．特に 5 歳以下の乳幼児に対する効果が顕著である．一方，下痢疾患の発症率を減少させる効果は認められていない．また，呼吸器の感染症の予防・治療に対してはほとんど効果がなく，その効果は主に消化器への効果によるものと考えられる．ビタミン A 投与は，麻疹の致死率低下，マラリアに対する耐性増強にも効果を示す．

ビタミン A はさまざまな生理機能をもち，その活性は主にビタミンAの代謝産物であるレチノイン酸が担っている．ビタミンAの不足は粘膜上皮機能を障害し，小腸の微絨毛形成とムチン産生を減少させる．レチノイン酸は粘膜上皮細胞の代謝回転を促進することにより，粘膜バリアの完全性保持に寄与していると考えられる．また，ビタミンAは好中球，単球，リンパ球など多くの免疫細胞の分化発達にも中心的役割を果たしている．レチノイン酸は，胸腺細胞やT細胞のアポトーシス抑制，Th1分化の抑制，Th2分化の促進などの効果を示す．ビタミンA欠乏により$CD4^+$T細胞の選択的減少，Th1型サイトカインであるIFN-γの産生亢進，Th2応答の低下が生じる．

実験動物をビタミンA欠乏状態にするため，胎齢2週目から母マウスにビタミンA不含飼料を与え，さらに離乳後仔マウスに同じ飼料を3～4カ月間与える実験を行ったところ，小腸粘膜固有層のT細胞および上皮細胞間T細胞がほとんど消失した[9)]．また小腸粘膜固有層のIgA産生細胞数も著しく減少した[10)]．一方，肺粘膜組織のT細胞分布にはほとんど影響が認められなかった[9)]．これらの結果を説明する機構として，レチノイン酸がT細胞やIgA産生細胞を小腸に配備するのに必須な因子であることが明らかにされた[9,10)]．すなわち，腸管のリンパ組織（パイエル板や腸間膜リンパ節）に存在する樹状細胞がビタミンAをレチノイン酸に変換し，レチノイン酸がT細胞およびB細胞に，小腸への移動（ホーミング）に重要なインテグリン$\alpha 4\beta 7$とケモカインレセプターCCR9の発現を誘導することが明らかにされた．このことは，栄養失調児へのビタミンA投与の効果が消化器における感染防御に限定されることの原因となっていると考えられる．

2) ビタミンE[2,3,6,11,12)]　ビタミンEは抗酸化活性を有する脂溶性ビタミンであり，メチル基の位置の異なる4種のトコフェロール群および4種のトコトリエノール群がビタミンE活性を示す．発展途上国ではビタミンEの摂取不十分が欠乏症の最も大きな原因である．先進国では早産による低体重の乳児や脂肪吸収不良を起こす疾患をもつ場合に認められるが，その頻度はまれである．欠乏症の主な症状は，溶血性貧血や神経学的欠損などである．

免疫系においては主に動物実験により，ビタミンE欠乏が液性免疫と細胞性免疫の両方の機能を低下させることが示されている．動物実験において，ビタミンE欠乏により，抗体産生応答の低下，マイトジェンに対するT細胞の増殖応答の低下，胸腺細胞の減少，食細胞機能の低下が観察されている．

重篤なビタミンE欠乏患者では，遅延型過敏反応の低下，リンパ球のマイトジェンに対する低応答性，IL-2の低産生が観察されている．この研究では，ビタミンEの筋肉注射によってマイトジェン反応やIL-2産生は増加し，遅延型過敏反応も有意に上昇した．また，ビタミンEはNK細胞活性の維持においても効果を示す．

一方，ビタミンEを推奨値以上に投与することで細胞性免疫，液性免疫の機能亢進が起こることも報告されている．マウスやラットに50～2500 mg/kg飼料のビタミンE含有食を与えることで，マイトジェンに対するリンパ球の増殖応答および遅延型過敏反応の亢進，免疫抑制活性を有するプロスタグランジンE2の産生低下が観察されている．ビタミンE補給による免疫賦活効果は，加齢によって免疫機能が低下している場合により効果がある．健常高齢者にビタミンEを補給することでワクチン摂取後の特異抗体産生が改善され，感染発生率の減少も観察されている．ビタミンEは推奨値より多い量を摂取することで，少なくとも一時的にはある種の免疫機能を促進しうる数少ない栄養素の一つである．今後，免疫機能を刺激するためのビタミンEの最適量を決定していく必要がある．

3) ビタミンC[2,3,6)]　ビタミンC（アスコルビン酸）は抗酸化活性を有する水溶性ビタミンである．創傷治癒に必須であり，熱傷の回復を促進させる働きを示す．先進国では，欠乏症は全身的な低栄養状態にあるときに認められるが，壊血病を発症するような重度の欠乏症はあまりみられない．成人では，ビタミンC欠乏状態が数カ月続いてはじめて症状が現れる．

ビタミンCは，リポ多糖で刺激したマクロファージにおけるiNOS（誘導性一酸化窒素合成酵素）の産生を増強する効果が示されている．また，フリーラジカル産生を減少させることにより，食細胞機能を制御する働きもしている．

一方，風邪の予防・治療におけるビタミンC摂取の役割には議論の余地がある．比較的多量のビタミンCを摂取することにより風邪の症状が持続する期間の減少にわずかな効果が認められているが，ビタミンCの投与量と臨床的な利益との関係についてはさらなる検証が必要である．

4) ビタミンB群[2] ビタミンB_6は体内でピリドキサールリン酸に代謝され，血液，中枢神経系，皮膚代謝の多くの重要な反応の補酵素として働く．特に，ヘムおよび核酸の生合成，脂質，炭水化物，アミノ酸の代謝に重要な働きをする．ビタミンB_6はほとんどの食物に含まれているため，食事による欠乏症はまれである．ビタミンB_6欠乏は，免疫機能を損なうことが1940年代の研究で明らかにされている．動物実験およびヒトにおいて，ビタミンB_6欠乏はリンパ球の分化成熟を障害し，細胞性免疫，液性免疫ともに低下する．葉酸（ビタミンB_9），リボフラビン（ビタミンB_2），チアミン（ビタミンB_1）はヒトにおけるマラリアの進行に影響を与えることが報告されている．

c. ミネラル

1) 亜鉛[2,3,13,14] 亜鉛欠乏は世界の全人口の約1/3に影響を与えており，PEMに付随して起こることが多い．先進国では，食事による亜鉛欠乏はまれであり，疾患などによる二次性欠乏症のほうが多く認められる．妊婦が亜鉛欠乏になると，胎児奇形および低出生体重が引き起こされることがある．小児の亜鉛欠乏症では，成長障害，味覚障害，性的成熟の遅れ，性腺機能低下症が認められる．

亜鉛は正常な免疫機能の維持において，最も重要な栄養素の一つである．他の顕著な欠乏症状が現れない程度の潜在性の亜鉛不足でも，免疫系に重大な影響を及ぼす．この潜在的な亜鉛不足が発展途上国における最も有害な栄養障害の一つであることが示唆されている．インドでは，血清中の亜鉛レベルの低下が重篤な下痢発症の増加と関連すること，亜鉛の補給により下痢発症率が低下することが示されている．亜鉛の補助投与が幼児期の致死率の低下に非常に有効であることも示されている．また亜鉛補給は急性下痢疾患において罹患期間を減少させることから，下痢治療の補助手段としても有効である．肺炎などの呼吸器感染の予防においても亜鉛は重要な役割を果たす．低亜鉛状態では呼吸器感染症の発症率が増加し，亜鉛の補助投与はその発症率を低下させる．亜鉛の補助投与は罹病期間の短縮，致死率の低下も報告されている．マラリアの重篤な症状を低減化させる効果も報告されている．

亜鉛が欠乏すると，HPA axisの活性化および慢性的なグルココルチコイド産生につながり，胸腺・骨髄におけるリンパ球前駆体にアポトーシスが増加するため，胸腺萎縮，リンパ球減少症などが生じる．一方，好中球やマクロファージなどの貪食細胞は機能低下が起こるが，細胞数の減少は生じないことから，自然免疫はある程度維持されるものと考えられる．

亜鉛は300種類以上の酵素の構成成分であるとともに，Znフィンガー構造など，各種転写因子やシグナル伝達分子の高次構造維持のために重要な働きをしている．したがって亜鉛の恒常性維持が重要であり，それは亜鉛トランスポーターやメタロチオネインなどの亜鉛リザーバーの働きにより維持されている．このように亜鉛は亜鉛要求性のタンパク質の活性および構造維持に重要な金属であると考えられてきた．しかし最近の研究から，亜鉛はカルシウムのように細胞内シグナル伝達因子としても機能していることが明らかにされてきた[15]．樹状細胞にTLRからのシグナルが伝わると亜鉛トランスポーターの発現制御により細胞内遊離亜鉛の低下が起こり，樹状細胞の成熟化をもたらすこと[16]，肥満細胞を刺激すると小胞体付近から亜鉛が放出され，細胞内の脱リン酸化反応を調節し，遺伝子発現や脱顆粒を制御していること[15]が明らかにされている．

2) セレン[2,3,6] セレンの欠乏症は一般にはまれであるが，土壌中のセレンが欠乏している地域では，PEMの重要な構成要素である．また，クワシオルコル患者のほうが，マラスムス患者よりもセレン欠乏は重篤である．セレンの摂取量が少ない中国の一部地域の風土病であり若年性の心筋症である克山病は，その発症にセレン欠乏と腸管でのウイルス感染が関与していると考えられている．セレン欠乏によりウイルスの毒性が増強されることが示唆されている．

セレンの役割は未解明な点が多いが，免疫応答，ウイルス感染防御，癌予防において重要な役割を果たしている．セレン欠乏によりリンパ球の活性化が抑制され，細胞性免疫およびB細胞機能の低下が生じる．これはセレンが通常，肝臓，脾臓，リンパ節などの免疫組織に多量に含まれていることと関係があるものと考えられる．一方，セレン欠乏により好中球による活性酸素産生が増大する．セレンは抗酸化酵素であるグルタチオンペルオキシダーゼの構成要素であり，マクロファージや好中球のようにフリーラジカルを産生したり，酸化ストレスに曝されている細胞において，酸化促進物質からの防御に重要な働きをしているものと考えられる．また，血中セレン量の低下はウイルスの毒性増強およびHIV感染した子どもでの病気の進行促進，生存率低下に関与している．セレンの補給は，セレンが十分なヒトにおいても，キラーT細胞の増殖の増強，NK細胞活性の増強など顕著な免疫刺激効果を示す．

3) 鉄[2,6,17] 鉄はヘモグロビン，ミオグロビンをはじめとする多数のタンパク質の構成成分である．鉄欠乏症の最も顕著なものは赤血球産生低下による貧血であり，鉄欠乏症は最も一般的な栄養欠乏症といえる．

鉄欠乏状態では，主に細胞性免疫が障害を受け，胸腺萎縮，末梢T細胞数の減少，血清中のIL-2，IFN-γ，IL-12，IL-10，IL-6濃度の低下が生じる．鉄はカタラーゼの構成要素として抗酸化活性にも寄与している．

一方，成長期には過剰量の鉄が感染の急性増悪を招く場合もあり，これはマラリア感染などで顕著である．肝細胞で産生されるヘプシジンというペプチドは，鉄の代謝に重要な調節因子であり，腸上皮細胞や赤血球，マクロファージなどの細胞から鉄が放出されるのを防ぐ働きをしている．これにより腸管での鉄吸収は低下し，血中の鉄量は減少する．細胞での鉄の貯蔵を増やす方向に働き，病原体が鉄を利用できなくしていると考えられる．

4) 銅[2,6,17] 食事として摂取した銅の約半量は吸収され，代謝必要量よりも過剰に吸収された銅は，胆汁を介して排泄される．銅は体内の多数のタンパク質の構成要素であり，体内の銅のほとんどがタンパク質に結合した状態で存在している．銅の代謝系が正常であれば，一般に摂取量の不足で欠乏症が生じることはまれである．しかしながら，クワシオルコル，持続性の乳児の下痢，重篤な吸収不良，亜鉛の過剰摂取では銅欠乏が生じる．銅欠乏では，好中球の減少が観察され，胸腺の萎縮がみられるとともにIL-2産生も低下する．銅欠乏と下痢疾患との関係はいまだ不明であるが，銅補給後に慢性の下痢の回復がみられることからその関与が示されている．また，銅はスーパーオキシドジスムターゼ（SOD）の構成要素として抗酸化活性にも重要な働きをしている．

〔戸 塚 護〕

文 献

1) D. L. Pelletier et al.：*Bull. World Health Organ.*, **73** (4), 443-448, 1995.
2) A. Shankar：最新栄養学，第9版（木村修一，小林修平翻訳監修），pp. 595-615，建帛社，2007.
3) S. Cunningham-Rundles et al.：*J. Allergy Clin. Immunol.*, **115**, 1119-1128, 2005.
4) P. J. Pretorius and L. S. deVilliers：*Am. J. Clin. Nutr.*, **10**, 379-383, 1962.
5) P. Li et al.：*Br. J. Nutr.*, **98**, 237-252, 2007.
6) S. Lopez-Varela et al.：*Eur. J. Clin. Nutr.*, **56** (Suppl 3), S29-S33, 2002.
7) A. C. Ross：*Vitamins and Hormones*, **75**, 198-222, 2007.
8) 岩田 誠：腸内細菌学雑誌，**21**，297-304，2007.
9) M. Iwata et al.：*Immunity*, **21**, 527-538, 2004.
10) J. R. Mora et al.：*Science*, **314**, 1157-1160, 2006.
11) S. N. Meydani and S. N. Han：最新栄養学，第9版（木村修一，小林修平翻訳監修），pp. 577-694，建帛社，

2007.
12) S. N. Meydani et al.: *Immunol. Rev.*, **205**, 269-284, 2005.
13) C. F. Walker and R. E. Black: *Annu. Rev. Nutr.*, **24**, 255-275, 2004.
14) R. E. Black: *J. Nutr.*, **133**, 1485S-1489S, 2003.
15) S. Yamasaki et al.: *J. Cell Biol.*, **177**, 637-645, 2007.
16) H. Kitamura et al.: *Nature Immunol.*, **7**, 971-977, 2006.
17) C. Munoz et al.: *Br. J. Nutr.*, **98**(Suppl 1), S24-S28, 2007.

1.2.2 免疫機能の加齢変化とその評価方法について

免疫系がヒトの健康を守るうえで重要な役割を果たしていることは，いまでは誰でも知るようになった．そして，その免疫機能が加齢とともに低下し，それが高齢者に増えるいろいろな病気の背景になっていることもかなり理解されるようになった．

一方において，厚生省の統計によると日本人の死因のトップ3は癌，心臓病，脳血管障害であり，ここには免疫系に直接かかわる疾患名はみられない．この死因統計というのは，臨床医が役所に提出する死亡診断書をもとにしたものであり，ほとんど（97% 以上）の場合，死後の病理解剖による死因の確認は行われていない．

その病理解剖からみると，少し違った観察ができる．東京都老人医療センターにおける剖検例によると，60 歳以上の老人における第一の死因は肺炎などの感染症で，40% 近くに達する．また百寿者（百歳を越えた長寿者）の死因についてみても感染症が 66% になると報告されている[1,2]．

癌の発生が加齢とともに増加することは周知の事実である．免疫系は癌が発生するとそれを察知し，まだ小さい芽の段階で攻撃・除去する働きがある．これは免疫監視機構といわれているが，この能力が加齢とともに低下するので，加齢とともに癌の発生が増加すると考えられている．実際に，癌患者の免疫機能を調べてみると，明らかに低下していることが多い[3]．

また，病理解剖で癌患者の直接死因をみてみると，感染症を合併していることが 1/3 以上の症例でみられる．そして，2 割近くは癌ではなく，感染症で亡くなっているという事実がある[1,4]（表 1.1）．

こうした事実は生体防御の中核をなす免疫系が老人になると機能低下し，その免疫不全状態がいろいろな病気の発生の背景にあることがうかがえる．ここでは，この免疫機能の加齢変化に関していくつかの問題点を取り出し，概説してみたい．

a. 主として T 細胞系の免疫機能が加齢とともに低下する

免疫系は自然免疫と獲得免疫からなる．自然免疫系は細菌などの病原体の貪食を主な働きとする顆粒球やマクロファージが主役で，病原体の種類をあまり問わずに作用する．その機能はヒトの誕生後すぐに活動しはじめ，感染などに伴い著明な増加を起こすが，加齢に伴う変化は少ない．

一方，リンパ球からなる獲得免疫系は誕生直後には十分には機能しないが，環境にある病原体をはじめとしたいろいろな抗原に曝されてしだいに免疫機能を「獲得」する．つまり，リンパ球は病原体などのいろいろな抗原に対応する無数のクローンからなっている．

われわれの身体は誕生後に外界の病原体をはじめとするいろいろな抗原物質に曝され，その結果，個々の抗原物質に対応するクローンが次々と増大し，はじめて感染に対処できる免疫系（獲得免疫系）がつくられる．実験的に動物を無菌環境に飼育しておくと，顆粒球・マクロファージは普通にみられるが，血中やリンパ組織のリンパ球の数はきわめて少ない．獲得免疫系の発達には環境からの刺激が必要なのである．

リンパ球からなる獲得免疫系は周囲環境にある病原体を含む微小生物に曝されて生後急激に発達し，思春期にはピークに達する．できあがった獲得免疫系の機能は顆粒球・マクロファージからなる自然免疫系とともに，生体防御の中核を形成す

表 1.1 TMD 大学における病理解剖

癌の剖検例	514 例（100%）
感染症の併発	192 例（37.4%）
直接死因が感染症*	96 例（18.6%）

＊：肺炎，敗血症，真菌感染症

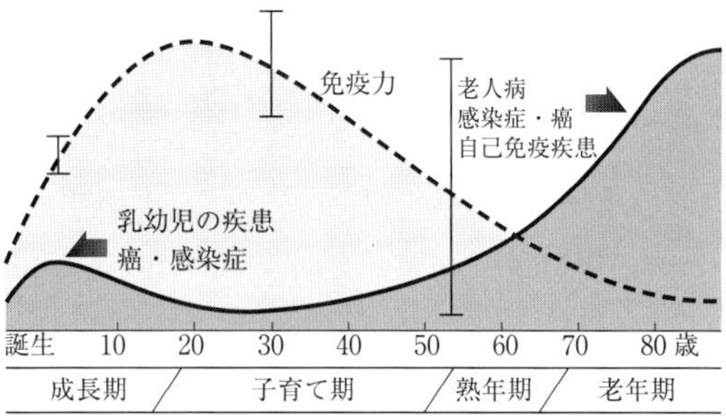

図 1.2 加齢に伴う免疫力の変化と各種病気の発生頻度
免疫力は 10～20 歳代にピークがあり，その後徐々に低下する．低下の程度は個人差があり，縦の棒の偏差の幅で示すように加齢とともにその個人差は増加する．

る．

この獲得免疫系の機能はピークに達した後，その高いレベルを維持することなく，意外と早く 20 歳をすぎると低下しはじめる．40 歳代でピークの 50% となり，70 歳代では 10% 前後にまで低下する人もいる[1,2,4]（図 1.2）．このような加齢に伴う免疫機能の低下レベルの程度は個人差が大きく，年齢とともに個人差はさらに大きくなる．

老化に伴う免疫機能低下のメカニズムは，現時点では次のように理解されている[1,2,5]．

(1) 加齢に伴う明らかな機能低下を示すのはリンパ球からなる獲得免疫系である．リンパ球は T 細胞と B 細胞が主な構成要素であり，血液中における数はどちらも減少するが，機能低下は主として T 細胞系に起こる．それは，T 細胞の増殖能（たとえば PHA 反応性），キラー T 細胞活性，T 細胞に依存する抗体産生能などである．ある種のキラー T 細胞の活性はピークの 5% 以下に低下することもある．

(2) これら T 細胞の加齢変化は，それに先立って起こる胸腺退縮が主因となる．

(3) B 細胞の増殖能（たとえば LPS 反応性）は T 細胞のような大きな変化を示さず，低下しても，1～2 割程度である．B 細胞の主たる機能である抗体産生能は低下するが，それはヘルパー T 細胞活性の低下と B 細胞に内在する変化のどちらかあるいは両方に起因する．また，加齢に伴い骨髄内の B 前駆細胞が減少するため，抗体の多様性（diversity）も減少する．一方，成熟した形質細胞はリンパ組織・骨髄中で増加し，血中の IgG, IgA レベルも上昇する．これは免疫系内の抑制シグナルの低下が加齢とともに進行するためと解釈され，血中の自己抗体のレベルも増加する．

(4) 悪性腫瘍やウイルス感染に対抗する NK 細胞の数は増加するが，機能的には低下する．しかし，その低下の程度は T 細胞ほどではなく，大きくても 5 割程度の低下である．

(5) T 細胞と NK 細胞の両方のマーカーをもつ NKT 細胞は免疫機能調節に関与する細胞であるが，加齢に伴って増加する．

(6) 樹状細胞（DC）の抗原提示機能は免疫系において重要な役割を果たしている．末梢血液中の樹状細胞（DC）については，健康人でみる限り加齢変化はみられないが[2]，健康上問題のある老人では機能低下する．皮膚の DC であるランゲルハンス細胞は数も減少し，樹状突起の減少という形態的変化を示す．リンパ組織内の濾胞 DC も機能低下する．

(7) 腸管の免疫機能は加齢に伴い大きな変化を示さないといわれている．しかし，パイエル板の M細胞による抗原摂取や，パイエル板から粘膜への IgA 産生細胞の移行などは加齢とともに機能低下する．

免疫機能の加齢変化は上述のようにいろいろな細胞にみられるが，目立って低下するのは T 細胞系の数と機能である．したがって，個々の人の免疫機能のレベルを判断するには，T 細胞系の数と機能を中心に測定評価する必要がある．免疫機能の加齢変化は個人差があるのが特徴で，若齢者でも低下を示す人もいれば，高齢者でも高いレベルの人がいる．百歳を越えた長寿者の免疫機能は高いレベルに維持されている人が多いこともわかってきた．そして，免疫機能低下の著しい人が感染症をはじめとするいろいろな疾患に罹りやすくなるのである．

b. なぜ機能低下するのか

1) 内的要因としての胸腺の役割　T 細胞はその前駆細胞が骨髄に発生し，胸腺に移住し，そこで増殖分化してつくられる．この胸腺の T 細胞をつくる能力が新生児期にピークがあり，乳幼児期をすぎると早くも機能低下しはじめる．これは個体の発生，成長，老化のプログラムに組み込まれたものであり，遺伝的な内的要因といえる．いずれにしても，胸腺からのT細胞の供給は生涯のごく初期にまとめて起こり，あとは急激に減少するために，T細胞系の免疫機能は加齢変化が起こりやすい仕組みになっている[1,2,6]．

その結果起こる変化は，次の三つである[1,2]．

i) T細胞数の減少： ヒトでは20歳をすぎると数の減少がみられるようになる．

ii) T細胞サブセットの比率の変化： T細胞は無数の抗原に対応したクローンの集まりであるが，機能的にも表現型でも複数のサブポピュレーションからなる．たとえば，CD4T細胞とCD8T細胞などはその例になるが，そのCD4T/CD8T細胞比率が加齢とともに増加する．

iii) T細胞の質的変化： 抗原に接するとT細胞は増殖しはじめる．それとともにいろいろなサイトカインをつくる．このT細胞増殖能が低下し，サイトカイン産生能が変化する．

これらのことが背景にあって，実際の免疫機能，たとえば感染に対抗する免疫能力とか腫瘍に対するキラーT細胞の能力などの低下が起こるのである．

2) 環境からの外的要因　免疫系は，外に向けては，外環境にある細菌・ウイルス・カビなどの病原体などから身体を守るシステムである．その免疫機能に携わる細胞は神経系と内分泌系の細胞とも協調して働き，内部環境の恒常性を維持する（ホメオスターシス）うえで重要な役割を果たす．たとえば，神経系の細胞がつくるいろいろな伝達物質や内分泌系の細胞がつくるホルモンに対する受容体を免疫系の細胞がもち，応答する．逆に免疫系の産生するサイトカインも免疫系の細胞にのみ働くのではなく，神経系や内分泌系の細胞にも作用する．なかでも大事なのは視床下部への作用であり，感染により免疫系が刺激されれば，視床下部にシグナルが入る．

環境から入る刺激の大部分は目，耳，鼻，皮膚などの感覚器を通して脳に入り，一部は必ず，視床下部に達し，内分泌系や自律神経系にシグナルが入る．

免疫系，あるいは神経系を経た刺激が適度であればよいが，限度を越えるとストレスとなり，内分泌系・自律神経系がホメオスターシスを保つために，フル活動をはじめる．そのときに放出されるたくさんの物質のなかで大事なのが，アドレナリンとグルココルチコイドである．どちらもホメオスターシスを保つために重要な役割を果たすが，免疫系には抑制的に作用する[2,6]．

すなわち，感染とストレスのどちらでも，免疫機能を低下させる方向に作用する．現代のような複雑な人間関係で成り立つ社会では，精神的なストレスにあふれており，免疫機能の低下の要因はいくらでもあるといえる．

3) 低下した免疫機能の回復能力　上述のような外的要因による免疫機能の低下は，原因がなくなれば，すぐに回復の方向に向かう．若齢者では回復が早くすぐもとのレベルに戻るが，回復の速さと程度は加齢とともに低くなり，高齢者では回復が遅く，もとのレベルに戻ることが少ない．

免疫機能の回復能力の例として，T細胞表面のCD3分子についてみてみよう．CD3はT細胞の抗原受容体（TCR）を構成する1分子である．抗CD3抗体で刺激すると，シグナルが細胞に入り，T細胞は分裂増殖する．その際，TCRは細胞表面から一度消失し，再発現するまで，3日はかかる．そのTCRの再発現の程度をCD3分子をマーカーとしてみると，年齢とともに低下することがわかる（図1.3）．

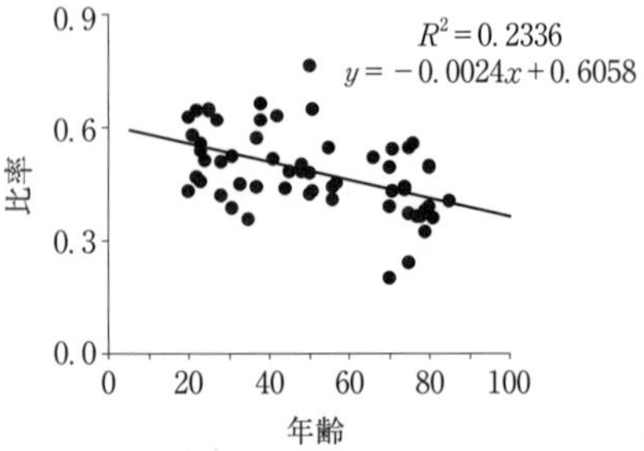

図1.3　T細胞受容体CD3分子の再発現量の年齢に伴う変化
抗CD3抗体でT細胞が刺激を受けるとT細胞受容体（TCR）は細胞内に取り込まれ，再発現するまで時間がかかる．刺激後3日目にTCR内のCD3分子を目安にして，TCRの発現程度を調べると，年齢とともに再発現するTCR量が低下する．縦軸は3日目と刺激前のTCR量の比率である．

c. どのように機能低下を知るか：免疫力測定判定法について

免疫機能といっても多種多様であり，担当する細胞もさまざまである．古くからの言葉をそのまま使えば，細胞性免疫とか体液性免疫という免疫機能の指標もある．細胞性免疫の代表はツベルクリン反応のような皮膚反応であり，また，体液性免疫としては麻疹ワクチン後の抗体産生がわかりやすい．

どちらの場合も多種類の細胞が複雑に絡みあって機能した結果であり，個体レベルの免疫機能としてよい指標となる．しかし，このような免疫機能の測定は実際上限られた場合にしか利用できない．

血液中には1 μl 中に1000～2000個のリンパ球があるので，これを用いて個体レベルの免疫機能のレベルを測定する方法を考えた．リンパ球のなかにはT細胞，T細胞の亜集団，B細胞，NK細胞，NKT細胞など多数のサブポピュレーションがあり，それらのどれについて調べればよいか決めなければならない．

いま，われわれが問題にしているのは，加齢疾病やストレスの免疫機能への影響である．したがって，免疫機能のなかで加齢疾病やストレスで低下しやすいものを中心に測定すればよいことになる．われわれの長い間の研究で，老化に伴う免疫機能の低下はT細胞系の機能を中心に起こることを明らかにしてきた．したがって，T細胞系の細胞数や機能を中心に測定すれば，加齢やストレスに伴う免疫機能のレベルの指標になる[1,2,5,7-10]．

そこで，免疫機能のレベルを測定するために，フローサイトメトリーによる解析としては以下の7項目のパラメーターを選んだ．T細胞数，CD4T/CD8T細胞比，$CD8^{+}CD28^{+}$T細胞数，ナイーブT細胞数，ナイーブT細胞/メモリーT細胞比，NK細胞数，B細胞数である．

機能的な面からはT細胞増殖係数という新しい指標を用いた．普通に測定するT細胞の増殖能は一定数のリンパ球を培養器具のなかで測定したもので，個体レベルの機能を正確には反映していない．そこで，

$$\frac{(\text{T 細胞増殖能})\times(\text{末梢血中 T 細胞数}/\mu l)}{1000}$$

という式を用いて，T細胞増殖能を個体レベルの指標に変換した．この指標は統計的には年齢との相関性が高く，この回帰直線の式に測定された個人のT細胞増殖係数を代入すると計算上の年齢が得られる．この計算上の年齢をもとに，ある程度の幅のある「免疫力年齢」として表現する方法も用いている[11]．

また，$CD8^{+}CD28^{+}$T細胞数も年齢との相関性が高く，このデータから，計算上の年齢を求めることができる．それをT細胞年齢として用いている．上述の免疫力年齢はリンパ球を3日間培養して求めるが，一方，T細胞年齢はフローサイトメトリーで簡単に得られるものであるが，お互いに相関性の高いデータである[11]．

しかし，以上の複数の種類の異なるデータを羅列しても，そこから個体の免疫レベルを判断することは難しい．種類の異なるデータを比較し，まとめて統計的に処理するには，標準化というプロセスが必要である．そこで，年齢の異なる多数の健常人のデータをもとに，データベースを作成した．個々の測定値をデータベースと照合して，3点満点のスコアを与えた．高いものは3，中程度なら2，低いものは1とした[4]．このように，種類も基準値も異なるデータをスコア化することにより，それらのデータをまとめて，統計的に処理することができる（図1.4）．

個体の総合的な免疫機能を表現するときに，免疫力という言葉を用いている．ヒトの免疫力を表現する場合，現在8項目の免疫パラメーターを用いている．スコアの合計は24～8点に分布する．この免疫力スコアも数が大きいので，さらに対数正規分布に則り，5段階に分け，免疫力グレードとして用いている（図1.4）．

免疫力グレードは図1.4に示すように，V：充分に高い，IV：安全圏，III：要観察圏，II：要注意圏，I：危険圏とした．要注意圏とは，免疫機能の回復を図ることが必要なレベルであることを意味する．また，危険圏に入ると，いつ感染が起

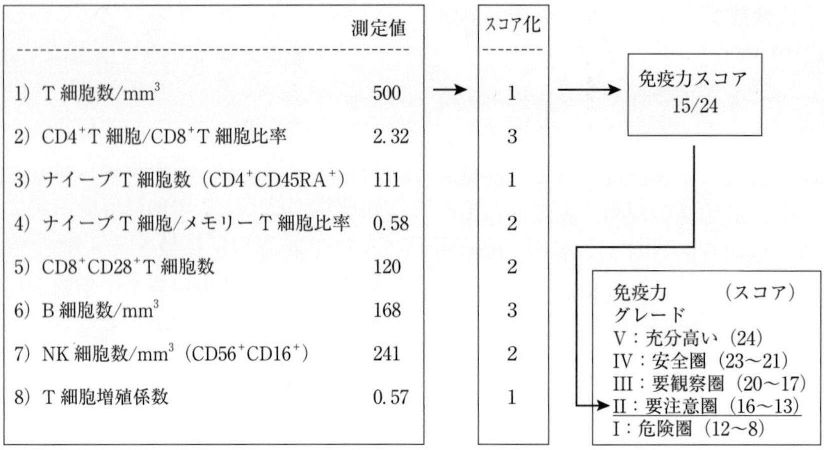
測定値
スコア化
1) T 細胞数/mm^3 500 → 1
2) CD4$^+$T 細胞/CD8$^+$T 細胞比率 2.32 3
3) ナイーブ T 細胞数 (CD4$^+$CD45RA$^+$) 111 1
4) ナイーブ T 細胞/メモリー T 細胞比率 0.58 2
5) CD8$^+$CD28$^+$T 細胞数 120 2
6) B 細胞数/mm^3 168 3
7) NK 細胞数/mm^3 (CD56$^+$CD16$^+$) 241 2
8) T 細胞増殖係数 0.57 1
免疫力スコア
15/24
免疫力グレード (スコア)
V：充分高い (24)
IV：安全圏 (23〜21)
III：要観察圏 (20〜17)
II：要注意圏 (16〜13)
I：危険圏 (12〜8)

図 1.4 免疫力測定評価方法の手順 (8 項目の場合)
各免疫パラメーターの測定値をデータベース (図中にはない) と参照して 3 段階のスコアを与える．その総計を免疫力スコアとし，それをさらに 5 段階の免疫力グレードに分ける．この手順により，8 種類の異なる免疫パラメーターを免疫力スコアあるいは免疫力グレードとして，一つの数字として表現することができる．

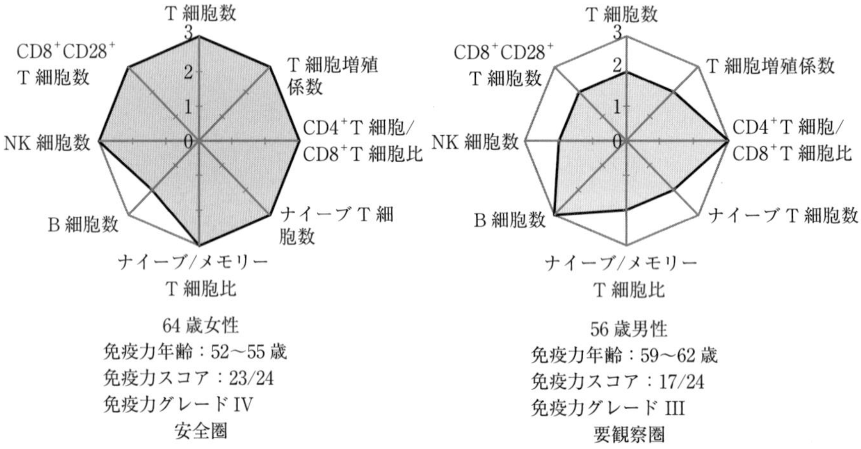

図 1.5 免疫力測定評価の 2 例
八つの免疫パラメーターをレーダーグラフで表し，その下に実年齢，免疫力年齢，免疫力スコア，免疫力グレードおよび評価を示した．

きても不思議がないので，できるだけ早く免疫機能の回復を図るべきであり，さもなければ，無菌テントを必要とするレベルである．問診で，アレルギー，自己免疫の傾向のある場合は，以上のパラメーターに加えて，培養下でリンパ球の産生するサイトカインの測定を行っている[4]．

図 1.5 には，2 人の健常人における免疫力をレーダーグラフで示し，下に実年齢，免疫力年齢，免疫力スコア，免疫力グレードを示した．免疫力年齢は実年齢より若くなる場合もあれば，逆に上になる場合もあるが，直感的に理解しやすいのが利点である．しかし，あくまでも，大まかな目安として用いている[5]．

d. 個人差の大きい免疫力

このようにしてデザインされた免疫力測定方法で，まず健常人約 200 人について，7 項目の免疫力でデータをとってみたのが，図 1.6(a)(●)である．一見してわかるのは，データが著しく散布し個人差が大きいことである．免疫力スコアは 20 歳代でみても 21〜14 の間にあり，60 歳代でみても，21〜12 となる．言い換えると，健常人でみる限り，加齢に伴い緩やかに低下する傾向を示す

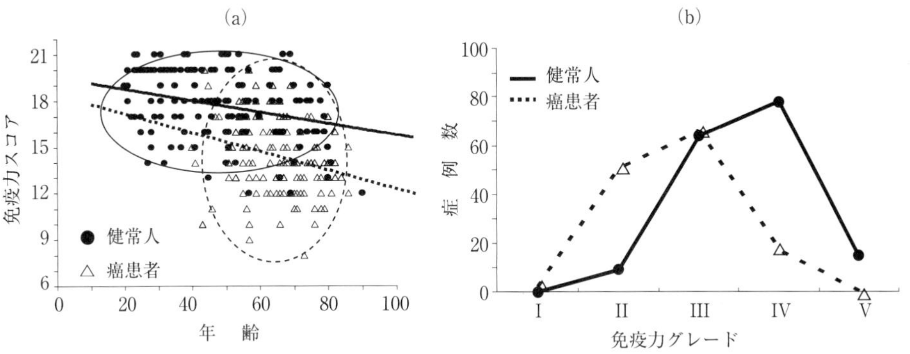

図 1.6　免疫力スコア（a）と免疫力グレード（b）の年齢変化
T 細胞数，T 細胞増殖係数，CD4T/CD8T 細胞比，ナイーブ T 細胞数，ナイーブ T 細胞/メモリー T 細胞比，NK 細胞数，B 細胞数の 7 項目でみた場合を示す．
（a）健常人（●：約 200 人）のスコアは 13～21 の間に広く分布するが，実線で示すように年齢とともに緩やかに低下する．癌患者（△：約 200 人）では 40 歳代以上に偏るが，そのスコアは 9～20 の間に広く分布し，健常人よりは低いほうに偏る．
（b）上のデータを免疫力グレードでみると，健常人と癌患者では明らかにピークの位置が異なることがわかる．

が，その加齢による影響より，個人差のほうが大きい．

それでは，病気になったときどうなるかが問題になる．病気の代表として，約 200 人の癌患者についてみたのが図 1.6(a)(△)である．癌は高齢者に発症することが多いので，年齢が高いほうに偏っているが，一見して，免疫力スコアが低いところに分布するのがわかる．それらを免疫力グレードで比較すると，図 1.6(b)のようになり，健常者と癌患者間の差が明瞭である．

以上のことからわかるように，免疫力には個人差が大きいが，それはもともとの遺伝的な素質に加えて，免疫力の加齢変化の個人差，ストレスや病気などに対する感受性の個人差などが反映している．図 1.6 の健常人（●）で低い免疫力のレベルを示す人たちにインタビューしてみると，いろいろな悩みを抱えている人が多いことがわかる．

e.　サプリメント・健康食品の免疫機能に対する効果判定の実例

上述の免疫力測定法を用いて，サプリメント A と保健飲料 B の免疫系への影響について調べてみた．

サプリメント A の免疫系への影響をみるために，7 人の健常なボランティアにサプリメント A を 1 日 1 mg，1 カ月間服用してもらい，その前後に採血し，免疫力の測定評価を行った．図 1.7(a)の表に示すように，8 項目でみた免疫力スコアは 5 人で増加，2 人で減少した．その内容をみると，T 細胞数は 5 人で増加，1 人で不変，1 人で減少，また T 細胞増殖係数は 6 人で増加，1 人で減少を示した．NK 細胞数は 3 人で増加，4 人で減少．B 細胞数が 1 人で増加，6 人で減少を示した．これらの 7 人の結果をまとめてみると，サプリメント A は免疫力全体を増加させることが多いが，逆に抑制することもあるといえる．T 細胞については，数を増加させ，その増殖能を亢進させることが多いが，逆に抑制することもある．一方，NK 細胞数については，その効果が半々に割れ，B 細胞数については，抑制的に働くことが多いことがわかる．

ある人がサプリメント A を服用した場合，その免疫系に及ぼす影響は，T 細胞機能を亢進させ，B 細胞に抑制的に働く可能性が大きい．しかし，逆に働く可能性も忘れてはならない．個々の人におけるサプリメント A の効果は，免疫力を測定してみなければわからないということになる．

図 1.7(b) は，保健飲料 B を約 20 人のボランティアが 5 カ月間摂取した前後の免疫力グレードの変化を示している．全体でみると，免疫力グレードの改善がみられる．しかし，個々でみると，明らかな改善のみられない人もいる．

サプリメント A と保健飲料 B の場合，改善あ

(a) サプリメントAの免疫系への影響

免疫指標	増加	不変	減少
免疫力スコア(8項目)	5	0	2
T細胞数	5	1	1
T細胞増殖係数	6	0	1
NK細胞数	3	0	4
B細胞数	1	0	6

(b) 保健飲料Bの効果

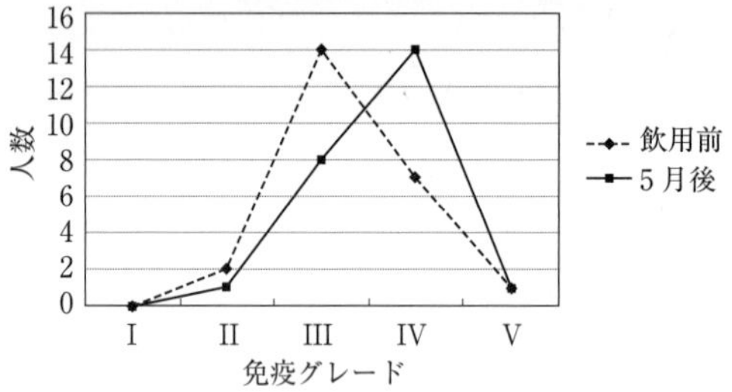

図1.7　サプリメントA(a)と保健飲料B(b)の免疫系への影響
(a) サプリメントAを7人のボランティアに服用してもらい，1カ月後の免疫系への影響を免疫力スコア，T細胞数，T細胞増殖係数，NK細胞数，B細胞数の5項目のレベルの増減でみた．
(b) 保健飲料Bを5カ月間約20人のボランティアに飲用してもらい，5カ月後の免疫系への影響を免疫グレードの変化でみた．

るいは抑制がみられても，その結果がすべて，摂取したものの影響とは言い切れない．1カ月～5カ月の間には，環境からのストレスがいろいろあり，それらのすべてが免疫力のスコアやパラメーターのレベルに影響する．

このことはすべての薬，サプリメント，保健食品飲料についていえることである．薬の場合は，医師の処方によるから，問題が起これば，投薬中止ということができる．サプリメント類の場合には，自分で購入し摂取するので，負の効果があってもそれに気がつかず，長々と服用し，健康障害を起こす危険性がある．

免疫機能は多種類の細胞のさまざまな機能からなり，個体の総合的な免疫機能を評価しようとすると，多数の免疫学的パラメーターを測定することになる．しかし，その多数の羅列されたデータをみても，総合的な免疫機能を判断することは容易ではない．そこで，われわれはそれらのデータにスコアを与え，標準化することにより，複数のデータをまとめて，統計的に処理する免疫力スコアリング法を開発した．この方法により，個々の人の総合的な免疫機能を免疫力として，わかりやすい数値で表現することができるようになった．

この免疫力スコアリング法を用いて，多数の健常人(200人あまり)と多数の病人(200人あまり)の免疫力を測定した．その結果，免疫力が加齢とともに低下するが，個人差も大きく，ストレスや癌などの疾病により大きく変動することが明らかになった．

免疫力の低下があれば，その回復が必要であるが，いろいろな免疫力回復方法の効果を客観的に評価することが可能となった．また，健常者では健康状態のチェック，病人では病期の進行状態のチェックに利用できる．今後，測定する例数が増えることにより，免疫力測定の応用範囲が増えるものと期待している．　〔**廣川勝昱・宇津山正典**〕

文　献

1) 廣川勝昱：日本老年医学会誌，**40**，543-552, 2003.
2) K. Hirokawa et al.：Principles and Practice of Geriatric Medicine, 4th ed.（M. S. J. Pathy et al., eds.），pp. 19-36, 2006.
3) K. Hirokawa et al.：*Mech. Ageing Dev.*, **130**, 86-91, 2009.
4) 廣川勝昱：病気に強くなる免疫力アップの生活術，pp. 1-211，家の光協会，2008.
5) 廣川勝昱：*Anti-Aging Medicine*, **2**, 302-306, 2006.
6) K. Hirokawa and M. Utsuyama：Handbook on Immunosenescence：Basic Understanding and Clinical Application（T. Fulop et al., eds.），pp. 785-797, Springer, 2009.
7) K. Hirokawa et al.：Immunosenescence（G. Pawelec, ed.），pp. 5-23, Landes Bioscience, 2007.
8) M. Utsuyama et al.：Handbook on Immunosenescence；Basic Understanding and Clinical Application（T. Fulop et al., eds.），pp. 204-217, Springer, 2009.
9) K. Hirokawa et al.：Handbook on Immunosenescence；Basic Understanding and Clinical Application（T. Fulop et al., eds.），pp. 1548-1568, Springer, 2009.
10) K. Hirokawa et al.：Impact of Aging：A common Challenge for Europe and Asia. pp. 363-372, Lit, 2007.
11) 廣川勝昱，宇津山正典：Biotherapy, **23**, 1-12, 2009.

1.2.3 ストレス

内的・外的ストレスに対して，生体は神経・内分泌・免疫系の調節系により，内部環境の恒常性が維持されている．これらの三つの系は，情報伝達の仕組みを共有して，総合的に生体調節系として働いている．情報伝達の因子としては，ホルモン，サイトカイン，ニューロトランスミッターなどが含まれる．免疫器官としては，脾臓・リンパ節・胸腺・骨髄などがあり，リンパ球・マクロファージなどが互いに調節しあいながら免疫が成立している．リンパ球は，多数のサブセットを含むB細胞とT細胞からなる．免疫は，免疫グロブリンが関与する体液性免疫と，感作リンパ球が関与する細胞性免疫の二つに分けられる．生まれながらにしてもっている自然免疫，生後種々の病原体，動植物由来物質が体内に侵入して免疫応答を起こさせてできる獲得免疫がある．この免疫機能は，さまざまなストレスで影響を受けることがわかっている．心理的ストレスは，視覚，聴覚などの感覚系を介して，中枢神経系に影響を及ぼす．そして，視床下部-下垂体-副腎系あるいは自律神経系を介して免疫系に影響を及ぼす（図1.8）．

ストレスを受けた脳が免疫系を修飾することを示す証拠として，次のような知見がある．(1) ヒトや動物において心理社会的および物理的ストレスが免疫反応に多大な影響を及ぼす．(2) 視床下部や辺縁系などの脳局所を破壊すると，免疫機能が変化する．(3) 胸腺，リンパ節，脾臓，骨髄などの免疫系器官への自律神経系との解剖学的連関が証明されている．(4) 抗体産生やNK細胞活性の抑制または亢進を，においおよび味刺激で条件づけできる（免疫反応の条件づけ）．(5) 免疫系細胞は，神経伝達物質やホルモンを放出するとともにそれらに対する受容体をもっている．ストレスの種類，量，時間およびストレスを受けたときの生体側の条件により，免疫系への影響は異なる．また，ストレスの免疫機能へ及ぼす影響は，測定

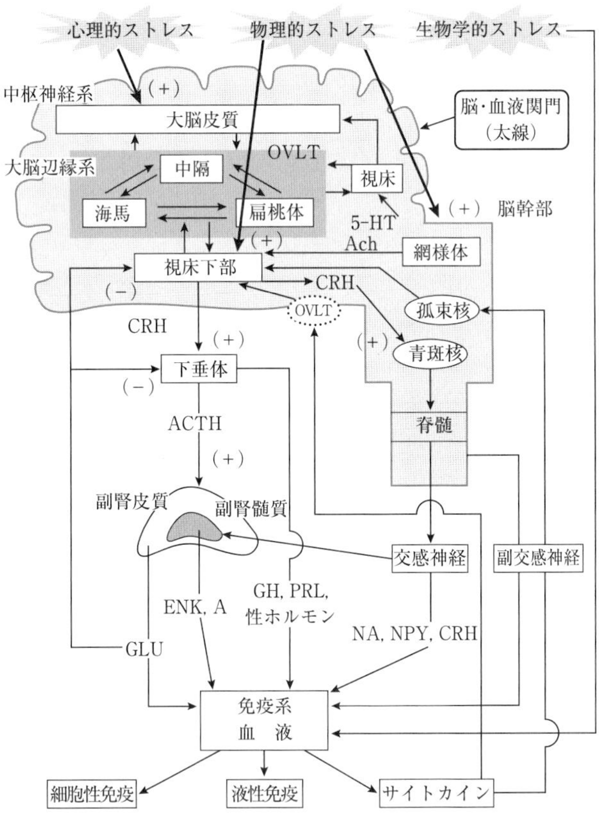

図1.8 ストレスと神経内分泌免疫系の相互作用
(+)：刺激，(−)：抑制，CRH：コルチコトロピン放出刺激ホルモン，A：アドレナリン，NA：ノルアドレナリン，5-HT：セロトニン，Ach：アセチルコリン，ACTH：副腎皮質ホルモン放出刺激ホルモン，GH：成長ホルモン，PRL：プロラクチン，NPY：ニューロペプチドY，ENK：エンケファリン，GLU：副腎皮質ホルモン，OVLT：終板器官．

する免疫系によって内分泌系・神経系の関与の程度は異なっている.

a. ストレスと免疫についての臨床研究

ストレスと疾病について，古代ギリシャのガレノスは，憂うつな女性は快活な女性に比べて癌にかかりやすいと指摘し，オスラーや石神 亨は，結核の予防や病態が患者の精神状態によって左右されることを詳細に述べている.

種々の心労や悲哀，抑うつ状態では，感染症，アレルギー疾患，自己免疫疾患，さらに癌の発生率が増加することが報告されている．Bartrop は，配偶者の死後に残された片方の配偶者のリンパ球の反応性が，2〜8 週間後に低下すると報告している[1]．また，Schleifer らは，乳癌に罹患した妻をもつ夫を調べたところ，死別後のリンパ球幼若化能が著しく低下していることを述べている[2]．また，試験ストレスに伴う末梢血リンパ球の PHA 反応の抑制や，インターフェロン産生能および，ナチュラルキラー（NK）細胞活性の低下が報告されている．ストレスと感染との関係については，Cohen らは，心理社会的因子が感冒発症に及ぼす影響について，健常者を用いた臨床研究を発表している．すなわち，あらかじめ被験者に対し，面接，質問紙法により，個々の心理特性，ライフイベントの有無について評価し，その後，風邪の原因ウイルスであるライノウイルス（rhinovirus）を点鼻し，発症の頻度，ウイルス分離，抗体の上昇などの疫学的研究を行った．その結果，発病と最も関連していたのは，自覚的ストレスの強さであった[3]．また，1 カ月未満の比較的短期間のストレス状況に曝されていた例では，感冒の罹患率が低く，逆に，持続的なストレス状況に曝されていたケースでは，感冒の罹患率が有意に高かったという[4]．一般に，ストレスは，宿主の免疫機能に対して抑制的に作用するとされるが，短期間の急性ストレスは，慢性ストレスとは異なり，生体の免疫機能を賦括し，感染防御能を高める可能性が示唆される.

Glaser らは，EB ウイルス抗体陽性の大学生を対象として，定期試験前後の心理状態が，血中 EB ウイルス抗体価にどのような影響を及ぼすかについて検討している．その結果，試験期間中に強い孤独感を感じている学生では，夏休み直後のリラックスしている時期と比較し，試験期間中に抗体価が有意に増加していたという[5]．また，Schmidt らは，家族との死別などのライフイベントがヘルペス再発に及ぼす影響について，喪失体験，対人関係でのストレスを強く感じている被験者では，コントロール群と比較し，口唇ヘルペスの再発が増加しており，さらに，再発早期に末梢血の $CD4^{+}$T 細胞数が有意に減少していたと報告している.

NK 細胞活性とストレス対処行動についての報告もある．NK 細胞は，さまざまな癌細胞を壊す働きをもっている．健常成人男性の NK 細胞活性を測定して，高値群，中間群，低値群に分けた場合，高値群は，積極的，外向的で職場での人間関係上のストレスを感じているのは少なかった．また，仕事に満足している割合も高かった．低値群は，消極的で内向的な人が多く，多くのストレスを抱え，生き甲斐が少なかった.

大規模な自然災害後の被災者の免疫機能の変化についても報告がある．1992 年に，南フロリダを中心に甚大な被害をもたらした大型のハリケーン（Andrew）について，被災地住民での外傷後ストレス傷害の程度と，免疫能の変化について報告されている[6]．その結果，NK 細胞活性は，実際の被害の程度，心理的ダメージの強さと負の相関を示したという．また，$CD4^{+}$，$CD8^{+}$ 細胞数は被害を受けていない健常者に比し，被災地住民で有意に低下していた.

また，1994 年に，南カリフォルニアを襲った Northridge 地震後の被災地住民での心理学的変化と，免疫能の推移についての報告がある．被災直後の悲惨な状況から，時間が経過するにつれて，$CD3^{+}$，$CD8^{+}$，$CD16^{+}$，$CD56^{+}$各細胞数，また T 細胞幼弱化反応，NK 細胞活性いずれもが低下したという．また，死別などの深刻な喪失体験を受けた人々のうち，苦痛を強く感じた人々は，気持ちを抑圧して苦痛をあまり感じない人々と比較して，$CD3^{+}$，$CD8^{+}$ の細胞数と，PHA に対するリンパ球幼弱化能が高く維持されていた.

表 1.2 うつ病，ストレス状態と免疫学的指標との関係

ストレス	↑白血球数 ↓% $CD3^+$ 細胞 ↑ EBV 抗体力価 ↓リンパ球増殖反応 ↓% IL-2 受容体陽性細胞 ↑白血球粘着能
超急性ストレス （3 時間未満）	↑ $CD8^+$ 細胞数 ↑ NK 細胞数 ↓ CD4/CD8 比
急性・慢性ストレス （3 時間以上）	↓% $CD8^+$ 細胞 ↓ NK 細胞活性
うつ病	↑白血球数 ↓%リンパ球 ↑%好中級 ↑ CD4/CD8 比 ↓リンパ球増殖反応 ↑ハプトグロビン ↑ PGE ↑ IL-6 ↓ NK 細胞活性

うつ病やストレスが免疫変化に影響を与えた研究において，最も包括的な分析は Zorrilla によって，180 以上の研究，40 以上の免疫の基準を用いて行われた[7]．これによると，ストレスは，白血球数の上昇，リンパ球数の上昇，EB ウイルス力価の上昇，分裂促進刺激に対するリンパ球増殖反応の低下，分裂促進刺激に対する IL-2 受容体陽性細胞の減少，白血球接着能の上昇と関連していた．3 時間未満の超急性ストレスでは，$CD8^+$ 細胞数の増加，NK 細胞数の増加，CD4/CD8 比の減少と関係し，3 時間以上の急性・慢性ストレスでは，$CD8^+$ 細胞割合の低下，NK 細胞活性の低下と関係していた（表 1.2）．超急性ストレスと急性・慢性ストレスとでデータの相違が生じたのは，前者の検討では実験型ストレスが，後者の検討では実生活型ストレスが，主に使用されたことが影響していたと述べられている．超急性期では交感神経系が，急性・慢性期では HPA axis が，それぞれ優位になりストレスに対応していると推察される．このストレスに対する応答経路の違いが，検討データに変化をもたらしたと考えられる．

うつ病は，白血球数の上昇，好中球とリンパ球割合の上昇，CD4/CD8 比の上昇，血清ハプトグロビン，PGE_2，IL-6 値の上昇，NK 細胞傷害活性の低下，分裂促進刺激に対するリンパ球増殖反応の低下と関連していた．さらに，うつ病，うつ状態が癌発症に関与し，その背景には免疫機能が低下するという報告がある．このように，精神状態が免疫機能に大きな影響を及ぼすことが示されているが，ヒトの場合，ストレスを受け取る個人の性格や，身体的要因によって反応は異なる．

b. ストレスと免疫の基礎研究

動物モデルを用いても，多くの基礎研究がなされている．ラットにおいて，低温あるいは高温ストレスによって NK 細胞活性が低下することが報告されている．また，マウスを騒音に短期曝露すると，マイトジェンに対するリンパ球幼若化反応が抑制される．しかし，短期間の絶食や疼痛刺激によって免疫機能が増強される場合がある．また，ストレッサーを個体が制御，処理できるか否かが，免疫反応への影響を及ぼす．ラットやマウスで，自分では制御できない電気ショックを受けた場合，PHA および ConA リンパ球幼若化反応や NK 細胞活性は低下する．しかし，自分でその電気ショックを打ち切ることができる場合はたとえ同じような電気ショックを受けても，これらの免疫反応は抑制されない．

また，Stefanski らは，ラットを別の集団（ケージ）に移すと，主従関係をめぐる激しい争い（fighting）が起こる点に着目し，争いの際に集団のリーダーに対し，どう対処するかで免疫機能に違いが生じるかについて調べている[8]．その結果，争いを避け，リーダーから逃避するラットでは，ConA に対するリンパ球幼弱化反応の低下，T 細胞の増加，および B 細胞の減少が認められるが，一方，リーダーに服従せず，抵抗するラットでは，T 細胞数，B 細胞数ともに減少していたという．以上の結果より，彼らは，同一のストレスを負荷したとしても，コーピングの違いにより免疫反応は異なってくることを指摘している．

このように，ストレスの種類，量，時間およびストレスを受けたときの生体側の条件により，免疫系への影響は異なる．

われわれはマウスを用いて拘束ストレスと免疫機能との関連についての研究を報告した[9]．拘束

ストレスによって，内分泌系ホルモンのACTHが短期間で急激に上昇し，その後，拘束が継続すると，拘束前値よりもやや高いレベルを維持しながら低下してくる．一方，コルチコステロンは高レベルを維持している．また，血中のIL-6は拘束直後からは急上昇し，拘束解除後は低下し，拘束前値よりも高レベルを3〜4時間維持した．末梢血白血球数は，拘束24時間で約50%減少する．末梢血の好中球貪食能は，1時間で軽度低下するが，その後回復し，60時間以上で有意に低下した．各臓器細胞の拘束ストレスによる細胞数やサブセットについて検討したところ，脾や腸間膜リンパ節では，$CD4^+T$，$CD8^+T$およびB細胞の比率はいずれも変化ないが，細胞数は有意に減少した．これらの減少は拘束終了後24時間にはもとのレベルに回復していた．胸腺，肝臓などのリンパ球も拘束ストレスにより減少していたが，一方，骨髄では逆に，$CD4^+T$，$CD8^+T$，B細胞や他のリンパ球サブセットの割合および細胞数が増加した．

次に抗体産生に及ぼす影響を検討した．マウスを用いて12時間拘束ストレスを行い，その後，OVAで免疫し，経時的に採血したところ，1回のストレスでOVAに対するIgE，IgG1，IgG2a抗体はいずれも低下した．

c. ストレスと神経・内分泌・免疫系

1) ストレスと内分泌・免疫系　情動ストレスは大脳辺縁系，特に扁桃核を刺激し，視床下部の室傍核にあるCRH（corticotropin-releasing hormone）ニューロンを活性化させ，下垂体から副腎皮質刺激ホルモン（ACTH）を分泌させ，続いて副腎皮質からグルココルチコイドを分泌させる．

一方，海馬は，CRHニューロンに対し抑制性に作用する．このCRHニューロンは，弓状核のプロオピオメラノコルチン（proopiomelanocortin：POMC）ニューロンに線維を送っており，そこからβ-エンドルフィン（β-endorphin），α-メラニン細胞刺激ホルモン（α-melanocyte stimulating hormone：α-MSH）およびACTHを分泌させ，種々の免疫機能を修飾する．β-エンドルフィンおよびACTHは，室傍核からのCRH分泌に負のフィードバックをかける．一般に，急性ストレスの場合，増加したグルココルチコイドは，海馬の受容体に結合し，室傍核を介してCRHの分泌を抑制するが，慢性ストレスでは，高グルココルチコイド血症により海馬の受容体はダウンレギュレートされ，負のフィードバック機能は低下し，高グルココルチコイド血症は持続する．ストレス時は，血中のリンパ球や好酸球の減少，尿中17KS，17OHCSの排泄量の増加がみられる．副腎皮質ホルモンのうちでグルココルチコイドは，抗炎症作用，免疫抑制作用，抗腫瘍作用をもっている．グルココルチコイドに対するレセプターは，赤血球を除くほとんどすべての組織細胞にみられる．グルココルチコイドの免疫系に対する抑制作用は，直接作用あるいはメディエーターの抑制による二次的な間接作用として関与している．その他，成長ホルモン，性腺刺激ホルモン，乳汁分泌ホルモンもストレスの影響を受けやすい．これらのホルモンは，免疫系に影響を及ぼすことが知られている．

2) ストレスと神経・免疫系　神経系は，外界の刺激を受容器でとらえて神経線維を介して中枢に伝える．そして，外界の変化に対して効果器を通して対応する．また，一部は，自律神経系として内部環境の恒常性を維持する．身体諸臓器は，交感神経と副交感神経の働きによって調整されている．免疫系の各組織にも自律神経系が多く存在している．自律神経の中枢は視床下部にあり，情動の中枢も視床下部と大脳辺縁系にあることが明らかにされている．情動は自律神経を介しても免疫機能に影響を及ぼしている．胸腺，骨髄，脾臓，リンパ節などの免疫系組織は，交感神経および副交感神経の支配を受けている．自律神経は，血管を介しリンパ組織の微小循環を調節するだけでなく，神経線維の一部はリンパ球の多い実質に延びており，リンパ球に直接作用している．そして，TおよびB細胞は，α，β-アドレナリンレセプターをもっている．これらを介して自律神経は免疫を修飾している．α受容体が刺激されると，細胞内cAMP低下を介して，免疫応答は促進され，β受容体が刺激されると細胞内cAMPの上昇を介してリンパ球機能は抑制される[10]．

ストレスにより，下垂体前部からはβ-エンドルフィンが，また，副腎髄質からはエンケファリンが分泌される．Weigentらは，多くの神経ペプチドに対する特異的レセプターが免疫担当細胞上に見いだされることを報告している[10]．このなかには，神経作動性腸管ポリペプチド（VIP），サブスタンスP，カテコールアミン，アセチルコリンなどが含まれる．これらの神経伝達物質は特異的レセプターを介して，cAMPやcGMPといったセカンドメッセンジャーを活性化することにより，細胞機能を修飾している．また，これらの神経伝達物質は，サイトカインの産生や，生理活性に影響を及ぼすことにより，間接的にも免疫反応を修飾する．

ところで，脳幹部の交感神経の核である孤束核は，室傍核の内側のCRH細胞の富んだ部位に，ノルアドレナリン系の線維を送っている．また，青斑核は，甲状腺ホルモン放出刺激因子や，ソマトスタチン，ドーパミン含有細胞に富む室周囲核や大脳皮質に同様な線維を送っている．両神経核ともに，出血などの内臓神経刺激や痛みなどの体性感覚刺激とネットワークを形成しながら，室傍核からのCRH分泌を刺激する．このように，視床下部におけるCRH分泌と交感神経系は相互に影響しあっている．

ストレスの免疫機能に及ぼす影響について臨床的，基礎的研究について述べた．分子・細胞レベルでの解析が今後進められていくことが期待される．脳における各種サイトカイン，およびその受容体の分布と発現制御やシグナル伝達機構，末梢臓器での遺伝子発現，各種ストレスタンパク質の役割などについて，今後解明していく必要がある．

〔久 保 千 春〕

文　献

1) R. W. Bartrop et al.：*Lancet*, **1**, 834, 1977.
2) S. J. Schleifer et al.：*JAMA*, **250**, 374, 1983.
3) S. Cohen et al.：*N. Engl. J. Med.*, **325**, 606, 1991.
4) S. Cohen et al.：*Health Psychology*, **17**, 214, 1998.
5) R. Glaser et al.：*J. Behav. Med.*, **8**(3), 249-260, 1985.
6) G. Ironson et al.：*Psychosoma Med.*, **59**, 128, 1997.
7) E. P. Zorrilla et al.：*Brain Behav. Immun.*, **15**, 199-226, 2001.
8) V. Stefanski et al.：*Physiol. Behav.*, **63**, 605, 1998.
9) N. Sudo et al.：*Neuroimmunomodulation*, **4**, 113-119, 1997.
10) D. A. Weigent and J. E. Blalock：*Immunological Review*, **100**, 79, 1987.

1.2.4　腸内細菌

腸管を構成している小腸および大腸の役割は，生命の維持に重要な栄養素の消化吸収器官としてその機能がよく知られている．すなわち，経口摂取した食品に由来する消化物が胃を通過した後，胃の幽門部より十二指腸・空腸・回腸の順で小腸内を通過して生命活動に必要な栄養素の多くが消化吸収される．その後，粥状の腸内容物が盲腸・結腸・直腸の順で大腸内を通過し，そこで水分や可溶化したミネラル類が吸収されながら糞塊が形成されていき，肛門より糞便が排泄される．一方で，この腸内には摂取した食品に由来する腸内容物だけでなく，小腸および大腸内に共生する腸内細菌が多数存在する．すなわち，ヒト（成人）の腸内には500から1000種もの腸内細菌が生息し，総菌数では糞便1g当たり10^{12}個になると考えられているが[1]，解析方法として用いられる培養法や16S rRNAに注目した遺伝子解析法によってその算出方式の違いなどがあることから，必ずしも正確な菌数は確定していない．しかし，腸管腔内の酸素濃度がきわめて低いことからも，腸内細菌のほとんどは嫌気性菌が占めている．腸内に生息する細菌群の構成を腸内細菌叢（microbiota）または腸内フローラ（microflora）と呼んでいるが，ヒトにおいては腸内容物や糞便などの解析から，*Bacteroides*，*Eubacterium*，*Clostridium*，*Bifidobacterium*などがその主要な細菌群として知られ，そのほか*Lactobacillus*，*Enterococcus*，*Streptococcus*などの乳酸菌群や，*Peptococcus*，*Veillonella*，*Enterobacteriaceae*なども検出される．

腸内細菌叢については，胎児期に無菌状態であったものが出生後にただちに感染して好気性菌

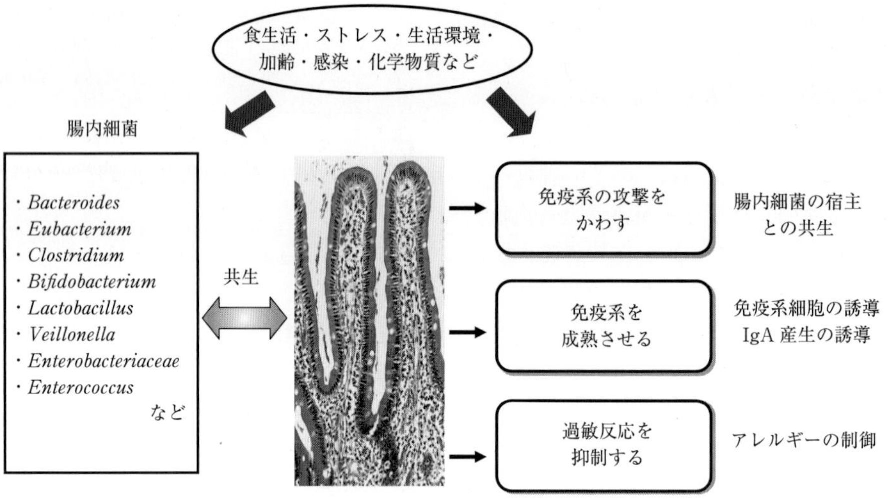

図 1.9 腸内細菌の変動要因と腸管免疫系に対する修飾作用

や *Bifidobacterium* などが定着し，さらに離乳期を経て成人型の腸内細菌叢が形成されていくといわれる．また，加齢によってその構成が変化する[2]だけでなく，食生活，ストレスや生活環境[3]などによっても腸内細菌叢が変動することが知られ，腸内環境の変化をもたらす．同時に，この腸内細菌叢の変化が腸管免疫系の形成や発達，さらに免疫応答の制御に強く影響していると考えられている（図 1.9）．

たとえば，生後間もない新生児や乳児についてみれば，宿主の免疫系組織が未発達であり，種々の感染によるリスクは成人に比べてはるかに高いことから，感染防御のためには主に母乳の摂取によって母乳中に含まれる免疫グロブリン A（IgA）を受動免疫として生体内に取り入れることによって感染の脅威から身を守っている．このとき，この免疫系組織の形成や発達に腸内細菌の存在が強く関与していると考えられている．その根拠として，いくつかの実験的な検証が行われ，腸内細菌をもたない無菌動物や特定の腸内細菌のみを定着させたノトバイオート動物モデルなどを用いた研究報告がある．すなわち，無菌マウスの小腸パイエル板には B 細胞濾胞域が未発達で杯中心の形成がみられず[4]，腸管での IgA^+ 細胞数および IgA 産生が通常の腸内細菌叢のマウスに比べて著しく少ないこと[5,6]などである．さらに，無菌マウスには腸上皮間リンパ球（intraepithelial lymphocyte：IEL）が通常マウスに比べて低発現しているが，マウスの常在菌であるセグメント細菌（segmented filamentous bacteria：SFB）を無菌マウスに定着させたノトバイオートマウスでは小腸部位において $\alpha\beta TCR^+$ 型の IEL の数が増加し，小腸上皮細胞における主要組織適合遺伝子複合体（major histocompatibility complex：MHC）クラス II 分子の発現も誘導されること[7]，無菌ラットでは通常マウスにみられるようなリンパ濾胞上皮下の $CD86^+B$ 細胞がみられないこと[8]などが報告されている．このことは免疫反応における抗原提示や T 細胞応答を惹起する反応に腸内細菌の存在が深くかかわっていることを示すものである．

そして，腸管粘膜における IgA 産生は宿主の感染防御にとって重要であるばかりでなく，腸内細菌叢の制御に強くかかわっており，腸内細菌によってその免疫応答は修飾されていることが近年注目を集めている．ナイーブ B 細胞に対してあらかじめ *Enterobacter cloacae* を経口投与してあるマウスの小腸パイエル板樹状細胞を添加して共培養することによって，IgA^-B 細胞から IgA^+B 細胞へと誘導して IgA 産生を活性化させ，*in vivo* ではこの *Enterobacter cloacae* の存在下でこの菌体を捕捉したパイエル板樹状細胞が腸間膜リンパ節に到達してIgA産生の誘導に積極的に関与していると考えられている[9]．また，TNF-α/誘導型一酸化窒素合成酵素（inducible nitric oxide synthase：iNOS）産生樹状細胞は粘膜免疫系組織に多数存在してIgAクラススイッチに作用していると考えられるが，腸内細菌がこの細胞の誘導にも関与し，IgA産生に影響を与えている[10]との報告もある．なお，マウス腸内細菌のなかでも*Bacteroides acidifaciens*は，マウスパイエル板細胞との共培養によって免疫グロブリンのIgMからIgAへのクラススイッチに重要な酵素である活性化誘導シチジン脱アミノ酵素（activation induced-cytidine deaminase：AID）のmRNA発現を高めてIgA^+細胞を誘導し，IgA産生を亢進させる作用をもつこと[11]は，腸粘膜IgA産生において腸内細菌が直接的な関与を示すものである．しかし，一方で，AID遺伝子を欠損させたAIDノックアウトマウスにおいては，腸管内でIgAが産生されずにSFBおよび嫌気性菌が著しく増加する[12]ことから，腸粘膜IgA産生が腸内細菌の量的なバランスを維持することにも一定の役割を果たしていることが考えられる．

ところで，宿主の免疫反応のうちアレルギーなどの過剰な免疫反応を制御する仕組みに対しても腸内細菌が関与していると考えられている．たとえば，疫学的研究ではアレルギー疾患の発症と腸内細菌叢について，健常児とアレルギー疾患の乳幼児とを比較するとその構成が異なること[13,14]が知られており，生後2歳までの腸内細菌叢について*Bifidobacterium*や*Lactobacillus*などの検出率が健常児において高いことが指摘されている．このことは，アレルギーをその発症とかかわりの深い遺伝的要因，食生活などの栄養的要因はもとより，さらに環境要因について関連づけ，特に，Hygiene hypothesis（衛生仮説），すなわち，アレルギー発症のリスクは遺伝的背景だけでなく，幼少期の感染の機会の減少に起因しているとする考え方に基づいており，近年増加傾向にある先進国におけるアレルギー罹患率とのかかわりとともに大いに注目されている．加えて，食物アレルギー患者の増加現象は，わが国においても乳幼児だけでなく一部の成人をも対象とした大きな社会問題である．

本来，経口摂取した食品タンパク質は生命活動の維持にとっては重要な栄養素であるが，ときに食物アレルギー患者にとってはアレルギー反応の原因となる抗原（アレルゲン）となる場合がある．通常，健常人においては摂取した食品タンパク質に対しては強い免疫反応が誘導されにくい「経口免疫寛容」が誘導され，食品抗原特異的T細胞応答が制御されて食物アレルギーの発症を防いでいる．この食物アレルギーを含む種々のアレルギーの発症や「経口免疫寛容」の誘導が，腸内細菌の構成などによって影響を受けやすいことが近年の研究によって明らかになってきている．たとえば，経口免疫寛容現象は動物実験レベルにおいて次のように観察される．すなわち，アレルギー反応を誘発しやすい食品タンパク質（卵白または乳成分など）をあらかじめ経口摂取したマウスでは，同食品タンパク質を腹腔内投与することによって誘導されるこのタンパク質特異的血中抗体価の上昇があまり起こらないのに対して，同タンパク質の摂食をしていないマウスではこの抗原特異的抗体価の顕著な上昇がみられるという現象である．と，同時に，経口免疫寛容の誘導は食品抗原特異的T細胞応答が低応答化・不応答化・消失する反応を伴う．この免疫寛容現象が通常の腸内細菌叢を有するマウスでは再現よく観察されるのに対し，無菌マウスではあまり誘導されにくいという報告がある[15]．

したがって，これまで述べたように腸内細菌叢がアレルギーの発症に大きく関与していると考えられることから，プロバイオティクスを経口投与することにより腸内環境を変化させ，その結果，種々のアレルギー反応を制御しようとする試みもさかんに行われている．アレルギーの既往歴がある妊婦に対してプロバイオティクスとして乳酸菌製剤，*Lactobacillus* GGを出産の前後にわたって6カ月間以上服用させた結果，小児のアトピー性皮膚炎の発症率がこの乳酸菌製剤を服用しなかったものに比べて有意に低下したという報告[16]をはじめ，近年は花粉症の予防に対するプロバイオティクスの応用なども試みられている．さらに，免疫反応の制御について腸内細菌叢をコントロールしたノトバイオートモデルマウスを用いた実験系によっても解析したものがある．マウス腸管形成を誘導する腸内細菌としてのSFBと*Clostridium*に加えて*Bifidobacterium*を定着させたマウスでは，小腸部位における摂取した食品抗原に対する特異的T細胞応答が低応答化することが示され，プロバイオティクス細菌を利用した腸管免疫系への刺激によって，食物アレルギーなどの過敏なT細胞応答が制御される可能性[17]が示唆されている．

これまで論述してきたように，腸内細菌は宿主の免疫系細胞に直接作用することにより感染防御やアレルギーの制御などに関与し，腸管内に共生することによって腸管機能の恒常性に寄与していると考えられる．一方で，腸管粘膜は病原性微生物の侵入や宿主が受けるストレス，化学物質，栄養不良などの影響によって腸内環境が変化し，感染症やアレルギー，自己免疫疾患などに伴う炎症反応や腸疾患のリスクに常に曝されている．特に，クローン病（Crohn's disease：CD），潰瘍性大腸炎（ulcerative colitis：UC）などの炎症性腸疾患（inflammatory bowel disease：IBD），および過敏性腸症候群（irritable bowel syndrome：IBD）は近年増加している難治性腸疾患であるが，その発症の原因はいまだ解明されておらず，十分な治療法も確立されていない．そのなかで，動物実験モデルによってつくられた炎症性腸疾患モデルマウスはこれを無菌状態にすると腸炎の発症がみられなくなること[18]や，腸内細菌である*Bacteroides fragillis*，またはこの細菌が産生する多糖（polysaccharide A：PSA）が炎症性腸疾患モデルマウスの腸炎発症を抑制すること[19]，潰瘍性大腸炎患者に対してプロバイオティクス菌体*Bifidobacterium longum*を投与することによって，炎症症状の改善がみられたこと[20]など腸内細菌と腸管組織における炎症反応は非常に関係が深いことがわかる．

腸管免疫系は腸管上皮細胞，樹状細胞，マクロファージなどの抗原提示能を有する細胞群やT・B細胞など生体内の6割以上にも及ぶ免疫系細胞が集積しており，それらの免疫系細胞には微生物特有の分子パターン（pathogen-associated molecular patterns：PAMPs）の認識機構が備わっている．すなわち，TLR，NOD（nucleotide-binding oligomerization domain）分子などであり，TLRに対してはグラム陰性菌の細胞壁成分であるリポ多糖（LPS）やグラム陽性菌のペプチドグリカン，リポタンパク，リポテイコ酸，また，ウイルスの二重鎖RNA，細菌の鞭毛成分フラジェリン，マイコプラズマのリポタンパク，イミダゾキノリン誘導体やウイルス由来一本鎖RNA，細菌由来の非メチル化CpGDNAなどがそのリガンドである．そして，NODファミリー分子はマイコプラズマを除くほとんどの細菌種に対して普遍的に存在するペプチドグリカン（peptidoglycan：PGN）の構成成分であるムラミルジペプチド（MurNAc-L-Ala-D-*iso*Gln：MDP）や，ジアミノピメリン酸（DAP）を含むペプチドグリカンフラグメントのγ-D-glutamyl-*meso*-DAP（iE-DAP）はNOD分子をそれぞれ認識する．さらに，真菌の細胞壁成分であるβ-グルカンの認識にはDectin-1，病原微生物に由来するマンノースおよびフコース認識型レクチンであるDC-SIGN（dendritic cell specific ICAM3 grabbing non-integrin），微生物の複合糖質や動植物のムコ多糖・糖脂質・糖タンパクなどに分布する*N*-アセチルガラクトサミンなどのガラクトース型糖鎖を認識するマクロファージガラクトース型C型レクチン（macrophage galactose-type C-typelectin：MGL），ウイルスの感染抑制に関与するコレクチン（collectin）などがある．これら微生物由来成分を認識した細胞はIRF（interferon regulatory factor），NF-κB，カスパーゼ-1などのシグナル分子が活性化され，サイトカイン産生や免疫活性化分子の発現などを通してT細胞分化などを誘導する．したがって，微生物抗原によってナイーブT細胞はTh1型またはTh2型に分化誘導される．

近年，IL-17を産生するTh17細胞が腸管粘膜固有層に多く発現していることから，腸管免疫系においてはTh17細胞への誘導についても注目されている．特に，腸内細菌に由来するATP（adenosin-5′-triphosphate）は腸管粘膜固有層に存在する$CD70^{high}CD11c^{low}$細胞に作用することによって，IL-6，IL-23，TGF-βを産生し，Th17細胞への分化を誘導することが明らかになっている[21]．実は，Th17細胞が腸管炎症や自己免疫疾患とのかかわりも指摘されていることから，腸内細菌が腸管免疫系の維持と炎症反応をどのように制御しているのかを解明することは，腸の生理機能を恒常的に保つためにますます重要である．その意味でも，免疫・アレルギーおよび炎症反応に深くかかわっている腸内細菌叢をコントロールする食品の役割は，今後，ますます大きくなると考えられる．腸管免疫系と腸内細菌の相互作用についてのさらなる解明が期待される．

〔細 野　朗〕

文　献

1） R. E. Ley et al.：*Cell*, **124**, 837-848, 2006.
2） T. Mitsuoka et al.：*Zwntralbl. Bacteriol. Hyg. I. Orig. A*, **234**, 219-233, 1976.
3） L. V. Holdeman et al.：*Appl. Environ. Microbiol.*, **31**, 359-375, 1976.
4） J. J. Cebra et al.：*Dev. Immunol.*, **6**, 13-18, 1998.
5） K. E. Shroff et al.：*Infec. Immun.*, **63**, 3904-3913, 1995.
6） A. J. Macpherson et al.：*Science*, **288**, 2222-2226, 2000.
7） Y. Umesaki et al.：*Infec. Immun.*, **67**, 3504-3511, 1999.
8） T. Yamanaka et al.：*J. Immunol.*, **170**, 816-822, 2003.
9） A. J. Macpherson and T. Uhr：*Science*, **303**, 1662-1665, 2004.
10） H. Tezuka et al.：*Nature*, **448**, 929-933, 2007.
11） T. Yanagibashi et al.：*Biosci. Biotechnol. Biochem.*, **73**, 372-377, 2009.
12） K. Suzuki et al.：*Proc. Natl. Acad. Sci. USA*, **101**, 1981-1986, 2004.
13） B. Bjorksten et al.：*Clin. Exp. Allergy*, **29**, 342-346, 1999.
14） M. Kalliomaki et al.：*J. Allergy Clin. Immunol.*, **107**, 129-134, 2001.
15） N. Sudo et al.：*J. Immunol.*, **159**, 1739-1745, 1997.
16） M. Kalliomaki et al.：*Lancet*, **357**, 1076-1079, 2001.
17） M. Tsuda et al.：*Immunobiol.*, **214**, 279-289, 2009.
18） M. C. Schultz et al.：*Inflamm. Bowel Dis.*, **8**, 71-80, 2002.
19） S. K. Mazmanian et al.：*Nature*, **453**, 620-625, 2008.
20） E. Furrie et al.：*Gut*, **54**, 242-249, 2005.
21） K. Atarashi et al.：*Nature*, **455**, 808-812, 2008.

1.2.5　肥　満

a.　免疫機能と肥満

肥満はさまざまな生活習慣病の誘因となるが，喘息や癌など免疫と関連が深い疾患の発症率も肥満によって増加することが近年の大規模な疫学調査により明らかになっている．この原因として，肥満による免疫機能の異常が関連することが示唆されている．ヒト肥満者を対象とした研究では，リンパ球数の減少やリンパ球幼若化反応の低下が報告されている[1-3]．またレプチンやレプチンレセプターを欠損している遺伝的肥満モデル動物においても，免疫系臓器重量の低下，リンパ球数の減少，リンパ球幼若化反応の低下，マクロファージ機能やNK活性の低下，サイトカイン産生能の変化などが報告されている[4-9]．こうした免疫機能の変化が肥満の合併症に関連している可能性が考えられる．

b.　免疫機能とアディポカイン

肥満者では脂肪細胞が増加・肥大し，種々の脂肪細胞産生因子（アディポカイン adipokine）の産生が変化する．肥満において免疫機能が変化する原因として，アディポカインの関与が示唆されている．アディポカインのなかにはTNF-α，IL-6，IL-1β，MCP-1などのサイトカイン，ケモカインやCRPなど炎症にかかわる因子が存在する[10,11]．これらのアディポカインは肥満によって増加するため，炎症病態の悪化に関与している可能性がある．またレプチンは視床下部を介して食欲の抑制やエネルギー消費の調節，交感神経の活性化など神経内分泌系の調節を行うアディポカインであるが，免疫担当細胞にもレプチンレセプターが発現しており，免疫機能を調節していることが示唆されている（図1.10）．レプチンの免疫機能における作用としてT細胞幼若化反応の増強，リンパ球が産生するサイトカイン産生の調節，NK活性の増強，マクロファージにおけるサイトカイン産生の増強などが認められている[4,5,9,12,13]．

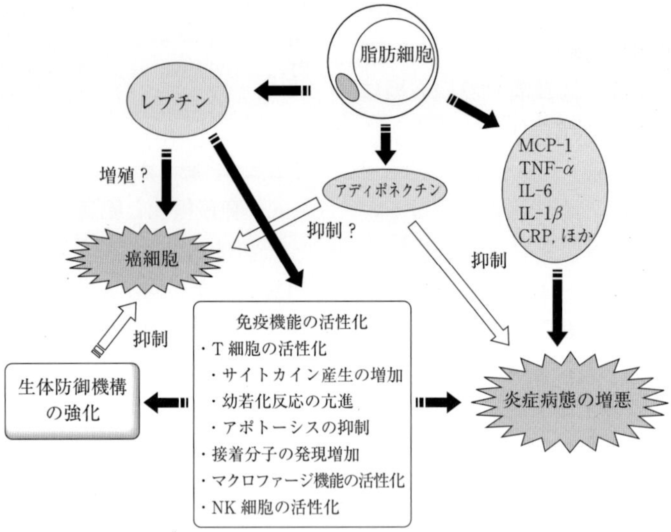

図 1.10　免疫機能とアディポカイン

またレプチンはアポトーシスを抑制することにより，マウスにおいて絶食などのストレスによる免疫細胞の減少を防ぐ働きがあることも報告されている[8,14]．この機序として，レプチンがアポトーシス抑制遺伝子（bcl-x）の発現を増加させることが示されている[14]．しかしながらレプチンが免疫系を亢進させる作用は，炎症病態では悪影響を与える可能性もある．レプチンのシグナルがない ob/ob マウスや db/db マウスでは抗原誘発性関節炎の炎症度が低いことや[15]，1 型糖尿病モデルマウスにレプチンを投与すると症状が悪化することも報告されている[16]．肥満によるアディポカイン産生の異常は，免疫機能への影響と，アディポカイン自体に炎症を亢進させる働きがあるものが多いことの二つの点から免疫系の病態に密接に関連している可能性がある（図 1.10）．一方，レプチン遺伝子に異常のないヒト肥満者では血中レプチン濃度は増加するが，ヒト肥満者で認められる免疫機能の低下はレプチンの免疫機能に対する作用とは相反するものであり，肥満における免疫異常はレプチンのみでは説明できない．肥満者では視床下部を介したレプチンの作用に対してはレプチン抵抗性を示すが，末梢の免疫機能にどのような影響を及ぼすかは解明されていない．肥満者の脂肪組織にはマクロファージや T 細胞が浸潤しており，それらの細胞から産生されるケモカインやサイトカインが脂肪細胞のアディポカイン産生に影響を与えることも報告されている[17-20]．今後，肥満・免疫・アディポカインの相互関係について新たな研究の展開が期待される．

c.　免疫が関連する疾患と肥満

1）　喘息　　肥満者では喘息やアレルギー性疾患の発症率が増加することが示されている[21]．特に喘息との関連を示す報告が多い．Beuther らの七つの大規模コホート研究によるメタアナリシスの結果では，BMI が高くなるほど有意に喘息のリスクが増加することが示されている[22]．また子どもを対象とした研究によるメタアナリシスでも，出生体重または子ども時代の体重の重さと喘息発症に有意な関連性が報告された[23]．母親の妊娠前の肥満と子どもの喘息発症との関連も報告されている[24]．肥満における免疫異常は免疫担当細胞の減少や機能の低下だけでなく，亢進する機能も認められる．リンパ球のサイトカイン産生では，IL-2 産生が低下する一方で，IFN-γ 産生は増加することも報告されている[4,25,26]．したがって肥満と喘息，アレルギー性疾患との関連におけるメカニズムの詳細は明らかになっていないが，肥満による多様な免疫の変化が喘息の発症や病態に関与していることが推測される．さらに肥満

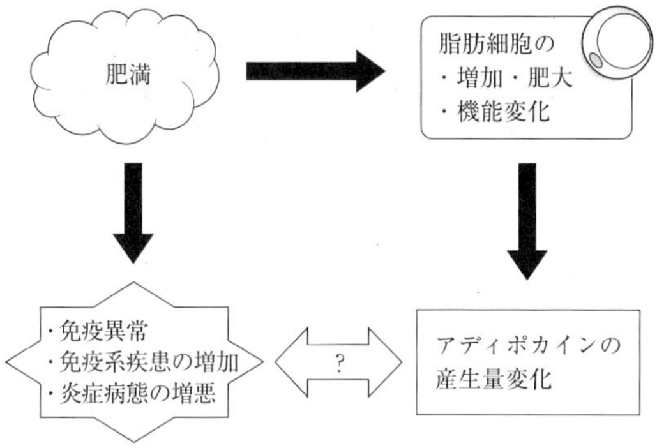

図 1.11 免疫機能と肥満

者では前述のように脂肪細胞の機能異常により，TNF-α，IL-6，IL-1β，MCP-1，CRP などの炎症にかかわるアディポカインが増加する[10,11]．喘息の本体は気道の慢性炎症であるため，免疫機能のみならずアディポカインが病態に関与している可能性も示唆される（図 1.11）．

2) 癌 肥満は癌のリスク上昇に関連のあることが古くから報告されている[27]．近年の欧米における大規模コホート研究においても，従来から示唆されていた大腸癌や乳癌のみならず，その他多くの部位の癌との関連が示されている[28-30]．日本人を対象とした大規模コホート研究でも，癌罹患や癌死亡と肥満との関連が報告されている[31,32]．

この機序として，肥満による免疫機能の低下が関与している可能性がある．遺伝的肥満マウスや食餌誘導性肥満マウスでは，癌発生の初期の段階で癌細胞の増殖，浸潤転移を抑制する NK 細胞の数や活性の低下が認められている[5,33]．

また，アディポカインが直接関与する可能性も示唆されている．レプチンが乳癌細胞の増殖を促進することが *in vitro* の研究により認められている[34,35]．一方，アディポネクチンは，血管新生を抑制することにより抗腫瘍作用を示すことも報告されている[36]．肥満者では血中レプチン濃度が増加し，アディポネクチンは低下する．したがって肥満と癌の関連において，その機序として肥満によるアディポカイン産生の異常がかかわっていることも示唆される（図 1.10）．

ヒト肥満者の病態は多様であり，免疫系にも影響を与える可能性のある多くの因子が変化するため，肥満による免疫機能の変化はいまだ不明な点が多い．肥満に合併する疾患の予防と病態の増悪を抑制するために，肥満における内分泌・代謝機構と免疫のかかわりについてさらなる解明が望まれる（図 1.11）． 〔佐藤（三戸）夏子〕

文　献

1) S. Fink et al.: *Int. J. Eat. Disord.*, **20**, 295-305, 1996.
2) D. C. Nieman et al.: *J. Am. Diet Assoc.*, **99**, 294-299, 1999.
3) S. Tanaka et al.: *Int. J. Obesity.*, **17**, 631-636, 1993.
4) G. M. Lord et al.: *Nature*, **394**, 897-901, 1998.
5) Z. Tian et al.: *Biochem. Biophys. Res. Commun.*, **298**, 297-302, 2002.
6) S. Moriguchi et al.: *Am. J. Clin. Nutr.*, **67**, 1124-1129, 1998.
7) S. Tanaka et al.: *Clin. Immunol. Immunopathol.*, **86**, 219-225, 1998.
8) J. K. Howard et al.: *J. Clin. Invest.*, **104**, 1051-1059, 1999.
9) S. Loffereda et al.: *FASEB J.*, **12**, 57-65, 1998.
10) P. Trayhurn: *Endocrinology*, **146**, 1003-1005, 2005.
11) P. Trayhurn and I. S. Wood: *Br. J. Nutr.*, **92**, 347-355, 2004.
12) C. M. Romero et al.: *Cell Immunol*, **199**, 15-24, 2000.
13) E. Porreca et al.: *Atherosclerosis*, **172**, 175-180, 2004.
14) Y. Fujita et al.: *Clin. Exp. Immunol.*, **128**, 21-26, 2002.
15) N. Busso et al.: *J. Immunol.*, **168**, 875-882, 2002.
16) G. Matarese et al.: *Diabetes*, **51**, 1356-1361, 2002.
17) K. E. Wellen and G. S. Hotamisligil: *J. Clin. Invest.*, **112**, 1785-1788, 2003.
18) S. P. Weisberg et al.: *J. Clin. Invest.*, **112**, 1796-1808, 2003.
19) U. Kintscher et al.: *Arterioscler. Thromb. Vasc. Biol.*, **28**, 1304-1310, 2008.
20) M. E. Rausch et al.: *Int. J. Obes.*, **32**, 451-463, 2008.
21) L. G. Hersoug and A. Linneberg: *Allergy*, **62**, 1205-1213, 2007.
22) D. A. Beuther and E. R. Sutherland: *Am. J. Respir. Crit. Care Med.*, **175**, 661-666, 2007.
23) V. Flaherman and G. W. Rutherford: *Arch. Dis. Child.*, **91**, 334-339, 2006.
24) N. E. Reichman and L. Nepomnyaschy: *Child Health J.*, **12**, 725-733, 2008.
25) L. Pacifico et al.: *Eur. J. Endocrinol.*, **154**, 691-697, 2006.
26) N. Mito, et al.: *Metabolism.*, **49**, 1295-300, 2000.
27) L. Garfinkel: *Ann. Intern. Med.*, **103**, 1034-1036, 1985.
28) E. E. Calle et al.: *N. Engl. J. Med.*, **348**, 1625-1638,

2003.
29) S. Y. Pan et al.: *Am. J. Epidemiol.*, **159**, 259-268, 2004.
30) M. F. Leitzmann et al.: *Cancer.*, 2009 Jan 6.[Epub ahead of print].
31) M. Inoue et al.: *Cancer Causes Control*, **15**, 671-680, 2004.
32) S. Kuriyamam et al.: *Int. J. Cancer*, **113**, 148-157, 2005.
33) A. G. Smith et al.: *J. Nutr.*, **137**, 1236-1243, 2007.
34) P. Iyengar et al.: *Oncogene.*, **22**, 6408-6423, 2003.
35) N. Yin et al.: *Cancer Res.*, **64**, 5870-5875, 2004.
36) E. Bråkenhielm et al.: *Proc. Natl. Acad. Sci. USA*, **101**, 2476-2481, 2004.

1.3 腸管免疫

1.3.1 腸管免疫器官・細胞

a. 総 論

腸管は食物から栄養を効果的に消化吸収するために，広大な面積の粘膜組織を有していることは一般的によく知られている．その一方で，免疫学的立場で考えてみると，腸管は絶えず食餌性因子や微生物などの「非自己」に曝されている．すなわち，腸管粘膜組織では，生体に有益な食餌性抗原や常在菌に対しては免疫学的に寛容が成立していると同時に，病原体に対する積極的な免疫応答に代表される防御バリアも備えている必要がある．防御バリアとしては，上皮系の細胞が産生するデフェンシンや，リゾチームなどの抗原非特異的に作用する抗菌物質や上皮間T細胞（IEL）や腸管マクロファージなどが自然免疫系防御機構を形成している．さらに，腸管には，腸管関連リンパ組織（GALT）を中心とした抗原特異的免疫応答を誘導・制御する獲得免疫機構も備わっている．その代表的な抗原特異的液性因子が，腸管上皮から管腔に向けて大量に産生されている分泌型IgA（SIgA）であり，粘膜免疫システムにおいて代表的かつユニークな獲得免疫系防御因子といえる[1]．

腸管粘膜には粘膜関連リンパ組織（MALT）の一つとしてGALTが存在し，その上皮細胞層には抗原を積極的に取り込むM細胞が存在している．さらに，同組織には腸管における粘膜免疫を誘導・制御するすべての免疫担当細胞が存在しており，その胚中心では，将来SIgA産生のもととなる抗原特異的IgA前駆B細胞が誘導される．GALTの代表であるパイエル板を欠損させたマウスの腸管では，経口投与した菌体抗原に対する抗原特異的SIgAの産生が低下している[2]．ところが，抗原を可溶性のOVAに変えた場合は，パイエル板よりも，腸間膜リンパ節のほうが抗原特異的なIgA応答に重要であることが示唆されている．したがって，細菌と可溶性タンパク質という性質の異なった抗原に対して，GALT構成組織であるパイエル板と腸間膜リンパ節が役割を分担していると考えられる．M 細胞を同じくその上皮層にもつ孤立リンパ小節（ILF）は組織学的にパイエル板と類似点が多いが，IgA 応答に関してはやや役割が違うようである．パイエル板や腸間膜リンパ節と比較して，ILF は胸腺依存性（TD）抗原（例：OVA）よりも，胸腺非依存性（TI）抗原（例：LPS）特異的 IgA 産生に関与しているらしい[3]．このように，GALT は粘膜免疫機構の要である SIgA 産生の基盤となる抗原特異的 IgA 前駆 B 細胞の誘導において非常に重要な二次リンパ組織である．しかし，すべての GALT が欠損したマウスでも腸管分泌液中に SIgA が認められることから，GALT 非依存性の抗原特異的 IgA 産生機構が存在すると考えられる．腹腔には特殊な B 細胞分画である腹腔 B1 細胞が多く認められる．腹腔 B1 細胞は腸管粘膜へ遊走し，主に TI 抗原特異的 IgA を産生する．したがって，腹腔 B1 細胞は GALT 非依存性 SIgA 産生機構において重要な役割を担っていると考えられている[3]．このように，多種多様な抗原に恒常的に暴露されている粘膜免疫機構は，TD 抗原や TI 抗原に対する GALT 依存性ならびに GALT 非依存性 SIgA 産生機構がお互いに補充しあうことで，さまざまな外来刺激による劣悪な腸管環境下においても，生理的・免疫学的恒常性を構築・維持していると考えることができる（図 1.12）．

腸管における粘膜免疫をつかさどる B 細胞が抗原親和性を獲得し IgA クラススイッチを経て，腸管で IgA を産生する過程を考えると，抗原提示細胞である樹状細胞がその鍵を握っている．パイエル板に代表される GALT には M 細胞によって取り込まれた抗原をただちに捕捉・処理する樹状細胞が存在する．この活性化された GALT 樹状細胞，特に iNOS 産生樹状細胞は $CD4^+$ T 細胞を介して，B 細胞の IgA クラススイッチを惹起し，腸管抗原由来の TD 抗原に対する高親和性 IgA を将来産生する形質細胞へと分化できる IgA 前駆 B 細胞を誘導する[4]．さらに，GALT 樹状細胞は CCR9 や $\alpha4\beta7$ といった腸管指向性に関与するホーミング関連分子を IgA 前駆 B 細胞膜上に発現させる[5]．注目すべき点は，このような GALT 樹状細胞に依存した腸管型 SIgA 誘導関連機能は，腸内細菌による刺激と食物由来または代謝に

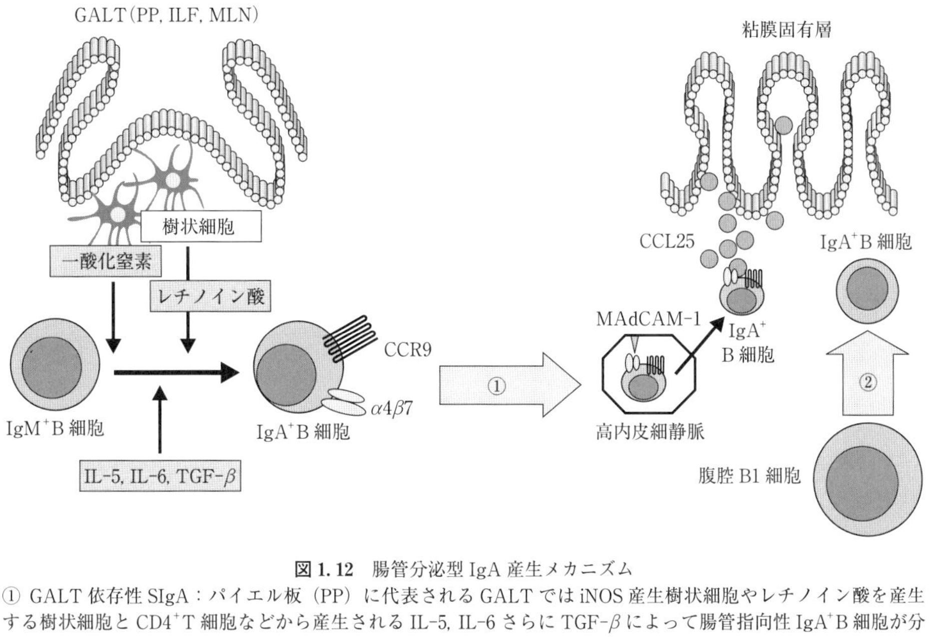

図 1.12 腸管分泌型 IgA 産生メカニズム

① GALT 依存性 SIgA：パイエル板（PP）に代表される GALT では iNOS 産生樹状細胞やレチノイン酸を産生する樹状細胞と $CD4^+$T 細胞などから産生される IL-5, IL-6 さらに TGF-β によって腸管指向性 IgA^+B 細胞が分化する．ILF：孤立リンパ小節，MLN：腸間膜リンパ節．

② GALT 非依存性 SIgA：腹腔 B1 細胞は腹腔から腸管へと遊走し粘膜固有層の樹状細胞によって IgA^+B 細胞へクラススイッチすると考えられる．

よって得られるビタミンAに由来するレチノイン酸に強く依存していることである[4,5]（図1.12）(III. 4.5参照)．近年，GALTだけでなく腸管粘膜固有層にもIgA誘導に関与している樹状細胞が存在していることが明らかになった．たとえば，腸管粘膜固有層のTLR5陽性樹状細胞は，そのリガンドである細菌の鞭毛タンパク質（フラジェリン）などの刺激によって活性化し，GALT非依存的にIgA前駆B細胞を誘導し，腸管におけるSIgA産生系に寄与している[6]．

腸内環境において大きな比重を占めている腸内細菌は，当然腸管SIgA産生機構に密接に関係している．腸管に微生物がまったくいない無菌マウスなどを用いた研究によって，腸管免疫システムにおける常在細菌の役割が1970年代からいわれている．たとえば，無菌マウスでは，パイエル板をはじめとして腸管粘膜免疫機構が未発達であり，経口免疫寛容も成立していないことが報告されている．さらに，ILFについても未発達であり，GALTの形成と成熟化には腸内細菌叢からの刺激がかかわっている．GALT形成だけでなく，粘膜上皮における抗原侵入または取込み門戸であるM細胞の分化にも腸内環境は強い影響を及ぼす．M細胞はパイエル板やILFを覆っている上皮細胞層だけでなく絨毛上皮にも存在する（例：腸管絨毛型M細胞）ことが示唆されている[7]．無菌マウスでは，その頻度が低いといわれている[7]．また，腸管内への病原性細菌投与や過度のストレス侵襲をかけると，その頻度が上昇することからも，腸内細菌叢を含めて腸内環境からの影響を受けていると考えられる[8]．これらの知見からも，腸内細菌叢と腸管免疫間には，その発達や恒常性維持も含めて密接な関係があることは明らかである．

抗原特異的SIgA産生などによる感染防御機構が，宿主にとって有害なものを排除する積極的な腸管免疫であるとすれば，生体にとって有用なもの（例：食物由来タンパク）に対して，無視・無応答を成立させる経口免疫寛容は消極的な免疫であり，その破綻は食餌性アレルギーや炎症性腸疾患などの発症と密接な関係がある．興味深いことに，IgA産生に関与する腸内細菌やレチノイン酸は経口免疫寛容の誘導にもかかわっていることがわかってきた．経口免疫寛容における中心的な役割を担っているのはFoxp3陽性制御性T細胞である．腸間膜リンパ節などのGALTではレチノイン酸を産生する樹状細胞によってTreg細胞の分化がコントロールされている[9]．また，腸内細菌叢の変化は制御性T細胞数や免疫寛容に影響することが示唆されており[10]，腸内環境は腸管における積極的と消極的両者の粘膜免疫機構に深くかかわっており，今後さらなる研究によるメカニズムの解明が求められる．

〔福山　聡・清野　宏〕

文　献

1) J. Kunisawa et al.: *Trends. Immunol.*, **29**(11), 505-513, 2008.
2) T. Hashizume et al.: *Infect. Immun.*, **76**(3), 927-934, 2008.
3) K. Suzuki and S. Fagarasan: *Trends. Immunol.*, **29**(11), 523-531, 2008.
4) H. Tezuka et al.: *Nature*, **448**(7156), 929-933, 2007.
5) J. R. Mora et al.: *Science*, **314**(5802), 1157-1160, 2006.
6) S. Uematsu et al.: *Nat. Immunol.*, **9**(7), 769-776, 2008.
7) M. H. Jang et al.: *Proc. Natl. Acad. Sci. USA*, **101**(16), 6110-6115, 2004.
8) K. Terahara et al.: *J. Immunol.*, **180**(12), 7840-7846, 2008.
9) D. Mucida et al.: *Science*, **317**(5835), 256-260, 2007.
10) J. S. So et al.: *Mol. Immunol.*, **46**(1), 172-180, 2008.

b. パイエル板

小腸に存在するリンパ小節の集合体で，ほとんどの哺乳類にみられる．ヒトでは回腸部に30〜40個存在する．大きさは12〜20 mm程度である．孤立リンパ小節，腸間膜リンパ節とともに腸管関連リンパ組織（GALT）を形成し，消化管免疫をつかさどっている．パイエル板は小腸の腸間膜リンパ節付着部と反対側に形成され，リンパ節とは異なり線維性の被膜を有することなく，特殊に分化した円柱上皮（follicle associated epithelium：FAE）により腸管管腔側と隔てられる（図1.13）．FAEは，腸管の絨毛を被覆する絨毛上皮細胞に類似し，密な微絨毛を有する円柱上皮と不規則な

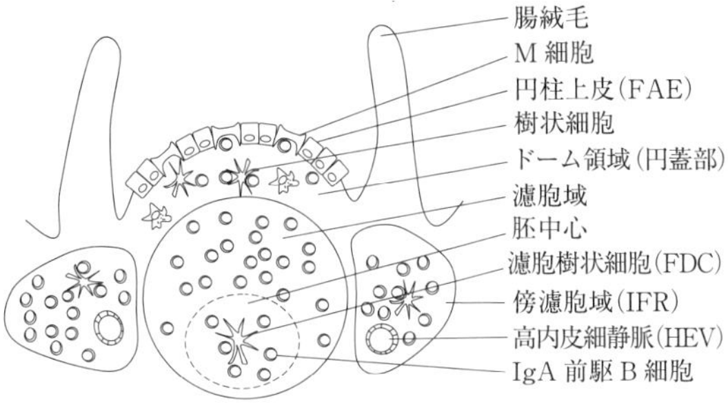

図 1.13 パイエル板

短い微絨毛をもち，腸内抗原の旺盛な取込み能を有する M 細胞（microfold cell）と呼ばれる特殊な細胞が存在する．M 細胞は基底膜側にポケットを形成し，そのなかに抱きかかえられるように，T 細胞，B 細胞，樹状細胞が介在している．ドームを形成している FAE 直下には多数の樹状細胞，好中球，肥満細胞，マクロファージなどを見いだすことができる．さらにその下方は濾胞域と傍濾胞域（interfollicular region：IFR）から構成されている．濾胞域は胚中心が形成され，IgA 前駆 B 細胞が多数存在する．また，濾胞樹状細胞（FDC）が認められる（図 1.13）．一方，傍濾胞域は T 細胞が集積する領域であり，そこに存在する T 細胞の多くは $CD4^{+}$T 細胞である．パイエル板は輸入リンパ管を有しないため，すべての細胞は傍濾胞域に存在する高内皮細静脈（high endotherial venule：HEV）を介して血中からパイエル板に運ばれる．M 細胞によってパイエル板内に取り込まれた抗原はポケットもしくはその直下に存在する抗原提示細胞によって処理され，下部リンパ球群に伝達されて，各種 T 細胞や IgA 前駆 B 細胞を活性化する．活性化されたこれらの免疫担当細胞は腸間膜リンパ節を介して胸管から全身の循環系に入り，再び腸管粘膜固有層に戻って定着する（ホーミング）．粘膜固有層内で IgA 前駆 B 細胞はヘルパー T 細胞の関与のもとで形質細胞へと分化し，抗原特異的 IgA 抗体を産生する．産生された二量体もしくは多量体の IgA 抗体は上皮細胞から産生される polyIgR と結合し，それが分泌片（secretory component）として二量体 IgA と一緒になり，分泌型 IgA 抗体となって管腔内へ運搬され，粘膜面における病原性微生物の侵入に対して防御に働く．

腸管の分泌型 IgA 抗体応答誘導においてパイエル板は主要な役割を果たしていることが二つの実験系で示されている．第一に，パイエル板形成不全マウスに *Salmonella* を経口投与しても，血清 IgG 抗体は誘導されるが，腸管における *Salmonella* 特異的 IgA 抗体応答が誘導されないこと[2]，第二に，M 細胞を介してパイエル板へ侵入する能力を欠如した *Salmonella* に対する腸管の IgA 抗体応答は誘導されないことである[3]．その一方で，抗原の種類によって腸管の抗原特異的 IgA 抗体応答の誘導におけるパイエル板の役割に違いがみられ，パイエル板形成不全マウスに可溶性タンパク抗原を経口投与すると，腸管の抗原特異的 IgA 抗体応答が誘導されることからパイエル板非依存性経路の存在を示す報告もある[4]．

パイエル板の形成は胎生期におけるリンパ系細胞と間葉細胞の相互作用により開始される．$CD4^{+}CD3^{-}IL\text{-}7R^{+}$ 細胞が，IL-7 を介したシグナルにより LT-$\alpha_1\beta_2$ を産生して $LT\beta R^{+}VCAM\text{-}1^{+}ICAM\text{-}1^{+}$ 間葉細胞を活性化し，活性化された間葉細胞はケモカインの産生によって CXCR5 を発現する $IL\text{-}7R^{+}CD3^{-}$ 細胞や他の血球系統の細胞が集積する．その後，$CD3^{+}$T 細胞や $B220^{+}$B 細胞などの分化したリンパ球が集積してパイエル板が形成される[5]．〔山 本 正 文〕

文　献

1) B. Kelsall and W. Strober：Mucosal Immunology (P. L. Ogra et al., eds.), pp. 293–317, Academic Press, 1999.
2) T. Hashizume et al.：*Infect. Immun.*, **76**, 927–934, 2008.
3) C. Martinoli et al.：*Immunity*, **27**, 975–984, 2007.
4) M. Yamamoto et al.：*J. Immunol.*, **164**, 5184–5191, 2000.
5) K. Honda et al.：*J. Exp. Med.*, **193**, 621–630, 2001.

c. 腸管上皮細胞

1) 腸管上皮細胞の構成と分化・成熟機構

i) 腸管上皮細胞の構成： 腸管粘膜の最表層を構成する腸管上皮は皮膚を凌ぐ面積で外界と接する前線を形成している．腸管上皮細胞は綿密な細胞間の結合により，外界との明確な物理的境界を構成する一方，種々の特異的機能を有する上皮細胞が分化・成熟することにより，消化・吸収・免疫における多彩な機能を発揮している．以下に腸管上皮を構成する細胞の特徴を列記する．

(1) 吸収上皮細胞

小腸絨毛を構成する主たる上皮細胞である．管腔側に微絨毛で構成される刷子縁を有し，糖類の分解・吸収を行うとともに，タンパク質・脂質の吸収も担う．

(2) 杯細胞

大腸陰窩を構成する主たる上皮細胞である．管腔側に粘液を含有する大きな胞体を有し，いわゆる「杯型」の形態を有する．腸管粘膜表層を覆う粘液を分泌する主たる細胞であり，また粘膜修復に必須のタンパク質であるTFF3も分泌する．

(3) 内分泌細胞

十二指腸・小腸に多く分布する．免疫組織学的にクロモグラニンAまたはシナプトフィジン陽性で特徴づけられる上皮細胞群であり，ガストリン（G細胞），セクレチン（S細胞），コレシストキニンなどの特定の消化管ホルモンを産生する．

(4) パネート細胞

主たる分布は小腸陰窩の最基底部である．管腔側に好酸性の分泌顆粒を多数有し，同顆粒に含まれる抗菌ペプチド（α-デフェンシン，リゾチーム，ホスホリパーゼA2）を陰窩内に放出することにより，細菌に対する局所防御機能を発揮する．

(5) M細胞

小腸パイエル板表層を構成する特殊な上皮細胞であり，基底膜側にポケット状の窪みをもつ特徴的な形態を有し，レクチンの一種であるUEA-1陽性であることが示されている．管腔からの抗原取込みに主たる役割を担う細胞と考えられている．

ii) 腸管上皮細胞の分化・成熟機構： 腸管上皮細胞は数日単位で全細胞の更新が行われる．したがって活発な増殖・分化が個体の生涯にわたり絶え間なく進行している．すべての腸管上皮細胞は陰窩の基底部に存在する腸管上皮幹細胞に由来する．上皮幹細胞は各成熟上皮細胞のもととなる前駆細胞を供給し，前駆細胞は陰窩内を絨毛方向に移動しながら活発な増殖を繰り返す．陰窩から絨毛に達した上皮細胞は増殖を停止すると同時にいずれかの成熟細胞機能を発揮し，絨毛先端に至り脱落するまで機能を維持する．

腸管上皮細胞の分化・成熟の分子メカニズムとして複数のシグナル系の関与が知られている．Wntシグナルは上皮幹細胞の維持およびパネート細胞の成熟・分布に必須であり，Notchシグナルは吸収上皮細胞と分泌系細胞（杯細胞・内分泌細胞・パネート細胞）への分化運命の決定を行っている．M細胞を除く4種の細胞はこれらシグナルの段階的なon/offにより幹細胞より分化するモデルが受け入れられているが，M細胞に関してはその起源と分化経路の詳細はいまだ不明である．

2) 腸管免疫における腸管上皮細胞の役割

腸管上皮細胞は細胞間の密着結合により外界との物理的境界をなし，さらに管腔側に粘液を分泌することにより細菌などの生体への侵入を阻む一次バリアを構成している．自然免疫において，抗菌ペプチドの産生（パネート細胞）のみならず，細菌菌体細分に対する受容体（TLR）を発現し，細菌侵入に応答して種々のケモカイン，サイトカインを分泌し，局所へのマクロファージ・樹状細胞の遊走に重要な機能を有する．さらにMHC Class I分子とともにClass IIおよび共刺激（co-stimulatory）分子を発現し，IL-7などのサイトカイン産生も行うことにより，粘膜局所T細胞の活性化・増殖・生存を制御していると考えられている．したがって，腸管上皮細胞は粘膜免疫の最前線で自然免疫と獲得免疫の橋渡しをする重要な役割を担っている． **〔岡本隆一・渡辺　守〕**

d. 粘膜固有層

粘膜固有層は，上皮と粘膜筋板の間に存在し，膠原線維からなる結合組織層であり，毛細血管や毛細リンパ管が豊富に存在している．粘膜固有層には多くの免疫担当細胞が存在している．腸管はIgAを大量に分泌する臓器であり，粘膜固有層にはIgA陽性の形質細胞が多数存在している．腸管で産生されるIgAは，病原体や常在細菌叢の制御や，炎症活性のある病原体成分や産物の中和を行う[1]．また，M細胞を介して腸管腔から抗原を取り込む際に，IgAはトランスサイトーシスを誘導する[2]．IgA陽性前駆細胞は，主にパイエル板，孤立リンパ小節，腸間膜リンパ節といった腸管関連リンパ組織（GALT）においてT細胞依存的につくられる[1]．腸管関連リンパ組織でIgAクラススイッチを行ったB細胞は樹状細胞の産生するレチノイン酸を介してCCR9，CCR10，インテグリン$\alpha4\beta7$といった腸管ホーミング受容体を発現する[3]．これらのIgA陽性形質芽球は胸管を通って再循環を行い，腸管粘膜固有層にホーミングしIgA産生形質細胞に最終分化を遂げる[3]．一方，IgAのクラススイッチには必ずしもT細胞が必要ではない[1,2]．また，IgA陽性形質細胞は腸管関連リンパ組織だけでなく，粘膜固有層でもつくられる[1]．特にIgM陽性B1細胞は腹腔内から直接腸管粘膜固有層に入り，リンホトキシンを介するNF-κB kinase（NIK）の活性化依存的にクラススイッチを誘導する[1,2]．粘膜固有層の樹状細胞は，B細胞に抗原提示をし，IgAクラススイッチを誘導する．TNF/iNOS産生樹状細胞（TipDC）は，BAFF（B cell-activating factor of the TNF family）や，APRIL（a proliferation-inducing ligand）を産生し，IgAクラススイッチに必須の役割を果たす[4]．また，$CD11c^{hi}CD11b^{hi}$の樹状細胞は，IgAクラススイッチに必須のレチノイン酸を産生する[5]．この樹状細胞はTLR5やTLR9を発現しており，粘膜固有層においてTLRの刺激依存的にIgA産生形質細胞を誘導する[5,6]．粘膜固有層には，Th1細胞，Th2細胞，Treg細胞などのヘルパーT細胞も数多く存在している．古典的な樹状細胞と異なり，粘膜固有層の$CD103^+$樹状細胞はレチノイン酸を産生でき，$Foxp3^+$の制御性T細胞を誘導する[7]．一方，粘膜固有層のマクロファージが，より強力に制御性T細胞を誘導することも報告されている[8]．IL-17を産生し，自己免疫疾患の発症と密接にかかわるといわれている新しい$CD4^+$T細胞サブセットのTh17細胞が定常状態において小腸に多く存在していることが明らかになった[6]．小腸の$CD11c^{hi}CD11b^{hi}$の樹状細胞はTLR依存的にIL-6を産生し，抗原特異的なTh1細胞だけでなく，Th17細胞も誘導できることがわかった[6]．大腸では，$CD70^{hi}CD11c^{low}$細胞が，常在細菌叢が放出するアデノシン三リン酸（ATP）によって活性化され，Th17細胞の分化を誘導している[9]．ナチュラルキラー（NK）細胞は，IFN-γを産生し抗腫瘍活性を有する．腸管にはIFN-γを産生する古典的なNK細胞のほかに，$NKp46^+$のNK細胞が存在する．$NKp46^+$NK細胞は，receptor-related orphan receptor t $(ROR\gamma T)^+$で，IL-22を産生し，細菌の感染防御に重要な働きをする[10-13]．また，粘膜固有層には大量に好酸球が存在するが，その機能はわかっていない[6]．このように，粘膜固有層には他の臓器ではみられない特殊な免疫細胞が存在しており，免疫寛容と活性化のバランスをとりながら腸管の恒常性を維持していると考えられる．

〔植 松　智〕

文 献

1) S. Fagarasan : *Curr. Opin. Immunol.*, **20**(2), 170-177, 2008.
2) J. Kunisawa et al : *Trends. Immunol.*, **29**, 505-513, 2008.
3) M. Iwata : *Semin. Immunol.*, **21**(1), 8-13, 2008.
4) H. Tezuka et al. : *Nature*, **448**(7156), 929-933, 2007.
5) S. Uematsu et al. : *Nat. Immunol.*, **7**(8), 868-874, 2006.
6) S. Uematsuetal et al. : *Nat. Immunol.*, **9**(7), 769-776, 2008.
7) C. M. Sun et al. : *J. Exp. Med.*, **204**(8), 1775-1785, 2007.
8) T. L. Denning et al. : *Nat. Immunol.*, **8**(10), 1086-1094, 2007.
9) K. Atarashi et al. : *Nature*, **455**(7214), 808-812, 2008.
10) M. Cella et al. : *Nature*, **457**(7320), 722-725, 2009.
11) C. Luci et al. : *Nat. Immunol.*, **10**(1), 75-82, 2009.
12) S. L. Sanos et al. : *Nat. Immunol.*, **10**(1), 83-91, 2009.
13) N. Sato-Takayama et al. : *Immunity*, **29**, 1-13, 2008.

e. 孤立リンパ小節

孤立リンパ小節（isolated lymphoid follicle：ILF）は，消化管粘膜二次リンパ組織つまりGALTの一つである．通常，消化管粘膜固有層にみられるリンパ球凝集をさす．ヒトおよびマウスで小腸・大腸の全域に散在し，マウス小腸では，パイエル板とは別に観察される約100～200個のリンパ球の集合であり，遠位に多い[1)]．細胞構成は70％以上がB2 B細胞（$CD23^+$ $IgM^{low}IgD^{high}CD5^-CD11b^-$）であり，約10％の$TCR\alpha\beta^+CD4^+$T細胞，約3％の$TCR\alpha\beta^+CD8^+$T細胞，約10％の$CD11c^+$樹状細胞，約15％の$IL\text{-}7^+c\text{-}kit^+$細胞からなる[2)]．B細胞は胚中心を形成することもあり，リンパ球凝集を覆う上皮にはM細胞も存在するが，T細胞領域が明瞭でない点がパイエル板との相違点である．ILFは生後腸内細菌の定着に伴って成熟型へと完成する[3)]．細菌叢からのシグナルでILFの形成に必要とされるのは，グラム陰性桿菌由来のペプチドグリカンをNOD1（nucleotide-binding and oligomerization domain containing 1）という自然免疫受容体によって認識する経路と，βデフェンシン3，ケモカイン受容体CCR6を介する経路であるとされる[4)]．さらに樹状細胞やB細胞が集合し成熟したILFとなるにはTLRを介したシグナルも必要となる[4)]．腸内細菌のほかに，ILFの形態形成に必要な因子の一つは，リンパ組織誘導細胞（lymphoid tissue-inducer cell）と呼ばれる細胞である[5)]．この細胞が機能するには，転写因子であるレチノイン酸関連オーファン受容体（retinoic acid-induced orphan receptor γt：RORγt）を発現している必要がある．第二の因子はリンホトキシンβ受容体を介するシグナルで，リンパ組織誘導細胞がリガンドを発現しリンホトキシンβ受容体を介してストローマ細胞と相互作用することが必要である[5)]．胎生期にその発生が規定されるパイエル板と異なり，ILFは，成体においても出生直後の形態発生と同様な分子機構により*de novo*に出現し増加するので，感染や炎症の際に誘導されて免疫応答に関与している可能性が高い[1)]．しかし，成体で新生したリンパ球凝集が定常的に存在するILFと同一のリンパ組織かどうかは明らかでない．

粘膜における抗原特異的IgA産生B細胞の生成，すなわちIgAクラススイッチの場としてパイエル板が重要とされている．しかし，胎生期14.5日のIL-7中和抗体投与，あるいは14および17日での可溶化リンホトキシンβ受容体投与によって，パイエル板構造を欠損させたマウスでも，抗原特異的IgA産生は保たれている[6,7)]．これらの処理をしたマウスでは，ILFは残存していることから，ILFもパイエル板と同様IgA応答を誘導することができ，機能補填していると考えられた．実際，ILFはT細胞非依存性のB細胞IgAクラススイッチの場であり，それにはRORγt陽性のリンパ組織誘導細胞を必要とすることが示された[5)]．さらに，IgAクラススイッチをつかさどるAID（activation-induced cytidine deaminase）を欠損しIgA産生のないマウスでは腸管内嫌気性菌の存在に依存してILFの顕著な肥大が起こる[8)]．また，正常なリンパ節をもつがILFを欠損するマウスは，ILFをもつマウスと比べて細菌叢の構成が変化している[4)]．これらの結果は，ILFで誘導されたIgAの分泌による，腸内細菌叢の積極的な制御機構の存在を示す．同時に，ILFの成熟が腸内細菌叢からのシグナルに依存することをあわせ考えると，ILF形成の可塑性は腸管恒常性維持のための機能を担っているのかもしれない．

大腸のILFは，胎生期のリンホトキシンβ受容体シグナルとTNF受容体（TNFRp55）のブロックによって数が増加し，またIgAクラススイッチの場でもある[9)]．発生の分子機構については未知の部分が多い．〔**土肥多恵子**〕

文　献

1) R. G. Lorenz et al.：*J. Immunol.*, **170**, 5475-5482, 2003.
2) R. D. Newberry and R. G. Lorenz：*Immunol. Rev.*, **206**, 6-21, 2005.
3) H. Hamada et al.：*J. Immunol.*, **168**, 57-64, 2002.
4) D. Bouskra et al.：*Nature*, **456**, 507-510, 2008.
5) M. Tsuji et al.：*Immunity*, **29**, 261-271, 2008.
6) P. D. Rennert et al.：*Immunity*, **9**, 71-79, 1998.
7) M. Yamamoto et al.：*J. Immunol.*, **164**, 5184-5191, 2000.
8) S. Fagarasan et al.：*Science*, **298**, 1424-1427, 2002.
9) M. Kweon et al.：*J. Immunol.*, **174**, 4365-4372, 2005.

f. クリプトパッチ

1層の腸管上皮細胞間に膨大な数のリンパ球（intestinal intraepithelial lymphocytes：IEL）が

分布することは一世紀前からわかっていたが，近年になってマウスやヒトIELのほぼすべてはT細胞であることが明らかにされた．末梢リンパ組織に分布するT細胞の大多数は$\alpha\beta$型抗原受容体（T cell receptor：TCR）を保持する$\alpha\beta$-T細胞と，ごく少数の$\gamma\delta$-T細胞で構成される．しかしながら，IEL中には$\gamma\delta$-T細胞が多数分布し，マウスIELの約半数弱は$\gamma\delta$-T細胞（$\gamma\delta$-IEL）である．さらにマウスIEL，特に$\gamma\delta$-IELは胸腺を欠如するヌードマウスにも十分存在することや，マウスの系統によって多少は異なるものの，約50%の$\alpha\beta$-IELも胸腺で発達分化する由緒正しい$\alpha\beta$-IEL（type a IEL）と，これとは著しく異なるT細胞（type b IEL）の両者で構成されることが明らかにされた．さらに，これらのtype b IELが腸管粘膜局所で発達分化する状況証拠が次々と提示された[1)]．

マウス腸管粘膜を精査した結果，1000〜1500個のリンパ球で構成される小集積が主として粘膜固有層の陰窩（クリプト）に多数分布することが見いだされ，クリプトパッチ（cryptopatch：CP）と命名された．細胞表面抗原を検索した結果，CPリンパ球の大多数は未分化リンパ骨髄系細胞が発現するレセプター型チロシンキナーゼ（c-kit）やIL-7受容体（IL-7R）およびT細胞抗原であるThy-1や白血球抗原（LFA-1）を発現することが判明した．これに対し，成熟TおよびB細胞はCPにはきわめて少数（<2%）であることも明らかとなった．CPリンパ球の細胞表面抗原精査によって，これらが胸腺内で最も未分化な$c\text{-}kit^{+}CD44^{+}CD25^{-}$T前駆細胞の性状とよく符合することも提示された．一方，CPが単なるリンパ球浸潤ではなくて，小さいながらも間違いなくリンパ組織であることは，CD11c/CD18インテグリンを発現する間質系支持組織としての樹状細胞（dendritic cells：DC）が20〜30%を占めることや毛細血管が存在することで明らかとなった．以上の免疫組織化学的知見や電顕的解析およびその他の研究成果から，CPが未分化T細胞の集積する新しいマウス腸管リンパ組織（gut-associated lymphoid tissue：GALT）であることが確かめられるとともに，type b IEL前駆細胞が発達分化する腸管粘膜局所である可能性が提示された．

次にヌードマウスのCPリンパ球をc-kit陽性細胞（$c\text{-}kit^{+}$）とc-kit陰性細胞（$c\text{-}kit^{-}$）とに分画精製し，それぞれ10000個を成熟TおよびB細胞を欠如するSCIDマウスへ経静脈的に移入した結果，$c\text{-}kit^{+}$CPリンパ球を移入したSCIDマウスに成熟T細胞であるtype b IELの発達分化を確認することができた[1)]．

本質的に胸腺非依存性T細胞であるtype b IELは骨髄幹細胞→CP IEL前駆細胞→TCR^{-} IEL→TCR^{+}IELの経路で発達分化すると考えられる．ヒト（胎児期）やラットにもCP様のGALTが存在することも提示されているが，必ずしもCP様の構造がなくても，$c\text{-}kit^{+}$リンパ球がクリプトを含めた腸管粘膜固有層に存在すればtype b IELが発達分化することはリンホトキシン（$LT^{-/-}$）マウスで確かめられた[2)]．これに対し，腸管粘膜固有層に$c\text{-}kit^{+}$リンパ球がまったくみられないサイトカインレセプターγ鎖欠損（$CR\gamma^{-/Y}$）マウスはtype b IELを欠如する[3)]．

近年，ほぼすべてのCPリンパ球がRORγt（retinoic-acid-related orphan receptor-γt）分子を保持し，RORγt欠損マウスはCPを欠如することやCPリンパ球はtype b IEL前駆細胞を含まないことが報告された[4)]．これに対し，すべてのCPリンパ球がRORγtを保持するのではなく，発現レベルの違いによりCPにはRORγt high, low, nullの細胞が存在することが提示された．さらにRORγt欠損マウスでは野生型マウスと比較し，CPの数が約1/7に減少するもののCPが存在することも明らかにされた．前述の報告[4)]と対峙するこれらの新知見によってRORγtがCPの形成や$c\text{-}kit^{+}$リンパ球の発生に必須ではなく，マウスのCPはtype b IELの胸腺外発達分化局所として重要なGALTであることが再確認された[5)]．

〔石川博通〕

文　献

1) H. Ishikawa et al.：*Immunol. Rev.*, **215**, 154-165,

2007.
2) O. Pabst et al.：*Eur. J.Immunol.*, 35, 98-107, 2005.
3) T. Oida et al.：*J. Immunol.*, **164**, 3616-3626, 2000.
4) G. Ebert and D. R. Littman：*Science*, **305**, 248-251, 2004.
5) T. Naito et al.：*Mucosal Immunol.*, **1**, 198-207, 2008.

g. 腸間膜リンパ節

腸間膜動脈の根元に位置する腸間膜リンパ節（mesenteric lymph node）は，生体内で最大のリンパ節であり，パイエル板や孤立リンパ小節などの消化管関連リンパ組織（gut-associated lymph node：GALT）の所属リンパ節として粘膜免疫系の恒常性維持に欠かせない役割を担っている．広義には腸間膜リンパ節をGALTに含める場合もあるが，厳密にはGALTとは輸入リンパ管をもたず粘膜からM細胞を介して直接抗原を取り込むリンパ組織をさすため[1]，腸間膜リンパ節はGALTには含まれない．

1) 腸間膜リンパ節の形成　マウスの腸間膜リンパ節は胎生10.5〜15.5日にかけて形成される．他のリンパ組織と同様に，発生初期においてリンパ組織誘導（lymphoid-tissue inducer：LTi）細胞が遊走し腸間膜リンパ節の原基が形成される．LTi細胞は膜結合型サイトカインであるリンホトキシン（lymphotoxin：LT）-$\alpha_1\beta_2$を表出しており，これが間質細胞のLT-βRに作用しリンパ器官形成に必要な接着因子やケモカインの産生を促す．そのため，LT-αまたはLT-βR欠損マウスやその下流のシグナル分子であるNIKに変異をもつaly/alyマウスでは腸間膜リンパ節は形成されない．ただし，LT-β欠損マウスは，パイエル板とほとんどの末梢リンパ節を欠損するものの，腸間膜リンパ節と頸部リンパ節は形成される．TRANCE/RALKLとその受容体であるTRANCE-R/RANKを欠損したマウスでは，腸間膜リンパ節を含むほとんどの末梢リンパ節が形成不全となる．その一方でパイエル板や脾臓は正常に形成される．TRAF6の欠損マウスでも同様な表現型が認められるため，末梢リンパ節の形成はTRAF6によるシグナル伝達に依存していると考えられる．逆にIL-7シグナル経路に関連した分子群（IL-7Rα, γc, Jak3など）のいずれかを欠損したマウスは，パイエル板を欠失するが，末梢リンパ節は正常に認められる．腸間膜リンパ節の形成に影響を与える分子群を表1.3に示す．

2) 腸間膜リンパ節の機能　粘膜上の抗原によって活性化されたGALTのリンパ球は，輸出リンパ管を通って腸間膜リンパ節へ遊走した後，胸管を経由して血流に入り，腸管の粘膜固有層へとホーミングする．この過程でB細胞は分化・成熟していく．パイエル板内でのIgA陽性B細胞の割合はわずか2%であるが，腸間膜リンパ節では一気に50%まで増加し，胸管では75%となり，最終的に粘膜固有層では90%に達する．腸間膜リンパ節へのリンパ球の遊走には$\alpha 4\beta 7$インテグリンとLセレクチン（L-selectin）の両方が必要である．

腸間膜リンパ節は粘膜免疫応答の誘導にも重要である．パイエル板や粘膜固有層で抗原をサンプリングして成熟化した樹状細胞の一部は，腸間膜リンパ節へ遊走し，ナイーブT細胞へ抗原提示を行う．パイエル板欠損マウスでは抗原特異的なIgA応答はほぼ正常であるが，パイエル板と腸間膜リンパ節の両方を欠損したマウスではこうした応答は大きく低下することから[2]，腸間膜リンパ節は粘膜免疫応答の誘導において必要不可欠と考えられる．

パイエル板などで樹状細胞に取り込まれた腸内細菌は，生菌のまま腸間膜リンパ節へと運ばれる[3]．外科的に腸間膜リンパ節を除去すると，菌体が脾臓など全身に移行してしまうことから，腸

表1.3　腸間膜リンパ節の形成に影響を与える分子群

組織	各遺伝子欠損マウスの表現型										
	LT-α	LT-β	LT-βR	NIK	Relb	I$\kappa\kappa\alpha$	Trance	TranceR	TRAF6	IL-7Rα	Jak3
PP	−	−	−	−	−	−	+	+	+	−	−
MLN	−	+	−	−	−	−	−	−	−	−	+

各遺伝子の欠損マウスにおけるパイエル板（PP）および腸間膜リンパ節（MLN）の有無を+，−で示した．

間膜リンパ節には腸内細菌を粘膜系組織にとどめるバリアとしての役割があると考えられる．このほか，腸間膜リンパ節は経口免疫寛容の誘導においても必須である．〔長 谷 耕 二〕

文　献

1) P. Brandtzaeg et al.：*Mucosal. Immunol.*, **1**, 31-37, 2008.
2) M. Yamamoto et al.：*J. Immunol.*, **173**, 762-769, 2004.
3) A. J. Macpherson and T. Uhr：*Science*, **303**, 1662-1665, 2004.

h. 大　腸

腸管免疫器官としては小腸がその研究対象としてよく知られているが，管腔内で小腸を取り囲むようにして存在する大腸においても数多くの粘膜免疫系細胞が集積しているものの，その免疫学的な特徴については不明な点が多い．まず，盲腸・結腸・直腸から構成される大腸の構造の特徴は，小腸と違って絨毛がなく陰窩（crypt）が発達していること，小腸の陰窩の底部にしばしばみられるパネート細胞（Paneth cell）がほとんどみられないこと，粘液を分泌する杯細胞（goblet cell）が非常に多く分布していることであり，さらに，結腸の縦走筋がよく発達して結腸ヒモ（*Taenia coli*）が形成されている．そのほかの形態学的な構造は小腸とよく似た構造を有している．

小腸に存在するパイエル板では，濾胞関連上皮（follicle associated epithelium：FAE）の領域にポケット状の構造をもつM細胞が存在し，腸管腔内から抗原を取り込んで免疫反応が惹起される．すなわち，M細胞によって取り込まれた抗原はM細胞ポケット内や上皮下ドーム（subepithelial dome：SED）領域の抗原提示細胞によって捕捉され，その後，この抗原提示細胞が隣接するT細胞が多数存在する濾胞間領域に移動してT細胞応答を活性化する．同様に，大腸部位においても盲腸リンパ節（cecal patch）や結腸にみられるリンパ節（colonic patch）など免疫系細胞が集積したリンパ節が点在することが知られている[1,2]．そして，この盲腸リンパ節中にみられるM細胞様の部位から抗原が取り込まれることから，大腸においても腸管腔側からの抗原認識・免疫誘導が起こると考えられるが，大腸部位に存在するリンパ節の機能についてその詳細は明らかになっていない．一方で，大腸粘膜固有層には小腸粘膜固有層と同様に免疫グロブリンA（IgA）を産生するIgA形質細胞が多数存在し[3]，感染防御に重要な役割を果たしている．なお，大腸におけるIgA産生については，大腸上皮細胞によって産生されるAPRIL（a proliferation-inducing ligand）という分子がT細胞非依存的IgA2の産生に関与しているという報告がある[4]．

ところで，大腸の機能の重要性は小腸を経て流入する腸管内の粥状の内容物が結腸で水分吸収されながら徐々に糞塊を形成することでもあるが，大腸内に存在する莫大な数の腸内細菌によってそのほかの生理機能も影響を受けている．特に，大腸管腔内の酸素濃度がきわめて低いことからも嫌気性菌がその大部分を占めており，摂取した食品に由来する腸内容物から大腸内細菌の代謝によって産生された短鎖脂肪酸や，腸管腔内に存在する細菌成分が免疫系に直接作用していることが想定される．実際に，実験的に作出された腸内細菌をもたない無菌マウスは腸内細菌を有するマウスに比べて大腸のIgA形質細胞の細胞数が少ないことから[5]，大腸免疫系が腸内細菌によって強く影響を受けていると考えられている．分子生物学的手法により，今後さらなる大腸免疫系の機能解明が期待されるところである．

〔細 野　朗〕

文　献

1) M. N. Kweon et al.：*J. Immunol.*, **174**, 4365-4372, 2005.
2) T. Dohi et al.：*J. Immunol.*, **167**, 2781-2790, 2001.
3) P. Brandtzaeg et al.：*Gastroenterol.*, **97**, 1562-1584, 1989.
4) B. He et al.：*Immunity*, **26**, 812-826, 2007.
5) Y. Umesaki et al.：*Infec. Immun.*, **67**, 3504-3511, 1999.

i. M細胞

パイエル板を代表とする粘膜関連リンパ組織（mucosa-associated lymphoid tissues：MALT）を覆う上皮層（follicle-associated epithelium：

FAE）は特殊に分化しており，そこには病原性微生物などを選択的に取り込むM細胞と呼ばれる抗原取込み細胞が散在していることが知られている[1]．M細胞は，隣接する吸収上皮細胞と比較して，短く疎らな微絨毛を有しており，細胞内にはリソソームなどの細胞内小器官をほとんど発達させていない．また基底膜側にポケット構造を発達させており，そこには樹状細胞やリンパ球といった免疫担当細胞が集結している．M細胞から取り込まれた外来抗原は，M細胞内でなんら分解修飾されることなく管腔側から基底膜側へと輸送され，その後，ポケット内の免疫担当細胞へと送達されることで抗原特異的免疫応答が誘導されることから，M細胞は粘膜免疫システムにおける抗原門戸細胞とも称されている[1,2]．一方で，最近，パイエル板から遠く離れた絨毛上皮層にも，同様の形態学的特徴を有し，抗原取込み能力も兼ね備えた絨毛M細胞が存在することが報告されており[3]，粘膜組織には複雑な抗原取込み経路が発達していることが推測されている．

M細胞における抗原取込みメカニズムの詳細は，今日まで完全解明には至っていないが，マウスにおいては，M細胞の管腔側に発現するβ1インテグリンが，エルシニア菌のM細胞への侵入に利用されていることや[4]，M細胞特異的分子として最近同定されたGlycoprotein 2（GP2）が，大腸菌やサルモネラ菌に共通に存在するI型繊毛構造を認識することが明らかにされている[5]．α(1,2)型フコースを認識するレクチンであるUEA-1は，マウスのパイエル板M細胞や繊毛M細胞に特異性を示すことから，マウスM細胞特異的マーカーとして長い間多用されていたが，UEA-1は繊毛上皮層に存在する杯細胞にも強く反応することが知られていた．最近の研究では，パイエル板M細胞や繊毛M細胞に特異性を示し，杯細胞には反応しないモノクローナル抗体（NKM16-2-4）も樹立されており[7]，NKM16-2-4を用いることでM細胞の単離精製も可能になっている[8]．

M細胞の分化に関しては，ヒト結腸癌由来細胞であるCaco-2細胞とマウスパイエル板細胞を共培養することで，Caco-2細胞がM細胞化することや[8]，マウス小腸上皮細胞株（MIE）が，パイエル板B細胞に加え抗CD3および抗CD28抗体で刺激したパイエル板T細胞とともに培養することで，M細胞様細胞へと分化することが報告されており[9]，リンパ球からのなんらかの刺激に応じて，パイエル板FAEに存在する上皮細胞がM細胞へと分化していることが推測されている．一方で，絨毛M細胞の分化に関しては，パイエル板などのMALTが欠損するマウスにおいても，野生型マウスと同程度の絨毛M細胞が存在することから，MALT非依存性の分化メカニズムが存在することが示唆されているが[3]，その詳細は不明である．〔野 地 智 法〕

文 献

1) R. L. Owen and A. L. Jones.：*Gastroenterology*, **66**(2), 189-203, 1974.
2) H. Kiyono et al.：-The mucosal immune system-Fundermental Immunology (W. E. Paul, ed.), pp. 983-1030, Lippincott-Raven, Philadelphia, 2008.
3) M. H. Jang et al.：*Proc. Natl. Acad. Sci. USA*, **101**(16), 6110-6115, 2004.
4) M. A. Clark et al.：*Infect. Immunol.*, 66(3), 1237-1243, 1998.
5) K. Hose et al.：*Nature*, **462**(7270), 226-230, 2009.
6) R. Sharma et al.：*J. Histochem. Cytochem.*, **46**(2), 143-148, 1998.
7) T. Nochi et al.：*J. Exp. Med.*, **204**(12), 2789-2796, 2007.
8) K. Terahara et al.：*J. Immunol.*, **180**(12), 7840-7846, 2008.
9) S. Kerneis et al.：*Science*, **277**(5328), 949-952, 1997.
10) T. Kanaya et al.：*Am. J. Physiol. Gastrointest Liver Physiol.*, **295**(2), G273-284, 2008.

j. 腸管上皮細胞間リンパ球

広義には皮膚や消化管を被覆する上皮細胞間に介在するリンパ球をさすが，狭義には大腸や小腸などの消化管粘膜を被覆する単層吸収上皮間の基底膜上に局在するリンパ球を示す．その解剖学的局在ゆえに上皮細胞間リンパ球（intraepithelial lymphocyte：IEL）と呼称されている（図1.14）．ヒト小腸では上皮細胞100個に対して10～15個の割合でIELが存在している．IELの大部分はT細胞であり，その80%がCD8（$\alpha\alpha$ホモダイ

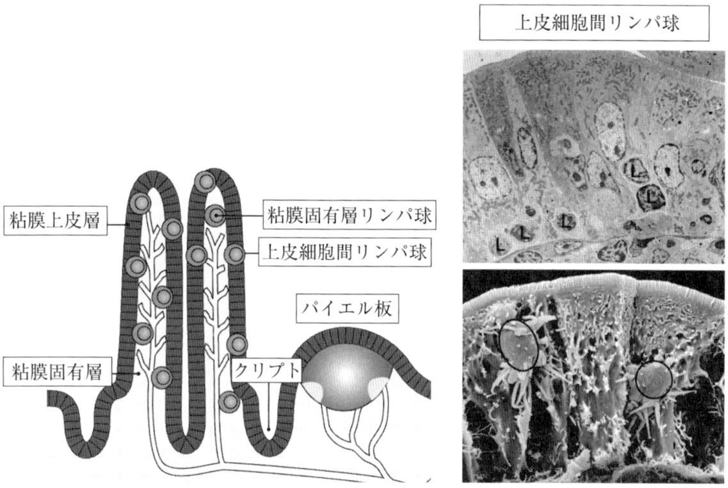

図 1.14　小腸における上皮細胞間リンパ球（IEL）の解剖学的局在（左：モデル図，右：電顕学的観察）
腸粘膜上皮の基底膜上には吸収上皮 6～10 個に 1 個の割合で T 細胞が存在する．その解剖学的な局在により上皮細胞間リンパ球（IEL）と呼称される．マウスの IEL はその半数は $\gamma\delta$ 鎖の T 細胞受容体（TCR）を発現している．また CD4 と CD8 分子と TCR 分子の組合せにより，少なくとも七つのサブセットに細分化できる．右の電子顕微鏡像で○で囲んだ細胞が IEL である（石川博通博士の御厚意による）．

マーないしは $\alpha\beta$ ヘテロダイマー）分子を，5～15% が CD4 分子を発現している．IEL はその局在ゆえに定常状態においても活性化がみられ，細胞表面には CD44 や CD69 などの活性化を示す分化抗原のみならず NKG2D などの活性化 NK 受容体を発現しており，細胞質内にはグランザイムやパフォーリンなどの細胞傷害性分子を有しているものも多い．また IEL は多様性に乏しい T 細胞受容体（TCR）を発現しており，腸管に由来する限られた特定抗原によって局所的に発達している可能性が高い．TCR の割合でいうと 60～90% が $\alpha\beta$ TCR であり，10～40% が $\gamma\delta$ TCR である．小腸 IEL の多くはケモカインレセプターとして CCR9 を，また腸管へのホーミングレセプターとして名高い $\alpha4:\beta7$ の代わりに $\alpha E:\beta7$ インテグリンを発現しており，これらのリガンド分子 CCL25 と E カドヘリンを発現している腸管上皮細胞に密着している．IEL が胸腺外分化であるのか否かについてはいまなお論争の的である．しかし少なくともマウスにおいては，CD8$\alpha\alpha$ を発現する $\gamma\delta$IEL はクリプトパッチ（CP）と呼ばれる腸管粘膜絨毛基部に存在する一次造血器官で発達分化すること，また CD8$\alpha\alpha$ を発現する $\alpha\beta$IEL は胸腺においてアゴニスト選択を受けることが明確に示されている．IEL の生理的意義としては，上皮細胞の更新・損傷修復作用，微生物感染に対する生体防御，腸管粘膜における IgA 産生制御などが考えられている．　〔高 橋 一 郎〕

文　献

1）J. Kunisawa et al.：*Immunol. Rev.*, **215**, 136-153, 2007.
2）Y. Kanamori et al.：*J. Exp. Med.*, **184**, 1449-1459, 1996.
3）H. Saito et al.：*Science*, **280**, 275-278, 1998.

k.　樹状細胞

1)　細胞

i)　粘膜固有層：　上皮細胞直下に夥しい数の樹状細胞が存在しており，CD11b$^+$CD8α^-, CD11b$^-$CD8α^+, CD11b$^-$CD8α^-, pDC などのサブセットが存在する[1,2]．小腸粘膜固有層樹状細胞には，上皮細胞とタイトジャンクションを構成することによって，樹状突起を上皮細胞の間より管腔側に伸展させる能力があることが報告されている[3]．この現象は樹状細胞が発現している CX_3CR1 に依存的であり，CX_3CL_1 の豊富に存在する結腸でよく観察されることが明らかとなっている[4]．この能力を用いて粘膜固有層樹状細胞は共生細菌と病原細菌の両方を取り込み，腸間膜リンパ節で未感作T細胞に抗原提示を行うが，共生細菌の取込み効率はパイエル板樹状細胞のほうがよいと考えられている[5]．

ii) パイエル板： 円蓋部を覆う上皮細胞層（FAE）には上皮細胞間樹状細胞が存在し，その表現型は$CD11b^-CD8\alpha^-B220^-$である．上皮細胞間樹状細胞はM細胞と近接して存在し，MHCクラスII分子が細胞内に発現していることから，比較的未成熟な状態で存在し，M細胞を介してパイエル板内に取り込まれる抗原の獲得に備えていると考えられる[6]．この樹状細胞も近年，CX_3CR1依存的に樹状突起をFAEの間から管腔側へと伸展させることができると報告された[7]．円蓋部には$CD11b^-CD8\alpha^-B220^-$に加えて$CD11b^+CD8\alpha^-B220^-$が存在する[8]．$CD11b^+$樹状細胞は，定常状態においてケモカインレセプターCCR1[9]およびCCR6[8]を発現しているため，FAEより分泌されるケモカインCCL9[9]およびCCL20[10]に引きよせられて円蓋部に局在している．サルモネラなどの微生物が感染すると，$CCR6^+$樹状細胞はFAEにおいてT細胞とクラスターを構成し[7]，さらにCCR7の発現が亢進されてT細胞の局在するIFR領域に移動すると考えられている[8,11]．FAEおよびIFR領域におけるこの樹状細胞サブセットによるT細胞の活性化の質的相違点については不明である．またIFR領域には，定常状態において$CD11b^-CD8\alpha^+$，$CD11b^-CD8\alpha^-$樹状細胞[8]，pDC[12]が存在している．

iii) 腸間膜リンパ節： 腸間膜リンパ節には，血液由来，粘膜固有層由来，パイエル板由来の樹状細胞が存在する．粘膜固有層由来の樹状細胞は，$CD8\alpha^{int}CD11b^-\alpha L^{lo}\beta 7^{hi}$および$CD8\alpha^-CD11b^{hi}\alpha L^{lo}\beta 7^{hi}$であり，腸間膜リンパ節に移動するのにCCR7の発現が必須である[1]．それに対して，パイエル板および血液由来樹状細胞は，$CD8\alpha^{hi}CD11b^-\alpha L^{int}\beta 7^{int}$および$CD8\alpha^-CD11b^{hi}\alpha L^{int}\beta 7^{int}$であり[1]，CCR7非依存的な腸間膜リンパ節への移動も観察された[13]．腸間膜リンパ節に存在する樹状細胞は粘膜固有層由来樹状細胞が経口免疫寛容誘導に働き[13]，パイエル板由来樹状細胞は共生細菌が全身に拡散するのを物理的にまたはIgA産生を介する機構によって防いでいる[5]など，その由来によって異なる機能を有していることが示唆されている． **〔佐藤あゆ子〕**

文 献

1) M. H. Jang et al.：*J. Immunol.*, **176**, 803–810, 2006.
2) F. G. Chirdo et al.：*Eur. J. Immunol.*, **35**, 1831–1840, 2005.
3) M. Rescigno et al.：*Nat. Immunol.*, **2**, 361–367, 2001.
4) J. H. Niess et al.：*Science*, **307**, 254–258, 2005.
5) A. J. Macpherson et al.：*Science*, **303**, 1662–1665, 2004.
6) A. Iwasaki et al.：*J. Immunol.*, **166**, 4884–4890, 2001.
7) R. M. Salazar-Gonzalez et al.：*Immunity*, **24**, 623–632, 2006.
8) A. Iwasaki et al.：*J. Exp. Med.*, **191**, 1381–1394, 2000.
9) X. Zhao et al.：*J. Immunol.*, **171**, 2797–2803, 2003.
10) Y. Tanaka et al.：*Eur. J. Immunol.*, **29**, 633–642, 1999.
11) M. N. Fleeton et al.：*J. Exp. Med.*, **200**, 235–245, 2004.
12) J. Bilsborough et al.：*Immunology*, **108**, 481–492, 2003.
13) T. Worbs et al.：*J. Exp. Med.*, **203**, 519–527, 2006.

2) 機能 消化管にはユニークなフェノタイプをもつ樹状細胞（dendritic cells：DC）が存在し，サブセットごとに分布や機能が異なっている（表1.4）．近年，経口免疫寛容や分泌型IgA生産など粘膜に特化した現象に，DCが重要な役割を演じていることが明らかになってきた．

i) 経口免疫寛容の誘導： 消化管など粘膜組織の表面を覆う上皮細胞は病原体や食物などの異物に対する第一線のバリアであるが，上皮層直下には高頻度でDCが存在しており，異物の侵入に備えている．消化管の粘膜DCによる異物の取込み方法は独特である．パイエル板DCはM細胞を介して取り込まれた食物抗原や侵入した病原体を取り込むのに対して，粘膜固有層DCは上皮間隙から樹状突起を管腔内に伸ばして積極的に異物を取り込む．異物を取り込んだDCは，活性化に伴いケモカイン受容体CCR7の発現を上昇させ，ケモカインCCL19/CCL21を構成的に生産する腸間膜リンパ節へ移動する．そこで，DCはT細胞に抗原を提示する．興味深いことに，病原体成分を認識したT細胞は病原体を排除する免疫反応を誘導するのに対して，食物抗原を認識したT

表 1.4 マウス腸管粘膜樹状細胞サブセットと機能

機 能	DC サブセット	局 在
経口免疫寛容の誘導 (Treg の分化誘導)	$CD103^+$DC	腸間膜リンパ節, 粘膜固有層
IgA クラススイッチの誘導	$CD11b^+$DC Tip-DC $TLR5^+$DC	パイエル板 パイエル板, 粘膜固有層 粘膜固有層
Th17 の分化誘導	$CD70^+CD11b^+$DC $TLR5^+$DC	粘膜固有層 粘膜固有層
M 細胞を介した異物の捕食 樹状突起の伸展による異物の捕食	$CCR6^+$DC CX_3CR1^+DC	パイエル板 粘膜固有層

Tip-DC : TNF/iNOS-producing DC, TLR : Toll-like receptor

細胞は免疫寛容（経口免疫寛容）を積極的に誘導する．近年，このような相反する免疫応答は DC によって絶妙に制御されていることが明らかにされつつある．このなかで，腸間膜リンパ節や腸管粘膜固有層の $CD103^+$DC は経口免疫寛容に必須な Treg 細胞を誘導し，この過程には同 DC から生産される TGF-β やビタミン A の代謝産物であるレチノイン酸が重要であることが見いだされた[1]．

ii） IgA クラススイッチの誘導： 病原体のほとんどは粘膜を介して感染することが知られているが，粘膜面では病原体成分に特異的な分泌型 IgA を生産することで病原体の排除を促している．興味深いことに，分泌型 IgA は特に感染のない生理的な状態でも恒常的かつ大量に生産され，その生産量は免疫グロブリンのなかで最も多い．これは，パイエル板や腸間膜リンパ節など粘膜の二次リンパ組織ではナイーブ B 細胞に IgA クラススイッチが選択的に誘導されるためである．近年，粘膜 DC が IgA クラススイッチを T 細胞非依存性に誘導すること，さらにこの過程には，粘膜 DC から生産される IL-6，APRIL，BAFF，およびレチノイン酸が重要であることが明らかにされた[2]．

iii） Th17 の誘導： IL-17 生産性ヘルパー T 細胞（Th17）は，Treg とは相反する機能をもつ T 細胞サブセットであり，自己免疫疾患や感染症などの炎症性疾患との関連性が指摘されている．Th17 は IL-6 と TGF-β の刺激によりナイーブ T 細胞から誘導され，IL-23 の刺激により成熟する．最近，生理的条件下において，Th17 が腸管粘膜固有層に高頻度で存在すること，さらに同細胞の分化誘導には DC や腸内常在菌が重要であることが報告された[3]．すなわち，常在菌から生産されるアデノシン三リン酸（ATP）が腸管粘膜固有層の $CD70^{hi}CD11b^+$DC からの IL-6 や IL-23 生産を誘導し，同時に TGF-β の活性化を促す $\alpha v\beta 8$ インテグリンの発現を上昇させることで Th17 への分化を促進する．さらに，ATP で誘導された Th17 は炎症性腸疾患の誘導に重要である[3]．またこれとは別に，常在菌の一種であるセグメント細菌（SFB）は ATP 非依存性に Th17 誘導性 DC を活性化する[4]．

粘膜 DC によるこれら機能の誘導には，DC が腸内常在菌の刺激を受けることが重要である．事実，腸内常在菌を欠く無菌マウスでは，経口免疫寛容，分泌型 IgA 生産，および Th17 分化がほとんど誘導されない[3,5]．また，消化管の粘膜 DC は腸内常在菌を保持しており，常在菌成分のリコンビナント体で刺激した骨髄由来（非粘膜）DC は IgA クラススイッチを選択的に誘導するようになる[5]．これらの報告は，粘膜 DC に特化した機能を付与するためには腸内常在菌が重要であることを示唆している．

〔手塚裕之・安部由紀子・樗木俊聡〕

文 献

1） J. L. Coombes and F. Powrie : *Nat. Rev. Immunol.*, **8**, 435-446, 2008.
2） A. Cerutti : *Nat. Rev. Immunol.*, **8**, 421-434, 2008.
3） K. Atarashi et al. : *Nature*, **455**, 808-812, 2008.
4） I. I. Ivanov et al. : *Cell*, **139**, 485-498, 2009.
5） A. J. Macpherson and N. L. Harris : *Nat. Rev. Immunol.*, **4**, 478-485, 2004.

1.3.2 腸管免疫の働き

a. IgA 産生

1) 器官・組織・細胞　腸管免疫系における免疫応答として代表的なものがIgA 抗体産生である．IgA 抗体は，病原菌の腸管粘膜からの侵入阻止，毒素の中和，アレルゲンの侵入阻止の働きがあり，最近では腸内細菌の制御にも重要であることが明らかになっている．血中においては同じ免疫グロブリンでもIgG が主に産生されるのに対し，腸管免疫系など粘膜面では主にIgA が産生されるのが大きな特徴である．腸管におけるIgA 産生は古くから知られており，粘膜固有層に多くのIgA 産生細胞が存在することが明らかとなっているが，このIgA 分泌に至るまでの器官・組織・細胞の関与については，最近になってさまざまな新知見が得られている．

i) IgA 抗体誘導に関与する器官・組織：　腸管粘膜におけるIgA 産生経路に関し旧来から知られていたのは，「誘導部位 inductive site」であるパイエル板（Peyer's patch）において抗原に対する初期応答が誘導され，「実効部位 effector site」である粘膜固有層においてIgA が分泌される経路である．IgA 誘導部位とは粘膜面を介して侵入する外来抗原を認識し，免疫担当細胞が活性化される部位であり，まずパイエル板において管腔にある抗原がM 細胞を介して取り込まれる．取り込まれた抗原は樹状細胞などの抗原提示細胞によって $CD4^+$T 細胞に提示され，抗原特異的なT 細胞の作用によりB 細胞がIgA 前駆B 細胞に分化し，さらにこのB 細胞が粘膜固有層に移動してIgA 産生細胞（または形質細胞）に分化する（図1.15）．

これに対し，近年の研究でパイエル板は腸管におけるIgA 産生には必ずしも必要ではないことが明らかになった．妊娠期に母親マウスに抗IL-7R 抗体，あるいはLTβR－ヒトIgG 結合キメラタンパク質を投与することにより得られたパイエル板欠損マウスを用いた実験によって，パイエル板が欠損しても粘膜面における抗原特異的なIgA 産生が認められることが示された[1]．そしてパイエル板のB 濾胞と類似した構造を有する孤立リンパ小節（isolated lymphoid follicles：ILF）[2] がパイエル板が欠損した場合にIgA 産生の代替器官として注目されるに至った．この「新しい」IgA 産生経路の解明が大きく進展しつつある．Fagarasan らにより，ILF を含めた粘膜固有層でもアイソタイプスイッチ（クラススイッチ）が起こることが報告され注目された[3]．また，これまでT 細胞欠損系統のマウスでも腸管においてIgA が産生されることが明らかになっていたが，そのIgA$^+$B 細胞誘導の場がILF であることが示された[4]．一方で，パイエル板では通常のB2

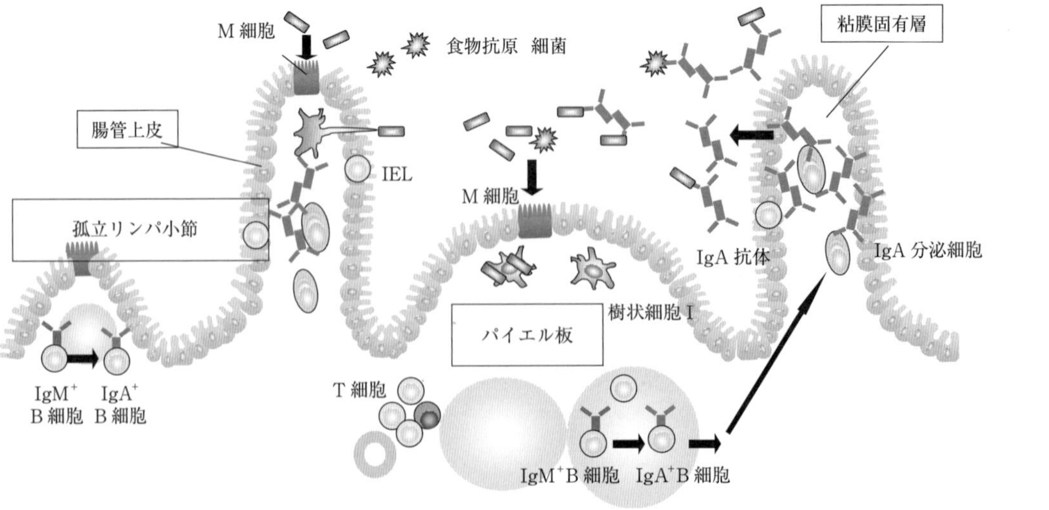

図 1.15　IgA 産生にかかわる組織・器官

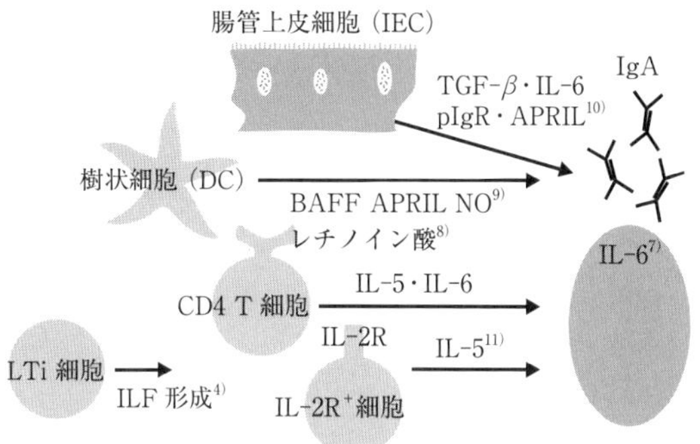

図 1.16 腸管における IgA 抗体産生に関与する細胞[4]

細胞が大半を占めており，腹腔で優勢で自己抗原などを認識するとされる B1 細胞はほとんど存在しないが，粘膜固有層などの実効組織では B1 細胞と B2 細胞が同程度存在しており，この B1 細胞の抗体産生機構については明らかにされていなかった．これに関し，Macpherson らにより腸内細菌抗原に対する T 細胞非依存的な特異的 IgA 抗体産生経路の存在が報告され，産生された IgA は B1 細胞由来であることが明らかになった[5]．今後これらの IgA 産生経路のさらなる解明が待たれる．

ii) IgA 抗体産生に関与する細胞： 細胞レベルにおいても IgA 産生細胞の誘導には T・B 細胞以外の種々の腸管特有の細胞がかかわるという新事実が明らかになってきた．特に腸管の樹状細胞が，腸内細菌に対する IgA 産生にかかわることが示され[6]，その IgA 誘導能が注目されるようになってきた．われわれもパイエル板樹状細胞が IL-6 分泌を介して IgA 産生を誘導しうることを明らかにしたが[7]，腸管樹状細胞がレチノイン酸[8] や NO[9] などを介して IgA 産生を誘導することが相ついで明らかになっている（図 1.16）．

樹状細胞以外に，腸管上皮細胞は，多量体免疫グロブリンレセプター（ポリ Ig レセプター polymeric Ig receptor：pIgR）を介した IgA 抗体の管腔への輸送において IgA 抗体分泌に重要な役割を担うことが知られていたが，IgA 産生誘導因子である IL-6 や TGF-β も産生する．さらにヒトにおいて，APRIL の産生を介して IgA 産生にかかわることが示された[10]．

そしてさらに上記以外にも腸管特有の細胞の関与が知られるようになった．腸管免疫器官の器官発生にかかわる LTi 細胞（lymphoid tissue inducer cells）が，ストローマ細胞との相互作用により ILF を形成することなどにより IgA 産生にかかわることが示された[4]．またわれわれも，パイエル板細胞中に IL-5 分泌能が高く IL-2 受容体を発現している独特の非 T 非 B 細胞群が存在し，IgA 産生誘導能を有することを見いだしている[11]．以上のように，腸管における IgA 産生は，器官・組織・細胞の面からきわめてユニークであり興味深い．〔八 村 敏 志〕

文 献

1) M. Yamamoto et al.：*J. Immunol.*, **164**, 5184, 2000.
2) H. Hamada et al.：*J. Immunol.*, **168**, 57, 2002.
3) S. Fagarasan et al.：*Nature*, **4134**, 639-643, 2001.
4) M. Tsuji et al.：*Immunity*, **29**, 261-271, 2008.
5) A. J. Macpherson et al.：*Science*, **288**, 2222, 2000.
6) A. J. Macpherson and T. Uhr：*Science*, **303**, 1662-1665, 2004.
7) A. Sato et al.：*J. Immunol*, **171**, 3684-3690, 2003.
8) J. R. Mora et al.：*Science*, **314**, 1157-1160, 2006.
9) H. Tezuka et al.：*Nature*, **448**, 929-933, 2007.
10) B. He et al.：*Immunity*, **26**, 812-826, 2007.
11) M. Kuraoka et al.：*Eur. J. Immunol.*, **34**, 1920-9, 2004.

2) 分子機構 抗原刺激により活性化すると，ナイーブ B 細胞の一部は抗体クラスを IgM から IgA へと変換し（クラススイッチ），IgA 陽性 B 細胞（または IgA 前駆 B 細胞）が産生される．IgA 陽性 B 細胞は，T 細胞依存的・非依存的抗原のどちらの刺激でも産生されるが，T 細胞依存的抗原では B2 細胞から，T 細胞非依存的抗原では B1 細胞と呼ばれる分化系列の異なる B 細胞から主に産生されると考えられている．腸管では，IgA クラススイッチが他の組織より高頻度で認められるが，これは IgA へのクラススイッチを促進するさまざまなサイトカイン（IL-2，IL-4，IL-5，IL-6，IL-10，TGF-β1）やレチノイン酸（第 III 編 1.12.1 項参照）が腸管に豊富に存在することに起因する．このなかでも，TGF-β1 は IgA クラススイッチを選択的に促進するサイトカインとして知られ，TGF-β レセプターからのシグナルが欠損した遺伝子変異マウスでは，IgA産生が選択的に欠損する．TGF-βレセプターからのシグナルは，Smad分子などのリン酸化を伴い，最終的にIgA定常領域の転写（germline transcript）を誘導する．germline transcriptの誘導は，IgA定常領域の染色体構造を解きほぐし，組換え反応を媒介する分子の接近を容易にすると考えられている．組換え反応に必須な分子として，2000年に活性化誘導シチジン脱アミノ酵素（activation-induced cytidine deaminase：AID）が同定された．AIDの発現誘導は，CD40やTACI（transmembrane activator and CAML interactor）といったTNFレセプターファミリーに属する表面レセプター分子を介したシグナルによって引き起こされる．CD40リガンドはT細胞表面に発現する一方で，TACIのリガンドであるAPRIL（Aproliferation-inducing ligand）やBAFF（B-cell activating factor of the TNF family）は，樹状細胞や上皮細胞から供給される．このことから，T細胞依存的なIgAクラススイッチはCD40シグナルが制御し，T細胞非依存的なIgAクラススイッチには，おそらくAPRILやBAFFシグナルが関与すると考えられている．

こうして産生されたIgA陽性B細胞の一部は，粘膜固有層（lamina propia）へと移動し，IL-6, IL-10などの刺激により形質細胞へと分化する．形質細胞は，抗体分子の産生に特化した細胞であり，これ以上抗原刺激に反応する必要のない最終分化細胞である．そのため，形質細胞への分化過程では，タンパク質生産にかかわる分子や，抗原レセプターからのシグナル伝達にかかわるさまざまな分子の大規模な発現変化を伴う．このような大規模な発現遺伝子の変化は，ジンクフィンガー（zinc finger）型の転写抑制因子であるBlimp-1（B lymphocyte-induced maturation protein）により制御されている．形質細胞は短寿命な細胞であるが，骨髄などに存在する一部の形質細胞は，TACIと同じファミリーに属するBCMA（B cell maturation antigen）分子を高発現し，BAFFやAPRILの結合により長寿性を獲得すると考えられている（>100日）．しかし，腸管粘膜固有層のIgA陽性形質細胞の寿命に関して，詳細は不明である．腸管に存在する形質細胞は，抗体分子に加えJ鎖を合成し，IgAの場合J鎖でIgA 2分子が架橋された二量体の形状で分泌される．IgA二量体は上皮細胞表面のpIgR（polymeric immunologlobulin receptor）に結合することによって，上皮細胞内を通過し，pIgRの部分分解物が結合した状態で腸管内腔側に放出される．IgA二量体は，単量体よりも抗原に対する結合親和性が増加することが知られており，より効率的な抗原の中和が可能となる．〔高橋宜聖〕

b. 経口免疫寛容

1) 経口免疫寛容誘導の器官・組織・細胞

消化管では，危険を伴わない腸内細菌や食物成分を，擬似的に自己成分として受け入れることで無用な炎症を避けている．

この経口免疫寛容の役割の一つは，消化管での炎症応答を抑え，腸管組織のダメージや免疫担当細胞の消耗を防ぐことである．Treg細胞の非存在下あるいはその機能が減弱している動物モデルでは，腸炎症が頻繁に観察されることから，腸管における抗炎症性機能，免疫恒常性の維持においてはTregは重要な働きをすると考えられる．このときのTregは，単一抗原への応答というよりもむしろ総体として（抗原非特異的に），腸管全体の炎症を抑制している意義が大きい（局所炎症抑制）．もう一つの経口免疫寛容の側面は，抗原特異的な免疫抑制の確立である．これは特定の外来性抗原に対してアレルギーなどの不要な炎症を起こさないための重要なメカニズムであり，抗原特異的T細胞がTregによる抑制（active suppression）やアナジーや細胞除去の誘導により腸管局所だけではなく，全身性にその免疫寛容の効果がみられる（抗原特異的免疫応答制御）．

消化管で機能成熟する誘導型Tregは，①Foxp3陽性Treg（胸腺由来・内在型制御性T細胞naturally occurring regulatory T cells：nTregのマーカーである転写制御因子Foxp3を発現するinduced regulatory T cells：Foxp3^{+}iTreg），②制御性サイトカインであるTGF-βを発現するTreg細胞（細胞表面に膜結合型TGF-β：

latency-associated peptide, LAP を有する LAP^+ Treg あるいは TGF-β 産生型の Th3)，③制御性サイトカインである IL-10 を産生する Treg(Tr1) に大きく分けて考えることができる．また，このような経口免疫寛容による誘導型 Treg の機能成熟のためには，ミクロ環境における制御性抗原提示細胞の存在が必須となるが，消化管粘膜免疫組織は，実際に制御性樹状細胞や制御性マクロファージの機能成熟しやすい場である．

$Foxp3^+$ iTreg は TGF-β とレチノイン酸の相乗作用により $Foxp3^-$T 細胞から誘導され，粘膜固有層，パイエル板，腸間膜リンパ節に高頻度に存在する．これらの組織の $CD103^+$ 樹状細胞が発現するレチナール脱水素酵素によってレチノイン酸がつくられ，Treg の機能成熟を促進している．パイエル板，腸間膜リンパ節における indoleamine 2,3-dioxygenase（IDO）陽性樹状細胞も経口免疫寛容において $Foxp3^+$ iTreg の生成への関与が示唆されている．Th3 細胞は経口免疫寛容を誘導したマウスの腸間膜リンパ節に好発し，LAP^+ Treg は腸間膜リンパ節，パイエル板のみならず脾臓にもほぼ同等の頻度で存在し，自己免疫疾患などの制御に関与する．

Tr1 は IL-10 存在下で誘導される細胞群として同定されたが，IL-10 非存在下でも T 細胞レセプター刺激や IFN-α，IL-27 のような co-factor で誘導される．IL-10 の発現はパイエル板で高く検出され，Tr1 様細胞の報告もパイエル板に多い．

i) 局所炎症抑制と Treg： Treg の腸炎症抑制機能においては，IL-10 や TGF-β などの抑制性サイトカインが重要な働きを担う．①〜③の誘導型 Treg はいずれも炎症，あるいは Th1 型の免疫応答を抑制する機能を有し，腸管炎症抑制に関与する．一方，脾臓などに存在する胸腺由来の nTreg は抑制性サイトカインを産生せず，どの程度腸管での炎症抑制に関与しているのか，腸管で活性化されサイトカイン産生能を獲得するのか，など不明な点が多い．活性化 Treg の免疫抑制機能は抗原非特異的であり，粘膜固有層で活動状態にある Treg は局所の好中球やマクロファージ，T 細胞などに働きかけ，過剰な炎症性サイトカインなど炎症促進因子の産生を抑制していると考えられる．

ii) 抗原特異的免疫応答制御と Treg： 抗原の経口投与により誘導される Treg 細胞群は，抗原特異的である．①〜③の誘導型 Treg はいずれも抗原特異的であるが，その機能の場，抑制メカニズムなど不明な点が多い．肝臓と腸間膜リンパ節ではプラズマ様樹状細胞に提示された経口投与抗原によって抗原特異的 T 細胞が除去される．胸腺でも経口投与抗原による Treg の生成や除去が行われているとの報告があるが，メカニズムの詳細は明らかではない．〔辻　典子〕

2) 分子機構　経口摂取したタンパク質抗原に対し，全身免疫系において抗原特異的に免疫応答能が低下する現象が知られており，経口免疫寛容（oral tolerance）と呼ばれている．経口免疫寛容は，食物抗原に対する過剰な免疫応答を抑制し，食物アレルギーを防ぐ重要な生理的機構であると考えられている．ここではその分子機構について述べる．

経口免疫寛容は T 細胞依存的であることが明らかになっている．このような経口免疫寛容の誘導機構として，① Treg 細胞による能動的抑制，② ヘルパー T 細胞の低（不）応答化，③クローナルデリーション（clonal deletion）が報告されている（図 1.17）．①においては，経口抗原により誘導された Treg 細胞の免疫抑制を媒介する因子として，TGF-β[1] や IL-10[2,3] があげられる．また，経口抗原により自己免疫反応の抑制において主要な役割を担う Foxp3 を発現する T 細胞が誘導される[4]．②は経口抗原を認識した T 細胞がサイトカイン分泌能，増殖能の低い状態に変化するというものである．なお，このような低応答化状態は，*in vitro* においては，古くから T 細胞抗原レセプターを単独に（共刺激分子への刺激なしで）刺激することで誘導されること知られており，しばしばアナジー（anergy）と称されている．われわれは，低応答化 T 細胞の細胞内シグナル伝達の変化を解析し，経口免疫寛容状態の T 細胞において caspase-3 の活性が上昇し，TCR シグナル複合体を構成する GADS，SLP-76 が切断され，

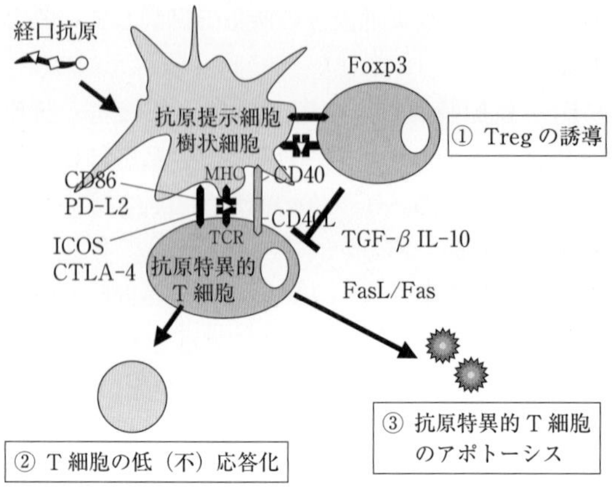

図 1.17　経口免疫寛容の誘導機構

PLC-γが十分活性化されないため，Ca/NFAT経路が活性化されないこと[5,6]（図 1.18），vavの活性化が不十分であるため，免疫シナプスの形成に障害が生じていることを明らかにしている[7]．③は経口抗原により抗原特異的T細胞のアポトーシスが誘導されることがTCRトランスジェニックマウスにおいて示されている[8]．アポトーシス誘導については，Fas/FasL分子の関与が示唆されている[8,9]．なおこの三つの機構の関係については，たとえば低応答化したT細胞が免疫抑制機能を有することが報告されているなど，同時に起こりうるものであることを申し添えておく．

一方，経口免疫寛容の誘導においては，T細胞が抗原提示細胞上の抗原を認識することから，抗原提示細胞が重要な役割を果たす．経口免疫寛容誘導における抗原提示細胞上の共刺激分子からの刺激の関与についてもいくつか報告があり，抗原提示細胞上のB7.2（CD86）[10]，PD-L2[11]，あるいはT細胞側のICOS[12]，またCTLA-4[13]を介した刺激の重要性が示されている．また，T細胞－抗原提示細胞相互作用という意味ではCD40-CD40L[14]（相互作用）も重要であることが示されている．経口免疫寛容を誘導する抗原提示細胞のポピュレーションについては，特に樹状細胞の関与を示す報告が多くあり，樹状細胞のホーミングにかかわるCCR7の重要性が示されている[15]．また，樹状細胞に発現するB7-H1, B7-DC[16]の重要性についても報告されている．また，腸管の樹状細胞は，レチノイン酸[4,17]，COX2[18]，IDO[19]によりFoxp3$^+$Treg細胞を誘導することが最近の研究で明らかになっておりこれらの因子が経口免疫寛容誘導にかかわる可能性がある．

最近になって，経口免疫寛容誘導における樹状細胞やTreg細胞の関与，また腸管樹状細胞のTreg細胞誘導能が高いことが明らかになった．

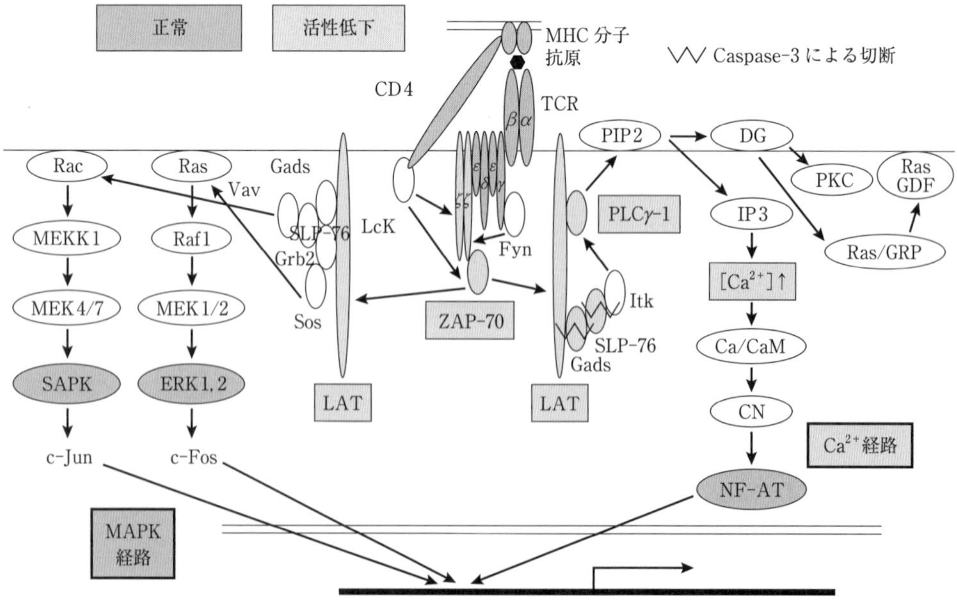

図 1.18　経口免疫寛容における低応答化T細胞におけるTCRからの細胞内シグナル伝達

しかしながらまだ不明な点も残る．経口免疫寛容において，樹状細胞（あるいは他の抗原提示細胞）によるT細胞低応答化の誘導を媒介する分子は解明されておらず，また経口免疫寛容において実際Treg細胞やT細胞のアポトーシスを誘導する分子が明確に同定されたとはいいがたい．経口免疫寛容は生理的条件下で外来抗原による免疫寛容を獲得する最も重要な機構の一つであり，これらの解明が待たれる．〔八 村 敏 志〕

文 献

1) A. M. Faria and H. L. Weiner：*Immunol. Rev.*, **206**, 232-259, 2005.
2) N. M. Tsuji et al.：*Immunology*, **103**, 458-464, 2001.
3) A. Shiokawa et al.：*Immunol. Lett.*, **125**, 7-14, 2009.
4) *J. Exp. Med.*, **204**, 2757-2764, 2007.
5) K. Asai et al.：*J. Immunol.*, **169**, 4723-4731, 2002.
6) T. Kaji et al.：*J. Biol. Chem.*, **278**, 27836-27843. 2003.
7) W. Ise et al.：*J. Immunol.*, **175**, 829-838, 2005.
8) T. Marth et al.：*J. Immunol.*, **162**, 7233-7240, 1999.
9) T. Watanabe et al.：*J. Immunol.*, **168**, 2188-2199, 2002.
10) L. Liu et al.：*J. Immunol.*, **163**, 2284-2290, 1999.
11) Y. Zhang et al.：*Proc. Natl. Acad. Sci. USA*, **103**, 11695-11700, 2006.
12) K. Miyamoto et al.：*J. Immunol.*, **175**, 7341-7347, 2005.
13) S. Fowler and F. Powrie：*Eur. J. Immunol.*, **32**, 2997-3006, 2002.
14) M. N. Kweon et al.：*J. Immunol.*, **162**, 1904-1909, 1999.
15) T. Worbs et al.：*J. Exp. Med.*, **203**, 519-527, 2006.
16) T. Fukaya et al.：*Blood*, **116**, 2266-2276, 2010.
17) C. M. Sun et al.：*J. Exp. Med.*, **204**, 1775-1785, 2007.
18) F. Broere et al.：*Mucosal Immunol.*, **1**, 254-264, 2009.
19) G. Matteoli et al.：*Gut*, **59**, 595-604, 2010.

3) アレルギー，自己免疫疾患治療への応用

i) 臨床開発に当たっての留意点： 動物実験をもとに経口免疫寛容を臨床応用するに当たり，次の不確定要因があげられる．①マウス・ラットとヒトの腸管免疫はどれくらい類似性があるか，すなわち経口免疫寛容はヒトにも同様に起こるのか．②自己免疫病の発症後からの治療を目的とした臨床試験においてどれくらい有効であるか．動物実験において，経口免疫寛容が著しく有効なのは抗原の経口投与を発症前にした場合であり，発症後の投与は作用が微弱であったり，逆に病状を悪化させるたりすることが知られている．③投与量，投与期間の設定が難しい．動物試験において，経口投与する抗原は多すぎても少なすぎてもいけないことがわかっている．通常の薬開発においては血中の薬物動態をもとに臨床試験時の投与量を決定するが，経口免疫寛容にはこのような考え方は適用できないため，手探りでの投与方法の決定となる．以上のような不確定要素にもかかわらず，自己免疫病は対症療法的な治療しかできない場合も多いため，患者団体の期待は大きなものであった．

ii) 経口免疫寛容を原理とした自己免疫疾患治療薬の開発： マウス・ラットを用いた動物実験での有効性を受けて，経口免疫寛容の臨床応用を目的としたベンチャー企業，Autoimmune社が1988年アメリカ・マサチューセッツ州（当時）に設立された．Autoimmune社は経口免疫寛容を臨床応用に用いることに関し複数のアメリカ国内での特許をもっている．Autoimmune社は，リウマチ関節炎を対象としたニワトリⅡ型コラーゲンを成分とする製剤を開発した．1998年には第二相臨床試験結果が論文に掲載され，懸念された安全性には問題がないこと，いくつかの評価法において投薬による改善がみられたことが報告された．しかしながら，1999年に結果が開示された大規模第三相試験では有効性を示すには至らなかった[1]．多発性硬化症に対してもミエリン塩基性タンパク質（MBP）の経口投与による臨床試験が行われた．1993年に有効性を示唆するデータが論文発表されたが，続いての第三相試験においては有効性を示すことができなかった[2]．その後は表だった動きはないようである．

iii) アレルギー疾患に対する経口免疫寛容に基づく食事療法： 幼児期における牛乳などの食物アレルギーは，年齢とともに消失することがしばしばあるが，あえてアレルギー抗原を経口投与する試みがなされている．これは，医師の管理下に，制御された軽微なアレルギー症状に抑える範囲で抗原を継続摂取することにより，経口免疫寛容が誘導され，成長後のアレルギー消失の可能性が高まると期待されるからである．複数の良好な

結果を示す臨床試験が報告されているが，まだ統一的な治療体系の確立には至っていない．また，ダニ抗原などの空気性アレルギー物質に対する経口あるいは舌下投与による免疫寛容誘導も報告されている．これらの臨床試験はもっぱら食品そのもの，あるいは粗抽出物などを用いているが，独立行政法人農業生物資源研究所はスギ花粉のT細胞抗原決定基を連ねたペプチドを発現する遺伝子組替えイネを作成し，花粉症緩和米の研究・開発を行っている．新たな新事業創出のモデルとして注目される．

iv) 今後の展望： 近年，腸管免疫系の解明が著しい．経口免疫寛容誘導に働く腸管免疫細胞へ特異的に抗原を運ぶターゲティング技術や，経口免疫寛容を増強するアジュバントの開発に期待したい．〔種田貴徳〕

文献

1) Autoimmune 社広報 http://www.autoimmuneinc.com/clinic/coll.html
2) R. S. Lopez-Diegoetal et al.: *Nat. Rev. Drug Discov.*, **7**, 902-925, 2008.

c. 腸管関連リンパ組織（MALT）の器官発生

パイエル板の発生は胎生期に開始されるが，パイエル板原基に存在するVCAM-1陽性ストローマ細胞（Peyer's patch organizer cell：PPo）と胎生肝臓由来のCD3陰性IL-7受容体陽性血球系細胞（Peyer's patch inducer cell：PPi）の細胞間相互作用によって，その組織形成が動き出す（図1.19）[1]．PPiは二次リンパ組織形成誘導細胞群（lymphoid tissue inducer cell：LTi）の一つであり，その細胞分化には転写抑制因子Id2や核内受容体RORγtが必須である[2]．PPiがパイエル板原基へ遊走するためには，PPoが産生するケモカインCXCL13が必須である．CXCL13の受容体CXCR5を発現するPPiはパイエル板原基に集積し，PPoに接着することができる[1]．ストローマ細胞由来IL-7によって活性化したPPiは，炎症性サイトカインの一つであるリンフォトキシンの膜型三量体（LTα1β2）を細胞表面に発現する．LTα1β2はPPo細胞膜上のLTβ受容体（LTβR）に結合し，細胞内シグナルを誘導する[1]．LTβRによるPPo細胞内シグナルによってNF-κBが活

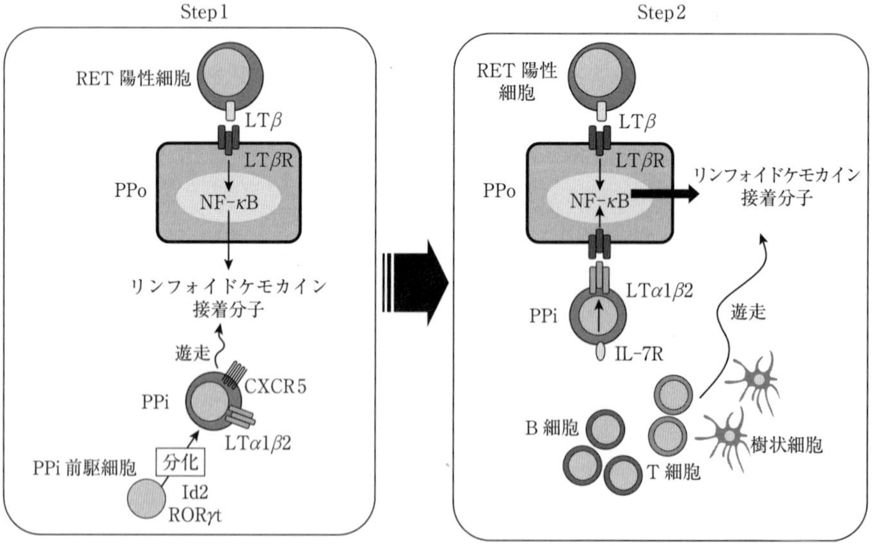

図1.19 パイエル板初期形成メカニズム

Step1：RET陽性細胞はPPoによるリンフォイドケモカイン（CXCL13, CXCL12, CCL19, CCL21）や接着分子（ICAM-1, VCAM-1, MAdCAM-1）の産生を誘導すると考えられる．次に，Id2やRORγt依存性に分化したPPiはPPoへ集積する．
Step2：PPiによってPPoのLTβRシグナルがさらに活性され，NF-κB依存性にリンフォイドケモカインや接着分子の産生が亢進する．引き続き，免疫担当細胞（T細胞，B細胞，樹状細胞など）の集積によって，リンパ組織が発達し成熟する．

性化し，さまざまな遺伝子発現が誘導される．特にCXCL13，CXCL12，CCL19，CCL21などのリンフォイドケモカインはパイエル板組織形成プロセスの進行に重要である[1]．これらのケモカインによってT細胞，B細胞，樹状細胞などの免疫担当細胞がパイエル板原基へ遊走する．さらにT細胞領域，B細胞領域形成そして樹状細胞の組織内局在は血管内皮細胞や支持細胞が産生するリンフォイドケモカインによって制御されていると考えられる[3]．近年，腸管神経ネットワーク形成に重要な分子として知られていた受容体型チロシンリン酸化酵素RETが，PPiとPPoによる初期形成に深く関与していることが明らかとなった（図1.19）[4]．神経系と免疫系のクロストークが，腸管リンパ組織形成メカニズムにおいて鍵を握っており興味深い．

孤立リンパ小節（isolated lymphoid follicle：ILF）の形成はパイエル板と共通する点が多い．たとえばILF形成を誘導する細胞（ILF inducer cell：ILFi）はRORγtによって細胞分化が制御されているLTiの一群である[5]．多くのILFiは胸腺非依存性上皮間T細胞の前駆細胞が集積しているリンパ組織として同定されたクリプトパッチ（cryptopatch：CP）に存在する[5]．PPiと同様に，ILF形成過程にはLTα1β2-LTβRシグナルが必須である[6]．その一方で，パイエル板と対照的にILF形成は生後に認められる．また，腸内細菌，特にグラム陰性菌の刺激はILF形成に重要であることから，ILFの発達と腸内環境は深く関与していると考えられる[7]．〔福 山　聡〕

文 献

1) R. E. Mebius：*Nat. Rev. Immunol.*, **3**(4), 292-303, 2003.
2) H. Kiyono and S. Fukuyama：*Nat. Rev. Immunol.*, **4**(9), 699-710, 2004.
3) T. Okada：*J. Exp. Med.*, **196**(1), 65-75, 2002.
4) H. Veiga-Fernandes et al.：*Nature*, **446**(7135), 547-551, 2007.
5) G. Eberl and D. R. Littman：*Science*, **305**(5681), 248-251, 2004.
6) H. Hamada et al.：*J. Immunol.*, **168**(1), 57-64, 2002.
7) D. Bouskra et al.：*Nature*, **456**(7221), 507-510, 2008.

d. ホーミング

腸管には，リンパ球，形質細胞，マクロファージ，好酸球，樹状細胞などの数多くの免疫担当細胞が集簇し，協調的に働くことで生体防衛機能を発揮している．これらの細胞の粘膜組織へのホーミングには，ケモカインと呼ばれる細胞遊走活性を有する10 kDa程度の小さいタンパク質が重要な役割を果たしている[1]．ケモカインは免疫細胞の特定の臓器や組織への移動のみならず，組織内の局在や細胞の機能にも影響を及ぼす．

たとえば腸管では定常状態においても感染時においても，樹状細胞が粘膜組織で貪食した抗原の情報を所属リンパ節に移動してリンパ球に伝達することが知られている．この機構を介して腸管免疫系における感染防御や食物抗原に対する経口免疫寛容は調節されているが，樹状細胞の移動にはケモカインが決定的な役割を担っている[2]．

今日までの研究で粘膜組織における免疫担当細胞の移動と局在に関して多くの知見が集積しているため，腸管免疫誘導部位であるパイエル板と作用部位である粘膜固有層に大別して概略を述べる．

1) 誘導組織（パイエル板，ILF）　パイエル板に入るリンパ球はほとんどがナイーブ細胞であるため，他の二次リンパ組織と類似した仕組みでリンパ球は移入する．T細胞はHEV（high endothelial venule高内皮性細静脈）と呼ばれる特殊な内皮細胞に提示されているCCL19，CCL21によりホーミングする[1]．一方，B細胞はCXCL13によりB細胞濾胞に移入する．パイエル板に存在する$CD11b^+$樹状細胞はCCR6依存的にFAE（follicle-associated epithelium）に定住するが，CCR6リガンドであるCCL20を上皮細胞が産生しリクルートする[3]．またFAE近辺に存在するリンパ球は，CXCR6を発現しCXCL16を発現する上皮細胞の間，もしくはFAEに存在するM細胞のポケットに移動する[4]．FAEで活性化された樹状細胞はCCR7の発現が上昇しB細胞濾胞の間に存在するT細胞領域に移動し抗原を提示する[2]．

2) 作用部位（粘膜固有層）　粘膜固有層に

入ってくるリンパ球はほとんどがパイエル板や腸間膜リンパ節で刷り込みされた活性型である[5]．小腸に向かうリンパ球はCCR9陽性で，静脈内皮細胞で提示されるCCL25によりホーミングする[6-7]．また，小腸志向性のリンパ球は刷込みの際に$\alpha 4\beta 7$インテグリン（integrin）を発現し，そのリガンドであるMAdCAM-1（mucosal addressin cell adhesion molecule-1）を発現している静脈内皮細胞により選択的に小腸に入る[5]．また，CCR3欠損マウスやCCL11欠損マウスでは，腸管の好酸球が著しく減少していることが報告されているため，CCR3-CCL11を介したシグナルが粘膜固有層の好酸球のリクルートに関与する可能性が示唆されている[8]．粘膜固有層の樹状細胞に発現するCX3CR1は病原性微生物や常在細菌を取り込む際に，CX3CL1を発現する上皮細胞の間を通り抜けて腸管腔へと樹状突起を伸ばすために必要である[9]．抗原を取り込んだ樹状細胞はCCR7の発現が上昇し，粘膜固有層リンパ管に常に発現しているCCL19，CCL21を認識して腸間膜リンパ節に移動する[10]．CCR7欠損マウスは経口免疫寛容や腸内細菌の輸送に障害を認めるという報告があり，樹状細胞の腸間膜リンパ節への移入とそこにおける抗原提示が食物抗原への寛容や感染防御に働くと考えられている．抗体産生形質細胞の小腸への移動にはCCR9-CCL25の軸が重要であるが，大腸ではCCR10-CCL28の軸が形質細胞の移動に重要な役割を果たす[11]．

このように腸管での免疫細胞の動きや機能には複雑なケモカインの使い分けが行われているが，いまだ不明なところも残されており，アポトーシスなどで死んだ細胞の取込みなどに関与するケモカインやインテグリンの今後の研究が注目されている．〔張　明浩〕

文　献

1) U. H. von Andrian and T. R. Mempel：*Nat.Rev. Immunol.*, **3**, 867-878, 2003.
2) A. Iwasaki：*Annu. Rev. Immunol.*, **25**, 381-418, 2007.
3) D. N. Cook et al.：*Immunity*, **12**, 495-503, 2000.
4) K. Hase et al.：*J. Immunol.*, **176**：43-51, 2006.
5) J. R. Mora et al.：*Nature*, **424**, 88-93, 2003.
6) E. J. Kunkel et al.：*J. Exp. Med.*, **192**, 761-768, 2000.
7) O. Pabst et al.：*J. Exp. Med.*, **199**, 411-416, 2004.
8) M. E. Rothenberg and S. P. Hogan：*Annu. Rev. Immunol.*, **24**, 147-174, 2006.
9) J. H. Niess et al.：*Science*, **307**, 254-258, 2005.
10) M. H. Jang et al.：*J. Immunol.*, **176**, 803-810, 2006.
11) E. J. Kunkel et al.：*J. Clin. Invest.*, **111**, 1001-1010, 2003.

e. 脂質メディエーター

脂質メディエーターとは生理活性を有する脂質の総称である．多くの脂質メディエーターがアレルギー反応に伴う炎症時において働くことが知られており，その代表的なものがプロスタグランジンとロイコトリエンである．これらは細胞膜のリン脂質からホスホリパーゼA2の働きにより遊離したアラキドン酸をもとに産生される．プロスタグランジンやロイコトリエンにはいくつかのサブタイプが存在し，それぞれGタンパク質共役型の特異的受容体と結合することで多彩な生理活性を示す．なかでも平滑筋の収縮や血管透過性の亢進，炎症性細胞の活性化はアレルギーにかかわる中心的な反応であり，多くの抗アレルギー薬の標的となっている．さらに脂質メディエーターはアレルギー発症にかかわる病態性細胞の遊走を促進する機能を有する．たとえば，ロイコトリエンB4は好中球の遊走を，プロスタグランジンH2の代謝産物である12(S)-hydroxyheptadeca-5Z, 8E, 10E-trienoicacid（12-HHT）は，ロイコトリエンB4受容体2（BLT2）を介しマスト細胞の遊走を促進する[1]．一方で，リポキシン（lipoxin）やレゾルビン（resolvin）と呼ばれる脂質メディエーターは炎症の終息・抑制に働く[2]．プロスタグランジンやロイコトリエンなどの炎症性脂質メディエーターが食餌性必須脂肪酸のリノール酸を供給源とするのに対し，抗炎症性脂質メディエーターであるリポキシンやレゾルビンがリノレン酸を供給源とすることから，食餌性脂質のバランスが重要であると考えられている（詳しくは第III編1.7脂肪酸，脂質の項参照）．

さらに最近，スフィンゴシン1リン酸と呼ばれる脂質メディエーターがアレルギー発症を含む免疫制御において重要な役割を担っていることが明らかとなってきた[3]．スフィンゴシン1リン酸はスフィンゴミエリンやセラミドの代謝産物であるスフィンゴシンが細胞内においてリン酸化されることで生じる．主な産生細胞は赤血球や血小板といわれており，リンパ節に高レベルで発現しているスフィンゴシン1リン酸分解酵素と協調的に機能し，血液・リンパ管＞リンパ節という濃度勾配を形成している．スフィンゴシン1リン酸の受容体として，5種類のGタンパク質共役型受容体が同定されており，アレルギーの発症に関与する免疫担当細胞においては特に1型受容体が強く発現している．活性化されていないナイーブな免疫担当細胞は1型受容体を高レベルで発現しているため，リンパ節に侵入した後，スフィンゴシン1リン酸が高濃度で存在する血液中やリンパ管中へ速やかに移出する．一方で，脾臓やリンパ節などにおいてアレルゲンの感作を受け活性化された免疫担当細胞ではスフィンゴシン1リン酸受容体の発現レベルが低下し，その結果，免疫担当細胞はリンパ節を移出せずに滞留し活性化型免疫担当細胞へと分化する．その後，十分に活性化したリンパ球はスフィンゴシン1リン酸の受容体の発現レベルを回復させ，血液中やリンパ管へ移出した後，末梢組織へ移動しアレルギー症状を誘導する．この過程はアレルギー発症の中間段階において重要であるため，スフィンゴシン1リン酸を介したシグナルを抑制する免疫抑制剤で処理すると，アレルギーの初期誘導分子であるIgEの産生には影響を与えることなく，活性化T細胞やマスト細胞などの病態部位への遊走を阻害することによりアレルギーの発症が抑制される[4]．

〔國 澤 純〕

文 献

1) T. Shimizu：*Annu. Rev. Pharmacol. Toxicol.*, **49**, 123-150, 2009.
2) C. N. Serhan et al.：*Annu. Rev. Pathol.*, **3**, 279-312, 2008.
3) J. Rivera et al.：*Nat. Rev. Immunol.*, 8, 753-763, 2008.
4) Y. Kurashima et al.：*J. Immunol.*, **179**, 1577-1585, 2007.

1.4 腸内細菌

1.4.1 腸内フローラとは

ヒトや動物の腸内には多数・多種類の細菌が棲みついている．この細菌群を腸内フローラ（intestinal flora），あるいは腸内微生物叢（intestinal microbiota）と呼んでいる．

a. 腸内フローラを構成する主要細菌

腸内フローラを構成する主要菌群は，ヒトも動物も共通しており *Bifidobacterium*, *Lactobacillus*, *Enterococcus* を含む *Streptococcus* などの乳酸菌（一部は通性嫌気性菌）と，*Eubacterium*, *Ruminococcus*, *Megasphaera*, *Megamonas*, *Mitsuokella*, *Clostridium*, さらに，*Bacteroides*, *Fusobacterium* などの菌属を含む *Bacteroidaceae*, *Peptococcaceae*, *Veillonella* などの嫌気性菌群，*Streptococcus*, *Enterobacteriaceae*, *Staphylococcus*, *Pseudomonas aeruginosa*, Yeasts などの好気性菌群に大別される．

腸内フローラを構成する菌群を，細菌の腸内における「定着性」から，定住菌（resident-bacteria）と暫住菌（transient bacteria）に分けることもできる．前者の多くは腸内優勢菌叢を構成し，後者は通常，腸内では優勢菌叢とはなりえず，いわば食事や体の他の部位（口腔，咽頭）から由来したものである．また，細菌の「働き」の面から，乳酸菌と腐敗菌，病原菌と非病原菌，毒素産生菌と毒素非産生菌，あるいはビタミン産生菌とビタミン非産生菌などに分けることもできる．

これらの菌群は，さらに種（Species）や型（biovar）に細分類されるので，1人のヒトが腸内に保有する細菌の種類は100種類にも達することになる．また，それぞれの動物種の腸内に棲みついている菌種・菌型にも動物種特異性が認められることが多く，たとえば，同じ *Bifidobacterium* 属の細菌が腸内から分離されたとしても，動物種によって分類学的には異なった菌種・菌型に分類されることが多い．そのことは，同じ動物種であっても，年齢によって主として棲みついている菌種が異なることが，ヒトの腸内優勢菌である *Bifidobacterium* について認められている．

b. ヒトと動物の腸内フローラの構成

腸内フローラの構成バランスを菌群レベルでみると，それぞれの動物種によって特有で，動物種が異なれば腸内フローラの構成はかなり異なる．これは動物種によって消化管の構造や生理が異なり，また，食性も異なっているためである．

ヒトは母体の胎内にあるときは完全無菌の環境ですごす．しかし，新生児として生まれると間もなく，皮膚や気道，消化管などの粘膜で細菌が増殖してくる．出生後はじめて排泄される胎便は通常無菌であるが，その3〜4時間後には，すでに *Streptococcus, Escherichia coli, Clostridium*，酵母などが出現し，哺乳後細菌数は急激に増加し，生後1日目にはほとんどの新生児の糞便内に *E. coli, Streptococcus, Lactobacillus, Clostridium, Staphylococcus* が認められるようになり，総菌数は 10^{11}/g 以上に達する．

母乳栄養児では，通常，生後3日目頃 *Bifidobacterium* が出現しはじめ，これに対し，すでに出現した菌群は減少しはじめ，4〜7日目には *Bifidobacterium* が最優勢となり 10^{10}〜10^{11}/g に達し，*E. coli, Streptococcus, Staphylococcus, Bacteroides, Clostridium* は *Bifidobacterium* の 1/100 程度の菌数に抑えられて *Bifidobacterium* は全フローラの 100% 近くを構成するようになり，7日目頃には腸内フローラのバランスはほぼ安定する（図 1.20）[1]．

乳児が離乳食をとるようになると，腸内フローラはグラム陰性桿菌優勢の成人のパターンに近似してくる．すなわち，糞便1g当たりの総菌数は対数値として平均 11.2/g を数え，*Bifidobacterium* は乳児の 1/10 くらいに減少し，*Bacteroidaceae, Eubacterium, Peptococcaceae* しばしば *Clostridium* が *Bifidobacterium* を凌駕し，*Bifidobacterium* は全フローラの 10〜20% を占めるにすぎない．*Enterobacteriaceae, Streptococcus* は 10^8/g に減少し，*Lactobacillus, Megasphaera* および *Veillonella* も成人糞便に検出されるが，その菌数は通常 10^7/g 以下である（図 1.21）[1]．また，*Bifidobacterium* の菌種・菌型のパターンが，主として *B. infantis*，*B. breve* から構成される乳児型から *B. longum*，*B. adolescentis* から構成される成人型に移行する．

壮年期をすぎて老年期に入ると，腸内フローラに変化が現れはじめる．総菌数はやや減少し，

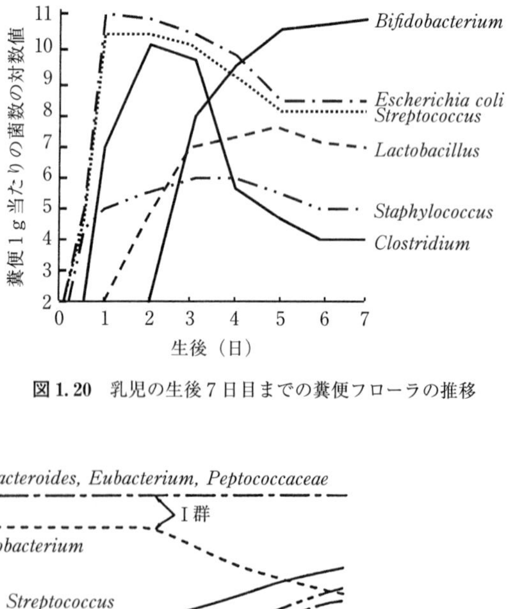

図 1.20　乳児の生後7日目までの糞便フローラの推移

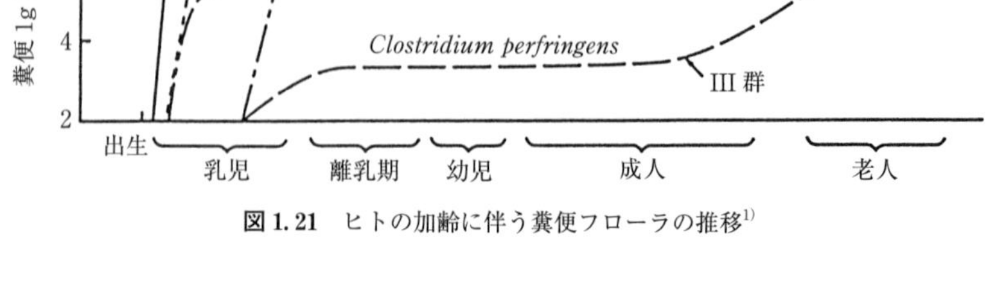

図 1.21　ヒトの加齢に伴う糞便フローラの推移[1]

Bifidobacterium が減少し，まったく検出されない個体もみられる．これに対し，*Clostridium perfringens* は検出率・菌数ともに顕著に増加する．*Lactobacillus*, *Enterobacteriaceae*, *Streptococcus*（*Enterococcus* を含む）も増加する．この現象は宿主の生理機能の老化が腸内フローラに影響を及ぼした結果と考えられるが，これがさらに老化を促進することにもなる．

動物の腸内フローラも，動物種，日齢，食餌によってかなり一定した特徴的な構成がみられる．成熟した動物の糞便菌叢を比較すると図1.22[2] に示すように，ほとんどの動物種において，*Bacteroidaceae*，*Eubacterium*，*Peptococcaceae*，Anaerobic curved rods などの偏性嫌気性菌と，*Lactobacillus* または *Bifidobacterium*（いずれも広義の乳酸菌群）が最優勢菌叢を構成し，*E. coli* を含む *Enterobacteriaceae* と腸球菌を含む *Streptococcus*（最近，腸球菌は *Enterococcus* 属として独立した）は中等度しか出現しない．*Lactobacillus* が優勢か *Bifidobacterium* が優勢かは動物種によって異なり，*Bifidobacterium* が最優勢菌叢を構成するのは，ヒトであり，筆者はこれをビフィズス動物と呼んでいる．サル，ニワトリ，ブタ，イヌ，マウス，ラット，ハムスター，モルモット，ウマでは *Lactobacillus* が最優勢のラクトバチルス動物であり，*Bifidobacterium* の菌数は比較的少ない．なお，ウサギ，ウシ，ネコ，ミンクなどの動物は，*Bifidobacterium*, *Lactobacillus* ともに少数またはまったく検出されない．これは宿主の生理機能と摂取する食餌成分との関係が深いと考えられる．

同一のヒト個人について一定期間の腸内フローラを検索すると，健康体であれば，大きな変動はみられない．特に最優勢菌群を構成している *Bacteroidaceae*, *Eubacterium*, *Peptococcaceae* はかなり安定している．しかし，個体別にみて比較するとかなりの個体差が認められる．

母乳栄養児と人工栄養児の糞便菌叢を比較すると，*Bifidobacterium* は母乳栄養児，人工栄養児とも最優勢菌を構成し，両者間に菌数では有意差は認められず，これに対し，人工栄養児は *Enterobacteriaceae*，*Streptococcus* の菌数

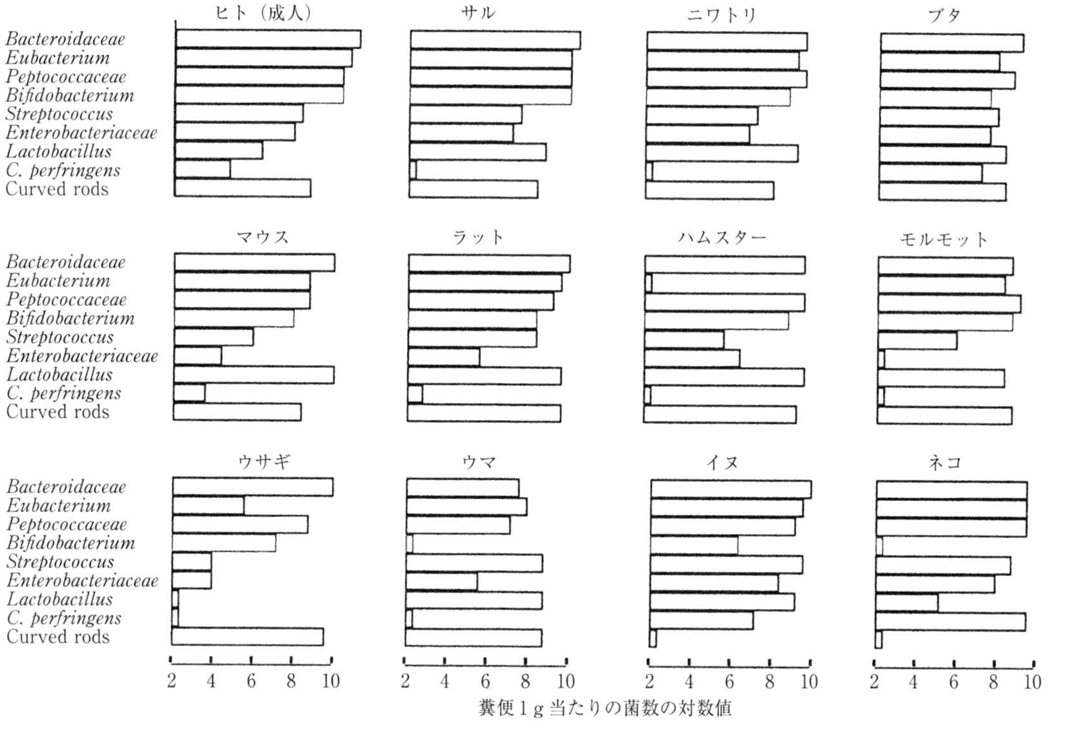

図 1.22 各種成熟動物（$n=5$）の糞便フローラの構成[2]

が母乳栄養児に比べてはるかに高く，さらに *Bacteroidaceae*, *Eubacterium*, *Peptococcaceae*, *C. perfringens* の菌数・検出率ともに有意に高い．母乳栄養児には *Bifidobacterium* が存在し，人工栄養児にはこれが存在しないという従来の考え方は今日では修正され，むしろ，人工栄養児では，*Enterobacteriaceae*, *Enterococcus* などの好気性菌と成人糞便で最優勢菌叢を構成する *Bacteroides*, *Eubacterium*, *Peptococcaceae*, *Clostridium* などの *Bifidobacterium* に対する比率が，母乳栄養児のそれよりはるかに大きい．

c. 消化管各部のフローラの構成

ヒトの胃内は胃酸のため菌数が少なく，空腹時では，10^3/ml 以下で，*Streptococcus*, *Lactobacillus*, *Bifidobacterium*, 酵母が検出される．食物摂取後，pH が上昇し，4.0 以上になると急速に細菌の増殖がみられ，10^4〜10^8/ml に達するが，やがて胃酸によって再び pH が低下するとともに菌数は低下し，胃内容は十二指腸へ送り込まれる．この部位の菌数はまだ少なく（10^1〜10^4/ml），*Lactobacillus*, *Streptococcus*, *Veillonella* などが検出される．回腸部位では，なお菌数の少ない個体もあるが，大部分の個体では総菌数が増加し，大腸への移行フローラを示し，空腹時でも多数（10^5〜10^8/g）の細菌が検出される．その特徴は *Enterobacteriaceae*, *Eubacterium*, *Bacteroidaceae*, *Peptococcaceae* などの大腸フローラの構成菌と小腸上部のフローラとが混在している．回盲弁を境としてフローラの著しい変化が起こり，糞便類似のフローラとなり，総菌数も 10^9〜10^{10}/g に達

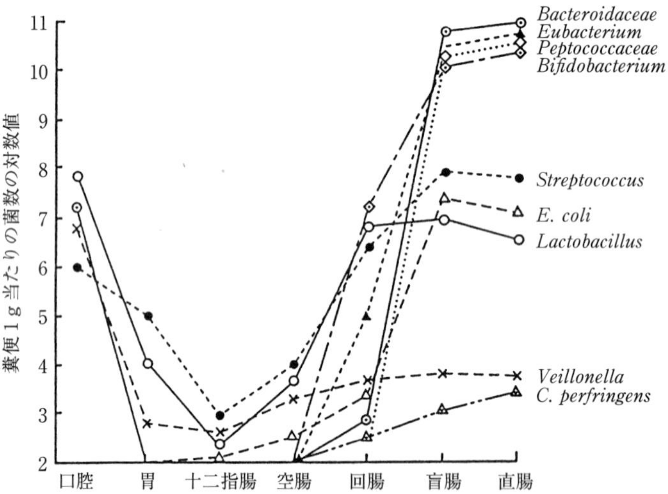

図 1.23　健康成人の消化管各部位のフローラ構成[1)]

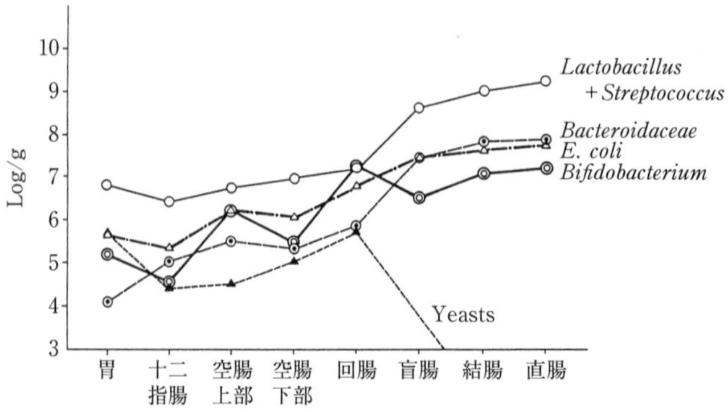

図 1.24　仔ブタの消化管各部位のフローラの構成[3)]

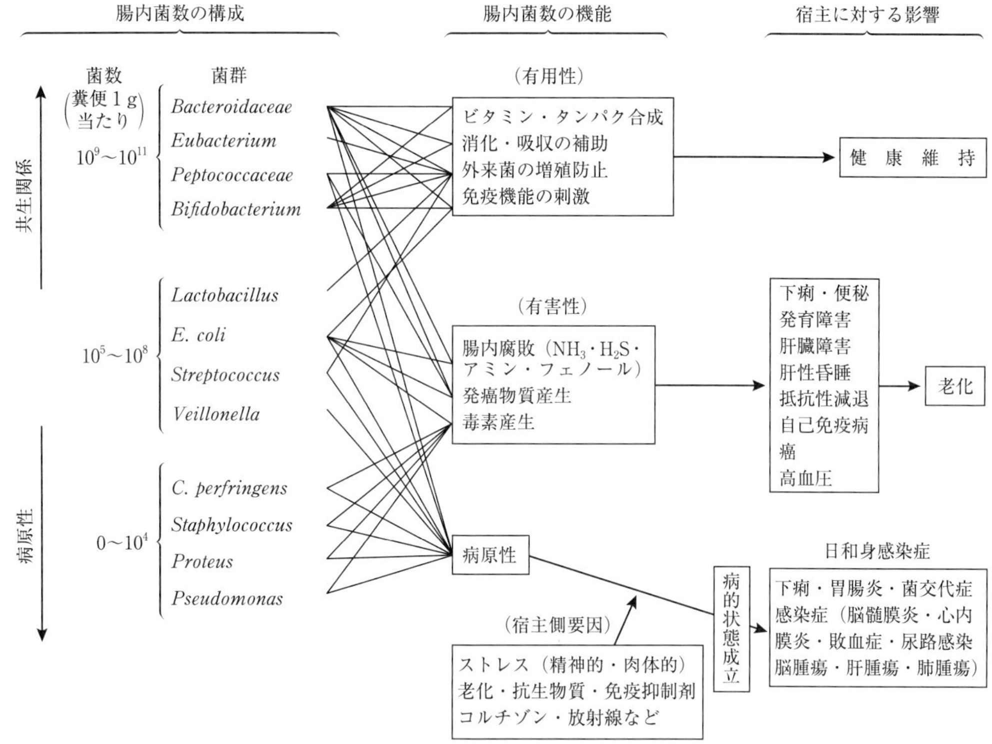

図 1.25 腸内フローラと健康の関係[4)]

し,糞便がつくられ直腸方向に送られていく(図1.23)[1)].

一方,動物の場合は,胃および小腸部位の菌数はヒトの場合よりはるかに高いことがニワトリ,ブタ,マウス,ラットなどで認められており,ヒトの場合と著しく事情を異にしている(図1.24)[3)].その原因として,胃酸や胆汁の分泌など消化生理の違いもあろうが,動物は食糞(coprophagy)をすることや,かなり頻繁に摂食していることも関係していると考えられる.しかし,同じ食糞をするウサギの場合,胃・十二指腸内の細菌は極端に少ないことも知られおり,ウサギではこの部位に特別な殺菌機構が働いているものと考えられている.

d. ヒトの腸内フローラと健康との関係

腸内フローラを構成する細菌は数も種類も多く,酵素の種類も多彩で,肝臓に存在する酵素の種類をはるかに上回り,活性も高い.その結果,腸内フローラは,宿主の栄養,薬効,生理機能,老化,発癌,免疫,感染などにきわめて大きな影響を及ぼす.

筆者は,1969年,「腸内フローラと宿主のかかわりあい」の仮説を提唱した(図1.25)[4)].すなわち,腸内フローラが生体に及ぼす有益な面としては,ビタミンやタンパク質を合成し,これが宿主に利用され,また,食物の消化・吸収に関係する.また,常在細菌は外来病原菌のバリアとなって腸管感染を阻止し,*Bifidobacterium* のような腸内有用菌は,腐敗菌などの有害菌の増殖を阻止し,腸内環境浄化に働く.さらに,*Bifidobacterium* や *Lactobacillus* のような有用菌の菌体成分は生体の免疫能を刺激し,これらによって宿主の健康が維持される.

しかし,一方,腸内細菌のなかには病原性のあるものもあって,宿主の老化や抗生物質・免疫抑制剤・制癌剤・副腎皮質ホルモンなどの投与,ストレス,放射線治療などによって宿主の抵抗力が低下したとき,このような細菌が腸管から体内臓器に侵入して病原性を発揮し,日和見感染を起こし,敗血症,心内膜炎,脳・肝・肺の膿瘍,膀胱炎，膣炎などの原因となる．

腸内有害菌によって生成される腐敗産物（アンモニア，硫化水素，アミン，フェノール，インドールなど），細菌毒素，発癌物質（ニトロソ化合物，エポキシド体など），二次胆汁酸などの有害物質は，腸管自体に直接障害を与えるとともに，一部は吸収されて長い間には肝・膵・心・腎・脳・生殖器など各種臓器に障害を与え，発癌・動脈硬化・高血圧・肝臓障害・自己免疫病・免疫能の低下など，いわば生活習慣病の原因となっている可能性が強い．このように，腸内フローラは宿主の健康に有利にも不利にも働き，一生の間には種々の疾病の原因となると考えられる．

〔光 岡 知 足〕

文 献

1) 光岡知足（編）：腸内フローラと健康，pp. 144-179，学会センター関西，1998.
2) 光岡知足：日本乳酸菌学会誌，**17**，24-31，2006.
3) 光岡知足：腸内細菌の分類と生態，pp. 112-123，食生活研究会，1986.
4) 光岡知足：ファルマシア，**5**，608-609，1969.

1.4.2 食事・加齢などによる腸内フローラの変動

腸内フローラは，健康な成人では一定の様式を維持している．しかし腸内フローラ構成菌は，菌にとって腸管という環境が生存するために必要な条件を満たすことが定着の必須条件となるため，腸管内の環境が変化する要因が腸内フローラ構成の変動要因となる．腸内フローラ構成は多くの要因により影響されているが，大きく三つに分けることができる（図 1.26）．

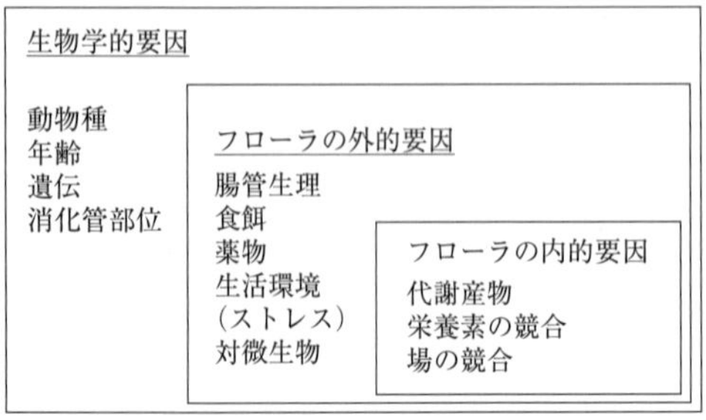

図 1.26 腸内フローラのコントロール要因

一つに腸内フローラの大きな基本構成を決める要因として動物種の違いがあげられる[1,2]．これは各動物の消化管の構造や消化機能，摂取する食物の種類などが異なることによると考えられる．

Ley らは[3] 脊椎動物のフローラを 16S rRNA のシークエンスを用いて比較したところ，エサ，宿主の組織，系統発生で影響を受け，ヒトは雑食性の霊長類に属するとしている．ヒトでの加齢による変化は，出生直後から離乳するまでと，高齢になるにしたがい大きな変動がみられる[2]．最も変動のみられるのは乳幼児で，出生直後は無菌であるがただちに大腸菌や腸球菌などの好気性菌が増殖し，腸内の酸素が減少したところでビフィズス菌が優勢に定着する．この時期はミルクのみが栄養成分であるため，ミルクの成分，主に多くの糖が利用できる菌が定着する．離乳による食事内容の変化につれ嫌気性菌が最優勢となりビフィズス菌が優勢な嫌気性菌の 1/10 程度に減少し，安定した腸内フローラ構成となる．この間，食事を含めた環境の違いにより個人差がみられる[2]．黒川らは[4] ヒト糞便中の腸内菌のメタゲノム解析により，同じ家族内でも親と子，子どもどうしでもその腸内フローラ構成の類似度は低いものであったと報告している．Turnbaugh ら[5] の成績では双子どうし同じ家族であっても個人差が大きく，門（phylum）レベルでは共通の構成がみられたが，さらに細かい分類では個人差が大きかった．高年齢における腸内フローラの変動はいくつかの要因が関与していると考えられる．その一つに食事内容の変化があげられる．二つに腸管運動や消化吸収の機能低下がある．加齢とともに腸管平滑筋の厚さは薄くなり排泄運動は低下する．免疫機能の低下が腸内フローラ構成にどのように影響するかは不明である．遺伝的要因はヒトの場合，動物でいう品種，系統というレベルではなく，人種，国別での比較になるが，現在までの報告ではこれらを含めた食生活，食文化の比較になる．培養法での報告[6,7] では食物成分の違いが腸内フローラの差を引き起こすとしている．

消化管部位での腸内フローラの違いはヒトの場合，胃では胃酸の分泌により菌数が低い．空腹時には pH 3.0 以下になることがある．また，口腔内の細菌や食物とともに侵入する細菌もあり菌数の変動は大きい[8]．小腸ではヒトの場合，動物と違いきわめて菌数が少ない．乳酸菌が優勢に定着している動物では小腸上部や胃に乳酸菌が定着するため高い菌数を維持するが，ヒトは乳酸菌が優勢に定着しないため菌数が低くなっている．小腸では，特に上部では依然酸化還元電位が高く，腸運動が活発なため十分な発育ができず，嫌気性菌は小腸下部で増殖がみられるが，上部での検出はまれである．大腸では 10^{11}/g の菌数に達するが嫌気性菌が主で大腸菌，腸球菌，乳酸菌などは 10^6～10^7/g と低い菌数で生息する．以上のように生物学的要因で規定されているものは人為的にコントロールできない部分である．

腸内フローラの外的要因は腸内フローラと宿主の関係によりコントロールされている部分で，人工的にコントロールが可能な部分である．このうち腸管の運動性や消化酵素，胃酸，胆汁酸の分泌など基本的腸管生理機能の変化が腸内フローラ構成や腸内菌の代謝に影響を与える最も重要な要因であり，つまり腸内環境を変化させる要因となる．これらの要因が高齢者や各種消化器疾患における腸内フローラの変化の主な要因と考えられる．もう一つの大きな要因は食事成分で，腸内菌は宿主の摂取する食事成分を利用してエネルギーとするが，宿主が消化吸収できなかった部分を利用するかその成分を効率よく利用できる菌が高い菌数を維持できる．一つの例がオリゴ糖で，ヒトの消化管ではオリゴ糖を消化吸収できずそのまま大腸へ移行する．ビフィズス菌はこれを効率よく利用することで菌数が増加するが，利用することができない菌は増殖することができない．

ストレスを受けることで腸内フローラ構成が変化する[9]．高温，過密，絶食などの物理的ストレスや乳幼児サルの早期母子分離，宇宙旅行，地震災害などが報告されている．共通してみられる変化はビフィズス菌，乳酸菌の菌数が減少し，大腸菌，*Clostridium perfringens*，腸球菌，緑膿菌などの日和見感染を起こす菌や腸内腐敗を促進する菌が増加する．主な原因はストレスによる腸管運動の抑制や消化・吸収の抑制と考えられる．

外来微生物は病原菌による感染の場合とプロバイオティクスのような有用菌による影響の場合がある．前者の場合，特に腸管感染症の場合，腸管粘膜上皮細胞の壊死，脱落に伴い粘膜層の破壊が起こる．粘膜層は腸内細菌にとっては定着の「場」として重要な働きを担っているが，その崩壊により通常状態では嫌気性菌により抑制されていた菌群，たとえば大腸菌，腸球菌，緑膿菌などの好気性菌が増殖し，ビフィズス菌，乳酸菌，嫌気性菌（Bacteroides は増加する場合がある）数は減少する．これは「異常腸内フローラ」と呼ばれる一つの変動パターンであり炎症性腸疾患などでも同様に考えられる．一方，プロバイオティクスのような腸内環境を改善する有用菌の投与では，ヒトの場合ビフィズス菌，乳酸菌の増加と大腸菌，*C. perfringens* の菌数ならびに腸内腐敗産物の減少が基本的な変動パターンとなる．

腸内フローラの内的要因は腸内構成菌の相互作用により最終的に腸内フローラ構成が決定される．小腸内は腸内菌にとって発育できるだけの栄養は存在するが腸管の移動速度が速く，口から摂取したものは通常 3～5 時間で大腸まで到達する．そのため，動物にみられる小腸上部での乳酸菌の高い菌数の定着は腸管上皮細胞への特殊な付着が必要となるが，ヒトでは小腸で高い菌数を維持する菌はない．経口的に摂取された栄養素が小腸でほとんど摂取されて，大腸内の細菌にとっては栄養不足の状態となっている．さらに酸化還元電位が −300 mV 程度の強い嫌気状態となっているため，酸化的にエネルギーを得ることができない．そこで，大腸内に流入する残された栄養素や食物繊維のような不消化物の競合が起こる．さらに，大腸においても常に腸内容物の排除作用があるので，それらを回避するため定着する場としての粘膜層や粘膜上皮細胞の場の競合が起こる．これらの競合に勝ちぬいたものが定着することになる．もう一つの要因としては，腸内菌の産生する阻害剤（たとえばバクテリオシン，有機酸など）による他の菌への抑制作用や，逆にクオーラムセンシング[10] を用いた同種菌の増殖促進作用である．*Clostridium difficile* キャリヤのヒトの腸内には腸球菌が多く，腸球菌が *C. difficile* の定着をサポートする因子を産生する[11] との報告もある．しかし，*in vivo* で阻害剤や補助剤がどれだけの役割を果たしているかは不明な点が多い．

腸内細菌相互作用による腸内フローラの抑制機構においては，食事からの栄養素と腸管運動が最も重要な要因と考えられる．腸内での代謝がタンパク分解性の状態より糖分解性の状態に維持できる食事成分は，腸内フローラの恒常性に有意に作用すると考えられる．そのための食事成分としてはオリゴ糖や食物繊維を主としたものが考えられ，保健効果と直接関係してくる．

文　献

1) H. W. Smith and W. E. Crabb : *J. Path. Bact.*, **82**, 53-66, 1961.
2) T. Mitsuoka and C. Kaneuchi : *Am. J. Clin. Nutr.*, **30**, 1799-1810, 1977.
3) R. E. Ley et al. : *Nature Rev. Microbiol.*, **6**, 776-788, 2008.
4) K. Kurokawa et al. : *DNA Res.*, **14**, 169-181, 2007.
5) P. J. Turnbaugh et al. : *Nature*, **22**, 480-484, 2009.
6) Y. Benno et al. : *Microbiol. Immunol.*, **30**, 521-532, 1996.
7) M. Blaut : 腸内フローラと共生・認識（光岡知足編），pp. 5-30，学会出版センター，2006.
8) T. Mitsuoka : *Bioscience Microflora*, **19**, 15-25, 2000.
9) 須藤信行：プロバイオティクスとバイオジェニクス－科学的根拠と今後の開発展望（伊藤喜久治ら編），pp. 41-50，NTS，2005.
10) 中山二郎ほか：プロバイオティクスとバイオジェニクス－科学的根拠と今後の開発展望（伊藤喜久治ら編），pp. 311-324，NTS，2005.
11) J. B. Kaper and V. Sperandio : *Infect. Immun.*, **73**, 3197-3209, 2005.

1.4.3　ビフィズス菌

Bifidobacterium は Class *Actinobacteria*, Order *Bifidobacterales* を *Aeroscandovia, Gardenella, Scandovia, Parascardovia* とともに構成する一つの属（genus）である．種（species）は現在 30 種（うち 4 菌種は亜種が設けられている）が記載されている（表 1.5）．Bergey's Manual of Systematic Bacteriology Vol. 2（1986）からの菌種・亜菌種の移動は総説を参照されたい[1]．このうち大きな移動は二つあり，*B. longum, B. infantis, B. suis* が *B. longum* の亜種とされ，*B. longum* subsp. *longum*, *B. longum* subsp. *infantis*, *B. longum* subsp. *suis* となった．もう一つは *B. lactis* が *B. animalis* の亜種とされ *B. animalis* subsp. *animalis* と *B. animalis* subsp. *lactis* となった．30 菌種は生態学的特徴によりヒト腸内型，口腔型，虫腸内型，動物胃腸内型，汚水，食品の 6 型にまとめられているが，後の 3 型は相互汚染（cross-contamination）のためはっきり区別がつけられない[2]．

分類学的な生物性状の特徴はグラム陽性偏性嫌気性無芽胞桿菌でほとんどV字状，Y 字状，コリネ型など多型である．至適発育温度は 39～41℃ で最適発育 pH は 6.5～7.0，ブドウ糖を発酵して

表 1.5　*Bifidobacterium* の菌種・亜種

B. adolescentis
B. angulatum
B. animalis subsp. *animalis*
B. animalis subsp. *lactis*
B. asteroids
B. bifidum
B. boum
B. breve
B. catenulatum
B. choerinum
B. coryneforme
B. cuniculi
B. dentium
B. gallicum
B. gallinarum
B. indicum
B. longum subsp. *infantis*
B. longum subsp. *longum*
B. longum subsp. *suis*
B. magnum
B. merycicum
B. minimum
B. pseudocatenulatum
B. pseudolongum subsp. *globosum*
B. pseudolongum subsp. *pseudolongum*
B. psychraerophilum
B. pullorum
B. ruminantium
B. saeculare
B. scardovii
B. subtile
B. thermacidophilum subsp. *porcinum*
B. thermacidophilum subsp. *thermacidophilum*
B. thermophilum
B. tsurumiense

酢酸と乳酸をモル比 1.5：1 で産生し CO_2 を産生しない．GC% は 57〜68 モル% である．

Bifidobacterium は生後ただちに好気性菌に続きヒト腸内に定着をはじめ 10^{10}/g に定着し，離乳につれ嫌気性菌が定着し *Bifidobacterium* は 10^9/g レベルに低下して健康成人では安定する．高齢になるにつれ菌数は低下してくる[3)]．菌種も乳幼児と成人では異なり，乳幼児では *B. breve*, *B. longum* subsp. *longum*, *B. longum* subsp. *infantis* が主な構成菌で，成人では *B. adolesentis*，*B. bifidum*，*B. catenulatum*，*B. pseudocatenulatum*，*B. longum* subsp. *longum* が主となる[3,4)]．母乳栄養児で人工栄養児に比べて *Bifidobacterium* が最優勢になるという報告と変わらなかったという報告がある[5)]．

Bifidobacterium の機能で注目されるのが炭水化物の代謝で乳幼児の腸内菌のメタゲノムの解析から[6)] 炭水化物の輸送や代謝に関与する遺伝子が多数含まれ，母乳に含まれる各種オリゴ糖の分解に重要な働きをしていると報告された．これに関与する主な腸内菌は *Bifidobacterium* で乳中の糖類を分解しエネルギーに変え，それに伴い産生される酢酸，乳酸は腸管上皮細胞の増殖，腸内容物の pH 低下により外来病原菌や日和見感染菌に対するバリア機能を発揮する．また成人においても，*Bifidobacterium* は多くのオリゴ糖を優先的に利用することで腸内環境の改善に役立つ．ゲノム解析の結果[7)] から *B. longum* subsp. *infantis* はミルクに含まれるオリゴ糖を利用しやすく，乳児にとって *B. longum* subsp. *infantis* が生後すぐに定着することは生態学的に重要な意味をもつと考えられた．

Bifidobacterium の機能はプロバイオティクスとしての機能解析が進められているが，他のプロバイオティクスとして用いられている *Lactobacillus*，*Enterococcus* などと同様または類似の働きをしていると考えられる．プロバイオティクスとしての機能としては[8)]，まず腸内菌叢のバランスを整えることを介した整腸作用があげられる．また，外来病原菌や日和見感染菌に対する抗菌作用として腸内 pH の低下，バクテリオシンの産生[8,9)] などがあげられる．バリア機能としてはさらに腸管上皮細胞上の粘液の産生促進もあげられる．最も重要な機能としては免疫賦活作用があげられる[9)]．主に外来病原菌に対するバリア機能とアレルギーに対する免疫寛容の誘導に関与する．IBD[10)] や IBS[11)] に対する治療，予防効果も臨床上重要な機能といえる．

さらに，近年血中コレステロールや中性脂肪などの低下作用など脂質代謝ならびに吸収に対する効果も報告されており[12)]，さらなる研究が期待される．

現在までに *Bifidobacterium* では *B. longum* subsp. *longum*（DJO10H, NCC2705），*B. longum* subsp. *infantis*（ATCC15697），*B. animalis* subsp. *lactis*（ADOll），*B. adolescentis*（HTCO15703），*B. bifidum*（JCM1255），*B. breve*（UCC2003）のゲノムが解読され，ゲノムレベルでの情報を得ることができるようになってきた．これらのデータはこれまでにない，これまで疑問であった *Bifidobacterium* の生態学的意味づけや，プロバイオティクスとしての機能解明に重要な働きをするものと期待される[7,9,13)]．

〔伊藤喜久治〕

文　献

1) 藤澤倫彦：腸内細菌学雑誌，**22**, 241–252, 2008.
2) F. Turroni et al.：*Antonie van Leeuwenhoek*, **94**, 35–50, 2008.
3) T. Mitsuoka and C. Kaneuchi：*Am. J. Clin. Nutr.*, **30**, 1799–1810, 1977.
4) T. Matsuki et al.：*Appl. Environ. Microbiol.*, **65**, 4500–4512, 1999.
5) A. Klijn et al.：*FEMS Microbiol. Rev.*, **29**, 491–509, 2005.
6) K. Kurokawa et al.：*DNA Res.*, **14**, 169–181, 2007.
7) D. A. Sela et al.：*PNAS*, **105**, 18964–18969, 2008.
8) S. C. Ng et al.：*Inflamm. Bowel Dis.*, 300–310, 2009.
9) I. Trebichavsky et al.：*Nutr. Rev.*, **67**, 77–82, 2008.
10) 大草敏夫，佐藤信紘：プロバイオティクスとバイオジェニクス－科学的根拠と今後の開発展望（伊藤喜久治ら編），pp. 72–86, NTS, 2005.
11) E. M. Quigley：*Curr. Opin. Pharmacol.*, 8, 704–708, 2008.
12) S. Rajpal and V. K. Kansal：*Milchwissenschaft*, **64**, 21–25, 2009.
13) M. Ventura and F. Turroni：*Microbial Ecology in Health Dis.*, **20**, 177–179, 2008.

1.4.4　乳酸桿菌

乳酸桿菌は，ヒトや動物の腸管に生息する代表的な乳酸菌であり，グラム陽性の無芽胞桿菌である．ヒトの便中から検出される乳酸桿菌は約10^5～10^8cfu/gで，個体差が大きく，個体によってはまったく検出されないこともある．また，高齢者では乳酸桿菌の菌数が高いことが報告されている[1)]．1980年代半ばまで，乳酸桿菌は*Lactobacillus*属のみであったが，DNA相同性試験や16S rDNA塩基配列による系統分類の導入により，DNAレベルで乳酸菌の分類学的位置づけの再構築が行われたことにより，*Lactobacillus*属の一部の菌種が*Carnobacterium*属[2)]，*Atopobium*属[3)]，*Weissella*属[4)]および*Olsenella*属[5)]に再分類された．また，*Lactobacillus*属の菌種についても，1986年のBergey's Manual of Systematic Bacteriology Vol. 2[6)]では44菌種であったが，その後，再分類および新菌種の命名・提案が行われ，現在では100菌種以上に増加している．

乳酸桿菌は，他の細菌のようにアミノ酸や脂質をエネルギー源として利用することはできず，糖類を唯一のエネルギー源として利用して生育する．その発酵形式は，グルコースから乳酸のみを産生するホモ発酵と乳酸以外にエタノールと二酸化炭素を産生するヘテロ発酵に大別される．また乳酸桿菌は，一般的に非病原性であり，タンパク質やアミノ酸から有害物質を生成しないこと，乳酸などの抗菌物質を産生して有害菌の増殖や有害な酵素活性（β-glucuronidase，nitroreductase，azoreductase）を抑制すること，免疫機能を賦活することなどから，ビフィズス菌とともに宿主の健康に有益な細菌であると考えられている．一方，きわめてまれなケースではあるが，小児の短腸症候群患者において，通常最優勢であるBacteroidaceaeの菌数低下およびD乳酸を産生する乳酸桿菌（*L. delbrueckii* subsp. *lactis*）の異常増殖といった腸内細菌叢の異常が起こり，これが乳酸アシドーシスの原因となる可能性が示唆されている[7)]．

乳酸桿菌はヒトや動物の腸管だけでなく，ヒトの口腔[8)]や膣[9)]および植物[10)]など自然界にも広く生息している．ヒト腸管から分離される主要な菌種は，*Lactobacillus gasseri*，*L. mucosae*，*L. fermentum*，*L. salivarius*，*L. oris*，*L. casei*，*L. cris patus*，*L. amylovorus*，*L. plantarum*，*L. vaginaris*，*L. reuteri*，*L. brevis*，*L. rhamnosus*，*Weissella confusa*などである．

近年，乳酸桿菌はプロバイオティクス，すなわち「宿主に有益な作用をもたらす生きた微生物」として研究がさかんに行われており，整腸作用[11)]をはじめとして，感染防御作用[12)]，抗腫瘍作用[13)]，免疫賦活作用[14)]，抗アレルギー作用[15)]，抗変異原作用[16)]，コレステロール低減作用[17)]など，さまざまな保健機能を有することが明らかになっている．また，このような保健機能および製造適性に優れた菌株が選抜され，発酵乳や乳酸菌飲料などに利用されている．　〔木 村 勝 紀〕

文　献

1) 辨野義已，光岡知足：腸内フローラと発癌（光岡知足編），pp. 9-27，学会出版センター，1981.
2) M. D. Collins et al.：*Int. J. Syst. Bacteriol.*, **37**, 310-316, 1987.
3) M. D. Collins and S. Wallbanks：*FEMS Microbiol. Lett.*, **95**, 235-240, 1992.
4) M. D. Collins et al.：*J. Appl. Bacteriol.*, **75**, 595-603, 1993.
5) F. E. Dewhirst et al.：*Int. J. Syst. Evol. Microbiol.*, **51**, 1797-1804, 2001.
6) O. Kandler and N. Weiss: Bergey's Manual of Systematic Bacteriology Vol. 2（P. H. A. Sneath et al., eds.), pp. 1209-1234, Williams & Wilkins, 1986.
7) T. Kaneko et al.：*J. Clin. Microbiol.*, **35**, 3181-3185, 1997.
8) K. Hojo et al.：*Biosci. Biotechnol. Biochem.*, **71**, 152-157, 2007.
9) A. C. Vallor et al.：*J. Infect. Dis.*, **184**, 1431-1436, 2001.
10) M. Michaylova et al.：*FEMS Microbiol. Lett.*, **269**, 160-169, 2007.
11) W. H. Ling et al.：*J. Nutr.*, **124**, 18-23, 1994.
12) I. Sakamoto et al.：*J. Antimicrobiol. Chemother.*, **47**, 709-710, 2001.
13) B. S. Reddy and A. Rivenson：*Cancer Res.*, **53**, 3914-3918, 1993.
14) E. J. Schiffrin et al.：*Am. J. Clin. Nutr.*, **66**, 515S-520S, 1997.
15) E. Isolauri et al.：*Clin. Exp. Allergy*, **30**, 1604-1610, 2000.

16) M. Hosoda et al.：*J. Dairy Sci.*, **79**, 745-749, 1996.
17) S. E. Gilliland et al.：*Appl. Environ. Microbiol.*, **49**, 377-381, 1985.

1.4.5 バクテロイデス菌

a. 腸内フローラ構成菌としての *Bacteroides*

Bacteroides は偏性嫌気性グラム陰性桿菌で，ヒト下部消化管の主要な常在性腸内細菌である．健常成人 46 名の大便の DNA を抽出して構成菌の解析を行った結果，*Bacteroides fragilis* group は全検体で検出され，菌数の平均は約 $10^{9.9}$/g，占有率は約 11% であった[1]（図 1.27）．これは，*Clostridium coccoides* group（29%），*Clostridium leptum* subgroup（15%）についで高い．ヒトの大便で検出される主要な菌種は，*Bacteroides vulgatus*, *Bacteroides ovatus*, *Bacteroides thetaiotaomicron*, *Bacteroides fragilis*, *Bacteroides caccae*, *Bacteroides uniformis* などがあげられる[2]．また，*Bacteroides* はマウス，ラットなどの実験動物の腸管にも主要な常在性腸内細菌として定着している．

b. *Bacteroides* と炎症性腸疾患

炎症性腸疾患（IBD）の病因はいまだ明らかになっていないが，常在性腸内細菌に対する免疫応答異常が背景にあると考えられており，*Bacteroides* の関与を示唆する報告も多い．潰瘍性大腸炎患者では，*B. vulgatus* の外膜タンパク質に対する血液中の抗体価が高いことが報告されている[3]．また，*B. caccae* の構成タンパク質の関与も示唆されている[4]．一方，HLA-B27/β2-ミクログロブリントランスジェニック（HLA-B27 Tg）ラット，TCRα 鎖欠損マウス，IL-10 欠損マウスなどの免疫関連遺伝子改変動物は，通常環境下では IBD に類似した腸炎を自然発症するが，無菌環境下では腸炎を発症しないことが見いだされており，これらのモデルを用いて *Bacteroides* の腸炎発症・増悪への関与が示されている．無菌 HLA-B27 Tg ラットでは，*B. vulgatus* を定着させると腸炎が発症することが示された[5]．また，TCRα 鎖欠損マウスでは，成分栄養で飼育すると *B. vulgatus* が検出されなくなるとともに，腸炎が軽減された[6]．しかし，この *B. vulgatus* の起炎性は株により異なることがデキストラン硫酸ナトリウム（DSS）誘導大腸炎マウスで示されており[7]，また，IL-10 欠損マウスでは，*B. vulgatus* の定着は炎症を惹起しないことも明らかになっている[8]．したがって，*Bacteroides* の株レベルで規定される因子と，それに対する宿主側の遺伝的素因に基づく免疫応答異常の両要因から炎症性腸疾患が発症すると考えられる．

一方，*Bacteroides* の起炎性とは対照的に，$CD4^+CD45RB^{high}$T 細胞を移入した Rag 欠損マウス（$Rag^{-/-}$）に *Helicobacter hepaticus* を定着させて誘導した腸炎モデルでは，*B. fragilis* が腸炎を軽減することが明らかにされた[9]．莢膜多糖であるポリサッカライド A（PSA）を欠損した *B. fragilis* 株は腸炎を抑制しないが，精製 PSA のみの投与により腸炎が抑制された．さらに，PSA の腸炎抑制には $CD4^+$ T 細胞の IL-10 産生が関与していることが示された．この結果は，PSA のような免疫調節因子が炎症性疾患の治療に有用である可能性を示唆するものである．また，Kelly ら[10] は，*B. thetaiotaomicron* が，*Salmonella enteritidis* に感染した腸上皮細胞株およびラット回腸の炎症応答を抑制することを示した．これは，細胞質での NF-κB の活性化を阻害するのではなく，PPAR-γ（peroxisome proliferator activated receptor-γ）と NF-κB の活性化型構成因子 RelA の複合体の形成を誘導して核外移行を促進し，炎症性サイトカインの遺伝

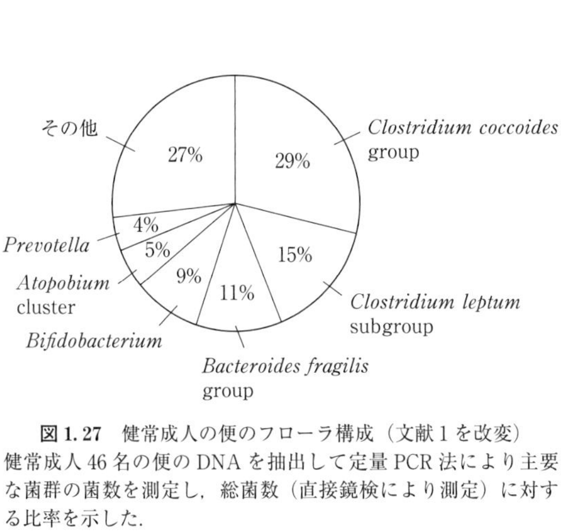

図 1.27 健常成人の便のフローラ構成（文献 1 を改変）
健常成人 46 名の便の DNA を抽出して定量 PCR 法により主要な菌群の菌数を測定し，総菌数（直接鏡検により測定）に対する比率を示した．

子発現を抑制することによるものであった.

c. 細菌特異的シグナルと *Bacteroides*（*B. thetaiotaomicron* をモデルとした解析）

Peterson ら[11] は, *B. thetaiotaomicron* でプライミングしたIgA産生ハイブリドーマ細胞を背部皮下に移入した無菌 $Rag^{-/-}$ マウスに *B. thetaiotaomicron* を定着させ, 腸内細菌は1種類で, 抗体レパトアもこの菌の莢膜多糖に対するモノクローナルIgA抗体のみというモデルを作製し, 細菌特異的IgA抗体の役割を解析した. その結果, IgA非存在下では, 自然免疫による活性酸素応答がより強く誘発され, *B. thetaiotaomicron* は宿主の産生する活性酸素を代謝する遺伝子発現を促進して適応していた. 一方, IgA存在下では腸の炎症性シグナル伝達が抑制され, 菌のエピトープ発現量も低下した.

Hooper ら[12] は, *B. thetaiotaomicron* を無菌マウスに定着させ, 腸内菌のシグナルが腸管上皮細胞糖タンパク質のフコシル化に至る経路を解析した. その結果, *B. thetaiotaomicron* は腸内でのフコース濃度を認識して, 腸上皮細胞のフコース転移酵素誘導因子を産生し, フコース転移酵素を誘導することを示した. したがって, *B. thetaiotaomicron* のフコース代謝系遺伝子を破壊すると, フコース転移酵素の誘導が消失した. これらの結果から, *Bacteroides* の存在は一面では常在性腸内細菌と宿主が安定した関係を構築・維持するのに重要な役割を果たしていることが示唆される.

Bacteroides には易感染宿主に敗血症などを起こす日和見菌も含まれており, 潜在的な病原性菌としてもとらえられてきたが, 上述のように抗炎症作用や常在性腸内細菌としての役割が示されたことは注目すべきである. 今後, *Bacteroides* の免疫調節作用が分子レベルでさらに解明されていくことが期待される.

文 献

1) T. Matsuki et al.: *Appl. Environ. Microbiol.*, **70**(12): 7220-7228, 2004.
2) H. Takaishi et al.: *Int. J. Med. Microbiol.*, **298**(5-6): 463-472, 2008.
3) H. Matsuda et al.: *J. Gastroenterol. Hepatol.*, **15**(1), 61-68, 2000.
4) O. Cohavy et al.: *Infect. Immun.*, **68**(3), 1542-1548, 2000.
5) F. Hoentjen et al.: *Inflamm. Bowel Dis.*, **13**(3), 317-324, 2007.
6) D. Kishi et al.: *J. Immunol.*, **165**(10), 5891-5899, 2000.
7) H. Setoyama et al.: *Microbes Infect.*, **5**(2), 115-122, 2003.
8) R. K. Sellon et al.: *Infect. Immun.*, **66**(11), 5224-5231, 1998.
9) S. K. Mazmanian et al.: *Nature*, **453**(7195), 620-625, 2008.
10) D. Kelly et al.: *Nat. Immunol.*, **5**(1), 104-112, 2004.
11) D. A. Peterson et al.: *Cell Host Microbe*, **2**(5), 328-339, 2007.
12) L. V. Hooper et al.: *Proc. Natl. Acad. Sci. USA*, **96**(17), 9833-9838, 1999.

1.4.6 クロストリジウム, その他

a. 腸内フローラ構成菌としてのクロストリジウム

クロストリジウムは芽胞を形成する偏性嫌気性グラム陽性桿菌である. 16S rRNA遺伝子を指標とした分類によると, *Clostridium coccoides* group, *Clostridium leptum* subgroup がヒト腸内の最優勢菌であることが明らかになった. 健常成人46名の大便のDNAを抽出して構成菌の解析を行った結果, *Clostridium coccoides* group の菌数は $10^{10.3}$/g, 占有率29%, *Clostridium leptum* subgroup は $10^{9.9}$/g, 占有率15%であった[1]. これらの菌群は16S rRNA遺伝子による分類であり, *Clostridium* 属以外の菌種も含めて, 多くの菌種で構成されている. なお, マウスやラットなどのげっ歯類において最優勢菌として知られてきたfusiform-shaped bacteria[2] も大部分がクロストリジウムであり, クロストリジウムは多くの哺乳動物種においては腸内フローラの最優勢菌であると思われる.

b. *Faecalibacterium prausnitzii* の免疫抑制作用

Faecalibacterium prausnitzii は *Clostridium leptum* group に分類される主要な腸内細菌であ

る．炎症性腸疾患患者の腸内フローラ分析により，クローン病患者では健常人より *Clostridium leptum* group の菌数が低い[3]，炎症性腸疾患患者の粘膜における *F. prausnitzii* の菌数が少ない[4]，*F. prausnitzii* の減少がクローン病の術後の再発に関連している[5]，などの報告がある．*F. prausnitzii* の代謝産物が *in vitro* で NF-κB の活性化や IL-8 の産生を抑制する，また，ヒト末梢血単核細胞を *F. prausnitzii* と共培養すると高レベルの IL-10 が産生されたが，IL-12，IFN-γ の産生量は少ない，さらに TNBS 誘導腸炎モデルに *F. prausnitzii* を投与すると腸炎が軽減される，など *F. prausnitzii* の免疫抑制作用が示唆されている[5]．

c. クロストリジウムとアレルギー疾患

近年，アレルギー児と健康児の腸内フローラ構成の違いが報告されている．

エストニアの5歳のアレルギー児と非アレルギー児の腸内フローラと血清 IgE を解析したところ，アレルギー児では clostridia が多く，血清 IgE レベルと clostridia の菌数には相関がみられた．一方，アレルギー児では bifidobacteria や lactobacilli は少なかったと報告された[6]．

また，1歳時にアトピーとなる児では，生後3週時点で clostridia が多く，bifidobacteria が少ない傾向にあったように[7]，アレルギー児と非アレルギー児の腸内フローラ構成は，アレルギー発症前から異なっていることも示されている．

腸内細菌がアレルギー発症にどのように関与しているのかは不明であるが，クロストリジウムの菌数に注目してみると，アレルギー患児ではクロストリジウムの菌数が多いという報告が多く，その役割が注目される．

d. クロストリジウムおよびその類縁菌と腸管免疫系の発達

セグメント細菌（segmented filamentous bacteria：SFB）は，分節（セグメント）のある繊維（フィラメント）状の菌の総称で，直径 0.7〜1.8 μm，長さ 2〜1000 μm の芽胞形成菌である．多種の動物の腸内での生息が報告されているが，ヒトでの存在はまだはっきりしていない．また，試験管培養法が確立されていないため，菌体成分や代謝産物などの研究も進んでいない．マウス，ラット，ニワトリなどの SFB は，16S rRNA 遺伝子に基づく分類では *Clostridium* 属のいくつかの菌種に比較的近いが，既知の菌種とは独立した菌属で，暫定学名は *Candidatus* Arthromitus とされている[8]．腸内に細菌のいない無菌動物は免疫機能が未発達で，免疫細胞の数や抗体の産生量が少ないが，無菌マウスに SFB を定着させるとパイエル板が発達し，IgA の分泌量や小腸の腸上皮細胞間リンパ球（IEL）の数も増加することが示されている[9]．また，小腸上皮細胞の MHC クラス II 分子の発現も誘導される．SFB は宿主特異的に腸管免疫系の発達に影響を与えており，たとえばマウスにラット由来の SFB を定着させても免疫学的形質の変化は観察されなかった．マウスでは，SFB が回腸部の絨毛やパイエル板に多く接着しており（図 1.28），SFB の宿主特異的な作用機構との関連が注目される．

一方，マウス大腸の主要な常在菌である clostridia 46 株を定着させたマウスでは，小腸形質は通常マウスタイプへの変換がみられなかった反面，大腸の IEL や IgA 分泌などの形質は通常マウスタイプへの変化が認められた[10]．SFB と clostridia 46 株とを混合定着させたノトバイオートマウスでは，clostridia が SFB による腸管形質の発達を補完していることも明らかになった．したがって，それぞれの腸内細菌の作用機構は未解

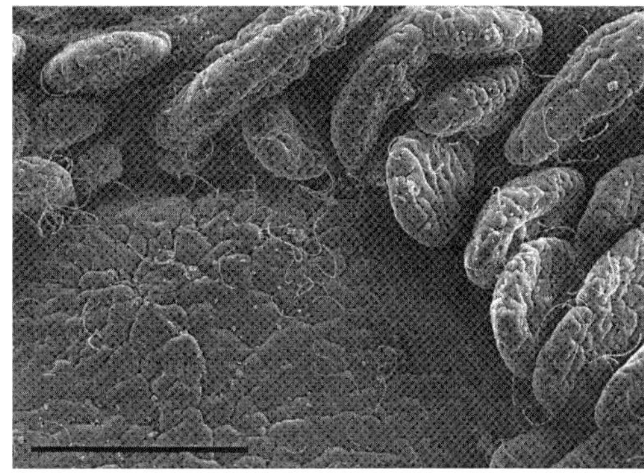

図 1.28 セグメント細菌単独定着マウスの回腸粘膜の走査型電子顕微鏡写真（Bar = 200 μm）

明であるが，腸内細菌は主にその棲息部位に対応して宿主に影響を与えていると推定される．

〔今岡明美〕

文献

1) T. Matsuki et al.：*Appl. Environ. Microbiol.*, **70**(12), 7220-7228, 2004.
2) D. C. Savage et al.：*Infect. Immun.*, **10**(1), 240-250, 1974.
3) C. Manichanh et al.：*Gut*, **55**(2), 205-211, 2006.
4) D. N. Frank et al.：*Proc. Natl. Acad. Sci. USA*, **104**(34), 13780-13785, 2007.
5) H. Sokol et al.：*Proc. Natl. Acad. Sci. USA*, **105**(43), 16731-16736, 2008.
6) E. Sepp et al.：*Clin. Exp. Allergy*, **35**(9), 1141-1146, 2005.
7) M. Kalliomaki et al.：*J. Allergy Clin. Immunol.*, **107**(1), 129-134, 2001.
8) J. Snel et al.：*Int. J. Syst. Bacteriol.*, **45**(4), 780-782, 1995.
9) Y. Umesaki et al.：*Microbiol. Immunol.*, **39**(8), 555-562, 1995.
10) Y. Umesaki et al.：*Infect. Immun.*, **67**(7), 3504-3511, 1999.

1.4.7 ヘリコバクター・ピロリ

ヘリコバクター・ピロリ（*Helicobacter pylori*）は，ヒトなどの胃粘膜に感染する細菌であり，1983年にオーストラリアのBarry J. MarshallとJ. Robin Warrenによって発見された．菌の直径は約0.5 μm，長さは約3.5 μmのグラム陰性らせん状桿菌である．長軸の両極にはそれぞれ4～8本の鞭毛をもっており，それを回転させることによって粘液中を移動することができる．長らく，胃内は胃液に含まれる塩酸のため無菌であると考えられていたが，本菌はウレアーゼを産生することにより，胃液中の尿素を分解しアンモニアを産生することで，局所的に胃酸を中和することによって，胃表層の粘液細胞に定着し生息できるわけである．*H. pylori*は微好気性菌であり，また増殖に時間がかかるため，分離・培養が困難である．一般的には5～10%のO_2存在下，もしくは10% CO_2存在下で培養することによって発育する．自然環境においては，*H. pylori*は動物の胃内でのみ増殖可能であり，その他の場所ではらせん菌のまま長時間生存することはできず，球状形態（coccoid form）へと変化する．球状形態は生きているが培養できない菌（viable but non-culturable：VNC）であり，増殖能はもたない．その生物学的意義についてはなお不明な点が多いが，一種の耐久状態なのではないかと考えられている．

*H. pylori*の感染経路については，その発見から四半世紀経過した現在においても未解明な部分が多いが，胃内に定着することから経口感染であると推定されている．ヒトからヒトへの口-口感染や不衛生な環境からの糞-口感染が原因であると考えられており，乳児期における母親からの離乳食の口移しが感染経路の大きな要因であるとする報告もある[1]．ほとんどの感染は胃酸の分泌や胃粘膜の免疫能が不十分な幼小児期に成立すると考えられており，その後の新規感染はまれである．したがって，各年代別の感染率は生誕年に依存する．

*H. pylori*感染症は人類において最も普遍的な慢性感染症の一つであり，世界人口の40～50%が*H. pylori*感染症であると考えられている．起源は塩基配列の解析により，5万8000年前のアフリカであるとの報告があり[2]，現在は広く全世界に分布している．一般的に感染率は先進国で低く，開発途上国で高い傾向があるが，これには衛生環境の問題が関与していると考えられる．本邦では，高齢者の*H. pylori*陽性率は70～80%と開発途上国に匹敵する高値を示しているが，第二次世界大戦後の高度成長期における衛生環境の改善に伴い，若年になればなるほど*H. pylori*陽性率が低下するという疾患構造をとっている．したがって，将来的には*H. pylori*感染症患者の割合は減少していくものと考えられている．

*H. pylori*に感染すると，初感染では急性胃炎や下痢を生じさせるのみであるが，一度感染すると生涯にわたって感染が持続することが多い．持続感染は，*H. pylori*の産生するウレアーゼによって発生するアンモニアによる直接の胃粘膜組織障害や，感染によって動員された好中球の過酸化水素から生成する活性酸素や次亜塩素酸がアンモニ

アと反応することによって生成されるモノクロラミンなどのオキシダント，VacA と呼ばれる本菌に特異的な細胞空胞化毒素などにより，胃粘膜に慢性的な炎症を引き起こす．*H. pylori* は炎症部位を下地として，慢性萎縮性胃炎，胃・十二指腸潰瘍，胃癌，低悪性度胃 MALT リンパ腫，胃過形成性ポリープなどの上部消化器疾患を発症させる．また，これらの消化管疾患以外にも，特発性血小板減少性紫斑病[3]，鉄欠乏性貧血[4]，慢性蕁麻疹[5]，虚血性心疾患[6]，メタボリックシンドローム[7] などの胃外病変と *H. pylori* の関連性も報告されており，現在その関連の是非がさかんに議論されているところである．ただし，*H. pylori* 感染者がすべてこのような疾患を発症するわけではなく，宿主側の問題も検討されるべきであろう．

治療[8] は，一次除菌法として，本邦ではプロトンポンプ阻害薬（PPI）＋アモキシシリン（AMPC）＋クラリスロマイシン（CAM）を 1 週間内服する．しかし，近年は特に CAM 耐性菌が増加しており除菌率は年々低下傾向にある．そのため，一次除菌不成功者に限っての二次除菌として，CAM をメトロニダゾール（MNZ）に変更した PPI＋AMPC＋MNZ による三剤併用療法が 2007 年 8 月に保険適用となった．二次除菌不成功の場合は MNZ の代わりにニューキノロン薬を用いたレジメンや，高用量 PPI＋高用量 AMPC による高用量二剤療法などがあるが，これらは保険適用ではない．除菌に成功し，*H. pylori* が陰性化すると，組織学的胃炎が改善し，胃・十二指腸潰瘍や胃癌など，*H. pylori* 感染に伴って生じる疾患の予防に結びつくことが期待されるため，予防医学的観点からは原則的に感染者全員が治療対象になりうる．

H. pylori 感染症の診断，あるいは除菌後の判定は，上部消化管内視鏡検査による生検の要否によって大きく二つに分けることができる．前者に属するものには迅速ウレアーゼ試験，鏡検法，培養法があり，後者に属するものには尿素呼気試験，抗 *H. pylori* 抗体測定，便中 *H. pylori* 抗原検査がある．それぞれの検査法には長所短所が存在するため，測定原理を理解したうえで，適宜選択しなければならない．

また近年，特定の食品を摂取することによって *H. pylori* を抑制することができるという報告がなされてきている．梅干に含まれる成分の一種，シリンガレシノールが *H. pylori* の運動能を低下させる報告[9] のほか，ブロッコリーの新芽に含まれるスルフォラファン[10]，ニュージーランドの蜂蜜であるマヌカ・ハニー[11]，鶏卵抗体[12]，その他ヨーグルト，コーヒー，緑茶カテキン，ココアなどでも *H. pylori* を抑制するとの報告がある．しかし，いまだ不明な点も多く，これからの研究が待たれるところである．

〔鈴木秀和・平田賢郎・日比紀文〕

文 献

1) 奥田真珠美ほか：日本臨牀，**63**, 172–176, 2005.
2) B. Linz et al.：*Nature*, **445**, 915, 2007.
3) A. Gasbarrini et al.：*Lancet*, **352**, 878, 1998.
4) Y. H. Choe et al.：*Helicobacter*, **4**, 135–139, 1999.
5) S. Fukuda et al.：*J. Gastroenterol.*, **39**, 827–830, 2004.
6) D. P. Strachan et al.：*Circulation*, **98**(13), 1286–1290, 1998.
7) T. Gunji et al.：*Am. J. Gastroenterol.*, **103**(12), 3005–3010, 2008.
8) 日本ヘリコバクター学会ガイドライン作成委員会：*H. pylori* 感染の診断と治療のガイドライン 2009 改訂版，日本ヘリコバクター学会誌，**10**(2), 104, 2009.
9) Miyazawa et al.：*Biolog. Pharmaceutical Bull.*, **29**(1), 172–173, 2006.
10) J. W. Fahey et al.：*Proc. Natl. Acad. Sci. USA*, **99**(11), 7610–7615, 2002.
11) D. P. McGovern et al.：*J. R. Soc. Med.*, **92**, 439, 1999.
12) S. Nomura et al.：*Helicobacter*, **10**(1), 43–52, 2005.

1.4.8 腸管免疫系との相互作用（共生）

腸管には生体で最大の免疫系が存在し，われわれの健康維持に不可欠な役割を担っている．この腸管免疫系の発達や成熟には，腸内細菌が大きく貢献する．腸内細菌が存在しない無菌動物では通常動物に比べて，パイエル板が小さい，IgA 産生細胞が少ない，上皮間 T 細胞の数が少ない，経口免疫寛容の誘導をはじめとする抗原感作後の免疫応答が遅延するといった特徴が観察される[1,2]．腸管免疫系が正常に成熟するためには，特に，早期からの持続的な腸内細菌からの刺激が重要となる．生後間もない時期は，腸管免疫系が未発達な状態にあり，免疫系の成熟を誘導するシグナルを受け取る重要な時期であるために微生物刺激の影響を大きく受けると考えられる．腸内細菌はこのように腸管免疫系の形成に重要な役割を果たすのみでなく，その後の腸管免疫組織の維持にも腸内細菌からの刺激が重要である．

近年，リポ多糖，ペプチドグリカン，CpG DNA といった微生物を構成する菌体成分をパターン認識する受容体として，TLR や NOD 様受容体（nucleotide binding and oligomerization domain(NOD)-like receptor）が同定された．腸管においても，腸管上皮細胞や抗原提示細胞といった腸内細菌あるいはその成分と直接相互作用する機会をもつ細胞に発現するこれらの受容体を介して，宿主と腸内細菌との相互作用が存在することが明らかにされている．

腸管壁を覆う上皮細胞は，間に厚い粘液層が存在するものの，管腔に大量に生息する腸内細菌あるいはその成分に常に曝されている．腸管上皮細胞は，TLR を介して腸内細菌からの刺激を受け取り，この刺激が上皮細胞の適切な増殖制御に必要であることが明らかにされている[3)]．また，腸管上皮細胞に対する腸内細菌からの刺激により，上皮細胞から APRIL の産生が誘導され T 細胞非依存的な B 細胞の IgA クラススイッチが促進されること[4)]，小腸粘膜固有層への B 細胞のリクルートや IgA 産生が増強されること[5)] などが明らかにされており，腸内細菌の刺激が上皮細胞を介して抗体産生応答を制御することが示されている．腸管上皮細胞は，このように腸内細菌からの刺激により自身の恒常性を維持するとともに腸管の免疫応答を制御するが，一方で，腸内細菌に対して過剰に応答しないような機構を保持している．たとえば，腸管上皮細胞では TLR4 や TLR2 といった特定の TLR の細胞表面における発現が低いことが知られている．また，特に腸内細菌の多くが存在する大腸部位で TLR からのシグナルを抑制する Tollip の発現が高いことも報告されている[6)]．したがって，腸管上皮細胞では，TLR の発現のみでなく，Tollip をはじめとする PPARγ, A20 などの細胞内分子の働きにより TLR からのシグナル伝達も減弱していると考えられる．さらに，やはり腸管で高い発現が認められる SIGIRR がデコイ受容体として機能して，TLR の下流のアダプター分子のリクルートを妨げることにより TLR シグナルを阻害することも報告されている[7)]．腸管上皮細胞は，これらの仕組みにより腸内細菌に対して過剰に応答せず，共生関係を維持していると考えられる．腸内細菌に対する過剰応答は腸管における炎症反応を誘導し，実際に，炎症性腸疾患では腸内細菌に対する過剰応答が観察されるケースが多い．

管腔に存在する腸内細菌は，抗原を取り込む能力を有する特殊な上皮細胞である M 細胞を介して体内に取り込まれ，その後，樹状細胞などの抗原提示細胞により処理される．樹状細胞は，菌体を認識する受容体からの刺激により成熟し，T 細胞応答の方向づけに重要な役割を果たす．LPS や CpG DNA などの微生物刺激では樹状細胞は 1 型（DC1）へと成熟し，抗原刺激に対してナイーブ T 細胞を Th1 細胞へと分化させる．したがって，樹状細胞に対する腸内細菌の刺激が，生体内における Th1/Th2 バランスを適正に保つために重要な役割を果たしているといえる．さらに，大量の共生細菌が生息する特殊な環境下にある腸管では，ナイーブ T 細胞から Treg への分化を誘導する樹状細胞集団の成熟が他の組織に比べて優位に起こるとされている．小腸の粘膜固有層や腸間膜リンパ節に存在するこの $CD103^+$ の樹状細胞集団により，レチノイン酸シグナルの増強を介した $FoxP3^+$ Treg の分化，腸管へのホーミングを媒介する受容体である CCR9 や $\alpha4\beta7$ の T 細胞における発現の増強が促進される[8-10)]．マウスにおいて明らかにされたこの樹状細胞集団がヒトの腸管においても機能していることが最近明らかにされた[11)]．腸内細菌は，Th1/Th2 バランスに加えて，Treg/Th17 バランスの制御にも貢献しているといえる．さらに，B 細胞の IgA^+ 細胞へのクラススイッチ，抗体産生細胞への成熟・分化や CCR9 および $\alpha4\beta7$ の発現の増強にも腸内細菌が関与す

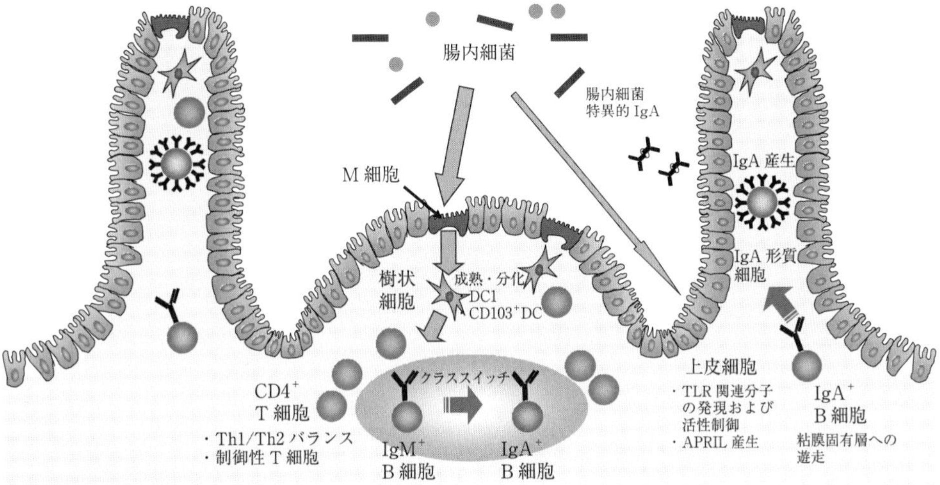

図 1.29　腸内細菌と腸管免疫系との相互作用
腸管免疫系を構成する細胞と腸内細菌との間には直接的あるいは間接的なさまざまな相互作用が介在し，共生関係が成立・維持される．

ることが知られている．また，腸管において産生される腸内細菌特異的 IgA 抗体により，腸内細菌が増えすぎずに一定の数に保たれる．したがって，腸内細菌は，樹状細胞へ作用することにより，T 細胞サブセットの分化，B 細胞からの抗体産生を制御し，抗原に対する免疫応答の質の決定に大きく関与していると考えられる．

腸管免疫系を構成する細胞と腸内細菌との間には，上述のようなさまざまな直接的，間接的相互作用が存在する．これらの相互作用を介して，腸管免疫系を構成する細胞は大量に生息する腸内細菌に対して過剰に応答せずに共生関係を成立・維持するための機構を獲得する．その結果，腸内細菌は腸管免疫系に排除されず，また，過剰な炎症反応も起こらない．一方で，腸管免疫系の恒常性の維持には，腸内細菌からの刺激が不可欠であり腸内細菌からの刺激によりその免疫応答が制御される．図 1.29 に腸管免疫系を構成する細胞と腸内細菌とのこれらの相互作用の概略を示した．

〔**高 橋 恭 子**〕

文　献

1) N. Sudo et al.: *J. Immunol.*, **159**, 1739-1745, 1997.
2) V. Gaboriau-Routhiau et al.: *Pediatr. Res.*, **39**, 625-629, 1996.
3) S. Rakoff-Nahoum et al.: *Cell*, **118**, 229-241, 2004.
4) B. He et al.: *Immunity*, **26**, 812-826, 2007.
5) L. Shang et al.: *Gastroenterology*, **135**, 529-538, 2008.
6) J. M. Otte et al.: *Gastroenterology*, **126**, 1054-1070.
7) D. Wald et al.: *Nat. Immunol.*, **4**, 920-927, 2003.
8) J. L. Coombes et al.: *J. Exp. Med.*, **204**, 1757-1764, 2007.
9) C. M. Sun et al.: *J. Exp. Med.*, **204**, 1775-1785, 2007.
10) B. Johansson-Lindbom et al.: *J. Exp. Med.*, **202**, 1063-1073, 2005.
11) E. Jaensson et al.: *J. Exp. Med.*, **205**, 2139-2149, 2008.

1.4.9　腸管免疫系との相互作用（分子機構）

消化管管腔内には 500 菌種，10^{14} 個に及ぶ好気性・嫌気性細菌が存在し，それぞれがテリトリーを保ちつつ腸内細菌叢（腸内フローラ）を形成している．こうした腸内フローラや食物抗原に対しては，過剰に活性化しないように免疫系は抑制（免疫寛容）されている必要がある．一方で消化管は日常的にさまざまな病原性微生物が侵入する危険に曝されている．このため，宿主はすぐさま対応できるよう免疫系を活性化状態に保って備えている．この活性化と抑制のバランスはいかにして制御されているのであろうか．

a.　自然免疫システム

免疫システムは，刺激から応答までの時間とかかわる細胞によって大きく二つに分けることができる．マクロファージや樹状細胞が中心となる「自然免疫系」と，T・B細胞が中心となる「獲得免疫系」である．自然免疫系は，たとえば細菌の細胞壁成分であるリポポリサッカライド（LPS）や，鞭毛成分のフラジェリン，あるいはメチル化されていないゲノムDNA（ヒトでは多くの場合メチル化されている）など，病原体がもつ特有の構造モチーフを認識する．この認識は，TLRやNOD（nucleotide-binding and oligomerization domain）などのパターン認識受容体を介する．パターン認識受容体が病原体構造を認識すると，多くの場合転写因子NF-κBが活性化され，IL-6，TNF-α，ケモカインなどのサイトカインが多量に産生され，強い炎症が惹起される．このようなパターン認識による炎症応答発動は，侵入病原体に対する迅速な応答にはきわめて効率がよいが，同じ構造モチーフをもつ腸内フローラに対しても応答してしまう危険も兼ね備えている．そこで宿主は，腸内フローラによるTLRやNOD活性化を，常に抑制する分子機構を幾重にも働かせている．まず消化管上皮細胞は，TLRを管腔側には発現しておらず，基底面に発現している．このため，上皮のバリアを超えて侵入する病原体にだけ反応するのである[1]．また消化管上皮細胞には，SIGIRR（single immunoglobulin IL-1 receptor related molecule）と呼ばれる膜タンパク質が恒常的に発現していて，TLRとその下流のシグナル分子であるTRAF6との相互作用を競合的に阻害している[2]．さらに，上皮細胞にはPPARγ（peroxisome proliferators-activated receptor-γ）が発現し，TLRによるNF-κBの持続的な活性化を阻害する．特に腸内細菌である*Bacteroides thetaiotaomicron*の存在が，上皮細胞におけるPPARγの発現を誘導することが知られている[3]．このように上皮細胞はいくつか複数の仕組みによって腸内細菌には反応しないようになっている．さらに，上皮下に存在する自然免疫細胞においても，シグナル抑制機構が働く．たとえば，マクロファージや樹状細胞から恒常的にIL-10が産生されることが，TLRによる不必要な炎症の抑制に必須である[4]．また，マクロファージや樹状細胞に特異的に発現するIRAK-Mは，TLRと結合してその下流へのシグナル伝達を阻害する[5]．さらに，TLRによるシグナル伝達にはTRAF6のユビキチン化が必要であるが，消化管自然免疫細胞においては，脱ユビキチン化酵素であるA20が発現しており，TRAF6を介するシグナル伝達が阻害されている[6]．IκBNSは，消化管マクロファージに恒常的に発現している分子で，TLRによる一部の遺伝子発現を抑制している[7]．このように消化管においては，上皮細胞のみならずその直下に存在する自然免疫細胞においても，幾重にも過剰な応答を抑制する仕組みが働いている．

一方で，腸内フローラによるTLRやNODを介する上皮の活性化は，粘膜のホメオスターシス維持にきわめて重要な働きをしている．たとえばTLRのアダプター分子であるMyD88を欠損したマウスは，腸上皮障害による腸炎誘導モデルに対し，きわめて脆弱である．野生型マウスを抗生物質処理した場合もMyD88欠損マウスと同じ現象がみられることから，腸内フローラによる持続的なTLRシグナルが，上皮細胞のバリア機能維持に必須の働きをしていると考えられる．さらに腸内フローラによるTLRシグナルが，発癌を抑制するというエビデンスも報告されている．またMyD88やNOD欠損マウスにおいては，腸内フローラの構成が野生型マウスと大きく異なることも知られている．たとえばNOD1欠損マウスにおいては*Clostridiales*や*Bacteroides*が増加し，*Lactobacillaceae*が減少した腸内フローラを呈する[8]．腸内フローラによるTLRおよびNODを介する刺激が，抗菌ペプチドなどの持続的な発現を誘導し，それが腸内フローラの構成を決定するのである．以上，腸管における自然免疫系は，腸内フローラを認識しても過剰には反応しないように制御されているが，一方で粘膜の恒常性維持のためには弱いながらも活性化されている必要があるのである．

b. 獲得免疫システム

腸内フローラや食事性抗原は，獲得免疫系も常に活性化している．消化管獲得免疫系は，なかでもIgA産生B細胞に関してよく調べられている．IgA産生B細胞の分化は，腸内フローラの存在に大きく左右される．無菌（germ-free）マウスでは，IgA産生B細胞数・血中便中IgAレベルが激減している．しかしその無菌マウスも，SPF（specific-pathogen-free）環境下で数週間飼育すると，IgAレベルは正常に回復する．また，特定の細菌だけが生着したノトバイオート（Gnotobiote）の解析から，セグメント細菌（segmented filamentous bacteria：SFB）の存在が，IgA産生B細胞の分化誘導にきわめて重要な役割を果たすごとが知られる[9)]．逆にIgAが存在しないと，腸内におけるSFBの菌量が異常に増加することも報告されている[10)]．最近の研究から，IgA産生B細胞の分化は，SFBなどの腸内フローラによって消化管粘膜固有層やパイエル板に存在する特殊な樹状細胞がTLRを介して活性化され，その樹状細胞が一酸化窒素やレチノイン酸を産生するとB細胞のIgAへのクラススイッチが促進されるというモデルが考えられている[11)]．

消化管粘膜においては，T細胞も常時活性化されている．なかでもIFN-γを産生するTh1細胞と，IL-4などを産生するTh2細胞が常に活性化され，腸管炎症と深くかかわっていることが古くから知られている．Th1・Th2細胞に加えて，少なくともさらに2種類の$CD4^+$T細胞群が腸管には存在する．その一つが，TGF-βやIL-10などの免疫抑制性因子を数多く発現するTreg細胞である．CD4 T細胞に，強いT細胞受容体刺激とTGF-β，IL-2，レチノイン酸が作用すると，Treg細胞への分化が誘導されることが知られている．Treg細胞は消化管に恒常的にかつ非常に多く存在し，その分化には腸内フローラの存在が重要な役割を果たす．最近，*Bacteroides fragilis*に由来するポリサッカライドA（PSA）が，IL-10産生性のTreg細胞分化を誘導することが報告されている[12)]．

もう一つの新たなる$CD4^+$T細胞サブセットは，「Th17細胞」である．Th17細胞は，IL-17A，IL-17F，IL-22などの炎症性のサイトカインを高産生することを特徴とする．これらのサイトカインは，細胞内・外の細菌・真菌感染防御に働く一方，その過剰応答が慢性炎症性腸疾患において発症や増悪に密接にかかわっているという報告が数多くなされている．Th17細胞においても特筆すべきは，別段腸炎も起こしていない消化管粘膜固有層において恒常的に，しかも多数存在することである[13,14)]．最近では，腸内常在菌のSFBが，Th17細胞分化を誘導することが報告されている[15)]．消化管粘膜固有層に常在するTh17細胞の役割は未解明であるが，Treg細胞とTh17細胞が互いに影響しあって消化管粘膜におけるホメオスターシスを保っており，そのバランスの乱れが慢性炎症性腸疾患につながると考えられる．

以上，腸内フローラを構成するそれぞれの菌種は，それぞれ異なる特性をもち，異なった形で宿主であるわれわれの消化管に影響を与えている．消化管免疫システムは，それぞれに見合った形の応答を誘導するよう制御されているのである．

〔新 幸二・竹田 潔・本田賢也〕

文 献

1) D. Artis：*Nat. Rev. Immunol.*, **8**, 411-420, 2008.
2) H. Xiao et al.：*Immunity*, **26**, 461-475, 2007.
3) D. Kelly et al.：*Nat. Immunol.*, **5**, 104-112, 2004.
4) K. Takeda et al.：*Immunity*, **10**, 39-49, 1999.
5) K. Kobayashi et al.：*Cell*, **110**, 191-202, 2002.
6) E. E. Turer et al.：*J. Exp. Med.*, **205**, 451-464, 2008.
7) H. Kuwata et al.：*Immunity*, **24**, 41-51, 2006.
8) D. Bouskra et al.：*Nature*, **456**, 507-510, 2008.
9) Y. Umesaki and H. Setoyama：*Microbes. Infect.*, **2**, 1343-1351, 2000.
10) S. Fagarasan and T. Honjo：*Nat. Rev. Immunol.*, **3**, 63-72, 2003.
11) H. Tezuka et al.：*Nature*, **448**, 929-933, 2007.
12) S. K. Mazmanian et al.：*Nature*, **453**, 620-625, 2008.
13) I. I. Ivanov et al.：*Cell*, **126**, 1121-1133, 2006.
14) K. Atarashi et al.：*Nature*, **455**, 808-812, 2008.
15) I. I. Ivanov et al.：*Cell*, **139**, 485-498, 2009.

1.4.10 感染との関係

感染とは病原体が生体内に侵入し，増殖の足がかりを確立することであり，感染による発症は宿主生体の諸種の抵抗力と微生物の状態や毒性などとの複雑な相互関係に依存する．そうした相互関係により，現象的には感染が局所にとどまる局所感染と全身に広がる全身感染がある．病原体としては主に細菌，ウイルスおよび真菌類などがあげられる．このような病原体を排除する機能が腸内の常在菌に存在する．腸内の常在菌には，外部から侵入した病原体を排除したり，宿主の免疫機能を増強して病原体による感染や発症を防御する作用がある．

ここでは，これら腸内細菌の一つである乳酸菌やビフィズス菌の感染防御作用を，腸管感染症と非腸管感染症とに分けて概説する．

a. 腸管感染症に対する乳酸菌・ビフィズス菌の効果

抗生剤治療を受ける約20％の患者に下痢がみられる．本下痢症の約半数は抗生剤投与により腸内フローラが攪乱され，引き続き起こる *Clostridium difficile* の異常増殖とトキシン産生に起因する．*Lactobacillus acidophilus* と *L. bulgaricus* の混合菌，*L. rhamnosus* または *Enterococcus faecium* が本下痢症を予防することが報告されている[1]．また，予防のみならず，治療効果も知られている．*L. rhamnosus*, *E. faecium* または *L. reuteri* などの投与は本下痢症患者における下痢持続期間および入院期間を短縮するとともに，体重増加の経過を早めることが明らかにされている．

ロタウイルス下痢症は，ロタウイルスが原因となる冬季の乳幼児下痢症で，発展途上国において乳幼児死亡の主因となっている（年間60万人以上の死亡例が推計されている）．本感染の防御・治癒には，主に腸管のIgAが関与する．ビフィズス菌の本下痢症予防効果については，マウスを用いて解析された[2]．*Bifidobacterium breve* YIT4064（熱処理死菌）を母マウスに経口投与すると，ロタウイルス経口免疫後の母乳中抗ロタウイルスIgA抗体は有意に増加した．さらに，この乳仔マウスにロタウイルスを感染させると，下痢発症率が有意に減少した．さらに，6カ月から2歳の乳幼児を対象にした本菌株の投与試験では，ロタウイルス感染抑制が確認された．

ロタウイルス感染が関与する小児下痢症に対する乳酸菌・ビフィズス菌の治療効果は多くの研究報告がある．下痢持続日数が有意に短縮した菌株として，*L. rhamunosus* GG，*L. reuteri*，*L. acidophilus* と *B. infantis* の混合菌，*L. rhamnosus* と *L. reuteri* の混合菌などである[3]．これらの結果より5歳以下の小児における非細菌性急性下痢（多くはロタウイルス性下痢）には乳酸菌・ビフィズス菌療法が有効であることが明らかにされた．

開発途上国への旅行者の20～50％は旅行者下痢症に罹患する．原因菌として最も多く検出されるのは腸管毒素原性大腸菌である．*L. acidophilus*, *L. bulgaricus*, *Bifidobacteria*, および，*Streptococcus thermophilus* の4菌種混合投与，および，*L. rhamnosus* GGの投与が有意に下痢発症を抑制した．しかし，*L. acidophilus*，*L. bulgaricus*，*L. fermentum* または *L. rhamnosus* などの投与で，発症予防が認められなかったとの報告もある．旅行者下痢症に対する乳酸菌・ビフィズス菌の予防効果については議論の分かれるところである．

乳酸菌の赤痢菌およびサルモネラ菌感染防御作用についても報告されている．*L. acidophilus*, *Saccharomyces boulardii* および *Escherichia. coli* から構成される3種混合菌は無菌マウスの赤痢菌感染を防御した[4]．また，*L. rhamnosus* の培養上清はサルモネラ菌（*Salmonella typhimurium*）などの病原細菌の増殖を抑制することも報告されている．また，乳酸菌などは大腸菌O157：H7やカンピロバクター菌感染を防御することも報告されている．

b. 非腸管感染症に対する乳酸菌・ビフィズス菌の効果

インフルエンザはインフルエンザウイルス（Flu）により発症する急性呼吸器感染症で，毎年冬季に流行する．免疫力が弱い乳幼児や高齢者はハイリスクグループであり，感染すると死亡する場合もある．本疾病の防御・治癒には自然免疫と獲得免疫（特に液性免疫）が関与する．乳酸菌・ビフィズス菌の予防効果については，感染モデルマウスを用いて解析された．抗体産生増強作用（アジュバント作用）を有する *B. breve* YIT4064（熱処理死菌）を経口投与すると，Flu での経口免疫後の血中抗 Flu IgG 抗体は有意に上昇し，Flu の下気道感染による死亡率は有意に減少した[5]．また，自然免疫を増強する *L. casei* Shirota をマウスに経鼻投与すると，Flu 感染による鼻腔内 Flu 数の減少および生存率の有意な増加が認められた．また，免疫力の低下している高齢者や乳幼児を想定し，老齢マウスおよび乳仔マウスを用い，*L. casei* Shirota の経口投与による呼吸器粘膜免疫増強作用および Flu 感染防御作用を調べた．その結果，老齢マウスにおいて肺のナチュラルキラー（NK）細胞の活性化および鼻咽頭関連リンパ細胞の活性化が認められ，鼻腔内 Flu 数の減少がみられた．乳幼仔マウスにおいても，Flu 感染による生存率の増加および肺の NK 活性の上昇が認められた[6]．以上のように，経口摂取された乳酸菌・ビフィズス菌は腸管免疫のみならず，気道免疫も活性化して Flu 感染を防御することが明らかになった．腸管で刺激を受け活性化した免疫細胞（マクロファージ，NK 細胞，T 細胞など）が，各粘膜組織にホーミングすると推測された．

ヒトへの投与試験においては，一般の風邪症状の改善作用が報告されている．健康児（1～6 歳児）に *L. rhamnosus* を摂取させると呼吸器感染症が有意に（17%）減少し，さらに入院日数の減少，抗生物質の必要投与量の減少が確認された．また，健康成人に *L. gasseri* PA16/8，*B. longum* SP17/3 および *B. bifidum* MF20/5 の混合菌を投与すると，疾病期間が短縮し，呼吸器疾患（鼻咽頭疾患および気管支疾患）が有意に減少することが報告された[7]．さらに，現在各国の研究機関で精力的に追試が行われている．

ピロリ菌（*Helicobacter pylori*）は，慢性胃炎や胃癌などの多くの胃疾患に関係しているといわれている．乳酸菌の抗ピロリ作用については *L. salivaris*，*L. acidophilus*，*L. gasseri* OLL2716 または *L. johnsonii* のヒトへの投与がピロリ菌の活性や胃炎を減少させることが報告されている．尿路感染症については，尿路感染症モデル動物実験において，*L. rhamnosus* GR-1 および *L. casei* Shirota の有用性が示された．臨床試験では，*L. rhamnosus* GR-1, *L. fermentum* B-54 および *L. fermentum* RC-14 の膣内投与は，尿路感染症再発のリスクを軽減することが示された．さらに，*L. rhamnosus* GR-1 および *L. fermentum* RC-14 を経口投与すると，難治性尿路感染症が改善することも報告された[8]．〔保 井 久 子〕

文 献

1) F. Cremonini et al.：*Am. J. Gastroenterol.*, **97**, 2744-2749, 2002.
2) H. Yasui et al.：*J. Infect. Dis.*, **172**, 403-409, 1995.
3) J. S. Huang et al.：*Dig Dis. Sci.*, **47**, 2625-2634, 2002.
4) J. V. M. Filho-Lima et al.：*J. Appl. Microbiol.*, **88**, 365-370, 2000.
5) H. Yasui et al.：*Clin. Diagn. Lab. Immunol.*, **6**, 186-192, 1999.
6) H. Yasui et al.：*Clin. Diagn. Lab. Immunol.*, **11**, 675-679, 2004.
7) M. de Vrese et al.：*Clin. Nutr.*, **24**, 481-491, 2005.
8) G. Reid et al.：*FEMS Immunol. Med. Microbiol.*, **35**, 131-134, 2003.

1.4.11 アレルギーとの関係

近年のアトピー性湿疹，食物アレルギー，花粉症，喘息といったアレルギー性疾患の急激な増加には，環境要因の変化が深く関与すると考えられている．なかでも大きな要因の一つに腸内フローラのパターンの変化があげられる．これは，腸内フローラ仮説（microbiota hypothesis, microflora hypothesis）と呼ばれるもので，生体で最大の免疫系を有する腸管とそこに大量に生息する腸内細菌に着目し，特に幼少期における腸内フローラのパターンの偏りにより免疫寛容を誘導できず，アレルギーの発症リスクが高まるのではないかという考えに基づく．無菌動物では経口免疫寛容が誘導されにくい，食品抗原とともに LPS を投与すると経口免疫寛容が誘導されやすい，細菌毒素は経口免疫寛容を破綻させるといった報告も腸内フローラ仮説を支持するものである．また，多くの疫学的研究において幼少期の抗生物質の使用とアレルギーの発症に相関が認められているほか，発酵食品の摂取とアレルギーの発症率との間に関係があるといわれている．これらの研究結果も，腸内細菌がアレルギーの制御に作用することを示唆している．

一方，ヒトの腸内フローラの構成とアレルギーの発症リスクの関係を直接調査した研究例が数多く存在する．たとえば，複数の調査において *Bifidobacterium* のアレルギーに対する抑制作用が認められている[1-3]．また，健常な幼児とアレルギーを有する幼児では，*Bifidobacterium* の数のみではなく種類が異なると考えられている[4-6]．このように，アレルギーを有する幼児の腸内フローラの特徴として *Bifidobacterium* と *Lactobacillus* の定着の遅れ，あるいは腸内フローラの多様性の低下が観察されることが多い．ほかには，*Clostridium* や *Staphylococcus* が逆にアレルギー疾患のリスクを増大させる候補菌種となっている[1-3,7,8]．しかしながら，比較的多くの研究において腸内フローラの構成とアレルギーの罹患リスクの間になんらかの相関が観察されているものの，どのような相関が観察されたかは，かなりまちまちである．したがって，アレルギー疾患のリスクを高める，あるいはリスクを低下させる特定の菌は十分に明らかにされていないのが現状であるといえる．

腸内細菌によるアレルギー制御の免疫学的機序として，主に，Th2 型の免疫応答から Th1 型の免疫応答への変化，および Treg 細胞による免疫寛容の誘導が考えられている．Th1，Th2 は適応免疫において中心的な役割を果たすヘルパー T 細胞の二つの主要なサブタイプである．Th1 細胞は IFN-γ を産生し，また，細胞性免疫に重要な役割を果たす．一方，Th2 細胞は，IL-4，IL-5，IL-13 を分泌し，IgE 産生や好酸球増加などを促進する．さらに，Th1 と Th2 は相互に抑制しあう性質を有する．妊娠の維持には Th2 に偏向した免疫応答が重要であり，出生後も 1 カ月程度の期間は Th2 優性の状態が続くといわれている．生後の微生物抗原への暴露により Th1 応答が誘導され，適正な Th1/Th2 バランスへと導かれる．したがって，微生物抗原への暴露が十分でないと，Th2 優性の状態が保たれ，Th2 型の免疫応答であるアレルギーの発症につながると考えられる．マウスやヒトの細胞を用いた *in vitro* 試験において，*Lactobacillus* や *Bifidobacterium* が，抗原提示細胞からの IL-12 や IL-18 の産生を促進することにより，T 細胞からの IFN-γ 産生を増強するという多数の報告がある．このような Th2 型免疫応答から Th1 型免疫応答への移行に加えて，腸内フローラを構成する特定の菌株がアレルギー応答を制御する IL-10 と TGF-β の産生を誘導することが明らかにされている[9,10]．また，*Bifidobacterium* のゲノム DNA は *in vitro* において，健常人の末梢血単核細胞から IL-10 の産生を誘導することが報告されている[11]．したがって，Treg 細胞による IL-10 や TGF-β の産生を介した免疫寛容の誘導，抗炎症反応がもう一つの機構となると考えられる．近年，炎症反応に関与する新しい T 細胞サブセットとして Th17 細胞が発見され，Th1/Th2 バランスに加えて Treg/Th17 バランスがアレルギーの制御に重要であると考えられる．

上述のような T 細胞応答の質の決定は主として樹状細胞をはじめとする抗原提示細胞に対する腸内細菌の作用によると考えられるが，それ以外に腸内細菌によるアレルギー制御の機序として以下のような機構があげられている．まず，腸内細菌は，腸管のバリア機構を強化し，アレルゲンの通過を抑制することにより抗アレルギー作用を発揮するといわれている．また，腸内細菌による嫌気性発酵の副産物である酪酸などの短鎖脂肪酸には，抗炎症作用がある[12,13]．また，これらの短鎖脂肪酸は，ロイコトリエンやプロスタグランジンに似た分子を含む酸化型の脂肪酸代謝物を産生してアレルギーを促進するとされる[14] *Candida albican* の粘膜表面での生存に対して阻害効果を有し，健常状態で *C. albican* を低レベルに保つ作用がある．

腸内細菌によるアレルギーの制御には，その時期が重要であることが強調されている．すなわち腸管免疫系が未発達な，生後間もない時期における微生物刺激がアレルギーの発症リスクの低減に重要であるとされる．Prescott らは，アレルギーを発症しない子どもは出生時にはハウスダストに対する強いTh2応答がみられるが，6カ月以内にTh2応答が弱まりTh1応答が増大するのに対し，アレルギーを発症する子どもはハウスダストに対するTh2応答が持続し，Th1応答が低いままであることを明らかにしている[15]．したがって，生後6カ月程度の期間が免疫の変化の開始に重要な時期であり，後にアレルギー感作が起こるかどうかに大きな影響を及ぼすといえる．実際に，腸内フローラの作用のタイミングの重要性に関しては，無菌動物を用いた多くの研究で明らかにされている．

今後，特定の菌株と宿主の相互作用の正確な理解を通じて，腸内細菌によるアレルギーの制御機構が解明されていくことが期待される．

〔高 橋 恭 子〕

文 献

1) E. Sepp et al.: *Clin. Exp. Allergy*, **35**, 1141-1146, 2005.
2) S. Watanabe et al.: *J. Allergy Clin. Immunol.*, **111**, 587-591, 2003.
3) M. Kalliomaki et al.: *J. Allergy Clin. Immunol.*, **107**, 129-134, 2001.
4) A. C. Ouwehand et al.: *J. Allergy Clin. Immunol.*, **108**, 144-145, 2001.
5) J. Stsepetova et al.: *FEMES Immunol. Med. Microbiol.*, **51**, 260-269, 2007.
6) S. Suzuki et al.: *Clin. Exp. Allergy*, **37**, 506-511, 2007.
7) J. Penders et al.: *Gut*, **56**, 661-667, 2007.
8) A. Linneberg et al.: *J. Allergy Clin. Immunol.*, **111**, 847-853, 2003.
9) T. von der Weid et al.: *Clin. Diagn. Lab. Immunol.*, 8, 695-701, 2001.
10) H. H. Smits et al.: *J. Allergy Clin. Immunol.*, **115**, 1260-1267, 2005.
11) K. M. Lammers et al.: *FEMS Immunol. Med. Microbiol.*, **38**, 165-172, 2003.
12) G. A. Bohmig et al.: *Immunology*, **92**, 234-243, 1997.
13) M. D. Saemann et al.: *FASEB J.*, **14**, 2380-2382, 2000.
14) M. C. Noverr et al.: *Clin. Microbiol. Rev.*, **16**, 517-533, 2003.
15) S. L. Prescott et al.: *Lancet*, **353**, 196-200, 1999.

1.4.12 ヒト腸内細菌叢のメタゲノミクス

メタゲノム解析は，さまざまな環境に生息する細菌叢のゲノム・遺伝子情報をバイアスなく獲得して，細菌叢の機能特性や多様性を解明する研究手法である．難培養細菌を含む多様な細菌種で構成されるヒト腸内細菌叢のメタゲノム解析からは，多くがブラックボックスである腸内細菌叢の機能実体が明らかとなり，それらを起点とした新しいヒト生物学が展開する．

ヒトの生理機能（健康と病気）と密接に関係している腸内細菌叢（intestinal microbiota）の研究には，個々の腸内細菌を分離培養する細菌学的手法と16Sリボソーム RNA 遺伝子（16S）を指標とした分子生物学的手法が主に用いられている．しかしながら，腸内細菌の大半は難培養性であり，また，16Sデータは菌種解析には有効であるが機能情報を付与しない．そのため，上記の方法だけで腸内細菌叢の全体像や生理機能発序の研究をさらに進めることは多分に困難である．ここでは，腸内細菌叢の遺伝子組成などの機能情報獲得へのあらたなアプローチ法であるメタゲノム解析（metagenomics）について解説する．

a. ヒト腸内細菌叢のメタゲノム解析

ヒトの腸内細菌叢は微生物生態学的にきわめて複雑であり，個人間の多様性も大きい[1]．大量の16S配列データによるヒト成人の腸内細菌叢の解析から，1万5000種以上（種レベル）の細菌がヒト腸内細菌叢に存在することが見積もられた[2,3]．門（phylum）レベルでは *Firmicutes*（64%），*Bacteroidetes*（23%），*Proteobacteria*（8%），*Actinobacteria*（3%）の4門が細菌叢全体の98%を占めていた．これまでに50門以上の細菌種がさまざまな環境中に同定されており，このことは宿主ヒトとの共進化などの独特な選択圧のもとで腸内細菌叢が進化してきたことを示唆する[4]．

しかしながら，16Sデータは上述したように機能情報を提供しない．これを補う解析がメタゲノム解析である．メタゲノム解析は，環境中に生息する細菌叢を構成する細菌種の集合ゲノムであるマイクロバイオーム（microbiome）の塩基配列決定と，それから得られる遺伝子情報をもとに細菌叢の機能の頻度分布（機能特性）を解明する手法である（図1.30）．機能の頻度分布はある配列

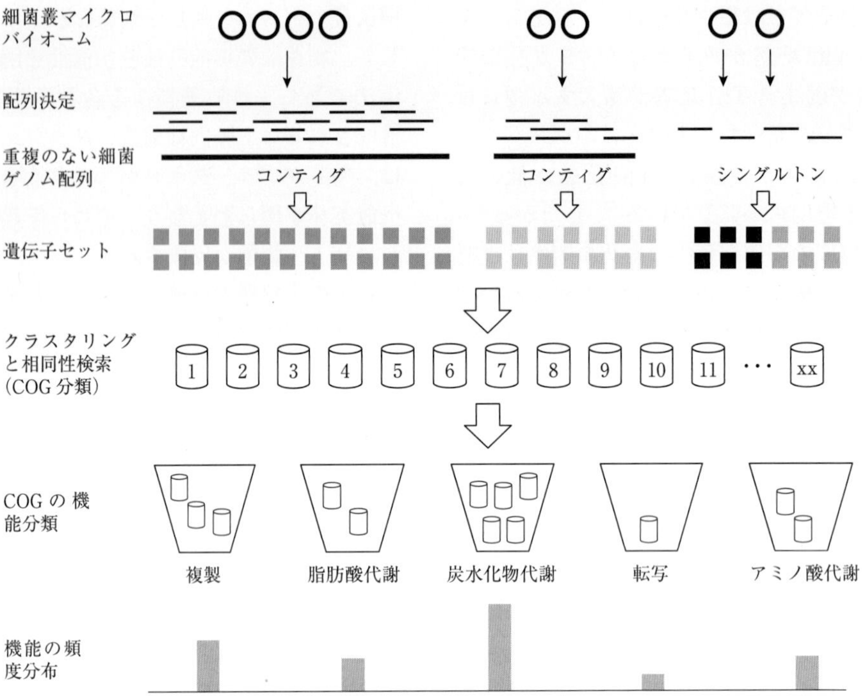

図 1.30 細菌叢メタゲノム解析と機能特性の解明

メタゲノム解析では，細菌叢の全ゲノム（マイクロバイオーム）のショットガンシークエンシングによる数百塩基の断片配列の収集とそれらのアセンブリ（同じ塩基配列をもつ断片配列どうしをつなぐコンピュータ操作）から，連続した長い配列（コンティグ）とシングルトン（コンティグを形成しない断片配列）で構成される重複のない細菌ゲノム配列を取得する．ついで，情報学的に同定した遺伝子のクラスタリング（類似したアミノ酸配列をもつ遺伝子をグループ化する操作）と公的データバンクに格納されている既知遺伝子に対する配列相同性検索によって，各遺伝子を類似（オルソログ）遺伝子群で構成される COG（clusters of orthologous groups）ならびに相当する生物学的機能カテゴリーへと分類する．各機能カテゴリーに分類された COG（遺伝子）の数から細菌叢の機能の頻度分布（機能特性）を得る．

データ量（閾値）を越えると大きく変化せず，最終的には細菌叢に特徴的なプロファイルを与える．今日までに，健康なヒト腸内細菌叢のメタゲノム解析が筆者らを含めた二つのグループから報告されている[5,6]．筆者らが報告した 13 名の日本人サンプル（3 カ月～45 歳，2 家族を含む）の解析では，約 479 メガベース（Mb）のユニークなメタゲノム配列から約 66 万個の細菌遺伝子を同定した[6]．同定した遺伝子のなかからヒト腸内細菌叢で有意に増えている 315 個の遺伝子を見いだした．これらの遺伝子には，炭水化物やアミノ酸の代謝と輸送，エネルギー生産に関与する遺伝子群などが多数含まれていた．炭水化物にかかわる機能では，大人／離乳後子どもの細菌叢では多糖類の分解に働く遺伝子群が，離乳前乳児の細菌叢では単糖類の取り込みに働く遺伝子群がそれぞれ増大していた．これらのデータは，ヒト腸内細菌叢の機能は食事成分に大きく依存することを示唆する．また，ヒト腸内細菌叢ではべん毛や化学走化性などの細菌の運動性にかかわる遺伝子群が顕著に減少していた．これらの遺伝子組成の特徴は腸内常在菌の腸管環境への機能適応によることを示唆している．

このほか，同定された全遺伝子のアミノ酸配列の類似度を各個人サンプル間で調べた結果から，①細菌叢は離乳時に大きく変化する，②大人／子どもの細菌叢間のバラツキ度は小さく，乳児の細菌叢はバラエティーに富んでいる，③細菌叢の大部分は親子や夫婦間で共有されず，個人に特徴的であることなどが示唆された．なお，13 名の日本人サンプルから同定された約16万個の新規遺伝子（同定された全遺伝子の約25%）を他の環境細菌叢（土壌，海洋表面，深海）で同定された新規遺伝子（約50万遺伝子）とクラスタリングを行ったところ，ヒト腸内細菌叢に特異的な647種類の遺伝子ファミリーが見いだされた．これらの遺伝子は既知遺伝子との間で配列類似度がないため，その機能を類推できないが，腸内細菌の新たな機能の探索のターゲットとなる．

b. 疾患の腸内細菌叢のメタゲノム解析

疾患関連では肥満の腸内細菌叢のメタゲノム解析が報告されている[7-9]．16S解析と組み合わせた解析から，肥満マウスの腸内細菌叢では *Firmicutes/Bacteroidetes* 比が通常のマウスに比べて著しく大きく，多糖類の代謝によるエネルギーの生産（脂肪の蓄積）に働く代謝遺伝子群が通常のマウスの腸内細菌叢よりも有意に多いことが示された．肥満のヒトの腸内細菌叢でも同様の傾向が観察されている．ヒトの肥満細菌叢にはエネルギーの生産に関与する代謝遺伝子群を多くもつ細菌種が健康細菌叢よりも多く存在するが，1年間の低多糖類食事コントロールによって肥満が解消された細菌叢ではその比率が減少していた．さらに最近，肥満を含む双生児と彼らの母親の腸内細菌叢の経時的な16Sとメタゲノム解析から，肥満と健康細菌叢間で有意にその出現頻度が異なっている383個の遺伝子が同定された．その内訳は273個が肥満細菌叢で増大し，110個が減少していた．肥満細菌叢で増大していた遺伝子の75％が *Actinobacteria*，25％が *Firmicutes* 由来であった．また，減少していた遺伝子の42%は *Bacteroidetes* 由来であった．肥満細菌叢で増大していた遺伝子の機能は主に炭水化物，脂質，アミノ酸の代謝にかかわっていた．これらの腸内細菌遺伝子は肥満の診断マーカーとして有効かもしれない．

c. 国際ヒトマイクロバイオーム計画と将来展望

上述したように，腸内細菌叢の機能特性はその複雑すぎる菌種構成のために依然ブラックボックスのままである．この理由も含めてヒト常在菌のより包括的で総合的な解明をめざした国際コンソーシアム（International Human Microbiome Consortium：IHMC）が2008年に設立された（http://www.genome.gov/27528490）．IHMCには日本，アメリカ，フランス（EUとして）などの10カ国が現在参加している．IHMCの設立の背景には，アメリカのHuman Microbiome Project，EUのMetaHIT Project，日本のHMGJ（Human MetaGenome Consortium Japan）などの各国でのヒト常在菌ゲノム研究の立ち上げがあった．IHMCの進めるヒトマイクロバイオーム計画（The International Human Microbiome Project）の主たるテーマは数百名の健康および病態からの口腔，鼻腔，消化器系，泌尿生殖器系，皮膚の各細菌叢のメタゲノムと16S解析ならびに難培養性細菌も含めた1000菌種以上のヒト常在菌の個別ゲノム解析である．これらのデータは今後公的データベースに逐次登録される予定である．IHMCで得られる膨大なゲノム・メタゲノム情報は，腸管細胞と細菌間の相互作用にかかわる細菌種や代謝物などの探索と同定，細菌側シグナルに対するヒト側遺伝子の応答機構などの研究を加速する．また，サンプル提供者のメタデータは腸内細菌叢ならびに病気と健康に影響する遺伝要因や食習慣の研究に新たな視点を提供する．さらに，疾患細菌叢と健康細菌叢の比較は，病因となる細菌や因子などの同定を含めた病気の発症機構の解明を促進し，腸内細菌をもターゲットとした，よりグローバルな創薬や治療法の開発につながると期待される．このヒト常在菌ゲノム研究を突破口にして，ヒトはヒトゲノムと常在菌ゲノムが統合されたヒトメタゲノム（human metagenome）からなる「超有機体」であるという概念をベースにしたヒト生物学が今後展開されるであろう[10]．

〔服 部 正 平〕

文 献

1） L. Dethlefsen et al.：*Nature*, **449**, 811-818, 2007.
2） P. B. Eckburg et al.：*Science*, **308**, 1635-1638, 2005.
3） D. N. Frank et al.：*Proc. Natl. Acad. Sci. USA*, **104**, 13780-13785, 2007.
4） R. E. Ley et al.：*Cell*, **124**, 837-848, 2006.

5) S. R. Gill et al.: *Science*, **312**, 1355-1359, 2006.
6) K. Kurokawa et al.: *DNA Res.*, **14**, 169-181, 2007.
7) P. J. Turnbaugh et al.: *Nature*, **444**, 1027-1031, 2006.
8) R. E. Ley et al.: *Nature*, **444**, 1009-1010, 2006.
9) P. J. Turnbaugh et al.: *Nature*, **457**, 480-484, 2009.
10) J. Lederberg: *Science*, **288**, 287-293, 2000.

1.5 免疫の異常によって発症する病気

1.5.1 総　論

臨床医学分野における免疫学の重要性は広く認識されているところであり，免疫現象によって引き起こされる疾患の病態解明や免疫を利用した治療アプローチは特に注目されている分野である．「疫を免れる」という観点からいえばすべての疾患は免疫の異常が関与するといって過言ではないが，ここでは特に，免疫異常によって発症する臨床的に重要な疾患，すなわち気管支喘息，炎症性腸疾患，膠原病などを中心に紹介する．これらの疾患と食品免疫とのかかわりあいも注目すべき研究課題といえる．

さて「免疫異常により発症する」といっても主に二つの側面が考えられる．すなわち一つは必要な免疫応答が生じない結果による疾患（免疫不全症），もう一つは過剰なあるいは不必要な免疫応答の結果生じる疾患（自己免疫疾患）である．しかし，この両者の病態は実は同時に生じている可能性が高く，ある部位での免疫不全とある部位での過剰免疫応答が同一疾患で存在し，免疫調節機構が破綻しているという状況も多くみられることに注意していただきたい．免疫不全症には先天性と後天性のものがあり，後者の代表はAIDSであるが，前者は原発性免疫不全症と呼ばれる一群の疾患で主に小児科領域で問題となる．原発性免疫不全症は紙面の都合上ここでは取り上げないが，“experiment of nature”として基礎免疫学の発展に多くの進歩をもたらした．すなわち近年その原因遺伝子の同定が進み，遺伝子治療など新しい治療法が適応されつつある．

ところで，癌や加齢に伴う免疫応答の低下は「広義の免疫不全」ともいえる．もともとわれわれの生体防御システムが癌細胞を排除できるのかについての証明は不十分であるが，体内に存在する免疫担当細胞が抗腫瘍エフェクター細胞として機能する能力を有することは確かである．したがって，生体で生じている癌抗原の多くが早期に消去されている可能性も否定できない．しかし，このような応答を回避するさまざまな機構すなわち「免疫ネットワークからのエスケープ機構」が癌組織に備わることにより，腫瘍局所に免疫担当細胞が浸潤できない，あるいは集積しても癌排除へと機能できない状態が生じる，それが癌の進展増大に重要な役割を果たしていることが注目を浴びてきた．この克服こそが癌に対する免疫療法を臨床的に普及させるための第一の課題と考えられているが，詳細については本書の趣旨と異なるので他書を参考にしていただきたい．同様に加齢に伴う胸腺の萎縮と免疫抑制性T細胞集団の出現が，老化に伴う全体的な免疫機構の低下の主因と考えられている．それは高齢者の感染への抵抗性減弱と密接に関連しているため，現在動物実験を中心としてそのメカニズム解明が進んでいるところである．

一方，移植免疫に関しては，臓器移植に際して移植臓器に発現するHLAをはじめとするドナー由来の抗原がレシピエントの免疫系から異物として認識され，生体の保有する正常な免疫機能によって排除されようとする拒絶反応が障害として出現する．また，骨髄移植の場合は移植骨髄中に含まれるドナー由来のリンパ球によってレシピエント組織に発現する抗体が認識されることによる移植片対宿主病（GVHD）も問題になる．いずれにせよ全身的に単に免疫抑制をかけるという戦略ばかりでなく，アロ抗原に対する免疫応答を都合よく制御していく手法の開発が必要とされている．

腫瘍免疫や移植免疫に関しても，末梢における免疫寛容のメカニズムがその臨床応用に利用される可能性は高く，実際，腸内細菌叢の変化やプロバイオティクスと癌免疫に関して徐々に種々なデータが蓄積されつつある状況である．腸管免疫，特に食品との関係が今後，ますます重要視されるであろう．〔三浦総一郎〕

1.5.2　呼吸器疾患

呼吸器疾患において，食品・食品添加物はアレルゲンとして，喘息やアレルギー性鼻炎の発症・増悪に寄与する．アレルギー性鼻炎は上気道症状として，鼻汁，鼻閉，くしゃみなどを，喘息は下気道症状として，気道狭窄，喉頭浮腫などによる咳，呼吸困難，喘鳴を呈する．近年，われわれはさまざまな食品・食品添加物を摂取する機会が多くなり，いままで以上にこのような呼吸器疾患の予防・管理について重要視する必要がある．

ここでは，食品・食品添加物と気管支喘息およびアレルギー性鼻炎の関与について，最近の知見をもとに述べたい．

a.　気管支喘息（成人）

1)　概念・疫学　喘息予防・管理ガイドライン2009（JGL2009）では，「成人喘息は気道の慢性炎症，可逆性のある種々の程度の気道狭窄と気道過敏性の亢進，そして，臨床的には繰り返し起こる咳，喘鳴，呼吸困難で特徴づけられる閉塞性呼吸器疾患である．気道狭窄は，自然に，あるいは治療により可逆性を示す．気道炎症には，好酸球，T細胞，マスト細胞，気道上皮細胞，線維芽細胞をはじめとする気道構成細胞，および種々の液性因子が関与する．持続する気道炎症は，気道傷害と，それに引き続く気道構造の変化（リモデリング）を惹起し，非可逆性の気流制限をもたらし，気道過敏性を亢進させる」と記載している．

有症率は全人口の3%であり，近年増‘加傾向にある．一方，厚生労働省における喘息死の報告では，2005年には3198人，2006年には2778人，2008年には2348人であり，5～34歳の年齢階級喘息死亡率と同様に，近年急速に減少傾向を示している．また，全年齢において喘息を発症する可能性があるが，特に40～50歳前後と幼児期に2峯性のピークを認める．

2)　食品・食品添加物と喘息の危険因子　食品・食品添加物における喘息の危険因子として，個体因子（遺伝的素因，アレルギー素因（IgEの関与），気道過敏性，性別）と環境因子がからみあって病態を形成するが，種々の危険因子が発病および増悪にどの程度関与するかは，個々の患者で多様である．さらに，環境因子には発病因子と増悪因子があり，発病因子は喘息の発症に寄与し，増悪因子はアレルゲンによる気道感作がすで

表 1.6 食品・食品添加物と喘息の危険因子

発病因子	タンパク質	卵，牛乳，小麦，大豆，米，そば，魚介類，果物
	その他	脂肪酸（ω-5），マグネシウム，ナトリウム
増悪因子	サリチル酸塩	カレー，ソース，イチゴ，キュウリ，柑橘類，ブドウ
	着色料	食品黄色 4 号，タール系アゾ色素
	調味料	グルタミン酸ナトリウム
	食品保存料	安息香酸ナトリウム，パラベン，メタ重亜硫酸塩
	アルコール	ワイン，ビール

表 1.7 食品加工業者と作業関連喘息

こんにゃく製粉作業	こんにゃく製粉
製粉・製菓・製麺業	穀物（小麦粉，そば粉，大豆，米ぬか，コーヒー）
生花・人工授粉作業	花粉（モモ，プリンスメロン），キノコ胞子（シイタケ，シメジ）
魚肉・食品製造業	ユスリカ
かきの打ち子・真珠養殖業	ホヤの体成分
伊勢海老漁師	アカウミトサカ体成分
ゴム手袋使用者	ラテックス

に成立している喘息患者において，原因アレルゲン再暴露によって症状を増悪させる危険因子のことである（表 1.6）.

i) 発病因子： 食品・食品添加物と喘息の発病との関係は不明である．妊娠中の抗原除去食についてはアトピー体質の子どもが生まれるリスクを減少させられないと報告されている[1]．また，このような食事は母体や胎児の栄養にとって悪影響を及ぼす可能性があり，妊娠中の抗原除去を一律かつ厳格に推進するのは，悪影響が懸念される[1]．母乳栄養が喘息の発病を予防することについては，明らかにされていない．アレルゲンとして，タンパク食品である卵，牛乳，小麦，大豆，米，そば，魚介類，果物などが考えられている．また，脂肪酸（ω-5），マグネシウム，ナトリウムなども候補にあげられている．さらに，脂肪酸に関しては，ω-6 系脂肪酸に比べ，ω-3 系脂肪酸には抗炎症作用があり，喘息患者の症状を改善する報告[2] と臨床症状に影響を与えないとの報告[3] があり，評価は確定していない．

ii) 増悪因子： サリチル酸塩，食品保存料，グルタミン酸ナトリウム，およびある種の着色料などの食品添加物によって喘息症状が誘発される患者が存在する．代表的なものを以下に示す．タートラジン（食品黄色 4 号，タール系アゾ色素），安息香酸ナトリウム（防腐剤），ベンジルアルコール（香料），パラベン（防腐剤）やサリチル酸化合物を含むカレー，ソース，イチゴ，キュウリ，柑橘類，ブドウとアルコールなどがある．アスピリン喘息患者では，上記に示した食品・食品添加物摂取において，喘息発作が誘発させる危険性があるので特に注意を要する．また，ワインやビールなどの多くの飲み物や食品中に添加される防腐剤にはメタ重亜硫酸塩が含まれており，この物質は気管支収縮を誘発する二酸化硫黄を発生し，喘息発作を誘発させる危険性がある．

アルコール飲酒は日本人喘息患者の約半数において喘息症状を増悪させ，これをアルコール誘発喘息という．エタノールは肝臓でアセトアルデヒドに代謝され，さらにアルデヒドデヒドロゲナーゼ（aldehyde dehydrogenase：ALDH）によって酢酸と水に代謝される．日本人では ALDH 遺伝子が約半数で変異しており，そのため血中のアセトアルデヒド濃度が上昇し，ヒスタミン遊離を介し喘息症状を悪化させる[4]．

肥満における直接な因果関係については明らかにされていないが，BMI（body mass index）が高いほど，喘息発病リスクが高いという相関が報告されている[5,6]．さらに，太った喘息患者が体重を減量することで，肺機能（特に PEF の変動）や症状，罹患率，健康状態を改善することも報告されており，肥満が喘息症状を悪化させ，QOL を低下させる可能性があることが示唆される．

3) 食品加工業者と作業関連喘息 食品加工業者における職業に関連した喘息発症に関与するものを示す（表 1.7）．喘息症状は一般喘息の場合と基本的には変わりないが，作業従事により発現・増悪し，離れれば軽快，消失することが特徴である．しかし，離れても症状が持続することもあり，最近では作業関連喘息としてとらえる傾向にある．原因物質として，こんにゃく製粉作業（こんにゃく製粉），製粉・製果・製麺業（穀物（小麦粉，そば粉，大豆，米ぬか，コーヒー）），生花・

人工授粉作業（花粉(モモ，プリンスメロン)，キノコ胞子(シイタケ，シメジ))，魚肉・食品製造業(ユスリカ)，かきの打ち子・真珠養殖業（ホヤの体成分)，伊勢海老漁師（アカウミトサカの体成分)，ゴム手袋使用者（ラテックス）などがある．

4) 食品と衛生仮説 自己免疫疾患の発症率が，西欧などの先進工業国で増加しているのは，これらの国における小児期の感染症の低下によるものであろうとする考えがある．1989年にStrachanは，このようなTh2型細胞を介する疾患（主にIgEが関与するアレルギー疾患）の増加の理由もまた説明できることを最初に報告している[7]．そして，その後これが衛生仮説（hygiene hypothesis）と呼ばれるに至っている．

細胞外毒素であるエンドトキシン（リポポリサッカライド（lipopolysaccharide：LPS)）の暴露量が多いほど，アトピー性喘息の発症が少ないとの報告がある[8]．農村は都会よりもエンドトキシンの濃度が高く，農村の子どものほうが，都会の子どもよりアレルギーの発症が少ないこと[9,10]，さらに，エンドトキシン含有の多いミルクを飲んでいる農村の子どものほうがアレルギー発症が少ないと報告されている[11]．一方，高濃度のエンドトキシンの暴露は非アトピー型の喘鳴の発症を増加させるとの報告[12]があり，喘息発症例では，エンドトキシンの濃度と喘息の重症度との関連がみられると報告されている[13]．また，アトピー家系では，1歳未満の乳児で家塵エンドトキシン量と喘鳴とで関連がみられ，年長児になるにつれてその関係はなくなるとの報告がある[14]．

b. アレルギー性鼻炎

1) 定義と分類 アレルギー性鼻炎は鼻粘膜のI型アレルギー疾患で，通年性アレルギー性鼻炎と季節性アレルギー性鼻炎に分けられる．原則的には発作性反復性のくしゃみ，水性鼻漏，鼻閉を3主徴とする．鼻粘膜の炎症は病理組織学的には滲出性炎で，そのなかでも化膿性炎，アレルギー性炎が多い．いずれも血管からの液性成分の滲出，浮腫，細胞浸潤，分泌亢進を特徴としている．過敏性非感染性鼻炎のうち，くしゃみ，水性鼻漏，またはくしゃみ，水性鼻漏・鼻閉を伴う複合型（鼻過敏症）は，アレルギー性と非アレルギー性に分かれ，アレルギー性は好発時期から通年性と季節性に分かれ，前者の多くはハウスダスト，ダニアレルギーで，後者は花粉症である．複合型にはアレルギー性鼻炎のほかに，血管運動性鼻炎，好酸球増多性鼻炎が含まれる．血管運動性鼻炎や好酸球増多性鼻炎はアレルギー性鼻炎と症状は類似するが，アレルギー検査でアレルギーが証明されない．そして，好酸球増多性鼻炎は鼻汁好酸球のみがかなりな程度増加している疾患をいう．

2) 疫学 アレルギー性鼻炎は1965年後半から増加しはじめ，1970年に入り数倍に急増し，なお増加を続けている．最近の増加はスギ花粉症で著明であり，ハウスダストアレルギーは都市部でプラトーになり，町村部でなお増加の傾向にある．アレルギー性鼻炎の全国的な有病率にばらつきが多いが，通年性アレルギー性鼻炎では18%程度，スギ花粉症では13〜16%，スギ花粉症以外の花粉症では10%程度と考えられる．通年性アレルギー性鼻炎と花粉症の有病率は近づき，両者の合併患者も増加傾向にある．

3) アレルギー性鼻炎と喘息との関係 アレルギー性鼻炎に合併する喘息はアトピー型の喘息であることが多く，特に幼小児での合併が多い．疫学的調査において，アレルギー性鼻炎と喘息はしばしば同一患者において合併することが知られている．アレルギー性鼻炎患者の約20〜40%に喘息が合併し[15]，喘息患者の約60〜80%にアレルギー性鼻炎の合併が報告されている[15,16]．臨床的にも，アレルギー性鼻炎は喘息発症の危険因子であり，逆にアレルギー性鼻炎の適切な管理が喘息のコントロールに重要であることが示唆されている[16]．さらに，アレルギー性鼻炎を合併した喘息患者では，アレルギー性鼻炎に対する鼻局所ステロイド療法などの薬物療法が喘息の症状を軽快させ，気道過敏性亢進を改善することがある[17]．このことから，アレルギー性鼻炎を治療することが喘息の発作予防に重要であることが考えられる．それゆえ，喘息とアレルギー性鼻炎を併発する患者を診察する際には，上気道と下気道をまとめて把握することが必要で，“one airway, one disease”の概念で病態を認識し，その関連性を理解してアプローチしなければならない．

4)　食品・食品添加物（食物アレルギー）とアレルギー性鼻炎　食物アレルギーのある小児 480 例で，DBPCFC（double-blind, placebo controlled foodchallenge）を行い 16% の例に鼻症状や眼症状がみられ，下気道症状は 2% にすぎなかったという[18]．10 歳以上の食物アレルギーの患者 112 例について，同様の食物負荷試験を行い，呼吸器症状を呈したものは 25% であり，その大半は果物または野菜に過敏な患者で，鼻症状が主であったとの報告もある．誘発食品は欧米では，卵，牛乳，ピーナッツ，小麦であったのに対し，わが国では，牛乳，小麦，卵の順に多い．

喘息および付随するアレルギー性鼻炎の発症や増悪において，おのおのの食品・食品添加物の関与も考えられ，われわれはこのことを十分に理解したうえで，その内容を詳細に確認し，選別・摂取しなければならない．そして，仮に上・下気道症状出現時には，心当たりのある食品摂取の有無について詳細に確認し，専門医へ相談のうえ，今後の対策について検討する必要がある．

〔平田博国・福田　健〕

文　献

1)　M. S. Kramer：Cochrane Database Syst. Rev. 2000：CD000133.
2)　J. Dry and D. Vincent：*Int. Arch. Allergy Appl. Immunol.*, **95**, 156–157, 1991.
3)　L. Hodge et al.：*Eur. Respir. J.*, **11**, 361–365, 1998.
4)　渡辺　尚：アレルギー，**40**，1210–1217，1991.
5)　C. A. Camargo, Jr. et al.：*Arch. Intern. Med.*, **159**, 2582–2588, 1999.
6)　E. S. Ford：*J. Allergy Clin. Immunol.*, **115**, 897–909, 2005.
7)　D. P. Strachan：*BMI*, **299**, 1259–1260, 1989.
8)　J. E. Gereda et al.：*Lancet*, **355**, 1680–1683, 2000.
9)　J. Riedler et al.：*Lancet*, **358**, 1129–1133, 2001.
10)　C. Braun-Fahrländer et al.：*N. Engl. J. Med.*, **347**, 869–877, 2002.
11)　J. Douwes et al.：*Am. J. Respir Crit. Care Med.*, **162**, 1348–1354, 2000.
12)　O. Micel et al.：*J. Respir Crit. Care Med.*, **154**, 1641–1646, 1996.
13)　J.H. Park et al.：*Environ. Health Perspect.*, **108**, 1023–1028, 2000.
14)　S. Lau et al.：*Lancet*, **356**, 1392–1397, 2000.
15)　A. G. Palma-Carlos et al.：*Allerg. Immunol(Paris).*, **33**, 237–241, 2001.
16)　A. S. Nayak：*Allergy Asthma. Proc.*, **24**, 395–402, 2003.
17)　J. Corren et al.：*J. Allergy Clin. Immunol.*, **90**, 250–256, 1992.
18)　S. A. Bock and F. M. Atkins：*J. Pediatr.*, **117**, 561–567, 1990.

1.5.3　消化器疾患

消化管は口腔から肛門まで約 4 m の長さがあり，粘膜表面上に分布する絨毛を広げるとテニスコート 1 面分の面積を有するといわれる巨大な臓器である．ここには水分・食物の消化・吸収機能をつかさどるばかりでなく，常に対峙する管腔内の抗原に対し，粘膜上皮と粘膜下組織の緊密な相互作用により恒常性を保っている複雑な GALT（gut associated lymphoid tissue）と呼ばれる免疫装置が存在する（図 1.31）．つまり消化管は体内にありながら常に外界と接している特殊な臓器であるといえ，日常的に病原体や食餌抗原などの外来抗原に曝されているわけである．通常，無菌状態にある臓器の免疫装置は，外来からの侵入者に対して防御的に働いて生体を守っている．一

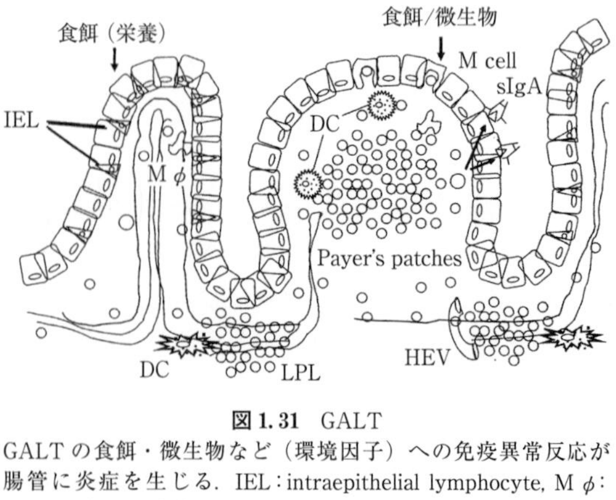

図 1.31　GALT

GALT の食餌・微生物など（環境因子）への免疫異常反応が腸管に炎症を生じる．IEL：intraepithelial lymphocyte, M φ：macrophage, DC：dendritic cell, LPL：lamina propria lymphocyte, HEV：high endothelial venule, sIgA：secretory IgA.

方，食餌抗原や腸内細菌に常に曝されている腸管粘膜は臓器のなかでもかなり特異な環境におかれているといえ，一つ一つの外来抗原や腸内細菌に対する過剰な免疫応答は好ましくなくTreg細胞を介した免疫寛容が働いており，複雑な免疫のバランスを保っている．このバランスがなんらかの理由により破綻をきたすと腸粘膜に炎症が惹起されることになる．広義の炎症性腸疾患とは，原因が明らかになっている特異性腸炎（感染性，放射線性，薬剤性，血管性，全身性疾患に伴う腸炎など）が含まれるが，最近では原因が特定されていない非特異性腸炎（潰瘍性大腸炎 ulcerative colitis：UC，Crohn disease：CD，単純性潰瘍，非特異性多発性小腸潰瘍症など）を狭義の炎症性腸疾患と呼称している．

この非特異性腸炎の代表であるUCとCDの病態・病因に関しては，これまでに，生化学的，病理組織学的，分子生物学的検討により両疾患とも免疫異常に伴う腸管局所での過剰な免疫応答がその病態に大きく関与していることが判明している．しかし，これら二つの疾患は基本的に独立した疾患概念と考えられている．UCでは標的臓器は大腸のみであるのに対し，CDでは小腸，大腸を含めた全消化管が標的となり，しばしば瘻孔を形成する．内視鏡所見や病理像も大きく異なり，UCでは直腸からびまん性，連続性の病変分布を呈し炎症の主座は大腸粘膜表層にある．一方，CDの病変は“skip lesion”と呼ばれ非連続性で縦走潰瘍と呼ばれる特徴的な所見を呈する．病理所見では炎症は全層性で非乾酪性肉芽腫が特徴的な所見とされる．CDでは腸管局所の免疫応答はTh1型にシフトしていることがわかっており，エフェクター細胞は腸管局所の$CD4^+$T細胞である．一方，UCでの局所の免疫応答の状態は報告により異なっており，Th2型にシフトしていると報告しているグループもあるがコンセンサスは得られていない．この両疾患を中心にその免疫異常の違いを解説する．

a.　潰瘍性大腸炎

潰瘍性大腸炎（UC）は直腸から連続性びまん性に大腸粘膜に病変がみられ，副腎皮質ステロイドや免疫抑制剤が有効であることから，大腸粘膜障害になんらかの免疫異常が関与していると考えられてきた．また詳細な臨床像の検討とサイトカインの動態などの免疫学的検討により，従来非特異的炎症性腸疾患（inflammatory bowel disease：IBD）と総称され，ともすると一括して扱われる傾向にあったクローン病（CD）とはまったく異なった病因，病態の疾患であることが明らかとなってきている[1]．さらに基礎医学においては粘膜免疫が，1990年代はじめ頃より注目されはじめ，その加速度的な発展とともにさまざまな新しい知見が明らかとなってきている．1993年にIL-2, IL-10, TCRα鎖のそれぞれのノックアウトマウスにおいて，慢性腸炎が自然発症することがCell誌に報告されて以来[2-4]，サイトカインや接着分子，シグナル伝達分子をターゲットとしたノックアウトマウスやトランスジェニックマウスが作製されるようになり，その多くが慢性腸炎を自然発症することが報告されている．もちろん，これらの腸炎がUCやCDといったヒト炎症性腸疾患の病態をそれだけで説明できないことは明らかであるが，遺伝子操作による粘膜免疫の恒常性の破綻が確実に腸炎を引き起こすという事実は大変興味深い．さらに重大なことは，これらの遺伝子操作の大半が無菌の環境（germ free）で飼育すると腸炎を発症しないことである．

この事実は炎症性腸疾患ひいては粘膜免疫における腸内細菌の関与を強く示唆しているものと考えられ，近年粘膜免疫と腸内細菌との間に介在するレセプターとしてTLRが注目されている．TLRは細胞外にロイシンリッチリピートを，細胞内にIL-1レセプターと共通の領域を有する1型膜タンパク質で，グラム陰性桿菌などが共通してもつLPSなどのPAMPs（pathogen associated molecular patterns）を認識し生体防御にかかわる自然免疫系（innate immunity system）の中心と考えられている[5,6]．TLRは現在までに10種類報告されTLRファミリーを形成している．LPSを認識するTLR4は通常の腸管上皮細胞には発現せず，常在菌に対する不応答性を維持しているのに対し，炎症性腸疾患の患者の腸上皮には強く発現しているという報告もある[7].

また腸内細菌の構成は個々の個体により異なっているが，UC において Bacteroides が増加しているなど関連を示唆する報告もあり，これらの制御を目的とした炎症性腸疾患治療の試みもプレバイオティクス，プロバイオティクスとしてにわかに注目されている．プレバイオティクスとは，ヒトの腸管で吸収されずに有益とされる細菌叢を助長する作用のあるものをいう．たとえば麦芽からつくられた GBF（germinated barley foodstuff）は，GBF の繊維成分が腸内細菌のなかで有用と考えられている Bifidobacterium などに効率よく利用されることが示されており，潰瘍性大腸炎において効果を認める報告もある[8]．またプロバイオティクスとは生体にとって有益な生菌を摂取することにより腸内細菌叢のバランスを制御するものであり，非病原性の大腸菌製剤である Nissle1917 は UC の寛解維持効果において 5ASA と同等の効果が報告されている[9]．このように粘膜免疫は免疫学の枠を越え現在最も注目される分野の一つである．いまだ十分に解明されていない分野ではあるが，潰瘍性大腸炎の粘膜免疫異常についてこれまでに判明している知見につき概説する（図 1.32）.

1)　T 細胞の異常　潰瘍性大腸炎患者の大腸粘膜内では粘膜固有層，上皮間ともに活性化マーカーである CD25 やトランスフェリンレセプター陽性の CD4$^+$T 細胞の増加が多々報告されている．その他，患者血清中にはそれらの活性化した T 細胞から産生されたと考えられる可溶性 CD25 の増加を認め局所での T 細胞の活性化を裏づけるものと考えられる．炎症部位の大腸上皮細胞に発現を認める HLA-DR が，それらの活性化した T 細胞との相互作用に関与していることが想定される．また，HLA class 1 拘束性の大腸上皮細胞に対する CD8$^+$ キラー T 細胞も潰瘍性大腸炎の炎症部粘膜に存在し，上皮細胞傷害機序に関与している可能性が報告されている[10]．CD4$^+$T 細胞の活性化には T 細胞受容体/CD3 複合体と抗原提示細胞（マクロファージや B 細胞といった antigen presenting cell：APC）上の MHC class II による抗原特異的なシグナルに加えて，T 細胞上の CD28 と APC 上の補助的刺激分子（costimulatory molecule）と総称される分子群を必要とする．この第二のシグナルが存在しない場合，CD4$^+$T 細胞は活性化できずにアナジーに陥る．これまでに補助的刺激分子として，B7-1(CD80)，B7-2(CD86)，B7h，B7H1 の 4 種類が報告されており，われわれは正常の腸管上皮細胞には CD80/CD86 の発現は認められないのに対し，潰瘍性大腸炎

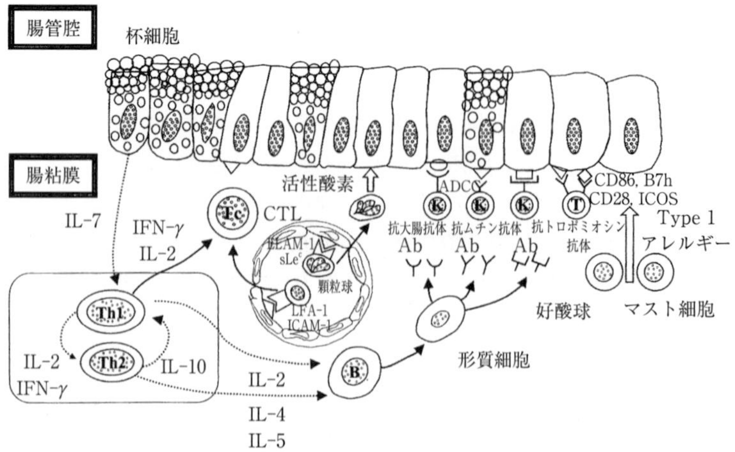

図 1.32　潰瘍性大腸炎の病態

CTL：cytotoxic T lymphocyte, ADCC：antibody dependent cell-mediated cytotoxicity, ELAM-1：endothelial leucocyte adhesion molecule, LFA-1：leucocyte functioning antigen-1, ICAM-1：intracellular adhesion molecule-1.

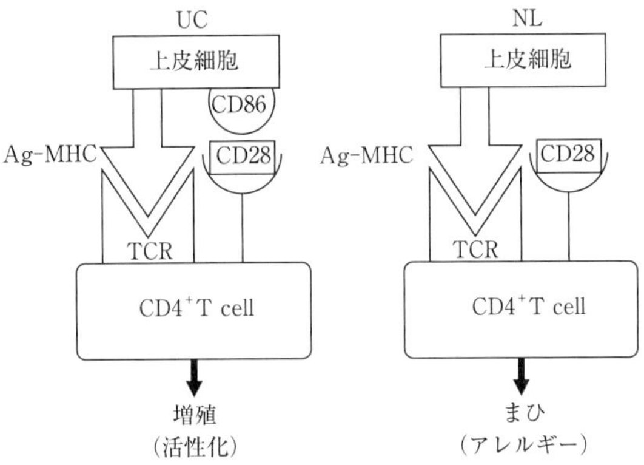

図 1.33　潰瘍性大腸炎における上皮の CD86 の発現と $CD4^+T$ 細胞の活性化

の大腸上皮において CD86 が発現し補助的刺激分子として粘膜内 T 細胞の活性化および炎症の慢性化に重要な機能を果たしていることを報告した（図 1.33）[11]．さらに補助的刺激分子のリガンド分子群である CD28 ファミリーとして CD28, CTLA-4, ICOS, PD-1 などが次々と報告されている．われわれは活動期潰瘍性大腸炎の腸管粘膜内リンパ球（lamina propria lymphocyte：LPL）に CTLA-4 や ICOS 分子の発現が健常人に比して有意に増強していることを報告した．

このように潰瘍性大腸炎においては，正常腸管では発現していない補助的刺激分子を介した T 細胞の活性化がみられ，この経路をブロックすることにより粘膜内 T 細胞の活性化を抑制する新しい治療法が可能ではないかと期待されている．

2）　B 細胞系の異常　B 細胞系では粘膜固有層内の IgG 含有細胞の著明な増加が特徴的で，特に IgG1 と IgG3 含有細胞の増加がみられ，腸管内の抗原刺激が示唆されるとともに，大腸上皮細胞抗原と共通抗原性を有する抗原による抗体産生の増加が予想され，病態への直接的な関与が示唆されている．本症の大腸粘膜傷害機序として自己抗体である抗大腸抗体（抗大腸上皮細胞抗体）を介する抗体依存性細胞傷害機序（antibody dependent cell-mediated cytotoxicity：ADCC）が考えられている[12]．患者大腸局所における抗大腸抗体産生細胞の頻度は末梢血に比較して高く，病変部での抗大腸抗体産生細胞の増加も示唆されている．さらにわれわれは抗大腸抗体産生 B 細胞クローンを樹立し，抗大腸抗体の抗原認識部位である H 鎖可変領域（VH 領域）の塩基配列を検討し，抗大腸抗体産生細胞では VH3 family を選択的に発現しているが，由来する germline 遺伝子や体細胞変異がクローンごとに同一のものと異なるものがあることを見いだした[13]．このことにより，抗大腸抗体はある特定の抗原によって誘導されるが，患者ごとに異なる抗原やエピトープを認識している可能性が高いことが示唆される．このほか，潰瘍性大腸炎の病態に関与する自己抗体として，われわれが報告した 200 kDa 以上のムチンに対する抗体，Das らが報告した 40 kDa のトロポミオシンに対する抗体などいくつかの報告があるが，これらの抗大腸抗体はすべての患者に存在するものではなく，かつ患者により出現する自己抗体は異なり，潰瘍性大腸炎の heterogeneity を示唆するものと考えられる．最近，小原らがラットより精製した大腸ムチンでラットを免疫し潰瘍性大腸炎類似の大腸炎の発症と抗ムチン抗体の産生を認め，自己抗原の投与によって大腸炎を惹起する自己免疫性大腸炎のモデルとして興味深い．一方，ANCA（anti-neutrophil cytoplasmic autoantibodies）は好中球の細胞質内の抗原と反応する自己抗体で，1982 年 Davies らが巣状壊死性糸球体腎炎の患者血清に存在することをはじめて報告した．特に核の周辺が強く染色される p（perinuclear)-ANCA が本症患者血清中に存在することが報告されている．さらに，ANCA 陽性患者の 44% に HLA-DR2 を認め，遺伝的素因との関連が注目されたが，最近 HLA-DR alleles と p-ANCA の発現に有意な相関はないと報告された．p-ANCA は病因との直接の関連はないが，活動期に高く，治療抵抗性の左側潰瘍性大腸炎において陽性率が 90% と治療反応群に比較して高率であることより，活動度のマーカーおよび治療抵抗性の予測に応用できる可能性も示唆される．

3）　サイトカイン　また潰瘍性大腸炎では種々のサイトカインの不均衡があり，炎症が持続しており，基本的に活性化マクロファージから産生されるほとんどのサイトカイン（IL-1, IL-6, IL-8, TNF-α, IFN-γ）活性は，活動期の組織において上昇している．組織内におけるこれらのサイトカイン濃度は疾患の活動度と相関していることが多く，炎症からの強い関与を裏づけるものである．IL-1は主として粘膜固有層内のマクロファージより産生されるが，上皮細胞からもごく少量産生されている．これに対し，IL-6およびIL-8は，マクロファージや間質細胞ばかりでなく，炎症部の活性化した上皮細胞からも活発に産生されているが，IL-2の産生やIL-2に対する反応性については低下している．粘膜局所のIgG含有細胞の増加や自己抗体を認めることから，潰瘍性大腸炎においてはTh2型の免疫反応が主体であるという考え方もある．しかし，粘膜内$CD4^+$T細胞からのIL-5の産生増強が報告されているものの，IL-4産生は変わらないかむしろ低下し，また，INF-γ産生は増加し，現時点ではTh1あるいはTh2のどちらかに傾いた免疫反応とは考えがたい．潰瘍性大腸炎におけるT細胞の機能異常とサイトカイン産生異常を結びつけるものとして，近年，IL-7/IL-7レセプターシステムが注目されている．われわれは潰瘍性大腸炎患者血清中に存在する「胸腺増生因子」がIL-7そのものであり，大腸上皮細胞がIL-7を産生していることを明らかにした[14]．IL-7はこれまで胸腺や骨髄の間質細胞から産生され，T細胞やB細胞の分化・発達に重要な分子と考えられていたが，われわれの発見を契機に，腸管内における胸腺外のT細胞分化にも必須の分子であることが多くの施設で確認され，注目を集めている．さらに最近，マウスにおいて胸腺と同列の一次リンパ装置として，クリプトパッチ（cryptopatch）というまったく新しい構造が発見され[15]，クリプトパッチにはIL-7R陽性細胞が多数存在し，胸腺外分化の場として，IEL（intraepithelial lymphocyte）の発生母地であることが報告され，IL-7/IL-7Rシステムの腸管粘膜での重要性が示唆される．潰瘍性大腸炎患者大腸上皮杯細胞においてはIL-7タンパクの減少などを認めており，上皮細胞由来IL-7は，腸管局所粘膜においてリンパ球の分化と機能を調節することにより，粘膜免疫反応に重要な役割を果たし[10]，大腸粘膜での慢性炎症持続機序に重要なサイトカインであると考えられる．さらに，IL-7トランスジェニックマウスで潰瘍性大腸炎類似の病変がみられるという事実を見いだしており[16]，IL-7の腸管での役割を追究するうえで重要と考えられる．現在，潰瘍性大腸炎の粘膜内の活性化したIL-7レセプター陽性T細胞を標的とした治療法を開発中で，マウス腸炎モデルでは有効性が確認されており，今後の臨床応用が期待される．

4）接着分子　最近，接着分子が白血球や血管内皮細胞，上皮細胞などの種々の細胞間の免疫応答で重要な役割を果たしていることが注目されている．潰瘍性大腸炎患者の病変局所では，炎症の程度に応じてICAM-1陽性のリンパ球，マクロファージ，LFA-1陽性のリンパ球が増加し，血管内皮細胞ではICAM-1やELAM-1の発現が，好中球ではMac-1やシアリルLeXの発現が増加している．潰瘍性大腸炎の粘膜局所で産生が亢進したサイトカインにより血管内皮細胞の接着分子の発現が誘導され，リンパ球，マクロファージ，好中球などの免疫担当細胞を粘膜局所へ動員し，病変局所での炎症反応や免疫応答がさらに増強されるものと考えられる．特に，腸管へのホーミングレセプターである血管内皮細胞のMAdCAM-1の発現亢進も報告され，これを標的とした治療法の開発もはじまっている．

b. クローン病

クローン病（CD）は，口腔より肛門までの全消化管のいずれの部位にも病変が生じうる区域性の全層性非特異的炎症性疾患であり，組織学的に非乾酪性肉芽腫を特徴とし，さらに初期病変としてアフタ様びらんを認めることなどから，潰瘍性大腸炎とはまったく異なった病態であると考えられている．なんらかの微生物による感染症ではないかと考えられ，*Mycobacterium paratuberculosis*や麻疹ウイルスが病原体として病変部局所より検出されたり，疫学的調査により麻疹ウイルスワクチンとの関連性が報告されているが，いずれも感染症におけるコッホの3原則を満たすものはなく，データにも再現性がなく，これらについては否定的な意見が多い．またイギリスでパン屋のクローン病の罹患率が高く，クローン病患者でASCA（anti-Saccharomyces cerevisiae mannan antibody）の陽性率が有意に高いことより，パン酵母（*Saccharomyces cerevisiae*）も原因として注目されているが，粘膜局所からは証明されておらず，明らかな証拠はない．これまでの数多くの免疫学的研究により，クローン病において，①なんらかの腸管内抗原または腸内細菌，②単球・マクロファージ系細胞機能の異常，③ $CD4^+$T細胞による Th1 型免疫反応，がその病態や炎症の持続に重要であると考えられている．

1) 単球・マクロファージ系細胞の機能異常

従来よりクローン病においてなんらかの外来抗原の侵入と単球・マクロファージをはじめとする生体側の反応異常が存在することが想定されてきた．病変部位には末梢血中の単球に由来すると考えられるマクロファージの集簇がみられ，末梢血中においても単球の増加がみられる例も多い．マクロファージは病変部のみならず非病変部においてもCD25などの活性化マーカーを有意に高く発現しており，*in vitro* での TNF-α や IL-1 などのサイトカイン産生，活性酸素産生も亢進しており，単球・マクロファージ系細胞の機能異常を示す数多くの報告がなされている[17]．この活性化したマクロファージから産生される IL-12 や IL-18 により，Th1 型免疫反応が惹起されることがクローン病の本態であると考えられている．最近，マクロファージを活性化させるトリガーとして，腸内細菌の構成成分のリポ多糖（lipopolysaccharide：LPS）に対する宿主細胞の受容体であるTLRがマクロファージに発現しており，クローン病の病態への関与が注目されている．

2) T細胞系の異常　クローン病患者の末梢血中における活性化マーカーであるHLA-DRや $CD25^+$ のT細胞の増加やメモリーT細胞である $CD4^+CD45RO^+$T細胞の増加，大腸粘膜内での $CD4^+$T細胞の増加や上皮細胞でのHLA-DR抗原のびまん性発現が報告されており，HLA-DRなどのClass II 抗原を認識する $CD4^+$T細胞の病態への関与が強く想定されている．このことはAIDS患者においてクローン病が緩解すること，小規模試験であるが，$CD4^+$ 細胞を標的とした抗CD4抗体が有効であることよりも裏づけられる．このキメラ抗ヒトCD4抗体の投与による治療は，持続する $CD4^+$ 細胞の減少と，それに伴う全身免疫能の低下が避けられないため，抗体によらない $CD4^+$ 細胞を標的とした治療（CD4 analogue）が開発中であり，マウス腸炎モデルで有効性が確認されている．この粘膜内の $CD4^+$T細胞は，活性化したマクロファージより産生されるIL-12やIL-18によりTh1型に活性化し，また，潰瘍性大腸炎や正常の粘膜内リンパ球に比してアポトーシス抵抗性であることが報告されている[18]．この粘膜局所において持続的に活性化した $CD4^+$T細胞が TNF-α や IFN-γ などの炎症性サイトカインを産生し，炎症反応を惹起・持続させると考えられている（図1.34）．クローン病回腸にはリンパ濾胞とは異なる $CD4^+$T細胞の集簇も高率にみられ，これを裏づけている．

一方，先に述べたように上皮細胞間リンパ球（IEL）は最近，石川らにより腸管粘膜固有層内のクリプトパッチと呼ばれるリンパ装置から胸腺非依存性に発達・分化することが報告され，腸管局所免疫機構に重要であると注目されている[19]．筆者らはクローン病患者よりIELをクローン化し，T細胞受容体（T cell receptor：TCR）の Vβ5.2 への著明な発現の偏りを認めた[20]．Prindvilleらはクローン化した粘膜固有層内リンパ球のTCRを，Probertらも末梢血 $CD4^+$T細

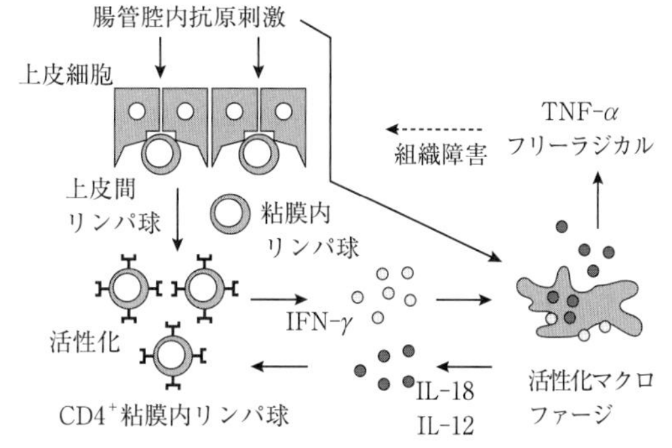

図1.34 クローン病における $CD4^+$T細胞と活性化マクロファージの関与

胞のTCRを検討し，いくつかのVβファミリーへの偏りを認め，腸内細菌のスーパー抗原がある特定のTCR Vβを発現した$CD4^+$T細胞を活性化させている可能性が示唆されている．

3) サイトカイン　現在考えられているサイトカイン異常からみたクローン病の病態を図1.35に示す．クローン病の活動期粘膜においては活性化マクロファージから産生される炎症性サイトカイン（IL-1, IL-6, TNF-α）やマクロファージ，活性化リンパ球から産生されるTh1型サイトカイン（IL-12，IL-18，IFN-γ），ケモカイン（IL-8，MCP-1）が増加している．特に，IL-1やTNF-αの増加は著明であり，これらの活性を抑制する治療法がクローン病において有効性があることが示されている．そのなかでも目覚ましい成果をあげたのがTNF-αを阻害するインフリキシマブ（infliximab）である．インフリキシマブは1993年のクローン病症例第一例の投与以来クローン病の治療に大きな進歩をもたらした[21]．インフリキシマブはTNF-αに対するキメラ抗体であり，75%がヒト，25%がマウス由来の抗体製剤である．TNF-αは炎症担当細胞であるマクロファージやリンパ球から産出されるサイトカインの一つであり炎症の惹起に関与すると考えられているが，インフリキシマブは可溶性TNF-αに結合・中和するのみならず，TNF-αを産出する免疫担当細胞の膜結合型TNF-αにも結合し，補体依存性細胞傷害（complement-dependent cytotoxicity：CDC）活性，および，抗体依存性細胞傷害（antibody-dependent cellular cytotoxicity：ADCC）活性によりTNF産生細胞を融解し，T細胞のアポトーシスを誘導する作用をも有することが示唆されている．また，抗炎症性サイトカインであるIL-10はヘルパーT細胞やマクロファージに作用して炎症性サイトカインの産生を抑制する作用をもつが，リコンビナントIL-10のクローン病患者への投与が欧米においてはじめられており，軽症例では安全でかつ有効であると報告されている[22,23]．

クローン病の病変部におけるTh1型免疫反応に最も重要な役割を果たしているサイトカインが，マクロファージより産生されるIL-12であることが数多く報告されている[24,25]．クローン病患者病変部より分離した単核球より産生されるIL-12や組織中のIL-12 mRNAは有意に増加しIFN-γ産生の増加と並行している．また，粘膜内リンパ球におけるIL-12受容体の発現もクローン病において増強していると報告されている[26]．最近，IL-12とともにIFN-γ産生を誘導する因子としてIL-18が注目されているが，筆者らおよび他のグループによりクローン病においてIL-18の産生が増強していることが報告されている[27,28]．現

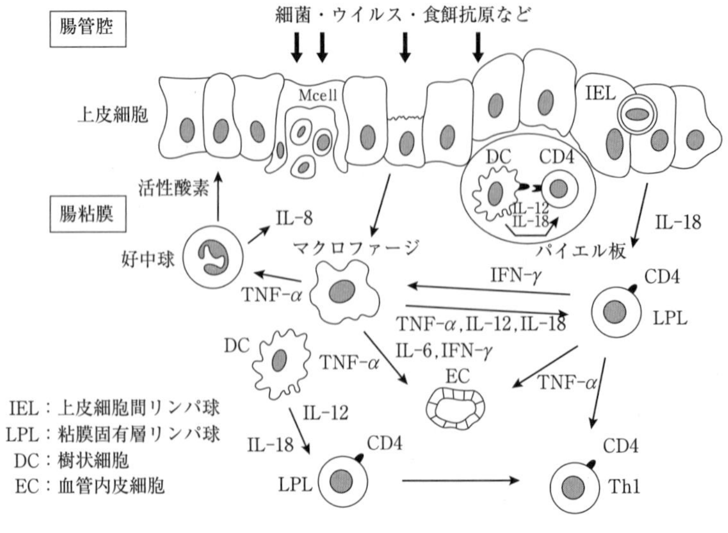

図1.35　サイトカインよりみたクローン病の病態

在，活性化したマクロファージやマクロファージから産生されるTh1型サイトカインを標的とした治療（抗IL-12抗体や抗IL-18抗体など）が腸炎モデル動物で進められており，今後の臨床応用が期待される．

近年の大きなトピックの一つとしてTh17細胞と呼ばれるT細胞サブセットの発見があげられる．Th17細胞はIL-17を産生するもののIFN-γやIL-4といったサイトカイン産生は行わないといった特色があり，種々の自己免疫疾患との関与が示唆されている[29-31]．Th17細胞の生存にはIL-23が重要であるとされ，クローン病との関与を示唆する報告もなされている[32,33]．

4) 腸管内抗原　クローン病はマクロファージの機能異常がその本態であることは前述した通りであるが，いまだ同定されていない未知の腸管内の抗原に対するマクロファージの反応異常であると考えられる．臨床的には，成分栄養療法や中心静脈栄養によって緩解すること，抗生物質の投与により炎症が軽快することより，クローン病の炎症にはなんらかの食餌抗原あるいは腸内細菌などの腸管内抗原の存在が必要であると考えられている．食事習慣の欧米化に伴って罹患患者数が増加していること，脂肪制限食によって緩解することより脂質抗原が原因であることが示唆されているが，いまだ脂質抗原あるいはタンパク抗原のどの抗原が炎症を増悪させるかは明らかとなっていない．また，結核に類似の肉芽腫を形成することより，細菌由来の脂質抗原が病態に関与している可能性も示唆されている．

以上，炎症性腸疾患の病態を免疫異常から述べたが，いまだ不明な点も多く，$CD4^{+}$T細胞や調節性T細胞がどのように関与しているかを解明し，マクロファージ系細胞や腸上皮細胞の異常を追究することにより，炎症性腸疾患の真の病因を究明し，根本的な治療の開発されることが切望される．

このように，基礎的な知見の集積により，いままででは存在しえなかったさまざまな新しい治療戦略が実現可能となってきている．さらなる病態の追究とともに，一刻も早い病因の解明と根本的な治療法が開発されることを願ってやまない．

〔芳沢茂雄・日比紀文〕

文　献

1) D. K. Podolsky : *N. Engl. J. Med.*, **347**(6), 417-429, 2002.
2) R. Kuhn et al. : *Cell*, **75**(2), 263-274, 1993.
3) P. Mombaerts et al. : *Cell*, **75**(2), 274-282, 1993.
4) B. Sadlack et al. : *Cell*, **75**(2), 253-261, 1993.
5) S. Akira et al. : *Nat. Immunol.*, **2**(8), 675-680, 2001.
6) M. Schnare et al. : *Nat. Immunol.*, **2**(10), 947-950, 2001.
7) E. Cario and D. K. Podolsky : *Infect. Immun.*, **68**(12), 7010-7017, 2000.
8) T. Bamba et al. : *J. Gastroenterol. Hepatol.*, **17**(8), 818-824, 2002.
9) B. J. Rembacken et al. : *Lancet*, **354**(9179), 635-639, 1999.
10) Y. Yonamine et al. : *J. Clin. Immunol.*, **19**(1), 77-85, 1999.
11) A. Nakazawa et al. : *Gastroenterology*, **117**(3), 536-545, 1999.
12) T. Hibi et al. : *Gut*, **31**(12), 1371-1376, 1990.
13) N. Inoue et al. : *Gastroenterology*, **121**(1), 15-23, 2001.
14) M. Watanabe et al. : *J. Clin. Invest.*, **95**(6), 2945-2953, 1995.
15) H. Saito et al. : *Science*, **280**(5361), 275-278, 1998.
16) M. Watanabe et al. : *J. Exp. Med.*, **187**(3), 389-402, 1998.
17) Y. R. Mahida : *Inflam. Bowel Dis.*, **6**, 21-33, 2000.
18) K. Ina et al. : *J. Immunol.*, **163**, 1081-1090, 1999.
19) K. Suzuki et al. : *Immunity*, **13**, 691-702,
20) M. Watanabe et al. : *Clin. Immunol. Immunopathol.*, **78**, 130-139, 1996.
21) S. R. Targan et al. : *N. Engl. J. Med.*, **337**, 1029-1035, 1997.
22) S. Schreiber et al. : *Gastroenterology*, **119**, 1461-1472, 2000.
23) R. N. Fedorak et al. : *Gastroenterology*, **119**, 1473-1482, 2000.
24) G. Monteleone et al. : *Gastroenterology*, **112**, 1169-1178, 1997.
25) F. Pallone and G. Monteleone : *Gut*, **43**, 735-736, 1998.
26) T. Parrello et al. : *J. Immunol.*, **165**, 7234-7239, 2000.
27) T. Kanai et al. : *Gastroenterology*, **119**, 1514-1523, 2000.
28) T. T. Pizarro et al. : *J. Immunol.*, **162**, 6829-6835, 1999.
29) A. Mizoguchi and E. Mizoguchi : *J. Gastroenterol.*,

43(1), 1-17, 2008.
30) P. R. Mangan et al.: *Nature*, **441**(7090), 231-234, 2006.
31) R. M. Steinman and J. Banchereau: *Nature*, **449**(7161), 419-426, 2007.
32) E. Bettelli et al.: *Nature*, **441**(7090), 235-238, 2006.
33) M. Veldhoen et al.: *Immunity*, **24**(2), 179-189, 2006.

1.5.4 膠原病と類縁疾患

膠原病およびその類縁疾患に共通する基本的病態は慢性炎症と自己免疫現象である．すなわち，リンパ球など免疫担当細胞の活性化が慢性化し，自己の細胞や組織を構成する分子に反応するリンパ球（自己反応性リンパ球）や抗体（自己抗体）が出現する．その結果，それらによって組織破壊が起こり（自己免疫疾患），その修復過程として線維化という病理学的変化が起こる．膠原病およびその類縁疾患の原因は不明であるが，その発症には，遺伝的素因(罹りやすさ)＋環境因子(発症のきっかけ)があると考えられている．すなわち，環境因子である感染症（病原体），喫煙，化学物質など，いわゆる「異物」が体内に入ったとき，それに対する免疫応答が起こり，正常な宿主では「異物」を排除した後はそのまま収束に向かうが，異常な宿主（罹りやすい宿主）では免疫応答が強くなりすぎるか，長く持続しすぎることによって，このような疾患が起こるのではないかと推定されている．食品のなかで，「異物」の一つとして明らかに膠原病に関与しているとされているものはないが，食品中に含まれている種々の成分や化学物質が，一部の罹りやすい宿主において，このような異常な免疫応答の引き金になっている可能性は否定できない．

a. 強皮症およびその類縁疾患と化学物質

強皮症と環境因子との関連は，炭坑夫におけるシリカダストの吸入，豊胸術に使用したシリコン，塩化ビニルやトリクロロエチレンなどの有機溶媒による暴露などが従来より指摘されているが，明確な因果関係は確立されていない．食品との関連については特にないが，強皮症様疾患として鑑別にあげられているいくつかの疾患で，食品（正確にはその添加物，混入物）との関連が指摘されているものがあり，ここではそれを紹介する．

1) 毒性オイル症候群（toxic oil syndrome：TOS） 1981年にアニリンで変性した菜種油を摂取した後に，発熱，胸膜炎・肺浸潤，筋痛などを伴う疾患として報告された[1]．慢性化するとレイノー現象，筋萎縮などをきたす．病理学的には血管壁の炎症細胞浸潤や内膜の線維増生を特徴とする．TGF-β や PDGF などの産生が病態にかかわっているとされ，変性オイルによって誘発された可能性が示唆されている．

2) 好酸球増多症筋痛症候群（eosinophilia myalgia syndrome：EMS） 不眠などに対するL-トリプトファン製剤による全身の筋痛と好酸球の増加を特徴とする症候群で，1989年にアメリカではじめて報告された[2]．ほかに，関節痛，発熱，皮疹などを伴うと記載されている．これは，1,1′-エチリデンビス，3-フェニルアミノアラニンなどの不純物が混入したL-トリプトファンが原因とされている．

3) 好酸球性筋膜炎（eosinophilic fasciitis：EF） 1974年にShulmanによってはじめて報告された疾患で[3]，その後の症例の集積などによる検討で，約30％に過度の運動の既往があることから関連が示唆される．また，血液疾患（リンパ増殖性疾患，骨髄異形成症候群，再生不良性貧血など）との関連を示唆する症例や，薬剤（スタチンなど）や毒物などへの暴露が引き金となって発症する例も散見される．

以上の3疾患は，いずれもなんらかの「異物」が食品などに混入し，宿主の免疫応答が刺激されて種々の炎症性サイトカインの過剰産生などを介して発症したものと推定されている[4]．

b. 関節リウマチと食事

関節リウマチ（rheumatoid arthritis：RA）の病因として食事との関連はいまのところ明確なものはないが，発症に予防的に働くものとして，魚から摂取するビタミンDが多い場合にRAに罹患しにくいという報告[5]や，豆科植物などから得られるビタミンKの摂取でRAモデルであるコラーゲン誘発関節炎が改善するという報告[6]がある．しかし，RAおよび全身性エリテマトーデスの発症とビタミンDの摂取量を検討した報告では，これらの疾患の発症とビタミンD摂取とは関連はないようである[7]．また，必須脂肪酸であるω-3不飽和脂肪酸（α-リノレン酸系脂肪酸）は，エイコサペンタエン酸（EPA）やドコサヘキサエン酸（DHA）などの前駆体で，従来よりRAなど炎症性疾患に対し防御的に作用し，抗炎症効果から必要なNSAID投与量を減量することができるといわれてきた[8]．これらはマグロやサバなどの魚類に多く含まれる脂肪であることから，これらを多く食する日本人ではRAの発症は少ないことが期待されるが，残念ながらRAの発症には大きな人種差はなく，発症予防効果については否定的であろう．しかし，近年RAなど慢性炎症疾患の予後を左右する病態として心臓血管系障害が注目されているが，ω-3不飽和脂肪酸によるこれらの予防効果が期待される[9]．

また，RAの治療薬の中心となっているメトトレキサート（methotrexate：MTX）は，葉酸代謝を阻害して効果を発揮しているため，葉酸欠乏に陥って種々の副作用（口内炎，胃腸障害，肝障害，貧血など）が出現することが多い．葉酸の適度な摂取によりこれらのMTXによる副作用を防止できる[10]が，過剰な葉酸摂取はMTXの効果を弱め，治療中のRAが逆に悪化する原因となるので注意が必要である．

膠原病およびその類縁疾患は原因不明の全身性炎症性疾患であり，これらの原因の一部としていくつかの環境因子の関与が指摘されているが，明らかな特定の食品との因果関係はない．しかし，膠原病の発症後は，疾患の活動性からくる血管炎による心血管系障害，治療に使用するステロイド薬による骨粗鬆症，糖尿病，高コレステロール血症，などが合併し，これらが複雑に絡みあった結果生じる心臓血管系障害が臨床的に大きな問題であり，それらの進展を防止するためには食事療法は大変重要である．一方，MTXで治療中のRAにおける葉酸のように，同じ成分の過剰な摂取はかえって疾患の悪化につながることもありうることには注意が必要である．　〔天野宏一〕

文　献

1) Toxic Epidemic Syndrome Study Group：*Lancet*, **2** (8300), 697-702, 1982.
2) Centers for Disease Control (CDC)：*MMWR.*, **38** (48), 842-843, 1989.
3) L. E. Shulman：*Trans. Assoc. Am. Physicians.*, **88**, 70-78, 1975.
4) J. Varga and V. M. Kähäri：*Curr. Opin. Rheumatol.*, **9**, 562-570, 1997.
5) M. Cutolo et al.：*Autoimmun. Rev.*, **7**, 59-64, 2007.
6) H. Okamoto et al.：*FEBS J.*, **274**, 4588-4594, 2007.
7) K. H. Costenbader et al.：*Ann. Rheum. Dis.*, **67**, 530-535, 2008.
8) R. Ariza-Ariza et al.：*Semin. Arthritis. Rheum.*, **27**, 366-370, 1998.
9) S. M. Proudman et al.：*Rheum. Dis. Clin. North Am.*, **34**, 469-479, 2008.
10) S. L. Whittle and R. A. Hughes：*Rheumatology*, **43**, 267-271, 2004.

1.5.5 感染症と血液疾患

a. 感染症

1) 後天性免疫不全症候群　通常，免疫の異常や機能低下（不全）により感染症を併発しやすくなり，日和見感染と呼ばれる．しかし，感染症のなかには病原体そのものが免疫機構に直接作用し感染防御機構を破壊するものが存在する．レトロウイルスであるHIV（human immunodeficiency virus）の感染による後天性免疫不全症候群（aquired immunodeficiency syndrome：AIDS）がある．

i) 感染の成立：　HIVは$CD4^+$ヒトT細胞や単球，ミクログリア細胞に特異的に感染する[1]．HIV感染体液に最初に暴露されるのが皮膚や粘膜であり，直腸粘膜上皮に存在するM細胞がウイルスをT細胞に受け渡す（transcytosis）ことが知られているほか[2]，粘膜・皮膚表皮内の樹状細胞やランゲルハンス細胞が感染依存性経路と感染非依存性経路の二つの経路により感染を成立させることがわかってきている[3]．すなわち，表皮内・粘膜内でHIVに感染し所属リンパ節へ移動してT細胞へ播種する経路と，ウイルスgp120と結合するc-typeレクチンレセプター，DC-SIGN（DC specific intercellular adhesion molecule grabbing non-integrin, CD209）によってウイルス粒子を捕捉し，同じく所属リンパ節でT細胞に播種する経路であるが，主たる感染の経路は感染依存性経路であろうといわれている．

感染が成立すると他のウイルス感染と同様，ウイルス粒子と結合して標的細胞への感染を妨げる特異的な中和抗体が誘導される．しかし，HIVは高率に突然変異を生じること，またウイルス間で遺伝子組換えが起きやすいことから，特異的な中和抗体が産生されているにもかかわらずウイルスの増殖を抑制，排除することができない[4]．このことからウイルスは完全に除去されることはなく，宿主の免疫とウイルス増殖とがせめぎあって一定の期間（大抵は10年程度）微妙な平衡を保つ．この期間を無症候期と呼ぶ．しかし，その間も感染した$CD4^+$リンパ球は徐々に減少していき，末梢血の$CD4^+$リンパ球数が200個/mm^3以下になると免疫ネットワークが一気に破綻して日和見感染や日和見腫瘍を発症する．発症するまではHIV感染者と呼ばれるが，指標とされる日和見感染症や悪性疾患を発症してはじめてAIDSと診断される．現在，先進国では逆転写酵素阻害剤とプロテアーゼ阻害剤とを組み合わせる強力な多剤併用HAART（highly active anti-retrovial therapy）療法により予後は比較的良好になったが，治療しない場合には，AIDS発症後1〜3年で死亡する．一般的にはCD4数が200/mm^3以下になる前に抗HIV薬の投与を開始するが，服薬のアドヘアランスが不良であるとすぐに耐性が出現する．抗HIV薬にはこの他，インテグラーゼ阻害剤やCD4への結合を阻止するフュージョン阻害剤などが使用可能になっている[5]．

ii） HIV感染にみられる免疫異常： HIV感染を未治療で放置すると$CD4^+$リンパ球数が徐々に減少し，通常では罹らない病原体による感染症（日和見感染）やAIDS関連悪性腫瘍を発症する．前者の代表的な疾患は真菌ニューモシスティス・カリニによる肺炎（PCP）で，適切にST合剤による予防がなされていないと約半数がPCPによってAIDSを発症する．後者には免疫不全から再活性化されたEBウイルスによる非ホジキン悪性リンパ腫（NHML）やパピローマウイルスによる浸潤性子宮頸癌，ヒトヘルペスウイルス8（HHV8）によるカポジ肉腫（KS）があり，カポジ肉腫と悪性リンパ腫の相対危険度はCD4数の低下と相関が認められる．すなわち，KSではCD4数が100低下するごとに1.36倍，NHMLでは1.48倍増加する[6]．しかし，これらAIDS関連悪性疾患以外にも，ホジキンリンパ腫，大腸癌・肛門癌，肺癌，非メラノーマ性皮膚癌の罹患率が非感染者と比して優位に高いこと，免疫不全の程度と相関することも知られている[7,8]．このような免疫不全を呈する一方，抗HIV薬，抗結核薬，ST合剤などに対する薬剤アレルギーの頻度は通常の100倍ともいわれ[9]，その原因はいまだはっきりとしないが，薬剤代謝の変化や酸化ストレス，サイトカイン産生，免疫の過剰活性化などが複雑に絡みあっていると考えられている．

iii） 細胞指向性とHIV受容体： HIV感染者から，単球/マクロファージで増殖可能で増殖の遅いマクロファージ指向性ウイルス（M-tropic strain）と$CD4^+$T細胞で増殖し，増殖の早いT細胞指向性ウイルス（T-tropic strain）が分離される[10]．CD4分子はウイルスのエンベロープタンパクgp120の受容体であり，特異的に結合することによって立体構造変化を起こす．しかし，感染成立にはさらに補助受容体が必要であり，M-tropic strainではケモカイン受容体であるCCR5が，T-tropic strainではCXCR4が補助受容体として働く[11,12]．これらケモカイン受容体はいずれもGタンパク質共役受容体（G protein-coupled receptor）と称される7回膜貫通タンパク質であり，この立体構造がウイルス侵入に重要な働きをしていると考えられている．感染の全経過を通じてM-tropic strainが分離されるが，T-tropic strainはAIDSを発症した症例など病態の悪化した患者からのみ分離される．病状進行により，$CD4^+$T細胞が著減してくるとマクロファージ/単球系はウイルス増殖の重要な場になると考えられている[13]．このようにケモカインレセプターはHIV感染の補助受容体として働くが，これらレセプターの多型性（polymorphism.

たとえばCCR 532bpの欠損，CCR5Δ32）がHIV感染抵抗性や病状進行がゆるやかな長期生存者（long-term non-progressor：LTNP）などの要因の一つとなっていることが判明している[14,15]．そしてまた，これら補助受容体に対する抗体や結合阻止因子がHIV治療薬として開発され臨床応用されつつある．

近年，HIV-1アクセサリー遺伝子産物Vifと相互作用して逆転写時に容然変異（hypermutation）を引き起こすことでHIV感染性を抑制するAPOBEC3Gや，カプシドタンパク質と結合してユビキノン・プロテアソーム系によりウイルスともども不活化されることで抗HIV因子として作用するTRIM5αなど，さまざまな抗ウイルス宿主因子が発見されている[16]．また，$CD4^+$T細胞のほとんどがG0/G1の休止期にあり，その一部は潜伏感染の状態で長期に存続することが可能といわれているが，近年，このG0期の細胞に特異的な抵抗因子の存在も報告されている．このように，従来の液性免疫や細胞性免疫のほかに，新しい自然免疫の概念が提唱されるとともに新抗ウイルス薬開発が期待されている．

2）　成人T細胞性白血病/リンパ腫（adult T cell leukemia/lymphoma：ATLL）**と HTLV-1**（human T cell leukemia virus-1）　成人T細胞性白血病（adult T cell leukemia：ATL）は1977年京都大学の内山，高月らによりはじめて報告され[17]，その原因ウイルスであるHTLV-1が1981年日沼らにより発見された[18]．この発見によりATLはHTLV-1感染T細胞が腫瘍化した疾患であると認識されるようになり，1991年下山らによって臨床病型の診断基準，急性型，リンパ腫型，慢性型，くすぶり型の分類が提唱されて一般的に使用されている[19]．世界的には，日本のほかにはアフリカの一部，南米など一定の地域に限局しており，日本では沖縄，鹿児島，宮崎，長崎に多く，地域集積性が高い．

i）　病因：　HTLV-1はHIVと同じレトロウイルスで，同じく$CD4^+$T細胞に感染し，宿主細胞のゲノムDNAに組み込まれる．ウイルス粒子として感染するHIVなどのウイルスと違い，感染した細胞と新たな標的細胞との直接の接触が必要とされる．母乳を介する母子感染と感染細胞を含む体液の移入（輸血，臓器移植，注射），性交渉による感染に限られる．

ii）　ATLL：　幼少時に母乳を介して母親から感染したキャリアが急性T細胞性白血病/リンパ腫を発症するが，その発生率は5〜10%とされている．しかし，現在でもその治療成績は芳しくなく，多くは治療抵抗性でほとんどが2年以内に死亡する．

iii）　ATLL発症の機序：　感染した$CD4^+$T細胞内ではHTLV-1がコードする転写活性化因子Taxが発現する．このTaxと種々の転写制御因子との直接的な相互作用により感染T細胞の腫瘍化が起こる．なかでも，IKK複合体との会合を主要なルートとするNF-κBの活性化が最も重要であると考えられている[20]．この結果，感染細胞におけるサイトカイン産生や表面抗原の発現増強，サイクリンD2などの細胞周期制御因子の転写活性化，アポトーシス抑制などがこのNF-κB活性化により説明づけられている．このようにしてTax発現により，HTLV-1感染細胞は単クローン性に増殖しATLLを発症する．一方，HTLV-1感染者のほとんどが無症状で一生を終えるが，その防御機構としてTaxを標的とするキラーT細胞（CTL）が知られている．近年ATLLに対し，骨髄非破壊的同種造血幹細胞移植が行われ，一定の成果をあげるようになってきている．造血幹細胞移植が著効した症例のなかにはプロウイルスの消失とドナー由来のTax特異的CTLの誘導が認められており，抗腫瘍免疫として機能していることが報告されている[21]．

iv）　HTLV-1関連疾患：　HTLV-1関連脊髄症（HAM）は，HTLV-1のキャリアにみられる慢性進行性の痙性脊髄麻痺を示す一症候群である．日本ではキャリアの1000人に1人の割合でHAM患者が存在する．HTLV-1感染経路には，母乳を介する母子間垂直感染と，輸血，性交渉による水平感染が知られているが，ATLLが垂直感染によるのに対し，HAMはどちらの場合にも発症しうる．リンパ球やマクロファージの浸潤に

表 1.8　免疫学的機序が関与する血液疾患

	疾患名	免疫学的機序	証明されている抗体や細胞性免疫機序など	他の免疫的疾患との関連
赤血球系疾患	自己免疫性溶血性貧血（AIHA）	赤血球膜抗原に対する自己抗体による溶血	温式抗体：IgG で Rh 式血液型に対する抗体 冷式抗体：IgM で I/i 抗原や P 抗原に対する抗体 I 抗原はマイコプラズマの受容体とされており，マイコプラズマ感染症の後に I 抗体が出現して溶血をきたす	膠原病やリンパ増殖性疾患に伴う場合がある．ITP と合併した場合 Evans 症候群と呼ばれる
	悪性貧血	ビタミン B_{12} の吸収に不可欠な内因子に対する抗体によって吸収阻害される．ビタミン B_{12} 不足により大球性貧血，無効造血をきたす	抗胃壁細胞抗体や抗内因子抗体 80〜90% の症例が抗胃壁細胞抗体により噴門部中心の Type A 胃炎を併発して内因子が産生されず発症する	ITP や AIHA，PRCA を合併することがある
	再生不良性貧血	造血幹細胞の質的障害・免疫学的攻撃によって骨髄が低形成となり，汎血球減少をきたす	造血幹細胞に対する cytotoxic T lymphocyte とそれらが産生する TNF や IFN-γ（骨髄抑制作用を有する）による造血幹細胞の減少 Kinentin に対する自己抗体が 4 割の患者に証明されているが，関連は不明	
	赤芽球ろう（PRCA）	赤血球の前駆細胞に対する抗体により，骨髄内で成熟障害をきたし貧血を呈する	赤血球前駆細胞に対する抗体（IgG） エリスロポイエチンに対する抗体	胸腺腫合併（4〜9%） 慢性リンパ性白血病合併（6%） HIV や移植などの免疫不全や自己免疫疾患に合併することがある
血小板系	特発性血小板減少性紫斑病（ITP）	血小板膜に対する自己抗体が血小板表面に結合し，Fc 部分を介してマクロファージに貪食され，血小板減少をきたす	血小板膜糖タンパク IIb/IIIa，Ib/V/IX を認識する抗体 IgG が多い	SLE やリンパ増殖性疾患に合併することがある．ヘリコバクターピロリ感染を除菌することで 30〜60% の症例に血小板の増加が得られるが，その機序については判明していない
血小板・血漿タンパク系	血栓性血小板減少性紫斑病（TTP）	細血管障害性溶血性貧血と破壊・消費による血小板減少，細血管内血小板血栓を 3 主徴とする病態．血小板減少，溶血性貧血，腎機能障害，発熱，動揺性精神神経症状を 5 徴とする．ADAMTS13* に対する IgG，IgM クラスの自己抗体ができて活性が阻害され，発症する	フォンヴィレブランド因子（VWF）はその分解酵素である ADAMTS13 によって「適切に」切断され，止血因子として働くようになるが，この ADAMTS13 活性が欠損すると適切な大きさに切断されず，異常に大きな分子量の UL-VWFM が細小動脈などで血小板凝集を起こして血栓の原因となる．後天性症例の 97〜100% に ADAMTS13 に対する IgG 抗体が証明され，この自己抗体のために起こるとされている ＊ADAMTS13（a disintegrin-like and metalloproteinase with thrombospondin type 1 motifs VWF-cleaving protease，VWF-CP）：血管内皮細胞で産生される血漿フォンヴィレブランド因子（VWF）．unusually large VWF multimer（UL-VWFM）と呼ばれる超巨大分子量のタンパク質を特異的に切断する酵素	
血漿タンパク	後天性血友病	凝固因子に対する自己抗体のために，血友病と同様の出血傾向を呈する．基礎疾患に合併して出現する場合と特発性の場合がある 第 8 因子に対する抗体が最も多いが，第 9 因子，第 5 因子，vW 因子などに対する抗体の報告もある	凝固因子活性を中和する抗体が証明される ほとんどが IgG	SLE や慢性関節リウマチなどの膠原病，天疱瘡，乾癬などの皮膚疾患，リンパ増殖性疾患，薬剤などに合併する
	抗リン脂質抗体症候群（APS）	抗リン脂質抗体（抗カルジオリピン抗体，ループス抗凝固因子，ワッセルマン反応偽陽性）を有し，動・静脈の血栓症，血小板減少症，習慣流産・死産・子宮内胎児死亡などを呈する	抗カルジオリピン抗体 Type A（β2-glycoprotein 1 依存性）はリン脂質依存性の凝固反応を阻害する．SLE などの自己免疫疾患で多く認められる．ループス抗凝固因子は IgG サブクラスの自己抗体で，凝固カスケードで prothrombin activator complex（第 X 因子＋第 V 因子＋Ca＋リン脂質）を阻害して活性化部分トランボプラスチン時間（aPTT）の延長をもたらす．ワッセルマン反応偽陽性とは，梅毒感染の検査として用いられてきたが，反応抗原として CL，ホスファチジルコリン，コレステロールの組成を用いた場合に陽性，トレポネーマを抗原として用いた検査で陰性に出ることをいう 一般にループス抗凝固因子陽性患者の 50〜60% は抗カルジオリピン抗体を有する 凝固に対する抗体であるにもかかわらず，臨床的に血栓症を起こす機序については不明である	SLE などの自己免疫疾患に合併して起こることが多い．自己免疫性溶血性貧血や特発性血小板減少性紫斑病とも合併

よる慢性炎症が胸髄で認められ，脊髄は萎縮している．特に炎症周囲の脊髄実質では軸索や髄鞘の崩壊変性がみられる．HAM 発症の原因や機序はいまだ明らかではないが，脊髄に浸潤している T 細胞のみに HTLV-1 は感染しており，免疫応答のターゲットとなっていると考えられる．HAM の発症機序として，感染 T 細胞が脊髄に浸潤してウイルス抗原を発現することにより，過剰なウイルス特異的免疫応答が生じて脊髄組織の傷害が起きるのではないかとされている[22]．実際，活動性の病態に対しては，抗炎症作用の点から副腎皮質ホルモンが有効とされている．ほかに，HTLV-1 関連気管支疾患，HTLV-1 関連関節症などの HTLV-1 に関連した症候が知られている．

b. 血液疾患

免疫が関与して発症する血液疾患は多く存在するが，自己免疫性溶血性貧血や特発性血小板減少性紫斑病のように血球に対する液性免疫（抗体）によるもの，再生不良性貧血にみられるように細胞性免疫（キラー T 細胞）の異常によるものがある（表 1.8 参照）．

1) 赤血球系の疾患　赤血球膜表面には輸血に関する抗原だけでも 29 の血液型システム，250 以上の赤血球抗原が同定されている．自己免疫性溶血性貧血（autoimmune hemolytic anemia：AIHA）は，これら赤血球膜上の抗原と反応する自己抗体が産生され，抗原抗体反応の結果赤血球膜が傷害されて溶血をきたす．抗原抗体反応の至適温度により温式と冷式とに分類される．自己抗体産生の機序に関しては不明であるが，温式抗体のほとんどは IgG でほとんどすべてのパネル血球に反応する panagglutinin であり，70% が Rh 式血液型抗原を認識しているとされる．一方，冷式抗体は IgM であることが多く，赤血球 I 抗原や P 抗原を認識する．

再生不良性貧血は，幹細胞自体の質的異常と造血幹細胞を標的としたキラー T 細胞による傷害から造血幹細胞が減少し，骨髄の低形成，汎血球減少をきたす疾患である．抗胸腺細胞グロブリン（antithymocyte globurin：ATG）やシクロスポリンなどの免疫抑制療法が約 7 割の症例で奏効する[23]．

赤血球系細胞だけが減少する赤芽球ろう（pure red cell aplasia：PRCA）では，赤芽球系細胞に特異的に反応する抗体が証明されており[24]，免疫抑制療法が著効する．胸腺腫の合併が知られているが，発症前あるいは発症後ともに 4〜9% 前後とされている．

2) 血小板系の疾患　血小板膜抗原に対する自己抗体により血小板減少をきたす特発性血小板減少性紫斑病（idiopathic thrombocytopenic purpura：ITP）では IgG の Fab 部分で血小板表面に結合し，単球・マクロファージ系細胞の Fc 受容体を介して貪食される．自己抗体により骨髄中で巨核球の血小板産生が抑制され，アポトーシスが亢進し，血小板回転は約 2/3 の症例で正常ないし低下している[25]．免疫抑制療法や血小板破壊の場である脾臓摘出が有効である．ヘリコバクター・ピロリ感染者では，除菌によって血小板増加が得られる症例があり，陽性者ではまず試すべき治療法となりつつある[26]．

3) 凝固因子系の疾患　血栓性微小血管障害による溶血と血小板減少，腎機能障害などをきたす血栓性血小板減少性紫斑病（thrombotic thrombocytopenic purpura：TTP）は，血漿凝固タンパクであるフォンヴィレブランド（von Willebrand）因子のタンパク分解酵素 ADAMTS13 に対する自己抗体が原因であることがわかっている[27]．同様に第 7，9，5 凝固因子の中和活性をもつ自己抗体のために血友病と同じ病状を呈することがあり，後天性血友病と称される．この場合には出血傾向を呈するが，リン脂質に対する自己抗体では逆に血栓傾向となる．この詳しい機序についてはいまだ判明していない．

4) リンパ増殖性疾患・悪性リンパ腫　悪性リンパ腫の新 WHO 分類（2008 年）では，免疫不全に合併する悪性リンパ腫を免疫不全関連リンパ増殖性疾患（lymphoproliferative diseases associated with immune disorders）として大項目に位置づけ，原因別に先天性免疫不全に伴うもの，AIDS 関連，移植関連，その他の医原性のものに小分類された．また，「加齢性 EB ウイルス

表 1.9　先天性免疫不全とリンパ増殖性疾患

	疾患名	リンパ増殖性疾患
細胞性免疫不全	重症複合免疫不全症 (severe combined immunodeficiency disease：SCID)	EB ウイルス関連 伝染性単核球症（致死性）
	CD40/CD40L 欠損症 (hyper IgM syndrome)	EB ウイルス関連（びまん性大細胞型 B 細胞性悪性リンパ腫，ホジキンリンパ腫） 顆粒大リンパ球性白血病
液性免疫不全	分類不能型低ガンマグロブリン血症 (common variable immunodeficiency：CVID)	EB ウイルス関連（びまん性大細胞型 B 細胞性リンパ腫，ホジキンリンパ腫）， 節外性辺縁帯リンパ腫，小細胞性リンパ腫，リンパ形質細胞性リンパ腫，末梢性 T 細胞リンパ腫
その他	Wiskott-Aldrich 症候群 (WAS)	EB ウイルス関連（びまん性大細胞型 B 細胞性悪性リンパ腫，ホジキンリンパ腫），リンパ腫様肉芽腫
	毛細血管拡張性失調症 (ataxia telangiectasia：AT)	非白血病性のクローナルな T 細胞増殖 びまん性大細胞型 B 細胞性リンパ腫，バーキットリンパ腫， T 細胞性前リンパ球性白血病，T 細胞性急性リンパ性白血病，ホジキンリンパ腫
制御の異常	X-linked lymphoproliferative syndrome (XLP)	EB ウイルス関連（バーキットリンパ腫，びまん性大細胞型 B 細胞性リンパ腫）
	autoimmune lymphoproliferative syndrome (ALPS, Canale-Smith syndrome)	結節性リンパ球優位型ホジキンリンパ腫，古典的ホジキンリンパ腫，びまん性大細胞型 B 細胞性リンパ腫，バーキットリンパ腫， 末梢性 T 細胞リンパ腫

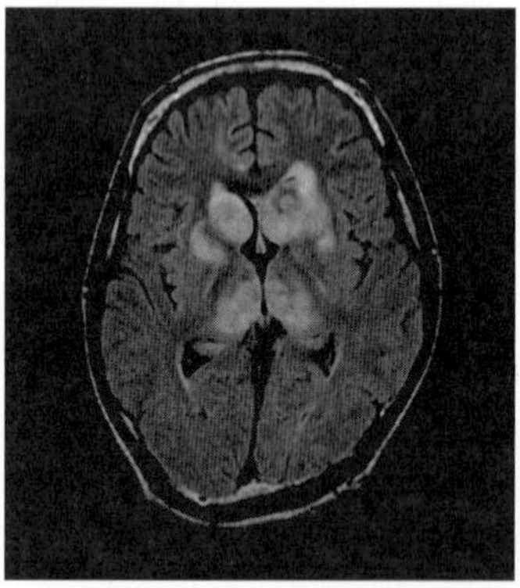

(a)

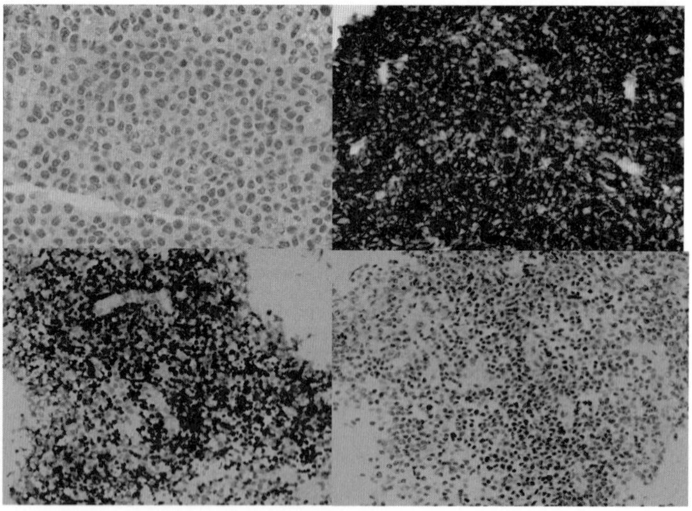

(b)

図 1.36　HIV 関連原発性脳悪性リンパ腫（自験例）
(a) MRI 画像：両側尾状核および脳室周囲に病変が認められる．(b) 脳生検組織像．
左上段：HE 染色，右上段：CD20 抗体免疫染色，左下段：EBER（ISH），右下段：LMP-1（ISH）．
$CD20^+$EBER，LMP-1^+ の EB ウイルス関連びまん性大細胞型 B 細胞リンパ腫と診断された．

関連 B 細胞リンパ増殖異常症」が新しく掲載された．いずれも，びまん性大細胞型 B 細胞リンパ腫やホジキンリンパ腫が多く，EB ウイルス関連であることが多いが，必ずしもモノクローナルな増殖（悪性リンパ腫）でなく，オリゴクローナルやポリクローナルなリンパ組織の増殖形態をも含んでいる．

i）先天性免疫不全に伴うリンパ増殖性疾患： 先天性免疫不全は 60 以上の多彩な病態が含まれており，それらを背景として発生するリンパ増殖

表 1.10　医原性悪性リンパ増殖性疾患

薬　剤		基礎疾患	治療期間	LPD
メトトレキセート		自己免疫疾患 乾癬	3 年 (0.5〜5 年)	びまん性大細胞型 B 細胞性リンパ腫 ホジキンリンパ腫 Polymorphic LPD 末梢 T 細胞性リンパ腫
TNF-α 阻害剤	Infliximab	自己免疫疾患	6 週 (2〜44 週)	DLBCL，ほか
		クローン病（若年者）	1〜58 カ月	肝脾 T 細胞リンパ腫
	Adalimumab	自己免疫疾患		あらゆるタイプ
	Eternercept	自己免疫疾患	8 週 (2〜52 週)	あらゆるタイプ

性疾患も多岐にわたっている（表 1.9）.

ii）AIDS 関連リンパ増殖性疾患：　HIV 感染による悪性リンパ腫発症のリスクは，正常人の 60〜200 倍とされるが[28]，抗 HIV 薬による HAART 療法導入以降は発症率，死亡率とも著減している．リンパ腫のなかでも，びまん性大細胞型 B 細胞性リンパ腫やバーキットリンパ腫，原発性滲出液リンパ腫（primary effusion lymphoma：PEL），ホジキンリンパ腫が多く発症の原因として慢性的な抗原刺激に対する反応やサイトカインの制御異常（IL-6，IL-10 の高値）のほかに EB ウイルスやヒトヘルペスウイルス（HHV8）の関連が報告されている[29]．EB ウイルスの存在は全体の 40% に認められるが，特に原発性中枢神経リンパ腫（primary central nervous system lymphoma：PCNSL，図 1.36）や PEL では 80〜100% に，ホジキンリンパ腫ではほぼ全例で検出される．消化管や中枢神経，肝臓，骨髄などのリンパ節以外の病変が多いのが特徴で，巨大腫瘤を形成しやすいとされている．HIV 感染の病期と発生するリンパ腫の種類にある程度の相関が認められ，長期罹患例で $CD4^{+}$ T 細胞数 100/mm^3 以下の症例ではびまん性大細胞型 B 細胞リンパ腫（DLBCL）が，罹患歴が短い $CD4^{+}$ 細胞数が比較的保たれているような症例ではバーキットリンパ腫が多いとされている[30]．HAART 導入以前の寛解率は約 50% であったが，現在では非感染者と同程度の治療成績が得られるようになってきている．

iii）移植関連リンパ増殖性疾患（post transplantat lymphoproliferative disorders：PTLD）：　臓器移植や造血幹細胞移植後に発生するリンパ腫で，使用される免疫抑制剤が原因とされている．移植後早期にみられる EB ウイルスによる形質細胞過形成や伝染性単核球症様病変を含む「初期病変」(early lesions)，リンパ腫の診断には至らないが多様な形質を示す「多型性（polymorphic）PTLD」，モノクローナルなリンパ球の増殖を示しリンパ腫と診断される「単一形態を示す（monomorphic）PTLD」，腎移植後に多く，EB ウイルスがほとんどの例で証明できる「古典的ホジキンリンパ腫型（classical Hodgkin lymphoma type）PTLD」の 4 型に分類される．移植後に使用される免疫抑制剤により T 細胞機能が低下し，EB ウイルスによる B（あるいは T）細胞のクロナールな増殖が起こると考えられているが，症例の 30% は EB ウイルス陰性である．成人の臓器移植では腎移植で 1% 以下，肝，心臓移植で 1〜2%，造血幹細胞移植で 1% 以下とされているが，小児ではレシピエントが EB ウイルス陰性である場合が多いため発症率が高い．病変の多くは宿主側の臓器に起こるが，造血幹細胞移植ではドナー細胞由来で起こる．移植片への浸潤は早期例に多く，拒絶反応と類似しているため診断に苦慮することも少なくない．造血幹細胞移植では移植後半年以内の早期病変がほとんどであるが，免疫抑制剤としてカルシニューリン阻害剤が使用されるようになってからは臓器移植でも早期の病変が増加してきている．早期病変は免疫抑制剤を中止することにより改善されるが，単形態〜多型性 PTLD では抗癌剤治療が必要となる場合が多い．

iv) その他の医原性リンパ増殖性疾患： 自己免疫疾患や炎症性腸疾患，乾癬などで免疫抑制剤を使用された症例に悪性リンパ腫が発生する．その頻度は不明で，基礎疾患による慢性的炎症刺激がどの程度悪性リンパ腫発症にかかわっているのか（たとえば慢性関節リウマチは免疫抑制剤を使用せずとも通常の2～20倍リンパ腫発症のリスクが高い[31]）が，医原性リンパ増殖性疾患と診断するうえで問題となる．前述の移植関連リンパ増殖性疾患（PTLD）同様，EBウイルス再活性化が指摘されているが，実際に証明できるのは40%前後で，基礎疾患や使用される薬剤，罹患期間などにより発生するリンパ腫が異なってくる（表1.10）．免疫抑制剤を中止することで軽快する例が知られているものの，ほとんどの症例で化学療法が必要となる．

v) 加齢性EBウイルス関連B細胞リンパ増殖異常症： 特に基礎となる免疫不全状態のない50歳以上の高齢者に認めるEBウイルス陽性のリンパ増殖性疾患（LPD）で，アジアに多く，DLBCLの8～10%を占める．DLBCLでは加齢とともにEBウイルスの陽性率が高まり，90歳以上では20～25%になるが，加齢による免疫不全がベースとなっていると考えられている．節外病変が多く（70%），予後は不良である[32]．

〔藤山佳秀・程原佳子〕

文 献

1) A. Verani et al.: *Mollecul. Immunol.*, **42**, 195-212, 2005.
2) G. Meng et al.: *Nat. Med.*, **8**, 150, 2002.
3) T. B. Geijtenbeek et al.: *Cell*, **3**, 100(5), 587-597, 2000.
4) X. Wei et al.: *Nature*, **20**, 422(6929), 307-312.
5) Guidelines for the Use of Antiretroviral Agents in HIV-1-Infected Adults and Adolescents (November 3, 2008) Developed by the DHHS Panel on Antiretroviral Guidelines for Adults and Adolescents－A Working Group of the Office of AIDS Research Advisory Council (OARAC).
6) S. M. Mbulaiteye et al.: *J. Acquir. Immune. Defic. Syndr.*, **32**(5), 527-533, 2003.
7) B. Gallagher et al.: *Am. J. Epidemiol.*, **154**(6), 544-556, 2001.
8) G. M. Clifford et al.: *J. Natl. Cancer Inst.*, **97**(6), 425-432, 2005.
9) E. Phillips and S. Mallal: *Curr. Opin. Allergy Clin. Immunol.*, **7**(4), 324-330, 2007.
10) G. R. Picchio et al.: *J. Virol.*, **72**(3), 2002-2009, 1998.
11) G. Alkhatib et al.: *Science*, **272**(5270), 1955-1958, 1996.
12) Y. Feng et al.: *Science*, **272**(5263), 872-877, 1996.
13) T. Igarashi et al.: *Proc. Natl. Acad. Sci. USA*, **98**(2), 658-663. 2001.
14) M. Paroli et al.: *Immunol. Lett.*, **79**(1-2), 127-129, 2001.
15) S. J. O'Brien and J. P. Moore: *Immunol. Rev.*, **177**, 99-111, 2000.
16) H. Huthoff and G. J. Towers: *Trends. Microbiol.*, **16**(12), 612-619, 2008. Epub 2008 Oct 29. Review
17) T. Uchiyama et al.: *Blood*, **50**(3), 481-492, 1977.
18) Y. Hinuma et al.: *Proc. Natl. Acad. Sci. USA*, **78**(10), 6476-6480, 1981.
19) S. C. Sun and S. Yamaoka: *Oncogene*, **24**(39), 5952-5964, 2005.
20) N. Hayashi et al.: *Cancer Res.*, **64**(1), 391-399, 2004.
21) D. Hayashi et al.: *J. Neurovirol.*, **14**(5), 459-463, 2008.
22) M. Karasawa: *Nippon Rinsho*, **66**(3), 520-523, 2008.
23) S. Neal et al.: *Blood*, **108**, 2509-2519, 2006.
24) L. Croisille et al.: *Curr. Opin. Hematol.*, **8**(2), 68-73, 2001.
25) L. Wang et al.: *Crit. Rev. Oncol. Hematol.*, **64**(2), 83-89, 2007.
26) R. Stasi et al.: *Blood*, **113**(6), 1231-1240, 2009.
27) J. E. Sadler: *Blood*, **112**(1), 11-18, 2008.
28) V. Beral et al.: *Lancet*, **337**(8745), 805-809, 1991.
29) A. Carbone and A. Gloghini: *Br. J. Haematol.*, **130**(5), 662-670, 2005.
30) C. Besson et al.: *Blood*, **98**(8), 2339-2344, 2001.
31) E. Thomas et al.: *Int. J. Cancer.*, **88**(3), 497-502, 2000.
32) T. Oyama et al.: *Clin. Cancer Res.*, **13**(17), 5124-5132, 2007.

1.5.6 その他の疾患

a. 皮膚疾患

アレルギー性あるいは自己免疫性皮膚疾患と称されるカテゴリーには，湿疹，アトピー性皮膚炎，紅斑症，水疱症，膿疱症，蕁麻疹・薬疹，膠原病など非常に普遍的で多岐にわたる皮疹が含まれる．すなわち，皮膚疾患の多くは感染を除くと，何らかの形で免疫の異常が加わっていると考えられるがそのメカニズムは必ずしも明らかでない．

アトピー性皮膚炎は掻痒を伴う湿疹が慢性持続性にみられる疾患で，患者の多くはIgE抗体を産生しやすいアトピー素因がみられ，皮膚はアトピー皮膚と呼ばれる乾燥肌を伴う場合が多い．IgE過剰産生を生じる遺伝性素因が本態と考えられるが，皮膚のセラミド低下に伴うバリア機能の低下など非アレルギー性側面も重視されている．

水疱症は比較的まれな疾患群であるが，遺伝子異常に伴うものを除くと天疱瘡と類天疱瘡に分類され，ともに自己免疫性の機序が証明されている皮膚疾患の代表といえる．皮膚・粘膜の水疱・びらんを主徴とするが，天疱瘡では表皮細胞間の接着が障害される（棘融解）結果，表皮あるいは粘膜内に水疱を生じるのに対し，類天疱瘡では表皮真皮間接着が障害され表皮下水疱をきたす．

天疱瘡は，表皮細胞間接着分子であるデスモグレイン（Dsg）を標的抗原として自己抗体が生じ，血中抗体が皮膚組織に結合するために発症する．Dsg3を主な標的抗原とする尋常性天疱瘡と，Dsg1のみを標的とする落葉性天疱瘡の2型に大別される．尋常性天疱瘡が多く口腔粘膜の難治性びらんからはじまるのに対し，落葉性天疱瘡では口腔内病変はみられず，水疱もすぐに破れやすく目立たない．天疱瘡では健常にみえる皮膚も機械的刺激を加えると容易にびらんを形成するニコルスキー現象がみられる．天疱瘡の診断には，病変部近傍の皮膚あるいは粘膜の生検凍結切片を用いての直接免疫蛍光抗体法は信頼性が高く，表皮あるいは上皮細胞表面に必ずIgGが証明される．また血中のデスモグレイン抗体をELISA法によって検出できるので，抗原検索と経過観察に有用である．天疱瘡は重篤な疾患で，治療に対してしばしば予測不可能な反応を示し，長期的な経過をたどるため不可避の複雑な薬物副作用がある．広範囲に病変をもつ患者の場合，不適切な治療は致命的な状態になりうるので，入院とコルチコステロイドの大量投与が適応となる．ステロイド内服でコントロール不良の難治例では血漿交換療法，免疫グロブリン大量静注療法，免疫抑制薬などが併用される．近年では自己抗原（Dsg3）ノックアウトマウスのリンパ球を自己抗原発現マウスに移植することにより，天疱瘡モデルマウスが作成されており，末梢抗原に対する免疫寛容機序の研究に用いられている．

類天疱瘡の代表である水疱性類天疱瘡は高齢者の四肢体幹に発生する掻痒を伴う水疱性皮疹で，表皮基底膜のヘミデスモゾームに存在する180 kDaタンパク（BP180抗原）に対する自己抗体が原因とされる．やはりステロイド治療が必要であるが，天疱瘡に比べその反応性はよく，予後は比較的よい．同じく表皮下水疱をきたす疱疹状皮膚炎は欧米では免疫遺伝学的にHLA-B8を認め，グルテン過敏症を伴うことから，消化管で形成されたIgA免疫複合体の皮膚への沈着が原因とされており，食品免疫の観点から重要な疾患といえる．しかし，日本人ではHLA-B8やグルテン過敏症を認めないことからそのメカニズムの相違が指摘されている．

b. 腎疾患

腎疾患では自己免疫性機序が発症にかかわる疾患が多くみられ，急性糸球体腎炎，慢性糸球体腎炎（IgA腎症），ネフローゼ症候群（巣状糸球体硬化症，膜性腎症，膜性増殖性糸球体腎炎），ANCA関連腎炎，膠原病，特にSLEに伴う腎炎，特発性間質性腎炎（抗尿細管基底膜抗体陽性の特発性TIN，ぶどう膜炎を伴う特発性TIN：TINU）などがあげられる．免疫異常のかかわる機序として大きく二つの現象が考えられ，一つは免疫複合体が沈着する機序があげられる．免疫複合体の由来としては 外来性の異種タンパクあるいは細菌（溶連菌感染後急性糸球体腎炎）・ウイルス抗原や，内因性の核抗原や腫瘍抗原などがあげられる．複合体の形成機序としては流血中の複合体が糸球体に沈着する機序（IgA腎症）と 血清中の抗体が糸球体上の抗原に結合して複合体を形成する機序（グッドパスチャー症候群など）が考えられる．もう一つは補体が活性化される機序であり，古典経路および細菌の表面物質で生じる二次経路の両者が互いに密接に関与するとされる．

1) IgA腎症　慢性糸球体腎炎症候群をきたす代表疾患で，IgAの優位なメサンギウム領域へのびまん性顆粒状沈着を特徴とする．沈着しているIgAは主としてIgA1でJ鎖を伴った二量体ないし多量体で，消化管粘膜での産生が重要視されている．IgA腎症では流血中のIgA抗体となんらかの抗原や補体が免疫複合体を形成し腎臓の糸球体に沈着して発症すると想定されている．ネフローゼ症候群の発生はまれであり，持続的顕微鏡的血尿やタンパク尿を認めるが多く無症状で，ときに肉眼的血尿をきたす．血中のIgAの増加を多くの症例で認めるが，いわゆる一般的な自己抗体は検出できない．腎機能の悪化しない予後良好な症例も多くみられるが，緩徐に進行して4割近くが末期腎不全に移行する．特に持続する1g/日以上のタンパク尿や高血圧のみられる症例では予後が悪い．

治療には抗血小板薬やステロイド薬あるいは降圧剤を使用するが，最近，扁桃摘出とその後のステロイドパルス療法を組み合わせることにより，より高い寛解や進展阻止が期待できるとの成績が報告されている．すなわち腎炎になりやすい人は，病原体に対して過敏に反応してIgA抗体をつくりやすい体質をもっており，扁桃腺炎が反復するとIgA抗体が過剰生産され，食物やウイルスなどの抗原に付着したIgA抗体免疫複合体が糸球体内に強く沈着すると考えられる．前述のように消化管免疫の異常が抗体産生増強に深くかかわっているとの考えから腸内環境の変化もまた注目を浴びている．

2) ANCA関連腎炎およびグッドパスチャー症候群 ANCAとはヒト好中球細胞質に特異的なIgG型自己抗体であり，これが陽性となる一群の疾患ではANCA関連腎炎として，高齢者に多く発症して急速進行性糸球体腎炎（RPGN）の形で急激な腎不全の進行をきたし，急性の呼吸不全（肺出血，間質性肺炎）を合併する．ANCAには2種類あり，細胞質型のC-ANCA（対応抗原はproteinase-3：RP-3）と核周囲型のP-ANCA（対応抗原はmyeloperoxidase：MPO）があり，前者は顕微鏡的多発血管炎でみられ，後者はウェゲナー（Wegener）肉芽腫症でみられる．ともに，組織学的には半月体形成性糸球体腎炎の形をとる．半月体はもともと糸球体基底膜が炎症によって断裂し，フィブリン析出とともに血中マクロファージがボウマン嚢に遊走し増殖したもので，糸球体は半月体に圧迫されてやがて線維化する．好中球α顆粒内のPR-3, MPOなどが炎症性サイトカインの働きで膜上へ放出され，そこでのラジカル産生などを含め血管内皮傷害を惹起し，壊死性の半月体形成をきたすと考えられている．ウェゲナー肉芽腫症は三大主徴として半月体形成性糸球体腎炎に加え，全身動脈の壊死性血管炎と気道の肉芽腫性病変を特徴とする．肉芽腫は炎症を起こした血管を中心に形成される（血管中心性肉芽腫）．

そのほかに，組織的に半月体形成を伴う急速進行性糸球体腎炎をきたす疾患としてグッドパスチャー症候群が知られている．これは糸球体基底膜のコラーゲン成分に対する自己抗体によって糸球体が傷害されるとともに，同じ機序で肺胞出血も伴う自己免疫疾患である．病因としては腎と肺の基底膜に対する自己抗体が基底膜に結合し，補体を活性化して組織の障害を引き起こす，すなわち補体活性化を伴うII型アレルギー反応の機序が知られている．したがって血液中と組織において，抗基底膜抗体が証明されるとともに，蛍光抗体法で糸球体基底膜にIgGの線状沈着を認めるのが特徴である．なお，馬杉腎炎はラットにおける加速的腎炎であり抗糸球体基底膜抗体が免疫複合体を形成し腎炎を惹起することから，自己免疫性腎炎モデルとして有名である．

これら半月体形成急速進行性糸球体腎炎は早期に治療しなければ予後が不良の疾患であり，肺合併症や感染によって死亡する例も多い．治療はパルスを含むステロイド薬やシクロフォスファミドを中心とした免疫抑制薬を中心に抗体産生の抑制を行い，抗血小板薬や抗凝固療法を加えたカクテル療法を行う．また，血漿交換による抗体除去を行うこともある．

c. 内分泌疾患

内分泌疾患では1型糖尿病，甲状腺自己免疫疾患（バセドウ病および橋本病），自己免疫性副腎不全（多腺性自己免疫症候群を含む），リンパ球性下垂体炎，インスリン受容体異常症などがあげられる．

1）　1 型糖尿病　インスリン分泌をつかさどる膵臓の β 細胞の破壊によりインスリン欠乏を生じて発症するタイプの糖尿病であり，急激なケトーシスを伴う症状で発症する．したがってインスリンの十分な補充が不可欠となる．わが国では糖尿病全体の 5% 以下と，欧米に比較して頻度が少ない．多くは膵島構成成分に対する自己抗体が検出される自己免疫性のものであり，膵 β 細胞構成分子を標的とする細胞傷害性 T 細胞が活性化され，組織破壊をきたすと考えられている．診断には GAD（グルタミン酸脱炭酸酵素）抗体が有用であるが，本抗体自体に膵 β 細胞の破壊能力はない．

本モデルマウスとして NOD マウスが広く使用されており，4～5 週齢から膵島に CD4T および CD8T 細胞が浸潤する膵島炎が生じ，15 週頃より糖尿病が自然発症する．発症マウスから未発症マウスへと T 細胞を移入すると糖尿病が誘発できることから浸潤した T 細胞が病因に重要であることが明らかである．本症の進展阻止研究と治療法開発に NOD マウスは役立っている．

2）　甲状腺自己免疫疾患

i）　バセドウ病：　甲状腺の TSH 受容体に対する抗体（TSH 受容体抗体：TRAb）が原因で生じる．自己抗体は甲状腺の刺激物質であり，甲状腺ホルモン生成・分泌を刺激し，血中甲状腺ホルモンを増加させ，甲状腺腫を惹起する点が多くの自己免疫疾患と異なる点といえる．ホルモン過剰により甲状腺中毒症状（体重減少，頻脈，神経筋症状など）を生じ，これとは別に眼球突出などの特徴所見を呈する．

ii）　橋本病：　内分泌疾患では最も頻度の高い病気であり，中年女性に多く甲状腺に限局した自己免疫疾患である．細胞傷害性の T 細胞が甲状腺に浸潤して濾胞組織を徐々に破壊するため，甲状腺ホルモン産生が徐々に減少して，原発性甲状腺機能低下をきたす．びまん性甲状腺腫大がみられ，抗甲状腺マイクロゾーム，または，甲状腺ペルオキシダーゼ（thyroid peroxidase：TPO）抗体，抗サイログロブリン抗体が陽性となり，TSH の上昇をみる．軽症では治療の必要がないが，機能低下がある場合には T4 の補充療法を施行する．予後は良好である．

d.　神経・筋疾患

自己免疫性神経・筋疾患としては，重症筋無力症，多発性硬化症，慢性炎症性脱髄性多発神経炎，ギランバレー症候群などがあり，神経や筋に存在する自己の抗原にリンパ球が異常に反応することが発病に関連していると考えられる．

1）　重症筋無力症　神経筋接合部のニコチン性アセチルコリン受容体に対する自己抗体が産生され，シナプス間隙が拡大し神経筋伝達が障害され発症する．外眼筋障害（眼瞼下垂や複視）をきたし，やがて嚥下困難や四肢近位筋の脱力を認める．進行して呼吸困難をきたすこともある．反復運動によって筋活動電位が減衰し（waning）症状が増悪する特徴を呈する．胸腺腫や自己免疫性甲状腺疾患を合併することも多い．基本的に全身型の症例（眼筋型を除く）では胸腺摘出術が適応とされる．対症的に抗コリンエステラーゼ薬を使用し，ステロイド薬や免疫抑制薬，血漿浄化療法（二重膜ろ過や免疫吸着法），免疫グロブリン大量療法を用いる．

2）　多発性硬化症　本症は中枢神経系に脱髄巣が多発性に生じ，それに基づく多彩な症状が増悪と寛解を繰り返す代表的脱髄疾患で，急性期の脱髄巣にはリンパ球やマクロファージの浸潤と免疫複合体の沈着が認められ自己免疫の機序が確実視されている．診断のポイントは中枢神経症候の時間的・空間的多発性であり，2 カ所以上の中枢神経系の病巣と，2 回以上の中枢神経症候の再発と寛解が診断の決め手となる．視野・視力障害は運動感覚障害とともに多く出現する症状であるが，全身症状（発熱や多臓器障害，白血球増多）や末梢神経症状に乏しい．髄液検査で中枢神経系での IgG 産生を反映してオリゴクローナル IgG バンドがみられる．MRI 検査によって脳脊髄の脱髄巣を検出できる．治療は早期にステロイドパルス療法を行い漸減していく．再発抑制には IFN-β の有効性が認められている．

実験的自己免疫性脳脊髄炎（EAE）は多発性

硬化症や急性散在性脳脊髄炎のモデルであり，中枢神経の髄鞘のミエリン塩基タンパク（MBP）やプロテオリピドアポプロテイン（proteolipid apoprotein：PLP）をマウスやラットに免疫することにより，自己免疫性脱髄性脳炎を発症できる．MBP の代わりに T 細胞エピトープを含むペプチドで免疫したり，エピトープを認識する T 細胞クローンを移入しても EAE を発症できる．疾病を誘導する細胞は Th1 タイプの CD4T 細胞であり，本モデルは経口免疫寛容による疾患コントロールの免疫機序を解明するプロトタイプモデルである．また，疾病の再発を予防するための治療法として DNA ワクチンが開発されているが，その効果や副作用の検索にも広く用いられている．

〔三浦総一郎〕

2

食品アレルギーの基礎

2.1 アレルギーの定義と分類

2.1.1 アレルギーの歴史

人類にとって感染症との闘いは，集団の維持に重要であり，古代から多くの歴史書に感染症の大流行が記述されている．そして，高い致命率と強い感染力をもった感染症に幾度も曝された過程において，人類は重要なことに気づいていた．すなわち，一度感染して治ったヒトは，二度目の感染には発症しないという事象であり，後に免疫という言葉で知られる再感染への抵抗能についてである．一方，異物に対する反応が必ずしも生体を守る目的に沿った働きをするのではなく，ときには生体に傷害性の反応を誘導するという事象も早期より書物に記述されている．後述のアレルギーに当たるものである．しかし，これらのメカニズムの解析がスタートしたのはだいぶ遅れて近代医科学が勃興した19世紀に入ってからであり，前者の免疫に対して後者のアレルギーはあまりに異なった方向の機能であったために，当初免疫とは別の反応系の存在が示唆された．20世紀に入り細胞そして分子レベルで免疫のメカニズムが解明されるにしたがい，アレルギー反応も免疫反応と本質的には同じ生体反応の範疇であり，担当細胞や機序のルールは異ならないことが明らかにされた．

アレルギー（allergy）という言葉は，1906年にvon Pirquetがはじめて用いたが，ギリシャ語のallos（変じた）とergo（作用）の二つの言葉に由来し，「変化した作用」（altered state of reactivity）という意味をもつ．それ以前の1902年にRichetとPortierが，全身性のアナフィラキシー反応（ギリシャ語でanaは否定，phylasseinは防御を意味し，この2語に由来する）を報告している．彼らはイソギンチャクの毒素をイヌに注射したところ，イヌは毒素に耐性を獲得するどころか複数回の毒素の投与により呼吸困難などを呈して数分の間に死亡した．また，卵白をイヌに頻回注射しても同様の過敏症がみられたことから，無毒性のタンパク質に生体が強く反応することが認識された．この反応は生体に傷害性であるが，免疫反応と同じく免疫学的特性の法則にしたがう．

IgE抗体は後述するI型アレルギーの発現に重要な役割を担うが，IgE抗体の発見は近代アレルギー学発展の端緒となった．このIgE抗体発見につながる現象として1921年に報告されたPrausnitzとKüstnerによるアナフィラキシー反応の受身感作の実験は重要である．魚アレルギーであったKüstnerの血清をPrausnitzの皮内に移入し，同所に魚抽出液を注射すると，健常者であるPrausnitzの局所に発赤と腫脹を引き起こすことができた（P-K反応）．これより血清中に魚抽出物と反応して局所反応を起こすレアギン性（反応性）抗体という特殊な抗体の存在が示唆され，レアギン性抗体は，1966年に石坂らにより単離され，新しい免疫グロブリンであるIgEとして報告された．IgEの発見がアレルギーの歴史の大きなステップになり，その後T細胞，B細胞による抗体産生機序ならびに好酸球，好塩基球，マスト細胞などアレルギーにかかわる細胞の機能が次々と明らかにされていった．

アトピー（atopy：ギリシャ語の「奇妙な」を意味するatoposに由来する）という用語もI型アレルギーと同様の意味に使用されるが，はじまりは1923年にCocaが，花粉などの無害な物質に過敏反応を示す現象に遺伝傾向があることを明らかにし，アトピーと名づけたことによる．

これら「アレルギー」,「アトピー」あるいは「アナフィラキシー」は，同じカテゴリーの言葉として用いられているが，厳密には異なった内容を含んでいる．

2.1.2 アレルギーの定義

以上の経緯をもとにアレルギーを定義すると「アレルギーとは，免疫反応に基づく生体の反応であり，生体に傷害性の反応を総称する」となる．そこで，免疫反応は本来はアレルギーをも包括する外来因子に対する生体反応であるが，免疫反応を狭義の感染防御反応としてとらえると，「免疫は生体に傷害性の微生物に対する反応であるのに対し，アレルギーは無害性の外来因子に対する生体の反応」ともいえる．また，アレルギーは狭義にはIgE抗体が関与するI型アレルギーを意味し一般的には狭義の意味で使われることが多い．なお，免疫反応を引き起こす物質は抗原だが，アレルギーを誘導する抗原はアレルゲンと呼ばれる．

2.1.3 アレルギーの分類

a. CoombsとGellによる分類法

アレルギーの分類には，CoombsとGellによる分類法が現在も用いられている．I型，II型，III型，IV型の4型からなる（表2.1）[1,2]．I～III型は抗体が関与する液性免疫によるものであり，IV型はリンパ球がかかわる細胞性免疫による．このアレルギーの分類はメカニズムを整理し理解するには有用であるが，実際の病態には複数の反応型が同時にあるいは時間をおいて関与していることが多く，より複雑な反応システムによると考えられる．

1) I型アレルギー　狭義のアレルギー反応といえるものであり，即時型アレルギーあるいはIgE依存型アレルギーとも呼ばれる．アレルゲンに暴露されてから15分から30分ほどで症状の発現をみる即時型反応を示す．アレルゲン同定検査として行われるプリックテストや皮内テストにみられる即時型皮膚反応が典型的なI型アレルギーである．血中の好塩基球や組織中のマスト細胞の細胞表面に発現している高親和性IgE受容体（FcεRI）に固着したIgE抗体にアレルゲンが結合し，複数のIgE受容体がIgE抗体を介して架橋されることにより，ヒスタミン，ロイコトリエン，プロスタグランジンなどの化学伝達物質が好

表2.1 アレルギー反応の分類（CoombsとGellの分類法）

		反応する抗体/リンパ球	抗　原	メディエーター	受身移入	代表的疾患
I型	即時型，IgE依存型	IgE，IgG4	ハウスダスト，ダニ，花粉，ハプテン（薬剤など）など外来抗原	ヒスタミン，ECF-A，ロイコトリエン，PAFなど	血清で可能	気管支喘息，アレルギー性鼻炎，アレルギー性結膜炎，蕁麻疹，アナフィラキシーショック
II型	細胞傷害型，細胞融解型	IgG，IgM	ハプテン（薬剤など）などの外来抗原 細胞表面レセプターなど自己抗原	補体系	血清で可能	グッドパスチャー症候群，天疱瘡，類天疱瘡，自己免疫性溶血性貧血，不適合輸血による溶血性貧血，自己免疫性血小板減少症，薬剤性溶血性貧血，薬剤性顆粒球減少症，薬剤性血小板減少症
III型	免疫複合体型，アルツス型	IgG，IgM	薬剤，細菌など外来抗原 DNA，変性IgGなど自己抗原	補体系，リソソーム酵素，活性酸素，血管透過性因子など	血清で可能	血清病，糸球体腎炎，SLE，RA，過敏性肺炎，アレルギー性気管支肺アスペルギルス症
IV型	遅延型	T細胞 （Th1細胞， Th2細胞， CTL）	細菌，真菌，ウイルスなど外来抗原 自己抗原	サイトカイン	T細胞で可能	Mycobacterium感染症，真菌感染症，ウイルス感染症，アトピー性皮膚炎，接触皮膚炎，過敏性肺炎，アレルギー性気管支肺アスペルギルス症，移植拒絶反応

塩基球やマスト細胞から遊離される．この化学伝達物質の働きにより，血管の透過性亢進，平滑筋の収縮，粘液腺分泌の亢進などが誘導され，組織の腫脹，発赤などを伴った炎症が引き起こされる．

I型アレルギーの代表的疾患は，アレルギー性鼻炎，蕁麻疹やアナフィラキシーショックであり，このほか気管支喘息，アレルギー性結膜炎，アトピー性皮膚炎などのアレルギー疾患の病態も関与している．

2) II型アレルギー　II型アレルギーは，細胞傷害型あるいは細胞融解型アレルギーとも呼ばれる．好中球，血小板，赤血球などの細胞膜に存在する自然抗原，修飾抗原，ハプテンなどにIgG, IgM抗体が結合し，細胞傷害が引き起こされる．

II型アレルギーの細胞傷害には，次の三つの機序があげられている．補体結合性細胞融解，抗体依存性細胞性細胞傷害（antibody-dependent cell-mediated cytotoxicity：ADCC），そして食細胞による細胞傷害である．

補体結合性細胞融解は，細胞表面に結合したハプテンにIgGやIgM抗体が結合すると補体系が活性化され，細胞が傷害される．代表的な例としては，赤血球や血小板に薬剤がハプテンとして結合し，薬剤が抗体と反応すると補体の活性化を介して自己免疫性溶血性貧血や自己免疫性血小板減少症が引き起こされる．

抗体依存性細胞性細胞傷害は，標的細胞表面に結合した自己抗体のFc部分に好中球や単球，ナチュラルキラー（natural killer：NK）細胞がFcレセプターを介して結合し，細胞傷害性物質などにより標的細胞を傷害する．

また，食細胞による細胞傷害においては，食細胞は標的細胞に結合したIgG抗体をFcレセプターを介して捕捉し貪食する．

II型アレルギーによる代表的疾患は，前述の血液疾患に加えて，橋本病，グッドパスチャー症候群，天疱瘡，類天疱瘡などがある．

細胞表面の受容体に対する抗受容体抗体の結合により，臓器の機能が亢進したり障害されたりする例がある．前者の代表例がバセドウ(Basedow)病であり，後者として重症筋無力症がある．甲状腺のTSHレセプターに対する自己抗体には，刺激型抗体と抑制型抗体の存在が知られているが，バセドウ病は刺激型自己抗体が甲状腺細胞を刺激し，甲状腺機能の亢進を引き起こす．一方，重症筋無力症は，アセチルコリン受容体（AChR）に対する自己抗体がAChRの機能を障害するが，前述のADCCによるAChRの傷害の機序も知られている．

バセドウ病や重症筋無力症のような抗レセプター抗体による機能障害は，CoombsとGellの分類I～IV型に加えてV型アレルギーと呼ばれることもあるが，基本的にはII型アレルギーに含まれる．

3) III型アレルギー　III型アレルギーは，抗原と抗体（IgGあるいはIgM）の結合物である免疫複合体（immune complex）が補体を活性化させ引き起こされる組織傷害性のアレルギー反応であり，免疫複合体型あるいはアルツス（Arthus）反応とも呼ばれる．免疫複合体が組織に沈着すると好中球が局所に集積し，タンパク分解酵素などにより組織傷害が起きる．また，好酸球，マスト細胞などからも化学伝達物質が遊離され，血管透過性亢進や平滑筋の収縮が惹起される．

アルツス反応は，無毒性の抗原を繰り返し皮膚局所に注射することにより起こる局所反応であり，初回抗原注射では無反応かほとんど反応はないが，頻回注射により好中球の浸潤と出血性，血管壊死性の反応を特徴とする強い炎症が起きる．この皮内反応は，紅斑，浮腫を伴い，注射後3～8時間で最大となるが，48時間後には消退する．蛍光抗体法により抗原・抗体・補体の沈着が局所の血管壁に検出される．

III型アレルギーがかかわる主な疾患としては，血清病，全身性エリテマトーデス（SLE），関節リウマチ（RA）などの膠原病や，糸球体腎炎，過敏性肺炎，アレルギー性気管支肺アスペルギルス症などがある．

4) IV型アレルギー　I～III型アレルギーの共通点は，各反応が過敏症であるドナーから健常者であるレシピエントに血清を用いて受身移入できることである．また,反応の発現時間は短く，長くても数時間で最大の反応となる．これに対しIV型アレルギーは，皮膚ツベルクリン反応にみるように，一般的に血清抗体で受身移入ができず動物実験ではT細胞の移入により反応の伝達が可能である．また，反応の発現までの時間も2日から数日と長く，遅延型過敏反応（delayed-type hypersensitivity：DTH）と呼ばれる．組織には，リンパ球や単球の浸潤がみられる．遅延型過敏反応に引き続き，肉芽腫反応が起こるが，T細胞に加えてマクロファージ，組織球，類上皮細胞，巨細胞などの炎症細胞よりなり，線維組織も増殖している．肉芽腫に特徴的な類上皮細胞は，マクロファージが活性化され変化したものであり，融合すると巨細胞になる．

上記の反応は$CD4^{+}$T細胞による反応であるが，$CD8^{+}$T細胞である細胞傷害性T細胞（cytotoxic T lymphocytes：CTL細胞）による細胞傷害性反応もIV型アレルギーに含まれる．CTL細胞はウイルス感染細胞の排除や腫瘍細胞の傷害に重要な役割を担っている．

IV型アレルギーが関与する疾患としては，結核などのミコバクテリウム（*Mycobacterium*）感染症，真菌感染症，ウイルス感染症，接触皮膚炎，アトピー性皮膚炎，過敏性肺炎，アレルギー性気管支肺アスペルギルス症などがある．

b. 経時的な反応パターンによる分類

IgEを介する反応は，アレルゲン暴露から反応の発現までの時間から三つのパターンに分けられる．

第一は，即時型反応（early phase response）であり，多くはアレルゲン暴露後10〜15分で発現し，1〜3時間ほどで消退する．前述したI型アレルギーであり，急性反応による血管透過性亢進などにより，皮膚では掻痒，鼻ではくしゃみ，肺では喘鳴，消化管では腹痛発作などが認められる．

第二は，遅発型反応（late phase reaction）であり，アレルゲン暴露数時間後に起こる．6〜12時間で反応は強くなり，24時間以内には消退する．遅発型反応による症状は，皮膚では浮腫，発赤，硬結など，鼻では鼻閉，肺では喘鳴の増悪などである．遅発型反応では，好酸球や好中球がまず局所に浸潤し，続いて好塩基球，単球，T細胞などが集まる．

第三は，慢性アレルギー炎症が継続する患者において炎症が数日以上続く反応である．炎症の持続には複数の要因が関与し，アレルゲンの特異的な刺激のみならず細菌感染などの非特異的な刺激も加わる．またサイトカインによる好酸球，マスト細胞，好塩基球，Th2細胞などのアポトーシスの抑制によるアレルギー反応エフェクター細胞の生存の延長もみられる．アレルギー疾患の予後に影響する重要な要因である組織の不可逆的構造変化である組織リモデリングとのかかわりも議論されている．

2.1.4 アレルギー炎症

アレルギー炎症の病態について詳細は他章に譲るが，アレルギーは抗原（アレルゲン）特異的な反応であり，まずアレルゲンと免疫担当細胞とが接触し，細胞間の協調作用によりエフェクター細胞が活性化され，その結果遊離された化学伝達物質などの作用により炎症が発現する．IV型アレルギーのように細胞性の反応では，T細胞の感作が反応の初期段階で重要となる．

アレルギー反応がどのように誘導されるのか，そして最初に述べたように，感染因子に対する生体防御機能としての免疫システムと一見両極性にもみえるアレルギー反応とを仕分ける仕組みは何か．この仕組みは，最近Th1細胞とTh2細胞のバランスの偏倚説により説明されている．IFN-γ，IL-2などのTh1サイトカインを産生し，結核，ウイルス，あるいは真菌などの感染防御能を担う細胞をTh1細胞，好酸球の成熟や活性化にかかわるIL-5やIgE抗体の産生を促進するIL-4，IL-13などのTh2サイトカインを産生する細胞をTh2細胞と分類し，Th1/Th2バランスがTh2細胞に偏倚することがアレルギー炎症の促進につながるというものである．

また，従来抗原特異的な免疫応答は獲得免疫の働きから解析が進められてきたが，TLRの機能的・構造的解析が進められたことにより，より原始的な免疫システムととらえられてきた自然免疫が獲得免疫の誘導のみならず，Th1/Th2 細胞バランスの形成に大きな影響を与えることが示されている．また，T 細胞の新たなサブセットである Th17 細胞の働きも注目されている．Th17 細胞は，IL-17 を産生し好中球を活性化し炎症部位への遊走を引き起こす．また，IL-10 を産生する Tr1 細胞や TGF-β を産生する Th3 細胞など，Th1 細胞や Th2 細胞の働きを制御する調節細胞の機能も明らかにされており，今後アレルギーの病態が解明されるにしたがいアレルギー炎症の定義および分類は，整理し直される可能性がある．〔河 野 陽 一〕

文　献

1) K. Murphy et al., ed.: Janeway's Immunobiology, 7th ed., pp. 555-598, Garland Science, 2008.
2) 伊藤幸治：総合アレルギー学（福田　健編），pp. 59-65，南山堂，2004.

2.2　食品アレルギーの機序

2.2.1　食物アレルギーの病態と発症機構

食物アレルギーは，原因食物を摂取した後に免疫学的機序を介して生体にとって不利益な症状が惹起される現象で，その病態によって IgE を介する機序と IgE を介さない機序のいずれか，あるいは両者が関与する（表 2.2）[1]．食中毒や食品中の毒性物質により発症するものと異なり，特定の素因をもつヒトに発症すると考えられる．

a.　抗原感作と経口免疫寛容

乳児では母乳を介して母親の摂取した食物が食物アレルギーの原因となる場合があり，アレルゲン性を維持したまま一部の食物を母体は吸収していると考えられる．また，成人の消化管からは摂取した食物の 2% が抗原性を維持したまま吸収されるとの報告もある[2]．抗原性が残る形で食物を吸収した健常人がアレルギー症状を呈さないのは，食物抗原に対する免疫寛容が成立しているためと理解され，食物抗原に対する経口免疫寛容が誘導されない場合や，成立していた経口免疫寛容が破綻した場合に食物アレルギーが発症すると考えられる．

経口免疫寛容の機序には，抗原特異的 T 細胞のクローン除去・アナジーの誘導，TGF-β を産生する Th3 細胞，IL-10 を産生する Tr1 細胞，

表 2.2　食物アレルギーの種類と病態

IgE 依存性	消化器 皮膚 呼吸器 全身症状	口腔アレルギー症候群 蕁麻疹，血管浮腫，紅潮 鼻炎，結膜炎，気管支攣縮，喘息 アナフィラキシーショック，食物依存性運動誘発アナフィラキシー
IgE 依存性と IgE 非依存性の両者	消化器 皮膚 呼吸器	好酸球性食道炎，好酸球性胃腸炎 アトピー性皮膚炎 喘息
IgE 非依存性	消化器 皮膚 呼吸器	食物タンパク誘発腸炎，食物タンパク誘発直腸炎，食物タンパク誘発腸症，セリアック病 接触皮膚炎，ジューリング疱疹状皮膚炎 食物誘発肺ヘモシデローシス（Heiner 症候群）

CD4$^+$CD25$^+$ Treg細胞といった調節性T細胞の誘導があげられる[2]．CD4$^+$CD25$^+$ Treg細胞の分化に重要な転写因子Foxp3の遺伝子に異常があるimmune dysregulation polyendocrimopathy enteropathy X-linked（IPEX）症候群では食物アレルギー様症状を呈する[3]．ミルクアレルギー患者の十二指腸粘膜から分離したリンパ球をミルクタンパクで刺激するとTh2サイトカインであるIL-5とIL-13が産生され，調節機能にかかわるTGF-βとIL-10の産生が少ない[2]．一方，ミルクアレルギーがアウトグローした小児では，末梢血中のCD4$^+$CD25$^+$ Treg細胞が増加しており，経口免疫寛容の異常が食物アレルギー発症にかかわることが示唆される[2]．

食物への感作成立には，食物抗原が消化管粘膜を通過し吸収される必要がある．そのため熱，酸，消化酵素に対し抵抗性をもつ食物成分がアレルゲンとなりやすい．可溶性タンパク抗原は腸管粘膜上皮に取り込まれトランスサイトーシスされ，一部，上皮細胞の発現するMHC class II上に提示されるが，上皮細胞の補助的刺激分子（costimulatory molecule）発現が不十分なためT細胞アナジーが誘導されやすいと考えられる．一方，粒子状抗原は主にM細胞により取り込まれ，直下に存在する樹状細胞に受け渡された後，抗原提示されるため，粒子状抗原は可溶性抗原より免疫反応を惹起しやすいと考えられる．食物抗原の可溶性は食品加工過程でも変化すると考えられ，ピーナッツはロースト加工により可溶性が低下するためローストしたピーナッツを食べる国でピーナッツアレルギーが多いのではとの指摘もある[2]．

制酸剤による消化機能の抑制やストレスによる腸管粘膜上皮の密着結合（tight junction）の透過性亢進，消化管へのカンジダの寄生や，IFN-γやTNF-αといった炎症性サイトカインによる腸管バリア機能の障害は，抗原の取り込みを亢進させ感作を生じやすくさせる要因となる可能性が指摘されている[3,4]．また，大腸菌やコレラ菌などの産生する毒素は免疫アジュバントとして感作を誘導する可能性がある[4]．

食物抗原に対する分泌型IgA産生が誘導された場合，分泌型IgAにより食物抗原の吸収が阻害され症状が惹起されにくくなる．食物アレルギー患者では局所のIgA濃度が低下しており，IgA欠損症患者では食物アレルギーを発症しやすいと報告されている[3]．

動物実験で経皮的に抗原を暴露するとTh2反応とIgE産生が誘導されることから，経皮的抗原暴露が食物アレルギーの感作成立経路となる可能性も指摘されている[5]．乳児期早期に重症の湿疹をもつ患者では食物アレルギーの合併例が多く，ピーナッツオイルを含んだスキンローションの使用がピーナッツアレルギーの発症につながるとの報告もある．食物抗原による経口免疫寛容の成立と経皮暴露による感作誘導のどちらが優位に作用するかにより食物アレルギーの発症が決定されるとの考えもある[5]．

小児期は，消化能力が未熟で，分泌型IgAの産生も4歳まで成人レベルに達していないため，抗原性を維持したまま食物抗原を吸収しやすいことが，食物アレルギーが年少児期に多い原因の一つと考えられる．一方，新生児ではじめて食物抗原を摂取した後に症状を呈する例が存在することから，一部の症例では胎内ですでに抗原感作が生じている可能性がある．

b. IgE依存性の即時型食物アレルギーの病態

抗原特異的IgEの産生はTh2細胞により制御されている．Th2細胞が産生するIL-4，IL-13とCD40リガンドからの刺激によりB細胞がクラススイッチを行いIgEが産生される．IgEは肥満細胞や好塩基球の発現するFcεRIに結合しており，食物抗原が吸収されるとFcεRI上のIgEが抗原により架橋され肥満細胞や好塩基球が活性化される．その結果，即時型アレルギー反応としてヒスタミンや血小板活性化因子（PAF），ロイコトリエンなどのさまざまなケミカルメディエーターやプロテアーゼが遊離・産生され，血管透過性の亢進，粘膜浮腫，平滑筋収縮，粘液分泌亢進が生じ，蕁麻疹や喉頭浮腫，喘息様症状，腹痛，下痢といった消化器症状，さらに全身症状としてアナフィラキシーを呈する．また，活性化肥満細胞や好塩基球からサイトカインやケモカインも産生され，好酸球など他の炎症細胞の局所への浸潤が惹起され，組織障害を伴う遅発反応を伴うこともある[6].

食物アレルギー患者の腸管上皮細胞はFcεRII（CD23）を発現しており，IgEと結合した食物抗原はCD23を介して上皮細胞へと取り込まれ，ライソゾームによる分解経路を回避して上皮下へと輸送される．また，肥満細胞の産生するトリプターゼは腸管上皮のプロテアーゼ活性化受容体（protease activated receptor：PAR）2を活性化し，密着結合の透過性を亢進させることから，IgE産生，肥満細胞活性化がアレルゲンの吸収亢進にも作用し症状増悪に関与すると考えられる[4].

マウスではIgEとFcεRIを介する古典的アナフィラキシーの機序以外に，抗原と抗原特異的IgGの複合体がFcγRIIIに結合してマクロファージを活性化し，PAFを主体とした第二経路のアナフィラキシーの機序が存在するが，ヒトでは第二経路の関与の証拠はない[7].

アナフィラキシー反応はいったん治まった後，2相性に遅発反応を示す場合がある．遅発反応の機序としては，初期症状の不完全な治療による一時的な症状改善，サイトカイン産生による組織への炎症細胞の集積とメディエーター産生，食物抗原の追加吸収，好塩基球の遅発相での脱顆粒などが考えられているが，その病態は明らかではない[7].

特定の食物を摂取後，運動を行うとアナフィラキシーを呈する食物依存性運動誘発アナフィラキシーでは，運動により腸管透過性が亢進し，食物抗原の取り込み量が増加するため，IgEを介する即時型アレルギーが生じると考えられている．小麦による食物依存性運動誘発アナフィラキシーでは，運動により組織トランスグルタミナーゼ（tissue transglutaminase）が活性化され，ω-5グリアジンの高分子複合体が形成される結果，IgEの架橋が増強されることも原因と推測されている[7].

調理や消化で容易に抗原性が失活する食物では，食物自体で感作は成立しないが，交さ反応性をもつ花粉抗原により気道粘膜を介して感作が成立する場合がある．花粉抗原と交さ反応性がある食物を摂取すると，口腔粘膜から吸収された食物抗原により局所の肥満細胞の活性化が起き，口腔粘膜を中心としたアレルギー症状が惹起される（pollen-food related syndrome）[6].

c. IgE依存性と非依存性機序が関与する食物アレルギー

1) アトピー性皮膚炎　アトピー性皮膚炎患者の一部，特に乳幼児では食物アレルギーが関与する例がある．ミルクアレルギーが関与するアトピー性皮膚炎患児の末梢血単核球をカゼインで刺激すると，皮膚へ集積するT細胞が発現する皮膚リンパ球抗原（cutaneous lymphocyte antigen：CLA）が陽性のT細胞が増殖する．また，アトピー性皮膚炎の病変局所から食物抗原特異的T細胞株が樹立されることから，皮膚病変の形成に食物抗原特異的T細胞が一部関与していると考えられる．アトピー性皮膚炎は，掻痒による掻破と皮膚バリアの傷害による炎症増悪のサイクル（itch-scratch cycle）により悪化することから，原因食物の摂取によるアレルギー反応の結果，掻痒感が生じ，掻破行動が起きるため湿疹の増悪につながる機序も考えられる[8].

2) アレルギー性好酸球性胃腸疾患　Th2細胞の産生するIL-5により好酸球の分化成熟・活性化が生じ，IL-13によるエオタキシン-3の産生誘導が好酸球の集積と炎症を惹起し，IL-13と好酸球由来のTGF-βが食道上皮下の線維化，リモデリングに関与すると考えられている[9]．抗IL-5抗体を好酸球性食道炎の患者に投与すると症状改善を認める．また，食道粘膜局所でのエオタキシン-3とそのレセプターのCCR3の発現程度が重症度と相関し，エオタキシン-3の遺伝子多型により発症率が異なることが報告されている[9].

d. IgE非依存性の機序による食物アレルギー

1) 食物タンパク誘発腸炎症候群　乳児期に牛乳や大豆タンパクにより惹起されることが多く，大腸粘膜では陰窩膿瘍，形質細胞を主体とした炎症細胞浸潤を認め，小腸粘膜では浮腫，急性炎症所見に加え，軽度の絨毛の損傷を認める．ミルクアレルギーの場合，ミルク特異的T細胞によるTNF-α産生が関与していると考えられているが本態は不明のままである[10]．

2) 食物誘発肺ヘモシデローシス 食物抗原が原因となる肺ヘモシデローシスで，多くの場合ミルクが原因となる（Heiner症候群）が，年長児では大豆，卵，豚肉も原因となる．食物抗原特異的沈降抗体が検出されることから，IgGクラスの免疫複合体によるアルツス反応で肺胞毛細血管の炎症が生じていると推測される．Heiner症候群ではミルク抗原特異的リンパ球増殖反応を認め，細胞性免疫反応の関与も示唆される[10]．

3) セリアック（celiac）病（グルテン過敏性腸炎） 小麦タンパクのグルテンの不完全消化産物のペプチドは通常では小腸粘膜を通過しないが，感染症などで粘膜透過性が亢進した際に，粘膜固有層に到達すると粘膜上皮細胞下のトランスグルタミナーゼにより脱アミドを受けグルタミン残基がグルタミン酸になる．その結果，HLA-DR2あるいはHLA-DR8のタイプをもつヒトではHLA-DRとグルテン由来ペプチドの複合体として抗原提示され，グルテン特異的T細胞が誘導される．グルテン特異的Th細胞が産生するサイトカインにより小腸粘膜が傷害され，B細胞に抗グルテン抗体や抗トランスグルタミナーゼ抗体の産生が誘導される．獲得免疫応答以外にもグルテンが自然免疫応答としてIL-15産生と小腸粘膜上皮に非古典的MHC class Iリガンドである HIC とHLA-Eの発現を誘導し，抗原非特異的にNK細胞レセプターのNKG2D, NKG2Cを発現した上皮細胞内$CD8^+$T細胞を活性化し，上皮細胞傷害を起こす機序も想定されている[11]．

食物アレルギー患者の多くが年少児であるため，病態解明に重要となる粘膜免疫系の解析には困難が伴う．また，食物アレルギーの動物モデルがヒトでの病態をどの程度反映したものかはさらなる検討が必要である． 〔大嶋勇成〕

文 献

1) H. A. Sampson et al.: *J. Allergy Clin. Immunol.*, **113** (5), 805-819, 2004.
2) A. W. Burks et al.: *J. Allergy Clin. Immunol.*, **121** (6), 1344-1350, 2008.
3) F. van Wijk et al.: *Biomed. Pharmacother.*, **61** (1), 8-20, 2007.
4) M. C. Berin et al.: *J. Allergy Clin. Immunol.*, **121** (6), 1311-1320, 2008.
5) G. Lack: *J. Allergy Clin. Immunol.*, **121** (6), 1331-1336, 2008.
6) E. Untersmayr et al.: *Pharmacol. Ther.*, **112** (3), 787-798, 2006.
7) H. Lemon-Mule et al.: *Curr. Allergy Asthma Rep.*, **8** (3), 201-208, 2008.
8) C. A. Akdis et al.: *J. Allergy Clin. Immunol.*, **118** (1), 152-169, 2006.
9) C. W. Debrosse et al.: *Curr. Opin. Immunol.*, **20** (6), 703-708, 2008.
10) J. Chapman: *Ann. Allergy Asthma Immunol.*, **96**: S1-68, 2006.
11) C. Briani et al.: *Autoimm. Rev.*, **7**, 644-650, 2008.

2.2.2 食品アレルギーの動物モデル

現在まで食品アレルギーの発症機序は不明である．その主要な原因は，アレルゲンによる感作部位が，他のアレルギー疾患とは異なり外界と直接的な接触が難しい消化管にあることにある．特に乳幼児は，臨床知見として消化管の状態をみること自体難しい．また，アレルゲンの構造的変化も考慮しなければならない．このような複雑な状況ゆえに，アレルゲンの特定，免疫系とアレルゲンとの相互作用の解明も困難をきわめる．そこで，動物モデルによる検討が重要な位置を占める．ここでは，数多くの食品アレルギーモデル動物のうち使いやすいマウスに焦点を当てる．

食物アレルギーにおいては現在まですぐれた治療法が確立できていない．ここで動物モデルを開発する目的は，ヒトの病態に添うモデル系を作成し，①発症機序を解明し適切な治療法を開発する．②アレルギーを抑制する物質のスクリーニングにより治療に応用できるものを探索することにある．

開発当初は，経口投与されたアレルゲンに対し，血中特異的IgE抗体価が上がることだけで動物モデルと見なした．血中IgE抗体価の上昇だけでは病態とはいえないが，このとき培われた多くの方法が現在のモデル作成法の基礎となっている．方法は，アジュバントの有無で分類できる．

1）　血中IgE誘導にアジュバントを使用する方法

① 水酸化アルミニウム含有アジュバント（以下水酸化アルミニウム）：　アレルゲンとともに腹腔免疫，その後アレルゲンを経口投与

② コレラトキシン：　コレラトキシンをアレルゲンとともに経口投与[1,2)]

アジュバントを使用する場合，アジュバントが動物の免疫系に及ぼす影響を考慮する必要がある．すなわち，その影響が，実際のヒトの症状に適応するかどうかの評価が難しい．コレラトキシンについては後述するが，水酸化アルミニウムとともにアレルゲンが投与された場合には，抗原単独の場合とは異なり腹腔に動員された炎症性単球（DC前駆細胞）が抗原を取り込み，リンパ節に移行する過程でDCへ分化成熟し，$CD4^{+}$T細胞を持続的にTh2型に活性化すること，その持続性には尿酸が関与することが明らかになっている[3)]．

2）　アジュバントを使用しない方法

① DBA2マウスを用いた牛乳アレルギーモデル[4)]

② T細胞受容体遺伝子導入マウスであるOVA23-3を用いた卵アレルギーモデル[5)]

その後，実際の食品アレルギー様症状を起こすモデルの開発が主体となった．実際の症状とは，腸炎（下痢，組織傷害）とアナフィラキシーの誘導が主体である．

a.　腸炎の誘導

1）　アジュバントを使用する方法

i）　水酸化アルミニウム：　水酸化アルミニウムとともにアレルゲンを腹腔免疫し，その後頻回アレルゲンを経口投与すると，マスト細胞の脱顆粒[6)]，さらに下痢が誘導される[7)]．下痢の発症機序にはマスト細胞が産生するセロトニンが重要であること，またマスト細胞の誘導と腸管の透過性の亢進にはIL-9が重要な役割を果たすことが証明されている[8)]．さらに，これらの系を用い，経口的にOVAを投与し下痢を誘導後，経鼻的にアレルゲンで刺激すると，OVA以外のアレルゲンに対しても喘息様症状が誘導できることが報告された[9,10)]．

ii）　CFA：　CFA（complete Freund's adjuvant，完全フロイントアジュバント）とともにアレルゲンを皮下免疫し，その後頻回アレルゲンを経口投与すると，大腸にマスト細胞の集積を認め，下痢を発症する[11)]．この機序には，Th2型T細胞の活性化に伴うマスト細胞の腸管組織浸潤がかかわるという報告がある[12)]．

2）　アジュバントを使用しない方法

i）　特定の効果をもつ薬剤を用いる方法：

（1）　シクロホスファミド（小腸炎）[13)]

シクロホスファミド（cyclophosphamide）を腹腔注射後に，OVAを経口投与すると小腸炎が誘導される．

（2）　Cox-2阻害剤（小腸炎）[14)]

卵白リゾチーム（HEL）特異的T細胞　受容体遺伝子導入マウスにCox-2阻害剤を全身的に投与し，さらにHELを飲水投与すると小腸炎を発症する．Cox-2に依存したアラキドン酸代謝産物が，腸管恒常性の維持に不可欠であることが示されている．

ii）　トランスジェニックマウスを用いる方法：

（1）　大腸菌に発現させたOVAを経口投与（大腸炎）

① RAG-2遺伝子欠損DO11.10マウス（OVA 323-339特異的T細胞受容体遺伝子導入マウス）から特異的T細胞を精製し，RAG-2遺伝子欠損マウスに移入，さらに大腸菌に発現させたOVAを経口投与すると大腸炎を発症する[15)]．

② RAG-2遺伝子欠損OVA23-3マウスから特異的T細胞を精製し，Scidマウスに移入後，大腸菌に発現させたOVAを経口投与すると大腸炎を発症する[16)]．

これら二つの系では，サイトカインの産生パターンがTh1かTh2であるかにかかわらず大腸炎を発症する．ただしパターンの違いにより症状は異なる．

(2) アレルゲンそのものを経口投与する（小腸炎，下痢）

① OVA23-3 マウスに餌中のタンパク質画分20% すべてが卵白からなる餌を長期間投与すると，血中の特異的 IgE 抗体価の上昇とともに軟便を伴う小腸炎を発症する．長期間投与により寛容が誘導され，炎症は軽快するが，軽快しないマウスもあり，個体差が観察される．この機序は Th2 細胞によることが示唆されている．寛容の獲得とともにマスト細胞の粘膜固有層への浸潤も認められるがその機能は不明である[17]．

② DO11.10 マウスに OVA 特異的 IgE 抗体を遺伝子導入し，ダブルトランスジェニックマウスを作成する．そのマウスに OVA を頻回投与すると下痢を発症する．さらに投与継続により下痢は認められなくなる．その寛容獲得には TGF-β の関与が示唆されている[18]．

iii) アレルゲンを外皮に塗布する方法： OVA を BALB/c マウスの外皮に頻回塗布しその後経口投与する．血中 mMCP-1 値が上昇し，mMCP-1 陽性細胞を小腸に認め，回腸 Th1 型免疫応答が減弱，下痢を発症する[19]．

iv) SEB とともにアレルゲンを投与する方法[20]： 黄色ブドウ球菌産生の食中毒毒素 (staphylococcal enterotoxin B：SEB) とともに OVA を 0, 3, 9 日目に投与する．その間 7, 14 日目に OVA を経口的に投与する．その結果 Th2 型免疫応答が誘導され，血中総 IgE 抗体価が上昇，腸管にマスト細胞の脱顆粒を認める．この腸管アレルギー反応と Th2 型免疫応答の誘導には，特に TIM-4 (T-cell immunoglobulin-domain and mucin-domain) を発現した樹状細胞が必須の役割を果たすことが示されている．

b. アナフィラキシーの誘導

1) アジュバントを使用する方法

コレラトキシン： コレラトキシンは可溶性抗原とともに経口的に投与されると，腸管免疫系に IL-4 を中心とした Th2 型の応答を誘導し，血清中特異的 IgE 抗体価を上昇させ，腸管だけでなく全身性にアナフィラキシーを誘導することが報告された．これらの基礎的情報をもとに，C3H/HeJ マウスに，可溶性アレルゲンに対するアナフィラキシーを起こすモデルが作成された[1,2,21]．基本的方法は，アレルゲンをコレラトキシンとともに数回経口的に投与し，その後，誘導日に数回のインターバルで投与を続けるとマウスにアナフィラキシーが起こる[21]．方法は原因アレルゲン（ピーナッツ[21]，カゼイン[22]，エビ[23,24]）の種類により改良されている．これらのアレルゲンを用いたアナフィラキシーの機構を解明する目的で，コレラトキシンに暴露された樹状細胞の性質が解析されている（表 2.3）[25]．

表 2.3 食品アレルギーモデルマウス作成法と病態からの分類

病　態	アジュバント	文　献
血中特異的 IgE 抗体の上昇のみ	あり なし	1, 2 4, 5
大腸炎（下痢，組織変化）	あり なし	11, 12 15, 16
小腸炎（下痢，組織変化）	あり なし	6, 7, 8 13, 14, 17, 18, 19, 20
アナフィラキシー	あり なし	21, 22, 23, 24 26, 27, 28
喘息との関係	あり	9, 10

2) アジュバントを使用しない方法

i) 皮膚にアレルゲンを頻回塗布する方法： ヘーゼルナッツより抽出したタンパク質を BALB/c マウスの背中に塗布し 3 日おく．その 4 日後に再度塗布を開始し 6 週間続ける．その後アレルゲンを経口的に投与すると，アナフィラキシーが誘導される．このとき小腸を中心に組織的傷害が認められる[26]．

ii) アレルゲンを 1 回投与する方法： ピーナッツアレルゲンを C3H/HeJ マウスに大量 (80 mg) 1 回経口投与する．2 週間後重篤なアナフィラキシーが誘導される[27]．

iii) SEB を用いた方法： SEB とともに，アレルゲンを 1 週間ごと 8 週間経口投与する．その結果 Th2 型に免疫応答が傾き，アナフィラキシーが誘導されるとともに，腸管にマスト細胞の浸潤，さらに特に血中と腸管に好酸球浸潤が認められる．この好酸球浸潤がコレラトキシンとは異なる点である．アナフィラキシーの誘導は，TGF-β と制御性 T 細胞機能の抑制がかかわる[28]．

以上が現在まで報告された主要な食品アレルギーモデルマウスである．患者を対象とする臨床的検討が効果的にできることが最も望ましいが，現状では難しい．マウスとヒトの種間差を考慮しつつ，目的や用途に添って適切なモデルを選択し，実験を行うことにより，食品アレルギーの治療法，予防法の開発に寄与する情報をモデル動物の実験から得ることは，十分意義のあることと思われる．〔足立はるよ〕

文　献

1) D. P. Snider et al.: *J. Immunol.*, **153**(2), 647-657, 1994.
2) M. Marinaro et al.: *J. Immunol.*, **155**(10), 4621-4629, 1995.
3) M. Kool et al.: *J. Exp. Med.*, **205**(4), 869-882, 2008.
4) K. Ito et al.: *Eur. J. Immunol.*, **27**(12), 3427-3437, 1997.
5) K. Shida et al.: *J. Allergy Clin. Immunol.*, **105**(4), 788-795, 2000.
6) G. Kraal et al.: *J. Allergy Clin. Immunol.*, **99**(1 Pt 1), 94-99, 1997.
7) E. E. Forbes et al.: *J. Exp. Med.*, **205**(4), 897-913, 2008.
8) E. B. Brandt et al.: *J. Clin. Invest.*, **112**(11), 1666-1677, 2003.
9) E. Forbes et al.: *Gastroenterology*, **127**(1), 105-118, 2004.
10) E. B. Brandt et al.: *J. Allergy Clin. Immunol.*, **118**(2), 420-427, 2008.
11) M. N. Kweon et al.: *J. Clin. Invest.*, **106**(2), 199-206, 2000.
12) Y. Kurashima et al.: *J. Immunol.*, **179**(3), 1577-1585, 2007.
13) Y. Ohtsuka et al.: *Pediatr. Res.*, **39**(5), 862-866, 1996.
14) R. D. Newberry, et al.: *Nat. Med.*, **5**(8), 900-906, 1999.
15) N. Iqbal et al.: *J. Exp. Med.*, **195**(1), 71-84, 2002.
16) M. Yoshida et al.: *Gastroenterology*, **123**(6), 1949-1961, 2002.
17) H. Nakajima-Adachi et al.: *J. Allergy Clin. Immunol.*, **117**(5), 1125-1132, 2006.
18) N. Omata et al.: *J. Allergy Clin. Immunol.*, **115**(4), 822-827, 2005.
19) K. Vaali et al.: *Scand. J. Gastro.*, **41**(12), 1405-1413, 2006.
20) P. C. Yang et al.: *Gastroenterology*, **133**(5), 1522-1533, 2007.
21) X. M. Li et al.: *J. Allergy Clin. Immunol.*, **106**(1 Pt 1), 150-158, 2000.
22) X. M. Li et al.: *J. Allergy Clin. Immunol.*, **103**(1 Pt 1), 206-214, 1999.
23) F. Capobianco et al.: *Int. Immunol.*, **20**(8) 1077-1086, 2008.
24) P. S. Leung et al.: *Int. Arch. Allergy Immunol.*, **147**(4), 305-314, 2008.
25) A. B. Blazquez and M. C. Berin: *J. Immunol.*, **180**(7), 4441-4450, 2008.
26) N. P. Birmingham et al.: *Int. Arch. Allergy Immunol.*, **144**(3), 203-210, 2007.
27) B. Proust et al.: *Int. Arch. Allergy Immunol.*, **146**(3), 212-218, 2008.
28) K. Ganeshan et al.: *J. Allergy Clin. Immunol.*, **123**(1), 231-238, 2009.

2.2.3 食物アレルゲンの特徴（クラス 1，2 アレルゲンを含めて）

アレルギーの発症は感作成立とアレルギー症状惹起のステージに分けられ，アレルゲンはこれら二つのステージに関与する．食物アレルゲンは経口的に体内に侵入するため，吸入性アレルゲンとは異なった特徴を有する．製造過程での加工処理や加熱などの調理をされること，経口的に体内に侵入し，種々の消化酵素の処理を受けるなど，吸入性アレルゲンとは異なる修飾を被っている．また，食物アレルゲンどうしだけではなく，花粉やラテックスなど食物以外のアレルゲンとも交さ抗原性を示し，食べた経験がない食品に対して症状を呈することもある．さらには，免疫反応の場である腸管は気道など他の臓器とは異なる免疫組織や細胞を有し，特有の免疫系を構築している．これらのことが，食物アレルゲンが吸入性アレルゲンとは異なる特徴をもつ理由になっている．ここでは，食物アレルゲンの特徴について概説する．

a. 食物アレルギーの発症とアレルゲン

食物は製造過程で種々の加工処理や加熱などの調理によって変性していることが多い．また，消化管で胃酸の作用を受け，さらに，ペプシンなどのタンパク分解酵素によって分解され低分子化された後に吸収される（図 2.1）．これらの処理によるアレルゲンの立体構造，ならびに一次構造の変化は低アレルゲン化につながる．よってこれら処理に対して安定であることがアレルゲンとなり

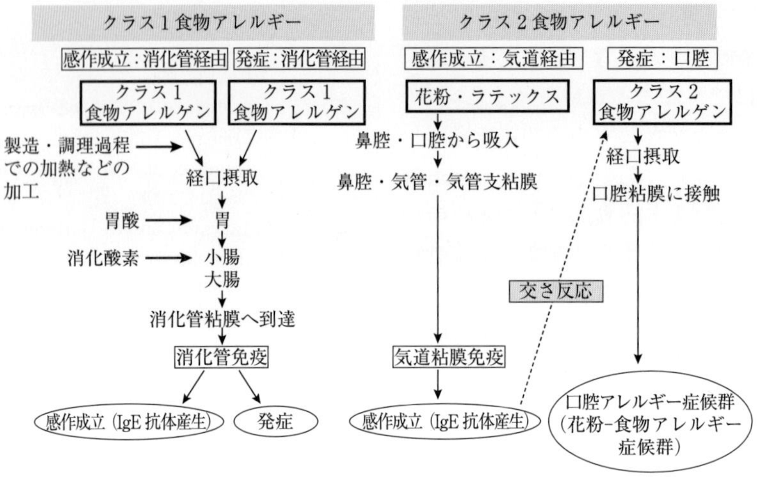

図 2.1　クラス 1 とクラス 2 食物アレルギーの発症機序
クラス 1 食物アレルゲンは鶏卵・牛乳・魚・甲殻類・そばなどに含まれる．クラス 2 食物アレルゲンは果物・野菜に含まれる．
クラス 1 食物アレルギーは消化管経由で感作･発症が惹起されるが，クラス 2 食物アレルギーは感作は経気道で成立し，発症は経口で起きるが，口腔粘膜への接触で惹起される．

表 2.4　クラス 1 食物アレルゲンの特徴

① タンパク質あるいは糖タンパク質である	
② 分子量は 10000 から 70000	小さすぎれば免疫原性が低下する，反対に，大きすぎれば腸管粘膜の通過性が悪くなり感作成立やアレルギー発症の効率が悪くなる
③ 食品中に大量に存在する	食品中に大量に含まれることはアレルゲン活性を保持したままで消化管粘膜まで到達するタンパク質も多いことになる
④ 加熱に対して安定	（例）卵白のオボムコイド（Gal d 1），米の RP16KD タンパク質，タラのパルブアルブミン（アレルゲン M；Gad c 1），牛乳カゼイン，ピーナッツの Ara h 1 や Ara h2，脂質転送タンパク質
⑤ 酸に対して安定	牛乳 β-ラクトグロブリン
⑥ 消化酵素に対して安定	（例）卵白のオボムコイド（トリプシンインヒビター；Gal d 1），牛乳の β-ラクトグロブリン，大豆の β-コングリシニン，クニッツ型トリプシンインヒビター，ソイレクチン，シロガラシの Sin a 1（2S アルブミン/アミラーゼインヒビター），カラシナの Bra j IE，ピーナッツの Ara h 1，Ara h 2，ピーナッツレクチン，米の RP16KD タンパク質（α-アミラーゼ and/or トリプシンインヒビター），タラのパルブアルブミン，脂質転送タンパク質

クラス 1 食物アレルゲンの特徴として加熱，消化酵素に対して安定であることが重要である．

やすい条件（表 2.4）とされている．

口唇・口腔内に限局した症状を特徴とする口腔アレルギー症候群が Amlot らによって報告され[1]，その特徴として，花粉症を合併することが示された[2]．さらに，花粉抗原で感作成立し，原因食物は花粉抗原と交さ抗原性をもつ果物や野菜であり，そのアレルゲンは加熱や消化酵素に対して不安定であるという特徴が示された．

前述の感作成立と症状惹起に，消化管経由で発症する従来型の食物アレルギーに関与するアレルゲンをクラス 1 アレルゲン，後者の花粉症を合併する口腔アレルギー症候群に関与するアレルゲンをクラス 2[3] と呼ぶことが提唱された．

b.　クラス 1 食物アレルゲン

クラス 1 食物アレルゲンは，前述のように，加熱処理や消化酵素に対して安定であるという特徴を有する（表 2.4，表 2.5）．鶏卵に含まれるオボムコイド（Gal d1）や OVA（Gal d 2）はクラス 1 アレルゲンであるが（表 2.6），オボトランスフェリン（Gal d 3）やリゾチーム（Gal d 4）は熱や

表 2.5　クラス 1 とクラス 2 食物アレルゲンの比較

	クラス 1 食物アレルゲン（従来のタイプ）	クラス 2 食物アレルゲン
感作経路	経腸管感作，食物抗原が腸管粘膜に達して感作が成立	経気道感作
発症	食物抗原が腸管粘膜に達して発症	感作原である花粉・ラテックスと共通抗原性をもつ果物・野菜に対して IgE が反応．食物抗原が口腔粘膜と接触して発症
アレルゲンの特徴	熱や消化酵素に対して安定	熱や消化酵素に対して不安定
症状	口腔粘膜症状以外に，皮膚症状，消化器症状，呼吸器症状，アナフィラキシー	口腔粘膜に限局する症状が主
惹起される食物アレルギー	そば，ピーナッツ，甲殻類，魚，鶏卵，牛乳によるアレルギー	花粉-食物アレルギー症候群（花粉で感作，果物・野菜で発症）．手袋の powder が感作原となったラテックス-フルーツ症候群
診断法	皮膚試験（skin prick test） 二重盲検法による経口負荷試験が可能	皮膚試験（prick prick 法） 二重盲検法による経口負荷試験は困難．新鮮な抗原の舌下投与
治療	原因食物除去療法	加熱処理すれば食べられることがある．花粉による免疫療法

クラス 1 とクラス 2 食物アレルゲンの違いは感作・発症経路，花粉・ラテックスとの交さ反応性，熱や消化酵素に対する安定性，症状の違いが重要である．

表 2.6　クラス 1 食物アレルゲン

タンパク質	名　称	食　物
カゼイン	Bos d 8	牛乳
β-ラクトグロブリン	Bos d 5	
OVA	Gal d 2	鶏卵
オボムコイド	Gal d 1	
ビシリン	Ara h 1	ピーナッツ
コングルチン	Ara h 2	
グリシニン	Ara h 3	
パルブアルブミン	Gad c 1	魚
トロポミオシン	Pen a 1 Hom a 1 Cha f 1 Tod p 1 Oct v 1	ブラウンシュリンプ アメリカンロブスター カニ イカ タコ
脂質転送タンパク質（PR14）	Mal d 3 Zea m 14 Pru ar 3 Gly m 1	リンゴ トウモロコシ アンズ 大豆

PR-タンパク質である脂質転送タンパク質もクラス 1 食物アレルゲンに含まれる．

消化酵素に対して不安定であるので，鶏卵白タンパクであるが，クラス 1 アレルゲンとは呼ばない．また，花粉など空中飛散抗原と交さ反応しないのでクラス 2 アレルゲンでもない．同様に牛乳中のカゼイン（Bos d 8）や β-ラクトグロブリン（Bos d 5）はクラス 1 アレルゲンであるが（表 2.6），α-ラクトアルブミン（Bos d 4）はクラス 1 アレルゲンでもクラス 2 アレルゲンでもない．

c.　クラス 2 食物アレルゲン

クラス 2 食物アレルゲンは加熱や消化酵素に対して不安定である性状をもっている（表 2.5）．引き起こされる症状は口腔アレルギー症候群である．食物の口唇や口腔粘膜への直接の接触によって惹起され，IgE 抗体が関与する．その症状は口唇・口腔内に限局する場合が多いが，口腔粘膜から吸収された抗原によって，まれに，喉頭浮腫やアナフィラキシーにまで発展することがある[1]．

原因食物は口腔内ですみやかに溶出する性質をもった果物や野菜である．これらの食物アレルゲンは消化酵素に対して不安定であるため，消化管まで到達しても消化されてアレルゲン性を消失する．また，これ自身が感作を成立させる活性は弱いため，不完全アレルゲンと呼ばれる．花粉で感作が成立し，花粉抗原と交さ反応性がある果物・野菜の摂取によって口腔内でアレルギーを発症する（図 2.1，表 2.5）．

口腔の症状はクラス 1 アレルゲンでも惹起されることがあり，口腔アレルギー症候群の定義が議論になった．そこで，花粉症を合併した口腔アレルギー症候群を花粉-食物アレルギー症候群（pollen food allergy syndrome（あるいは pollen-related food allergy）と呼び，花粉症を合併しない広義の口腔アレルギー症候群と区別する提案がなされた．

果物・野菜に含まれるアレルゲンがすべてクラ

ス2アレルゲンとは限らない．たとえば，リンゴのMal d 3，モモのPru p 3，トウモロコシのZea m 14，アンズのPru ar 3，大豆のGly m 1は脂質転送タンパク質（lipid transfer protein：LPT）でありクラス1食物アレルゲンである（表2.6）．LPTは感染特異的タンパク質（pathogenesis-related protein：PR）14に属し，これらのアレルゲンの交さ抗原性に関与している．リポゾームからミトコンドリアへリン脂質を輸送する作用をもち，植物細胞の表層細胞層に分布して，微生物やカビの侵入を抑制し，植物の生体防御物質として機能している．さらに，熱に対して安定であり，花粉抗原と交さ反応性を示さず，LPTを成分とする果実・野菜の経口摂取でアレルギー反応を惹起する．また，PR10よりも高率にアナフィラキシーを惹起することでも知られている．つまり，LPTはPRに属するが，クラス1食物アレルゲンである（表2.6）．

d. 食物アレルゲンと交さ抗原性

花粉抗原で感作成立し果物・野菜のクラス2食物アレルゲンの経口摂取で発症する機序は，両者の間に交さ抗原性が存在するからである．たとえば，クラス2アレルゲンの代表であるバラ科のMal d 1（リンゴ），Pru ar 1（アンズ），Pru av 1（スウィートチェリー），Pyr c 1（西洋ナシ），セリ科のApi g 1（セロリ），Dau c 1（ニンジン），Gly m 4（大豆）などPR10に属する（表2.7）．シラカバ花粉の主要アレルゲンであるBet v 1もPR10であり，これらのタンパク質のアミノ酸配列には高い相同性が証明されている．シラカバBet v 1とリンゴMal d 1との間には，64.5%のアミノ酸配列の相同性が証明されている[4]．実際，シラカバ花粉症に口腔アレルギー症候群が合併する率は，北欧で20〜70%，北海道では16%と報告されている．

トマトによる口腔アレルギー症候群患者のIgE抗体はスギCri j 2との交さ反応部位を認識する[5]．

クラス1食物アレルゲン間にも交さ反応性が存在する．

鶏卵白のオボムコイドやOVAはウズラ，アヒル，など鳥類の卵白と交さ抗原性を示す．

イクラ，カズノコ，タラコなど魚卵間にも交さ反応性があるが，生物学的分類上離れた鶏卵黄とはない[6]．イクラの主要アレルゲンはβ'-コンポーネントであり[7]，イクラ，タラコなど魚卵間の交さ反応性に関与している．

小麦は他の麦類とライ麦，大麦，オート麦など

表2.7 クラス2食物アレルゲン

グループ	食 物	タンパク質	名 称
PR2	ラテックス バナナ キウイフルーツ	グルコナーゼ	Hev b 2
PR3	ラテックス アボカド クリ	キチン エンドキチナーゼ	Hev b 6.02 Pers a 1 Cas s 5
PR5	リンゴ サクランボ	タウマチン同族体 タウマチン	Mal d 2 Pru av 2
PR10	リンゴ* アンズ* スイートチェリー* 西洋ナシ* ニンジン** セロリ** 大豆	Bet v 1 同族体	Mal d 1 Pru ar 1 Pru av 1 Pyr c 1 Dau c 1 Api g 1 Gly m 4
Birch Bet v 2 同族体	ラテックス セロリ ポテト	プロフィリン	Hev b 8 Api g 4

PR：pathogenesis-related protein，＊：バラ科，＊＊：セリ科．
クラス2食物アレルゲンにはPRやプロフィリンが含まれる．

表 2.8 アレルギー症状からみた交さ反応性[16]

原因食物	交さ反応する食物	臨床的交さ反応性（%）
ピーナッツ	他の豆科	5%
牛乳	牛肉	10%
小麦	他の穀類	20%
魚	他の魚	50%
モモ	他のバラ科果物（リンゴ，ウメ，サクランボ，ナシ）	55%
エビ	カニ，ロブスター	75%
メロン	スイカ，バナナ，アボカド	92%
牛乳	ヤギのミルク	92%

IgE 結合能で交さ反応性が存在しても，アレルギー症状の一致率は食品の組合せで異なる．

と交さ抗原性を示す．また，小麦はイネ科に属するため同じイネ科に属する米，トウモロコシと交さ反応性を示す[8]．しかし，実際に米など他のイネ科穀類に過敏反応を呈する患者は約 20% とされている（表 2.8）．魚類間の交さ抗原性には，主要アレルゲンで筋肉タンパク質であるパルブアルブミンが関係している．1 種類の魚に対してアレルギーがある患者が他の魚に対してもアレルギーを呈する確率は，約 50% と報告されている（表 2.8）．

甲殻類，軟体類の主要アレルゲンはトロポミオシンである[9]．甲殻類のエビとカニのトロポミオシンのアミノ酸配列のホモロジーは 90% 以上と高いため[10]，エビとカニでは交さ反応性が高い．実際，エビアレルギー患者がカニに対してもアレルギー症状を呈する率は約 65%である[11]．また，タコやイカの頭足動物のトロポミオシンも甲殻類のトロポミオシンとの間にアミノ酸配列の相同性が約 60%であるが[12]，エビアレルギー患者が軟体動物に対して過敏症状を呈するのは約 20%である[10]．

食物アレルゲンの特徴の解明は，食物アレルギーの診断に有効な情報を提供してくれる．現に，精製アレルゲンタンパク質やリコンビナントアレルゲンを抗原とする特異的 IgE 抗体を測定することによって，より臨床的意義がある測定方法（component-resolved diagnosis）の開発が進んでいる[13-15]．さらに，免疫療法用抗原として，安全で有効性が高い抗原の開発が進むことが期待される．

〔宇理須厚雄〕

文 献

1) P. L. Amlot et al.: *Clin. Allergy*, **17**, 33-42, 1987.
2) C. Ortolani et al.: *Ann. Allergy*, **61**, 47-52, 1988.
3) H. Breiteneder and C. Ebner: *J. Allergy Clin. Immunol.*, **106** (1 Pt 1), 27-36, 2000.
4) M. Vanek-Krebitz et al.: *Biochem. Biophys. Res. Commun.*, **214**, 538-551, 1995.
5) Y. Kondo et al.: *Clin. Exp. Allergy*, **32**, 590-594, 2002.
6) Y. Kondo et al.: *Allergology International*, **54**, 317-323, 2005.
7) 久保友和ほか：北大水産彙報, **56**, 55, 2005.
8) A. Urisu et al.: *Arch. Allergy Appl. Immunol.*, **96**, 244-252, 1991.
9) P. S. Leung et al.: *J. Allergy Clin. Immnol.*, **94**, 882-890, 1994.
10) K. Motoyama et al.: *J. Agric. Food Chem.*, **55**, 985-991, 2007.
11) 富川盛光ほか：アレルギー, **55**, 1536-1542, 2006.
12) K. Motoyama et al.: *Food Chem. Toxicol.*, **44**, 1997-2002, 2006.
13) H. Ando et al.: *J. Allergy Clin. Immunol.*, **122**, 583-588, 2008.
14) K. Ito et al.: *Allergy*, **63**, 1536-1542, 2008.
15) H. Matsuo et al.: *Allergy*, **63**, 233-236, 2008.
16) S. H. Sicherer: *J. Allergy Clin. Immunol.*, **108**, 881-890, 2001.

2.3　食品アレルギーの臨床

2.3.1　食物アレルギーの疫学

従来，わが国における食物アレルギーに関する大規模な疫学調査はなく，1996年に旧厚生省食物アレルギー検討委員会（委員長：飯倉洋治）による調査がはじめてである．その後，即時型食物アレルギーに関する全国疫学調査は3年ごとに定期的に行われるようになり，経年的に評価することができるようになった．

調査は，全国の日本アレルギー学会専門医か日本小児アレルギー学会会員約1000名を調査協力者として行われている．調査項目は，性別，年齢，原因食物，出現症状（臓器別），予後などとしており，調査対象は「食物を摂取後何らかの症状が60分以内に出現し，かつ医療機関を受診したもの」としている．

なお，即時型と双璧をなす乳児アトピー性皮膚炎型に関する大規模調査は依然としてないため，今回は記述できない．

a. 食物アレルギーの有病率

神奈川県相模原市（人口約70万人）で行われた約5000人を対象とした乳児コホート調査において，乳児期の食物アレルギーの有病率[1,2]は5～10%と推察される．また2004年度に報告された文部科学省の悉皆調査では小中学生で2.6%程度，(社)全国学校栄養士協議会が行った大規模全国調査では小中学生で1.3～1.5%と推定される[3]．

幼児期の悉皆調査はないが，その有病率は乳児期と学童期の中間でおよそ3～5%程度と考えられる．相模原市周辺地域の約3万人の幼児の調査で，その有病率は3%程度であった．

成人食物アレルギーの有病率調査もなく，小規模調査すら見当たらない．しかし学童期以降の食物アレルギーの発症は少なく，また耐性の獲得もほとんど進まないことが知られており，このことから学童期以降の食物アレルギーの有病率は，学童期とさほど変わらないと考えられる．つまり，乳児の5～10万人，幼児期の30万人，学童以降の100万人超の合計約150万人がわが国における食物アレルギー人口であると考えられる．

b. 年齢分布

平均年齢は6.7±13.1歳（平均±標準偏差）であるが，正規分布していない．0歳児がピークで29.3%を占め，以降急激に漸減し，3歳までに66.3%，8歳までに計80.1%を占め，食物アレルギーが小児に発症の多い疾患といって間違いない（図2.2）．

しかし，20歳以上の成人例も9.2%を占める．成人食物アレルギー患者のうち，小児期に診断された患者は，その原因食物を除去し続ければ生涯二度と発症することはないし，軽症症例であればそもそも食物アレルギーであると気づかず生活している場合も少なくないはずである．本調査ではそうした症例は集積されない．それにもかかわらず成人症例が一定数集積するのであるから，潜在的な成人食物アレルギー患者は相当数存在すると考えなければならない．

c. 原因食物

わが国における食物アレルギー3大原因食物は鶏卵，牛乳，小麦である（図2.3）．3大原因食物で原因食物全体の約2/3を占め，上位10原因食物で約90%を占める．食物アレルギーでは，あらゆる食物が原因となりうるが，その頻度には大きな偏りがあり，主要ないくつかの原因食物でほとんどの患者が診断されることも知っておくべきである．

年齢群別に原因食物を分析すると，0歳，1歳，2～3歳群および4～6歳群において3大原因食物

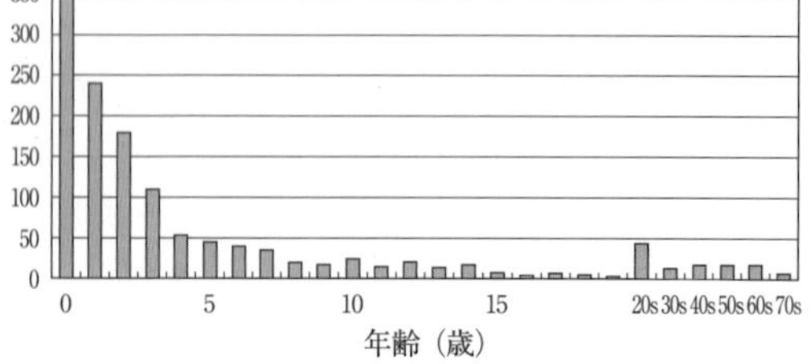

図2.2　食物アレルギー患者の年齢分布

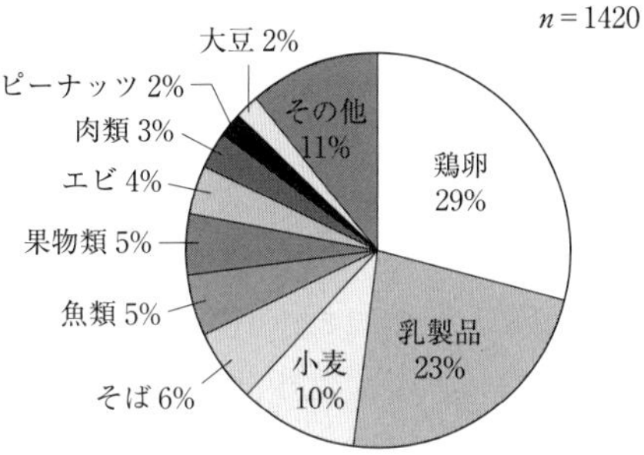

図 2.3　アレルギーの原因食品

表 2.9　年齢別原因食品（数字は %）

	0 歳 n＝416	1 歳 n＝237	2, 3 歳 n＝289	4〜6 歳 n＝140	7〜19 歳 n＝207	>20 歳 n＝131
1 位	鶏卵 47.4	鶏卵 30.4	鶏卵 30.8	鶏卵 25.0	そば 14.0	魚類 16.0
2 位	乳製品 30.8	乳製品 27.8	乳製品 24.2	乳製品 24.3	エビ 13.0	エビ 14.5
3 位	小麦 9.6	小麦 8.4	小麦 12.1	小麦 8.6	小麦 10.6	そば 12.2
小計	87.8	66.6	67.1	57.9	37.6	42.7

は鶏卵，牛乳，小麦であった（表 2.9）．一方で 7〜19 歳群はそば，エビ，小麦の頻度が多く，20 歳以上群では魚類，エビ，そばが 3 大原因食物となった．このように年齢別に原因食物の頻度が異なる．

鶏卵，牛乳は乳児期から幼児早期に非常に多い原因食物で，それ以降は耐性の獲得（食べられるようになる）に伴い急激に減少していく．これを乳幼児早期型の原因食物とする．一方で，甲殻類，魚類，ピーナッツ，そば，果物などは，小児の摂食する食材の広がりに呼応するように年齢を経るなかで徐々に増加してくる．これを加齢型の原因食物として分類することができる．

幼児後期以降の原因食物ごとの患者数は，乳幼児早期型の鶏卵や牛乳のように，一部の原因食物で多勢を占めるようなことはなく，多種多様な食物に対して食物アレルギーが発症してくる．こうした年齢群別の頻度差を知ることは，原因食物の推定に役立つ．

これまで大豆が即時型食物アレルギーの原因食物として 3 番目に多いと考えられてきたが，これは大規模疫学調査が行われる前の仮説でしかない．小麦アレルギーが増えてきたのではなく，そもそも従来から実は 3 番目に多かった可能性は十分にある．しかし「小麦アレルギーが増えてきた」という視点で考えたとしても，その理由に定説はない．よく食生活の西洋化が小麦アレルギー増加の一因としてあげられるが，必ずしも消費量の増加だけでは原因食物としての患者数の増加を説明することはできない．というのは，単純な比較として，わが国の穀類消費で最も多いのは米であるが，米の即時型食物アレルギー患者はほとんど見当たらないからである．

また，わが国の 1 人 1 日当たりの供給純食料の年度別推移（図 2.4）をみても，消費量だけでは食物アレルギーの頻度には説明がつかないことがわかる．1960 年を 100 としたときに，その後の供給量の推移は，最も増加した肉類が実に 5.4 倍，乳製品は 4.2 倍，鶏卵は 2.6 倍に変化している．それ以下でも果実は 1.9 倍，魚介類と小麦は

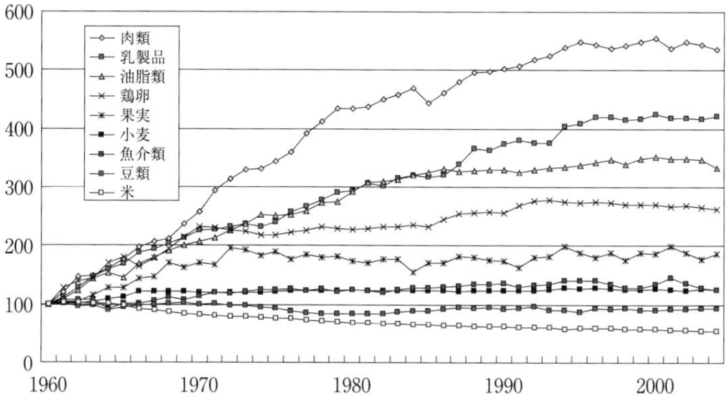

図 2.4　国民 1 人 1 日当たり供給純食料

1.2倍に増加している．一方で米は0.5倍，イモ類も0.7倍に減少していた．無論，乳製品や鶏卵アレルギーの増加は供給量の増加から指摘されうる点ではあるが，それ以上に増加している肉類に関して，そのアレルギーが増えているという実情はない．

近年，増加の一途を辿るキウイフルーツやイクラアレルギーの増加は消費量の増加が一役買っていることは間違いないであろうが，食物アレルギー原因食物としての頻度の増加には消費量の増加以外に，食物タンパクそのものの持つ固有の抗原性の高さやその民族の食習慣が関与していると考えられる．事実，各国の食文化や民族性の違いは，色濃く原因食物頻度にも反映してくる．わが国特有のそばやイクラのアレルギー，アメリカのピーナッツアレルギーが代表的なものである．

d. 地域別原因食物[3,4]

わが国の国土は南北約3000 kmにも及び，気候は亜熱帯地帯の沖縄から亜寒帯地帯の北海道まで大きく異なる．こうした気候や風土の違いは流通の発達した現在も，収穫される作物や食生活に大きな影響を与えている．こうした食生活の相違は少なからず食物アレルギーの頻度の相違に関与している可能性がある．

そこで，(社)全国学校栄養士協議会とともに行った学校給食の全国調査から，調理場所在地の行政区分と生活環境別に食物アレルギーに関する差異を検討した．なお，対象は食物アレルギーを学校給食に申請してきたものとし，分析対象としたのは小学生が571万5171人，中学生が232万135人であった．

食物アレルギーの申請率は行政区分別に北海道2.0%，東北1.1%，関東1.2%，中部1.5%，近畿1.1%，中国1.4%，四国1.2%，九州・沖縄1.1%で，小中学生を通して北海道が明らかに他の地域に比べ頻度が高かった．生活環境別には，大都市（調理場の所在地が区または市）1.4%，中都市（同様に町）1.2%，農村（主産業が農業である村）1.2%，漁村（主産業が漁業である村）1.5%，その他1.2%，島嶼（産業や規模は問わない）1.3%の申請率であり，大きな差を認めなかった．北海道の高さは，地域特殊性（シラカバ花粉症やシックハウス症候群が多いなど）が関連していると考えられる．

また原因食物の検討では，魚卵とイモ類は北日本に多く，南日本に少なく，軟体類がその逆であった．行政区分間で3倍以上の差がみられたのは，魚卵（10.4倍＝北海道/九州沖縄），小麦（3.9倍＝四国/九州沖縄），キウイおよび果物類（3.9倍＝北海道/東北），木の実類（3.5倍＝東北/中国）であった．

魚卵の消費統計は北高南低が明らかであり，魚卵アレルギー頻度もそれを反映している．そばは一般的に東高西低，うどん（小麦）の消費も一般的に東低西高であると考えられているが，おのおのの食物アレルギー原因食物頻度もそれに準じた結果であり大変興味深い．またキウイが北海道に多いのは，前述した地域的特長が関与しているのであろう．

以上のような食物アレルギーの全国的な地域特性は確かに認められ，その要因は食品消費量や気候風土，食生活などが関与している可能性がある．しかしすべての地域特性を食習慣による消費量の多少だけで論ずることができないことも明らかである．

e. 出現症状

食物アレルギーで出現する症状は非常に多彩であり，全身のあらゆる臓器にさまざまな症状が出現しうる．しかし，その出現頻度には大きな差がある．臓器別にみたときに皮膚症状の出現率が最も多く82.5%の症例で認められた．以下，呼吸器症状，粘膜症状，消化器症状が続く．2001・02年度以降に行われた一般開業医も含めた全国調査において，ショックの割合は約10%で推移している．この頻度は，一般臨床医が日常診療で遭遇するショック症状頻度から考えれば，あまりに高い．

〔今井孝成〕

文献

1) 今井孝成，飯倉洋治：アレルギー，**52**(10), 1006-1013, 2003.
2) 今井孝成：アレルギー，**53**(7), 689-695, 2004.
3) 今井孝成ほか：日本小児科学会雑誌，**109**(9), 1117-

1122, 2005.
4) 今井孝成：アレルギー，**54**(10), 1197-1202, 2005.
5) 今井孝成ほか：アレルギー，**56**(10), 1285-1292, 2007.

2.3.2 食物アレルギーの症状

食物アレルギーは，軽度の蕁麻疹から重篤なアナフィラキシーショックまで多彩な臨床症状を呈し，乳児期のアトピー性皮膚炎では湿疹としてみられることがある．特徴的な症状や出現時間（即時型，非即時型）は臨床病型の診断に役立つことが多い．食物アレルギーでみられる臨床症状の特徴，病型と症状との関連について述べる．

a. 即時型食物アレルギーの症状

即時型食物アレルギーでは，食物摂取直後から2時間までに症状が誘発されている．皮膚症状（蕁麻疹，発赤，血管運動性浮腫），粘膜症状（眼充血・浮腫，咽頭違和感，口唇腫脹），気道症状（鼻汁・鼻閉，咳込み，喘鳴，呼吸困難），消化器症状（腹痛，嘔吐，下痢），全身症状（意識混濁，失神，低血圧，ショック）まで多彩な症状がみられる（表2.10）．皮膚症状では蕁麻疹が最も多く，口唇周辺の局所から全身に拡大し，四肢末端まで広範囲にみられることがあり，アナフィラキシーでは発赤腫脹を伴うことが多い（図2.5）．

1) アナフィラキシーとアナフィラキシーショック症状　2006年のアナフィラキシーの診断に関するサマリーレポートが出されており，3つの段階での誘発症状と出現状況によりアナフィラキシーが診断されている（表2.11）[1]．①皮膚，粘膜症状に続いて，他の臓器症状が出現した場合，②明らかなアレルゲンに暴露後，急激に2臓器以上の上記症状が出現した場合，③同様のアレルゲン暴露後，急激に低血圧，ショックに陥る場合である．食物アナフィラキシーでは皮膚症状や粘膜症状から他の症状に発展する場合が多いが，ショック例では皮膚・粘膜症状のないまま低血圧，失神をきたすことがあるため[2]，アナフィラキシーを判断するうえで三つの症状出現状況が

表2.10 食物アレルギーの誘発症状

皮膚粘膜症状	皮膚症状：かゆみ，蕁麻疹，発赤，湿疹 眼症状：充血・浮腫，目のかゆみ，流涙，眼瞼浮腫 口腔咽喉頭症状：口唇の腫れ，舌・のどの違和感，息苦しい，嗄声（かすれ声）
消化器症状	腹痛，嘔気，嘔吐，下痢，血便
呼吸器症状	上気道症状：くしゃみ，鼻汁，鼻閉（鼻づまり） 下気道症状：呼吸困難，咳込み，喘鳴（ゼイゼイ），発作
全身性症状	アナフィラキシーショック：頻脈，虚脱状態（ぐったり），意識障害・血圧低下

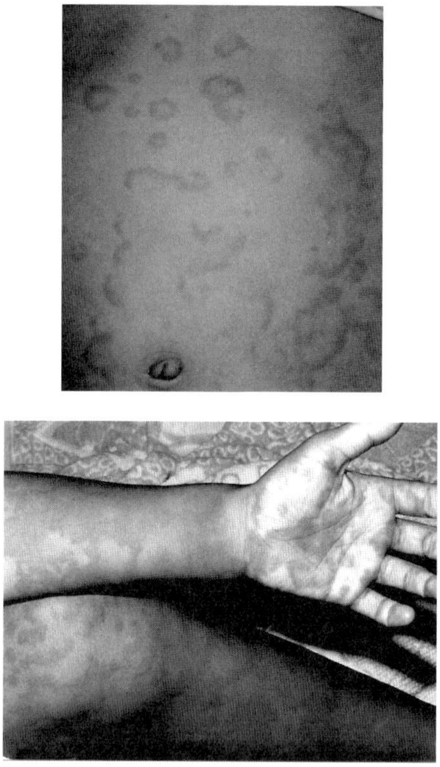

図2.5 即時型食物アレルギーによる蕁麻疹

表2.11 アナフィラキシーの症状と診断基準[1]

以下の三つの基準のうち一つを満たした場合に可能性が高い

1. 皮膚・粘膜症状，または両方の症状が急に出現し少なくとも右記の一つ以上の症状が続く	a. 呼吸障害（呼吸困難，喘鳴，PEF低下，低酸素），b. 血圧低下または虚脱，失神，失禁などを伴う
2. アレルゲンと思われる物質に暴露後，急激に右の二つ以上の症状を伴う	a. 皮膚・粘膜症状，b. 呼吸障害，c. 血圧低下または虚脱，失神，失禁など，d. 持続する消化器症状（腹痛，嘔吐）
3. 確定しているアレルゲン物質に暴露後，数分から2～3時間後に血圧低下*	a. 乳児および小児：収縮期血圧の低値または30%以上の低下，b. 成人：収縮期血圧90 mmHg以下または日常値の30%以上の低下

*：1カ月～1歳まで70 mmHg以下，1～10歳まで70＋(2×年齢) mmHg以下，11～17歳は90 mmHg以下．

あることを認識しておく必要がある.

これらの食物アレルギー症状の出現頻度は, 2001年度からの厚生労働省研究班の全国調査例で皮膚症状が90%と最も多く, ついで呼吸器症状27%, 粘膜症状（眼症状, 口腔咽喉頭症状）23%, 消化器症状は13%, 全身性症状としてのアナフィラキシーショックが症状の約10%を占めている[3]（図2.6）. 症状の出現頻度は同時期の専門病院受診例のアメリカ, フランスの報告と比較しても同様である[4]. 小児のアナフィラキシー117例の症状出現頻度では, 呼吸器症状が高率で皮膚症状と同程度の90%であり, 他の症状の出現率も高い[5]（図2.6）. 皮膚・粘膜, 呼吸器, 消化器, 循環器, 神経症状でみられるアレルギー症状の詳細を図2.7に示している[5].

このような食物アレルギーにおける症状の出現状況は, 臨床症状の重症度と関連しており, アメリカでは皮膚, 消化器, 気道, 循環器, 神経の症状により5段階, 欧州では4段階にランク分けされており[6,7], 表2.12に5段階の食物アレルギー重症度を示している[6]. 気道症状出現よりアドレナリン（エピネフリン）筋注の適応としている.

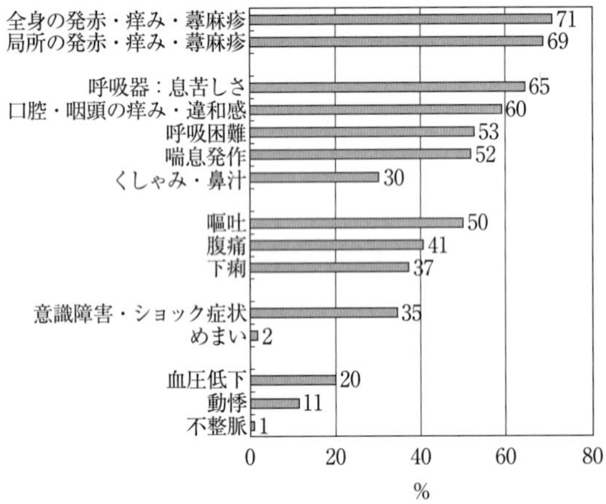

図2.6　小児の食物アナフィラキシーにおける誘発症状と出現頻度[5]

2）遅発性および二相性アナフィラキシー

3〜8時間後に遅れてアナフィラキシー症状が出現することがあるが, 多くは即時反応の収まった後（1〜72時間後）に再びアナフィラキシー症状が出現する二相性反応である. ピーナッツ・ナッツ類で成人に20%, 小児に6%みられている. アナフィラキシーが誘発されたときは治療後も長時間の観察が必要である.

b. 特殊な食物アレルギーにおける症状

1）口腔アレルギー症候群（oral allergy syndrome：OAS）　果実・野菜の即時型アレルギーでは, 新鮮なフルーツ, 野菜の口唇部の接触により口腔周辺に即時型蕁麻疹反応がみられることがある. 経過が短時間で口腔部の蕁麻疹, 口唇の浮腫, 咽頭違和感などが多いが, 消化器症状合併が14%, 蕁麻疹27%, 鼻症状9%, 喘息7.1%, アナフィラキシーショックが2.1%にみられている[8].

2）食物依存性運動誘発アナフィラキシー（FDEIAh）の症状　アレルゲン食品摂取後30分から2時間後の運動中に蕁麻疹, 眼瞼浮腫, 呼吸困難, 低血圧, ショックを呈する. 10歳以降（おもに中・高校生）および30歳台の成人にみられ, わが国では小麦が最も多く, ついでエビ, イカなどの甲殻類が原因食品となっている. 果実, 野菜, 牛乳, 魚などの例もある. 疑われるアレルゲン食

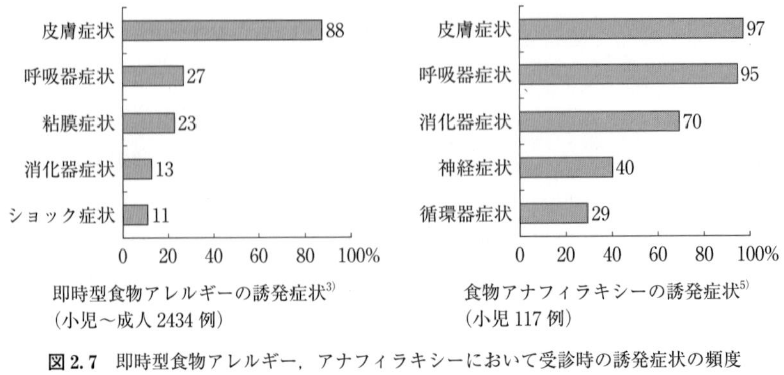

図2.7　即時型食物アレルギー, アナフィラキシーにおいて受診時の誘発症状の頻度

表 2.12 食物アナフィラキシーの重症度[6)]

Grade	皮 膚	消化器	呼吸器	循環器	神 経
1	限局性 掻痒，紅潮，蕁麻疹，血管性浮腫	口腔掻痒感 違和感，軽度口唇腫脹	−	−	−
2	全身性 掻痒，紅潮，蕁麻疹，血管性浮腫	口腔掻痒感 違和感，軽度口唇腫脹，嘔吐	鼻汁，くしゃみ	−	活動性変化
3	全身性 掻痒，紅潮，蕁麻疹，血管性浮腫	口腔掻痒感 違和感，軽度口唇腫脹，悪心，嘔吐，繰り返す嘔吐	鼻閉，咽頭喉頭の掻痒感，絞扼感	頻脈 ＋15/分	活動性変化，不安
4	全身性 掻痒，紅潮，蕁麻疹，血管性浮腫	口腔掻痒感 違和感，軽度口唇腫脹，悪心，嘔吐，繰り返す嘔吐，下痢	嗄声，犬鳴様咳，嚥下困難，呼吸困難，喘鳴，チアノーゼ	不整脈，軽度血圧低下	軽度頭痛，死の恐怖感
5	全身性 掻痒，紅潮，蕁麻疹，血管性浮腫	口腔掻痒感 違和感，軽度口唇腫脹，悪心，嘔吐，繰り返す嘔吐，下痢，腸管機能不全	呼吸停止	重度徐脈，血圧低下，心拍停止	意識喪失

表 2.13 非即時型消化器症状を主とする FPIES，好酸球性胃腸炎の臨床症状

		発症時期	嘔吐	下 痢	成長	起因食物	その他	予後 軽快時期
FPIES	直腸結腸炎	生後数日～6カ月	なし	軽度血便	正	母乳，乳，大豆	全身状態良好	1年
	胃腸症	2カ月～2歳	種々	中等度	不良	乳，大豆，穀類，卵，魚介類	タンパク吸収障害，浮腫	1～3年
	胃腸炎	数日～1歳 幼児期以降	著明	著明	不良	乳，大豆，オート麦，米，鶏肉，シチメンチョウ，ナッツ	食物摂取2時間後のショック様症状，肺血症様	2～3年 6年以降
好酸球性胃腸炎		乳児～成人	著明 腹痛	下痢，血便，粘血便	不良	ミルク，大豆，小麦，ナッツ，牛肉	好酸球増多，他のアレルギー疾患合併，ときに IgE 抗体陽性	

品の摂取後に運動負荷（トレッドミル）を行うと同様の症状が誘発されることで確定診断が行われる[9)].

c. 非即時型食物アレルギーの症状

1) アトピー性皮膚炎における非即時性の湿疹反応 食物摂取後翌日から数日に湿疹，瘙痒が出現する．湿疹反応は非即時型であり病理学的所見からも細胞性免疫が主体であるが，アトピー性皮膚炎では IgE 型および非 IgE 機序の両者が関与するとされている[3)]．食物アレルギーの関与する乳児アトピー性皮膚炎では IgE 高値，多種食物アレルゲン陽性を示し，アレルゲン食品摂取により即時型症状が誘発されやすいが，食物経口負荷試験で 30% に遅延型症状として湿疹が出現し，遅延型皮膚テストである食物パッチテストの陽性が確認されている[10)].

2) 非即時性の消化器症状：食事性タンパク胃腸炎（症）（food protein induced enterocolitis syndrome：FPIES） 新生児期にミルクを中心に非即時型に嘔吐，下痢，血便などの消化器症状がみられる．胃腸炎の部位により症状や予後が異なっており，ミルク，大豆，米などの摂取後 2 時間以降に激しい嘔吐に続くショック状態を呈することがある[11)]．慢性的な下痢，血便では体重増加不良をきたす．IgE 抗体の証明されない IgE 非依存性食物アレルギーであり，特定の食物摂取によ

る典型的な消化器症状の反復と除去食による症状の消失，食物皮膚パッチテスト陽性，リンパ球幼若化試験陽性を示し，病態には細胞性免疫が関与している．

3) 好酸球性胃腸炎による症状 同様に非即時性の腹痛，下痢，血便などの消化器症状を呈しFPIESとの鑑別を要する． 〔**柴田瑠美子**〕

文 献

1) H. A. Sampson et al.: *J. Allergy Clin. Immunol.*, **117**, 391-397, 2006.
2) H. A. Sampson et al.: *N. Engl. J. Med.*, **327**, 380-384, 1992.
3) 今井孝成：アレルギー，**53**, 689-695, 2004.
4) 柴田瑠美子：アレルギー・免疫，**8**, 30-35, 2001.
5) 日本アレルギー学会食物アレルギー委員会報告．日小ア誌，**19**, 96-100, 2005.
6) H. A. Sampson: *Pediatrics*, **111**, 1601-1608, 2003.
7) A. Mehl et al.: *Allergy*, **60**(11), 1440-1445, 2005.
8) C. Ortolani et al.: *Ann. Allergy*, **61**. 47-52, 1988.
9) 相原雄幸：日小ア誌，**18**, 59-67, 2004.
10) B. Niggemann et al.: *Allergy*, **55**, 281-285, 2000.
11) 柴田瑠美子：アレルギー科，**19**, 320-325, 2006.

2.3.3 食物アレルギーの自然歴

食物アレルギーは乳児期早期から出現する．食物アレルギーによって発現する症状や，原因となる抗原（アレルゲン）の種類は年齢によって異なる．また，年齢とともに多くの食物アレルギーは耐性化するので，その自然歴（natural history）を把握することは重要である．

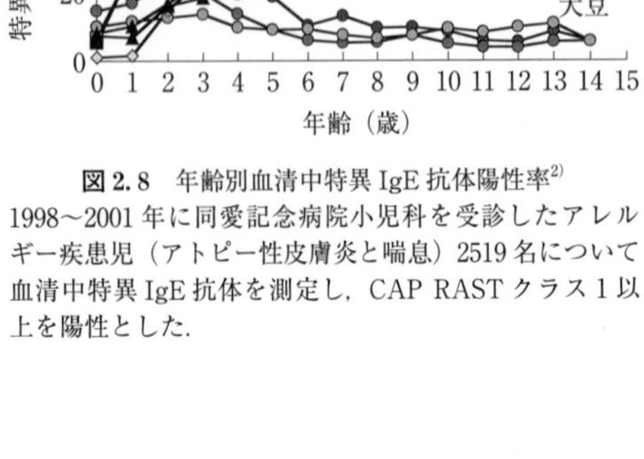

図 2.8 年齢別血清中特異 IgE 抗体陽性率[2]
1998～2001 年に同愛記念病院小児科を受診したアレルギー疾患児（アトピー性皮膚炎と喘息）2519 名について血清中特異 IgE 抗体を測定し，CAP RAST クラス 1 以上を陽性とした．

a. アレルゲンの推移

母体からの移行抗原に対する免疫応答は胎児期から起こり，抗原感作は胎児期から成立している可能性がある（経胎盤感作）．また，母親の食物摂取により母乳中に移行した抗原による感作も存在する（経母乳感作）．プリックテストなどの皮膚テストおよび血清中特異 IgE 抗体測定がアレルゲン検索のスクリーニングとして行われている．血清中特異 IgE 抗体の出現頻度は年齢によって異なり，乳幼児では卵白や牛乳などの食物アレルゲンに対する特異 IgE 抗体の陽性率が高く，ダニ，ハウスダスト，花粉，動物皮屑などの吸入抗原に対する特異 IgE 抗体の陽性率は低い．年齢とともに食物抗原特異 IgE 抗体値は減少し，吸入抗原特異 IgE 抗体値は増加する（図 2.8）[1,2]．血清中特異 IgE 抗体陽性が，そのまま症状出現の原因となる抗原ではなく，食物アレルギー確定診断には食物経口負荷試験が必要である[1]．

b. 食物アレルギーの発症

乳児で早期に出現する食物アレルギーは，人工乳の摂取によるミルクアレルギーが多い．ミルク摂取により湿疹などの皮膚症状だけでなく，嘔吐，下痢，血便などの消化器症状が出現し，体重増加不良の原因となることもある[3]．アトピー性皮膚炎の乳児では原因・悪化因子として鶏卵によるアレルギーが最も頻度が高く，皮膚の掻痒，発赤，蕁麻疹などの即時型症状が起こりやすい[4]．乳児期の中等症および重症のアトピー性皮膚炎の30～40% に食物アレルギーが関与するとの報告もみられる[5]．

食物アレルギーの原因は年齢によって異なる．乳幼児期は鶏卵や牛乳，小麦が多いが，10 歳以後では果物，野菜，甲殻類の頻度が高い（表 2.14）[1,6]．

c. 予後，自然歴

乳幼児期に発症した多くの食物アレルギーは年齢とともに耐性を獲得し，アレルギー症状の出現が消失または軽快することが多く，約 70% は 3 歳までに耐性を獲得する（耐性化）と報告されている[7]．しかし，食物アレルギーの耐性化は食物抗原の種類で大きく異なる．鶏卵，牛乳，大豆，

表 2.14　年齢別主要原因食物（数字は %）[6]

	0 歳 n=1270	1 歳 n=699	2, 3 歳 n=594	4〜6 歳 n=454	7〜19 歳 n=499	>20 歳 n=366
1	鶏卵 62	鶏卵 45	鶏卵 30	鶏卵 23	甲殻類 16	甲殻類 18
2	乳製品 20	乳製品 16	乳製品 20	乳製品 19	鶏卵 15	小麦 15
3	小麦 7	小麦 7	小麦 8	甲殻類 9	そば 11	果物類 13
4		魚卵 7	そば 8	果物類 9	小麦 10	魚類 11
5		魚類 5	魚卵 5	ピーナッツ 6	果物類 9	そば 7
小計	89	80	71	66	61	64

小麦は耐性を獲得しやすいが，そば，ピーナッツなどによるアナフィラキシーの年長児以後の発症例は耐性化することは少なく，長期間の除去を必要とすることが多い[8]．報告者によって耐性化する年齢と耐性化率は異なる．ミルクアレルギーに関しては多数例のコホート研究がなされており，IgE 非依存性（特異 IgE 抗体陰性，遅発型）のミルクアレルギーでは，IgE 依存性（特異 IgE 抗体陽性，即時型）より耐性化しやすいとの報告が多い（表 2.15）[9]．

耐性化を判定するには食物経口負荷試験が必要であるが，目安として血清中特異 IgE 抗体値が使用されている．95% 以上の患者が経口負荷試験陽性を示す特異 IgE 抗体値（CAP RAST）は鶏卵 6 UA/ml，牛乳 32 UA/ml，ピーナッツ 15 UA/ml，魚介類 20 UA/ml 以上で，95% 以上の患者が負荷試験陰性を示す値は牛乳 0.8 UA/ml，魚介類 0.9 UA/ml，大豆 2 UA/ml，小麦 7 UA/ml 以下と報告されている．さらに，血清中特異 IgE 抗体価（CAP RAST）による症状誘発率は年齢を考慮する必要がある．卵白特異 IgE 抗体価 3.0 U/ml の場合，症状誘発率は 1 歳未満約 80%，1 歳児約 75%，2 歳以上約 50% で，牛乳特異 IgE 抗体価 3.0 U/ml の場合，1 歳未満約 90%，1 歳児約 50%，2 歳以上約 30% と報告されている[6]．この値は除去食解除の指標として一つの目安となりうる[1]．食物アレルギーで除去食解除の目的のために負荷試験を施行し，陽性となり除去食を継続した際に再度負荷試験を施行する場合，推奨される安全な再投与の期間は鶏卵 12〜18 カ月，牛乳と小麦は 2〜3 年，大豆 1 年と考えられている[1]．

井口らは，食物経口負荷試験によって診断した食物アレルギー合併乳児重症アトピー性皮膚炎児について 5 歳までの経過について検討し，5 歳での耐性化率は，卵白 30%，牛乳 80%，大豆 80%，小麦 100% で，卵白が最も遷延していたと報告している[10]．

アメリカの Wood らは IgE 依存性の卵アレルギー児（881 例）[11] とミルクアレルギー児（807 例）[12] について後方視的に検討し，卵アレルギーの耐性化率は 4 歳で 4%，6 歳で 12%，10 歳で 37%，16 歳で 68%，ミルクアレルギーは 4 歳で 19%，8 歳で 42%，12 歳で 64%，16 歳で 79% であり，過去の報告より耐性化率がかなり低いと報告している．また，卵とミルクともに特異 IgE 抗体値が高いほど耐性化率が低いことを明らかにした（図 2.9）．彼らの報告は重症例が多い専門施設での後方視的な検討の報告であり，多施設コーホート研究が必要である．また，ピーナッツアレルギーの耐性化率は約 25% と報告されている．

表 2.15　ミルクアレルギーの自然経過[9]

報告者	総　数	診断時の年齢	観察期間	観察期間終了時の耐性化率（%）	
				IgE 依存性反応（即時型）	IgE 非依存性反応（遅発型）
Dannaeus	47	14〜20 カ月	6 カ月〜4 歳（平均 2 歳）	29	74
Host	39	0〜12 カ月	3 歳まで	76	100
Hill	47	3〜66 カ月	6〜39 カ月（平均 16 カ月）	40	38
Bishop	100	1〜98 カ月（平均 16 カ月）	5 歳	67	86*
Hill	98	4〜110 カ月（中央値 2 歳）	6〜73 カ月（中央値 2 歳）	22	59
James	29	3〜14 歳（中央値 3 歳）	3 歳	38	NA

＊：即時型と遅発型と混合，NA：評価なし

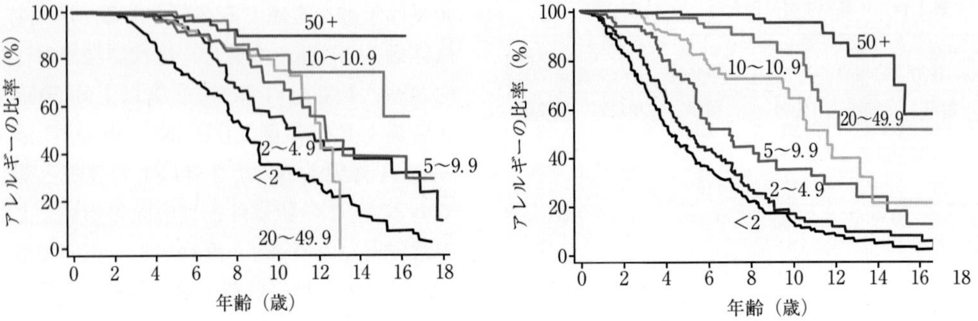

(a) 卵アレルギー　　(b) ミルクアレルギー

図 2.9　IgE 依存型の卵アレルギーとミルクアレルギーの血清特異 IgE 抗体値別のアレルギー予後（Kaplan-Meier の生存曲線）[11,12]
両者ともに，血清中特異 IgE 抗体が高い症例ほど，耐性化しないで，アレルギーが持続している．特にミルクアレルギーで顕著である．

本邦では，欧米のように一般小児を対象とした多数例のコホート研究の報告はみられない．海老澤らは，2001 年に相模原市の 4 カ月健診を受診した 5247 名についてその後の 1 歳，3 歳，5 歳の追跡調査（相模原コホート）を実施しており，その報告が待たれる[13]．さらに，経口免疫寛容の機序を考えると，厳密な除去食は耐性化を遅らせることが推測されるが，厳密な除去食が食物アレルギーの耐性化に及ぼす影響についての論文はほとんどなく，今後の課題である．

食物アレルギーは原因もその症状も多彩である．経口負荷試験などの客観的な指標を用いて発症および耐性化を診断し，多施設・多数例での解析による本邦での自然歴を分析することが今後重要である．　〔**松 原 知 代**〕

文　献

1）日本小児アレルギー学会食物アレルギー委員会：食物アレルギー診療ガイドライン 2005（向山徳子，西間三馨監修），協和企画，2005.
2）松原知代ほか：小児内科，**39**, 569-571, 2007.
3）前場進治ほか：周産期医学，**35**, 439-442, 2005.
4）S. A. Bock：*J. Allergy Clin. Immunol.*, **69**, 173-177, 1982.
5）H. A. Sampson et al.：*J. Pediatr.*, **115**, 23-27, 1989.
6）海老澤元宏：厚生労働科学研究班による食物アレルギーの診療の手引き 2008.
7）D. J. Hill et al.：*Clin. Exp. Allergy*, **23**, 124-131, 1991.
8）E. A. Pastorello et al.：*J. Allergy Clin. Immunol.*, **84**, 475-483, 1989.
9）R. A. Wood：*Pediatrics*, **111**, 1631-1637, 2003.
10）井口正道ほか：日児誌，**110**, 1540-1544, 2006.
11）J. H. Savage et al.：*J. Allergy Clin. Immunol.*, **120**, 1413-1417, 2007.
12）J. M. Skripak：*J. Allergy Clin. Immunol.*, **120**, 1172-1177, 2007.
13）海老澤元宏：アレルギー，**56**, 10-17, 2007.

2.4　食品アレルゲン

2.4.1　卵

a.　鶏卵の組成

鶏卵は卵黄と卵白よりなるが，その成分組成は表2.16に示すように，卵白と卵黄とで大きく異なっている．卵白は水分が88%と多く，固形分は約12%と少ないが，その90%以上は40種類以上のタンパク質からなり，脂質はほとんど含まれていない．それに対して，卵黄では固形分が約52%であり，そのうち約65%が脂質，約32%がタンパク質である．卵黄中のタンパク質の大部分はリポタンパク質として存在しており，低比重リポタンパク質（LDL）は卵黄の示す乳化性の主体となるものである（表2.16）．

表2.16　鶏卵の成分組成（%）

成　分	全　卵	卵　白	卵　黄
水分	76.1	88.4	48.2
固形分	23.9	11.6	51.8
タンパク質	12.3	10.5	16.5
脂質	10.3	ごく微量	33.5
炭水化物	0.3	0.4	0.1
灰分	1.0	0.7	1.7
ビタミン	ビタミンC含まず	少量の水溶性ビタミンを含む	水溶性および脂溶性ビタミンを含む

b.　鶏卵の主要アレルゲン

卵の主要アレルゲンは，OVA，オボムコイド（OM），リゾチームなど主に卵白に存在するタンパク質であり，分子量も食物がアレルゲンとして働くための条件とされている1〜7万の間である．

OVA（Gal d 2）は分子量約4万5000の糖タンパク質であり，卵白タンパク質の約54%を占める．その一次構造は残基数385の単一のポリペプチド鎖であり，1分子当たり1本の糖鎖をもっている（図2.10）[1]．分子内にシステイン残基にあるSH基を4個と，S-S結合を1個もつ．糖鎖は*N*-アセチルグルコサミンを介しアスパラギン残基に結合し，糖の大部分はマンノースである．OVAの二次構造は，αヘリックス，β構造およびランダムコイルがそれぞれ33%，30%，37%含

5　10　15　20　25　30
Ac-Gly-Ser-Ile-Gly-Ala-Ala-Ser-Met-Glu-Phe-Cys-Phe-Asp-Val-Phe-Lys-Glu-Leu-Lys-Val-His-His-Ala-Asn Glu-Asn-Ile-Phe-Tyr-Cys-

35　40　45　50　55　60
-Pro-Ile-Ala-Ile-Met-Ser-Ala-Leu-Ala-Met-Val-Tyr-Leu-Gly-Ala-Lys-Asp-Ser-Thr-Arg-Thr-Gln-Ile-Asn-Lys-Val-Val-Arg-Phe-Asp-

65　Ⓟ　70　75　80　85　90
-Lys-Leu-Pro-Gly-Phe-Gly-Asp-Ser-Ile-Glu-Ala-Gln-Cys-Gly-Thr-Ser-Val-Asn-Val-His-Ser-Ser-Leu-Arg-Asp-Ile-Leu-Asn-Gln-Ile-
Disulphide bridge to Cys 120

95　100　105　110　115　120
-Thr-Lys-Pro-Asn-Asp-Val-Tyr-Ser-Phe-Ser-Leu-Ala-Ser-Arg-Leu-Tyr-Ala-Glu-Glu-Arg-Tyr-Pro-Ile-Leu-Pro-Glu-Tyr-Leu-Gln-Cys-
Disulphide bridge to Cys 73

125　130　135　140　145　150
-Val-Lys-Glu-Leu-Tyr-Arg-Gly-Gly-Leu-Glu-Pro-Ile-Asn-Phe-Gln-Thr-Ala-Ala-Asp-Gln-Ala-Arg-Glu-Leu-Ile-Asn-Ser-Trp-Val-Glu-

155　160　165　170　175　180
-Ser-Gln-Thr-Asn-Gly-Ile-Ile-Arg-Asn-Val-Leu-Gln-Pro-Ser-Ser-Val-Asp-Ser-Gln-Thr-Ala-Met-Val-Leu-Val-Asn-Ala-Ile-Val-Phe-

185　190　195　200　205　210
-Lys-Gly-Leu-Trp-Glu-Lys-Ala-Phe-Lys-Asp-Glu-Asp-Thr-Gln-Ala-Met-Pro-Phe-Arg-Val-Thr-Glu-Gln-Glu-Ser-Lys Pro-Val-Gln-Met-

215　220　225　230　235　240
-Met-Tyr-Gln-Ile-Gly-Leu-Phe-Arg-Val-Ala-Ser-Met-Ala-Ser-Glu-Lys-Met-Lys-Ile-Leu-Glu-Leu-Pro-Phe-Ala-Ser-Gly-Thr-Met-Ser-

245　250　255　260　265　270
-Met-Leu-Val-Leu-Leu-Pro-Asp-Glu-Val-Ser-Gly-Leu-Glu-Gln-Leu-Glu-Ser-Ile-Ile-Asn-Phe-Glu-Lys-Leu-Thr-Glu-Trp-Thr-Ser-Ser-

275　280　285　290　(CHO)　295　300
-Asn-Val-Met-Glu-Glu-Arg-Lys-Ile-Lys-Val-Tyr-Leu-Pro-Arg-Met-Lys-Met-Glu-Glu-Lys-Tyr-Asn-Leu-Thr-Ser-Val-Leu-Met-Ala-Met-

305　310 (ASP)　315　320　325　330
-Gly-Ile-Thr-Asp-Val-Phe-Ser-Ser-Ser-Ala-Asn-Leu-Ser-Gly-Ile-Ser-Ser-Ala-Glu-Ser-Leu-Lye-Ile-Ser-Gln-Ala-Val-His-Ala-Ala-

335　340　Ⓟ　345　350　355　360
-His-Ala-Glu-Ile-Asn-Glu-Ala-Gly-Arg-Glu-Val-Val-Gly-Ser-Ala-Glu-Ala-Gly-Val-Asp-Ala-Ala-Ser-Val-Ser-Glu-Glu-Phe-Arg-Ala-

365　370　375　380　385
-Asp-His-Pro-Phe-Leu-Phe-Cys-Ile-Lys-His-Ile-Ala-Thr-Asn-Ala-Val-Leu-Phe-Phe-Gly-Arg-Cys-Val-Ser-Pro

Ⓟ．リン酸基　　CHO．糖鎖

図2.10　OVAの一次構造[1]

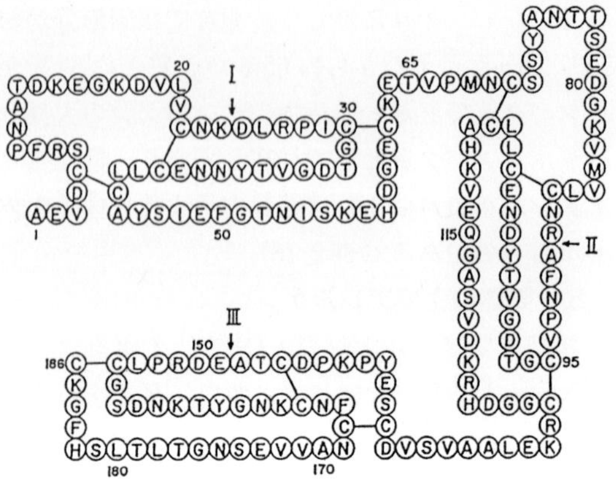

図 2.11　オボムコイドの一次構造[3]

まれている．卵白の起泡性，熱凝固性といった特徴的な機能はこの OVA に負うところが大きい[2]．加熱により凝固し，熱や消化酵素によりアレルゲン性が低下するといわれている．

OM（Gal d 1）は卵白タンパク質の約 11%を占め，分子量約 2 万 8000，残基数 186 で 4～5 本の糖鎖を含む糖タンパク質であり，186 アミノ酸残基からなるポリペプチドは 9 個の S-S 結合と約 25% に及ぶ糖鎖を有し，N 末端側からドメイン I，II，III と名づけられている 3 個のドメインからなっており，ドメイン I と II はアミノ酸配列が約 50% 一致しており，高い構造的相同性を有している（図 2.11）[3]．このような特異な分子構造によって熱や化学処理に対して安定であり，OM 自身がプロテアーゼインヒビター活性を擁するため，腸内消化酵素に対する抵抗性もきわめて高いとされてきた[4]．

リゾチーム（Gal d 4）は卵白タンパク質の約 3.4% を構成し分子量約 1 万 4500，残基数 129 の 1 本のペプチド鎖からなる塩基性タンパク質であり，一部は卵白中の OVA などの他のタンパク質と結合して存在している[5]．熱に対して安定であり，pH 4.5 において 100℃で 1～2 分加熱しても失活しないがこれには 4 個の S-S 結合が関与していると考えられている．ムコ多糖類の加水分解作用を有するため，塩化リゾチーム製剤として汎用されている．

卵白タンパク質の約 12% を占め，分子量約 7 万 7800 のオボトランスフェリン（Gal d 3）にもアレルゲン活性が認められるが，卵白タンパク質中で最も熱変性を受けやすく，しかも粘膜を通過するのには分子量がやや大きめであることから，このタンパク質に単独で注目した臨床データはない．

卵黄は 48% の水分と 33% の脂質，16% のタンパク質とわずかな炭水化物によりなる．卵黄タンパク質はリポタンパク質が主体であり，臨床的にはアレルゲン性はほとんどない．卵黄中には卵白抗原の一つであるオボトランスフェリンが卵白の約 15% に含まれているが，OVA や OM の含有量は痕跡程度である．そのため，卵黄摂取によるアレルギー症状は混入する卵白によるものであることが多いと考えられている．

卵アレルギーの臨床において主として問題となり，しかも抗原性の評価の可能な卵白主要アレルゲンである OVA, OM について加熱による凝固と抗原性の変化について以下に述べる．

c.　OVA，OM の抗原性についての臨床的評価

1)　加熱による熱凝固の起こり方　卵白タンパク質の熱凝固性はそれぞれ異なり，OVA は 60～65℃で固まりはじめるが，OM は熱安定性が高く，100℃，1 時間加熱しても凝固しない．これら熱凝固性の異なるタンパク質から構成されている卵白は 60～65℃で固まりはじめ，70℃以上で硬いゲルになる．さらに卵白の熱凝固性は，温度，濃度のほか，共存する塩，糖および pH によっても影響を受け[2]，薄い水溶液中では熱凝固が起こらなくなる．

2)　加熱による抗原性の変化　OVA および OM の T 細胞エピトープおよび IgE 抗体結合エピトープについては 1990 年代に精力的に研究が進められたが，治療における実用化には至っていない．また，これまで卵白，特にそのなかでも OVA の加熱による抗原性の低下には，T 細胞エピトープや IgE 抗体結合エピトープの関与があることが免疫学的に示されてきたが[6,7]，凝固による不溶化も加味した抗原性の変化について検討することが臨床的には重要であると考える．

そこで通常の調理により達成可能な加熱による OVA および OM の抗原性の変化を，調理ずみ食品からタンパク質を生理的条件下において抽出し，抽出液中の抗原を家兎ポリクローナル抗OVA抗体または家兎ポリクローナル抗OM抗体を用いたサンドイッチ ELISA法によって測定した結果の要点を以下に示す．

3) 鶏卵を単独で加熱した場合の抗原性の変化

i) 卵白の抗原性： 卵白の主要抗原であるOVAは60℃ 30分では肉眼的には凝固が起こらず，抗原性も生卵とほぼ同等であった．殺菌のための加熱や温泉卵がこれに相当する．100℃ 12分間の加熱（固ゆで卵）では卵白は凝固し，検出されるOVAは生卵白中のOVAの約1/8000であり抗原性の低下が認められた．20分間ゆでると抗原性はさらに半分になる[8)]．

もう一つの卵白主要抗原であるOMは100℃で加熱しても凝固しないため，加熱による抗原性の評価を凝固しない条件で行うことができる．後にも述べるように100℃における加熱時間が問題となり，100℃における加熱時間を長くするほど抗原性が低下し，12分固ゆで卵では生卵の約1/8，20分固ゆで卵ではさらに半分となる[8)]．

卵白は薄い水溶液にすると，加熱しても凝固しないという性質をもつため，この性質を利用して加熱による抗原性の変化を評価すると，加熱による抗原性の低減化はOVA, OMともにほぼ同等に受け，100℃の沸騰水中で30分加熱すると生卵白中の抗原量に比較して，OVAは生卵の1/30以下，OMは1/70以下にまで低下し，OMのほうがむしろ大きく低減化していることが明らかとなり，これまでいわれてきたOMの耐熱性はOVAの凝固による不溶化が関与した見かけ上の抗原性の低減化による相対的なものであった可能性が高い．

OVAの見かけ上の抗原性の低減化に凝固が大きく関与していることは，固ゆで卵白中のOVAを平成17年11月10日付けの厚生労働省食品安全部長通知「アレルギー物質を含む食品の検査方法」の改正により一次スクリーニング検査として採用された特定原材料検出キット（以下新法FASPEK OVA）で測定すると12分間ゆでても，20分間ゆでても生卵とほぼ同量の抗原が検出されたことからも明らかとなった．この方法では抽出液に界面活性剤とSH還元剤が含まれており，熱凝固や重合により不溶化したタンパク質からも抗原の抽出が可能となった[9)]ためである．

OVAの加熱による抗原性の低下に関しては，免疫学的に示されたT細胞エピトープやIgE抗体結合エピトープの関与[6,7)]のみならず，不溶化を加味した抗原性の低減化も合わせて評価をすることの臨床的意義は高いと考える．

ii) 卵黄の抗原性： 固ゆで卵黄の抗原性について検討すると，ゆで上がり直後に卵白と分離し，ミルサーにより均一化した卵黄中の抗原量は12分固ゆで卵黄でも20分固ゆで卵黄でもOVAは検出限界の0.4 μg/g以下となった．OMも卵黄1 g当たり，それぞれ11 μg, 7 μgと微量であった．ゆで上がり後，1時間あるいは3時間放置後に卵白から卵黄を取り出してミルサーにより均一化した場合には，12分固ゆで卵黄1 g中のOVAはほとんど変化しなかったが，OMは，1時間後には380 μg，3時間後には1.6 mgと明らかに増加した．加熱により凝固するOVAはほとんど卵黄中へ移行しないが，100℃の加熱においても凝固しない卵白中のOMは水分とともに卵黄中へ移行し，OMの定量結果はこの移行した卵白タンパク質の抗原性を反映している．

このデータは，過敏性の高い卵アレルギー児に対して固ゆで卵黄を負荷試験あるいは食事指導に用いる場合には，ゆでた後，卵黄を卵白から取り出すまでの時間も指定して指導する必要があることを示している．

4) 副材料と合わせて加熱した場合の抗原性の変化 鶏卵を摂取するときには，鶏卵単独に調理する場合と，小麦などの副材料と合わせて調理後に摂取する場合とがあり，パンや菓子類など副材料とともに加熱調理されたものを摂取することが実際には多い．

副材料と合わせるとOVA, OMはほぼ同等に加熱による影響を受け，OVAの抗原性もOMと同等あるいはそれ以上に残ることが明らかとなった．この現象は先に述べた低濃度の卵白水溶液中の抗原性の変化と同様の結果であり，OVAが加熱による凝固の影響を受けにくくなると同時に

OM の不溶化が起こったためと考えられる．特に小麦粉を用いたパンや菓子類では小麦粉中の SH 基が卵の SS 基と交換反応を起こし不溶化すると同時に加熱による変性を受けやすくなることが知られている[4]．

加熱や副材料による不溶化の影響を受けずに原材料中の卵抗原（OVA）を検出できる新法 FASPEK OVA[9] のデータからほぼ同じ量の卵が使用されていることが確認された卵入り焼き菓子であるボーロとビスケット中の OVA と OM を従来法により測定すると，ビスケットの抗原性はボーロの抗原性の約 1/10 であり，副材料である小麦はジャガイモデンプンに比べて食品中の卵抗原量の低減化に有用であることが明らかとなった．

5)　中心温度と抗原性の変化　経時的に中心温度を測定することが可能な大きさの焼き菓子で検討したところ，オーブン加熱の場合には，摂取可能な状態における中心温度の最高温度は約 100℃ であった．

中心温度が 100℃ 以上の時間と卵抗原性との関係を検討した結果，100℃ 以上の温度を保つ時間が長いほど OVA, OM ともに抗原性の低減化が認められた．通常の焼成条件である 170℃ 25 分では中心温度が 100℃ 以上であったのは 9 分間でありマフィン 1 個（全卵 3.5 g 含有）中に OVA, OM それぞれ 3.5 mg，0.69 mg 検出されたが，170℃ において焦がさずに加熱時間を延ばす工夫をして 80 分間焼いたマフィンでは，100℃ 以上の中心温度を 48 分間保つことができ，マフィン 1 個中の抗原量は OVA は 30 μg，OM は 10 μg となりほとんどの卵アレルギー児が摂取可能な範囲にまで低アレルゲン化でき，味も食感も保たれていた．さらに 20 分間焼くことにより OVA, OM ともに抗原量が測定感度以下となり，しかも摂取可能であった[8]．　〔伊 藤 節 子〕

文　献

1)　A. D. Nisbet : *Eur. J. Biochem.*, **115**, 335, 1981.
2)　浅野悠輔，八田　一：卵～その化学と加工技術～(浅野悠輔，石原良三編)，pp. 111～158，光琳，1985.
3)　加藤郁之進：蛋白質 核酸 酵素，**24**, 667, 1979.
4)　中村　良：卵の科学（中村　良編）pp. 10～15，朝倉書店，1999.
5)　R. E. Canfield : *J. Biol. Chem.*, **240**, 1977, 1965.
6)　K. Honma et al. : *Clin. Exp. Immunol.*, **103**, 446-453, 1996.
7)　N. Shimojo et al. : *Int. Arch. Allergy.*, **105**, 155-161, 1994.
8)　伊藤節子：臨床免疫・アレルギー科，**51**, 383-388, 2009.
9)　油谷賢一ほか：アレルギーの臨床，**26**, 473-477, 2006.

2.4.2　牛　乳

a.　牛乳の組成

牛乳の組成は図 2.12 に示すように，無脂乳固形分と乳脂肪分よりなる乳固形分と水分から構成されている．

牛乳中には 3～3.5% のタンパク質が含まれ，クリーム画分に含まれる脂肪球と脱脂乳に分けられる（図 2.13）．脱脂乳は，さらに乳清タンパク質（ホエイ）とカゼインに分画される．乳清タンパク質には，α-ラクトアルブミン，β-ラクトグロブリン，免疫グロブリン，ラクトフェリン，血清アルブミンなどが含まれる．一方，カゼインは牛乳タンパク質の 75～85% を占め，α_{s1}-カゼイン，α_{s2}-カゼイン，β-カゼイン，κ-カゼインなどが含まれる．

b.　牛乳のアレルゲン

牛乳中のアレルゲンは 20 種類以上あることが確認されている．アレルゲン性を示すタンパク質としては，β-ラクトグロブリン，カゼイン，α-ラクトアルブミン，血清アルブミン，免疫グロブリンがある（表 2.17）．牛乳アレルギー患者の多くはこれらのなかの複数の牛乳タンパク質に感作されているといわれている．そのなかで，最も主

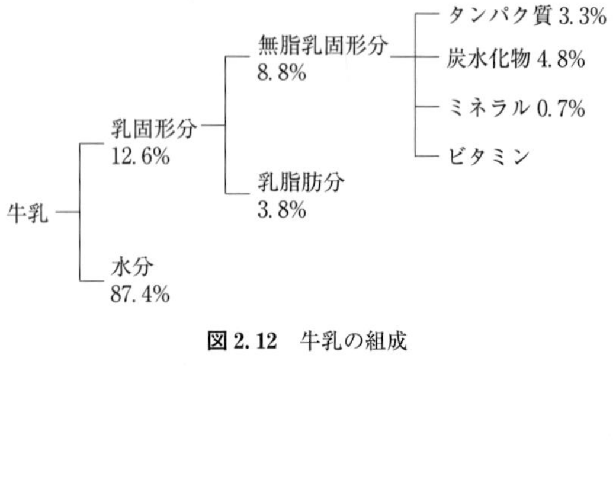

図 2.12　牛乳の組成

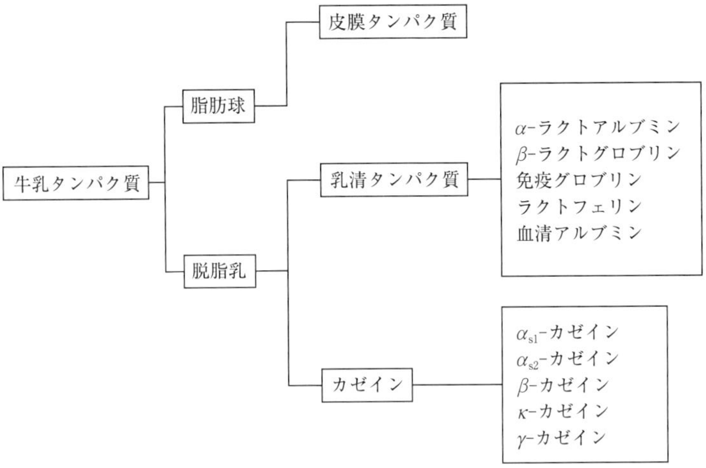

図 2.13　牛乳タンパク質の種類

表 2.17　牛乳タンパク質とそのアレルゲン性[1)]

タンパク質	牛乳タンパク質中の %	分子量 kDa	アレルゲン性
カゼイン	80		++
α_{s1}-カゼイン	30	23.6	++
α_{s2}-カゼイン	9	25.2	−
β-カゼイン	29	24.0	−
κ-カゼイン	10	19.0	−
γ-カゼイン	2	12.0	−
乳清タンパク質	20		++
α-ラクトアルブミン	4	14.2	+
β-ラクトグロブリン	10	18.3	+++
血清アルブミン	1	66.3	+
免疫グロブリン	2	16〜90	+
プロテオース・ペプトン	3		−

要なアレルゲンは α_{s1}-カゼインと β-ラクトグロブリンである．カゼインは消化酵素で分解されやすいが熱には安定であり，β-ラクトグロブリンは熱，酸や消化酵素に抵抗性であり，動物実験によるとラットでは摂取 30 分後でも胃内に存在することが確認されている（図 2.14）．

c.　α_{s1}-カゼインと β-ラクトグロブリンのエピトープ解析

α_{s1}-カゼインは，牛乳中にコロイド状に分散しているカゼインミセルを構成している主要な成分であり，全牛乳タンパク質の約 30%を占めている．199 個のアミノ酸からなっており，秩序だった構造はもっていない．免疫応答に関与する細胞上のレセプター結合部位はエピトープと呼ばれるが，α_{s1}-カゼインのエピトープ解析も行われている．牛乳アレルギー患者血清中の IgG4 抗体は N 末端から 46〜65 の配列と強い反応性があると報告されている．

β-ラクトグロブリンは，乳清タンパク質の主要成分で，全牛乳タンパク質の 7〜12%，乳清タンパク質の約半分を占めている．分子量約 18400 の球状タンパク質で，そのアミノ酸配列，立体構造の決定も行われている（図 2.15）．β-ラクトグロブリン上のエピトープ解析も行われている．上野川らは，BALB/c マウスにおいて N 末端から 21〜40, 41〜60, 102〜124, 149〜162 の配列に B 細胞エピトープが，22〜42, 60〜72, 74〜83, 102〜110, 123〜140 の配列に T 細胞エピトープが存在することを明らかにした．筆者らは，牛乳アレルギー患者から樹立した T 細胞クローンを用いて，β-ラクトグロブリンの T 細胞エピトープのコア配列を解析し，コア配列として BLGp102〜112（YLLFCMENSAE）を同定した．

d.　牛乳アレルギーへの新たな治療的介入

一つめは T 細胞エピトープの一つのアミノ酸残基をほかのアミノ酸に置換したアナログペプチドを用いることにより，T 細胞の免疫応答を修飾し，抗原特異的 T 細胞のアナジーを誘導するものである．

二つめは，合成したペプチドを使うのではなく，食物抗原を酵素により特異的に切断したペプチド治療法が考えられる．特異的なアミノ酸を切断す

乳中タンパク質の濃度

(g/100 m*l*)	人乳	牛乳
乳清タンパク質	0.63	0.63
α-ラクトアルブミン	0.19	0.12
β-ラクトグロブリン	–	0.32
免疫グロブリン	0.13	0.07
ラクトフェリン	0.15	<0.01
血清アルブミン	0.04	0.04
カゼイン	0.27	2.60

β-ラクトグロブリン（BLG）の特長
・人乳中に存在しない
・胃内で消化されにくい
↓
アレルゲンになりやすい

ラット胃内での乳清タンパク質の消化状態の分子量分布

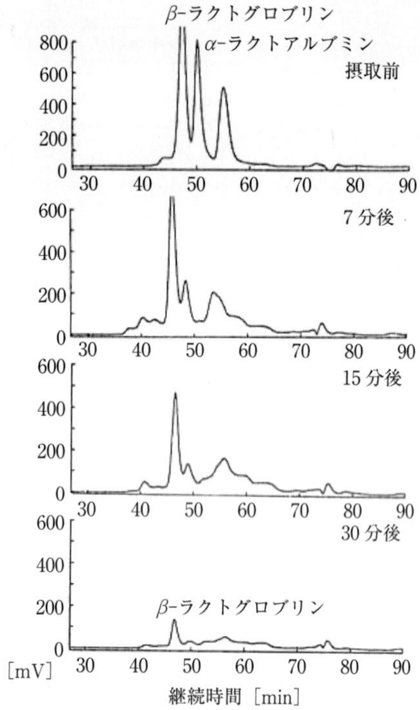

図 2.14　牛乳中 *β*-ラクトグロブリンの性質[6)]

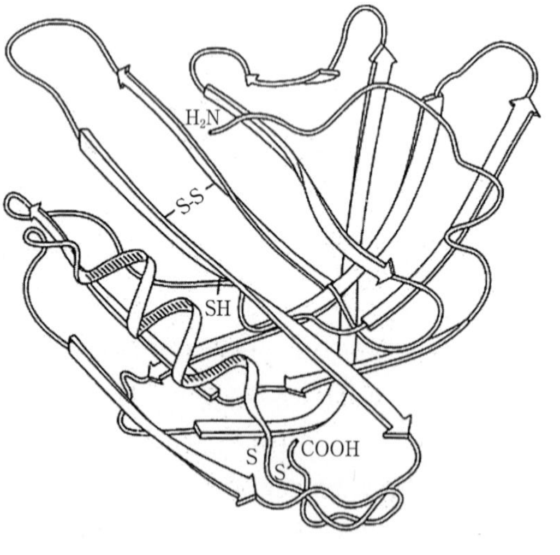

図 2.15　*β*-ラクトグロブリンの構造[2)]

る酵素をいろいろ組み合わせて，*β*-ラクトグロブリンを分解することができれば，任意のペプチド断片を得ることができる．このようにして，B 細胞エピトープがなく，T 細胞エピトープのみ保持するペプチドを作成し，投与することができれば，免疫寛容が誘導されると考えられる．

三つめは，経口免疫寛容誘導のための少量減感作療法である．筆者らは，牛乳を極少量（1 滴：約 0.025 m*l*）から経口的に投与し，2 週間ごとに漸増する方法を試みている．

e.　まとめ

小児期に発症する食物アレルギーの原因抗原として，牛乳は鶏卵についで 2 番目に多い．日本の全国調査のデータによると，食物アレルギー症例は，0 歳，1 歳が最も症例が多く，その後年齢とともに漸減している．耐性獲得のメカニズムは十分には解明されていないが，耐性獲得を決定する因子としては，食物抗原側の因子と食物アレルギー児側の因子が想定される．食物抗原側の因子としては，食物の熱処理，消化酵素処理，タンパク含有量，調理のされ方が耐性獲得に影響し，個体側の因子としては，IgE 産生性，個々の抗原認識部位，年齢，消化機能の成熟度などがあげられる．今後，耐性獲得のメカニズムに関する検討が進み，牛乳アレルギーをはじめとする食物アレル

ギーの耐性化を誘導する新しい治療法が確立することが望まれる.　〔松井永子〕

文　献

1) 上野川修一：小児科診療, **56**, 979-986, 1993.
2) M. Z. Papiz et al.: *Nature*, **324**, 383-385, 1986.
3) 今井孝成：牛乳アレルギー　食物アレルギー, pp. 110-115, 診断と治療社, 2007.
4) 厚生労働科学研究班（主任研究者：海老澤元宏）：食物アレルギーの診療の手引き 2005.
5) 向山徳子ほか：食物アレルギー診療ガイドライン 2005, 協和企画, 2005.
6) M. Kondo et al.: *Allergy Asthma Clin. Immunol.*, **3**, 1-9, 2007.
7) 中埜　拓ほか：日本栄養・食糧学会誌, **47**, 195-201, 1994.

2.4.3　小　麦

小麦は約1万5千年前に人類によって利用されだしたといわれており, 現在のその生産量は穀物のなかではトウモロコシについで2番目に多い. 小麦は小麦粉として古くから食品に加工されてきたが, その特殊な加工特性から, パンや麺類に加工されるのみならず種々の食品に混合して使用され, 現代の食卓に欠かせない食材となっている. 一方, 小麦が抗原となって発症するアレルギーも多彩である（表2.18）. 小麦粉の吸入によって喘息やアレルギー性鼻炎が誘発される患者は, 製粉業者や製パン業者などの小麦を扱う職業従事者に多く, パン職人喘息（Baker's Asthma）と呼ばれる. また, 小麦への接触により即時型症状を呈する小麦接触蕁麻疹（wheat contact urticaria）も存在する. 乳幼児期には小麦を摂取することで, 即時型アレルギー症状を呈する場合とアトピー性皮膚炎の悪化をきたす場合があるとされる. 一方, 成人では多くの場合, 食物依存性運動誘発アナフィラキシー（food-dependent exercise-induced anaphylaxis：FDEIA）という特殊病型をとる. FDEIA の国内報告例の集計によると, その原因食品の頻度は小麦が圧倒的に高く, 57% を占める[1]. 特に, 成人では85% の症例で小麦が原因となっている.

表2.18　小麦アレルギーの病型と原因抗原

病　型	抗　原	文献
パン職人喘息	α-アミラーゼインヒビターファミリー	5
	アシル-CoA オキシダーゼ	5
	フルクトース-ビスリン酸アルドラーゼ	5
	ペルオキシダーゼ	5
	グリアジン	7
	セリンプロテアーゼインヒビター	6
小麦接触蕁麻疹	ペルオキシダーゼ	8
	紅色酸性ホスファターゼ	8
	小麦 27 kDa タンパク質	8
即時型小麦アレルギー	α-アミラーゼインヒビターファミリー	5
	ω-5 グリアジン	10, 11
小麦依存性運動誘発アナフィラキシー（FDEIA）	ω-5 グリアジン	12
	高分子量グルテニン	13

a.　小麦タンパク質の構成

小麦を構成するタンパク質は小麦粉のなかの約6〜15% を占める. 図2.16に小麦タンパク質の構成成分を示す. 稀塩溶液（0.5 M NaCl など）に対する溶解性によって, 塩不溶性のグルテンおよび塩可溶性の非グルテンタンパク質に大別される. 非グルテンタンパク質はさらに水に可溶なアルブミンと水不溶性なグロブリンに分けられる. グルテンは主要な貯蔵タンパク質であり, 小麦タンパク質の約85% を占める. グルテンは水に難溶性で, さらに70% アルコールに溶解するグリアジン, 不溶なグルテニンに分類される[2].

グリアジン（gliadin）は生化学的性質によって α/β-グリアジン, γ-グリアジン, ω-グリアジンに分類できる[3]. ω-グリアジンは高速液体クロマトグラフィーなどの生化学的手法による分離と,

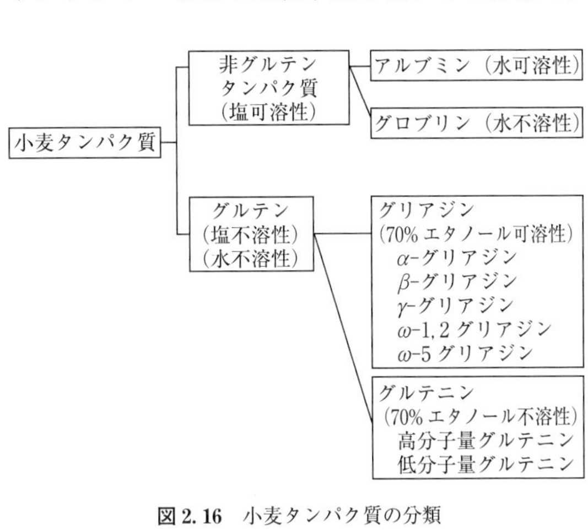

図2.16　小麦タンパク質の分類

アミノ酸配列，アミノ酸組成，分子量の違いに基づきω-5グリアジンとω-1,2グリアジンに分けられる[3)]．α/β-およびγ-グリアジンはグルテンの60%を占めるのに対し，ω-5およびω-1,2グリアジンはそれぞれ5%前後である[3)]．

グルテニン（glutenin）は分子量約30 kDaの低分子量グルテニンと70〜90 kDaの高分子量グルテニンに分けられ，それぞれのグルテンに対する含有量は20%および10%である[3)]．高分子量グルテニンには分子量83〜88 kDaのx型，および67〜74 kDaのy型が存在する[3)]．高分子量グルテニンの両末端領域にはシステイン残基が存在し，高分子量および低分子量グルテニン，α/β-およびγ-グリアジンとジスルフィド結合を形成し巨大なポリマー状分子となる[4)]．その分子量は天然の状態で約500 kDaから10000 kDaに及び，グルテンに特有な粘弾性を与える．

b.　小麦による食物アレルギーと抗原タンパク質

小麦アレルギーの病型ごとの原因抗原を表2.18に示した．パン職人喘息ではこれまでα-アミラーゼインヒビターファミリー（α-amylase inhibitor family），アシルCoAオキシダーゼ（acyl-CoA oxidase），フルクトース-ビスリン酸アルドラーゼ（fructose-bisphosphatase aldolase），ペルオキシダーゼ（peroxidase），グリアジン，セリンプロテアーゼ阻害剤（serine protease inhibitor）など多くの抗原が同定されてきた[5,6)]．これらの多くは水溶性タンパク質であるが，水不溶性のグリアジンに対する抗原特異的IgEも検出されている[7)]．

小麦接触蕁麻疹における抗原の解析はさほど進んでいないが，足立らは小麦接触蕁麻疹を生じた手湿疹の患者3例においてプリックテストにより抗原検索を行った結果，原因抗原は小麦水溶性タンパク質で易熱性であると報告した[8)]．最近，松尾らは小麦接触蕁麻疹患者血清を用いた免疫ブロッティングによる抗原解析を行い，ペルオキシダーゼ，紅色酸性ホスファターゼ（purple acid phosphatase），小麦27 kDaタンパク質を抗原候補として同定している[9)]．

小児期に多くみられる小麦による即時型アレルギーでは主として水溶性タンパク質分画に主要な抗原があるとされ，α-アミラーゼインヒビターファミリーが抗原として同定されている[5)]．近年，水不溶性のグリアジン，特にω-5グリアジンが主要抗原であると報告された[10,11)]．

学童期から成人期における小麦アレルギーはFDEIAの病型をとることが多い．松尾らは，誘発試験により小麦が原因のFDEIAと確定診断された15例の患者血清を用いて小麦精製タンパク質との反応性を解析した結果，12例の患者がω-5グリアジンと，残りの3例が高分子量グルテニンと最も強く反応することを明らかにした[12)]．また，これらの抗原タンパク質のIgE結合エピトープはω-5グリアジンではQxxPQQQ（xは任意のアミノ酸），高分子量グルテニンではQQPGQxQおよびQxSGQxQ（xは任意のアミノ酸）であることを明らかにした[12,13)]．これらのエピトープ配列はそれぞれのタンパク質に繰り返し存在する．

c.　小麦アレルギーの診断

食物アレルギーの診断は症状と食物摂取歴の問診が基本となる．これにより原因食物が推定できる場合が多い．しかし，FDEIAの場合は原因食物を摂取しても通常は症状がみられないため，食物摂取および症状誘発の状況を詳細に聴取する必要がある．さらに血清中の食物抗原特異的IgEの検出，食物抗原を用いた皮膚テストや経口負荷試験によって症状を確認するなどの補助的検査にて診断を確定する．

血清中小麦抗原特異的IgEの検出には，小麦抗原を使用した蛍光酵素抗体法（CAP-FEIA法：ファディア）や化学発光酵素抗体法（アラスタットIgE：三菱化学メディエンス）が汎用されている．小麦水溶性タンパク質分画を使用した「小麦」と水不溶性タンパク質分画を使用した「グルテン」が利用できる．小麦接触蕁麻疹患者では小麦特異的IgEの値のほうがグルテン特異的IgEの値より高値を示す[8)]．このことから水溶性タンパク質が主要抗原であると推定される．小児の即時型小麦アレルギーにおいても一般的に同様な傾向があるが，アトピー性皮膚炎を合併している患児ではこれらの検査は非特異的な陽性反応を示すことが多いため，判断には注意が必要である．一方，小麦による FDEIA 患者でのこれらの検査の陽性率は低く，小麦，グルテンともに 50% に満たない[4]．

筆者らはリコンビナント ω-5 グリアジンを抗原とした CAP-FEIA を作製し，従来の CAP-FEIA と比較した[14]．誘発試験において確定診断された小麦による FDEIA 患者 50 名を検討した結果，従来の小麦，グルテンでの陽性率はそれぞれ 44%，48% であったが，リコンビナント ω-5 グリアジンを抗原とした場合，陽性率は 82% を示した．さらに，年齢別の陽性率を調べたところ 20 歳以上の FDEIA 患者では 90% 以上の陽性率を示し，リコンビナント ω-5 グリアジンを抗原とした CAP-FEIA 法は感度のよい検査法となることが示された（表 2.19）．ヨーロッパにおける小麦による FDEIA 患者でも同様の結果であることが報告された[15]．一方，この検査は，小麦摂取においてアレルギー症状を呈さないアトピー性皮膚炎患者では非特異的な反応が減少し高い特異度を示す．小麦が原因となる FDEIA と確定診断されたにもかかわらず ω-5 グリアジンおよび高分子量グルテニンに対する IgE をもたない患者が少数ながら存在するが，このような患者の一部は γ-グリアジン，低分子量グルテニンが抗原となりうることが最近明らかにされた[16]．

表 2.19　小麦による FDEIA 患者における ω-5 グリアジン特異的 IgE 抗体価の年齢別陽性率

年　齢	患者数	CAP-FEIA 陽性率（%）		
		小麦	グルテン	ω-5 グリアジン
20 歳未満	13	38.4	46.1	46.1
20～30 歳	14	35.7	50.0	92.8
30 歳以上	28	40.7	47.6	92.8
全体	55	40.0	47.3	81.8

リコンビナント ω-5 グリアジンを抗原とした CAP-FEIA 法は，小児の小麦即時型アレルギーの診断にも有用である[11]．ことに，重篤な症状を示す患児で抗体値が高いことが示された．しかし，欧米の小麦アレルギー患児では必ずしも特異的でないとの報告もみられる[17]．

d.　小麦アレルゲンの体内動態

小麦アレルギーの発症には，小麦抗原が体内に侵入し，肥満細胞や好塩基球に固着した IgE と結合することが必須である．パン職人喘息では経気道的に，小麦接触蕁麻疹では経皮的に，即時型小麦アレルギーや FDEIA では経消化管的に抗原が侵入すると考えられる．FDEIA の発症には原因食物の摂取に加え，運動などの二次的要因が関与する．これは，腸管からの抗原吸収が運動負荷によって増強されることを示唆している[1]．松尾らはグリアジンを特異的に検出できる高感度 ELISA を用いて，小麦が原因となる FDEIA 患者において誘発試験時の血中グリアジン濃度を経時的に測定した[18,19]．解析例を図 2.17 に示す．小麦負荷のみでは症状はみられず，血中グリアジン濃度も検出感度以下であるが，小麦摂取と運動負荷を組み合わせて症状が出現した場合では，症状の出現に先行して血中グリアジン濃度が上昇した[18]．このことは運動負荷によって未消化の抗原

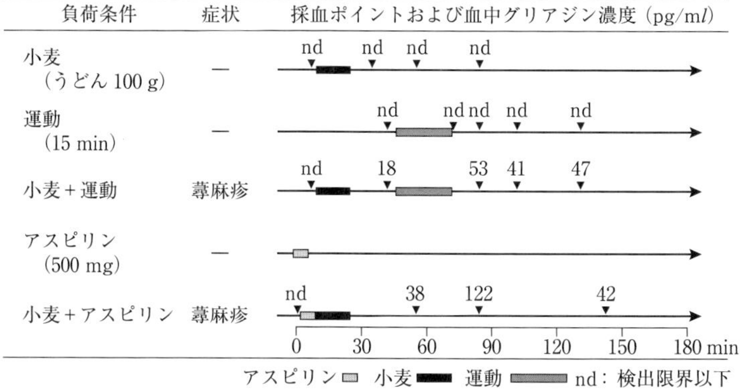

図 2.17　小麦による FDEIA 患者の誘発試験時における血中グリアジン濃度の変化[18]

の吸収が促進され，体内でIgEと反応して症状を誘発しているとの考えを裏づけるものである．

小麦によるFDEIA患者では，アスピリンなどの非ステロイド系消炎鎮痛薬の内服と原因食品の摂取との組合せによって症状が誘発されることが知られている[20]．アスピリンの服用と小麦負荷によって症状が誘発された場合にも血中グリアジン濃度を測定したところ，運動負荷により誘発された場合と同様に血中グリアジン濃度が上昇していることが明らかとなった[18]（図2.17）．この結果は，アスピリンも腸管における抗原吸収を促進していることを示唆している．腸管から吸収され，血流中に検出されるグリアジンの分子量は14～61 kDaと100 kDa以上の二つのピークを示す[21]．このことは血中に検出されるグリアジンは複合体となっていることを示している．また，授乳中の母体においては，摂取したグリアジンは母乳中に分泌されることも明らかにされている[22]．

食物アレルギーの原因食物のうち，小麦は卵，ミルクについで3番目に頻度の高い食品である．これまでの研究で，小麦アレルギーでは病型により原因抗原が異なることが明らかになってきた．特に，重篤なアナフィラキシー症状を示すFDEIAでは限られたタンパクが主要な抗原となっていることが示された．しかし，小麦アレルギーの大部分を占める小児の即時型小麦アレルギーの原因抗原はいまだに系統的には解析されておらず，今後の検討が必要である．また，こうした原因抗原の解析の進展が小麦アレルギーの予防や減感作療法の確立につながることが期待される．

〔**森田栄伸**〕

文　献

1) E. Morita et al.: *J. Dermatol. Sci.*, **47**(2), 109-117, 2007.
2) 河野邦江ほか：アレルギーの臨床，**28**(8), 638-643, 2008.
3) H. Wieser: *Food Microbiol.*, **24**(2), 115-119, 2007.
4) 高橋　仁，森田栄伸：アレルギー，**57**(11), 1094-1101, 2008.
5) 田知本　寛ほか：最新食物アレルギー，pp. 210-215, 永井書店，2002.
6) C. Constantin et al.: *J. Immunol.*, **180**(11), 7451-7460, 2008.
7) C. Bittner et al.: *J. Allergy Clin. Immunol.*, **121**(3), 744-749, 2008.
8) 足立厚子ほか：皮膚診療，**26**(7), 809-815, 2004.
9) M. Matsuo et al.: *Contact Dermatitis*, **63**(1), 23-30, 2010.
10) K. Palosuo et al.: *J. Allergy Clin. Immunol.*, **108**(4), 634-638, 2001.
11) K. Ito et al.: *Allergy*, **63**(11), 1536-1542, 2008.
12) H. Matsuo et al.: *J. Biol. Chem.*, **279**(13), 12135-12140, 2004.
13) H. Matsuo et al.: *J. Immunol.*, **175**(12), 8116-8122, 2005.
14) H. Matsuo et al.: *Allergy*, **63**(2), 233-236, 2008.
15) S. Jacquenet et al.: *Int. Arch. Allergy Immunol.*, **149**(1), 74-80, 2008.
16) K. Kohno et al.: *J. Environ. Dermatol. Cutan. Allergol.*, **2**(3), 154-159, 2008.
17) K. Beyer et al.: *J. Allergy Clin. Immunol.*, **122**(2), 419-421, 2008.
18) H. Matsuo et al.: *Clin. Exp. Allergy*, **35**(4), 461-466, 2005.
19) 森田栄伸ほか：臨床皮膚，**62**(5), 64-67, 2008.
20) S. Harada et al.: *Br. J. Dermatol.*, **145**(2), 336-339, 2001.
21) H. Matsuo et al.: *J. Dermatol. Sci.*, **53**(3), 241-243, 2009.
22) F. G. Chirdo et al.: *Scand. J. Gastroenterol.*, **33**(11), 1186-1192, 1998.

2.4.4　大　豆

大豆は日本人の食生活には欠くことのできない食品素材であり，枝豆や煮豆，きな粉など素材のまま調理したもののほかに豆腐，あげ，納豆，味噌，醤油などさまざまに加工された食品がわれわれの食卓に供給されている．ただし大豆の主な用途は製油用であり，食品用に使用されるのは約20%にすぎない．大豆油にはアレルゲンは微量に含まれるのみであるが，大豆レシチンにはトリプシンインヒビターなどのアレルゲンが十分量存在するという．本邦で使用される大豆のほとんどはアメリカ，ブラジル，中国などの海外から輸入されており，国内自給率は約5%である．国内で生産されている大豆にはフクユタカ，タチユタカなどの異なる品種があり，品種によってアレルゲン含有量が異なることがある．

本邦では欧米に比べて大豆摂取量が多く，大豆アレルギーの報告が多いが，近年になり豆乳によるアレルギーの報告が増加しつつある．欧米では，大豆アレルギーは牛乳アレルギーの際の代替品である豆乳によって起こるものや，アメリカに多いピーナッツアレルギーに伴うものが知られている．近年，北方ヨーロッパにおいても大豆アレルギーが報告されているが，欧米でも健康食品ブームにより豆乳や豆腐，もやしなどの大豆関連製品を食べる習慣が増えつつあることと関連していると思われる．このように大豆アレルギーは世界的に注目されつつある．本項では大豆のアレルギーの原因アレルゲンについて以下に述べる．

a. 多様な大豆アレルゲンによって惹起される多様な大豆アレルギーの症状

大豆には多数のアレルゲンが存在することが明らかとなっている（表2.20）．現在はInternational Union Immunological Societies（IUIS）により命名された大豆抗原はGly m 1からGly m 6までがあり，そのほかにGly m Bd30Kなどの，さまざまなアレルゲンが存在する[1]．これらの多様なアレルゲンは，それぞれ多様なアレルギー症状を惹起する．スペインのバルセロナやカルタヘナにおいてみられる喘息の原因は，Gly m 1およびGly m 2であることが報告されている[2,3]．ヨーロッパにおいてシラカンバ花粉症に伴ってみられる大豆による口腔内アレルギー症候群（oral allergy syndrome：OAS）の原因抗原としてはGly m 3およびGly m 4が知られているが，これらの抗原は消化されやすいために経腸管感作が起こりにくく，花粉による粘膜感作が起こった後に花粉アレルゲンと類似した大豆アレルゲンによって症状が惹起される．このようなタイプの食物アレルギーはクラス2食物アレルギーと呼ばれている．これに対してクラス1食

表2.20 主要な大豆アレルゲン

アレルゲン分子名	分子サイズ	性質・帰属など	クラス分類
Gly m 1（soybean hydrophobic protein）	Gly m 1A, 7.5 kDa Gly m 1B, 7 kDa	大豆の莢に存在，空中飛散抗原，バルセロナ喘息の原因抗原	吸入抗原
Gly m 2（defensin）	8 kDa	大豆の莢に存在，空中飛散抗原，バルセロナ喘息の原因抗原	吸入抗原
Gly m 3（profilin）	13 kDa	アクチン調節タンパク質，花粉症合併OAS，熱に不安定	クラス2関連抗原
Gly m 4（PR-10；SAM 22）	17 kDa	シラカンバ主要抗原Bet v 1の相同性タンパク質，花粉症合併OAS，熱に不安定	クラス2関連抗原
Gly m 5（Gly m conglycinin；7S-cupin；7S-globulin；β-conglycinin）	68 kDa（α subunit：Gly m Bd60K） 66 kDa（α' subunit） 50 kDa（β subunit）	ビシリンファミリーに属する貯蔵タンパク質，糖鎖を有する糖タンパク質，異なる3個の分子が結合して大きな分子を形成（300 kDa以上），熱耐性	クラス1関連抗原
Gly m 6（Gly m glycinin；11S-legumin；11S-globulin；glycinin）	subunits G1～G5 G1，；G2（basic subunit），21 kDa；G3，；G4，；G5	貯蔵タンパク質，熱耐性，G1サブユニットはピーナッツアレルゲンAra h 3と交差	クラス1関連抗原
Gly m Bd28K（vicilin family protein）	26 kDa	ビシリンファミリーに属する貯蔵タンパク質	クラス1関連抗原
Gly m Bd30K（cystein protease）	30 kDa	β-コングリシニンのα，α'サブユニットと結合して存在する	クラス1関連抗原
Gly m TI（Kunitz trypsin inhibitor）	18～20 kDa	トリプシンインヒビター，大豆レシチンに含有，熱に不安定，ペプシン耐性	クラス1関連抗原
オレオシン	23～24 kDa	オイルボディー結合タンパク質，花粉症合併OAS，熱に不安定？	クラス2関連抗原？
2S-アルブミン	9 kDa（large subunit） 5 kDa（small subunit）	プロラミンスーパーファミリー，異なる2個の分子がダイマーを形成，ナタネやナッツ，ゴマにも類似タンパク質が存在，大豆レシチンに含有，熱耐性	クラス1関連抗原？

Gly m 1-6はIUISのWebsite（2009年1月）による．クラス分類に関しては一部仮説を含む．

物アレルギーでは，消化されにくいアレルゲンが消化管から吸収されることによって経腸管感作を起こし発症する．大豆のクラス1アレルギーの原因アレルゲンはGly m 5（βコングリシニン），Gly m 6（グリシニン），Gly m Bd28K，Gly m Bd30K，Gly m TIなどであるが，本邦ではGly m 6の感作性は低い．以下におのおののアレルゲンについて述べる．

b. Gly m 1およびGly m 2（大豆による吸入アレルギー）

スペインのバルセロナにおいて，1981年から1987年にかけて周期的に喘息の集団発生があり，688人が延べ958回喘息のため入院し，このうち20人以上が死亡した[2]．その原因は，大豆の輸入の際に船から港への積み下し作業によって空中に飛散した大豆アレルゲンであることが判明した．スペインのカルタヘナでも，同様に大豆の積み下し作業に伴う喘息の発生が報告されている[3]．その吸入感作を起こした大豆アレルゲンはGly m 1A（分子量7.5 kDa），Gly m 1B（分子量7 kDa）およびGly m 2（分子量8 kDa）であることが同定されている．Gly m 1AとGly m 1Bは高い相同性がある疎水性のタンパク質である．これらのアレルゲンは大豆の莢の部分に含まれるタンパク質であり，空中に飛散して吸入感作を起こすが，大豆摂取によってこれらのアレルゲンで感作されたという報告はない．

c. Gly m 3，Gly m 4およびオレオシン（花粉症に伴うクラス2食物アレルギー）

プロフィリンはすべての植物に共通して存在する骨格タンパク質であり，アレルゲンとなることが知られている．シラカンバや雑草などの花粉症においてプロフィリンに対する特異IgE抗体がみられることが少なくない．13名の大豆アレルギーの疑いがあるアトピー性皮膚炎患者（2名はアナフィラキシー，1名は喘息を合併）において9名が遺伝子組換え大豆プロフィリンに対する特異IgE抗体を有していたという[4]．大豆プロフィリンはGly m 3と呼ばれ，シラカンバのプロフィリンのBet v 2と交さ反応を示す．Gly m 3に反応するIgEはアミノ酸配列をそのまま認識するのではなく，立体構造を認識するものであったという．

2002年にドイツからサプリメント，スプレードライヨーグルト，蜂蜜などの大豆含有製品を摂取したときに即時型アレルギー症状を呈した20例が報告された．うち17例は顔面の浮腫，14例はOAS症状，11例は咽頭不快感を示し，13例では救急医療が必要であった[5]．16例がシラカンバ花粉症をもち，12例がリンゴのOASを合併していた．20例中15例の血清IgEが17 kDaの分子に反応したが，この反応はシラカンバのBet v 1や大豆のBet v 1相同タンパク質のSAM22によって阻害されたことから，これらの大豆アレルギーの症例ではSAM22が原因抗原であることが示された．SAM22はサイトカイニン枯渇関連遺伝子転写物（starvation-associated messages）タンパク質に属する分子であり，ストレスによって誘導される生体防御タンパク質であることが知られている．このアレルゲンはGly m 4と呼ばれている．

本邦においても近年になり大豆によるOAS症例の報告が増加しつつあるが，アナフィラキシーを呈することが多く，ハンノキなどが原因の花粉症を合併することが多い．CAP-FEIAでは血清中に大豆特異IgE抗体を検出しない場合が少なくないが，プリックテストでは陽性となる．この

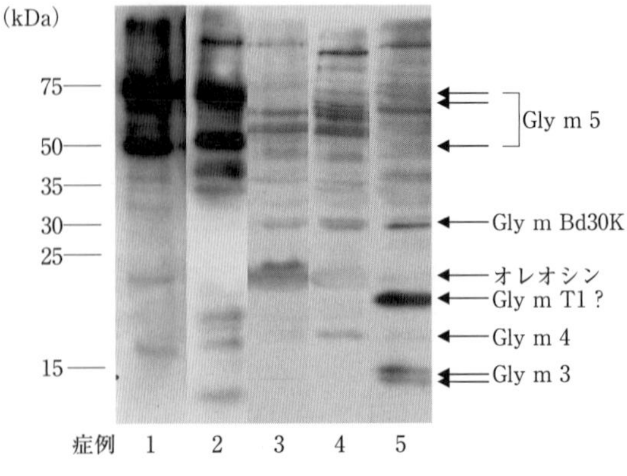

図2.18　大豆アレルギー患者5症例の免疫ブロット所見[6]
症例1（FDEIA）と症例2（アナフィラキシー）では患者血清中のIgEは50～68 kDaのGly m 5を認識していた．症例3～5（花粉症に伴う豆乳によるOAS）では23～24 kDaのオレオシンと思われるタンパク質を主に認識していたが，Gly m 3, Gly m4, Gly m TIと考えられるタンパク質を認識している症例もあった．

ような症例では上記のGly m 4あるいはGly m 3に一致する分子量のタンパク質に対するIgE抗体を有している症例も存在する（図2.18）[6]．本邦での豆乳によるOASやアナフィラキシーを引き起こした成人患者血清中に，大豆の23〜24 kDaのタンパク質に反応するIgE抗体が認識された[6,7]．イムノブロットでは市販の通常豆乳よりも濃厚タイプでより強い反応がみられた．この分子は，大豆の油脂貯蔵オルガネラであるオイルボディーの膜に存在するオレオシンと呼ばれるタンパク質であることがわかった[7]．オレオシンはゴマやピーナッツにおいてはすでにアレルゲンとして認められている．

d.　Gly m 5およびGly m 6（クラス1アレルギー）

Gly m 5（β-コングリシニン：大豆7Sグロブリン）は大豆貯蔵タンパク質の一つであり，糖鎖を有する糖タンパク質であるが，α，α′およびβサブユニットからなる．当初の報告では，これらのサブユニットのうち，αサブユニットにアレルゲン性があるとされたが[8]，α′およびβサブユニットにも有意なIgE結合性が認められる症例も存在する．これら三つのサブユニットは相同性が高く，熱や消化に抵抗性を示すことから消化管で吸収されて感作を起こすクラス1アレルギーの原因アレルゲンとなる．本邦のアトピー性皮膚炎の研究では約10%に特異IgEが検出されている．ピーナッツの7SグロブリンであるAra h 1とは45%の相同性があり，ピーナッツアレルギーに伴う大豆アレルギーでは交さがみられるとの報告がある[9]．われわれは豆腐による食物依存性運動誘発アナフィラキシー（FDEIA）においてGly m 5が原因であることが判明した症例を報告したが[10]，豆腐のGly m 5は豆乳のものよりもペプシンによって消化されにくかった．豆腐ではにがりによりGly m 5が凝集した形で存在しており，消化されにくくなっていると思われる．

Gly m 6（グリシニン：大豆11Sグロブリン）はGly m 5と同様に大豆貯蔵タンパク質の一つであり，G1〜G5の5個のサブユニットからなる六量体である．G1およびG2サブユニットがアレルゲンとなると考えられており，ピーナッツのAra h 3と交さすることが報告されている[11,12]．Gly m 6はGly m 5よりもさらに熱や消化に抵抗性を示す．本邦においてはGly m 6の感作は強くない[8,13]．

e.　Gly m Bd30K

小川らはアトピー性皮膚炎患者について血清中の大豆特異IgE抗体を調べたところ多種の分子に対する結合能がみられた．そのなかでも最も頻度が多かったのはGly m Bd30K（65%）であり，最も感作率が高かった[13]．Gly m Bd30Kはβ-コングリシニンのαサブユニットおよびα′サブユニットと結合して存在する．構造的にはパパインスーパーファミリーに属するチオールプロテアーゼの一種で，キウィのアクチニジン（actinidin）やパイナップルのブロメライン（bromelain）と相同性はあるが，交さ反応の報告はない．プロテアーゼ活性に必須なアミノ酸基部位にシステインがなく，プロテアーゼ活性はないと考えられている．ダニのアレルゲン（Der p1）とアミノ酸配列上で相同性を示す．

f.　Gly m TI，Gly m Bd28Kおよび他のアレルゲン

大豆によるアナフィラキシー症例の主要アレルゲンが，クニッツ型大豆トリプシンインヒビター（Gly m TI；KSTI）であることが報告されている[14]．Gly m TIは熱に弱いがペプシン消化酵素には耐性を示し，大豆レシチン中に検出される．Gly m Bd 28Kは大豆アレルギー患者血清中のIgEと結合するが，ビシリンの一つで貯蔵タンパクであろうと考えられておりクラス1関連アレルゲンとして知られている[15]．2S-アルブミンは貯蔵タンパク質であるが，5 kDと9 kDの二つのサブユニットからなる重合体である．熱や消化に耐性を示し，大豆レシチン中に検出される[16]．

〔堀川達弥・足立厚子・森山達哉〕

文　献

1）Allergen nomenclature. http://www.allergen.org/Allergen.aspx.
2）M. J. Rodrigo et al.：*J. Allergy Clin. Immunol.*, **85**(4), 778–784, 1990.

3) R. Gonzalez et al.：*Int. Arch. Allergy Appl. Immunol.*, **95**(1), 53-57, 1991.
4) H. P. Rihs et al.：*J. Allergy Clin. Immunol.*, **104**(6), 1293-1301, 1999.
5) J. Kleine-Tebbe et al.：*J. Allergy Clin. Immunol.*, **110**(5), 797-804, 2002.
6) 足立厚子ほか：日皮アレルギー学会誌, **14**(2), 64-72, 2006.
7) S. Iijama et al.：*J. Environ. Dermatol.*, **12**(4), 184-191, 2005.
8) T. Ogawa et al.：*Biosci. Biotechnol. Biochem.*, **59**(5), 831-833, 1995.
9) A. M. Herian et al.：*Int. Arch. Allergy Appl. Immunol.*, **92**(2), 193-198, 1990.
10) A. Adachi et al.：*Clin. Exp. Allergy*, **39**(1), 167-173, 2009.
11) R. M. Helm et al.：*Int. Arch. Allergy Immunol.*, **123**(3), 205-212, 2000.
12) T. A. Beardslee et al.：*Int. Arch. Allergy Immunol.*, **123**(4), 299-307, 2000.
13) T. Ogawa et al.：*J. Nutr. Sci. Vitaminol.* (*Tokyo*), **37**(6), 555-565, 1991.
14) L. A. Moroz and W. H. Yang：*N. Engl. J. Med.*, **302**(20), 1126-1128, 1980.
15) H. Tsuji et al.：*Biosci. Biotechnol. Biochem.*, **61**(6), 942-947, 1997.
16) J. Lin et al.：*Int. Arch. Allergy Immunol.*, **141**(2), 91-102, 2006.

2.4.5　米

a. 米アレルギー

米は，それを主食とする人々にとって重要なエネルギー源である一方，約7%（乾燥重量）含まれるタンパク質が微量ではあるが体内に未分解のまま取り込まれ，アレルギーを引き起こしている．食物アレルギーの原因食品として，卵や牛乳に加えて最近では，植物性食品である大豆や小麦さらには米が加わっている[1]．米アレルギー患者の多くはアトピー性皮膚炎の症状を呈し，全アトピー性皮膚炎患者のうちなんらかのレベルで米の除去を行っている人は，4%程度といわれている．食生活の欧米化に伴い1人当たりの米の消費量が年々減少しつつあるものの，主食である米に対するアレルギーの問題は深刻である．また主食であることに加えて，米はアレルギー症状が加齢によって寛解しにくいなどの理由により，米アレルギーの対策としては，食品のアレルゲン性を抑えた低アレルゲン米を摂取していることが多い．これまでに米の低アレルゲン化に関して研究・開発が進められており，いくつかの低アレルゲン米が製品化されている．

b. 米タンパク質とアレルゲン

米は通常精米され，精白米として食される．タンパク質はほとんどがプロテインボディーに蓄積されている．米タンパク質は溶解性により，水溶性のアルブミン，塩可溶性のグロブリン，アルコール可溶性のプロラミン，アルカリ可溶性のグルテリンの四つに分類される．その組成は米の品種，生育環境などによって多少異なるが，精白米中ではアルブミンとグロブリンが4～10%，プロラミンが5～10%，そしてグルテリンが残りの80～90%を占めている．米アレルゲンについては，塩溶液抽出画分（アルブミンおよびグロブリン画分）に強いアレルゲン性が認められており[2]，また，その含量は陸稲，水稲，ジャポニカ，インディカといった品種による差はなく，ほぼ一定であることが確かめられている．これら米アレルゲンの米粒内での存在状態もアレルゲン性を考えるうえで重要な意味をもつ．米アレルゲンを含むアルブミン，グロブリンは精白米の外層部に多く分布しており，プロテインボディー内には存在しない．一方，米の主な貯蔵タンパク質であるグルテリン，プロラミンは精白米の外層部から内部にかけて存在する．これら2種の貯蔵タンパク質は生理機能をもたず，それぞれ異なるプロテインボディーに蓄積されていることが明らかにされている．

米アレルゲンを同定するために，米の1M食塩水抽出画分中のタンパク質と米アレルギー患者の血清中に存在する特異IgE抗体との反応性が調べられた．その結果，14～16 kDa, 26 kDa, 33 kDa, 56 kDa, 92 kDaのタンパク質との反応がみられ，特に14～16 kDaと33 kDaのタンパク質と強く反応することが報告されている[3]．これらのタンパク質は米主要アレルゲンとして構造および機能解析が行われ，現在までに14～16 kDa, 26 kDa, 33 kDaのアレルゲンについて解析が進んでいる．

```
                              10        20        30        40
米アレルゲン                DHHQVYSPGEQCRPGISYPTYSLPQCRTLVRRQ·CVGRGASAADEQVW
小麦アミラーゼインヒビター       SGPWSWCNPATGYKVSALTGCRAMVKLQ·CVGSQVP···EAVL
大麦トリプシンインヒビター         FGDSCAPGDALPHNPLRACRTYVVSQICHQGPRL·LTSDMK

                            50        60        70        80        90
米アレルゲン                QDCCRQLAAVDDGWCRCGALDHMLSGIYRELGATEAGHPMAEVFPGCR
小麦アミラーゼインヒビター  RDCCQQLADINNEWCRCGDLSSMLRAVYQELGVRE·GK···EVLPGCR
大麦トリプシンインヒビター  RRCCDELSAIP·AYCRCEALRIIMQGVVTWQGAFE·GAYF·KDSPNCP

                              100       110       120       130
米アレルゲン                RGDLERAAASL··PAFCNVDIPNGPG···GVCY··WLGYPRTPRTGH
小麦アミラーゼインヒビター  KEVMKLTAASV··PEVCKVPIPNPSGDRAGVCYGDWCAYPDV
大麦トリプシンインヒビター  RERQTSYAANLVTPQECNLGTIH··G·SA·YCPELQPGYG
```

図 2.19　米アレルゲンタンパク質と穀物 α-アミラーゼ/トリプシンインヒビターの一次構造（網かけ部分はシステイン残基を表す）

c.　14～16 kDa アレルゲン

14～16 kDa アレルゲンが米タンパク質中の塩可溶性画分から最初に精製され，cDNA がクローニングされた[4]．これらの cDNA についてアミノ酸レベルでの相同性が調べられた結果，70～95% ときわめて高い相同性を示した．このことは 14～16 kDa アレルゲンがわずかに構造を異にする一群のタンパク質からなる多重遺伝子族の産物であることを示すものである．推定されるアミノ酸配列は，植物の α-アミラーゼ/トリプシンインヒビターファミリーおよび脂質輸送タンパク質ファミリーに属するタンパク質と相同性を示し[4]，実際にこのアレルゲンはヒトの唾液中の α-アミラーゼに対して阻害活性があることも確かめられている．興味深いことに，α-アミラーゼ/トリプシンインヒビターは他の植物においてもアレルゲンとして同定されており，小麦と大麦の α-アミラーゼ/トリプシンインヒビターは，製粉・製パン業者によくみられるアレルギー喘息の主要アレルゲンである[5]．小麦，大麦の α-アミラーゼ/トリプシンインヒビターと 14～16 kDa アレルゲンの一つとの一次構造の比較を図 2.19 に示す．

さらに，生化学的な解析の結果，実際には 14～16 kDa アレルゲンと α-アミラーゼ/トリプシンインヒビターファミリーとの相同性は 20～40% であるが，分子内に存在する 10 個のシステイン残基は，そのファミリーに属するタンパク質間で数と位置がよく保存されていることが明らかにされた．このシステイン残基はすべて S-S 結合を形成しており，14～16 kDa アレルゲンは図 2.20 に示したような球状タンパクであることが推定されている[6]．これより，α-アミラーゼ/トリプシンインヒビターのほとんどが 14～16 kDa アレルゲンと同様の構造をとることが示唆されている．食物アレルゲンは一般に，熱や消化酵素に対して抵抗性を示す．14～16 kDa アレルゲンにおいても，アミノ酸配列中に五つもの S-S 結合を有し，特異的で安定な構造をとることにより，熱安定性，分解酵素抵抗性，さらに変性に対する可逆性を示すものと考えられる．実際に，14～16 kDa アレルゲンは 100℃ 60 分の加熱処理に対して 60% のアミラーゼインヒビター活性を示す．また，この米アレルゲンをマウスに経口投与後，消化管内での動態を調べると，図 2.21 に示すように，およそ 60 分かけて小腸下部まで消化管内を移動し，吸収部位において未分解のまま残存していることが明らかにされている．さらにその残存量は投与量の約 1/100 程度で，そのうちの 1/1000～1/10000 が未分解のまま消化管から吸収されて血中に移行することが確かめられている[7]．

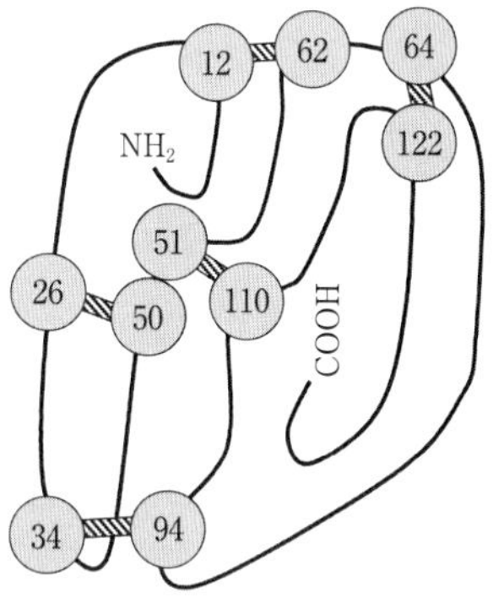

図 2.20　推定される米アレルゲンタンパク質の構造
○はシステイン残基を表し，数字はその位置を示す．また，▨は S-S 結合を示す．

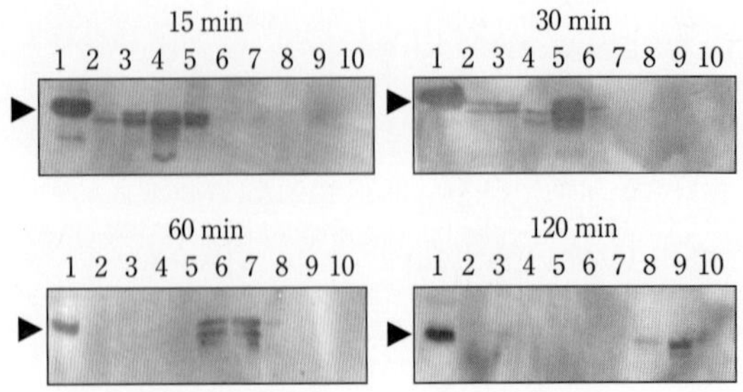

図 2.21　経口投与した米 14〜16 kDa アレルゲンのマウス消化管内での動態

米 14〜16 kDa アレルゲンを 20 mg マウスに胃内投与し，15, 30, 60 および 120 分後に消化管を摘出した．各組織に分割後，内容物を洗浄し，回収した．米 14〜16 kDa アレルゲンおよびその分解物について SDS-PAGE およびイムノブロットにより解析を行った．

M：分子量マーカー，1：胃，2〜7：小腸（六等分後胃側から順に 2〜7 とした），8：盲腸，9〜10：大腸（二等分後盲腸側から順に 9〜10 とした）．矢印は未分解アレルゲンの位置を示す．

d.　26 kDa アレルゲン

26 kDa アレルゲンはグロブリン画分の主要タンパク質であり，α-グロブリンと呼ばれる．このタンパク質は SDS-PAGE による分析時には 26 kDa のバンドとして検出されるが，cDNA から推定されるアミノ酸配列により算出される分子量は 19 kDa である．このアレルゲンには N 型糖鎖が存在しないことが確認されており，SDS-PAGE における泳動の遅れは，SDS の存在下では特殊な構造をとるためと考えられる．このアレルゲンは一遺伝子にコードされているタンパク質にもかかわらず，他のグロブリンに比べて高レベルに発現し，米粒中の塩可溶性タンパク質の大部分を占める[8]．この 26 kDa アレルゲンおよびそのプロモーター領域をコードしている遺伝子が単離され，解析が行われた結果，プロモーター領域に結合する b-ZIP タンパク質（rice endosperm b-ZIP：REB）の cDNA が得られた．この REB は登熟期の種子中において，26 kDa アレルゲンの強力な遺伝子発現調節因子であることが明らかとなり[9]，REB が 26 kDa アレルゲンのプロモーター領域に結合することにより，26 kDa アレルゲンの発現が高レベルに維持されているものと考えられる．

e.　33 kDa アレルゲン

33 kDa アレルゲンは 60% 以上の米アレルギー患者血清と強く反応するばかりでなく，その反応性は米の全タンパク質抽出物に対する反応性と高い相関が認められている．単離された 33 kDa アレルゲンの cDNA は 291 個のアミノ酸をコードし，それは 120 アミノ酸残基による繰り返し配列を含むことが示されている[10]．このアミノ酸配列はヒト，植物，酵母，およびバクテリアなど，さまざまな生物に存在する解毒酵素のグリオキサラーゼ I との相同性が確認されている．米粒中より精製した 33 kDa アレルゲンと大腸菌により発現させた組換え 33 kDa アレルゲンの酵素活性は，同程度と報告されている．また，精製 33 kDa アレルゲンおよび組換え 33 kDa アレルゲンともに，米アレルギー患者血清中の IgE と反応し，SDS-PAGE においてアミノ酸配列から推定される分子量と同じ 33 kDa のバンドとして検出される．これらの結果より，33 kDa アレルゲンは糖タンパク質ではなく，他の植物や昆虫のグリオキサラーゼ I にみられるようなアレルゲン性を保持した N 型糖鎖が存在しないことが明らかにされている．また，33 kDa アレルゲン特異抗体は小麦，トウモロコシ，および大麦など他の穀物のタンパク質との交さ性を示すことが報告されており，それらの植物においても 33 kDa アレルゲンに相当するタンパク質の存在が示唆されている．

〔**山田千佳子・和泉秀彦**〕

文　献

1) 山田一恵ほか：小児科臨床，**38**, 2545-2552, 1985.
2) M. Shibasaki et al.：*J. Allergy Clin. Immunol.*, **64**(4), 259-265, 1979.
3) A. Urisu et al.：*Int. Arch. Allergy Appl. Immunol.*, **96**, 244-252, 1991.
4) H. Izumi et al.：*FEBS Lett.*, **302**, 213-216, 1992.
5) D. Barber et al.：*FEBS Lett.*, **248**, 119-122, 1989.
6) H. Izumi et al.：*Biosci. Biotechnol. Biochem.*, **63**, 2059-2063, 1999.
7) C. Yamada et al.：*Biosci. Biotechnol. Biochem.*, **70**(8), 1890-1897, 2006.
8) B. S. Shorrosh et al.：*Plant Mol. Biol.*, **18**, 151-154, 1992.
9) D. Yang et al.：*Proc. Natl. Acad. Sci. USA*, **98**, 11438-11443, 2001.
10) Y. Usui et al.：*J. Biol. Chem.*, **276**, 11376-11381, 2001.

2.4.6 ピーナッツ，ナッツ類アレルゲン

a. ピーナッツ，ナッツを含んだ食品

近年，ピーナッツ，ナッツは多種多様な加工食品に用いられている．ピーナッツとナッツが含まれている食品を表2.21に示す．パン，クッキー，ケーキ，チョコレートなどの食品や，中華料理やエスニック料理などで独特の食感を加えるため古くから使われている．またドレッシング，ソース，バター，香料，調味料などには，特徴的な風味を付加するために原型をとどめず含有されている．ピーナッツオイルやピーナッツ含有ドレッシングでアナフィラキシー症状を呈した報告もあるので，これら食品を摂取する場合に対しても注意を要する．

b. ピーナッツおよびナッツの病態

欧米のピーナッツアレルギーは典型的な即時型食物アレルギーを示し，アナフィラキシー症状が多い．患者の多くは皮膚・呼吸器・消化器を含む多臓器の症状を経験しており，6% は意識障害を経験している．欧米でのピーナッツアレルギーにより毎年100名を越す死亡例が報告されており，救急により病院で搬送されるアナフィラキシーの最も多い原因とされている[1,2]．ピーナッツアレルギーに関しては，欧米に患者数が多く，4歳以降の食物アレルギーのなかで最も多い食物抗原である[3]．同じく摂取量が多い中国ではきわめて少

表2.21 ピーナッツとナッツが含まれる加工食品

名称	和名	科	用いられる加工食品例		
			主食	主菜・副菜	菓子・嗜好品
ピーナッツ	落花生	マメ科	パン，炊込みごはん	サラダ・トッピング，ドレッシング，ジーマミ豆腐，ピーナッツバター，ピーナッツ油	ローストナッツ，洋菓子（焼き菓子，チョコレート）
アーモンド		バラ科	パン	アーモンド油，揚げ衣，サラダ・トッピング，ドレッシング	ローストナッツ，洋菓子（焼き菓子，チョコレート）
ピスタチオ		ウルシ科	パン		ローストナッツ，洋菓子（焼き菓子，チョコレート），ペースト
カシューナッツ		ウルシ科	パン	中華料理	ローストナッツ，洋菓子（焼き菓子，チョコレート）
ブラジルナッツ		サガリバナ科	パン		ローストナッツ，洋菓子（焼き菓子，チョコレート）
ウォルナッツ	胡桃	クルミ科	パン，炊込みごはん	和え衣，なめ味噌，サラダ・トッピング，ドレッシング	ローストナッツ，洋菓子（焼き菓子，チョコレート），和菓子，中華菓子
ピーカンナッツ		クルミ科	パン		ローストナッツ，洋菓子（焼き菓子，チョコレート）
ヘーゼルナッツ		カバノキ科	パン	サラダ・トッピング，ドレッシング，ヘーゼルナッツ油	ローストナッツ，洋菓子（焼き菓子，チョコレート）
チェスナッツ	栗	ブナ科	パン，炊込みごはん	煮物，中華料理	和菓子，洋菓子，ペースト
ココナッツ	ココ椰子	ヤシ科	パン，炊込みごはん	カレー，ヤシ油	洋菓子（焼き菓子），生菓子（ナタデココ，アイスクリーム），中華菓子
パインナッツ	松の実	マツ科	パン	中華料理，パスタソース（ジェノベーゼ）	中華菓子
マカダミアナッツ		ヤマモガシ科	パン		ローストナッツ，洋菓子（焼き菓子，チョコレート）
セサミ	胡麻	ゴマ科	パン	和え衣，揚げ衣，ゴマ豆腐，ふりかけ，ドレッシング，ゴマ油	和菓子，洋菓子，中華菓子，ペースト，健康食品・サプリメント

ないことが報告されている[1]．わが国のピーナッツアレルギー患者の頻度は欧米に比べ依然として少ないが，わが国でも2005年度の全国調査では5番目に頻度が高く，症例報告に関しては重篤なアナフィラキシーを起こしやすい食物である．したがって，わが国と欧米の症例症状には大差がないといわれている[4]．

1）ビーナッツアレルゲン　ピーナッツアレルゲンは，現在までAra h 1からAra h 8まで同定されている（表2.22）．主要アレルゲンはAra h 1とAra h 2である．この二つのアレルゲンは他のナッツ類と交さ性は低く，ピーナッツに特徴的である．Ara h 1はクピン上科（cupin superfamily）の貯蔵タンパクであるビシリン科タンパク質（vicilin family protein）に属し，分子量66 kDaの糖タンパク質である[5]．ピーナッツアレルギーの主要アレルゲンで患者の90%以上はAra h 1に対するIgE抗体を有している．エピトープ部位に関する研究もすでに行われており，21個のエピトープが明らかにされている（図2.22）[6-8]．Ara h 1の立体構造もX線結晶構造解析により，N末側とC末側にエピトープ部位が局在することが明らかになっている[6]．Ara h 1の立体構造は，煎ることにより安定な三量体を形成し，その結果エピトープ部位が表面に増えることにより，アレルゲン性が増強することがいわれている[9]．またピーナッツを含む加工食品を多く摂取する中国と欧米のピーナッツアレルギーの頻度が

表2.22　ピーナッツアレルゲン

アレルゲン	分子量（kDa）	タンパク質の分類
Ara h 1	66	ビシリン科タンパク質
Ara h 2	17.5	コングルチン科タンパク質
Ara h 3	58.4	グリシニン科タンパク質
Ara h 4	61	グリシニン科タンパク質
Ara h 5	14	プロフェリン科タンパク質
Ara h 6	14.5	コングルチン科タンパク質
Ara h 7	15.8	コングルチン科タンパク質
Ara h 8	17	Bet v 1-相同アレルゲン

```
        10         20         30         40         50         60
MRGRVSPLML LLGILVLASV SATQAKSPYR KTENPCAQRC LQSCQQEPDD LKQKACESRC
        70         80         90        100        110        120
TKLEYDPRCV YDTGATNQRH PPGERTRGRQ PGDYDDDRRQ PRREEGGRWG PAEPRERERE
       130        140        150        160        170        180
EDWRQPREDW RRPSHQQPRK IRPEGREGEQ EWGTPGSEVR EETSRNNPFY FPSRRFSTRY
       190        200        210        220        230        240
GNQNGRIRVL QRFDQRSKQF QNLQNHRIVQ IEARPNTLVL PKHADADNIL VIQQGQATVT
       250        260        270        280        290        300
VANGNNRKSF NLDEGHALRI PSGFISYILN RHDNQNLRVA KISMPVNTPG QFEDFFPASS
       310        320        330        340        350        360
RDQSSYLQGF SRNTLEAAFN AEFNEIRRVL LEENAGGEQE ERGQRRRSTR SSDNEGVIVK
       370        380        390        400        410        420
VSKEHVQELT KHAKSVSKKG SEEEDITNPI NLRDGEPDLS NNFGRLFEVK PDKKNPQLQD
       430        440        450        460        470        480
LDMMLTCVEI KEGALMLPHF NSKAMVIVVV NKGTGNLELV AVRKEQQQRG RREQEWEEEE
       490        500        510        520        530        540
EDEEEEGSNR EVRRYTARLK EGDVFIMPAA HPVAINASSE LHLLGFGINA ENNHRIFLAG
       550        560        570        580        590        600
DKDNVIDQIE KQAKDLAFPG SGEQVEKLIK NQRESHFVSA RPQSQSPSSP EKEDQEEENQ
       610        620        630        640        650        660
GGKGPLLSIL KAFNXXXXXX XXXXXXXXXX XXXXXXXXXX XXXXXXXXXX XXXXXXXXXX
```

図2.22　ピーナッツAra h 1の一次構造とIgE抗体認識部位

極端に違う要因として，加工の方法が違うことが考えられている．中国は「茹でる」，「揚げる」といった加工が主であるのに対し，欧米では「煎る」といった加工が主であることがピーナッツアレルギーの頻度が異なる原因と示唆されている．Ara h 2は貯蔵タンパクであるコングルチン科タンパク質（conglutin family protein）に属する17.5 kDaの糖タンパク質であり，α-アミラーゼ/トリプシンインヒビター活性を有する．Ara h 2のエピトープ部位に関する研究もすでに行われており，10個のエピトープが明らかにされている（図2.23）[5,10,11]．Ara h 2は，ピーナッツアレルギー患者のプリックテストおよび好塩基球からのヒスタミン遊離試験で，Ara h 1とAra h 3より強い反応を示した[12]．この結果は，Ara h 2が最も重要なピーナッツアレルゲンであることを示唆する．また煎ることによりAra h 2のトリプシンインヒビター活性は3～4倍に増強し，Ara h 1のトリプシンによる消化を阻害することでアレルゲン性が増強することが示唆されている[11]．また主要アレルゲンであるAra h 1，Ara h 2は糖類と加工するとメイラード反応を起こし，アレルゲンが増強することが示唆されている[11]．

MAKLTILVAL ALFLLAAHAS ARQQWELQGD RRCQSQLERA NLRPCEQHLM
QKIQRDEDSY ERDPYSPSQD PYSPSPYDRR GAGSSQHQER CCNELNEFEN
NQRCMCEALQ QIMENQSDRL QGRQQEQQFK RELRNLPQQC GLRAPQRCDL
DVESGG

図2.23　ピーナッツ Ara h 2の一次構造とIgE抗体認識部位

Ara h 3とAra h 4は豆類11S貯蔵タンパクであるグリシニン科タンパク質（glycinin family protein）に属し，両タンパクとも約58 kDaであり，高いホモロジーを有しほぼ同一のタンパク質であると考えられる[13,14]．Ara h 5はプロフィリンで14 kDaのタンパク質である．Ara h 6とAra h 7は貯蔵タンパクであるコングルチン科タンパク質に属し，Ara h 2と類似のタンパク質である[15]．Ara h 8はBet v 1-相同アレルゲンで植物において共通アレルゲンであるとされている[5]．

2）ナッツのアレルゲン　ナッツ類のアレルゲンをまとめたものを表2.23に示す．

表2.23　ナッツ類アレルゲン

ナッツ名	学　名	アレルゲン	タンパクの性質と分類
クルミ，ピーカン	*Juglans nigra*	Jug r 1 Jug r 2 Jug r 3 Jug r 4	2Sアルブシン ビシリン様タンパク質（7S） PR-14（LTP）非特異的脂質輸送タンパク質 レグシン（11Sグロブリン）
ヘーゼルナッツ	*Corylus avellana*	Cor a 1 Cor a 3 Cor a 8 Cor a 9	PR-10，主要アレルゲンCor a 1 プロフィリン 脂質転移タンパク質前駆体（PR-14） 11Sグロブリン
ゴマ実	*Sesamum indicum*	Ses i 1, Ses i 2 Ses i 3 Ses i 4, Ses i 5 Ses i 6, Ses i 7	2Sアルブミン 7Sグロブリン オレオシン 11Sグロブリン
アーモンド	*Prunus dulcis*	Pru 1 Pru d a Pru d b Pru du 4	61.0 kDa, 11S種子貯蔵グロブリン科，アマンジン 種子アレルギー性タンパク質1アレルゲン 2Sアルブミン プロフィリン
ブラジルナッツ	*Bertholletia excelsa*	Ber e 1 Ber e 2	メチオニンを高含量に含む2Sアルブミン 11Sグロブリン
ピスタチオナッツ	*Pisum sativum*	Pis v 1, Pis v 2, Pis v 3, Pis v 4	ビシリン様タンパク質（7S）
カシューナッツ	*Anacardium occidentale*	Ana o 1 Ana o 2 Ana o 3	ビシリン様タンパク質（7S） レグミン科のアレルゲン 2Sアルブミン
マカデミアナッツ	*Macadamia integrifolia*	不明	17.4 kDa

クルミ（*Juglans regia*），ピーカンのアレルゲンは2Sアルブミンである Jug r 1，ビシリン様タンパク質（7S）である Jug r 2，PR-14（lipid transferred protein：LTP）である Jug r 3，そしてレグミン（legumin, 11S）である Jug r 4 が報告されている[16]．

ヘーゼルナッツ（European hazelnut, *Corylus avellana*）は主要アレルゲンとして Bet v 1 様のタンパク質である Cor a 1（17.4 kDa）が報告されている[17]．このタンパク質は植物がストレスに対抗してつくりだす感染性特異的タンパク質（pathogenesis-related protein：PR-P）の一つである．

ゴマ実（*Sesamum indicum*）は東インドのゴマ科のハーブである．日本は世界最大のゴマ消費国であり，多くの加工食品に用いられている．1990年代後半頃からゴマの機能性を謳った健康食品ブームにより，ゴマを摂取することが急激に増え，ゴマアレルギーが増加傾向にある．ゴマ実から得られる種子と油はアナフィラキシーを起こすことがある．主要アレルゲンは2Sアルブミン（Ses i 1）であるが，ゴマ実のアレルゲンは8～64 kDa の多様なアレルゲンで構成されている[18]．

アーモンドは（*Prunus dulcis*）はアメリカにおける1人当たりのナッツ類消費量の第1位にランクされ，アーモンドアレルギーはナッツ類アレルギーの15%に及んでいる．最も豊富に含まれる貯蔵タンパク質はアマンジンと呼ばれており，アーモンドの主要アレルゲンとして知られている．アマンジンは11S種子貯蔵グロブリン科に属する61 kDa のタンパク質で，40 kDa の酸性 α 鎖と 20 kDa の塩基性 β 鎖から構成されている．

ブラジルナッツ（*Bertholletia excelsa*）は全身性アナフィラキシーを引き起こすこともある．ブラジルナッツの主要アレルゲンである Ber e 1 はメチオニンを高含量に含む2Sアルブミンであり，2個のサブユニットよりなる．Ber e 1 はトウゴメおよびナタネの高メチオニンタンパク質とそれぞれ44%および21%の相同性を有している[19]．

その他の種実アレルギーとしてマカデミアナッツ[20]，ココナッツ，マスタードシード，ヒマワリ種子，銀杏などによる即時型アレルギーが報告されているがアレルゲンは明らかになっていない．

i）　ピーナッツとナッツの交さ反応性：　ピーナッツは分類学的にはバラ亜綱マメ目マメ科で，大豆も同じマメ科に属することからピーナッツと大豆は近縁種であるが，他のナッツとは目が異なっている（図2.24）．欧米ではピーナッツアレルギー患者の約25～35%は，他のナッツ類にもアレルギーの症状を呈する．伊藤らは，ピーナッツアレルギー14例，および誘発症状を認めないピーナッツ IgE 抗体陽性者10例（偽陽性例）について，ピーナッツと大豆および他のナッツとの

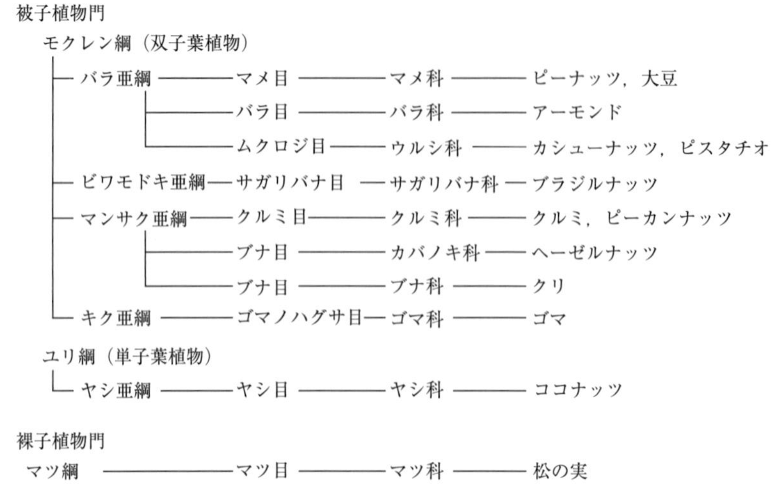

図2.24　ピーナッツ，ナッツ類の分類学的位置づけ

IgE 抗体結合性を検討した．その結果，ピーナッツアレルギー児では，ピーナッツ IgE 抗体価は大豆や他のナッツ類 IgE 抗体と乖離して高値であり，偽陽性例では同等の値をとる傾向が認められた[11,21]．この結果は，ピーナッツアレルギー患者の IgE 抗体は，ピーナッツに特異性の高いエピトープを認識し，偽陽性の IgE 抗体は他のナッツ類と共通のエピトープを認識することを示唆している．しかしながら，一方ではピーナッツと他のナッツ類に共通して症状がみられる患者において，ピーナッツとアーモンド・ブラジルナッツ，ヘーゼルナッツとの交さ反応性があることが報告されている[22]．上記のピーナッツアレルゲンの Ara h 3 から Ara h 8 に関しては，大豆や他のナッツ類にも類似のタンパク質が存在すると予想されるため，これらに反応する IgE 抗体価が高いと，大豆や他のナッツ類にも交さする可能性があると考えられる．

ii)　ナッツおよび花粉症との交さ反応性[23]：ピーナッツ・ナッツ類（ヘーゼルナッツ，ブラジルナッツ，ココナッツ）は果物（リンゴ，洋ナシ，サクランボ，アンズ）・野菜（セロリ，ニンジン）とともに，カバノキ科（ハンノキ，シラカンバ，ヤシャブシなど）の花粉症に合併する口腔アレルギー症候群（OAS）の原因食物として知られている．これは，花粉，果物・野菜とピーナッツ・ナッツ類の間に共通に存在する感染特異的タンパク質（pathogenesis-related protein：PR-P）が原因であると考えられている．PR-P は植物の生体防御タンパク質で，病的な状態に陥った農作物中に誘導され，分化の過程や，ある組織，器官では構成成分として常に発現されている．

〔**穐山　浩**〕

文　献

1) H. A. Sampson：*N. Engl. J. Med.*, **346**, 1294, 2002.
2) S. H. Sicherer et al.：*Allergy Clin. Immnol.*, **112**, 1203, 2003.
3) S. Illi et al.：*J. Allergy Clin. Immnol.*, **108**, 709–714, 2001.
4) K. Ito et al.：*Allergol. International.*, **54**, 387, 2005.
5) H. Breiteneder and C. Radauer：*J. Allergy Clin. Immunol.*, **113**, 821, 2004.
6) S. J. Maleki et al.：*J. Immunol.*, **164**, 5844, 2000.
7) S. S. David et al.：*J. Biol. Chem.*, **273**, 13753, 1998.
8) A. W. Burks et al.：*Eur. J. Biochem.*, **245**, 334, 1997.
9) S. J. Maleki：*J. Allergy Clin. Immunol.*, **106**, 763, 2000.
10) S. J. Maleki et al.：*J. Allergy Clin. Immunol.*, **112**, 190, 2003.
11) J. S. Steaven et al.：*Arch. Biochem. Biophys.*, **342**, 244, 1997.
12) S. J. Koppelman et al.：*Clin. Exp. Allergy*, **34**, 583, 2004.
13) W. D. Hortense et al.：*J. Agric. Food Chem.*, **52**, 1404, 2004.
14) R. C. Pat et al.：*Int. Arch. Allergy Immunol.*, **128**, 15, 2002.
15) T. Kleber-Janke et al.：*Int. Arch. Allergy Immunol.*, **119**, 265, 1999.
16) J. F. Crespo et al.：*Br. J. Nutr.*, **96**, 95–102, 2006.
17) K. Hoffmann-Sommergruber et al.：*Gene*, **197**, 91–100, 1997.
18) M. J. Alcocer et al.：*J. Mol. Biol.*, **343**, 759–769, 2004.
19) S. S. K. Tai et al.：*Plant Physiol. Biochem.*, **39**, 981–992, 2001.
20) 稲葉弥寿子ほか：アレルギー, **56**, 699–702, 2007.
21) 穐山　浩ほか：臨床免疫・アレルギー科, **46**, 588–595, 2006.
22) M. P. de Leon et al.：*Clin. Exp. Allergy*, **33**, 1273, 2003.
23) 穐山　浩ほか：小児内科, **39**, 558–563, 2007.

2.4.7　甲殻類・軟体類・貝類

a.　主要アレルゲン

エビ・カニなどの甲殻類のアレルゲンの研究は，1980 年代からインドエビやブラックタイガーなどを中心に精力的に行われてきた．表 2.24 に示すように，エビ類では世界的に食用とされている *Penaeus* 属のエビについて多く報告され，主要アレルゲンは「トロポミオシン（tropomyosin）」と判断された[1-4]．エビ類以外にも新軟甲亜綱十脚目に分類されているロブスター類，ザリガニ類，カニ類（タラバガニ，ズワイガニ，ケガニ）からトロポミオシンが主要アレルゲンとして同定された[1,4]．また最近，新軟甲亜綱十脚目以外の甲殻類として，ミネフジツボ，カメノテ，ナンキョクオキアミ，シャコなどでも同様にトロポミオシンがアレルゲンとして検出された[5,6]．

次に軟体類（軟体動物門　頭足類）であるイカ，

表 2.24　甲殻類のアレルゲン

英　名	標準和名（一般和名）	学　名		アレルゲン	分子量 (kDa)
Indian white shrimp	インドエビ	*Penaeus*	*indicus*	Pen i 1（トロポミオシン）	34
brown shrimp	なし		*aztecus*	Pen a 1（トロポミオシン）	36
black tiger prawn	ウシエビ（ブラックタイガー）		*monodon*	Pen m 1（トロポミオシン）	37
				Pen m 2（アルギニンキナーゼ）	40
				Ca^{2+}結合性筋形質タンパク質	20
kuruma prawn	クルマエビ		*japonicus*	トロポミオシン	37
fleshy prawn	コウライエビ（タイショウエビ）		*orientalis*	トロポミオシン	39
sand shrimp	ヨシエビ	*Metapenaeus*	*ensis*	Met e 1（トロポミオシン）	34
white leg Pacific shrimp	なし（バナメイエビ）	*Litopenaeus*	*vannamei*	Lit v 1（トロポミオシン）	36
				Lit v 2（アルギニンキナーゼ）	40
				Lit v 3（ミオシン軽鎖）	20
pink shrimp	ホッコクアカエビ（アマエビ）	*Pandalus*	*enous*	トロポミオシン	37
American lobster	なし（アメリカンロブスター）	*Homarus*	*americanus*	Hom a 1（トロポミオシン）	34
spiny lobster	ザリガニ	*Panulinus*	*stimpsoni*	Pan s 1（トロポミオシン）	34
red crab	なし	*Charybdis*	*feriatus*	Cha f 1（トロポミオシン）	34
king crab	タラバガニ	*Paralithodes*	*camtschaticus*	トロポミオシン	37
snow crab	ズワイガニ	*Chionoecetes*	*opilio*	トロポミオシン	37
horsehair crab	ケガニ	*Erimacrus*	*isenbekii*	トロポミオシン	37
acorn barnacle	ミネフジツボ	*Balanus*	*rostratus*	トロポミオシン	37
goose barnacle	カメノテ	*Capitulum*	*mitella*	トロポミオシン	37
mantis shrimp	シャコ	*Oratosquilla*	*oratoria*	トロポミオシン	37
Antarctic krill	ナンキョクオキアミ	*Euphausia*	*superba*	トロポミオシン	37

表 2.25　軟体類・貝類のアレルゲン

英　名	標準和名	学　名		アレルゲン	分子量 (kDa)
Japanese flying squid	スルメイカ	*Todarodes*	*pacificus*	Tod p 1（トロポミオシン）	38
neon flying squid	アカイカ	*Ommastrephes*	*bartrami*	トロポミオシン	35～38
big fin reef squid	アオリイカ	*Sepioteuthis*	*lessoniana*	トロポミオシン	35～38
spear squid	ヤリイカ	*Loligo*	*bleekeri*	トロポミオシン	35～38
swordtip squid	ケンサキイカ		*edulis*	トロポミオシン	35～38
golden cuttlefish	コウイカ	*Sepia*	*esculenta*	トロポミオシン	35～38
common octopus	マダコ	*Octopus*	*vulgaris*	Oct v 1（トロポミオシン）	31～34
ocellated octopus	イイダコ		*ocellatus*	トロポミオシン	35～38
Pacific gigant octopus	ミズダコ	*Paroctopus*	*dofleini*	トロポミオシン	35～38
abalone	ミダノアワビ	*Haliotis*	*midae*	Hal m 2（トロポミオシン）	38
	トコブシ		*diversicolor*	Hal d 1（トロポミオシン）	38
turban shell	サザエ	*Turbo*	*cornutus*	Tur c 1（トロポミオシン）	35
scallop	ヒオウギガイ	*Chlamys*	*nobilis*	Chl n 1（トロポミオシン）	38
mussel	ミドリイガイ	*Perna*	*viridis*	Per v 1（トロポミオシン）	38
oyster	マガキ	*Crassostrea*	*gigas*	Cra g 1（トロポミオシン）	35
jack knife clam	アゲマキガイ	*Sininivacula*	*constricta*	トロポミオシン	33

タコについては，まずアカイカ科スルメイカ[3]とマダコ科マダコ[7]で主要アレルゲンがトロポミオシンであると同定された．さらにイムノブロットによりコウイカ科コウイカ，ヤリイカ，アオリイカ科アオリイカ，ヤリイカ，ケンサキイカ，アカイカの外套筋，マダコ科イイダコ，ミズダコの脚部筋肉より抽出されたトロポミオシンのアレルゲン性も確認されており[8]，軟体類の幅広い種で共通のアレルゲンであると考えられる（表 2.25）．

また，イカやタコなどと同様に軟体動物門に分類される貝類についても，トロポミオシンが主要アレルゲンである（表 2.25）．まず，巻貝ではミダノアワビ，トコブシ，サザエ，二枚貝ではヒオウギガイ，ミドリイガイ，マガキ，アゲマキガイなどから報告されている[7,9,10]．これらのことから，甲殻類から軟体動物までの無脊椎動物においては，トロポミオシンが主要アレルゲンであると判断できるであろう．さらに，これらトロポミオシンに対して，甲殻類間や軟体類間といった同種間だけでなく異種間でも抗原交さ性が確認されている．甲殻類や軟体動物にアレルギー反応を示す患者は，これらを摂取する際十分注意する必要がある．

b.　トロポミオシンとアミノ酸配列

トロポミオシンは，筋原繊維タンパク質に分類される筋肉タンパク質で，アクチン，トロポニンとともに細い筋フィラメントを構成する成分である．筋肉以外の細胞からも報告例はあるが，その機能については不明である．真性粘菌から哺乳類まで幅広い生物に分布しており，分子量 33～38 kDa の α および β の 2 本のサブユニットが，α ヘリックス構造をなし棒状の 1 分子を形成している．熱に非常に安定であり，アクチンやミオシンなどの一般的な筋原繊維より低濃度の塩溶液や加熱抽出液にも一部溶解してくるといった特徴がある．そのため刺身などの生食だけでなく，加熱調理したものやスープ，エキスにも含まれていることが確認されている[1,11]．

トロポミオシンはそのアミノ酸配列からいくつかのタイプに分けられている．表 2.24 に示したミネフジツボ，カメノテ，シャコ，ナンキョクオキアミを除く主な甲殻類はすべて新軟甲亜綱十脚目に分類され，fast，slow-twitch，slow-tonic の 3 タイプのトロポミオシンの配列がわかっている[4]．エビ類のように fast タイプのトロポミオシンしかもたないもの，カニ類のようにほとんどが slow タイプのみのもの，ロブスターのように 3 タイプを併せ持つものが存在する．それぞれのタイプ間の相同性は，N 末端領域から 30 から 80 残基目に変異がみられるが，fast タイプ間で 96～100%，slow タイプ間で 92.3～98.5%，fast と slow 間で 88.3～94.7% とかなり高く，特に fast タイプのブラックタイガー，クルマエビおよびブラウンシュリンプのように同族で完全にアミノ酸配列が一致するものもある．一方，十脚目に属さない甲殻類のアミノ酸配列も明らかにされており，十脚目との相同性は 60～90% である．

同じ軟体動物門に属する軟体類と貝類のトロポミオシンは，同種間での相同性が高く，現在アミノ酸配列のわかっている同種間では 90% 以上の相同性を示す．しかし，軟体類と貝類では 70～82% であり，また貝類どうしでも分類学上の種が離れているものどうしでは，トロポミオシンのアミノ酸配列が異なる傾向がある．さらに，甲殻類トロポミオシンとは約 60% と低い相同性である．

また，魚介類トロポミオシンとハウスダストやゴキブリなど陸上の節足動物由来トロポミオシンの相同性を比較した報告も多く，その相同性は節足動物門に分類される甲殻類トロポミオシンとは約 80% と高い値であるが，軟体動物（軟体類と貝類）とは 60% 程度である[1,2]．

c.　エピトープ解析

トロポミオシンの IgE 結合エピトープ（B 細胞エピトープ）についてもいくつか報告されている[1,2,7]．まず，甲殻類に関しては，1999 年以降 Ayuso らによって Pen a 1 のエピトープ解析が詳細に行われ，オーバーラップさせたペプチドでの実験で 5 領域八つのエピトープ（エピトープ 1：43～55，エピトープ 2：87～101，エピトープ 3a：137～141，エピトープ 3b：144～151，エピトープ 4：187～197，エピトープ 5a：249～259，エピトープ 5b：266～273，エピトープ 5c：273～281）を提唱している．エピトープ 1，5b および 5c を除くとこれらのアミノ酸配列は，甲殻類間でほぼ完全に保存されているだけでなく，陸上の節足動物トロポミオシンとも相同性がきわめて高い．一方，保存性の低い三つのエピトープに関しては，筋肉タイプによって配列に変異が認められ，特にエピトープ 1 の領域では fast タイプと slow タイプ間だけでなく slow タイプどうしでも変異が著しい．

軟体動物の IgE 結合エピトープに関しては，貝類のマガキとサザエについて解析が進められてきたが，甲殻類に比べるとまだ解明されていない部分も多い．Pen a 1 のエピトープと比較してみると，軟体類ではいずれのエピトープ領域もほぼ保存されているが，貝類ではエピトープ5a：249〜259残基目以外は変異が著しく，甲殻類との抗原交さ性を説明するのは難しい．しかし，一方で甲殻類アレルギーの患者が軟体動物の摂取では反応が弱い場合や，軟体動物のみに特異的に反応を示す患者の報告例もあり，これらの変異部分が大きくかかわってくるのかもしれない．

また，アレルギー発症にかかわるもう一つのT細胞エピトープに関しては，現在まだ情報がほとんどなく，解明が望まれている．

d.　新しいアレルゲン

最近，甲殻類において，トロポミオシン以外のアレルゲンも明らかになってきた．まず，Yuらによってブラックタイガーからマイナーな新規アレルゲンとして，分子量40 kDaのアルギニンキナーゼ（Pen m 2およびLit v 2）が同定された[12,13]．アルギニンキナーゼは，リン酸転移酵素の一つで，節足動物から魚類まで幅広い生物の筋肉に存在するが，特に無脊椎動物ではアルギニンキナーゼによって生じたホスホアルギニンがホスファゲンとして筋収縮に必要なエネルギー源となることから重要な酵素である．

さらにブラックタイガーからは，分子量約20 kDaのカルシウム結合性筋形質タンパク質（sarcoplasmic calcium-binding protein）も新規アレルゲンとして同定された[14]．カルシウム結合性筋形質タンパク質はShiomiらが調べた甲殻類アレルギー患者16名中8名が認識することや，エビのカルシウム結合性筋形質タンパク質に反応する患者は，ほかのエビ由来カルシウム結合性筋形質タンパク質には陽性であるが，カニのカルシウム結合性筋形質タンパク質には陰性であるといった興味深い事実もわかっている．

また，バナメイエビ *Litopenaeus vannamei* のミオシン軽鎖（myosin light chain）も新規アレルゲン（Lit v 3）として報告された[15]．ミオシン軽鎖は177残基のアミノ酸からなり，分子量20 kDaと先に述べたカルシウム結合性筋形質タンパク質とほぼ同じ分子量であるが，等電点4.2という点で区別できる．また，トロポミオシン同様，筋原繊維タンパク質に属し，生と加熱したエビのエキスの両方で存在が確認されている．さらにエビミオシン軽鎖は，ゴキブリミオシン軽鎖ときわめて高い相同性を示していることも明らかにされている．

一方，軟体類や貝類からの新たなアレルゲンについて，現在同定に至った例はまだなく，今後の課題の一つである．　〔濱 田 友 貴〕

文　献

1) S.B. Lehrer et al.：*Mar. Biotechnol.*, **5**, 339-348, 2003.
2) L.G. Wild and S.B. Lehrer：*Curr. Allergy Asthma Rep.*, **5**, 74-79, 2005.
3) H. Miyazawa et al.：*J. Allergy Clin. Immunol.*, **98**, 948-953, 1996.
4) K. Motoyama et al.：*J. Agric. Food. Chem.*, **55**, 985-991, 2007.
5) Y. Suma et al.：*Comp. Biochem. Physiol. B Biochem. Mol. Biol.*, **147**, 230-236, 2007.
6) K. Motoyama et al：*Mar. Biotechnol.*, **10**, 709-718, 2008.
7) S.L. Taylor：*Adv. Food Nutr. Res.*, **54**, 139-177, 2008.
8) K. Motoyama et al.：*Food Chem. Toxicol.*, **44**, 1997-2002, 2006.
9) K.H. Chu et al.：*Mar. Biotechnol.*, **2**, 499-509, 2000.
10) J. Song et al.：*Mol. Biol. Rep.* (in press).
11) K. Shimakura et al.：*Food Chem.*, **91**, 247-253, 2005.
12) C.J. Yu et al.：*J. Immunol.*, **170**, 445-453, 2003.
13) K.D. Garcia-Orozco et al.：*Int. Arch. Allergy Immunol.*, **144**, 23-28, 2007.
14) K. Shiomi et al.：*Int. Arch. Allergy Immunol.*, **146**, 91-98, 2008.
15) R. Ayuso et al.：*J. Allergy Clin. Immunol.*, **122**, 795-802, 2008.

2.4.8　魚　類

わが国では魚類は貴重なタンパク質源として摂取量が多く，そのことを反映して魚類はアレルギーの重要な原因食品の一つとなっている．厚生労働科学研究班がまとめた『食物アレルギー診療の手引き2008』では，アレルギー原因食品のなかで魚類は第7位にランクされている．発症例が特に多いサケとサバは，加工食品を対象としたアレルギー表示制度において特定原材料に準ずるものとされ，表示することが奨励されている．

魚類アレルギー，特にタラ類 *Gadus callarias* によるアレルギーは北欧で古くから有名であったため，タラ類のアレルゲンに関する研究は，アレルギーにかかわる抗体（IgE）が発見された1965年直後からノルウェーの研究者グループによって精力的に行われた．その結果，タラ類の主要アレルゲン（Gad c 1）はパルブアルブミンであることが究明されたが[1]，一連の研究は，食物アレルギーを含めたすべてのアレルギー研究においてアレルゲンの本体をはじめて明らかにしたという点で先駆的である．1990年代以降，タラ類以外の各種魚類についても，主要アレルゲンは例外なくパルブアルブミンであることが分子レベルで証明されている．さらに，パルブアルブミンのほかに，コラーゲンなどもマイナーアレルゲンとして同定されている．以下に，パルブアルブミンとそのほかのアレルゲンに分けて，魚類アレルゲンに関するこれまでの知見を紹介する．

a.　主要アレルゲン：パルブアルブミン

パルブアルブミンは12 kDaのCa^{2+}結合性タンパク質で，筋肉の弛緩に関与していると考えられている．脊椎動物特有のタンパク質で，魚類と両生類の筋肉での含量が特に高い．構造的には，αヘリックス-ループ-αヘリックスで構成されている3カ所のEF-handモチーフ（AB，CD，EFドメインと呼ばれている）をもつことが特徴で，Ca^{2+}結合部位はCDドメインとEFドメインのループ部分（領域51〜62および90〜101）に相当する（図2.25，図2.26）．

各種魚類のパルブアルブミンはお互いに抗原交

```
                         1        10        20        30        40        50        60
ウナギ                   AFAGVLKDADITAALEACKAADSFNYKAFFAKVGLSNKSPDDIKKAFSIIDQDKSGFIEE
マイワシ                 ----LV-E----------------DH---H---M-GQ-A-EL----A------------
コイ1                    -YG-I-N-----------  - -----A-S---------A-T--------AV-----------
コイ2                    ------N-----------------H-T--------TS--A-EV----A------------
タイセイヨウサケ1        -C-HLCKE---KT----------T-SF-T--HTI-FAS--A--V----KV----A-----V
タイセイヨウサケ2        S---  -N---VA---A--T-------H---------AS--S--V----YV-----------
タラ（Gadus callarias）  --K-I-SN---K--EA--FKEG--DEDG-Y--[---DAF-A-EL-]-L-K[-A-E--E-----
タラ（Gadus morhua）1    ----I-A---CA--VK--E--E--S--------C---G--A--------FV-----------
タラ（Gadus morhua）2    ----I-N----------A----EG--DH----T----AA--SA----V-E--------D-V--
マアジ                   --K---N---V----DG--S-F  DH----KAC--AA--A--------A------------
チダイ                   --G-I------------A---------KH-E--S-----S--A-E-------V-----------
マサバ                   ---S-----EV----DG--[-G--DH-K--KAC---G--T]-EV----A------------
カツオ                   -V--  ----EVA---D---D-G--DH-K--HSC---G--A--V----A------------
メバル                   ----F-SGT--K---AG-S-----SH-T--KAC--AS--A-EL----A-----N-AY---
ヒラメ                   SL-SK-SE-------AE-Q--G---H-K----------A---A---A--AV------D----
                                                                      **********

                         61       70        80        90        100       110
ウナギ                   DELKLFLQNFSKGARALTDKETKAFLQAGDTDGDKIGIDEFAAVVKA
マイワシ                 E----------C-K-------G---N--K-----------------N-NHL--H
コイ1                    -----------A--------A------K---S--------V-----LI--
コイ2                    -----------KAD-------G---T--K---S--------V---T-L---
タイセイヨウサケ1        E----------CPK--E---A------K---A----M--------VL--Q
タイセイヨウサケ2        ------------AS-------A------AD--K----M--V---G-MI-G
タラ（Gadus callarias）  [----][---IA-AADL]------A------K[---A-----]--V---G-L-DKWGAKG
タラ（Gadus morhua）1    --------V-KA--------A------K---S----A--VE-W-VL---
タラ（Gadus morhua）2    ------------A-----S-A---V--K---S--------V---G-MI--
マアジ                   -----------CA-----S-A------K---S--------V---G-M--H
チダイ                   -----------KA--------E--SK--K---S--------A---GEM--V
マサバ                   E----------KA-----S-A------K---S---------------MI-G
カツオ                   -----------KSS----S-A------K---S--------V---G-L--H
メバル                   E----------AA-------------T--A---S--------V---T-L---
ヒラメ                   ------------AS-------A---E--K---S--------V-----M-SSE
                         **                                 ************
```

図2.25　魚類パルブアルブミンのアミノ酸配列

ウナギのパルブアルブミンと同じ残基は - で示す．コイパルブアルブミン（アイソフォーム2）で提唱されている高次構造IgEエピトープに関与する残基，タラ（*Gadus callarias*）およびマサバのパルブアルブミンで報告されている一次構造IgEエピトープ領域は□で囲ってある．EF-handモチーフおよびCa^{2+}結合部位は，それぞれヒラメパルブアルブミンの配列の下に線および＊で示す．

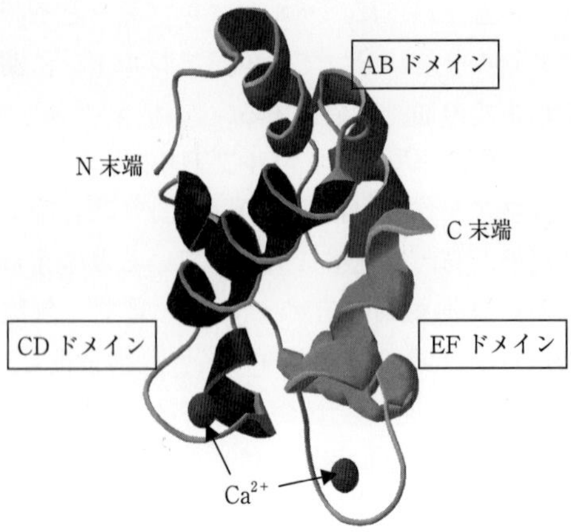

図 2.26 マサバパルブアルブミンの立体構造

さ性を示すことが阻害イムノブロッティングなどにより明らかにされている．パルブアルブミンの交さ性は，魚類とカエル類（両生類）の間でも認められている．これらの事実は，パルブアルブミンの IgE エピトープは共通している，または非常に類似していることを意味している．タラ類の Gad c 1 では，IgE 結合能は加熱やタンパク質変性剤によってほとんど影響を受けないし，Ca^{2+} を除去しても IgE 結合能の低下は約 25% であるので，IgE エピトープは主として一次構造（アミノ酸配列）に依存していると考えられている．実際，四つの領域（33～44，49～64，65～74，88～96）が IgE エプトープとして報告されているが（図 2.25）[2]，49～64 と 88～96 の領域は各種魚類パルブアルブミンで保存性が高いものの，残りの二つの IgE エピトープ領域は変異が著しい．Gad c 1 の IgE エピトープは魚類パルブアルブミンに普遍的ではないと思われたので，筆者ら[3] は，マサバパルブアルブミンについて全長をカバーするオーバーラップペプチドを用いて一次構造 IgE エピトープを解析した．その結果，Gad c 1 の IgE エピトープ領域を含むペプチドにはほとんど IgE 結合能がみられず，主要なエピトープは領域 21～40 に含まれることが判明した（図 2.25）．さらに，マサバ以外の 7 種魚類のパルブアルブミンの場合，領域 21～40 に相当するペプチドの IgE 結合能は弱く，本領域はマサバパルブアルブミン固有のエピトープであると判断された．

マサバパルブアルブミンでの筆者らの結果は，魚類パルブアルブミンはそれぞれ固有の一次構造 IgE エピトープを有することを強く示唆しており，パルブアルブミンの魚種間の交さ性は一次構造エピトープでは説明できない．近年，魚類パルブアルブミンの IgE エピトープとしては，一次構造より高次構造のほうが重要であることがわかってきた．パルブアルブミンは Ca^{2+} 結合性タンパク質であるが，コイパルブアルブミン[4] およびマサバパルブアルブミン[5] の場合，Ca^{2+} を除去すると IgE 反応性はそれぞれ 30～90%，60～100% も低下することが明らかにされている．筆者らはそのほかの数種魚類のパルブアルブミンについても，Ca^{2+} 除去に伴う IgE 反応性の著しい低下を認めている（未発表データ）．Ca^{2+} 除去によりパルブアルブミンの高次構造は少し変化するので，多くの魚類パルブアルブミンの IgE 反応性には高次構造が深く関与しているといえる．コイパルブアルブミンについてはファージディスプレー法に基づくミモトープ解析から，図 2.25 に示す三つの領域（23～37，77～79，87～94）が高次構造 IgE エピトープ候補として提唱されているが[6]，あくまでも推測の域を出ない．パルブアルブミンの魚種間での交さ性を分子レベルで理解するためにも，高次構造エピトープの解明が待たれる．

コイおよびマサバのパルブアルブミンについては，IgE 反応性は Ca^{2+} 除去により著しく低下することを踏まえ，Ca^{2+} 結合に必須の残基を置換した改変パルブアルブミンの IgE 反応性も検討されている[5,7]．マサバパルブアルブミンでの筆者ら[5] の結果を図 2.27 に示すが，Ca^{2+} 結合に必須とされている CD ドメイン中の Asp-51，EF ドメイン中の Asp-90 の両方を Ala で置換した改変パルブアルブミン（D51/90A）は，すべての患者の血中 IgE との反応性をほとんど失っていることがわかる．さらに筆者らは，D51/90A をマウスに事前投与すると，マサバパルブアルブミン免疫による IgE 産生を顕著に抑制することも認めている（未発表データ）．これらの結果は，魚類アレルギーの減感作療法において，D51/90A

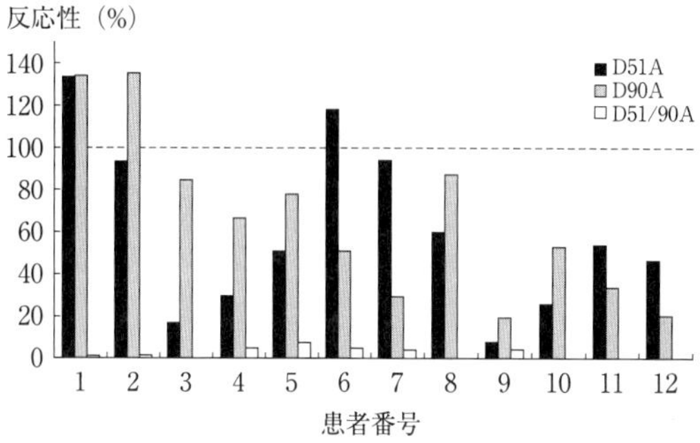

図 2.27　改変マサバパルブアルブミンの IgE 反応性（蛍光 ELISA）
D51A：Asp-51 を Ala で置換．D90A：Asp-90 を Ala で置換．D51/90A：Asp-51，Asp-90 の両方を Ala で置換．天然パルブアルブミンの反応性を 100% とした．

は副作用の危険性が非常に低い抗原として有望であることを強く示唆している．

魚類アレルギー問題は，食用魚の種類が非常に多いことが問題を複雑にしている．臨床現場では魚類アレルギー患者に対してはすべての魚を食べないように指導せざるを得ないが，「魚類アレルギー患者であっても食べることができる魚があるのでは？」という疑問も出されている．この疑問に答えるためには，できるだけ多くの魚種について，パルブアルブミンの質（IgE 反応性の強さ）と量（含量）に関するデータを地道に蓄積していくことが求められる．現段階では，質に関する定量的データはほとんど得られていないが，量に関しては一部魚種で筆者らは検討している．表 2.26 に示すように，5 種魚類の普通筋のパルブアルブミン含量はブリの 20±7 μg/g からマアジの 1618±312 μg/g の範囲で，魚種間で大きな差が認められる[8]．なお，魚類は普通筋のほかに，暗赤褐色をした血合筋と呼ばれる特殊な筋肉を体の表層部（皮の下）にもっている（マグロやカツオなどの回遊魚は脊椎骨付近の深いところにも血合筋をもっている）が，血合筋のパルブアルブミン含量は普通筋より著しく低い（表 2.26）．普通筋と血合筋のパルブアルブミンは同一分子であることが証明されているので，血合筋のアレルゲン性は普通筋よりかなり低いといえる．

魚類加工品のアレルゲン性に関するデータは少ないが，加工過程においてパルブアルブミンは除

表 2.26　5 種魚類の普通筋および血合筋のパルブアルブミン含量

魚　種	検体数	筋肉の種類	パルブアルブミン含量（μg/g）	
			範　囲	平均±SD
マイワシ	4	普通筋	114～187	149±33
		血合筋	21～50	38±13
ブリ	3	普通筋	12～25	20±7
		血合筋	ND	ND
マアジ	6	普通筋	1332～2066	1618±312
		血合筋	231～489	306±108
マダイ	3	普通筋	318～611	417±168
		血合筋	88～129	105±21
マサバ	3	普通筋	154～1376	686±626
		血合筋	18～130	80±57

去または分解される可能性があることを述べておきたい．筆者ら[9]は，かまぼこやちくわなどの魚肉練り製品はアレルゲン性が低いことをすでに明らかにしている．練り製品はすり身（主にスケトウダラのすり身）を原料としているが，すり身製造では水さらしという工程があり，水溶性タンパク質であるパルブアルブミンは大部分が除去されるためである．ただし，後述するコラーゲンは水さらしでは除去できないので，コラーゲンを認識する患者にとっては練り製品も問題がある．パルブアルブミンの分解が考えられる魚類加工品としては，エキス（製造過程で使用する酵素による分解），缶詰（殺菌過程での熱分解），発酵食品（微生物酵素による分解）があげられる．今後の検討が必要であるが，パルブアルブミンの IgE 反応性は Ca^{2+} 結合と関連した高次構造に大きく依存しているので，エキス，缶詰，発酵食品ではパルブアルブミンの分解により IgE 反応性は著しく低下していると推定される．

b.　その他のアレルゲン（コラーゲンなど）

魚類のアレルゲンとしては，パルブアルブミン以外にいくつかのマイナーアレルゲンが知られている．なかでもコラーゲンは，わが国の魚類アレルギー患者の約 1/3 が認識するので特に重要である[10,11]．コラーゲンは動物に普遍的に含まれる筋基質タンパク質で，皮や骨，腱などの主要な構成タンパク質である．α 鎖と呼ばれる 110～120 kDa のポリペプチド鎖 3 本が，らせん状に巻き付いて 1 分子となっている．α 鎖は Gly-X-Y の繰返し配列をもつこと（したがって Gly が構成

アミノ酸の1/3を占める），Pro含量が約20％と高くしかもその多くがヒドロキシル化されていることが特徴である．哺乳類のコラーゲンは同じα鎖（α1鎖）2本と異なるα鎖（α2鎖）1本よりなる（$\alpha 1)_2\alpha 2$の形であるのに対し，魚類のコラーゲンは魚種や組織によってはα鎖3本がすべて異なる$\alpha1\alpha2\alpha3$の形をとっている（たとえばニジマスの場合，筋肉コラーゲンは（$\alpha 1)_2\alpha 2$，皮コラーゲンは$\alpha1\alpha2\alpha3$である）．らせん構造がほぐれた変性コラーゲンはゼラチンと呼ばれている．ゼリー原料などとしてウシやブタのゼラチンが用いられているが，この場合のゼラチンは加熱や酵素分解により生じたペプチド断片の混合物である．

各種魚類のコラーゲンはお互いに交さ性を示すことが明らかにされている[10,11]．哺乳類由来のコラーゲン（ゼラチン）もアレルギーを誘発し，アレルギー表示制度では表示推奨品目の一つになっているが，魚類コラーゲンと哺乳類コラーゲンの間では交さ性はみられない[10,11]．ウシコラーゲンの場合，2種類のα鎖のうちα2鎖のみがIgE反応性を示し，α2鎖の主要なIgEエピトープとして485～494の領域が提唱されている[12]．一方，魚類コラーゲンの場合，いずれのα鎖もIgE反応性を示し，各α鎖間の交さ性も認められている[11]．筆者らは，ニジマスコラーゲンα2鎖についてIgEエピトープを解析し，主要なエピトープは941～960の領域に含まれることを確認している（未発表データ）．本領域に相当するコラーゲンα2鎖の配列を図2.28に示すが，ニジマスと比べて哺乳類は著しい変異があるが，シロザケは完全一致，ヒラメとゼブラフィッシュはわずか1または2残基の変異しかない．ヒラメとゼブラフィッシュについてはこの領域のペプチドはニジマス同様にIgE反応性を示すので，魚類コラーゲンα2鎖の共通のIgEエピトープであると考えられる．

コラーゲン以外のマイナーアレルゲンとしては，特定の魚種やごく一部の患者に限られているが，タラにアルデヒドリン酸デヒドロゲナーゼ（41 kDa）が[13]，マグロにカジキとの交さ性に関

	941　　　　　　950　　　　　　960
ニジマス	M K G L R G H G G L Q G M P G P N G P S
シロザケ	- - - - - - - - - - - - - - - - - - - -
ヒラメ	- - - - - - - P - - - - - - - - S - - -
ゼブラフィッシュ	- - - - - - - P - - - - - - - - - - - -
ヒト	L P - - K - - N - - - - L - - I A - H H
ウシ	L P - - K - - N - - - - L - - L A - H H
ウサギ	L P - I K - - N - - - - L - - L A - Q H
マウス	L P - - K - Y S - - - - L - - L A - L H

図2.28　コラーゲンα2鎖の領域941～960のアミノ酸配列

与するトランスフェリン（94 kDa）[14]が同定されている．そのほかに，カジキ類に25 kDaのアレルゲン[15]，タラのすり身に61 kDaのアレルゲン[16]も検出されているが，本体は不明である．魚類アレルギーの理解のためには，これらマイナーアレルゲンに関する知見の集積も望まれる．

〔塩 見 一 雄〕

文　献

1) S. Elsayed and H. Bennich：*Scand. J. Immunol.*, **4**, 203–208, 1975.
2) S. Elsayed and J. Apold：*Allergy*, **38**, 449–459, 1983.
3) S. Yoshida et al.：*Food Chem.*, **111**, 857–861, 2008.
4) I. Swoboda et al.：*J. Immunol.*, **168**, 4576–4584, 2002.
5) S. Tomura et al.：*Fish. Sci.*, **74**, 411–417, 2008.
6) E. Untersmayr et al.：*Mol. Immunol.*, **43**, 1454–1461, 2006.
7) I. Swoboda et al.：*J. Immunol.*, **178**, 6290–6296, 2007.
8) A. Kobayashi et al.：*Allergy*, **61**, 357–363, 2006.
9) 濱田友貴ほか：食衛誌，**41**, 38–43, 2000.
10) M. Sakaguchi et al.：*J. Allergy Clin. Immunol.*, **106**, 579–584, 2000.
11) Y. Hamada et al.：*Biosci. Biotechnol. Biochem.*, **65**, 285–291, 2001.
12) H. Hori et al.：*J. Allergy Clin. Immunol.*, **110**, 652–657, 2002.
13) S. Das Dores et al.：*Allergy*, **57** (Suppl. 72), 84–87, 2002.
14) Y. Kondo et al.：*J. Allergy Clin. Immunol.*, **118**, 1382–1183, 2006.
15) J. M. Kelso et al.：*Ann. Allergy Asthma Immunol.*, **77**, 227–228, 1996.
16) E. Mata et al.：*Allergy*, **49**, 442–447, 1994.

2.4.9　食　肉

a.　食肉の種類とタンパク質

食肉は，畜肉（ブタ，ウシ，ヒツジ，ヤギなどの家畜），獣肉（畜肉以外の哺乳動物），家禽肉（ニワトリ，シチメンチョウ，ウズラ，アヒルなど）

表 2.27 筋線維に含まれるタンパク質

タンパク質		含 量	MW (kDa)	ヒトのタンパク質との相同性 (%)*	
				牛 肉	鶏 肉
筋原線維タンパク質	ミオシン(重鎖×2, 軽鎖×4)	43%	500 (200×2, 20×4)	重鎖 95, 軽鎖 97	重鎖 90
	アクチン	22%	42	α1 : 99, β : 100, γ1 : 100, γ2 : 100	α1 : 100, β : 100, γ1 : 99, γ2 : 100
	トロポミオシン		35	β鎖 : 92	No data
	トロポニン (T, I, C)		75 (31, 21, 18)		
	コネクチン	10%	3000		
	ネブリン	3〜5%	800	93	55
	α-アクチニン		100		
	パラトロポミオシン	<1%	34×2		
筋漿タンパク質	解糖系酵素(例:エノラーゼ)		434AA	95	93
	ミオグロビン		17	84	76
肉基質タンパク質結合組織	コラーゲン		300		
	エラスチン, レティキュリン				
血液由来成分	アルブミン		67	76	47
	γ-グロブリン		60, 200		

*：BLAST 2 解析 (version BLASTP 2.2.18) で得られたアミノ酸配列の一致率 (identity)

に分けられる. 日本では, 牛肉, 豚肉, 鶏肉で, 食肉生産量の 99.7% を占める.

獣肉には約 20% のタンパク質が存在し, 塩溶液に対する溶解性から, 筋原線維タンパク質 (myofibrillar protein), 筋漿タンパク質 (sarcoplasmic protein), 肉基質タンパク質 (stroma protein) に分類される[1]. 筋肉にはそのほかに, 血液由来のタンパクも存在する (表 2.27).

b. 食肉アレルギーの疫学と臨床症状

食肉は, 主要なタンパク性食品であるにもかかわらず, 即時型アレルギーの発症頻度は少ない. 2002 年度の全国調査では, 食肉アレルギーは即時型反応で医療機関を受診した患者の 1.8% にすぎない[2]. 筆者たちで食肉負荷試験を実施したアトピー性皮膚炎小児 74 例においても, 陽性者は 3 例 (牛肉, 鶏肉, 豚肉各 1 例) のみで, 誘発症状はいずれも局所的な皮膚症状であり, 1 例は間もなく摂取可能となった.

食肉ごとの頻度は地域の食習慣を反映すると思われるが, 欧米各国から食肉アレルギーを集積した報告では, ニワトリ 23 例, ウシ 12 例, ヒツジ 7 例, ブタ 3 例の順であった[3].

食肉は, 皮膚プリックテストや特異的 IgE 抗体検査で感作が証明されても, アレルギー症状の発症率が低いことが特徴といえる. アトピー性皮膚炎患者における牛肉への感作率 15.9〜26.6% に対して, 誘発症状が確認された牛肉アレルギーは 1.8〜6.5% である[4]. 誘発症状は蕁麻疹や掻痒など皮膚症状が主体で, 口腔粘膜症状もあるが, アナフィラキシーへの進行はまれである[5].

食肉によるアレルギー症状の原因として, ごくまれではあるが, 畜肉の飼料や使用された抗生物質が検出されることがある[6]. 魚を飼料にしたニワトリの血清にアニサキス抗原を検出し, アニサキスアレルギー患者で誘発症状を認めた報告もある[7].

c. 牛肉アレルゲン

食肉タンパク質の多くを占めるミオシンやアクチン, あるいは解糖系酵素などは, ヒトのタンパク質にきわめて相同性が高いため, アレルゲンになりにくいと考えられる (表 2.27).

牛肉の主要アレルゲンはウシ血清アルブミン (bovine serum albumin : BSA, Bos d 6) である. BSA は, 17 カ所の S-S 結合によってつくられた 9 個のループが, 三つの相同なドメインを構成する強固な三次構造をもつ[8] (図 2.29). IgE 抗体結合能は, 加熱やペプシン消化, すり潰し, 凍結乾燥, 還元条件などで低下[9] し, 牛肉による誘発症状も低減化する. このように, BSA のアレ

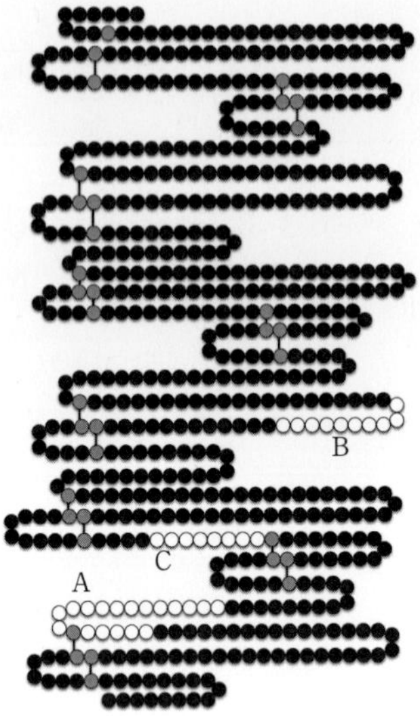

図 2.29　牛血清アルブミン（BSA）の二次構造[8]
17カ所のS-S結合（●-●）によって三つの相同なドメインを構成する9個のループをもつ．○は，連続的なIgE抗体エピトープを示す[10,11]．

ルゲン性は加工・変性に不安定なため，構造的（conformational）なエピトープが反応に関与していると考えられる．

一方，BSAを消化酵素で処理して連続的（linear）なエピトープを解析した報告では，AA524-542（図2.29A）が主要な抗体結合部位であると報告された[10]．合成ペプチドを用いたB細胞エピトープの解析では，AA336-345（図2.29B），AA451-459（図2.29C）が主要なエピトープで，なかでもEYAV（AA338-341）とLILNR（AA453-457）が抗体結合モチーフを形成している[11]．

ウシγ-グロブリン（bovine gamma globulin：BGG）もアレルゲンとなる[12]．BGGは牛肉で誘発症状のある患者でIgE抗体検出率が高く，ヒツジとシカには交さ反応するがブタとニワトリには交さしない．BGGは牛肉を100℃で加熱すると凝固した分画に含まれるが，抗原性は維持している[13]．

牛肉の主要アレルゲンが血清成分にあることから，牛肉アレルギーは主として牛乳によって感作された抗体が牛肉に反応すると推測される．臨床的にも，牛肉アレルギーの大部分は牛乳アレルギーを合併し，逆に牛乳アレルギーの13〜20%が牛肉アレルギーを示す[14]．

牛肉中のミオグロビン（17 kDa）が主要アレルゲンであった1例が報告された．このアレルゲンは耐熱性で，加熱した牛肉でもIgE抗体結合能と臨床症状が維持されることが特徴である[15]．

d.　鶏肉アレルゲン

鶏肉アレルゲンも，ニワトリの血清アルブミン（α-リベチン，Gal d 5）がアレルゲン成分となる．α-リベチン（α-livetin）は卵黄と羽毛にも含まれ，吸入性の羽毛アレルギーと同時に鶏肉と卵黄アレルギーを発症することから，bird-egg syndromeと呼ばれている[16]．摂取に伴う症状として皮膚症状は比較的少なく，呼吸器・消化器症状が多い．α-リベチンは，吸入によって気道反応を誘発することや[17]，鳥を飼育している室内の空気中から検出され，経気道的な感作も知られている[18]．

ニワトリのα-リベチンは，シチメンチョウ，アヒル，カモ，ハト，ウズラなど家禽類とは交さ反応を認めるが，牛・豚肉および卵白とは交さ反応しない．

e.　豚肉アレルゲン

豚肉も血清アルブミンが主要アレルゲンである．IgE RAST阻害試験によりブタ血清アルブミン特異的IgE抗体はネコ血清アルブミンで完全に吸収されることから，主な感作源はネコ血清アルブミンであり[19]，ネコ上皮の吸入感作後に豚肉アレルギーを発症するものは猫-豚症候群（cat-pork syndrome）と呼ばれている．

ネコ血清アルブミンは，馬肉，兎肉，牛肉，さらにはイヌ上皮，ハムスター，モルモットなどとも交さ反応する．ミルクアレルギー患者は牛肉・豚肉アレルギーを発症しやすいだけでなく，イヌやネコの吸入性アレルギーを発症しやすいことも指摘されている[20]．

f.　食肉の多糖体アレルゲン

食肉で重篤な遅発型アナフィラキシーを引き起こす原因抗原として，糖タンパク質を構成する糖鎖であるガラクトース-α-1,3-ガラクトース（α-gal）が報告された[21]．集積された24例は，牛肉・豚肉・羊肉を摂取後3〜6時間でアナフィラキシー，血管性浮腫または蕁麻疹を呈する．鶏肉・七面鳥肉・魚肉との交さ反応は認めないが，イヌ上皮とネコ上皮に強く反応し，α-galによる抑制試験で交さ抗原性が証明された．

この多糖体抗原は霊長類を除く四足歩行動物の多くの組織に含まれるが，特にサイログロブリンに多く存在する．大腸癌および頭頸部癌に対する抗癌剤として開発された上皮成長因子受容体（EGRF）特異的ヒト・マウスキメラ化モノクローナル抗体（cetuximab）によるアナフィラキシーの原因抗原としても知られている[22]．

この多糖体抗原に感作される経路として，アメリカ南東部に生息するキララマダニ（Amblyomma）咬傷も示唆されている．また，ネコのIgA抗体に含まれる多糖体抗原もアレルゲンとなることが示されており[23]，猫-豚症候群に関連するアレルゲンである可能性も指摘されている．〔伊藤浩明〕

文　献

1) 服部昭仁：肉の科学（沖谷明紘編），pp. 39-58，朝倉書店，1996.
2) 今井孝成：アレルギー，**53**, 689-695, 2004.
3) R. Ayuso et al.：*Ann. Allergy Asthma Immunol.*, **83**, 399-405, 1999.
4) A. Fiocchi et al.：*Nutrition*, **16**, 454-457, 2000.
5) F. Orhan and B. E. Sekerel：*Allergy*, **58**, 127-131, 2003.
6) J. M. Dewdney et al.：*Food Chem. Toxicol.*, **29**, 477-483, 1991.
7) A. Armentia et al.：*J. Investig. Allergol. Clin. Immunol.*, **16**, 258-263, 2006.
8) P. Restani et al.：*Allergy*, **59** (Suppl 78), 21-24, 2004.
9) S. J. Werfel et al.：*J. Allergy Clin. Immunol.*, **99**, 293-300, 1997.
10) B. Beretta et al.：*Int. Arch. Allergy Immunol.*, **126**, 188-95, 2001.
11) S. Tanabe et al.：*Biochem. Biophys. Res. Commun.*, **293**, 1348-1353, 2002.
12) G. D. Han et al.：*Biosci. Biotechnol. Biochem.*, **64**, 1887-1895, 2000.
13) G. D. Han et al.：*Biosci. Biotechnol. Biochem.*, **66**, 202-205, 2002.
14) A. Martelli et al.：*Ann. Allergy Asthma Immunol.*, **89**, 38-43, 2002.
15) M. M. Fuentes et al.：*Allergy*, **59**, 327-331, 2004.
16) Z. Szepfalusi et al.：*J. Allergy Clin. Immunol.*, **93**, 932-942, 1994.
17) S. Quirce et al.：*Clin. Exp. Allergy*, **28**, 478-485, 1998.
18) S. Quirce et al.：*Allergy*, **56**, 754-762, 2001.
19) C. Hilger et al.：*Allergy*, **52**, 179-187, 1997.
20) B. Mamikoglu：*Otolaryngol. Head Neck Surg.*, **133**, 534-537, 2005.
21) S. P. Commins et al.：*J. Allergy Clin. Immunol.*, **123**, 426-433, 2009.
22) C. H. Chung et al.：*N. Engl. J. Med.*, **358**, 1109-1117, 2008.
23) J. Adedoyin et al.：*J. Allergy Clin. Immunol.*, **119**, 640-645, 2007.

2.4.10　そ　ば

そばは日本において主要な雑穀であるが，日本以外の国においても広く食用として用いられている．そばは分類学上では小麦と近縁ではないが，しばしば小麦の代用として用いられ，特に小麦（グルテン）アレルギー患者にとっては貴重な穀物の一つである．そばには食物繊維（ヘミセルロース）やビタミンB群が豊富に含まれている．そばに含まれるルチンはビタミンPとも呼ばれ，ポリフェノールの一種で，血管の弾力性を保つことから，高血圧症や動脈硬化など生活習慣病の予防に効果があることが報告されている．このように栄養価の高いそばが，ある特定の人においてアレルギーを引き起こすことがわかっている．そばによるアレルギー反応は，経口的（喫食）だけでなく，たとえばそば粉を吸い込んだりそば殻入りの枕を使用する，あるいはそば打ちを職業とするなど，経気道的（吸入）あるいは経皮的（接触）によっても起きるといわれている．そばアレルギーはIgE抗体を介したI型アレルギーに分類され，その患者はときにごく微量のそば（粉）と接触した後，短時間で喉の違和感や痒み，蕁麻疹，嘔吐のほか，血圧低下や呼吸困難・停止といったアナフィラキシーと呼ばれる重篤な症状を示す．このような理由から，そばアレルギーの疑いがある患者は減感作療法を行うことも難しく，極力そばを摂取しないようにしなくてはならない．また，牛乳アレルギーや卵アレルギーと異なり，そばアレルギーは成長とともにその症状が緩和されること，いわゆる寛解がまれであると報告されている．そばは，アレルギー症例数の多い卵，乳，小麦より症例数は少ないものの，その症状が重篤であり特に注意が必要であることから，2001 年 4 月より特定原材料としての表示が義務づけられている[1]．

a. そばを含む食品および生活雑貨

そばを含む食品としては，そばやそばがき，そば饅頭，そば焼酎，そば茶などがあげられる．また，日本以外の国においては，パンケーキやクレープ（ガレット），スープ，そばの実入りソーセージ，などの形で食されている．また，そばの茹で汁にはそばアレルゲンが溶け出していると考えられるため，そばと一緒に茹でられたうどんやそば湯などには注意が必要である．

そばの表示がないにもかかわらずそばが混入していた例として，黒豆茶や焼きそば（中華麺），干しうどん，生うどんなどがある．これは，そば製品とその他製品の製造に同一製造ラインを使用することで起きたと思われる．また，消費者庁のアレルギー物質を含む食品に関する表示 Q&A[2] には，「そばは，こしょう等の調味料に含まれる場合もある」との記述があり，実際に胡椒の増量剤として含まれていたそば粉によりアナフィラキシー症状を呈した例が報告されている．さらに，そばと小麦は原材料の生産あるいは出荷の時点で混入する可能性がある．そばと小麦はともに重篤なアレルギーを引き起こすことから，これはどちらのアレルギー患者にとっても深刻な問題であり，生産・出荷過程においても十分な配慮が望まれる．

主なそばアレルゲンは種子貯蔵タンパク質であることから，種皮ではなく胚乳に含まれると考えられているが，種皮，すなわちそば殻にもアレルゲンを含む小片が残存していることは十分予測できる．このことから，そば殻入り枕やそば殻を入れた玉入れの玉，おがくずなどの生活雑貨にも注意が必要である．

b. そばのアレルゲンについて

そばアレルギーの診断や治療を安全かつ正確に行うために，アレルギー反応の本体であるアレルゲンを同定し，そばアレルギーの発症機構を明らかにすることが重要である．そば（*Fagopyrum esculentum*）については，他のアレルゲンと比較し同定されている主要アレルゲンは少ない．表 2.28 にまとめを示すが，国際命名法（IUIS）によりアレルゲン名のつけられたアレルゲンは二つで，通称 BW24kD と呼ばれているアレルゲンが，Fag e 1 と命名されており，最近，BWp16 が，Fag e 2 と命名された．これらは，国立医薬品食品衛生研究所代謝生化学部で作成しているアレルゲンデータベース（ADFS）にも登載されている[3]．ほかに，主要アレルゲンとして，10 kDa，19 kDa タンパク質が同定されているが，国際命名法でのアレルゲン名は付与されていない．以下，個々のアレルゲンについて記す．

1) BW24kD　BW24kD[4,5] は分子量 24 kDa の主要アレルゲンとして同定されてきたもので，cDNA のクローニングの結果[4]，13S グロブリン遺伝子から推定されたアミノ酸配列とほぼ一致し，13S グロブリン種子貯蔵タンパク質（globulin seed storage protein）3，別名レグミン様タンパク質（legumin-like protein）3 と呼ばれている．そば 13S グロブリンは，豆類の主要な種子貯蔵タンパク質の 11S グロブリンであるブラジルナッツのレグミン，大豆のグリシニンなどと相同性を示している．これらのグロブリンは，翻訳後，シグナルペプチド，α サブユニット，β サブユニットに切断され，α サブユニット，β サブユニット

表 2.28　そばの主要アレルゲンについて

統一名	通称名	性　質	UniProt acc**	分子量	文献 No.
Fag e 1*	BW24kD	13S グロブリン種子貯蔵タンパク質	Q9XFM4	38 kDa (acidic)	4
				22 kDa (basic)	5
	BW10kD	2S アルブミン	Q8W3Y9	13 kDa	6
Fag e 2	BWp16	2S アルブミン	Q2PS07	15 kDa	7, 8, 9
	BWp19	ビシリン様タンパク質	A5HIX6	19 kDa	10

*：*Fagopyrum esculentum* 1.　**：UniProt accession No.

がジスルフィド結合した状態で，六量体を形成し，種子中のタンパク質蓄積型液胞に貯蔵されることが知られている．そばの 24 kDa は，13S グロブリンのβサブユニットであると考えられており，エピトープ解析も進んでいる[5]．24 kDa アレルゲンはそばアレルギーにおける主要アレルゲンであるが，そばアレルギーの重篤なアレルギー症状との関連は低いと考えられている[8]．

2) BW10kD 10 kDa アレルゲン（BW10 kDa[6]）は，松本ら[6]によりクローニングがなされ，2S アルブミンファミリーの一つであると同定されている．

3) BWp16 16 kDa アレルゲン（BWp16[7-9]）はそば摂食によるアレルギー症状を示す患者の血清と反応することが報告されており[8]，主要アレルゲンの一つで，そばアレルギー症状の原因であるアレルゲンの一つであると考えられている．BWp16 は人工胃液を用いた消化に耐性を示すことも報告されている[8]．BWp16 の cDNA は児矢野らによりクローニングされ[7]，アミノ酸一次配列が決定された．その結果，BWp16 は 2S アルブミンファミリーと呼ばれるタンパク質グループに分類されることがわかった．2S アルブミンファミリーは穀物に含まれる水溶性の種子貯蔵タンパク質群からなるグループで，プロラミン，α-アミラーゼ/トリプシンインヒビターファミリー，脂質輸送タンパク質（LTP）とともに，多くの種子植物の主要アレルゲンが属するプロラミンスーパーファミリーに含まれる[11]．プロラミンスーパーファミリーは，α-ヘリックスからなる球状ドメイン（領域）と，保存されたパターンの 6 または 8 個のシステイン残基からなるモチーフをもつことで特徴づけられているタンパク質グループである．いくつかの 2S アルブミンファミリータンパク質の立体構造解析の結果，これらのシステイン残基は 4 組のジスルフィド結合［...C...C...CC...CXC...C...C...］を形成することが報告されている．このジスルフィド結合により，2S アルブミンファミリータンパク質はコンパクトで安定な構造をとることができ，これによって消化液により分解されにくくなり，その結果，アレルゲンとして機能すると考えられている．佐藤ら[9]は最近，BWp16 のシステイン残基をセリンに置換した変異体を用いて構造安定性へのシステイン残基の重要性を報告している．

4) BW19kD 19 kDa アレルゲン（BW19 kD[10]）は，最近 Choi ら[10]によりクローニングされたそば主要アレルゲンの一つで，ゴマの 7S グロブリンやカシューナッツのビシリン（vicilin）様タンパク質と弱い相同性を有することから，ビシリン様タンパク質と考えられており，アレルギー症状との連関が強いと報告されている．

そばは，ピーナッツと並んで重篤なアレルギー症状を呈することから，アレルゲンの解析が望まれてきた分野であった．最近になって 24 kDa タンパク質に加え，10 kDa, 16 kDa, 19 kDa タンパク質のクローニングがなされ，アレルギー症状との関連も明らかにされてきつつある．今後，IgE エピトープの解析も進むことが予想され，アレルゲン特異的 IgE 抗体検出のための標準抗原の作製やアレルゲン減感作療法への応用，さらにアレルゲン低減化作物の開発に役立てることができると期待される．　〔手島玲子〕

文献

1) 消費者庁ホームページ：アレルギー物質を含む食品に関する表示について http://www.caa.go.jp/foods/index.html
2) アレルギー物質を含む食品に関する表示 Q&A．消費者庁食品表示課
3) allergen database for food safety（ADFS）：http://allergen.nihs.go.jp/ADFS
4) K. Fujino et al.：*J. Agric. Food Chem.*, **49**, 1825-1829, 2001.
5) H. Yoshioka et al.：*J. Plant Physiol.*, **161**, 761-767, 2004.
6) R. Matsumoto et al.：*Allergy*, **59**, 533-538, 2004.
7) S. Koyano et al.：*Int. Arch. Allergy Immunol.*, **140**, 73-81, 2006.
8) K. Tanaka et al.：*Int. Arch. Allergy Immunol.*, **129**, 49-56, 2002.
9) R. Satoh et al.：*Biol. Pharm. Bull.*, **31**(6), 1079-1085, 2008.
10) S. Y. Choi et al.：*Int. Arch. Allergy Immunol.*, **144**(4), 267-274, 2007.
11) C. Radauer et al.：*J. Allergy Clin. Immunol.*, **120**,

518-525, 2007.

2.4.11 果物・野菜アレルゲン

果物・野菜アレルギーは，近年，クラス2食物アレルギーとして成人期に多く発症し，とりわけ花粉アレルギーとの関連が注目されている．植物由来の果物や野菜によるアレルギーの特徴は，植物学的近縁種を超えて広範な交さ抗原性を反映して原因食物が多岐にわたることや，原因抗原の消化や加工処理に対する安定性の違いから臨床的な表現型に違いが生じることなどがあげられる．ここでは，果物・野菜アレルギーと関与するアレルゲンについて概説する．

a. 果物・野菜アレルギーの疫学

果物・野菜アレルギーは小児から成人まで幅広い年齢層で罹患するが比較的成人に多い[1]．本邦の食物アレルギーの原因を年齢別にみると，果物・野菜は3歳以下ではまれで，4〜6歳では9%（4位），7〜19歳では9%（5位），20歳では13%（3位）と年齢が長ずるにつれ上位を占める[2]．

b. クラス1食物アレルギーとクラス2食物アレルギー

食物アレルギーの発症機序には，2.2.3項のように二つのクラスがある[3]．果物や野菜は，クラス1食物アレルギーとクラス2食物アレルギーのいずれの原因にもなりうるが，とりわけクラス2食物アレルギーにおいてはその原因食品の大半を占める．

クラス2食物アレルギーの場合，主な感作抗原が花粉とラテックスであることから，感作抗原を明示する名称が近年提唱された．すなわち，感作抗原が花粉であれば，花粉-食物アレルギー症候群（pollen-food allergy syndrome：PFAS）といい，ラテックスであればラテックス-フルーツ症候群（latex-fruit syndrome：LFS）という[4,5]．

PFASは，飛散する花粉との交さ反応によって発症するため，PFASには地域性がみられる．最も代表的な例は，シラカンバ，ハンノキ，オオバヤシャブシなどのカバノキ科花粉の感作を契機に発症するバラ科果物アレルギー（リンゴ，モモ，サクランボなど）である（表2.29）[6]．また，LFSは，天然ゴムアレルギー（latex allergy：LA）の約35〜50%に発症し，バナナやクリ，アボカド，キウイが原因となることが多い，特に前3者はアナフィラキシーショックなどの重篤な症状を誘発する危険性が高い[7]．

花粉アレルギーは成人期に多いため，それに伴って発症するPFASも成人を中心に発症する．このPFASの成人期を中心とした発症を反映して果物・野菜アレルギーが成人期に多いものと推察される．そして近年，花粉アレルギーが増加傾向にあることから，PFASも増加するのではないかと懸念されている．

c. 果物・野菜アレルゲンの広範な交さ抗原性

果物や野菜アレルギーでは，植物学的な近縁関係はもとより，種属を超えた広範な植物の間で交さ反応が生じる．この広範な交さ抗原性は，構造的ないし機能的な類似性を示す植物アレルゲンの一群が存在することに起因する．植物アレルゲンでは，アミノ酸配列が30%以上の相同性を有するか，もしくは30%以上の相同性がみられずとも機能的ないし構造的な類似性が認められる一群を「プロテインファミリー」といい，特に後者の場合には進化の起源が近いものと推定されることから「プロテインスーパーファミリー」と称する[8,9]．果物・野菜アレルゲンの多くは，感染特異的タンパク質（pathogenesis-related protein：PRs）というファミリーに属する（表2.30，表2.31）．また，花粉やラテックスのアレルゲンも果物や野菜と同じプロテインファミリーに属することがあり，そのために，交さ反応が生じ，PFASやLFSが成立する．

d. 果物・野菜アレルゲンの抗原性と臨床型の関係

アレルゲンの抗原性によって，クラス分類や臨床型に違いが主じる．クラス1食物アレルギーのように，食物で消化管感作が成立するためには，消化酵素の作用を受けても抗原性を失わないアレルゲンである必要がある．また，クラス1アレルゲンは，エピトープが線状であること（sequential epitope）が多く，消化されても変性されないまま免疫機構に認識される．一方，クラス2アレル

表 2.29　花粉-食物アレルギー症候群とラテックス-フルーツ症候群の交さ反応

花粉が飛ぶ季節	花　粉		交さ反応性を示す植物由来食品	
春	ブナ目カバノキ科シラカバ属・ハンノキ属	シラカンバ，ハンノキ，オオバヤシャブシ	バラ科	リンゴ，モモ，サクランボ，イチゴ，ナシ，ウメ，ビワ，アーモンド
			マタタビ科	キウイ
			セリ科	ニンジン，セロリ，フェンネル，クミン，コリアンダー
			ナス科	トマト，ジャガイモ
			クルミ科	クルミ
			そのほか	ピーナッツ，ヘーゼルナッツ，ブラジルナッツ，ココナッツ
	裸子植物	スギ，ヒノキ	ナス科	トマト
夏	イネ科	カモガヤ，オオアワガエリ，マグサ	ウリ科	メロン，スイカ
			ナス科	トマト，ジャガイモ
			そのほか	バナナ，オレンジ，セロリ
秋	キク科ブタクサ属	ブタクサ	ウリ科	メロン，スイカ，ズッキーニ，キュウリ
			バショウ科	バナナ
	キク科ヨモギ属	ヨモギ	セリ科	セロリ，クミン・フェンネル・コリアンダーなどのスパイス，ニンジン
			そのほか	キウイ，ピーナッツ
パラゴムノキ属		ラテックス	バナナ，キウイ，クリ，アボカド，ソバ	

猪又直子ほか：*J. Environ. Dermatol. Cutan. Allergol.*, 2006.（一部改変）

ゲンでは，三次元構造部位がエピトープとなること（conformational epitope）が多いので，消化による変性を受けやすく，消化管での感作が成立しにくい[10]．ただし，あらかじめ交さ抗原性を有する花粉抗原などに感作されていれば，食物が接触した口腔部位に一致してアレルギー症状が誘発される．そして，食物アレルゲンが消化によって抗原性を失うと，それ以上の症状は現れず，口腔症状のみに限局する．

一つの食品中には複数のアレルゲンが含まれているので，同じ食品が原因になっても感作されたアレルゲンによって，発症機序（クラス）や臨床型が異なる．たとえば，欧州のモモアレルギー（バラ科果物）の場合，シラカンバ花粉が飛散する北・中央ヨーロッパではPR type 10（PR-10）やプロフィリンが原因となり，シラカンバ花粉が自生しない南欧では脂質輸送タンパク質（lipid transfer protein：LTP）によることが多い[11]．北欧の二つのアレルゲンは，いずれも消化されやすいために，発症機序はクラス2（PFAS）で，臨床型はOASとなることが多い．一方，南欧のモモアレルギーではジスルフィド結合を多数保有するLTPがアレルゲンとなるために，消化耐性を示し，発症機序はクラス1により，臨床型としては全身症状が誘発されやすい．

抗原性は，三次元構造のほかに，リガンドとの結合性，ジスルフィド結合の有無，グリコシル化など，複数の因子によって決まる．そのため，抗原性にはかなり幅があり，クラス1は全身症状，クラス2はOASというように単純に分けられない．たとえば，ヨモギ花粉との交さ反応によるスパイス・セロリアレルギーはクラス2食物アレルギー（PFAS）であるが，全身症状の出現もまれではない（セロリ-ヨモギ-スパイス症候群 celery-mugwort-spices syndrome）[12]．

e.　主な果物・野菜アレルゲン

果物・野菜のアレルゲンの多くが帰属する感染特異的タンパク質（PRs）は，植物が感染微生物（ウイルス，細菌，カビ）の侵入や摂食昆虫による食害などの物理的ストレスから身を守るために産生するタンパク質で，現在までに17種類のファミリーが存在する．いずれもキチナーゼ，グルカナーゼ，エンド型プロテアーゼ，ペルオキシダーゼなどの酵素類やデフェンシンやチオニンなどの抗菌ペプチド，脂質輸送タンパク質などの低分子タンパク質からなる．また，PRsは，感染微生物，昆虫食害，物理的ストレスによる誘導以外に，分化の過程や，一部の器官・組織では恒常的にも発

表 2.30 植物の感染防御システムにかかわる植物由来アレルゲン

プロテインファミリー		Biochemical name	分子量 kDa	食物アレルゲン	吸入・接触アレルゲン	PFASやLFSへの関与
PRs	PR-1		15～17	メロン（Cuc m 3）	ヨモギ（Art v 2）	
	PR-2	β-1, 3-glucanases	25～35	バナナ	ラテックス（Hev b 2）	LFS
	PR-3	Class I, II, IV chitinase	25～35	バナナ（Mus a 1），アボカド（Prs a 1），クリ（Cas s 5）	ラテックス（Hev b 6.02）	LFS
	PR-4	chitinases similar to potato win proteins	13～19	トマト，ジャガイモ，カブ	ラテックス（Hev b 6.01）	LFS
	PR-5	thaumatin-like protein	22～24	リンゴ（Mal d 2），サクランボ（Pru av 2），キウイ（Act d 2），ピーマン，トマト		
	PR-9	peroxidase isoenzymes	39～40	小麦（Tri a Bd）		
	PR-10	Bet v 1 homologue	17～18	リンゴ（Mal d 1），モモ（Pru p 1），サクランボ（Pru av 1），アプリコット（Pru ar 1），ナシ（Pyr c 1），セロリ（Api g 1），イチゴ（Fra a 1），ニンジン（Dau c 1），キウイ（Act d 8），大豆（Gly m 4），リョクトウ（Vig r 1），ヘーゼルナッツ（Cor a 1），ピーナッツ（Ara h 8）	シラカンバ（Bet v 1）	PFAS
	PR-14	nonspecific lipid transfer protein	1～12	クリ（Cas s 8），イチゴ（Fra a 3），レタス（Lac s 3），アスパラガス（Aspa o 1），キャベツ（Bra o 3），ヘーゼルナッツ（Cor a 8），クルミ（Jug r 3）	ヨモギ花粉（Art v 3） ラテックス（Hev b 12）	
プロテアーゼ		thiol protease	30	パパイヤ（パパイン），パイナップル（ブロメライン），キウイ（アクチニジン，Act d 1），イチジク（フィシン），大豆（Gly m Bd 30K）		
		alkaline serine protease	67	メロン（Cuc m 1）		
プロテアーゼインヒビター		kuniz-type protease inhibitors	14	大豆（soybean trypsin inhibitor）		

PRs：pathogenesis-related proteins

現している．特に重要なプロテインファミリーについて以下に述べる（表 2.30，表 2.31）[13]．

1) PR-10：Bet v 1 ホモログ　プロテインファミリー PR-10（biochemical name：Bet v 1 ホモログ）は，PFAS の主要なアレルゲンで，臨床型は OAS として発症することが多い．欧州のシラカンバ花粉アレルギー患者では，約 80% が，シラカンバ花粉アレルゲンと果物アレルゲンの交さ反応によって生じる，果物の OAS を合併する[14]．交さ反応にかかわるアレルゲンのうち，最初に同定されたシラカンバ花粉アレルゲン Bet v 1 にちなみ，アミノ酸配列の相同性が高いアレルゲンを Bet v 1 ホモログと呼ぶ．これまでに，バラ科果物（リンゴ，モモ，イチゴなど）やセリ科野菜（セロリ，ニンジンなど），キウイなど数多くの Bet v 1 ホモログが同定されている（表 2.30）．Bet v 1 ホモログは一般的に消化や熱，抽出などの加工処理に不安定であるため，さまざまな処理を施した抽出液を使う検査では偽陰性を示しやすい．そのため，検査には生の食物を用いる皮膚テストが推奨されている[15]．また，同じ理由から，加工品ならば摂取できることも多い．ただし，大豆やセロリなどの一部の Bet v 1 は加工に抵抗性を示し，全身症状を誘発することもある．大豆 Gly m 4 は，生の豆を 2 時間調理しても検出され，発酵ないし高熱加工によってしか抗原性が消失しない[16]．

日本において PR-10 に属する花粉の感作状況は正確に把握されていないが，筆者らが実施した関東在住のカバノキ科花粉アレルギー患者 55 例に実施したリコンビナント抗原に対する特異的 IgE 抗体検査では，Bet v 1 感作率は 43.7%，Bet v 2 感作率は 27.3% であった[17,18]．また，植物性食品の OAS 発症率は，Bet v 1 単独感作例では

表 2.31　構造タンパク質や代謝タンパク質としての役割をもつ植物由来アレルゲン

タンパク質の機能	プロテインファミリー/biochemical name	食物アレルゲン	吸入・接触アレルゲン	PFAS や LFS への関与
構造タンパク質	profilin	リンゴ（Mal d 4），モモ（Pru p 4），サクランボ（Pru av 4），ナシ（Pyr c 4），セロリ（Api g 4），ニンジン（Dau c 4），メロン（Cuc m 2），キウイ（Act d 9），イチゴ（Fra a 4），オレンジ（Cit s 2），ライチ（Lit c 1），トマト（Lyc e 1）大豆（Gly m 3），バナナ（Mus xp 1），パイナップル（Ana c 1），アーモンド（Pru du 4），大麦（Hor v 12），小麦（Tri a 12），米（Ory s 12），トウモロコシ（Zea m 12）	シラカンバ花粉（Bet v 2）チモシー花粉（Phl p 12），ヨモギ花粉（Art v 4），ブタクサ花粉（Amb a 8），ラテックス（Hev b 8）	PFAS LFS
貯蔵タンパク質	patain	ジャガイモ（Sola t 1）		
酵素	phenylcoumaran benzylic ether reductases	洋ナシ（Pyr c 5）		
	cyclophilins	ニンジン（cyclophilins）		
	β-fructofuranosidase	トマト（Lyc e 2）		
	flavin adenine dinucleotide-dependent oxidases	セロリ（Api g 5）		

20%，Bet v 1 と Bet v 2 の同時感作例は 33.3% であったが，Bet v 2 単独感作例は 0% と，本邦の果物や野菜アレルギーにも PR-10 が関与していることが示唆された．

2）プロフィリンファミリー　プロフィリン（profilin）は PFAS にかかわるプロテインファミリーのうち，PR-10 に次いで解析が進んでいるアレルゲンである．プロフィリンは細胞内骨格を形成するアクチンフィラメントタンパク質のネットワーク構造形成に重要な役割を果たす，アクチン結合性タンパク質で，すべての真核生物に存在する[19-22]．シラカンバ花粉の Bet v 2 や チモシー花粉の Phl p 12，ヨモギ花粉の Art v 4 をはじめ植物界に広く分布するパンアレルゲン（pan-allergen）として知られている[19,20,23]（表 2.31）．花粉アレルギー患者の 10～20% に感作が確認されるマイナーアレルゲンであるが，花粉のプロフィリンに感作されたヒトの血清 IgE は，多くの吸入および食物アレルゲンとも結合し，結果として広範な交さ反応が起こる．ただし，その臨床的意義はこれまで賛否両論あり，現時点までの意見を総合すると，感作された患者の一部に限り食物アレルギーが発症すると推察されている[11,23,24]．プロフィリンも PR-10 同様にペプシン消化に不安定であるため，OAS の臨床型をとる傾向が強い[25]．

3）PR-14：脂質輸送タンパク質　LTP（nonspecific lipid transfer proteins）は，リポソームからミトコンドリアへリン脂質を輸送する能力があることから命名されたが，現在，この脂質輸送機能については否定的であり，主な機能は植物防御システムへの関与と考えられている[26,27]．LTP は，約 9 kDa と低分子のタンパク質で植物界に広く分布するパンアレルゲンである．LTP は植物組織の外層の細胞層に分布するので，果肉より果皮に多く含まれている．また，3～4 個のジスルフィド結合をもつために熱や消化に高い安定性を示す．LTP は，バラ科植物間だけでなく，バラ科果物と植物学的に近縁でない食物との間でも交さ抗原性が報告されている[28,29]（表 2.30）．シラカンバ花粉が自生しない南欧（特にイタリア，スペイン）の果物アレルギーは，LTP によるクラス 1 食物アレルギーとして発症することが多い[11]．LTP による場合は臨床型も北欧の OAS と対照的に，重篤な症状が誘発されることが多い．たとえば，スペインのリンゴ LTP アレルギーでは 35% に全身症状が現れる[30]．

リンゴやモモの LTP は，品種や保存方法，保存期間，熟成処理などによって発現量に差が生じる[33, 34]．リンゴのLTPは品種によって100倍近い含有量の差がある．また，収穫間もない完熟リンゴではLTPが豊富に含まれ，逆にコントロールされた環境下で長期間保存されると減少する[35]．

また，LTPの果物アレルギーでは花粉のLTPによる吸入感作後にPFASが発症すると指摘する報告もある[31]．欧州で，ヨモギLTPとモモLTPの双方に感作が確認される例では，花粉と食物のどちらが感作抗原であるか議論されているが，現時点では結論はでていない[32]．

4) PR-3：クラスIキチナーゼ (Class I chitinase)　クラスIキチナーゼは，LFSの主要アレルゲンである．クラスIキチナーゼは，種子植物の大半が自己防衛の目的で産生するタンパク質で，昆虫やカビ類のキチンを特異的に分解する．また，クラスIキチナーゼは，*N*-末端近傍に複数のシステイン残基を有するヘベインドメインを共通にもつ．このヘベインドメインは，ラテックスのプロヘベイン（Hev b 6.01）やヘベイン（Hev b 6.02）にも存在することから，果物とラテックスの間で交さ反応が生じ，LA患者に果物アレルギーが発症する．これまでにアボカドのPers a 1，バナナのMus a 1，クリのCas s 5などがクラスIキチナーゼとして同定されている[36-39]．なお，アボカドやバナナを熟成させる目的で，食物ホルモンとしてエチレンを使用することがあるが，このエチレン処理によってクラスIキチナーゼ発現量が増加するとの報告がある．このようなエチレンの使用が，近年のLFSの増加の一因ともいわれている[40]．

5) CCDs　果物や野菜アレルギーを検索するために特異的IgE抗体を測定すると，1人の患者が複数の食品で陽性を示すことはまれではない．しかし，一部の患者では，果物や野菜の特異的IgE抗体が検出されても，皮膚テストやヒスタミン遊離試験が陰性を示し，かつ実際にその食品を食べても症状が誘発されないことがある．そのような現象の一部には，CCDs（cross-reacting carbohydrate determinants）が関与している．CCDsとは，抗原としてIgEと結合し，種々の植物・無脊椎動物などの交さ反応を引き起こす炭水化物（糖）の総称である[8]．ただし，CCDsはIgEと結合するものの，IgEエピトープとなる糖鎖が1価であるためにIgEを架橋することができない．つまり，脱顆粒は惹起されず，CCDsの臨床的意義は低いものと推察されている．特異的IgE抗体測定検査が非常に広範に陽性を示す場合には，CCDsの関与を鑑別する必要がある．

〔猪又直子〕

文　献

1) 猪又直子：臨床免疫・アレルギー科，**49**(5)，549-556, 2008.
2) 厚生労働科学研究班による「食物アレルギーの診療の手引き2005」厚生労働科学研究費補助金，免疫アレルギー疾患予防・治療研究事業，「食物等によるアナフィラキシー反応の原因物質の確定，予防，予知法の確立に関する研究」（主任研究員：海老澤元宏）2005年10月.
3) H. Breiteneder and C. Ebner：*J. Allergy Clin. Immunol.*, **106**, 27-36, 2000.
4) T. Yagami：*Int. Arch. Allergy Immunol.*, **128**(4), 271-279, 2002.
5) C. Blanco et al.：*Ann. Allergy*, **73**, 309-314, 1994.
6) 猪又直子，池澤善郎：*J. Environ. Dermatol. Cutan. Allergol.*, **2**, 14-24, 2008.
7) S.H. Sicherer：*J. Allergy Clin. Immunol.*, **108**(6), 881-890, 2001.
8) A.G. Murzin et al.：*J. Mol. Biol.*, **247**(4), 536-540, 1995.
9) L. Lo Conte et al.：*Nucleic Acids Res.*, **30**(1), 264-267, 2002.
10) R.S. Bonds et al.：*Curr. Opin. Allergy Clin. Immunol.*, **8**(1), 82-86, 2008.
11) R. Asero：*Int. Arch. Allergy Immunol.*, **138**(1), 1-11, 2005.
12) S. Vieths et al.：*Ann. Allergy Asthma Immunol.*, **75**(1), 48-55, 1995.
13) H. Breiteneder and E.N. Clare Mills：*Biotechnol. Adv.*, **23**(6), 395-399, 2005.
14) C. Ortolani：*Ann. Allergy*, **61**(6 Pt 2), 47-52, 1988.
15) C. Ortolani et al.：*J. Allergy Clin. Immunol.*, **83**(3), 683-690, 1989.
16) D. Mittag et al.：*J. Allergy Clin. Immunol.*, **113**(1), 148-154, 2004.
17) 守田亜希子ほか：アレルギー，**57**(2), 138-146, 2008.
18) N. Maeda：*Ann. Allergy Asthma Immunol.*, **104**(3), 205-210, 2010.
19) C. Ebner et al.：*J. Allergy Clin. Immunol.*, **95**(5 Pt

1), 962-969, 1995.
20) R. Valenta et al.：*Science*, **253**(5019), 557-560, 1991.
21) R. Van Ree et al.：*Int. Arch. Allrgy Immnol.*, **98**(2), 97-104, 1992.
22) R. Valenta et al.：*J. Exp. Med.*, **175**(2), 377-385, 1992.
23) G. Pauli et al.：*J. Allergy Clin. Immunol.*, **97**(5), 1100-1109, 1996.
24) M. Wensing et al.：*J. Allergy Clin. Immunol.*, **110**(3), 435-442, 2002.
25) R. Rodriguez-Perez：*J. Allergy Clin. Immunol.*, **111**(3), 634-639, 2003.
26) J. C. Kader：*Annu. Rev. Plant Physiol. Plant Mol. Biol.*, **47**, 627-654, 1996.
27) F. Garcia-Olmedo et al.：*Trends Microbiol.*, **3**(2), 72-74, 1995.
28) E. A. Pastollero et al.：*J. Allergy Clin. Immunol.*, **94**(4), 699-707, 1994.
29) R. Sánchez-Monge et al.：*J. Allergy Clin. Immunol.*, **103**(3 Pt 1), 514-519, 1999.
30) M. Fernandez-Rivas et al.：*J. Allergy Clin. Immunol.*, **118**(2), 481-488, 2006.
31) M. Lombardero et al.：*Clin. Exp. Allergy.*, **34**(9), 1415-1421, 2004.
32) E. A. Pastorello et al.：*J. Allergy Clin. Immunol.*, **110**(2), 310-317, 2002.
33) A. I. Sancho et al.：*Int. Arch. Allergy Immunol.*, **146**(1), 19-26, 2008.
34) O. V. Brenna et al.：*J. Agric. Food Chem.*, **52**(26), 7997-8000, 2004.
35) L. Zuidmeer and R. van Ree.：*Curr. Opin. Allergy Clin. Immunol.*, **7**(3), 269-273, 2007.
36) A. Diaz-Perales et al.：*J. Allergy Clin. Immunol.*, **102**(1), 127-133, 1998.
37) S. Sowka et al.：*J. Biol. Chem.*, **273**(43), 28091-28097, 1998.
38) Z. Chen et al.：*J. Allergy Clin. Immunol.*, **102**(3), 476-481, 1998.
39) R. Sánchez-Monge et al.：*Clin. Exp. Allergy*, **29**(5), 673-680, 1999.
40) C. Blanco et al.：*Allergy*, **49**, 454-459, 1994.

2.5　食品アレルギーの診断・検査

2.5.1　食物負荷試験

a.　食物負荷試験とは

食物負荷試験（food provocation test）は，なんらかの食物に対するアレルギーが疑われる患者に対して，疑われる食品を経口摂取させて誘発症状を観察する試験である．施設によって若干の違いはあるが，誘発症状を最小限に抑えるために漸増法（3～6回程度に分割し，摂取間隔15～30分，1～2時間かけて）によって行う．免疫学的機序の関与の証明とともに特定の食物がアレルギーの原因であることを診断する根拠となる検査であり，特に二重盲検法による食物負荷試験は，食物アレルギー診断のgold standard（最も信頼できる検査）と位置づけられている[1]．

b.　適　応

小児期の食物アレルギーの大多数は乳児期にアトピー性皮膚炎に合併して発症し，それらの症例の多くは経年的に耐性を獲得していく[2,3]．食物アレルギーの診断において抗原特異的IgE抗体検査（IgE CAP RAST検査など）の結果は感作を意味し，必ずしも食物アレルギーの診断とはならず食物負荷試験の結果とは解離が認められる[4]．IgE CAP RAST検査はあくまで参考にとどめ，必要に応じて食物負荷試験により正しく診断し常に必要最小限の食物除去を指導することが重要である．食物負荷試験は食物アレルギーの「最初の確定診断」と「耐性獲得の判断」のために必須であるが，乳児，特異的IgE抗体の高値，アナフィラキシーの直近の既往など，食物負荷試験を行えない例や適応にならない例があるので注意する[5]．

図2.30に厚生労働省研究班による『食物アレルギーの診療の手引き2008』において食物アレルギーの関与する「乳児アトピー性皮膚炎」の診断のプロセスを示した[5]．そのタイプの食物アレルギーの診断確定に至るまでには，環境指導，スキンケアの指導を行ったうえで，図2.30のフロー

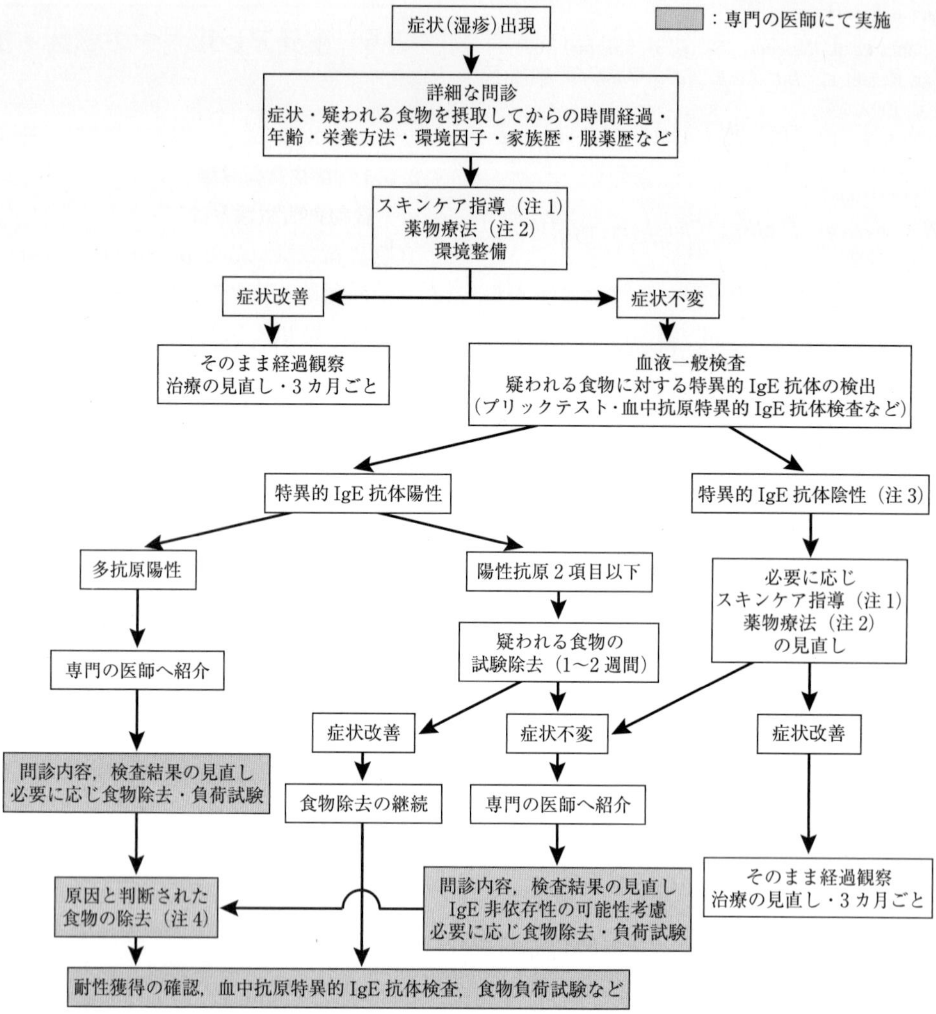

図2.30　食物アレルギー診断のフローチャート（食物アレルギーの関与する乳児アトピー性皮膚炎）[5)]

注1：スキンケアに関して
　スキンケアは皮膚の清潔と保湿が基本であり，詳細は厚生労働科学研究『アトピー性皮膚炎治療ガイドライン2005』などを参照する.

注2：薬物療法に関して
　薬物療法の中心はステロイド外用薬であり，その使用方法については厚生労働科学研究『アトピー性皮膚炎治療ガイドライン2005』などを参照する．乳児に汎用されている非ステロイド系外用薬は接触皮膚炎を惹起することがあるので注意する.

注3：生後6カ月未満の乳児では血中抗原特異的IgE抗体は陰性になる確率が高いので，プリックテストも有用である.

注4：除去食実施上の注意
　成長発達をモニターしていくこと．除去食を中止できる可能性を常に考慮する.

チャートに示すように詳細な問診，症状観察，食物日誌の活用，抗原特異的IgE抗体検査や皮膚テストによる原因抗原の推定，食物除去そして負荷試験による原因抗原の確定という手順を踏んでいく．問診や食物日誌により疑われた食物を1～2週間完全に除去し，症状の改善が得られるかを観察する．母乳および混合栄養の場合には母親の食事からも原因食物の除去が必要な場合もある．除去試験により臨床症状が改善したと考えられた場合でも確定診断は容易ではなく，最終的には食物負荷試験が必要である．即時型の食物アレルギーを疑う場合の診断の進め方を図2.31に示した[5)].

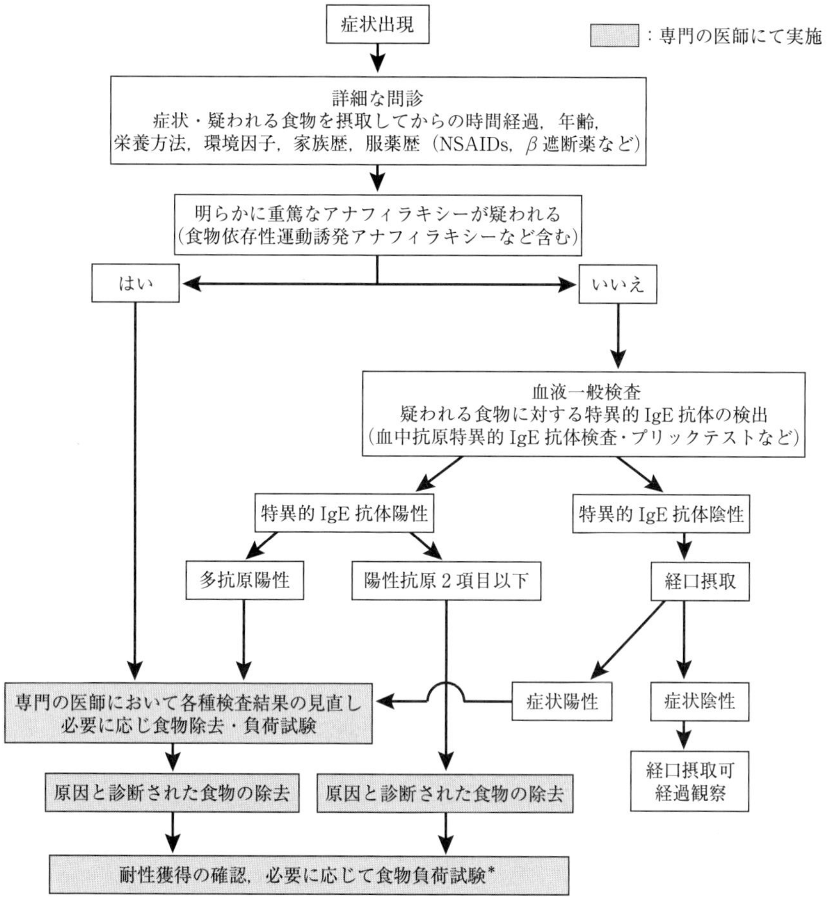

図 2.31　食物アレルギー診断のフローチャート（即時型症状）
＊：学童期以降発症の即時型症例は一般的に耐性を獲得する頻度は低い．

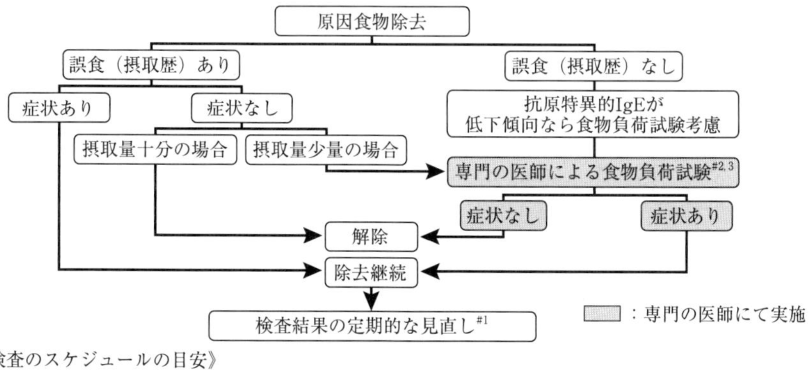

《定期的検査のスケジュールの目安》

	3 歳未満	3 歳以上 6 歳未満	6 歳以上
#1 抗原特異的 IgE 抗体	6 カ月ごと	6 カ月～1 年ごと	1 年ごとまたはそれ以上
#2 食物負荷試験考慮*	6 カ月～1 年ごと	1～2 年ごと	2～3 年ごとまたはそれ以上
#3 食物負荷試験方法	オープンチャレンジ	オープン・シングルブラインド・ダブルブラインドチャレンジ	オープン・シングルブラインド・ダブルブラインドチャレンジ

図 2.32　原因食物決定後の経過観察
＊：アナフィラキシー例では原則的には食物負荷試験は行わない．ただし，乳幼児期発症例のなかには耐性の獲得がみられることがあり，時期をみて実施することがある．

表 2.32　負荷試験食品の種類と負荷開始量，総負荷量

食品	負荷食品	ステップ	負荷開始量	総負荷量	分割摂取の一例
卵	ゆで卵 (全卵または卵白)	1 2 3	卵黄 1 g 微量 卵白 1 g (1/32 個)	卵黄 1 個 全卵 1/16〜1/8 個相当 全卵 25 g (1/2 個)〜50 g (1 個)	1-2-4-8 g 卵を含む加工食品を利用 1/32-1/16-1/8-1/4-1/2 個
牛乳	生牛乳	1 2	0.05 (1 滴)〜0.1 ml 1〜5 ml	15〜30 ml 100〜200 ml	0.1-1-2-4-8-15 ml 1-5-10-25-50-100 ml
小麦	ゆでうどん	1 2	0.5 g　約 2 cm 長 1 g	15〜30 g 50〜100 g	0.5-1-2-4-8-15 g 1-2-5-15-25-50 g
魚	白身煮魚		1 g	30〜60 g	1-2-4-8-15-30 g
大豆	豆腐		1 g	50〜100 g	1-2-5-15-25-50 g

明らかな即時型の症状の場合には食物負荷試験を行うことは少ないが，原因が特定できないようなときには食物負荷試験を行い症状の再発を防ぐことが重要である．耐性の獲得の判断においては図 2.32 に示すように通常の診療においては誤食のエピソードも重要な情報源であるが，最終判断は図 2.32 に示すように食物負荷試験による[5]．食物アレルギーの確定診断後の耐性の獲得の判断における IgE 抗体の検査や食物負荷試験の間隔をおおよそ示した．図 2.30，図 2.31，図 2.32 において病診連携を意識して基本的には専門医において食物負荷試験を行うべきと考えている[5]．

c.　具体的方法

経験のある専門の医師が入院設備のある施設で行うことが望ましい．2006 年 4 月より，食物負荷試験は 9 歳未満の小児に対して保険適応となり保険点数で 1000 点の診療報酬が得られるようになったが，包括医療の小児入院管理料に加算しては算定できない．さらに 2008 年 4 月より外来においても 9 歳未満の小児に対して保険適応が認められた．食物負荷試験には次の 3 通りが存在しその適応症を示す．図 2.32 にも各試験の年齢別のおおよその適応年齢を示した．

1)　オープン負荷試験　　検者も被験者も負荷するものが何であるかわかって行う試験で，結果が陰性のときはその診断は問題ない．3 歳頃までは主観の入る余地はないのでこの方法での診断で問題ない．日本小児アレルギー学会食物アレルギー委員会から 2009 年に刊行された食物アレルギー経口負荷試験ガイドライン 2009 より提唱されている適応の多い鶏卵，牛乳，小麦，大豆の具体的な負荷用の食品を表 2.32 に示す[1]．年長児や成人でオープン負荷試験の結果が主観的症状のみ陽性の場合には被験者の主観が入っている可能性を除外するために，次に述べるシングルブラインドあるいはダブルブラインドプラセボコントロール負荷試験（DBPCFC）によって確認する．

2)　シングルブラインド負荷試験　　被験者の

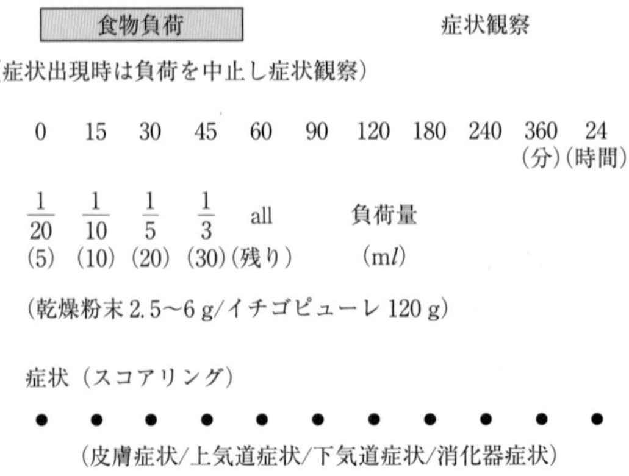

図 2.33　ブラインド負荷試験プロトコル

み何を負荷されているかわからないで行う試験で，検者側にバイアスの入る余地がある．主観的症状のみ陽性に出た場合には DBPCFC にて最終確認する必要がある．

3)　ダブルブラインドプラセボコントロール負荷試験（double-blind, placebo-controlled food challenge : DBPCFC）　検者，被験者とも何が負荷されているのかわからない状態で行う試験で，プラセボを対象として比較検討して判断するものである．主に研究目的や特に年長児や成人で客観的症状を伴わず掻痒感，腹痛などの主観的症状のみ出現する場合や，オープンチャレンジやシングルブラインドチャレンジで主観的症状が陽性の場合の最終的な確認として行う試験である．

基本的に食物負荷試験はリスクを伴うことも説明したうえで保護者から文書同意を得て入院管理で施行すべきである．厚生労働科学研究の食物負荷試験ネットワーク研究ではアメリカアレルギー

表 2.33　食物負荷試験症状スコアリングシステム（厚生労働科学研究食物負荷試験ネットワーク研究による）

1. 皮膚	A）紅斑様発疹（% 面積：9 の法則にて記載）	
	B）発疹	0：なし 1：軽度（軽度の小さい紅斑） 2：中等度（まとまった紅斑，盛り上がりのある発疹） 3：重度（全身の著明な紅斑，広がった盛り上がりのある皮疹）
	C）掻痒疹	0：なし 1：軽度（たまに掻く程度） 2：中等度（2 分以上続けて掻く） 3：重度（続けて強く掻く）
	D）蕁麻疹・血管運動性浮腫	0：なし 1：軽度（3 個未満） 2：中等度（3 個以上 10 個未満） 3：重度（全身性）
2. 鼻症状	A）くしゃみ・痒み	0：なし 1：軽度（ごくたまに） 2：中等度（10 回未満，目および鼻を間欠的に掻く） 3：重度（継続したくしゃみ，持続した目および鼻を掻く動作）
	B）鼻閉	0：なし 1：軽度（多少口呼吸） 2：中等度（かなり口呼吸） 3：重度（完全に口呼吸）
	C）鼻汁	0：なし 1：軽度（ときどき鼻をすする） 2：中等度（しばしば鼻をすする，ちり紙が必要） 3：重度（鼻を持続的にかんでいないと鼻水が落ちる状態）
3. 胸部症状	A）咳嗽	0：なし 1：軽度（ごくたまに） 2：中等度（10 回未満） 3：重度（持続的に咳き込む）
	B）喘鳴	0：なし 1：軽度（聴診にて呼気性喘鳴を聴取） 2：中等度（呼吸困難，呼気性および吸気性喘鳴の聴取） 3：重度（呼吸困難，呼吸補助筋の使用，近くで聞こえる喘鳴）
4. 腹部症状	A）主観的症状	0：なし 1：軽度（悪心または腹痛） 2：中等度（頻回の悪心または腹痛の訴え，活動性の低下） 3：重度（ベッドに横たわり，泣いている，不穏状態）
	B）客観的症状	0：なし 1：軽度（1 回の嘔吐または下痢） 2：中等度（2～3 回の嘔吐または下痢，もしくはそれぞれ 1 回ずつ） 3：重度（3 回以上の嘔吐または下痢，もしくはそれぞれ 2 回ずつ）

表 2.34　食物負荷試験スコアリングシート

症　状		負荷前 (:)	15 分 (:)	30 分 (:)	60 分 (:)	90 分 (:)	120 分 (:)	3 時間 (:)	6 時間 (:)	24 時間 (:)
皮膚症状	紅斑									
	発疹	3 2 1 0	3 2 1 0	3 2 1 0	3 2 1 0	3 2 1 0	3 2 1 0	3 2 1 0	3 2 1 0	3 2 1 0
	掻痒疹	3 2 1 0	3 2 1 0	3 2 1 0	3 2 1 0	3 2 1 0	3 2 1 0	3 2 1 0	3 2 1 0	3 2 1 0
	蕁麻疹・血管運動性浮腫	3 2 1 0	3 2 1 0	3 2 1 0	3 2 1 0	3 2 1 0	3 2 1 0	3 2 1 0	3 2 1 0	3 2 1 0
鼻症状	くしゃみ・痒み	3 2 1 0	3 2 1 0	3 2 1 0	3 2 1 0	3 2 1 0	3 2 1 0	3 2 1 0	3 2 1 0	3 2 1 0
	鼻閉	3 2 1 0	3 2 1 0	3 2 1 0	3 2 1 0	3 2 1 0	3 2 1 0	3 2 1 0	3 2 1 0	3 2 1 0
	鼻汁	3 2 1 0	3 2 1 0	3 2 1 0	3 2 1 0	3 2 1 0	3 2 1 0	3 2 1 0	3 2 1 0	3 2 1 0
胸部	咳嗽	3 2 1 0	3 2 1 0	3 2 1 0	3 2 1 0	3 2 1 0	3 2 1 0	3 2 1 0	3 2 1 0	3 2 1 0
	喘鳴	3 2 1 0	3 2 1 0	3 2 1 0	3 2 1 0	3 2 1 0	3 2 1 0	3 2 1 0	3 2 1 0	3 2 1 0
腹部症状	主観的症状	3 2 1 0	3 2 1 0	3 2 1 0	3 2 1 0	3 2 1 0	3 2 1 0	3 2 1 0	3 2 1 0	3 2 1 0
	客観的症状	3 2 1 0	3 2 1 0	3 2 1 0	3 2 1 0	3 2 1 0	3 2 1 0	3 2 1 0	3 2 1 0	3 2 1 0
合　計										

学会のマニュアル[6]に沿って共通のプロトコルによって施行している[7]．図 2.33 に示すように，15 分間隔の漸増法によって 1 時間で負荷を終わらせる方法である．乾燥食品粉末を用いたブラインド法による負荷試験である．ブラインドにするためにはさまざまな工夫がなされるが，臭い，色，味を隠すのは意外と難しい．ここではイチゴピューレに乾燥食品粉末を数グラム混ぜている[7]．症状の観察が判断の基準になるので，表 2.33 のような観察項目に関して表 2.34 に示したスコアリングシステムを用いている．症状が出現したらそれ以上の負荷は行わず症状の経過を観察し，必要な場合には薬物を使用し症状をコントロールする．負荷開始から最低 2 時間はベッドサイドに付き添って注意深い観察を要する．

4）診断基準　診断基準はあくまでも食物の負荷により症状が誘発されるかをみることにより判断する．臨床症状は主観的症状と臨床的症状に分類されるが，主観的症状のみの場合には DBPCFC の適応である．

5）副作用・注意すべき点　食物負荷試験で最も注意すべき点は安全に行うことである．喘鳴・呼吸困難などの呼吸器症状の即時型症状を呈するケースではアナフィラキシーショックに至る可能性があるため，アドレナリンなどの薬物の準備と患者の丁寧な観察が必須である．また負荷試験の判定が適確に行われるように皮膚症状・呼吸器症状などのコントロールが良好に保たれた状態で行うこと，反応閾値が低下する可能性のある感冒，胃腸病，疲労時などの体調の悪いときは行わないこと，抗ヒスタミン薬投与状態では閾値が高くなってしまうことがあるので無投薬状態で行うことなどが主な注意点である．　〔**海老澤元宏**〕

文　献

1）日本小児アレルギー学会食物アレルギー委員会経口食物負荷試験標準化ワーキンググループ（監修：宇理須厚雄ほか）：食物アレルギー経口負荷試験ガイドライン 2009，協和企画，2009.
2）池松かおりほか：アレルギー，**55**(2), 140-150, 2006.
3）池松かおりほか：アレルギー，**55**(5), 533-541, 2006.
4）T. Komata et al.：*J. Allergy Clin. Immunol.*, **119**(5), 1272-1274, 2007.
5）M. Ebisawa：*Allergol. Int.*, **58**(4), 475-483, 2009.
6）S. A. Boch et al.：*J. Allergy Clin. Immunol.*, **82**, 986-997, 1988.
7）海老澤元宏ほか：医療，**54**(2), 79-84, 2000.

2.5.2　皮膚テスト，特異的 IgE 抗体

食物アレルギーの原因抗原の診断に際して実施する検査法として，抗原特異的 IgE 抗体と皮膚試験がある．それぞれの特徴と限界を知り検査することが必要である．

a.　抗原特異的 IgE 抗体

1）測定法　食物アレルギーの原因抗原検索のために血清を用いて *in virto* で測定する．1960 年代に RAST（radioallergosorbent test）が開発され，現在，抗原特異的 IgE 抗体についてはいくつかの測定系はあるが，食物アレルギーの分

野では臨床検査としてはRASTの改良型である蛍光酵素免疫測定法であるImmunoCAP®（ファディア社）が最も広く使用されている．さらに，国際的にも食物特異的IgE抗体価の臨床的な評価がなされているのはこの測定法のみである[1-3]．

それぞれの測定法は，測定可能な項目数や必要検体量，検査可能なアレルゲンの種類，検査所要時間，必要な検査機器などの面で違いがある[4]．データはおおむねImmunoCAP®と相関するが，それぞれの測定系で使用している抗原やデータの定量性およびクラス表記法が異なる．この抗原特異的IgE抗体検査は保険適用がある．

ImmunoCAP®では，アレルゲンは多孔性のスポンジ状物質を内蔵したプラスティックカプセル（イムノキャップ）に吸着されている．約200項目のシングルアレルゲンのほか，マルチアレルゲン測定が可能である．血液があれば比較的容易に多数の抗原を同時に測定することができる．さらに，抗体の性状から凍結保存血清での測定も可能である．しかしながら，すべての食物抗原が揃っているわけではないために測定できない食物も多く存在する．さらにアレルゲンによっては精製の過程で抗原性が失われてしまう可能性やアレルゲンの性状のためにイムノキャップに吸着しにくいものもある．

2）　判定・判定基準　　判定は，判定基準をもとに判断するが抗原特異的IgE抗体陽性すなわち原因抗原とは断定できない．つまり，ある食物に対するIgE抗体が陽性であればその食物を摂取すると必ず症状が出現するとはいいきれない．ある食物抗原に対するIgE抗体が陽性であることは，あくまでその食物抗原に感作されていることを示しているにすぎない．

判定基準は，単項目測定では陰性（クラス0）0.35未満，疑陽性（クラス1）0.35～0.7未満，陽性（クラス2）0.7～3.5，（クラス3）3.5～17.5，（クラス4）17.5～50，（クラス5）50～100，（クラス6）100≦の7段階である．

3）　交さ抗原性　　食物抗原では，穀物，野菜や果物間，魚種間などではそれぞれ同種間で共通の抗原性（共通のアミノ酸配列あるいは立体構造など）があることが知られている．そのため，ある抗原特異的IgE抗体が同種の共通抗原と結合することがある．これを交さ抗原性という．そのため，未摂取のものであってもすでに抗体が陽性となっている場合がしばしば認められる．クルミと他の木の実類間では37%，魚類間では50%，エビと他の甲殻類間では75%との報告がある[5]．交さ反応性があってもすべて摂取不可能というわけではない．特異的IgE抗体価での判断はつかないため負荷試験が必要である．

交さ抗原性については，共通抗原に対する抗体の親和性は必ずしも同一であるとはいえずそれぞれ異なる．抗体の親和性が高い場合には抗原の類似性が高いことが推測できる．

4）　プロバビリティカーブ（症状誘発の可能性）とカットオフ値　　CAP-FEIAによる抗原特異的IgE抗体価と食物負荷試験陽性的中率がこれまでいくつか検討され報告されている（表2.35）[1-3]．鶏卵，牛乳，ピーナッツ，魚については食物負荷陽性的中率が95%以上の抗体価が報告されている．また，低年齢（2歳以下）では，鶏卵と牛乳の95%陽性的中率の抗体価はより低値である[2]．すなわち，低年齢ではプロバビリティカーブ（症状誘発の可能性）はより左側にシフトしている（図2.34）[2]．また，オボムコイド特異的IgE抗体価は加熱卵の摂取可否に関して，より優れた診断感度・特異度を有する[3]．一方，小麦ならびに大豆については陽性的中率が70%台にとどまり，抗

表2.35　負荷試験なしで食物アレルギーと診断できる食品別特異的IgE抗体価

1）Sampson[1]

食物抗原	卵	牛乳	ピーナッツ	魚
診断基準値	7	15	14	20

2）Komata[2]

年　齢	1歳未満	1歳	2歳以上
卵白	13.0	23.0	30.0
牛乳	5.8	38.6	57.3

3）Ando[3]

負荷食品	生卵白		加熱卵白	
抗原	卵白	オボムコイド	卵白	オボムコイド
陽性基準	7.38	5.21	30.7	10.8

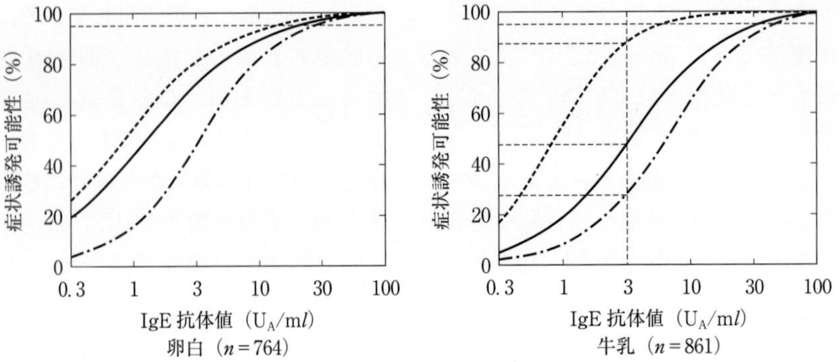

図 2.34 プロバビリティカーブ[2)]（IgE CAP RAST 値と症状誘発の可能性）
----＜1 歳，——＝1 歳，-·-≧2 歳．

体価では症状出現の予測が難しい．

以上のように，CAP-FEIA による抗原特異的 IgE 抗体価により，鶏卵と牛乳については食物負荷時の陽性的中率がある程度予測される．したがって抗体価がカットオフ値以上であれば，あえて食物負荷試験を行わないことは妥当な判断である．しかしながら，このカットオフ値はあくまでも確率である点に注意すべきである．

また，特異的 IgE 抗体価と誘発症状が相関するとの報告もあるが，負荷試験における症状誘発閾値や誘発症状の重症度を反映しないことが示されている[7,8)]．

5）感度，特異度　食物抗原に対する特異的 IgE 抗体の感度は一般的には高い．しかしながら，前述のように，抗体陽性と症状出現とは必ずしも一致せず，特異度が高いとはいえない．さらに，果物や野菜などの抗原については特異的 IgE 抗体は必ずしも感度が高いとはいえず，判定基準を 0.35 とした場合には陽性率が低下することが知られている．

6）限　界　抗原特異的 IgE 抗体検査は年齢によっても価が変動し，乳児など低年齢では抗体価が低値であることも少なくない．また，厳格な食物制限により抗体価が陰性化する可能性があるので判定の際には注意する．抗体価は半減期の問題もあり，その変動は鋭敏ではないため短期間内の再測定の有用性は少ない．乳児から 3 歳では 6 カ月，それ以降は 6 カ月～1 年間隔での測定が望ましい．

さらに，抗原特異的 IgE 抗体の測定は即時型アレルギー反応の抗原検索にはすぐれているものの，遅延型アレルギー反応においては IgE 抗体が検出されないことも少なくない．この場合には抗原検索法として末梢血単核球を用いたリンパ球刺激試験（2.5.4 項参照，保険適用外）が必須である．

b. 皮膚テスト

食物アレルギーの抗原検索法としての皮膚テストにはプリックテスト（skin prick test：SPT）とパッチテスト（patch test：PT）がある[8)]．いずれも *in vivo* の試験である．皮膚テストには皮内テストもあるが，食物アレルギーの診断に際してはアナフィラキシーの危険性や疑陽性率も高く適さないのでここでは省略する．

1）方　法　プリックテストでは前腕屈側皮膚を清拭後 3～4 cm 間隔でテスト抗原液と陰性コントロール（生理食塩水），陽性コントロール（1%塩酸ヒスタミン液）を滴下しておき，その部位を注射針またはランセッターなどで皮膚を軽く刺す．その後，抗原液をふきとる．15 分後に膨疹最長径と紅斑径を計測する．

SPT 抗原液（アレルゲンエキス）は，鳥居薬品から「スクラッチエキス」として市販されている．標準的なプリック針として，ランセット針（PRICK LANCET®，(株)ヤヨイ）やバイファケイテッドニードル（Bifurcated needle®，Allergy Laboratories of Ohio, Inc. 輸入販売元東京エム・アイ商会）が使用されている．

表 2.36 プリックテスト判定基準[9]（EAACI 判定基準）

−	生食と同等の膨疹
1+	ヒスタミンの膨疹の 1/2 より小さく，生食より大きい膨疹
2+	ヒスタミンの 1/2 の膨疹
3+	ヒスタミンと同等の膨疹
4+	ヒスタミンの膨疹の 2 倍

表 2.37 試験前に中止する薬剤（文献 13 を一部改変）

ヒスタミン H1 受容体拮抗薬	72 時間
β2 刺激薬	12 時間
テオフィリン	12 時間
経口クロモグリク酸ナトリウム	12 時間
Th2 サイトカイン阻害薬	12 時間
ロイコトリエン受容体拮抗薬	24 時間

2） 判　定　判定はいくつかの基準がある．European Academy of Allergy and Clinical Immunology（EAACI）判定基準（表 2.36）に基づき陽性コントロールの膨疹径と比較して行う．−，1+〜4+ の 5 段階で判定する[9]．一方，抗原液による膨疹径が陰性コントロールの 3 mm 超の場合を陽性とするもの[10]や，乳児では，陽性基準値は，膨疹径 2 mm または紅斑径 5 mm 以上と報告されている[11]．また，膨疹径が 4 mm 以上あるいは対照の 2 倍以上，または発赤径が 15 mm 以上を陽性とするものなどがある[12]．

実施に際しては，*in vivo* の検査であることから内服薬剤の影響などを受けるため，検査実施前には抗ヒスタミン薬などの特定の薬剤（表 2.37）[13]を中止しておく必要がある．

3） 特異度・感度　食物アレルギーの原因抗原検索において感度と陰性的中率は 90% 以上と高いが特異度と陽性的中率は 60% と低い．しかしながら，即時型反応を呈する場合には感度が高い．SPT 陽性は抗原特異的 IgE 抗体の存在を示すが，それだけでは食物アレルギーの診断根拠とはならない．一方，乳児早期では抗原特異的 IgE 抗体陰性でも，SPT 陽性が食物アレルギー診断の手掛かりとなることがある[11]．

乳幼児で，SPT の膨疹径から陽性コントロールを差し引いた数値として，牛乳とピーナッツで 8 mm 以上，卵で 7 mm 以上であれば，負荷試験が必ず陽性を示すことが報告されている[14]．

SPT 陰性であれば，95% 以上の可能性で当該抗原による即時型反応を呈さない[10]．しかし，乳児では SPT の反応性が乏しく，SPT 陰性でも実際には誘発症状が出現することがある．

4） 有用性と限界　抗原特異的 IgE 抗体検査項目にない食物や果物・野菜などによる口腔アレルギー症候群などの抗原検索をする場合には prick-prick テスト（プリック針で食物を刺してから皮膚を刺す）の有用性が高い[8]．さらに，抗原特異的 IgE 抗体が感度以下で検出できない乳児食物アレルギー症例において，SPT は原因アレルゲン検索手段として感度が高く優れている．しかしながら，皮膚の状況（湿疹など）や全身状態により実施できない場合もある．また，抗体検査結果に比較して SPT 結果の定量性は劣り，一度に検査できる抗原の数は皮膚面積に依存するため限界がある．

5） 貼付試験（パッチテスト）の方法，判定，有用性，限界　パッチテストはパッチテスト用絆創膏を用いて原因抗原を上腕や上背部に 48 時間貼付する．判定は貼付 48 時間後と 72 時間後に行い，紅斑，丘疹などが認められた場合に陽性と判定する（表 2.38）．ただし，パッチテストは一般的に単純化学物質である接触抗原に対する接触アレルギーの有無を調べるための試験法である．

主にタンパク抗原が主体である食物アレルギーにおいては，非特異的反応が少なくないことや経

表 2.38 パッチテスト判定基準

1. パッチテスト研究会判定基準	−	反応なし
	±	わずかな紅斑
	+	明らかな紅斑
	++	紅斑＋浮腫
	+++	紅斑＋浮腫・丘疹＋小水疱
	++++	大水疱
2. ICDRG 判定基準	?+	紅斑のみ（doubtful reaction）
	+	紅斑＋浮腫，丘疹（weak (non-vesicular) reaction）
	++	紅斑＋浮腫・丘疹＋小水疱（extreme reaction (only sometimes required)）
	+++	大水疱（extreme reaction and large vesicle）
	NT	施行せず（not tested）
	IR	刺激反応（irritant reaction）

ICDRG：International contact dermatitis research group

皮的吸収に差があることなどからパッチテストは必ずしも有用性は高くない．さらに，パッチテストは即時型反応の場合にもその有用性は高くない．しかしながら，遅発型反応を呈するアトピー性皮膚炎の食物アレルギー児の診断には，抗原特異的IgE抗体やSPTよりも有用な場合もある[15]．

〔相原雄幸〕

文献

1) H. A. Sampson：*J. Allergy Clin. Immunol.*, **107**, 891-896, 2001.
2) T. Komata et al.：*J. Allergy Clin. Immunol.*, **119**, 1272-1274, 2007.
3) H. Ando et al.：*J. Allergy Clin. Immunol.*, **122**, 583-588, 2008.
4) 伊藤浩明：アレルギー，**57**, 1109-1116, 2008.
5) S. H. Sicherer：*J. Allergy Clin. Immunol.*, **108**, 881-890, 2001.
6) S. H. Sicherer et al.：*J. Allergy Clin. Immunol.*, **105**, 582-586, 2000.
7) T. T. Perry et al.：*J. Allergy Clin. Immunol.*, **114**, 1164-1168, 2004.
8) 矢上晶子，松永佳世子：アレルギー，**57**, 513-518, 2008.
9) S. Dreborg：*Allergy*, **44** (Suppl 10), 22-30, 1989.
10) H. A. Sampson：*Allergy*, **60** (Suppl 79), 19-24, 2005.
11) 緒方美佳ほか：アレルギー，**57**, 843-852, 2008.
12) 斉藤　厚ほか：日本化学療法学会抗菌薬投与に関連するアナフィラキシー対策のガイドライン（2004年版），(社)日本化学療法学会.
13) 日本小児アレルギー学会食物アレルギー委員会経口負荷試験標準化ワーキンググループ：食物アレルギー経口負荷試験ガイドライン 2009，p. 21，共和企画，2009.
14) R. Sporik et al.：*Clin. Exp. Allergy*, **30**, 1541-1546, 2000.
15) B. Niggemann et al.：*J. Allergy Clin. Immunol.*, **108**, 1053-1058, 2001.

2.5.3 ヒスタミン遊離試験・好塩基球活性化試験

食物アレルギーの検査では感作を検出するアレルゲン特異的IgE抗体測定が頻用されるが，好塩基球の反応を測定するヒスタミン遊離試験（histamine release test：HRT）と好塩基球活性化試験（basophil activation test：BAT）は感作のみでなく，細胞自体の反応性も評価するため，実際に生体で起こる反応，すなわち最終診断法である負荷試験により近いことが期待される．また，好塩基球は末梢血白血球の1%前後を占めるにすぎない細胞ではあるが，特異的IgE抗体を結合しているという点では末梢血中で最も多数を占める抗原特異細胞ともいえる．現在，保険収載の検査としては磁気ビーズを用いて分離した好塩基球にアレルゲンを反応させて遊離ヒスタミン量を測定するHRTシオノギ®があり，保険適応はないがフローサイトメトリーで好塩基球表面上の活性化分子CD203cを定量するAllergenicity kit®も利用可能である．その他の活性化マーカー（CD63など）に関する報告もある．ここではこれらの検査について方法ならびに臨床的意義について解説する．

a. ヒスタミン遊離試験（HRTシオノギ®）

HRTはアレルゲンに対する細胞反応の研究に古くからよく用いられてきた．流血中では好塩基球だけがヒスタミン含有細胞であることを利用して，初期は白血球分画全体での測定が行われた．しかし，全白血球のヒスタミン遊離はアレルギー患者で無刺激でも亢進していることがあり[1]，すでに活性化された細胞では刺激後に十分に反応しないので，アレルゲン特異的反応には必ずしも適さなかった．一方，比重遠心などで好塩基球を分離するためには多量の血液が必要で，実験室レベルは可能でも，臨床応用は困難であった．その後，免疫学的手法を用いて簡便に好塩基球を分離，かつ一連の操作を簡便にキット化したHRTシオノギ®が開発され，日常検査としての利用が可能となった．

1) 測定原理　HRTシオノギ®では，まず96穴マイクロプレートにEDTA-2Na採血の全血を1ウェル当たり20 μl添加，磁気ビーズに結合させた好塩基球特異的モノクローナル抗体液100 μlを加えて反応させた後に，インナープレートを被せたシャンデリア型の磁石をプレートに差し込み，磁気ビーズが結合している好塩基球を吸着させる．この操作により細胞の活性を残したまま，簡便かつ高純度で分離が可能となる．次に，この好塩基球が結合した磁石をあらかじめ用意したアレルゲン添加のプレートに移して反応させる

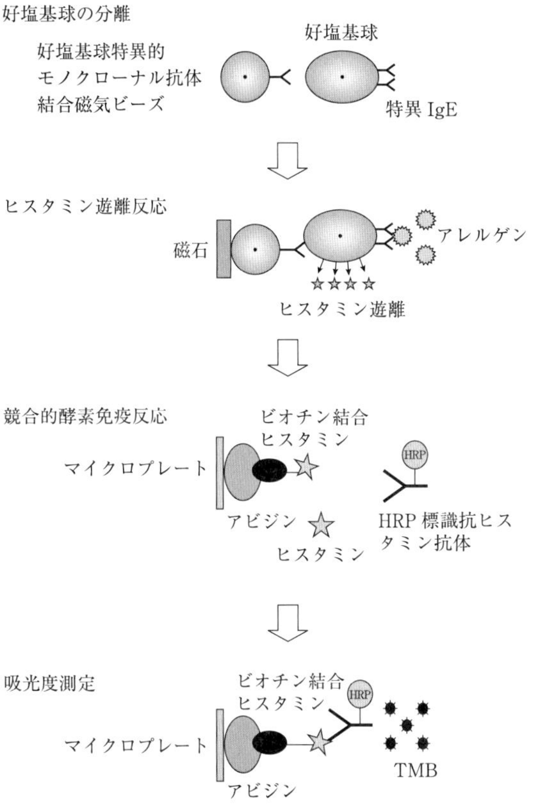

図 2.35　HRT シオノギ® の原理

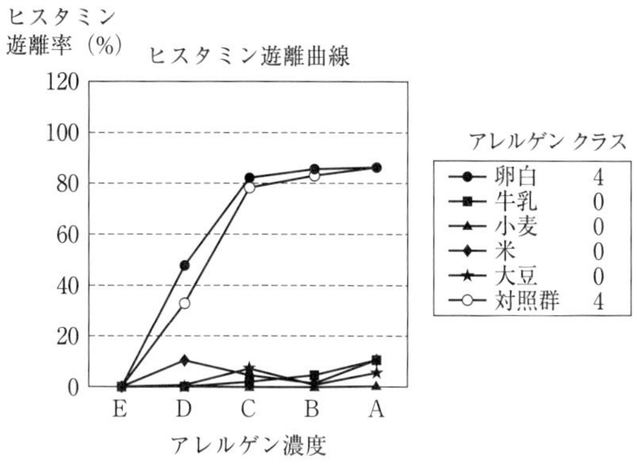

図 2.36　HRT シオノギ® の結果例

と，好塩基球上の特異 IgE 抗体とアレルゲンの結合にはじまるヒスタミン遊離反応が起こる．その後, インナープレートとともに磁石を引き上げ, 上清中に遊離したヒスタミン量を，競合的酵素免疫反応法によって測定する[2]（図 2.35）.

2）　測定アレルゲンと結果の表現　このキットで現在，測定可能なアレルゲンは吸入性アレルゲン 5 種（ヤケヒョウヒダニ，日本スギ，カモガヤ，ブタクサ，ネコ上皮），食物性アレルゲン 5 種（卵白，牛乳，小麦，米，大豆）である．それぞれ 5 段階の濃度（キットでは便宜的に最高濃度の A～最低濃度の E で表されている．抗原により異なるものの，ほぼ 10 倍ずつで $1 \sim 10^4$ 倍の範囲の濃度系列となっている）におけるヒスタミン遊離率が記載される．さらに，ヒスタミン遊離率がすべてカットオフ値（20%）未満の場合をクラス 0，濃度 A でのみカットオフ値を越える場合がクラス 1，A, B でカットオフ以上のクラス 2，A, B, C でカットオフ以上のクラス 3, A, B, C, D でカットオフを越えるクラス 4 と分類し，検査結果として表示される（図 2.36）．これまでの報告では食物アレルギーにおける診断性能について，負荷による誘発症状を予測する感度や特異度が高いことが報告されている[3]．さらに，最近，自動分析装置による HRT 検査も開発され，上記の 10 アレルゲンに加え，25 アレルゲン*において臨床診断との高い一致率が報告されており[4]，近日中に臨床応用が可能となる見込みである（*：新たに測定可能となるアレルゲン：カニ，エビ，マグロ，サケ，サバ，豚肉，牛肉，鶏肉，オボムコイド，卵黄，ゴマ，そば，ピーナッツ，ゼラチン，ハウスダスト，コナヒョウヒダニ，イヌ上皮，イヌ皮屑，カンジダ，アルテルナリア，ヨモギ，ヒノキ，卵白アルブミン，リゾチーム，ヒト汗）.

3）　鶏卵アレルギーにおける HRT の応用

筆者らはこの方法を用いて，鶏卵アレルギーの診断への有用性を検討した．対象はすべて卵白 CAP-RAST が陽性であり，鶏卵アレルギーの疑いまたはすでに鶏卵アレルギーの診断で除去食を続けていたが寛解判定のために負荷試験を行った 115 例と，明らかな病歴により鶏卵アレルギーか耐性かが診断できた 85 例，合計 200 例の小児である．そのうち，鶏卵アレルギーと診断されたのは 172 例，耐性と診断されたのは 28 例で，負荷試験を行った例では誘発された症状の重症度と摂取量を組み合わせてスコア化した．まず，卵白による HRT と卵白 CAP-RAST の診断性能を比較してみると，表 2.39 に示したように，どちらの

表 2.39 鶏卵アレルギーにおける HRT と CAP-RAST の診断性能

検査（卵白に対して）	感度（%）	特異度（%）	陽性適中率（%）	陰性適中率（%）
CAP-RAST	82.6	53.6	91.6	33.3
HRT	88.1	66.7	94.4	46.7

卵白 CAP-RAST のカットオフ値は ROC 曲線による解析により，3 歳以上 4.74 U/l，2 歳以下 3.32 U/l とした．卵白 HRT はスコア 1 以上を陽性とした．

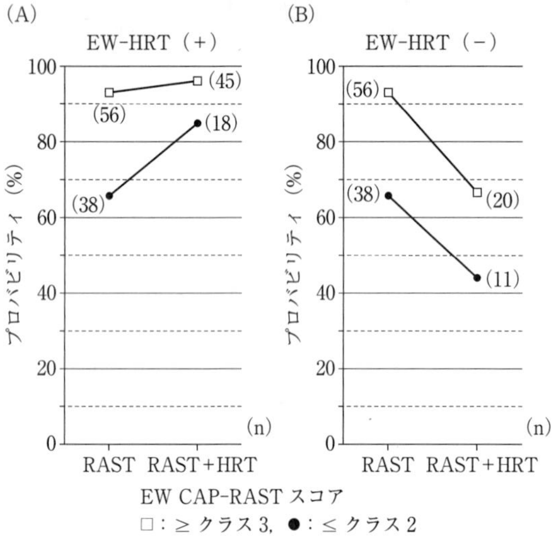

図 2.37 HRT と CAP-RAST を組み合わせた鶏卵アレルギーの診断

CAP-RAST スコアが 2 以下の場合，RAST のみのプロバビリティは高くないが（65.8%），HRT を組み合わせると，陽性であればプロバビリティは 85% に上昇し，陰性ならば 44.4% となる．一方，CAP-RAST スコアが 3 以上の場合，HRT 陽性であることが新たにプロバビリティを上げないが，HRT 陰性ならば低下する，すなわち負荷が陰性である可能性を示す．

検査も感度および陽性適中率は高値であったが，特異度および陰性適中率はやや低かった．しかし，いずれの指標でも HRT のほうが，より高い値を示していた．

次に，両試験を組み合わせた場合の診断性能を検討した．通常の診断手順にしたがって，まず CAP-RAST のプロバビリティ（負荷による症状誘発率）を算定してみると，これまでにも報告されているとおり[5]，クラス 3 以上ではプロバビリティが 90% を越えて，負荷陽性をよく予測できると考えられるが，クラス 1, 2（図 2.37 の●）ではプロバビリティが 65.8% と予測性能はあまり高くないことがわかる．しかし，HRT の結果を組み合わせて考えると，CAP-RAST クラスが 1, 2 でも HRT 陽性ならばプロバビリティは 85% と高くなり（図 2.37A），逆に CAP-RAST クラス 3 以上でも HRT 陰性ならばプロバビリティは低くなる（図 2.37B）ことが明らかとなった．HRT の結果が CAP-RAST の予測性能[5] を補完して，さらに診断精度を高める可能性があると考えられた．

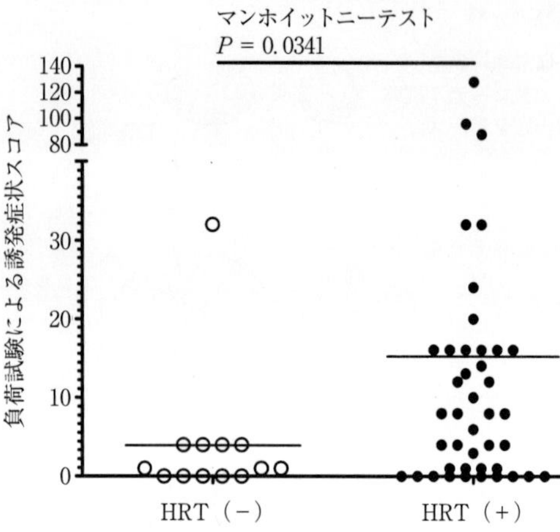

図 2.38 卵白 CAP-RAST 低値（クラス 1 または 2）例における HRT と誘発症状スコアの関係

HRT 陰性でも負荷試験で陽性となる例は少なからずみられたため，さらに，負荷による誘発症状をスコア化して検討してみると，HRT 陰性例は陽性例よりもスコアが有意に低いことがわかった（図 2.38）．つまり，HRT が陰性ならば負荷試験で重篤な誘発症状が起こる可能性は少なく，陽性ならばその可能性が高いと考えられ，安全な負荷試験を行うための参考になりうることが予想された．

4）ノンレスポンダー　好塩基球活性化を *ex vivo* で検討する場合に注意しなければならないのは，一定の割合（10% 前後）でノンレスポンダー，すなわち高親和性 IgE 受容体を介した刺激で脱顆粒を含めた活性化が誘導されない個体が存在することである．これは IgE を介したシグナル伝達系のチロシンキナーゼである Syk の発現が低下していることが原因とされている[6]．好塩基球の Syk 発現と臨床症状との関連は必ずしもみられないため，その病態的意義は不明であるが，HRT および後述の好塩基球活性化試験として用いるためには不都合となる．したがって，もし陽性コントロール（抗 IgE 抗体）による反応が低値の場合は原則として判定できない．しかし，陽性コントロールが低反応でもアレルゲンに対する反応だけ高値で，かつ症状と一致する場合があるので，個別に検討する価値はあるだろう．ちなみに，前述の私たちの HRT および後述の CD203c のデータはノンレスポンダーも含めた結果であり，診断テストとしての性能はノンレスポンダーの存在によっても低下しないと考えられる．

b.　好塩基球活性化試験（BAT）：CD203c 発現定量

CD203c は E-NPP3（ectonucleotide pyrophosphatase/phosphodiesterase 3）という膜型酵素であり，好塩基球に構成的に発現するとともに高親和性 IgE 受容体刺激などによって活性化を受けると発現が増強するので，好塩基球の活性化マーカーとされている[7]．CD203c を発現する細胞や組織には，好塩基球とその前駆細胞，肥満細胞とその前駆細胞，子宮内膜腺上皮，前立腺やグリオーマなど一部の腫瘍があるが，流血中では好塩基球に特異的である．その機能はまだ不明であるが，細胞の分化，接着，浸潤に関与する可能性が考えられている．

これまでの臨床応用としては，ラテックス，ハチ毒，花粉アレルギーの診断[8-10]，アレルゲン免疫療法の効果判定[11-13]などに用いられている．ここでは，Allergenicity kit®（ベックマン・コールター社）[14]を用いた方法を紹介する．

1)　測定原理　このキットの操作は簡便で，反応は EDTA 化採血の全血 100 μl に抗原液，PC7 標識抗 CD3 抗体，FITC 標識抗 CRTH2 抗体，PE 標識抗 CD203c 抗体，活性化試薬（EDTA のキレート効果をキャンセルするためのカルシウム

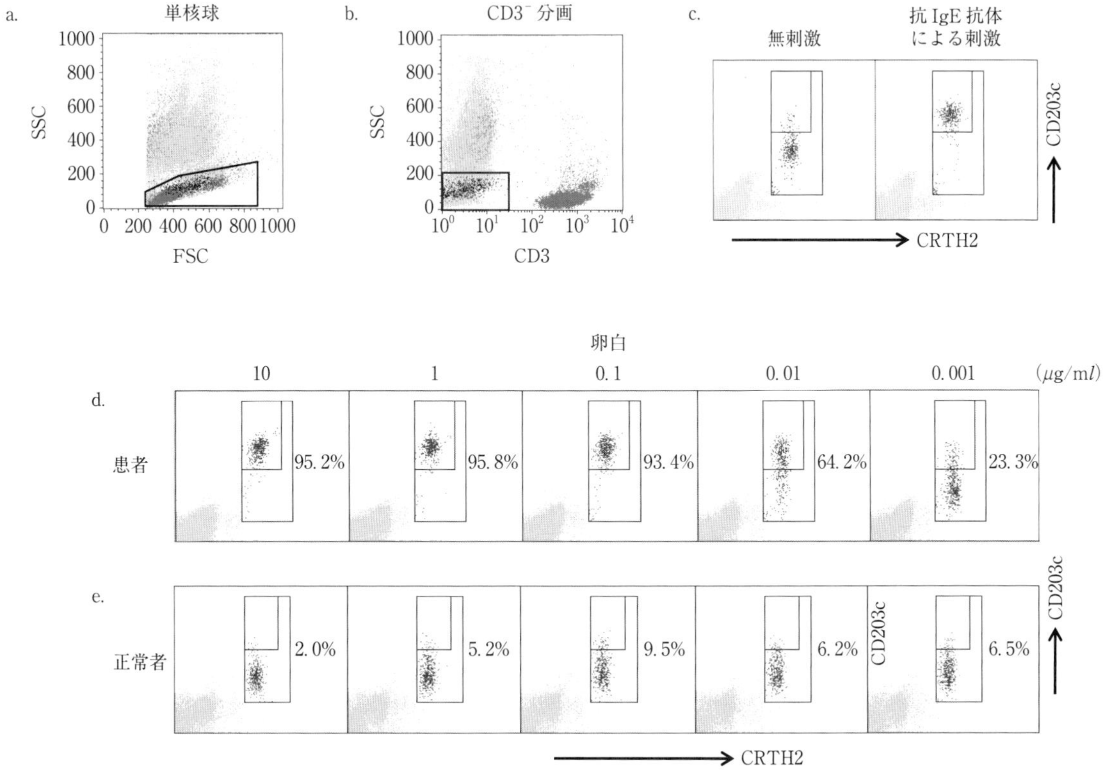

図 2.39　Allergenicity kit による末梢血好塩基球の 3 カラー測定

a：スキャッターグラムにより単核球分画にゲート．b：$CD3^-$ 分画にゲート．c：そのうちの $CRTH2^+$ 細胞が好塩基球であるが，構成的に発現する CD203c は高親和性 IgE 受容体を介する刺激で，発現が増強される．d：卵アレルギーの患者では，卵白の濃度依存的に CD203c 発現が増強する．e：正常者では抗原刺激に反応は認められない．

溶液）を同時に加えて，15分間室温におくのみである．その後，溶血，洗浄操作を行って，フローサイトメトリーで解析する．原理としては，プロスタグランジンD2受容体であるCRTH2（CD294）が好塩基球，Th2細胞および好酸球のみに特異的に発現するという性質を利用して，単核球分画（図2.39a）中のCD3⁻（非リンパ球：図2.39b）かつCRTH2⁺（図2.39c）分画を好塩基球として同定，これに発現するCD203cの変化を定量するのである．陰性コントロールのPBSに比べて，陽性コントロールの抗IgE抗体刺激では明らかに発現が増強する（図2.39c）．鶏卵アレルギーの患者では，卵白抗原の濃度依存的にCD203c発現が増強し（図2.39d），正常者ではこの反応は認められない（図2.39e）．

2）測定アレルゲンと結果の表現 CD203c発現は，無刺激コントロールよりも発現が増強した細胞の比率（CD203c^{high}%）か，または平均蛍光強度によって表すことができる．筆者らは基礎検討の結果，誘発症状との相関がよりよい前者を採用している．抗原はCAP-RASTのように固相化の必要がなく，微量を用いるのみであるので，稀少なアレルゲンでも測定が可能である．ただし，非特異反応の除外，カットオフ値の設定などは多数例の検討が必要である．食物アレルゲンとしては，今後，卵白，オボムコイド，ミルク，カゼイン，小麦，ω-グリアジンなどから利用可能になると予想される．

3）鶏卵アレルギーにおけるCD203c発現定量 筆者たちの施設で行った鶏卵アレルギーにおける検討を紹介する．卵白CAP-RAST陽性で鶏卵アレルギーが疑われ，経口負荷試験または明らかな病歴によって診断を確定できた232例について，卵白抗原（EW）とオボムコイド（OM）による好塩基球CD203c発現（抗原刺激後のCD203c^{high}%），それぞれの抗原に対するCAP-RASTとを比較した．鶏卵アレルギーの診断は，いずれの調理形態でも鶏卵摂取で症状が誘発される群（definitive egg allergy：DEA）164名，加熱卵の摂取は可能であるが非加熱卵では症状が誘発される群（raw egg allergy：REA）34名，耐性群（tolerant egg allergy：TEA）34名に分類した（M. Nagao et al., manuscript in preparation）．

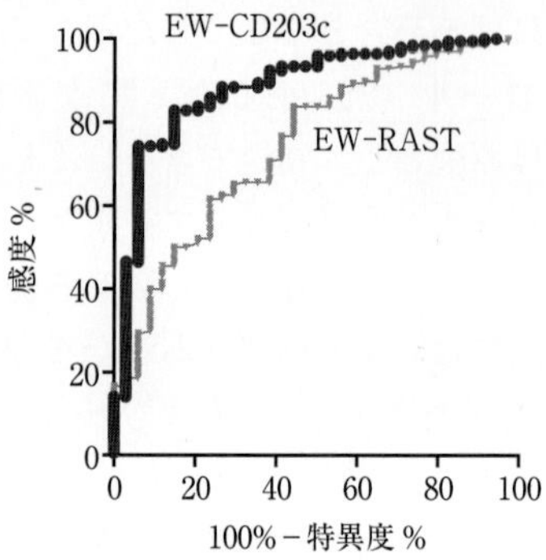

DEA＋REA vs. TEA
「非加熱卵も含めて，鶏卵に耐性ができたか？」

	EW-RAST	EW-CD203c
ROC 曲線下面積	0.746	0.886
カットオフ値	>8.8	>12.75
尤度	2.62	5.63
感度	61.6	82.3
特異度	76.5	85.3
陽性適中率	93.8	97.0
陰性適中率	25.5	45.3

$n=232$

図2.40 鶏卵アレルギー診断における好塩基球CD203c発現量とCAP-RASTの診断性能-1
EW-RAST：卵白特異IgE（CAP-RAST），EW-CD203c：卵白による好塩基球CD203c発現（CD203c^{high}%）．

その結果，図2.40，図2.41に示すように，鶏卵に対する耐性獲得の有無は卵白によるCD203c発現（EW-CD203c），加熱卵までの耐性獲得はOMによるCD203c発現（OM-CD203c）が，それぞれ同抗原に対するCAP-RASTよりも高い診断性能を有することが明らかとなった．同様の検討は牛乳アレルギー，小麦アレルギーでも行って，それぞれ食物アレルギーの診断に有用であった[15]．

c. その他の好塩基球活性化試験（BAT）：CD63発現定量

CD63はテトラスパニン（4回膜貫通タンパク）分子で，LAMP-3（lysosomal-associated membrane glycoprotein-3）ともいわれ，分泌顆粒に発現し，好塩基球の脱顆粒と関連する．高親和性IgE受容体を介した刺激によるヒスタミン遊離と一致して発現するため，脱顆粒のマーカーともされる[16]．CD203cと同様にアレルギーの診断に応

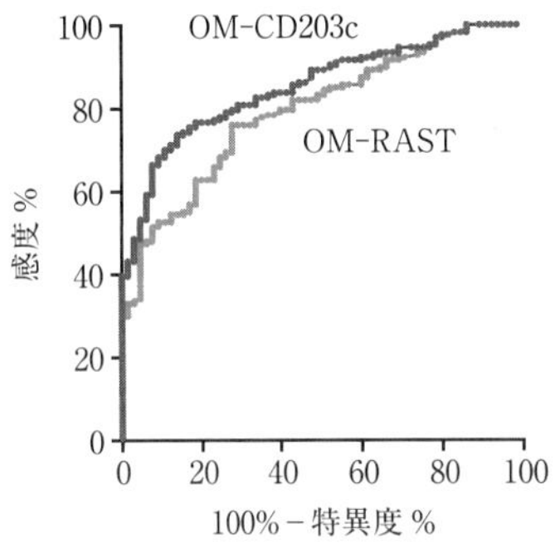

DEA vs. REA + TEA
「非加熱卵アレルギーは残るが，
加熱卵には耐性ができたか？」

	OM-RAST	OM-CD203c
ROC 曲線下面積	0.79	0.85
カットオフ値	>3.3	>7.93
尤度	2.75	4.15
感度	76.0	76.6
特異度	72.3	81.5
陽性適中率	87.6	91.4
陰性適中率	54.0	57.6

$n = 232$

図 2.41 鶏卵アレルギー診断における好塩基球CD203c発現量とCAP-RASTの診断性能-2
OM-RAST：オボムコイド特異IgE（CAP-RAST），OM-CD203c：オボムコイドによる好塩基球CD203c発現（CD203c^{high}%）．

用されているが，それぞれ発現の動態は異なっており，CD203cとは異なる活性化経路を評価するものと考えられる[17]．CD63は多くの種類の細胞に発現するため，フローサイトメトリー上で解析する場合には，血小板の付着を除外するなど，好塩基球を特異的に検出する工夫が必要となる．

好塩基球が食物アレルギーの多彩な症状，すなわち，皮膚症状（蕁麻疹など），消化器症状（悪心，嘔吐，腹痛，下痢など），呼吸器症状（鼻汁，鼻閉，喘鳴，呼吸困難など），眼症状（結膜充血，眼瞼浮腫など），全身症状（アナフィラキシーなど）などに対して，それぞれどのように関与するかについては不明の点が多い．しかし，食物アレルゲンがIgEを介して誘発する反応は，最初は消化管の肥満細胞で起こるとしても，吸収された後は流血中の好塩基球が主と考えられる．さらに，好塩基球が標的臓器へも浸潤するとの報告もあり，好塩基球の即時型食物アレルギーへの関与は少なくないであろう．HRTとBATはこれを直接試験管内で観察できるので，負荷に代わる診断ツールとしての意義は高いと考えられる．今後，明確なアウトカムによって認証された結果を用いての診断アルゴリズム確立により臨床検査としてのさらなる普及が望まれる．〔藤澤隆夫〕

文献

1) H. A. Sampson et al.：*N. Engl. J. Med.*, **321**, 228-232, 1989.
2) H. Nishi et al.：*J. Immunol. Methods.*, **240**, 39-46, 2000.
3) 伊藤節子：小児科，**41**, 265-271，2000.
4) 伊藤節子ほか：医学と薬学，**59**, 917-924, 2008.
5) T. Komata et al.：*J. Allergy Clin. Immunol.*, **119**, 1272-1274, 2007.
6) C. L. Kepley et al.：*J. Allergy Clin. Immunol.*, **104**, 279-284, 1999.
7) H. J. Buhring et al.：*Blood*, **97**, 3303-3305, 2001.
8) A. W. Hauswirth et al.：*J. Allergy Clin. Immunol.*, **110**, 102-109, 2002.
9) I. J. Platz et al.：*Int. Arch. Allergy Immunol.*, **126**, 335-342, 2001.
10) R. Boumiza et al.：*Clin. Exp. Allergy*, **33**, 259-265, 2003.
11) H. Plewako et al.：*Int. Arch. Allergy Immunol.*, **141**, 346-353, 2006.
12) M. Nagao et al.：*Int. Arch. Allergy Immunol.*, **146** (Suppl 1), 47-53, 2008.
13) T. Fujisawa et al.：*Allergol. Int.*, **58**, 163-170, 2009.
14) ベックマンコールター：アプリケーションノート17：Allergenicityキットによる活性化好塩基球の検出．藤澤隆夫（編）フローサイトメーター関連アプリケーションノート集＆プレゼンテーション．http://www.beckmancoulter.co.jp/anote_dload/index_pro1_syto.html, 2006.
15) R. Tokuda et al.：*Allergol. Int.*, **58**, 193-199, 2009.
16) E. F. Knol et al.：*J. Allergy Clin. Immunol.*, **88**, 328-338, 1991.
17) F. Hennersdorf et al.：*Cell Res.*, **15**, 325-335, 2005.

2.5.4 アレルゲン特異的リンパ球刺激試験

リンパ球刺激試験（lymphocyte stimulation test：LST）は細胞性免疫検査法の一つである．リンパ球刺激活性をもつ物質の存在下にリンパ球を培養し，増殖反応や生理活性物質の産生量を測定して，個人の免疫能や特定の物質の免疫刺激活性を評価する．免疫不全の検査として利用される場合もあるし，アレルギー検査として用いられる場合もある．ここでは食物アレルギーの診断および病態研究におけるアレルゲン特異的リンパ球刺激試験 ALST（allergen-specific lymphocyte stimulation test）の有用性について解説する．

a. 方　法

ALST は，アレルゲンでリンパ球を刺激し，誘導された増殖反応の強さで評価するのが一般的である（図 2.42）．増殖反応の測定法としてはアイソトープ（トリチウムサイミジン）取込み法（^{3}H-thymidine uptake）が普及している．これは DNA 合成に利用される核酸（サイミジン）をアイソトープで標識し，培養終了後に細胞内に取り込まれたアイソトープ量を測定することにより増殖の程度を評価する．DNA 合成量が少ないとデータが不安定になる．

われわれはフローサイトメトリーで増殖を測定している（図 2.43）[1]．培養終了後の細胞の DNA を蛍光色素で標識し，個々の細胞の DNA 量をフローサイトメトリーで測定する．増殖中の細胞は DNA 量が多く，DNA ヒストグラムで静止細胞と識別できる．種々のパラメーターを用いて測定に適した増殖細胞を選別し，バックグラウンドを下げることが可能で，増殖細胞が少なくても正確に測定することができる．また，アイソトープに

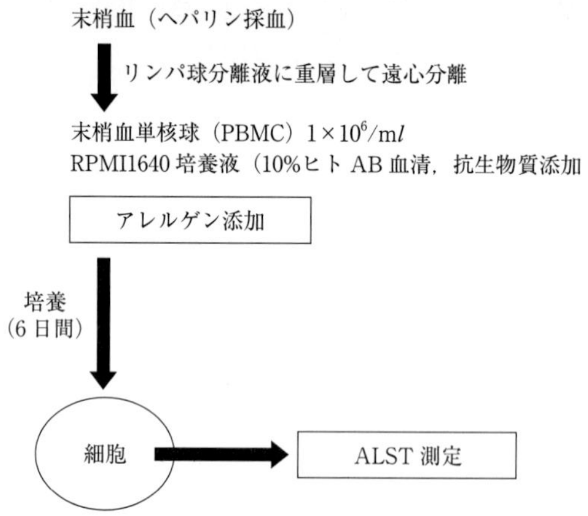

図 2.42　リンパ球刺激試験の流れ

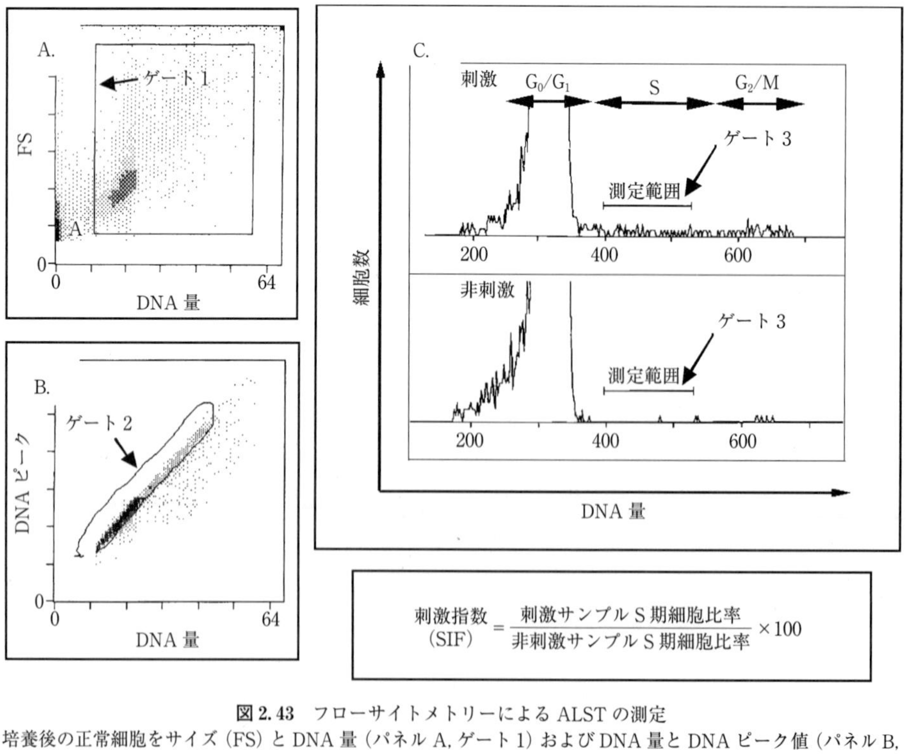

$$\text{刺激指数（SIF）} = \frac{\text{刺激サンプル S 期細胞比率}}{\text{非刺激サンプル S 期細胞比率}} \times 100$$

図 2.43　フローサイトメトリーによる ALST の測定

培養後の正常細胞をサイズ（FS）と DNA 量（パネル A，ゲート 1）および DNA 量と DNA ピーク値（パネル B，ゲート 2）により選別し，バックグラウンドを減らす．増殖細胞は DNA ヒストグラムで検出し，バックグラウンドの少ないエリアを選んで（ゲート 3）測定する．結果は刺激指数（stimulation index measured by flow cytometry：SIF）で表示する．

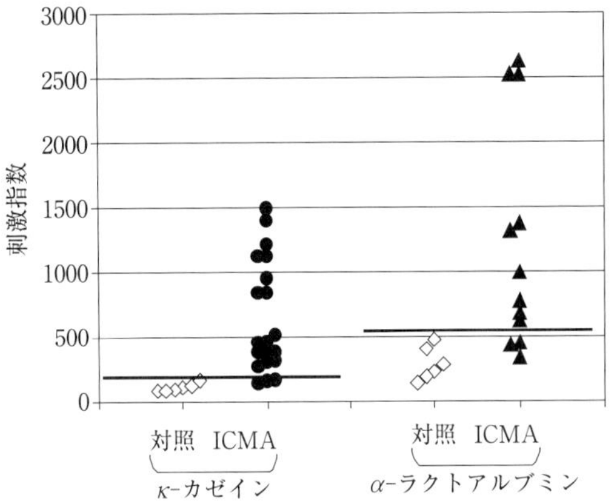

図 2.44　牛乳タンパクに対する ALST
ICMA 患者（黒）および非アレルギー対照（白）における κ-カゼインおよび α-ラクトアルブミンに対する ALST を示す．図中の横線は各タンパク質に対する ALST の正常上限を示す．

よる環境汚染のリスクがないことも利点の一つである．

図 2.44 に牛乳タンパクに対する ALST を示す．非アレルギー対照においてもある程度の増殖反応が認められ，その強さはアレルゲンごとに異なる．したがって，非アレルギー対照にみられる増殖反応の程度，つまり正常範囲をアレルゲンごとに設定する必要がある．ALST が陽性とはこの正常範囲より高いということを意味している．ALST の結果が 300 程度の場合，κ-カゼインの場合は ALST 陽性となるが，α-ラクトアルブミンの場合は陰性となる．

b.　乳児早期消化管型牛乳アレルギー

最近，新生児期から乳児期早期にかけて発生する，原因不明の消化管症状が注目されている[2]．授乳後発症し，授乳中止により軽快することから牛乳アレルギーが推測されているが，アレルギーの指標となる IgE 抗体は通常陰性であり，その機序は未確認であった．われわれはこのような症例の多くは牛乳タンパクに対する ALST（以下牛乳 ALST）が陽性であることを明らかにした[3,4]．

①授乳により嘔吐や血便，下痢などの消化管症状を発症，②授乳中止により症状が改善・消失，③負荷試験陽性のすべての条件を満たす症例では牛乳 ALST は 99% の陽性率であるが，③の負荷試験陽性を確認していない場合は 88% の陽性率となる．授乳後消化管症状に限定せずなんらかの異常症状を認め，便中好酸球陽性という条件で選別された症例では 67% の陽性率であった[5]．条件が厳しくなるほど ALST の陽性率が上昇することから，細胞依存性牛乳アレルギーが本疾患の病態に中心的な役割を果たしていることが示唆される．

われわれは①～③の症状と牛乳 ALST 陽性を満たす症例を乳児早期消化管型牛乳アレルギー（intestinal cow's milk allergy：ICMA）と定義し，さらなる病態解明に努めている[4,5]．

c.　ICMA における各牛乳タンパクの ALST

カゼインには α_{S1}, α_{S2}, κ, β の 4 種類がある．IgE 依存性牛乳アレルギーにおいては，このなかで α_{S1}-カゼインのアレルゲン活性が最も高いとされている（表 2.40）[1]．これに対し，ICMA 患者においては，κ-カゼインがカゼインのなかで最も強いアレルゲン活性をもち，α_S や β-カゼインの活性は低い（表 2.40）[5]．

表 2.40　牛乳タンパク各成分に対する ALST

名称			組成	分子量 (kDa)	即時型 FA 活性の強さ	ICMA 児の ALST
カゼイン	α-カゼイン	α_{S1}-カゼイン	30%	23.6	++	+
		α_{S2}-カゼイン	9%	25.2	−	
		κ-カゼイン	10%	19	−	++
	β-カゼイン		29%	24	−	+
乳清タンパク	α-ラクトアルブミン		4%	14.2	+	+++
	β-ラクトグロブリン		10%	18.3	+++	+++
	アルブミン		1%	66.3	+	ND

即時型食物アレルギー患者と ICMA 患者における各牛乳タンパク成分のアレルゲン活性の相対的な強さを示す．FA：food allergy, ND：no data.

IgE 依存性牛乳アレルギーにおいては乳清タンパクのうち，β-ラクトグロブリン（BLG）が強いアレルゲン活性をもち，α-ラクトアルブミン（ALA）の活性は弱いとされている（表 2.40）[6]．ICMA 患者を対象に乳清タンパクの ALST を比較したところ，ALA も BLG に匹敵するほどの強いアレルゲン活性をもつことが明らかになった（図 2.44，表 2.40）．なお，乳清タンパクの ALST 間には密接な相関関係がみられるが，乳清タンパクとカゼインの ALST の間には相関は認められない．

以上のように，κ-カゼインや ALA など，IgE 依存性牛乳アレルギーではほとんど無視されている牛乳タンパクが，ICMA においては主要アレルゲンとして発病に関与している可能性が示唆される．特に ALA は母乳中の主要なタンパクであり，ヒト ALA とウシ ALA との間にはアミノ酸配列で 80% という高い相同性が認められる．ICMA は母乳栄養児からも発生することが知られているが，ヒト ALA に対する交さ反応性がその原因となっている可能性があり，さらに研究を進める必要がある．

d. 乳児アトピー性皮膚炎患者の卵白に対する ALST

乳児アトピー性皮膚炎（以下 AD）のほとんどは生後 3 カ月までに発症する[7]．乳児 AD の発症に食物アレルゲンが関与しているとされているが，この時点では離乳食はまだはじまっておらず卵白 IgE も陰性である．しかし，卵白に対する ALST はこの時点でもすでに上昇している（図 2.45）．これは乳児 AD の発症に卵白が細胞依存性アレルギーを介して関与しうることを示している．この時点では乳児自身が鶏卵を摂取することはなく，母乳を介して移行したものが影響を与えているのであろう．

生後 6 カ月以降，卵白 IgE が上昇するのに対し，卵白 ALST は逆に低下していく（図 2.45）．乳児 AD の経過は卵白 IgE よりも卵白 ALST の経過とよく似ている．実際，乳児 AD の重症度は卵白 IgE とはまったく相関せず，卵白 ALST とはある程度の相関がみられ，卵白で刺激されたリンパ球からの IL-5 産生量と最も密接に相関する[8]．このような所見も，卵白が細胞依存性アレルギー反応により乳児 AD の発症に寄与していることを示唆している．

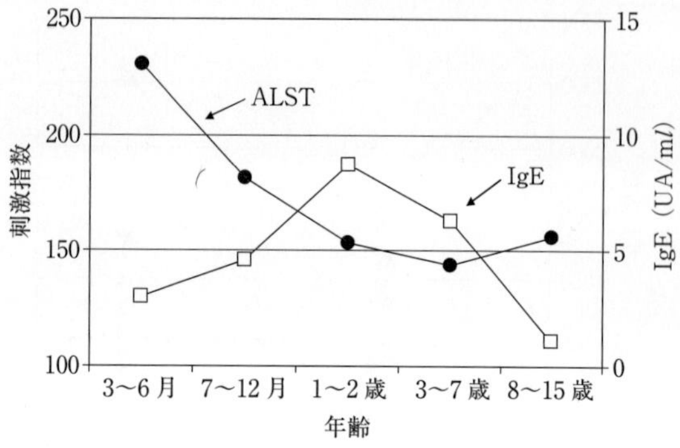

図 2.45 乳児 AD 患者におけるタンパク ALST の推移

e. アイソトープを用いたリンパ球刺激試験

1) 方法 トリチウムサイミジン取込み法によるリンパ球刺激試験の手技は，図 2.46 に示すように，途中まではフローサイトメトリー法と同じである．相違点は培養終了の 24～数時間前にトリチウムサイミジンを培養液中に添加することである．トリチウムサイミジンは培養液中から細胞内に移行し，DNA 合成の原料として新規に合成される DNA 中に取り込まれる．アレルゲン刺激で強く増殖する細胞ほど多くのトリチウムサイミジンを DNA に取り込む．

培養終了後，細胞はグラスファイバーフィルター上に捕集され，取り込まれなかったトリチウムサイミジンは洗浄・除去される．最後に，フィルター上の細胞に含まれるトリチウムが放出する放射線量を専用機器（液体シンチレーションカウンター）で測定する．結果は非刺激サンプルとの比，すなわち刺激指数として表示されるのが一般的である．

トリチウムサイミジン取込み法はフローサイトメトリー法に比べ，感度はやや劣るが，大量の検体処理に適している．

2) 食物アレルギー診断への応用 Kondo らは，鶏卵や牛乳を摂取すると皮膚炎が悪化するアトピー性皮膚炎患者を対象に，ALST 検査を実施した．その結果，これらの患者では卵白や牛乳

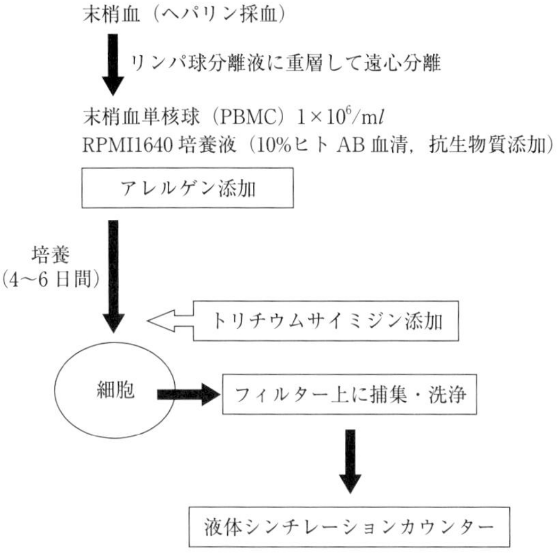

図 2.46 トリチウムサイミジン取込み法によるリンパ球刺激試験

タンパクに対する ALST が上昇していることを明らかにした[9]．アトピー性皮膚炎のない即時型食物アレルギー患者では ALST の上昇はみられず，また重症の皮膚炎をもつ患者ほど上昇の程度が強いことから，皮膚炎と関係した食物アレルギーの診断に有用と結論している．

海外では ICMA 患者を対象として ALST 検査が行われ，牛乳タンパクに対する ALST が上昇していることが報告されている[10,11]．最近，日本国内でもトリチウムサイミジン取込み法による ALST 検査が行われるようになり，ICMA 診断における有用性が確認された[12]．これまで ALST 検査は，研究施設で行われる実験的な検査との色彩が強かったが，現在，臨床検査会社で ICMA 診断のための ALST 検査が試験的に行われており，有望な成績が得られている[13]．近い将来，一般的なアレルギー検査の一つとして手軽に利用できるようになるかもしれない．

3) DLST についての注意 DLST（drug-specific lymphocyte stimulation test）は薬剤アレルギーの診断のために開発されたリンパ球刺激試験である．DLST の正常上限は，薬剤アレルギー症状のない患者のリンパ球を，自身が服用している薬剤で刺激した場合の増殖反応の 97.5 パーセンタイル値に設定されている．食物についての正常範囲は検討されておらず，そのまま食物アレルギーの診断に用いることはできない．

〔木 村 光 明〕

文 献

1) M. Kimura et al.：*J. Allergy Clin. Immunol.*, **101**, 84-89, 1998.
2) 海老澤元宏：アレルギー，**55**，107-114，2006.
3) 小尾真喜子ほか：日児誌，**107**，1361-1366，2003.
4) 木村光明ほか：日児誌，**112**，1287-1293，2008.
5) 木村光明：日小ア誌，**23**，25-33，2009.
6) 上野川修一：小児科診療，**56**，979-986，1993.
7) 木村光明：小児科，**42**，1001-1009，2001.
8) M. Kimura and M. Obi：*Int. Arch. Allergy Immunol.*, **137**, 134-140, 2005.
9) N. Kondo et al.：*J. Allergy Clin. Immunol.*, **86**, 153-260, 1990.
10) G. J. Van Sickle et al.：*Gastroenterology*, **88**, 1915-1921, 1985.
11) L. P. Shek et al.：*Allergy*, **60**, 912-919, 2005.
12) 森田英明ほか：日小ア誌，**23**，493，2009.
13) 木村光明ほか：日小ア誌，**24**，2010.
14) 内田重行，北見啓之：肝臓，**30**，439-443，1989.

III

応用編

1

食品による免疫機能の調節

1.1 総　　論

1.1.1 食品の免疫調節機能

食品中には免疫系に影響を及ぼす可能性のあるさまざまな成分が含まれている．食物アレルギーを引き起こすアレルゲンのような負の作用を及ぼす成分がある一方で，病原菌などの感染に対する生体の防御力を高めるような正の作用をもつ食品成分の存在も知られている．これらの成分の多くは，腸管免疫系をはじめとする生体の免疫システムを構成するさまざまな細胞群（腸管上皮細胞，マクロファージ，樹状細胞，T 細胞，B 細胞，マスト細胞など）の増殖・分化や機能に影響を与え，アレルギー抑制や感染予防などの機能を調節すると考えられる．アレルギー調節にかかわる食品成分は第2章，3 章で取り上げられるので，ここでは主として抗感染，抗癌などの作用にかかわる食品について概説する．

1.1.2 抗感染作用をもつ食品

抗感染など生体防御機能の強化を意図した免疫調節食品は「受動免疫を利用した食品」と「免疫系を活性化する食品」に大別される（図 1.1）．

1. アレルギー抑制・抗炎症食品
①低アレルゲン化食品（食品中の抗原を除去）
低アレルゲン米，低アレルゲン小麦粉，納豆など
②抗アレルギー・抗炎症食品（生体側の過剰な免疫応答を抑制）
ポリフェノール含有食品，プロバイオティクスなど
2. 生体防御機能調節食品
①受動免疫食品（抗菌タンパク質などで病原菌などの感染を予防）
牛乳や鶏卵の抗体を添加した食品など
②免疫系活性化食品（マクロファージの活性増強，IgA 産生の亢進，NK 細胞の活性化など，生体側の防御能を増強）
（栄養素）タンパク質，ビタミン A, E，亜鉛，セレンなど
（非栄養素）フラボノイド類，オリゴペプチド，オリゴ糖含有食品，プロバイオティクスなど

図 1.1　免疫調節食品の分類例

a. 受動免疫を利用した食品

受動免疫食品[1] の代表例は母乳であり，母乳は天然の免疫機能強化食品（免疫機能調節食品）ということができる．母親がもっている病原微生物などに対する抗体，ヒトの場合は特に IgA タイプの抗体が母乳中には多量に分泌され，これが母乳を飲んだ乳児の体内に入ることにより，消化管内に侵入した病原微生物の腸管粘膜への付着・侵入が抑えられる[2]．自らの体内で抗体を作製する能力が未熟な乳児にとって，このような抗体供給システムはきわめて有効である．実際に，母乳を飲んでいる乳児では感染症に対するリスクが低下することが知られている．

このような母乳の仕組みを模倣し，乳中の抗体を利用して生体防御機能を改善するという受動免疫の考え方はかなり以前からあり，乳牛を病原菌やウイルスで免疫し，乳中に分泌された抗体を用いて感染症を予防するといった試みがなされてきた[3]．病原性大腸菌に対する特異的抗体を経口投与して旅行者下痢症を予防しようという試み，ロタウイルスに対する特異的抗体を作成し，これを投与することによって冬季の小児下痢を抑制しようとする試みなどが報告されている．

鶏卵にも多量の抗体があることから，これを用いた受動免疫食品開発の試みも行われてきた[4]．抗原を注射されたニワトリでは，血清中の特異的 IgG の抗体価が上昇し，少し遅れて卵黄（Yolk）

中の抗体（IgY と呼ばれる）のレベルも上昇する．卵黄からリポタンパク質成分を沈殿除去して抗体を分離することにより，1 個の卵から 200～400 mg もの IgY 抗体を得ることが可能である．病原性大腸菌を抗原として作成した IgY 抗体は腸管粘膜への大腸菌の接着性を阻害することが期待される．近年では，胃潰瘍の原因菌である *Helicobacter pylori* に対する IgY 抗体を利用したヨーグルトなどの食品開発も行われており[5]，その有効性を示すデータも報告されている．

b.　栄養素による免疫系の活性化

生体がもつ自然免疫系および獲得免疫系を活性化することは，癌の予防，病原菌やウイルスによる感染の予防に役立つ．たとえば，マクロファージやナチュラルキラー（NK）細胞を活性化することは病原菌などの貪食作用を高め，感染防御作用を強化する．またマクロファージや樹状細胞などの抗原提示細胞が活性化されることは，リンパ球による抗体産生能力を高め，獲得免疫系を活性化して感染防御作用を強化することにもつながる．食品中には，このような免疫系細胞の機能に影響を及ぼす栄養素あるいは非栄養素が多数見いだされている．5 大栄養素（糖質，脂質，タンパク質，ビタミン，ミネラル）に含まれない，いわゆる非栄養素と称される食品成分の免疫調節作用が最近特に注目されるようになってきているが，免疫機能が正常に維持されるためには栄養素が基本的に満たされていることが大切である．栄養素のなかでは，特にタンパク質，ミネラル，ビタミンの摂取不足が免疫力低下につながることが指摘されている．

食事中のタンパク質が不足するとマクロファージの動きが悪くなる，NK 細胞や T 細胞が減る，細胞の活性が落ちる，免疫グロブリン（IgA 抗体など）が減少する，といった問題が生じる．卵・乳・肉などの食品はアミノ酸バランスのよいタンパク質を多く含み，このことが免疫細胞の増殖，抗体やサイトカイン類の産生を増強する作用につながっていると考えられている．しかし，アミノ酸供給源としてのタンパク質ではなく，タンパク質それ自身が免疫調節作用をもつケースも知られるようになった．たとえば，乳に含まれるタンパク質であるラクトフェリンや α-ラクトアルブミンには多様な免疫調節作用があることが報告されており，抗ウイルス・抗腫瘍作用（細胞に対するアポトーシス誘導作用など）などが見いだされている[6]．また乳の主要タンパク質であるカゼインの酵素分解によって生じるオリゴペプチドには，オピオイド，血圧上昇抑制，抗菌，抗血液凝固など多彩な機能があることが明らかになっているが，一部のオリゴペプチドには免疫調節作用があることも報告された．人乳 β-カゼイン由来のペプチドにマクロファージの貪食誘導作用があることが見いだされて以来，リンパ球に対する増殖促進あるいは抑制作用，白血病患者単球由来細胞へのアポトーシス誘導作用，白血球のサイトカイン産生調節作用などを示す乳タンパク質由来ペプチドが同定されている[7]．

ミネラルとしては，鉄，亜鉛，セレンなどの重要性が指摘されている．亜鉛やセレンは活性酸素を除去する生体内酵素であるスーパーオキシドジスムターゼ（SOD）の構成成分として必要である．SOD はマクロファージや好中球が産生する活性酸素を消去することによって免疫系細胞が傷害を受けるのを防ぐ役割があるので，免疫反応が起こる場ではこれらのミネラルは特に重要である．

ビタミンとしては，特に緑黄色野菜に多く含まれる A, C, E と免疫系のかかわりが指摘されている．ビタミン C と E は抗酸化力により免疫細胞の活性を増強するといわれているが，ビタミン A に関しては，それが腸管の樹状細胞によってレチノイン酸に代謝されたのち，未分化 T 細胞を腸管指向性の T 細胞に分化させることが近年明らかにされた．すなわち，ビタミン A は腸管粘膜への T 細胞のホーミングを促進する機能を有する重要な栄養素であることが再認識されている．

c.　非栄養素による免疫系の活性化

免疫調節作用を有する非栄養素として特に近年注目されているのは，プロバイオティクス（生菌あるいは菌体成分），プレバイオティクス（食物繊維，オリゴ糖），カロテノイド，ポリフェノール（特にフラボノイド類）である．プロバイオティクス，プレバイオティクスに関しては次項で述べられるので，ここではそれ以外のものについて概説する．

マクロファージのような食細胞は，過酸化物，病原菌，菌体成分などによる刺激に対して，さまざまなIL（-1, 6, 8, 12など），TNF-α，IFNなどを産生，放出することが知られている．前述した乳ペプチドとともに，さまざまな植物食品成分にも，このような生理活性物質の産生・分泌を促進したり，抑制したりする作用があることが報告された．たとえば，植物食品素材に含まれる抗酸化性成分には炎症性サイトカインの産生やマスト細胞からのヒスタミン遊離などの炎症性反応を阻害する作用が見いだされており，茶カテキンをはじめとするフラボノイド類やフェノールカルボン酸は抗アレルギー性をもつことが報告されている[8]．一方，山崎らは，野菜や果実の抽出物を静注あるいは経口投与しておいたマウスに細菌製剤を静注して刺激し，その後血液中に産生されるTNF-αの量を測るという試験系を用いて，食品素材のTNF-α産生亢進作用（TNFプライミング能）を評価した[9]．その結果，抽出物中にマクロファージを活性化する成分があること，緑黄色野菜の活性が必ずしも高いわけではなく，バナナ，リンゴのような果実，タマネギ，キャベツのような野菜類に高い活性があること見いだした．さらに，その活性成分が，果実や野菜に豊富に含まれるカロテノイドなどではなく，むしろアピゲニン，ナリンゲニンなどのフラボノイド類であることが明らかになった．このように，抗炎症，抗アレルギー作用と同時に，ある種の植物ポリフェノールには細胞性免疫を活性化し，感染防御力を高めるような作用もあることが示唆された．また，食品成分のなかには，腸管上皮細胞を刺激し，IL-8のようなケモカインの分泌を亢進するものがあることも見いだされている．腸管上皮におけるケモカインの分泌は，好中球やマクロファージの腸管上皮粘膜固有層への遊走を促進し，腸管バリアを強化することにつながる．

母乳などに多く含まれるヌクレオチドは，経口摂取により小腸上皮細胞のIL-7分泌量を増加させ，その結果$\gamma\delta$TCR$^+$IEL数が増加する．それに伴ってTh1細胞型応答が誘導されることが報告されている[10]．さらに，フラクトオリゴ糖は，腸管パイエル板のCD4$^+$T細胞のサイトカイン産生，上皮細胞におけるIgA輸送にかかわるポリIgレセプター発現上昇などを介してIgA産生増強効果を示すことも見いだされた[11]．NK細胞を活性化する食品成分についても報告がなされている[12]．

このように，食品成分は多様な機構で感染防御にかかわる免疫系を活性化することが明らかになってきている．特に，ビタミンA，C，D，E，カロチン，亜鉛，セレン，ドコサヘキサエン酸，エイコサペンタエン酸，酵母，ニゲロオリゴ糖，コラーゲン，茶，ラクトフェリンなどの免疫調節作用については，ヒトを用いた試験でその効果が確認されている．なお，感染防御，抗癌などの作用について最も研究が進んでいる食品成分は，乳酸菌・ビフィズス菌などのプロバイオティクス，オリゴ糖などのプレバイオティクスであるが，これらの調節作用については次項1.1.3を参照していただきたい．〔清 水　誠〕

文　献

1) 清水　誠：食品と生体防御（村上浩紀，上野川修一編著），pp. 137-154，講談社サイエンティフィク，1996.
2) P. Van de Perre : *Vaccine*, **21**, 3374-3376, 2003.
3) C. O. Tacket et al. : *N. Eng. J. Med.*, **318**, 1240-1243, 1988.
4) 清水　誠，八田　一：細胞工学，**10**，557-560，1991.
5) K. Horie et al. : *J. Dairy Sci.*, **87**, 4073-4079, 2004.
6) 山口　真：乳業技術，**58**, 1-17, 2008.
7) H. Meisel : *Int. Dairy J.*, **8**, 363-373, 1998.
8) M. Kawai et al. : *Allergol. Intern.*, **56**, 113-123, 2007.
9) 山崎正利，上田浩史：栄養学雑誌，**58**，101-108，2000.
10) S. Nagafuchi et al. : *Int. Arch. Allergy Immunol.*, **122**, 33-41, 2000.
11) Y. Nakamura et al. : *Clin. Exp. Immunol.*, **137**, 52-58, 2004.
12) R. K. Chandra : *Lancet*, **340**, 1124-1127, 1992.

1.1.3 プロバイオティクス，プレバイオティクス

a. プロバイオティクス，プレバイオティクスとは

プロバイオティクス（probiotics）とは，口腔から肛門に至る広義の消化管に定住する常在細菌群に働きかけて，あるいは単独で，生体に有益な効果をもたらす生きた菌のことを指す用語である[1)]．現在，主に乳酸桿菌およびビフィズス菌がプロバイオティクスとして用いられている．外部尿道，膣にも常在細菌が定着しておりプロバイオティクス応用の可能性がある．

プレバイオティクス（prebiotics）とは，腸内常在の有益菌を増やす，あるいは活性化させることで宿主に有利な影響を与える難消化性食品物質のことを指す[2)]．現在，ビフィズス菌を選択的に増殖させる効果をもつオリゴ糖が，プレバイオティクスとして主に用いられている．プレバイオティクスは以下にあげるプロバイオティクスの短所を補うものとして期待される．それは，①保存，貯蔵性に劣る，②胃酸，胆汁，消化液により失活しやすい，③外来性のため宿主消化管への定住が困難，④生菌であるための遺伝学的不安定さ，である．ここでは，プレバイオティクスについてはプロバイオティクスを増殖，活性化させる効能に限定して記述するので，プレバイオティクスの機能については以下のプロバイオティクスについての記述を参照していただきたい．

b. メチニコフによるプロバイオティクスの提唱

プロバイオティクスの着想はマクロファージの発見から細胞免疫学を創始した，イリア・メチニコフ（1845～1916）にはじまる．メチニコフは，腸内の腐敗菌が出す腐敗物質による慢性中毒が，老化を引き起こす原因と考えた．ちょうど，この頃，ジュネーブ大学医学部の学生であったブルガリア人，スタメン・グリゴロフ（1878～1945）はブルガリアヨーグルトのなかから数種類の乳酸菌を発見していた．これを聞いたメチニコフは彼をパスツール研究所に呼び詳細を語らせ，追試を行った．これらの乳酸菌は当時，「ブルガリア桿菌」と呼ばれていたが，現在の *Lactobacillus bulgaricus* と *Streptococcus thermophilus* と命名された，ヨーグルトをつくる種菌に当たる．またメチニコフは，このような乳酸菌が腸内の腐敗菌を抑えることも明らかにした．そして，長寿者が多いことで知られていたブルガリア人はヨーグルトをたくさん摂取することから，ヨーグルトに含まれる乳酸菌が腐敗菌の働きを抑制することが長寿の原因と考えた．以下にメチニコフの著書の抜粋を引用することで，彼の考えを伝えたい．引用文献は『老化，長寿，自然死に関する楽観論者のエチュード』という原題で，1907年にパリで発行された．日本でも1912年に『不老長寿論』として翻訳出版されたことから，当時は世界的な注目を浴びていたと思われる．

> 大腸内で腐敗菌が産出する物質のなかにはフェノール，インドール，アンモニア，硫化水素などがあり，便秘をしたときの便が腐臭を発するのはこのためである．これらの物質が組織の細胞を衰弱させ，弱った細胞を食細胞が破壊することで老化が進むことは間違いのない事実であるが，これらの物質の研究はほとんどなされていない．さらに腐敗菌は有害物質をつくるだけではなく，腐敗菌それ自体が腸壁を通過して血液中に入ってくることもある．腸内腐敗が老化を加速していることは間違いない．
>
> それでは腸内腐敗を防ぐにはどうしたらいいのだろうか．健康な大腸を切り取ってしまうわけにはいかない．下剤や殺菌剤を使うことも考えられるが，副作用が伴う．唯一，有効なのは腸内に有害な細菌を送り込まないこと，そして乳酸という天然の殺菌物質で，腸内の腐敗菌を排除することである．前者は腐敗した食べ物によって食中毒が起きることからも当然で，生の食物はなるべく避け，よく加熱したものを摂ることで達成できる．
>
> 動植物性の食物を腐敗から防ぎ，長期間保存するのに乳酸が有効であることは多くの発酵食品が証明している．乳酸は乳酸菌がつく

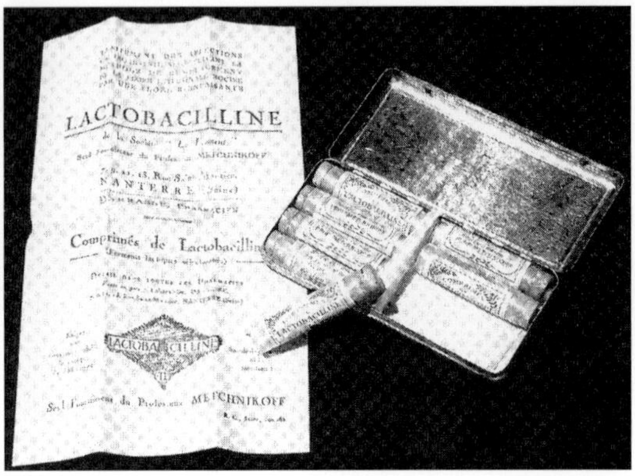

図 1.2 メチニコフが手がけた世界最初のプロバイオティクス製剤
乳酸桿菌の乾燥粉末が瓶に詰められている．能書も付いている．

> る天然の殺菌物質である．いろいろ文献を調べてみたところ，動物実験でも人体実験でも乳酸菌を飲むと腸内腐敗が起こらず，尿中の有害物質の量が減少することが報告されている．（『不老長寿論』より引用）

腸内に常在菌として棲息する腐敗菌とも称される有害菌を，有益菌の代表である乳酸菌により抑制することで，健康維持および疾病予防を行うという，現在のプロバイオティクスの根本概念は100年前にメチニコフによって確立されたことが，一読して明らかである．また，彼は「メチニコフ・ブランド」の世界最初のプロバイオティクス製剤の商品化も手がけている（図 1.2）．

c. 消化管フローラとプロバイオティクス

プロバイオティクスが宿主に作用を及ぼす場である消化管には多数の常在菌がフローラ（菌叢）を形成して定住している．口腔内ではフローラは唾液中の糖タンパクを土台としてつくられるため，プラーク（歯垢）と呼ばれる口腔内特有の形態をとる．できて間もない初期プラークは主に連鎖球菌からなり特に病原性はない．しかし，口腔内清掃を怠りプラークが成熟し嫌気状態になると，プラークはグラム陰性嫌気性菌が優勢となり，*Porphyromonas gingivalis* などの歯周病原菌の繁殖に適した環境となる．こうした嫌気性菌に拮抗する非病原性口腔内常在菌はプロバイオティクスの候補となる．

ヒトの胃には強い胃酸のため常在菌はほとんどいない．しかし，萎縮性胃炎や制酸剤の長期投与により胃酸分泌の低下した胃では，常在菌が増加し胃液 1 ml 当たり 10^7 個に達する．その多くは連鎖球菌，乳酸桿菌である．すなわち胃は潜在的にはフローラが形成される部位であるが，強い胃酸の存在がこれを阻んでいる．したがって胃で働くプロバイオティクスは耐酸性を備えることが必要である．

腸における常在菌分布は，上部小腸では胃と同様にわずかであるが，下部小腸ではしだいに増加し，大腸では腸内容物 1g 当たり 10^{12} 個に増加する．腸内全体のフローラの総菌数は100兆個に達し，これは宿主総細胞数の10倍に匹敵する．腸内フローラを構成する細菌種の解明は，従来は培養可能な菌種に限られていた．しかし近年，16S リボゾーム RNA 遺伝子の塩基配列の相違度を指標とした菌種の同定分類が進められた結果，腸内フローラは少なくとも500種以上の細菌により構成されると見積もられ，そのうちの80%がまだ分離培養されていない細菌であると示唆される．腸内フローラ構成菌種には，宿主に有益な作用を及ぼす菌種，あるいは有害な影響を与える菌種が混在していると考えられる．プロバイオティクスは直接あるいは間接に，これら腸内細菌のもつ有益な生理的役割を代替あるいは賦活するものである．

d. 腸内フローラの生理的役割

健常人の腸内フローラは有益な常在菌の作用により，①消化管内の有害菌（および病原菌）を直接抑制する．機序としては生菌拮抗（colonization resistance）と総称される栄養あるいは定着部位をめぐっての有益菌および有害菌の間での奪いあい，あるいは有益菌の産生する有機酸（乳酸，酢酸など）やバクテリオシンなどの抗菌物質があげられる．この結果，有害菌の産生する腐敗物質や発癌物質の腸内産生も抑制される．②難消化性多糖類などの消化および代謝を促進し，宿主の必須栄養素であるビタミン類や，腸管上皮細胞の栄養となる短鎖脂肪酸を供給する．③消化管機能（吸収，運動など）の発達および組織再生を促進する．

④C型レクチンや分泌型IgAなどの産生分泌を亢進させて粘膜防御能を高める．一方，腸内フローラ構成遺伝子群のメタゲノミクス解析では，その30%の遺伝子が機能について未報告であることから，腸内フローラにはここにあげた以外の重要な生理的機能をもつ可能性がある．

e. プロバイオティクスの応用範囲

現在プロバイオティクスは，感染，炎症，免疫アレルギー，代謝の多くの疾患に有効あるいは有望と考えられている．表1.1は，2001年に国連食糧農業機関（FAO）・世界保健機構（WHO）合同専門家会議から提示された具体的疾患名の一覧である．これらの疾患においては先に述べた，「腸内フローラの生理的役割」の効能機序を，プロバイオティクスに代替あるいは賦活させることを期待するものである．プロバイオティクスの生体での作用の特徴を，感染症における抗生物質の作用と比較して説明すると，抗生物質が病原菌を短時間で殺菌あるいは静菌化するのに対し，プロバイオティクスは消化管細菌叢というエコシステムのなかである程度の時間をかけて抗菌効果を発揮する．このような特徴から，プロバイオティクスは急性感染症の治療には適さないが長期間安全に投与できるので，感染症予防，あるいは慢性細菌感染症で生じる二次的病変発症（例：ピロリ菌感染による胃潰瘍）の抑制に適している．またプロバイオティクスは作用の発現が緩徐であり，多くの場合，効果を得るのに月単位の継続投与を必要とする．

f. プロバイオティクス研究の今後の展望，「老化」

腸内細菌叢の劣化に伴って生じる腸内腐敗物質が老化の元凶であるとするメチニコフの提唱から1世紀経過した現在，老化の研究は大きく進歩した．老化はなぜ起こるのかのさまざまな研究のなか，哺乳動物に対する観察から明らかになったことは，一般に体重の大きな動物ほど寿命が長い，すなわち老化の進行が遅いという現象である．さらに，細胞の代謝速度あるいは酸素消費速度と言い換えてもよいが，これが速い動物は寿命が短いという事実である．恒温動物である哺乳動物は，体表から熱がたえず発散して消失するため，酸素消費による代謝で得られた熱エネルギーの大半を体温維持にふりむける必要がある．したがって，体の小さい動物は体の大きい動物に比べ，一定体重当たりの体表面積が大きいので，体細胞はより多くの酸素を消費して体温維持のための熱エネルギーを産生しなければならない．

体細胞による酸素の消費は必然的に活性酸素の発生を伴う．活性酸素は，一般の体細胞がエネルギー産生のためミトコンドリア内で酸素を消費してATPを合成するときに生じる．エネルギー代謝と並んで，もう一つの大きな活性酸素の発生源として炎症反応があげられる．炎症の主役である好中球やマクロファージなどの食細胞は，異物を貪食すると著明な酸素消費の亢進（respiratory burst）が生じるが，この酸素の大部分はエネルギー獲得のためではなく，分子状の酸素を活性酸素に変えて殺菌や分解反応に供給するために用い

表1.1 プロバイオティクスの応用範囲

疾　患	例
1　消化管に関連した疾患	
1）細菌，ウイルスによる下痢の予防	サルモネラ菌，クロストリジウム・ディフィシル菌，ロタウイルス
2）ヘリコバクター・ピロリ菌感染とその合併症	慢性胃炎，胃・十二指腸潰瘍，胃癌
3）炎症性腸疾患	クローン病，潰瘍性大腸炎
4）過敏性大腸	
5）癌	胃癌，大腸癌，膀胱癌
6）便秘	
2　粘膜免疫	マクロファージ活性化，NK細胞増強，slgA分泌亢進
3　アレルギー	食物アレルギー，アトピー性皮膚炎，気管支喘息
4　心血管疾患	血中コレステロールの低下
5　泌尿器疾患	カンジタ膣炎，尿路感染症

Report of Joint FAO/WHO Expert Consultation, Cordoba, Atgentina, 2001.

られる．一方，組織内に生じたこれら活性酸素は，DNAをはじめとする重要な細胞構成分子群に傷害を与えて細胞寿命を縮め，個体の老化を進める元凶となる．

炎症を誘発する炎症性サイトカイン（pro-inflammatory cytokine）の主要なものとして，TNF-αがあげられる．一方，炎症性サイトカイン産生を抑制する抗炎症性サイトカイン（anti-inflammatory cytokine）の代表としてIL-10があげられる．近年の老化の研究では，加齢とともに体内で低レベルの非特異性炎症が持続するようになり，このことが老化の進行および老人病の発症に密接に関与することが報告されている[3]．たとえば，血中より採取した単核細胞を不活化インフルエンザウイルスと共培養し，培養上清中に分泌されたサイトカインを測定した実験では，高齢者の単核細胞は若年者のものに比べ，TNF-α産生が上昇し，逆にIL-10は低下していた[4]．さらに同じ高齢者のなかでも，アルツハイマー病や動脈硬化症など老人病を発症していた群では非発症群に比べ，有意に血中TNF-αレベルが高値を示した[5]．これらの報告は，炎症を持続させる炎症性サイトカインの産生亢進は活性酸素レベル上昇を介して老化を進めさまざまな老人病を引き起こすこと，逆に，抗炎症性サイトカイン産生を維持することは炎症を軽減することで老化を阻むことを示唆する．100歳以上の長寿者についてこれらの遺伝子をSNPs（single nucleotide polymorphisms）で解析した検討[6]では，IL-10産生能の高い遺伝子をもつ者の割合は100歳以上の集団では対照群の若年者集団に比べ有意に多かった．

メチニコフの腸内腐敗物質老化説を現代の慢性炎症老化説につなげる注目すべき報告がある[7]．すなわち代表的な腸内腐敗物質であるインドールをマウスに腹腔内投与して，20種類以上のサイトカイン，ケモカインの血中レベルを測定したところ，唯一，IL-10が1/10に顕著に低下することを認めた．すなわち，インドールは体内でIL-10を抑えることで炎症性サイトカインの産生を促し，炎症誘発あるいは持続に働くことが示唆される．ここにきて，腸内有害菌を抑えて腸内腐敗物質レベルを低下させるプロバイオティクスが，抗加齢の有力な手段として再び検討されるべきときにきたことを感じる．〔古賀泰裕〕

文　献

1) R. Fuller : *Gut*, **32**, 439-442, 1991.
2) G. R. Gibson and M. B. Roberfroid : *J. Nutr.*, **125**, 1401-1412, 1995.
3) H. Bruunsgaard et al : *Curr. Opin. Hematol.*, **8**, 131-136, 2001.
4) M. Sauerwein-Teissl et al. : *Cytokines*, **12**, 1160-1161, 2000.
5) H. Brunnsgaard et al. : *J. Gerontol*, **54A**, M357-364, 1999.
6) D. Lio et al. : *J. Med. Genet.*, **40**, 296-299, 2003.
7) 土橋英惠ほか：日本皮膚科学会雑誌，**116**(5)，854, 2006.

1.2 乳　酸　菌

1.2.1 抗感染

a. 抗感染に対するプロバイオティクスの導入

1929年にフレミング（Flemming）により青カビからペニシリンが発見され，1940年にはその抽出，分離が確立し最初の抗生物質として実用化された．以後，ストレプトマイシン，クロラムフェニコール，テトラサイクリン，マクロライド，セファロスポリンが次々と発見，開発された．これらの抗生物質はヒトの感染症の予防，治療に大きな躍進をもたらしたが，さらに同一種の家畜を限られたスペースで集中して飼育する近代の畜産業においても，抗生物質は感染症の大量発生を予防するには不可欠であった．1950年代になると，抗生物質を家畜に与えると感染症を予防するだけでなく発育が促進され，短い飼育期間で出荷できることがわかり，抗生物質が大量に使われるようになった．その結果，必然的に起こったのが抗生物質耐性菌の出現で，現在，ヒトで大きな問題となっているMRSAやVREも，もとは家畜由来と考えられている．

一方，この頃から家畜にも固有の腸内フローラ（細菌叢）があり，これを正常に保つことが感染症の予防には重要であることが知られるようになり，そして1960年代後半には抗生物質の無秩序な使用に対して再考が求められるに至った．さらに，「プロバイオティクス」と呼ばれる腸内フローラを改善する効果のある有用生菌を投与する試みがはじまった．これまでプロバイオティクスとして用いられた生菌は，ほとんどが乳酸桿菌およびビフィズス菌などのいわゆる乳酸菌である．したがってここで用いる「プロバイオティクス」は「乳酸菌」と同義であると見なしていただきたい．

b. 抗感染に働くプロバイオティクスの特徴

プロバイオティクス（probiotics）は抗生物質（antibiotics）に対比される言葉で，生物間の共生関係（probiosis）を意味する生態学用語に起源をもつ．1974年，Parker[1] はプロバイオティクスを「動物の腸内フローラに有益な効果を及ぼし，動物の発育を促進する物質」と定義した．しかし，腸内フローラを改善するのは特定の物質というよりはむしろ生きた微生物であることが認識されるようになり，1989年にFuller[2] は「腸内フローラのバランスを改善し，それによって動物に有益な効果をもたらす生菌」をプロバイオティクスと定義した．図1.3に示すように，プロバイオティクスは腸内の「善玉菌＝乳酸菌」を助けて「悪玉菌」を除くことで腸内フローラを正常化し，病原菌の体内への侵入を排除するものといえる．

このようにプロバイオティクスの導入そして概念の確立は，当初は主に畜産学の領域でなされた．こうした過程でプロバイオティクスに求められたのは，抗生物質に取って代わるのではなく，その役割を支援あるいは補完することであった．抗生物質が短時間で病原菌を直接，殺菌あるいは静菌化するのに対し，プロバイオティクスは主にフローラというエコシステムのなかである程度の時間をかけて，病原菌と住環境や栄養摂取で拮抗することで抗菌効果を発揮する．このプロバイオティクスの作用機序は生菌拮抗（microbial interference）とも呼ばれる．稲穂についた害虫を殺虫剤で即座に取り除くのが抗生物質で，益虫のトンボが時間をかけて取り除くのがプロバイオティクスだともいえる（図1.4）．このようにプロバイオティクスは抗生物質に比べ抗菌力あるいは作用速度で劣るため，急性感染症の治療には適

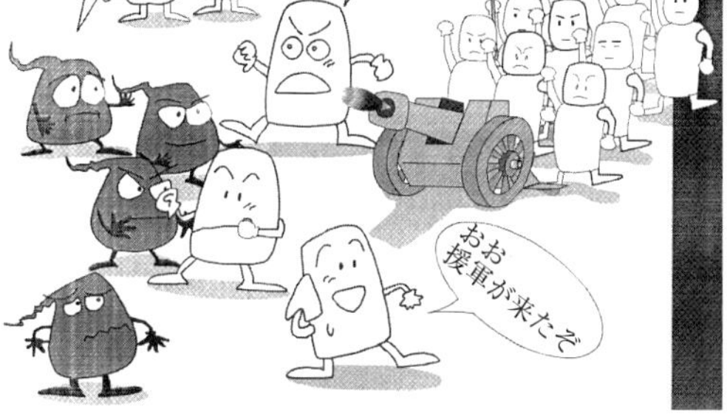

図1.3 プロバイオティクスは「善玉菌」を助けて「悪玉菌」を除くことで腸内フローラを正常化し，体内への病原菌の侵入を阻止する

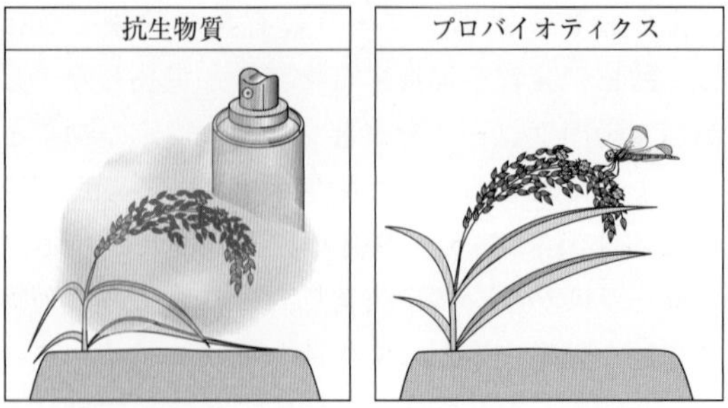

図 1.4 抗感染におけるプロバイオティクスの作用の特長は，抗生物質に比べ「体内環境にやさしい」ともいえる

さないが，長期間安全に投与できるので，感染症の予防，あるいは慢性細菌感染症における二次的病変発症の抑制といった分野では有望である．

c. 抗感染に及ぼす消化管常在細菌叢の役割

口腔に始まり肛門に終わる広義の消化管には多数の細菌が常在菌として定住している．口腔内においても数百もの多種類の細菌が舌背，歯の表面，歯肉溝にフローラを形成して棲息し，その総数は100億と推定される．口腔内ではフローラは唾液中の糖タンパクを土台としてつくられ，プラーク（歯垢）と呼ばれる口腔内に特有のフローラとして形成される．

常在細菌は胃や上部小腸では少なく，下部小腸からしだいに増加し，大腸では腸内容物1g当たり10^{12}個で腸内全体では100兆個にも達する．腸内フローラを構成する細菌は500以上の種からなり，その大部分は*Bacteroides*属の嫌気性菌である．これら細菌種のなかには体に有益ないわゆる「善玉菌」や悪影響を及ぼす「悪玉菌」がいると考えられている．善玉菌が優位の腸内フローラは生体の感染に対して以下の効果を及ぼす．①消化管を病原菌の感染から守る．②粘膜免疫を強化する．一方，*Clostridium*属などの悪玉菌が優勢となって腸内フローラの健全さが失われると，腸内容物のタンパク質やアミノ酸が多く分解されアンモニア，インドール，硫化水素といった有害物質がつくられる．これらは便の悪臭のもととなり腸管局所および全身にさまざまな悪影響を及ぼす一方，外来の病原菌を排除する能力は消失する．

d. プロバイオティクスの抗感染機序

プロバイオティクスは先にあげた①，②の善玉菌の役割を代替あるいは支援することで抗感染に役立つと考えられる．感染防御においてはプロバイオティクスは，①病原菌の消化管粘膜への結合を阻害する，②栄養に関して病原菌と競合する，③抗菌物質（バクテリオシンなど）を産生する，④免疫系を高める，などの機序で有効性を発揮していると予想される．これらの機序は腸内で働くプロバイオティクスの研究から得られたものであるが，口腔や胃で働くプロバイオティクスについても当てはまる．すなわち，数的にはわずかであれ常在菌の性格をもつ細菌で，口腔内や胃内の代表的病原菌である*P. gingivalis*や*H. pylori*に対して抑制効果を発揮するならば，プロバイオティクス株としての利用が有望となる．またプロバイオティクスは腸内よりもむしろ口腔内，胃内のほうがより大きな効果を発揮するかもしれない．すなわち，腸内の常在細菌は総数が100兆個にも及ぶため外からプロバイオティクスとして1億個程度の生菌を送り込んでも，先住の常在細菌群に埋没して腸内フローラを改善するのは容易でない．これに対して，口腔内，特に胃内では常在細菌が非常に少ないため，服用したプロバイオティクスの効果が発揮されやすいと予想される．

e. 抗感染におけるプロバイオティクスの応用範囲

現在のところプロバイオティクスの使用が有効あるいは有望と考えられる疾患として，2001年に提出されたFAO（国連食糧農業機関）/WHO（世界保健機関）合同専門家会議の報告書[4]が参考になる．報告書にあげられた疾患群を抜粋したのが1.1.3項で示した表1.1である．この会議は「乳酸菌添加食品/粉ミルクの医学的および栄養学的性質の評価」という議題で開かれたもので，プロバイオティクス食品の性質，効果，安全性に関する専門家による検討を目的としている．その背景として，プロバイオティクスに大きな注目が集まっているが，これらプロバイオティクス製品の有効性と安全性を評価する方法に関してはまだ国際的統一見解はないため，プロバイオティクスの評価法の一般的指針を作成することを目指したものである．表1.1のなかで，「1）細菌，ウイルスによる下痢の予防」の領域では，ロタウイルスによって小児に起こる急性下痢症の予防および治療については明確な改善効果が報告されている[5]．ある種の細菌が病因と推定される旅行者下痢症でもプロバイオティクス投与による好影響が報告されている[6]．抗生物質の長期使用により生じる腸内フローラの異常を誘因として発症する *Clostridium difficile* 感染症でもプロバイオティクスの使用が有望視されている[7]．「2）ヘリコバクター・ピロリ（以下ピロリ菌と略す）感染とその合併症」の領域では，①プロバイオティクスを投与することでピロリ菌を抑制し（これは投与をやめるともとに戻ってしまう可能性がある）潰瘍などの発症を予防する[8,9]，②抗生物質と併用して治療することで除菌率を上げ抗生物質の副作用を軽減する，③乳幼児に投与することでピロリ菌感染の一次予防を行う，などがあげられる．

ピロリ菌保菌者は日本では約5000万人と推計される．保菌者の経過を1年間追うと，そのうちの約3%が胃・十二指腸潰瘍を，約0.3%が早期胃癌を発症すると推定される．現在，抗生物質2剤に胃酸分泌抑制剤を加えた3剤によるピロリ菌除菌療法が普及しているが，健康保険適応はピロリ菌保菌者のうち胃・十二指腸潰瘍を発症した患者に限定されている．したがってピロリ菌保菌者の大部分に当たる，潰瘍などを発症していないピロリ菌保菌者は現行では医薬品による治療の対象にはなっていない．

ピロリ菌保菌者は程度の差はあるものの，ほとんどすべては組織学的胃炎を有している．ピロリ菌は胃粘膜に定着するとIV型分泌機構と称される機序により，菌体から伸びた針状構造物を胃粘膜上皮細胞に突き刺し，CagAなどの菌体成分を上皮細胞内に注入する（図1.5）．この病的刺激により，上皮細胞はケモカインの一つであるIL-8を細胞外に分泌する．IL-8は多数の好中球を局所に集め活性化することで炎症を惹起する．この結果，ピロリ菌感染胃粘膜では慢性炎症が持続し，このことが潰瘍や胃癌発症の大きな誘因に

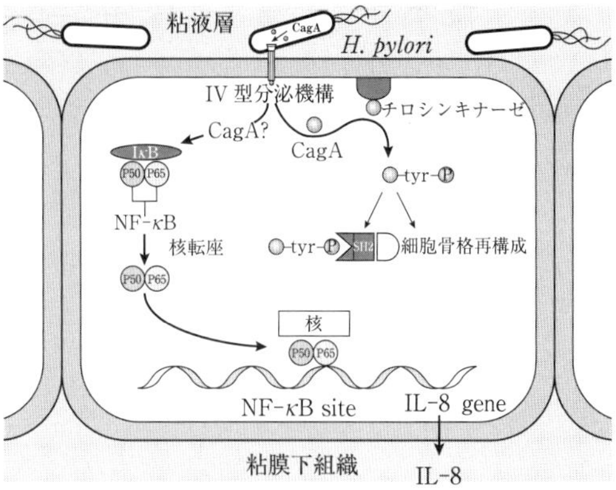

図1.5 *H. pylori* はIV型分泌機構によりCagAなどの菌体物質を胃粘膜細胞に注入しIL-8産生を刺激することで，胃粘膜組織の炎症を誘発する

なると考えられている．

われわれは，乳酸菌LG21がピロリ菌による胃粘膜炎症が軽減することを，動物実験およびヒト臨床試験により明らかにしてきた．すなわち，市販のLG21ヨーグルト1個（10億個のLG21を含む）を毎日摂取すると，8週間後において胃粘膜炎症の指標である血中ペプシノーゲンI/II比の有意の改善が得られ，24週間後には胃内のピロリ菌数を反映する尿素呼気検査値の有意な改善が認められた．また別の，LG21ヨーグルトを8週間連日摂取する臨床試験で，摂取開始前と摂取終了後に内視鏡により胃粘膜を採取し，粘膜組織中のIL-8濃度を測定したところ有意な低下が観察された．胃上皮細胞株MKN45とピロリ菌を *in vitro* で共培養するとMKN45からIL-8が産生される．この共培養系にLG21をピロリ菌と同数加えると，同様にIL-8産生が顕著に低下する．LG21がピロリ菌のIV型分泌機構を抑制していることが示唆される．

f. プロバイオティクス株に求められる特性

抗感染のためのプロバイオティクスとして用いられる菌株が備えるべき条件として，①宿主に常在する細菌株由来であること，②胃酸や胆汁に対してある程度の抵抗性を有して生残できること，③腸内で働くプロバイオティクスの場合は腸内で生存できること，④保存した場合あるいは食品に添加した場合でも生菌として維持可能なこと，⑤生体に対する安全性が確認されているこ

と，などがあげられる．これらの条件が満たされたうえでそれぞれの目的に応じた一定の効能をもたなければならない．今後，抗感染に有効なプロバイオティクス菌株を普及させるには以下の事項に沿って開発を進めるべきであろう．(1) プロバイオティクスに用いる菌株は正確な菌種同定がなされ，国際的に認知された菌株保存機関に寄託する．これにより新規菌株との異同について客観的な比較検討が内外で可能となる．プロバイオティクスの性質は菌株レベルで決まるので，パルスフィールド電気泳動などの方法を用いた菌株の遺伝子型決定を必要とする．(2) プロバイオティクスの医学的効能を明確にするため無作為化対照試験（randomized control study）によるヒト臨床試験を実施する．この試験のなかで，用法，用量，使用期間を決定し，個々のプロバイオティクス製品が特定の医学的効果を発揮するのに必要な１日最低摂取量を明らかにする．(3) 得られた試験結果は査読制度をもつ学術雑誌に発表する．これらの項目は医薬品開発に当たっては当然とされてきたことであり，見方を変えればプロバイオティクスがこれまでは民間療法の域を出ることがなく，最近になって医薬品に準じた本格的な評価がはじまろうとしていることを示している．

〔古 賀 泰 裕〕

文 献

1) R. B. Parker : *Animal Nutr. Health*, **29**, 4-8, 1974.
2) R. Fuller : *J. Appl. Bacteriol.*, **66**, 365-378, 1989.
3) S. Bengmark : *Gut*, **42**, 2-7, 1998.
4) FAO/WHO : Report, Joint FAO/WHO expert consultation on evaluation of health and nutritional properties of probiotics in food including powder milk with live lactic acid bacteria. Cordoba, Argentina, 1-4 October (2001).
5) J. M. Saaverda et al. : *Lancet*, **344**, 1046-1049, 1994.
6) E. Hilton et al. : *J. Travel Med.*, **4**, 41-43, 1997.
7) S. L. Gorbach et al. : *Lancet*, **26**, 1519, 1987.
8) A. M. A. Kabir et al. : *Gut*, **41**, 49-55, 1997.
9) I. Sakamoto et al. : *J. Antimicrobial. Chemotherapy*, **47**, 709-710, 2001.

1.2.2 抗 癌

平成20年度の厚生労働省の『癌白書』によれば，癌死は，1981年より日本における死因の第一位であり，現在では，年間約30万人以上の国民が癌で死亡している．生涯において癌に罹患する可能性は，男性で２人に１人，女性では３人に１人であると推計されている．癌死は，男性で，肺癌，胃癌，大腸癌の順であり，女性では，大腸癌の死亡が最も多く，ついで，胃癌，肺癌が続いている．今後，癌による死亡者数は，高齢化の進行とあわせて増加すると推定される．

a. 食生活と発癌

癌の発症要因はさまざまであるが，大きく分けて宿主要因と環境要因に分けられる．アメリカに移民した日系人の胃癌発症率が日本人より低いことや，アメリカに移住した日本人やアメリカ生まれの日本人は，大腸発癌率がアメリカ人に近いことが知られている．大腸癌を例にとれば，家族性大腸腺腫症や遺伝性非腺腫性大腸癌などの遺伝要因に基づく大腸癌は大腸癌全体の約１割を占め，残り９割の大腸発癌は散発性大腸癌であることから，発癌に至る遺伝子の変異や欠失には，遺伝因子などの宿主要因だけでなく，環境要因が重要な役割を果たしていることが推定されている．環境要因のなかでも，食習慣は癌発症の重要な要因を占めているとされている．たとえば，胃癌では，尿中ナトリウム排泄量の多い地域ほど胃癌死亡率が高い．高濃度の食塩により，胃粘膜の粘液層が破壊され，胃液による胃粘膜上皮細胞の傷害による炎症が重要な役割を果たしていると推定されている．大腸癌においては，赤身肉の摂取などが大腸発癌リスクを高めることが示唆されている．原因として，ミオグロビンに含まれる鉄とのフェントン反応を介して過剰に生産される活性酸素や肉の加熱処理によって生じるヘテロサイクリックアミン類によるDNA傷害が考えられている．また，古くから大量のアルコール摂取が，口腔，咽頭や食道の扁平上皮癌や肝臓癌の危険因子であることなどがわかっている．

近年，栄養過多によって生じる肥満およびインスリン抵抗性に由来し，心血管性疾患の基盤となるメタボリックシンドロームが，胃癌，乳癌，肝臓癌，大腸癌など種々の癌発症の危険因子として注目されている[1,2]．これらの機序としては，インスリン抵抗性に基づく高インスリン血症，インスリン様成長因子（IGF）などの関与が推定されている．すなわち，インスリンやIGFはいずれも細胞増殖因子であり，細胞増殖促進作用や抗アポトーシス作用により癌発症に働く．さらに高インスリン血症は，IGF-I結合タンパク質の発現を抑制する．その結果，活性型IGF-Iの血清レベルが上昇し細胞増殖が促進される．インスリン抵抗性に関与するのは，内臓脂肪である．内臓脂肪からは，アディポカインと総称される種々の生理活性物質が分泌される．アディポカインには，アディポネクチン，レプチン，レジスチン，TNF-α，IL-6や単球走化性因子（MCP-1）などが存在する．正常な内臓脂肪からは，インスリン感受性を高めるアディポネクチンが分泌されている．ところが，肥満が亢進し内臓脂肪が増大すると脂肪細胞におけるアディポネクチンの産生量が減少し，TNF-αやIL-6などのインスリン抵抗性に関与するアディポカインの産生が誘導される．TNF-α，IL-6，MCP-1などアディポカインの分泌は，脂肪組織内への単球の浸潤や脂肪組織内における単球からマクロファージへの分化を促進する[4]．分化したマクロファージからは，さらにアディポカインが分泌されインスリン抵抗性が助長される．AMPK（AMP activated protein kinase）およびAMPKのリン酸化に関与するLKB1は，インスリンを介した細胞増殖応答を抑制する[5]．また，アディポネクチンは，AMPKの活性化を誘導する．したがって，肥満やメタボリックシンドロームで認められる低アディポネクチン血症そのものも癌発症を促進することが推定される．近年，LKB1遺伝子が癌抑制遺伝子の一つであることが明らかになり，アディポネクチンによるLKB1-AMPKシグナルの修飾が癌抑制に関与している可能性が考えられ，今後の研究の進展が期待される[6]．

b.　炎症と発癌

アディポカインとして脂肪細胞から分泌されるTNF-αやIL-6は，炎症性サイトカインとして知られている．炎症と発癌の関連性は，近年，胃癌，肝臓癌，乳癌および大腸癌などで明らかになりつつある．炎症などにより，TNF-αシグナルの下流にある転写因子NF-κBが活性化されることにより，一酸化窒素合成酵素やシクロオキシゲナーゼ-2（COX-2）の合成が亢進され，その結果生成されるフリーラジカルやプロスタグランジンが癌化を促進することが明らかになっている．また，NF-κBの下流には，DNA編集酵素：AID（activation-induced cytidine deaminase）が存在し，慢性炎症の経過に伴いAIDが胃粘膜や大腸粘膜，および肝実質細胞において異所性に発現することが明らかとなった[7,8,9]．AID遺伝子導入マウスでは胃癌や肺癌が発症することも証明され，慢性炎症の経過によるDNA編集酵素の異所性発現と発癌との関連性が推定されている[10]．また，IL-6は，肺癌，乳癌，大腸癌の増殖因子としての働き，また，IL-6受容体シグナルの下流にあるbcl-3の誘導を介して抗アポトーシス作用を発揮し発癌を促進する作用がある[11]．最近の知見では，癌細胞により産生されるプロテオグリカンがTLR2を介してマクロファージを活性化しIL-6産生を誘導することが報告され，癌化とIL-6との関連性が注目されている[12]．

癌患者では，ナチュラルキラー（NK）細胞や細胞傷害活性T細胞の細胞傷害活性が低下している場合が多い．原因として，癌細胞が，免疫学的な監視を逃れるため免疫応答を抑制している可能性が推定されている．たとえば，大腸癌粘膜では，隣接する腺腫領域に比べて，NK細胞の活性化を誘導するサイトカインであるIL-12が減少し，IL-6やCOX-2などのレベルが上昇していることがわかっている[13]．癌組織における免疫抑制状態を誘導する細胞として骨髄由来抑制細胞（myeloid-derived tumor suppressor cells：MDSC）の存在がクローズアップされている[14]．担癌マウスを用いた実験において，MDSCがIL-1β，IL-6，PGE2によって誘導され，樹状細胞（DC），マクロファージや，NK細胞の機能を抑制することで，癌組織の免疫抑制に深くかかわっていることが明らかにされた．MDSCは，STAT-3依存性にS100A8/A9タンパク質を産生する．S100A8/A9タンパク質は，*in vivo*および*in vitro*でDCやマクロファージの分化を抑制する．S100A8/A9タンパク質は，MDSC上に発現した終結糖化産物受容体（receptor of advanced glycation end-products）によって認識され，正のフィードバック機構により担癌マウスにおけるMDSCの集積を促進する[15]．癌患者や担癌マウスで，NK活性が低下していることはすでに述べた．原因として，癌患者や癌の動物モデルでは，NK細胞上の活性化NK受容体：NKG2Dの発現低下が関与していることがわかっている[16]．NKG2D欠損マウスに癌を移植すると癌の排除能が低いことから，NKG2Dを介したNK細胞の活性化が癌細胞の排除において重要な役割を果たしていることが推定される．肺癌や大腸癌患者は，健常人に比べて，血清中のTGF-β量が高いことや，TGF-βがNKG2Dの発現を抑制することから，NK細胞におけるNKG2Dの発現抑制には，TGF-βが深くかかわっていると考えられる．最近になり，MDSC上に発現した細胞膜結合型TGF-β1とNK細胞の直接的なコンタクトを介して，NK活性，NKG2Dの発現，IFN-γ産生が負に制御されることが報告された．炎症性サイトカインによって誘導されるMDSCが癌組織における免疫抑制において重要な役割を果たしていることが明らかとなり，発癌における慢性炎症の役割が注目されている[17]．

c. 腸内細菌と発癌

腸内細菌と癌との関連性は，古くから議論されてきた．腸内細菌が，ニトロソアミン，トリプトファン代謝物，二次胆汁酸などの変異原性物質の生成に関与する可能性や，腸内細菌の代謝産物である酪酸がヒストン脱アセチル化の抑制に寄与することで抗癌作用に関与する可能性が推定されてきた．動物実験レベルでは，T細胞受容体β鎖遺伝子とP53遺伝子の両方を欠損した二重変異マウスで誘発される大腸発癌やグルタチオンペルオキシダーゼ欠損マウスで観察される大腸癌は無菌状態では認められないことが報告され，腸内細菌と発癌との関連性を示唆する成績が得られている[18,19]．慢性炎症の経過と発癌には，正の相関が認められていることはすでに述べた．ヒト炎症性腸疾患や慢性肝炎の経過過程に大腸癌が生じること（腸炎随伴性大腸癌colitis-associated cancer）や肝臓癌が発症することが知られている[20]．また，炎症性腸疾患の発症には，腸内細菌に対する宿主粘膜免疫系の過剰な応答が関与することを示した多くのデータがある．したがって，肥満やメタボリックシンドロームにより誘導される全身性易炎症状態や腸内細菌に対する過剰な応答によってもたらされる慢性炎症状態と癌の発症に密接な関連性が推定され，癌の発症要因としての慢性炎症の役割が今後も注目される．

d. 発酵乳，ヨーグルトおよび乳酸菌の癌予防効果に関する疫学調査

発酵乳，ヨーグルトおよび乳酸菌を対象にした乳癌，卵巣癌，前立腺癌，大腸腺腫症および大腸癌の予防効果に関する疫学調査が報告されている．乳癌に関しては，アメリカで172人の乳癌患者と190人の健常人を対象としたケースコントロール試験が実施され，ヨーグルトの乳癌リスク軽減効果が明らかになっている[21]．オランダにおける133人の乳癌患者と289人の対照者を対象としたケースコントロール試験においても発酵乳の乳癌リスク軽減効果が報告されている[22]．膀胱癌については，180人の膀胱癌患者と445人の対照者を対象としてケースコントロール試験が行われており，乳酸菌発酵乳の表在性膀胱癌再発予防効果を示唆する成績が得られている[23]．また，スウェーデンでは，発酵乳が膀胱癌のリスクを軽減させるという成績が，8万2002人に対する約9年間の追跡調査により得られている[24]．

大腸癌やアデノーマについては，いくつかのケースコントロール試験や追跡調査が実施されているが，大腸癌リスクに対するヨーグルト摂取の有効性については共通の見解は得られていない．ヨーグルトの有効性を示した例としては，オランダで12万852人を対象とした約3年の追跡調査で，発酵乳の結腸・直腸癌のリスクを若干軽減する成績がある[25]．フランスでは，アデノーマを対

象としたケースコントロール試験で，大型のアデノーマ発症とヨーグルト摂取の間に負の相関が得られている[26]．発酵乳やヨーグルトの大腸癌リスク軽減に関しては，今後の大規模な追跡調査で実態を明らかにする必要がある．前立腺癌では，日本とフランスにおいて，ヨーグルトの前立腺癌リスクに関する追跡調査成績が報告され，両報告において，ヨーグルト摂取が，前立腺癌のリスクを高めることを示した成績となっている[27,28]．日本で行われた調査では，乳中に含まれるカルシウムや飽和脂肪酸が，前立腺癌のリスクを高める成績が得られた．発酵乳が前立腺癌のリスクを上げる理由としては，上記成分の関与が推定されるが，フランスで行われた追跡調査では，ヨーグルト摂取とカルシウム摂取は独立した発癌リスクであることが示され，前立腺癌リスクに関与するヨーグルト成分の詳細な解析が必要とされている．

e. 発酵乳，ヨーグルトおよび乳酸菌のヒトに対する発癌予防効果

癌患者を対象とした発酵乳，ヨーグルトおよび乳酸菌の発癌予防効果を調べた実施例は少ない．Aso らは，表在性膀胱癌患者を対象として，膀胱癌切除後の再発に対する乳酸菌製剤の影響を無作為化比較試験で調べた[29]．その結果，乳酸菌製剤を1日3g摂取すると表在性膀胱癌の再発が抑制されることが明らかとなった．乳酸菌製剤による膀胱癌の再発予防については，マルチセンター型の二重盲検試験においても再確認されている[30]．また，Naito らは，上記乳酸菌製剤と抗癌剤を併用することで，表在性膀胱癌摘出手術施行3年後の生存率が対照群に対して有意に高いことを報告している[31]．これらの成績は，前に述べた膀胱癌に対する乳酸菌発酵乳の有効性を確認した疫学調査成績とよく一致する．Ishikawa らは，大腸腺腫症例382人を対象として，乳酸菌製剤の腫瘍切除後4年間における大腸腫瘍発症に対する影響を検証した．その結果，中等度から高度に悪性化した腫瘍発症率が乳酸菌製剤の摂取により抑制され，乳酸菌の大腸発癌予防効果が明らかとなった[32]．

f. 発酵乳，ヨーグルトおよび乳酸菌の発癌予防効果の作用機序

発酵乳，ヨーグルトおよび乳酸菌がヒト癌リスクの軽減に関与する可能性について，上記に解説した．乳酸菌を含む食品の発癌予防効果の作用機序は，食品が腸内細菌叢や腸内細菌の代謝に与える影響と宿主の免疫応答に与える影響の二つに分けて考えることができる．腸内細菌に与える影響としては，細菌叢構成への直接的な影響，腸内細菌がもつ脱抱合酵素活性への影響などが考えられている．ここでは，乳酸菌を含む食品の発癌リスク軽減効果と宿主免疫応答との関連性について述べる．癌を取り巻く環境では，免疫学的な平衡が破綻していることを先に述べた．乳酸菌の菌体や培養産物が，宿主の免疫系に対して影響を与えることについて多くの報告がある．健常成人を対象にした試験では，乳酸菌を含む食品の摂取が，末梢血単核細胞の NK 活性を上昇させることが報告されている[33,34]．乳酸菌の腫瘍抑制作用における NK 細胞の重要性については，メチルコランスレンで誘導した肉腫モデルを用いて証明されている[35]．乳酸菌の生体内への摂取が，末梢血単核細胞の NK 活性を上昇させる機構は明らかではない．*in vitro* 試験で，乳酸菌で活性化したマクロファージや樹状細胞が，液性因子（IL-12 など）を産生しあるいは NK 細胞と直接コンタクトすることにより NK 細胞の細胞傷害活性を高めることや，乳酸菌細胞壁成分の貪食が IL-12 の誘導に重要であることが明らかになっている[36,37]．貪食細胞における乳酸菌の認識については，TLR を介した受容機構などが議論されているが結論は得られていない．上述したように，生活習慣病を背景とした全身性易炎症状態や慢性炎症が，発癌に関与する可能性が推測されている．動物実験では，乳酸菌によるインスリン抵抗性や炎症の改善が報告されている[38]．興味あることに，乳酸菌の摂取が，高脂肪食によって減少する肝臓の NKT 細胞数を維持することや TNF-α 産生および IκB キナーゼ活性を抑制することによって，インスリンに対する感受性を高めることが報告されている．また，乳酸菌の摂取によって，慢性炎症モデル動

物の慢性炎症や炎症からの大腸発癌を抑制する作用が認められている[39,40]．乳酸菌の炎症抑制機構については，乳酸菌の代謝産物や菌体成分が炎症性サイトカインの転写因子を抑制することが報告されているが，その分子機構については不明な点が多い[41,42]．

乳酸菌が宿主の免疫機能を制御し生活習慣病や炎症によって攪乱された宿主免疫応答を是正することにより発癌を予防することが期待される．乳酸菌が，宿主免疫系に認識されるルートや標的細胞における免疫応答の分子機構を明らかにすることが，今後の課題である． 〔松本 敏〕

文献

1) M. M. Chitnis et al.: *Clin. Caner Res.*, **14**(2), 6364-6370, 2008.
2) S. Otake et al.: *Clin. Caner Res.*, **11**(10), 3642-3646, 2005.
3) M. J. Puglisi and M. L. Femandez: *J. Nutr.*, **138**(12), 2293-2296. 2008.
4) A. Schäffler et al.: *Trends Immunol.*, **28**(9), 393-399. 2007.
5) Z. Zhang et al.: *FEBS Lett.*, **583**(2), 470-474, 2009.
6) H. Ji et al.: *Nature*, **448**(7155), 807-810, 2007.
7) Y. Matsumoto et al.: *Nat. Med.*, **13**(4), 470-476, 2007.
8) J. Komori et al.: *Hepatology*, **47**(3), 888-896, 2008.
9) Y. Endo et al.: *Gastroenterol.*, **135**(3), 889-898, 2008.
10) I. M. Okazaki et al.: *Adv. Immunol.*, **94**, 245-273, 2007.
11) Z. T. Schafer et al.: *J. Clin. Invest.*, **117**(12), 3600-3603, 2007.
12) S. Kim et al.: *Nature*, **57**(7225), 102-106, 2009.
13) G. Cui et al.: *Can. Immunol. Immunother.*, **56**(12), 1993-2001, 2007.
14) P. Shinpa et al.: *J. Immunol.*, **81**(7), 4666-4675, 2008.
15) P. Chang et al.: *J. Exp. Med.*, **205**(10), 2235-2249, 2008.
16) J. C. Lee et al.: *J. Immunol.*, **172**(12), 7335-7340, 2004.
17) H. Li et al.: *J. Immunol.*, **182**(1), 240-249, 2009.
18) S. Kado et al.: *Cancer Res.*, **61**(6), 2395-2398, 2001.
19) F. F. Chu et al.: *Cancer Res.*, **64**(3), 962-968, 2004.
20) S. Maeda and M. Omata: *Cancer Sci.*, **99**(5), 836-842, 2008.
21) P. van't Veer et al.: *Cancer Res.*, **49**, 4020-4023, 1989.
22) M. Pryor et al.: *Cancer Res.*, **49**, 2161-2167, 1989.
23) Y. Ohashi et al.: *Urol. Int.*, **68**(4), 273-280, 2002.
24) S. C. Larsson et al.: *Am. J. Clin. Nutr.*, 1083-1087, 2008.
25) E. Kampman et al.: *Cancer Res.*, **54**(12), 3186-3190, 1994.
26) P. Senesse et al.: *Nutr. Cancer*, **44**(1), 7-15, 2002.
27) N. Karahashi et al.: *Cancer Epidemiol. Biomarker. Prev.*, **17**(4), 930-937, 2008.
28) E. Kesse et al.: *Br. J. Nutr.*, **95**(3), 539-545, 2006.
29) Y. Aso et al.: *Urol. Int.*, **49**(3), 125-129, 1992.
30) Y. Aso et al.: *Eur. Urol.*, **27**(2), 104-109, 1995.
31) S. Naito et al.: *J. Urol.*, **179**(2), 485-490, 2008.
32) H. Ishikawa et al.: *Int. J. Cancer*, **116**(5), 762-767, 2005.
33) M. D. Parra et al.: *J. Physiol. Biochem.*, **60**(2), 85-91, 2004.
34) H. S. Gill et al.: *J. Clin. Immunol.*, **21**(4), 264-271, 2001.
35) A. Takagi et al.: *Carcinogenesis*, **22**(4), 599-605, 2001.
36) K. Shida et al.: *J. Dairy. Sci.*, **89**(9), 3306-3317, 2006.
37) K. Takeda et al.: *Clin. Exp. Immunol.*, **146**(1), 109-115, 2006.
38) X. Ma et al.: *J. Hepatol.*, **49**(5), 821-830, 2008.
39) Z. Li et al.: *Hepatology*, **38**(2), 343-350, 2003.
40) S. Matsumoto et al.: *Immunology*, **128**(1 suppl), e170-e180, 2009.
41) S. Ménard et al.: *Gut*, **53**(6), 821-828, 2004.
42) S. Matsumoto et al.: *Clin. Exp. Immunol.*, **140**(3), 417-426, 2005.

1.2.3 その他の効果

前項では，乳酸菌の抗感染，抗癌作用についてまとめられているので，本項では少し違った観点で乳酸菌の免疫調節作用，特に *Lactobacillus pentosus* S-PT84 株（以下，S-PT84 株）について紹介したい．

乳酸菌はさまざまな食品に含まれている微生物であり，われわれは知らず知らずのうちに日常的に摂取している．一般的にはヨーグルトやチーズ，バターなどに含まれることが知られているが，日本人になじみの深いものであれば，味噌，醤油，漬物などに含まれている．乳酸菌の保健機能は他項で，あるいは書物としてまとめられているのでここでは詳しくは触れないが，整腸作用にはじまり，さまざまな効果が報告されている[1]．そのなかでも免疫調節作用は最も注目される効果の一つである．乳酸菌は種によってその免疫調節作用に少しずつ違いがあるが，Th1 サイトカインを誘導することが数多く報告されている[2-5]．Th1 サイトカインは細胞性免疫の誘導に必要なサイトカインであり，NK 細胞や細胞傷害性 T 細胞の活性化に関与していることが知られている[6-8]．IL-12 は代表的な Th1 サイトカインであり，上記のメカニズムも含め，さまざまな感染症に対する防御反応に重要である[9]．乳酸菌による IL-12 誘導作用メカニズムも研究がなされており，Th1 サイトカイン誘導成分としては細胞壁そのものが重要であるといった報告[2]，細胞壁成分であるテイコ酸あるいはリポテイコ酸が重要であるといった報告[10,11]，あるいは核酸成分が関与するといった報告がある[12]．また，シグナル伝達に関しても TLR2，あるいは MyD88 などを仲介することなどが報告されており[13-15]，少しずつ乳酸菌のサイトカイン誘導作用の詳細が明らかになってきている．ただし，乳酸菌の種によってその作用メカニズムは異なる可能性があると思われる．

われわれは日本人になじみ深い食品（漬物）から分離された乳酸菌に着目し，特に免疫調節作用に優れた S-PT84 株を見いだした．S-PT84 株が免疫調節作用に優れているメカニズムについて検討を行ったので紹介したい．

a.　S-PT84 株の選抜

S-PT84 株は，財団法人ルイ・パスツール医学研究センターとの共同研究により，京都の伝統的漬物から分離した約 1000 株の乳酸菌から選抜された（図 1.6）．スクリーニング試験として，まず，マウス腹腔マクロファージを用いて Th1 サイトカインである IL-12 産生能を評価した．同じ漬物由来の乳酸菌でもまったく活性を示さないもの，あるいは濃度を高くすると活性が低下してしまうものなど，いろいろなタイプがあったが，そのなかでわれわれは再現性よく，かつ用量依存性に IL-12 産生を誘導する三つの菌株を見いだした（図 1.7 左図，黒部分）．次の評価として，乳酸菌をマウスに腹腔内投与し，血中 IL-12 濃度の上昇を検討した．投与 6 時間後のデータを比較したところ，S-PT84 株投与により，最も IL-12 濃度が高くなることがわかり，以後の研究を進めることにした（図 1.7）．

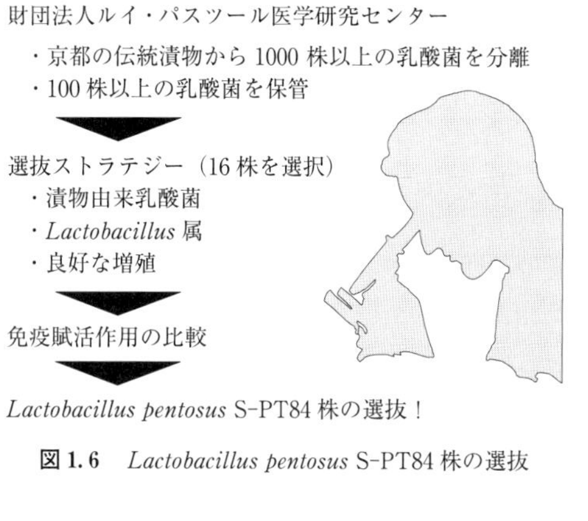

財団法人ルイ・パスツール医学研究センター
・京都の伝統漬物から 1000 株以上の乳酸菌を分離
・100 株以上の乳酸菌を保管
選抜ストラテジー（16 株を選択）
・漬物由来乳酸菌
・*Lactobacillus* 属
・良好な増殖
免疫賦活作用の比較
Lactobacillus pentosus S-PT84 株の選抜！

図 1.6　*Lactobacillus pentosus* S-PT84 株の選抜

b.　S-PT84 株の Th1 サイトカイン誘導に必要な活性成分

次に S-PT84 株の Th1 サイトカイン誘導に必要な菌体成分の同定を試みた．乳酸菌を既法にしたがって[2]，構造の維持された細胞壁，酵素処理で細かくした細胞壁，細胞内物質，核酸に分画し，マウス腹腔マクロファージからの IL-12 産生を指標に活性を比較検討した．その結果，構造の維持された細胞壁が S-PT84 株そのものと同等の活性を示し（図 1.8），構造の維持された細胞壁が IL-12 誘導に重要であることが明らかとなった．ここでは詳細は触れないが，S-PT84 株の IL-12 誘導に TLR2 が重要であることも報告されており[3]，今回の結果と同様に，細胞壁の重要性が示唆される．

c.　細胞壁と Th1 サイトカイン誘導活性のかかわり

乳酸菌は種，あるいは株によってその Th1 サイトカイン誘導活性が異なることが，先のスクリーニングで明らかとなった（図 1.7）．一方で，活性成分の検討から，構造の維持された細胞壁が Th1 サイトカイン誘導活性に重要であったことから，いくつかの乳酸菌の Th1 サイトカイン誘導能と細胞壁のかかわりについて検討した．S-PT84 株以外に，*L. pentosus* JCM1558^T，*L. plantarum* JCM1149^T，*L. brevis* JCM1059^T，*L. casei* JCM1134^T，*L. fermentum* IFO03656 の 5 種類の株を用い，Th1 サイトカイン誘導を評価するとともに，各乳酸菌の電子顕微鏡像を撮影した．その結果，細胞壁の厚みに差が認められたため，

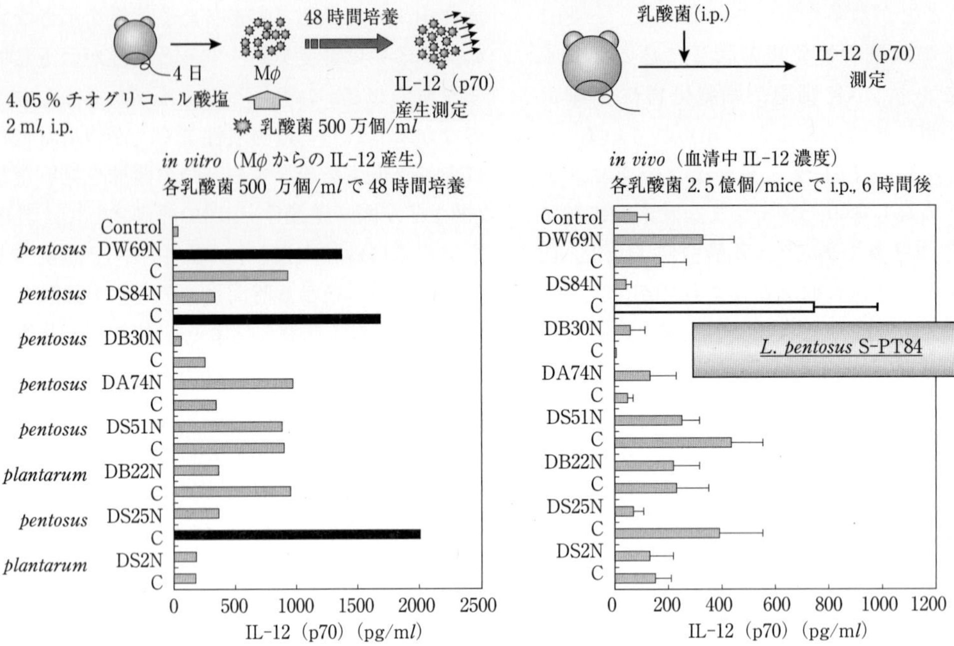

図 1.7　*L. pentosus* S-PT84 株の選抜

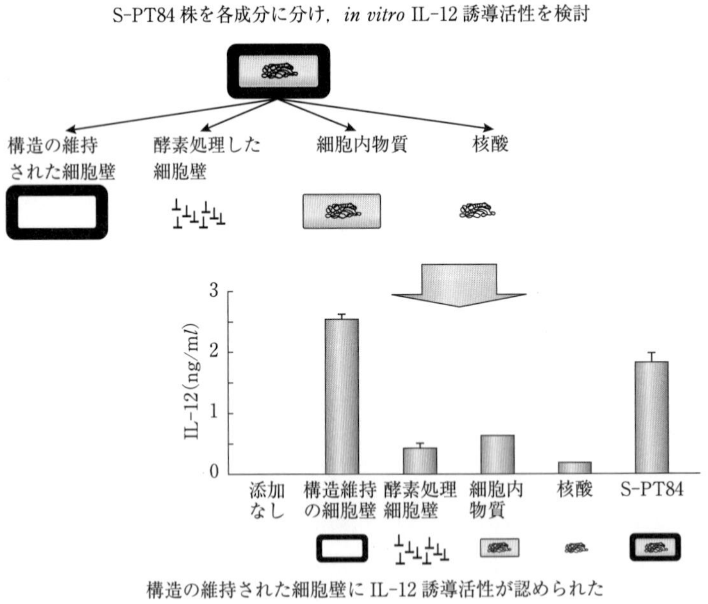

図 1.8　*L. pentosus* S-PT84 株の活性成分[2)]

厚みを測定するとともに，Th1 サイトカイン誘導能を評価した（図 1.9）．その結果，*L. pentosus* および *L. plantarum* は細胞壁が 60 nm を超えており，かつ Th1 サイトカイン誘導能も高いことが示唆された．したがって，さらに 9 種の乳酸菌を用い，細胞壁の厚みと Th1 サイトカイン誘導能の相関をみたところ，$r=0.744$ と正の相関が認められた（図 1.10）．この結果から，細胞壁の厚みが重要であることが示唆された．S-PT84 株は平均として 80 nm を超える細胞壁の厚さを有

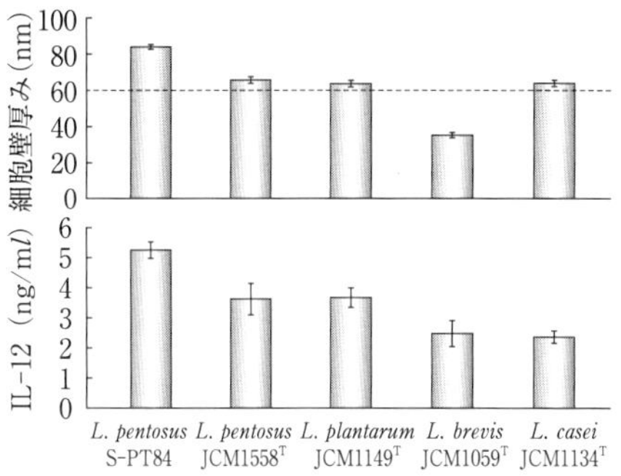

図 1.9　各種乳酸菌の細胞壁の厚さと Th1 サイトカイン誘導活性

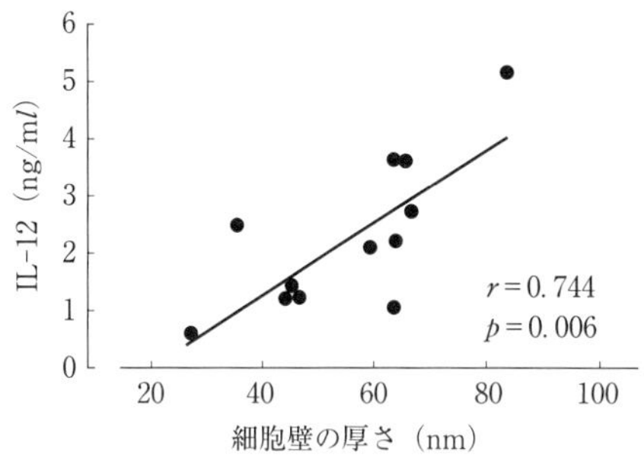

図 1.10　細胞壁の厚さと Th1 サイトカイン誘導活性の相関

していることから高い活性を示すと思われる．今後さらに詳細に解析を進めていく予定である．

以上，乳酸菌 *L. pentosus* S-PT84 株の Th1 サイトカイン誘導活性および他種乳酸菌との違いについて概説した．細胞壁の厚い乳酸菌を選抜することで，より高い免疫調節作用を発揮する可能性がある．今回紹介はしていないものの，S-PT84 株は経口摂取することにより，ヒトの免疫機能を高めることも明らかになっている．

われわれ現代人は，ストレス，生活習慣の乱れ，運動不足，環境変化などに伴って免疫機能に異常をきたしはじめている．また，ボーダレス国際交流が進むなか，SARS や新型インフルエンザなど，これまで予想しなかった新興感染症の脅威にも曝されるようになってきている．

一方で，食品の免疫調節作用に関する研究は目覚ましい進歩を遂げている．これまでの食文化や先人たちの知恵を享受し，乳酸菌あるいは乳酸菌を用いた食品を毎日の食生活のなかにうまく取り入れることは，ストレスの多い現代社会に住むわれわれにとって，日々の健康を維持するうえで有用な手段になると期待される．　〔**出 雲 貴 幸**〕

文　献

1）上野川修一ほか：乳酸菌の保健機能と応用，シーエムシー出版，2007.
2）K. Shida et al.：*J. Dairy. Sci.*, **89**, 3306-3317, 2006.
3）M. Miettinen et al.：*Infect. Immun.*, **66**, 6058-6062, 1998.
4）E. Mileti et al.：*PLoS. One.*, **4**, 1-16, 2009.
5）H. R. Christensen et al.：*J. Immunol.*, **168**, 171-178, 2002.
6）M. A. Cooper et al.：*Trends Immunol.*, **25**, 47-52, 2004.
7）G. Trinchieri et al.：*Nat. Rev. Immunol.*, **3**, 133-146, 2003.
8）J. Valenzuela et al.：*J. Immunol.*, **169**, 6842-6849, 2002.
9）T. Komatsu et al.：*Cytokine Growth Factor Rev.*, **9**, 277-285, 1998.
10）M. G. Cleveland et al.：*Infect. Immun.*, **64**, 1906-1912, 1996.
11）C. Grangette et al.：*Proc. Natl. Acad. Sci. USA*, **102**, 10321-10326, 2005.
12）T. Shimosato et al.：*Biochem. Biophys. Res. Commun.*, **326**, 782-787, 2005.
13）S. Koizumi et al.：*Immunol. Lett.*, **120**(1-2), 14-19, 2008.
14）S. Ichikawa et al.：*Biosci. Biotechnol. Biochem.*, **71**(12), 3026-3032, 2007.
15）L. H. Zeuthen et al.：*Immunology.*, **124**, 489-502, 2008.

1.3 納 豆 菌

納豆菌を含む *Bacillus* 属細菌や納豆に関して，その性質，経口摂取時の作用と機序，免疫刺激活性を有する菌体成分などについて概説・考察する[1-3]．また，アレルギー反応に関連すると思われる納豆菌の作用についても，若干触れる．

1.3.1 納豆菌の性質

納豆製造に使用される，いわゆる「納豆菌」と呼ばれている菌種は，グラム陽性菌である枯草菌（*Bacillus subtilis*）に属し，性状や 16S rRNA 遺伝子の塩基配列なども枯草菌と類似している．しかしながら，納豆菌は，一般的な枯草菌と比較して粘質物（グルタミン酸の重合体(ポリグルタミン酸)とフルクトースの重合体(フラクタン，レバン)の混合物）の産生能が高く，また，コロニーの皺を含めた形態や，納豆を製造した際の大豆表面における菌の拡散の程度，産生する香気物質などの点で，一般的な枯草菌とは性質が異なる．また，産業上使用されている納豆菌は概して，ゲノム上に，複製・転移する IS*4Bsu1* 因子などの挿入配列を保持すると考えられ，他の枯草菌と比較して，納豆菌は外来遺伝子の導入は起きにくいがその一方で挿入配列のために自ら変異しやすい菌種といえる．納豆菌の継代培養を繰り返すと粘質物産生能が低下しやすいとされるが，それは IS 因子が粘質物産生関連遺伝子上に転移するためと考えられている．これらのことから，納豆菌を特に *B. subtilis* var *natto* あるいは *B. subtilis*(*natto*) と表記し，枯草菌 *B. subtilis* と区別することも多い．なお，ここでは，納豆菌のみならず枯草菌や他の *Bacillus* 属細菌に関する報告を含めて紹介する．また，納豆菌と枯草菌の区別・境界は曖昧と筆者は考えており，たとえば，納豆菌とされる菌を変異させて納豆製造が困難になったら，その菌株を納豆菌と呼ぶのか？　という疑問も抱いているが，ここでは納豆製造が可能な菌種という意味で納豆菌という呼称も使用することとする．

納豆菌は，生育に酸素を必要とし，栄養細胞の形態以外に，芽胞（細菌胞子）を形成する点に特徴を有する．菌濃度の上昇や栄養分の変化を伴いながらクオラムセンシング（quorum sensing）により細胞内の遺伝子発現に変化が生じて芽胞形成サイクルに移行する．芽胞は，特有の疎水性コートタンパク質に覆われており，また，芽胞中心部の特異的な構造により，熱・酸・乾燥・アルコール・活性酸素・紫外線などに対する耐性が栄養細胞と比較して高いと考えられている．芽胞は，ある生育条件下におかれると再び発芽し，栄養細胞として増殖を繰り返すサイクルに移行しようとする．納豆製造用のスターターには，保存性の面からも芽胞の形態の納豆菌が利用されており，食品の納豆中では，蒸煮大豆に接種した芽胞がいったん発芽して栄養細胞の形態で分裂増殖したのちに，再度，数十％の菌体が栄養細胞から芽胞の形態に移行しているとされる．芽胞が有するさまざまな物質に対する高い耐性は，微生物菌体をプロバイオティクスとして利用する場合に，望ましい性質の一つと考えられる．また，一般に，枯草菌は非病原性とされ，健常人にとって，その経口摂取は安全と認識されている（generally recognized as safe：GRAS）．

1.3.2 菌体や発酵食品摂取時の作用

実際に，納豆菌を含む *Bacillus* 属細菌や大豆発酵食品「納豆」を経口摂取した際の，種々の作用と機序について述べる．

a. 腸内菌叢に対する作用

間接的に免疫機能へ影響を与える可能性もあることから，腸内菌叢への作用について紹介する．ヒトを含めた動物において，*Bacillus* 属細菌や納豆などの摂取により，成長促進，飼養効率の向上，血中アンモニア濃度の低減などとあわせ，ときに腸内乳酸菌の増加や下痢の抑制などの効果が認められており，納豆菌や，乳酸を多く産生する *Bacillus coagulans* などを利用した生菌製剤，飼料（畜産や水産分野），整腸剤（ヒトへの医薬品），および整腸作用を有する特定保健用食品としての納豆などが実際に開発・販売されている．

具体的な効果をあげると，まず，ニワトリに枯草菌を経口投与した場合に，ヒトにとって食中毒菌である *Campylobacter jejuni* の検出率が減少し，*Salmonella enterica*（*S. typhimurium*）の菌数も減少したという報告が存在する．野外試験では，*Enterobacteriaceae*, *Clostridium perfringens*, *Campylobacter* spp. の菌数あるいは検出率が減少したとされる．シチメンチョウに枯草菌を与えた場合には，体重増加と飼料効率の増加がともに2.5％認められたケースが存在する．離乳子ブタに納豆菌芽胞を添加した飼料を与えた際には，腸管部位によって異なる腸内細菌叢の変化がみられ，空腸では *Streptococcus* spp. と *Bifidobacterium* spp. が増加し，大腸では対照群と差が認められなかったという．また，雌ブタに枯草菌を含む飼料を与えた場合には，糞便中の *Bifidobacterium* spp. と *Lactobacillus* spp. が増加し，*Streptococcus* spp., *Enterobacteriaceae*, *C. perfringens*, *Bacteroidaceae* の菌数あるいは検出率が減少したとされる．また生後10日までのブタにおいては，摂取により下痢症状の緩和が認められ，生後25日までの死亡率が減少したとされる．マウスに異なる飼料をそれぞれ自由摂取させ，納豆菌芽胞を8日間連続経口投与した場合には，自由摂取飼料により作用が異なり，卵白含有飼料摂取群では対照の蒸留水投与群で糞便中 *Lactobacillus* spp. が減少したが，納豆菌投与群ではその減少が抑制され，カゼイン含有飼料摂取群では，*Bacteroidaceae* に関して，蒸留水と納豆菌投与の効果に有意な差が認められている．また，高圧蒸気滅菌した納豆菌芽胞の摂取時には腸内菌叢の変化がみられなかったと報告されている．水産関連への利用では，養殖エビに枯草菌を投与した場合に，*Vibrio* spp. の減少，生存率の向上，成長促進，用水の浄化などの効果があると報告されている．

発酵食品の納豆をヒトが摂取した際の効果については（菌体のみの効果ではないと考えられるが），14日間の摂取（50 g/日）により，糞便中 *Bifidobacterium* spp. の割合が増加し，ウェルシュ菌を含むレシチナーゼ陽性 *Clostridium* spp. の菌数と検出率が減少したと報告されている．また糞便中の酢酸，総有機酸，コハク酸濃度が上昇し，反対にインドール，エチルフェノール，スカトール，アンモニア，クレゾール濃度が減少し，pH 値が低下した．別の報告においては，対照の蒸煮大豆摂取と比較して，納豆1日当たり 50 g, 14日間の摂取により，糞便量や糞便中 *Bifidobacterium* spp. の増加が認められている．

b.　納豆菌の腸内での活動・作用

前項で述べた腸内細菌叢に関する作用には，*Bacillus* 属細菌の腸管内での活動が関与していると考えられる．*Bacillus* 属細菌は好気性細菌であり，腸内では非優勢細菌であることから（定着はせず，摂取後数日間は比較的高い菌数が糞便より生菌の状態で検出可能である），以前は，*Bacillus* 属細菌のプロバイオティクスとしての有効性に疑問があったが，日本で実施された先駆的な研究や，最近の海外での研究を考慮すると，*Bacillus* 属細菌が腸内で代謝活動を行って効果を示し，摂取した芽胞は発芽するが，栄養細胞の形態での増殖には限度があると考えられる．また，最近のヒト成人糞便についてのメタゲノム解析の結果では，*Bacteroides*, *Clostridium* に続いて *Bacillus* の存在が報告されており，今後もひきつづき，腸内において，納豆菌など *Bacillus* 属細菌の菌数だけでなくその代謝活動，作用に関して，ヒトを含む動物種間や腸内環境の差異を考慮しつつ，さらなる詳細な検討の実施が望まれる．以下に，関連するこれまでの *Bacillus* 属細菌の腸管での作用・活動に関連する報告を紹介する．

まず，*Bacillus* 属細菌がイヌの小腸内容物や昆虫の腸管内で発芽する可能性があること，納豆菌摂取によるブタ腸管内細菌叢の変化が小腸上部（空腸）でみられたことが報告されている．また，芽胞ではなく栄養細胞の *B. cereus* var. *toyoi* をニワトリとブタに経口摂取させたところ，芽胞状態の *B. cereus* var. *toyoi* が検出されたことから，腸内で芽胞形成と発芽が繰り返されるとの報告もある．さらに，栄養細胞の状態でのみ発現される *fts*H-*lac*Z 遺伝子を導入した *B. subtilis* をマウスに経口投与し，腸内での *fts*H-*lac*Z 遺伝子の発現をRT-PCRで解析することにより，小腸上部および下部で*B. subtilis*が実際に発芽し栄養細胞の状態で存在していることが確認されている．*Bacillus*属細菌は概して微好気条件でも生育可能であることから，比較的酸素が残存する小腸上部付近では生育活動があっても不思議ではない．また，ヒトが食品を摂取した際の胃内pH値は3〜4前後とされ，このpH域では，芽胞の発芽能が失われることは少ないと考えられる．

納豆菌・枯草菌・納豆などの摂取により，腸内の*Lactobacillus* spp.や*Bifidobacterium* spp.の菌数が増加する機序については明確な回答は得られていない．ただし，*Bacillus*属細菌は，通常，生育によりpH値を大きく下げることはないので，乳酸菌プロバイオティクスのように，酸産生による腸内pH値低下により他の微生物の生育が抑制されるという機序は想定しにくい．機序の一端を解明する目的の研究で，納豆菌と*Lactobacillus* spp.を*in vitro*で好気的に混合培養し，乳酸桿菌の生育を検討した結果，納豆菌，納豆菌培養上清およびカタラーゼの添加により，乳酸桿菌の培養初期の増殖促進・定常期到達後の死滅抑制効果が認められ，乳酸桿菌の菌株によりカタラーゼ添加効果が異なることが明らかとなっている．乳酸桿菌は一般にカタラーゼ陰性であり，好気培養時には，発生する活性酸素種により生菌数が減少しやすいが，好気性細菌である枯草菌は，数種のカタラーゼを産生することが知られている．さらに，タンパク質分解酵素であるズブチリシン（subtilisin, *B. licheniformis*由来）の添加によっても，納豆菌添加と同様に，乳酸桿菌の増殖促進および生残性向上効果が認められている．納豆菌はズブチリシンNAT（pI 8.7）と90 kDaのセリンプロテアーゼ（pI 3.9）を産生し，一般に乳酸桿菌の生育は，培地中のタンパク質加水分解物にも影響されることから，納豆菌の産生するタンパク質分解酵素により，培地中のペプチドやアミノ酸の種類や量が変化し，乳酸桿菌の増殖が変化したと考えられる．*Bacillus*属細菌摂取時には，このような活動が腸内でも起こり，他の腸内微生物にとっての発育環境が変化して，腸内細菌叢に変化が生じるのかもしれない．

c. 腸管上皮細胞への作用

摂取した納豆菌など*Bacillus*属細菌は，腸内細菌としての定着能は低いとされるものの，腸管を単に通過して排出されるだけでなく，その一部（菌体成分や代謝産物も含む）は腸管の上皮細胞と接触し，免疫応答を誘起すると予想される．

実際に，ニワトリへの納豆菌経口投与により，腸上皮細胞の絨毛高増加や腸管細胞の分裂回数の増加などが報告されている．

また，腸管上皮様細胞に分化するとされるCaco-2細胞と，納豆菌あるいはサルモネラなどの生菌体を*in vitro*で共培養し，Caco-2細胞のサイトカイン応答を検討した際には，短時間の共培養（1時間共培養後に菌体洗浄し，さらに6時間培養継続）で，納豆菌は，病原性のサルモネラや緑膿菌，非病原性の大腸菌と同様に，Caco-2細胞からのサイトカインIL-6およびIL-8産生を誘導し，IL-7，IL-15およびTNF-α産生を誘導しなかったが，長時間（24時間）共培養した場合には，納豆菌との共培養時のみサイトカインの産生が認められている．電子顕微鏡観察の結果，サルモネラや大腸菌と24時間共培養したCaco-2細胞には，ラッフル膜の発現や細胞構造の大きな損傷が認められた．また，Caco-2細胞の単層形成により上昇する経上皮電気抵抗（TER）が，サルモネラや緑膿菌，大腸菌と共培養した場合には，納豆菌と比較してより速やかに低下したことから，納豆菌の細胞傷害性は，他のサルモネラ，大腸菌あるいは緑膿菌と比較して低いと考えられる．

d. 菌体の体内への移行および上皮細胞以外の免疫担当細胞への作用

現時点では，摂取した*Bacillus*属細菌菌体およびその産生物質の一部は，腸内で吸収され，またさらには，一部の細胞がなんらかの方法で体内に移行して免疫機能に種々の作用を及ぼしていると考えられる．関連する研究を以下にあげる．

*Bacillus*属細菌をマウスに投与すると，リンパ節や脾臓などに移行して生菌が検出されること，また，芽胞の形態でマウスに投与した枯草菌が腸

内では発芽せず，リンパ器官に移行したのち発芽して栄養細胞の状態になることが報告されている．後者の報告では，芽胞をマウスに投与する直前に16時間絶食をさせており，このことが投与した芽胞の腸内での発芽および増殖を抑制したと考えられる．また，ニワトリに納豆菌芽胞を投与した場合には，脾臓中T細胞，B細胞の比率が高まることが報告されている．

加えて，最近の研究では，マウスにおいて，枯草菌の経口投与により，パイエル板を介して，抗原提示細胞やT細胞が活性化し，IL-6やTNF-αなどのサイトカイン産生を誘導すること，および枯草菌の栄養細胞がTLR2および4の発現に影響することも報告されている．さらには，枯草菌と近縁とされる通称Bispan菌のヒトへの投与により，血清中IgG濃度が上昇するとともに，$CD4^+$ T細胞，$CD8^+$T細胞，$CD56^+$ NK細胞の割合が増加したと報告されている．

e.　納豆菌の免疫刺激物質

cやdの項で述べた*Bacillus*属細菌の免疫刺激活性に関連する物質として，細胞壁成分であるペプチドグリカン（ムレイン），テイコ酸，細胞膜と結合しているとされるリポテイコ酸（膜テイコ酸），細胞内物質であるDNAやRNA，細胞外に分泌されるポリグルタミン酸やフラクタン（フルクトース重合体，レバン）などが作用物質として考えられる．

ペプチドグリカンは，*N*-アセチルグルコサミンと*N*-アセチルムラミン酸による二糖単位が100個程度結合した糖鎖にペプチド鎖が結合し，ペプチド鎖が架橋構造をとっている物質であり，菌種ごとに多様な化学型が存在する．枯草菌のペプチドグリカンの化学型は，大腸菌の型と同様に，ペプチド鎖の4番目のD-アラニンと，別の糖鎖に結合したペプチド鎖の3番目に存在するメソ-ジアミノピメリン酸が架橋している構造とされ，黄色ブドウ球菌*Staphylococcus aureus*などの化学型とは異なることが知られている．*Bacillus*属細菌のペプチドグリカンの免疫刺激活性に関しては，古くから研究が行われているが，最近では，ペプチドグリカンの化学型の差異が細胞内の各種NODレセプターの刺激活性に差異を生じさせているのではないかとされ，*Bacillus*属細菌はNOD1およびNOD2に対する活性が比較的高いと報告されている．また，この活性は，*Bacillus*属細菌の培養上清に強く認められることが報告されており，アレルギーの衛生仮説との関連も示唆されている．

テイコ酸は，ペプチドグリカン層の内部を貫通するとともに外表面に存在し，枯草菌の場合には構造の異なる2種が存在するとされる（グリセロールまたはリビトールがホスホジエステル結合を介して連結したもの）．また，グリセロールまたはリビトールの遊離水酸基には，菌株により異なる様式でグルコースなどが結合しているとされる．このように，テイコ酸の構造も，ペプチドグリカン同様，菌種により異なっている．このテイコ酸は，バクテリオファージの受容体として，また細胞内外へのイオンの移動通路として機能していると考えられているが，詳細は不明である．リポテイコ酸は，テイコ酸のうち細胞膜の糖脂質と結合するもので，最近の報告では，リポテイコ酸がペリプラズムの主要構成物質であるとされ，また，リポテイコ酸の構造における微生物種による差異がTLR2を介する免疫刺激活性に差異を生じさせているとされる．

細胞内に含まれるDNAやRNA分子も，免疫担当細胞に対してサイトカイン分泌誘導など免疫刺激活性を有するとされ，特にDNAのCpGモチーフやメチル化が活性に与える影響について解析が進められていることから，納豆菌由来DNA分子に関しても，活性の有無や作用機序について解析が待たれる．またRNAについても，ウイルス，乳酸菌，酵母由来のRNA分子に活性があることが報告されている．

細菌の運動性に関連する鞭毛分子は，細菌の菌種によっては，上皮細胞の側底部のTLR5を介して，IL-6やIL-8の産生を誘導することが報告されているが，納豆菌，枯草菌の鞭毛成分がサイトカイン応答を誘導するという明確な報告は，現在のところ見当たらない．

納豆菌が産生する粘質物に含まれるポリグルタ

ミン酸は，後述のフラクタンと比較して活性は弱いとされるもののマクロファージからのサイトカイン TNF-α や IL-12 p40 分泌を誘導する．また，ポリグルタミン酸を用いたナノ粒子により，別の抗原を樹状細胞により多く取り込ませる試みも報告されている．

粘質物のもう一つの成分であるフラクタンは，マクロファージからのサイトカイン TNF-α や IL-12 p40 分泌を誘導するとともに，マウスによる経口摂取時には TLR4 を介して Th1/Th2 バランスを改善し，OVA 特異的な血清 IgE と IL-4 の産生を抑制すると報告されている．

1.3.3 アレルギー反応に関連すると思われる納豆菌の作用

納豆菌は，生育に伴ってズブチリシンなどのプロテアーゼを産生し，その作用から，納豆の製造過程では，アレルゲンを含む大豆タンパク質が急速に分解される．大豆中のアレルゲンについては，約 15 種類のタンパク質にアレルゲン活性が認められており，*Gly m* Bd 60K, *Gly m* Bd 30K, *Gly m* Bd 28K が代表的なものである．これらのうち，納豆菌が産生するズブチリシン NAT により，*Gly m* Bd 28K が分解されることが報告されている．多くの大豆食品のうち，非発酵大豆食品は *Gly m* Bd 28K を高濃度で含むが，納豆や醤油，味噌などの大豆発酵食品では大豆タンパク質の分解が進み，*Gly m* Bd 28K の濃度も低減していることが明らかとなっており，納豆菌が産生する酵素を利用した低アレルゲン化食品の開発も進められている．詳細については，3.4 節を参照されたい．

アレルギー反応を含む免疫応答の誘起と抑制は，巧妙なバランス，制御のうえに成り立っており，生体の恒常性維持に欠かせない働きである．アレルギー反応の調節に関連すると思われる作用である，細胞質内に存在する細菌成分受容体である NOD 分子に対する *Bacillus* 属細菌由来のペプチドグリカンの作用，および納豆菌が産生する粘質物質フラクタンを摂取した際の作用については，1.3.2 項 e. で簡潔に紹介した．

これまでに，同じグラム陽性細菌の乳酸桿菌が T 細胞に対して Th1 タイプの免疫応答を誘導し IFN-γ を産生させてアレルギー反応を抑制すること，乳児期の乳酸桿菌摂取がアレルギー発症の抑制につながることが報告されている．また，アレルギー症状を示す児童は，腸内の乳酸桿菌の定着が乏しいという結果も報告されている．さらには乳酸桿菌は，Th1 細胞と Th2 細胞のバランスに影響を与える樹状細胞のサイトカイン応答や成熟マーカーの発現に影響することも報告されている．最近では，Th17 細胞や Treg 細胞のアレルギーとの関連について，また *Lactobacillus* 属細菌，*Bifidobacterium* 属細菌，および黄色ブドウ球菌による刺激と IL-17 産生誘導・抑制との関連，IL-17A と IL-17F の作用と産生細胞の差異などに関しても研究が進んでおり，*Bacillus* 属細菌や産生物質による刺激が及ぼす作用についても，同様に検討が進むことが期待される．

近年，海外において，*Bacillus* 属細菌のプロバイオティクスとしての利用に関する研究が盛んであり，*B. subtilis, B. licheniformis, B. pumilus, B. alcalophilus, B. cereus, B. vietnami, B. polyfermenticus, B. laevolacticus, B. coagulan, B. clausii* などの性状，腸内での発芽や臓器などへの移行，摂取時の腸内細菌叢変化などが検討されている．

さらに最近では，*Bacillus* 属細菌が芽胞を形成することを利用して，芽胞表層に特定のタンパク質を発現させたり，芽胞に異質のタンパク質合成遺伝子を導入したりして，納豆菌をキャリアとして用いたりすることや，枯草菌の芽胞を嫌気性細菌の *Clostridium tetani* が産生する神経毒素や OVA とともに投与することで，アジュバントとして利用する例が報告されている．また *in vitro* においては，*B. subtilis* の抗生物質産生株が産生する amicoumacin A に，抗 *Helicobacter pylori* 作用が認められており，経口投与した際に，胃において同様の活性を示すかどうかは不明であるが，新たな枯草菌プロバイオティクス機能として注目される．

今後も引き続き，日本の伝統発酵食品の一つである納豆の製造を支えている納豆菌を含めた*Bacillus*属細菌の免疫調節作用に関して，有効性，安全性の面からさまざまな研究の進展が望まれる．〔細 井 知 弘〕

文　献

1）T. Hosoi and K. Kiuchi：Bacterial Spore Formers-Probiotics and Emerging Applications（E. Ricca et al., eds.）, pp. 143-153, Horizon Bioscience, 2004.
2）細井知弘：日醸協誌，**98**，830-839，2003.
3）木内　幹ほか編：納豆の科学ー最新情報による総合的考察ー，建帛社，2008.

1.4　酵　　母

1.4.1　食品としての酵母

酵母は最も身近な微生物の一つであり，パンやお酒など多くの食品製造に必要不可欠な素材である．なかでも醸造用途での酵母利用の歴史は古く，ビール酵母などは5000年以上も前から利用されている．また乾燥させた酵母粉末はビタミンB群などの供給源として昔から広く食されている．2000年頃には「ビール酵母ダイエット」として乾燥酵母とヨーグルトを混ぜて食べることがブームとなり，いまでも健康食品素材の一つとして一般的に認知されている．

一概に「酵母」といっても，その属・種は多数存在する．食品用途では一般的に*Saccharomyces*属，*Shizosaccharomyces*属，*Candida*属などが利用される．酵母の細胞内には核酸やアミノ酸といった旨味成分が多く含まれているため，「酵母エキス」として調味料原料に利用されている．一方，エキス分を除いた後に副産物として精製される酵母の殻の部分，「酵母細胞壁」は既存添加物の認可を受けて製造用剤，増粘安定剤として利用されている．その細胞壁の粗画分はザイモサン（zymosan）といわれ，補体や抗原提示細胞を活性化することから免疫賦活剤として用いられてきた．

酵母の細胞壁はマンナン，グルカンが主成分である．細胞壁の構造は詳細にはわかっていないが，最外層はリン酸基を含むマンノプロテイン，細胞膜側の層はβ-1,3結合を主鎖とするグルカンで構成され，タンパク質を介して両者は高次構造を形成していると推察されている．これら多糖類，タンパク質以外にキチン類，糖脂質類，灰分などを含んだ酵母の細胞壁はさまざまな生理機能が報告されている．ビール酵母細胞壁の食物繊維（多糖）含量を上げた「酵母食物繊維（brewer's yeast cell wall：BYC)」はラット便秘モデルを用いた実験により便通改善効果があることが明らかになった[1]．またBYCを摂取したラットの腸内細菌数は増加し，酪酸やプロピオン酸などの短鎖脂肪酸も増加していることが確認された．さらに便秘傾向のヒトを対象とした試験をBYC入りヨーグルトを用いて実施したところ，糞便水分含有量の増加，糞便量の増加，一般的に善玉菌といわれている *Bifidobacterium* 属の増加などが確認された．これらの知見をもとにBYCは「おなかの調子を整える食品」素材として特定保健用途食品に認可された．また，酵母由来のβ-グルカンを摂取することによりコレステロールが低下するという報告もある[2]．

1.4.2 酵母の免疫調節作用

免疫分野における酵母の機能性研究はザイモサンに関する知見が最初だと思われる．ザイモサンは1960年代から抗腫瘍の目的で研究が進み，臨床においてもさまざまな知見が得られている．特に，その主成分であるβ-1,3-グルカンはキノコ由来のレンチナン（lentinan）と並び食物由来の免疫賦活剤として古くから認知され，経口摂取での抗腫瘍効果が動物およびヒト臨床試験で検証されてきた．また癌患者に対してのみならず健常人においても可溶性のβ-1,3-グルカンを経口摂取することにより唾液中のIgAが短期間に上昇するなど，日常の酵母摂取により感染予防を期待できる知見も得られている．この酵母細胞壁の強い免疫賦活効果はアレルギー予防においても大いに力を発揮する．ヒトのアトピー性皮膚炎に類似した症状を呈するNC/Ngaマウスに対しBYC混餌食を投与すると，血中総IgE濃度の上昇抑制と臨床スコアの有意な改善が確認された（図1.11）[3]．その効果はすでに報告がある食品素材のラフィノースと同様の傾向を示したことから，食物繊維として腸内細菌を介した免疫調節という可能性も考えられた．

細胞壁以外の細胞質成分（エキス分）についても数多くの報告がある．グルタチオンや*N*-アセチルシステインは酵母に多く含まれる抗酸化成分であり，*Leishmania* 感染症状の改善（マウス），HIV患者の末梢血単核細胞におけるT細胞増殖促進などの免疫調節機能が確認されている．また，酵母RNAと一般的にいわれている核酸成分についても，早期産児のIgM, IgA抗体価の上昇，小児髄膜炎などの起炎菌であるヘモフィルスインフルエンザType b（Hib）やジフテリアに対するワクチン投与後の抗体価上昇，外傷患者に対する多臓器不全リスクの減少などの報告[4]があり，乳児の免疫賦活の目的で粉ミルクなどにも応用されている．また，免疫調節因子として多くの報告があるビタミンB群も酵母には豊富に含まれている．

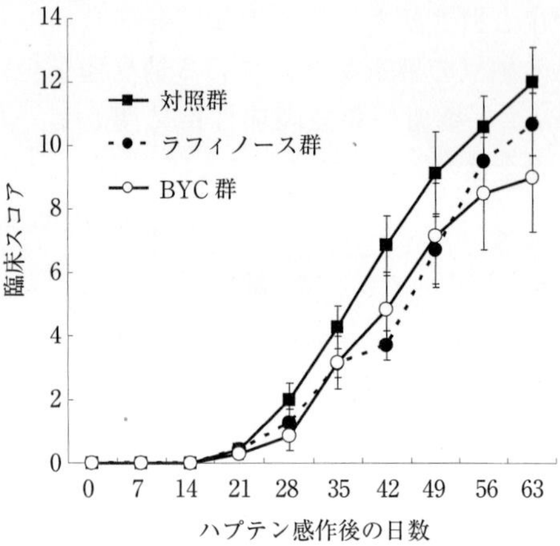

図1.11 アトピー性皮膚炎モデルマウスに対する酵母細胞壁BYC摂取の影響

酵母自身を食品として摂取することによる免疫調節作用として，抗腫瘍以外にもいくつか報告がある．健常人に酵母を投与したところ，末梢血中の$CD4^+CD25^+$ Treg細胞が上昇し，小腸刷子縁中の酵素活性が増加した[5]．また慢性的な下痢を症状とするクローン病患者に酵母を摂取してもらったところ，排便回数の減少と臨床スコアの改善が確認されている[6]．

1.4.3 酵母細胞壁の免疫調節メカニズム

酵母細胞壁はどのように生体に認識されて免疫賦活機能を発揮しているのであろうか．前述したとおり，酵母細胞壁は主にマンナンとグルカンで構成されている（図1.12）．まずはこの2大構成多糖の生理活性について個別に記述する．

細胞表層を構成するマンナンはα-1,6結合を主鎖とし，側鎖はα-1,2もしくは1,3結合で伸長

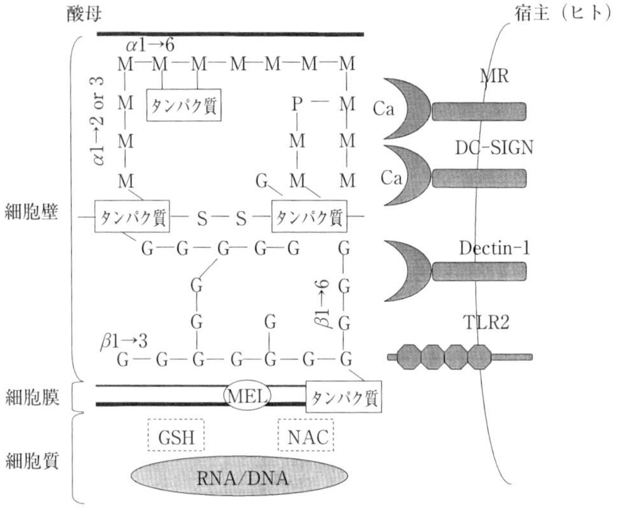

図 1.12　酵母の構造の模式図と糖鎖の受容体
M：マンノース，G：グルコース，P：リン酸，Ca：カルシウム，MEL：マンノシルエリスリトール脂質，GSH：グルタチオン，NAC：*N*-アセチル-L-システイン．

している．また，一部のマンノースにはリン酸基がエステル結合している．実験的には，ザイモリエース（zymolyase）という β-1,3-グルカナーゼを酵母に作用させ，得られた沈殿（マンノプロテイン）を分画沈殿法（cetavlon-ホウ酸）によって処理することによりマンナン画分を精製することができる．

このマンナンおよびその構成成分であるマンノースは，血清レクチンの一つであるマンナン結合タンパク質（MBP）といわれる補体成分とカルシウム依存的に結合し（オプソニン化），マクロファージや樹状細胞などの抗原提示細胞に貪食されると考えられている．また抗原提示細胞には糖鎖認識分子（C 型レクチン受容体）を発現している．この C 型レクチンドメイン（CRD）は微生物表層特有の分子パターン（pathogen-associated molecular patterns：PAMPs）を認識する部位で，貪食による異物排除と抗原提示という自然免疫，さらには抗体産生という獲得免疫の両方に重要な役割を果たしている．CRD に認識される PAMPs はマンノース/フコース/*N*-アセチルグルコサミン，もしくは，ガラクトース/*N*-アセチルグルコサミンという微生物が病原性，非病原性にかかわらず一般的に細胞表層に有する構造であり，酵母細胞壁ではマンナン，マンノプロテインがそれに相当する．哺乳類の糖鎖もマンノースなどで構成されているが，シアル酸が最も一般的な末端修飾であり，細胞接着因子であるセレクチンなどはシアル酸が付与された糖鎖のみを特異的に認識することで自己/非自己を識別している．

マンナンを認識する C 型レクチン受容体はマンノースレセプター（CD206）と DC-SIGN が知られている．マンノースレセプターはマクロファージ，DC，内皮細胞に発現している．その構造は I 型膜貫通タンパク質で八つの CRD とシステインリッチドメインをもち，これらが同時に機能することで複雑かつ多様な構造をもつ多糖を広範囲に認識する．そのため，当然のことながら酵母だけではなく，病原性の高い HIV-1，*Mycobacterium tuberculosis* や日和見菌である *Pneumocystis carinii* なども認識する．マンノースレセプターは免疫賦活において重要な役割を果たす一方，LPS による TNF-α の産生を抑制する機能もあることが siRNA で機能欠損させたマクロファージの実験で確認され，TLR4 によって惹起される過剰な生体防御作用を調節する可能性も示唆されている[7]．DC-SIGN（dendritic-cell specific ICAM-3 grabbing non-integrin, CD209）は II 型膜貫通タンパク質で，その名の通り DC

に発現している．CRD は一つしか有さないが四量体を形成する．そのため，HIV-1 の gp120 だけでなく，*Helicobacter pylori* や *Leishmania* などのさまざまな多糖と結合できると考えられている．

粗精製の酵母マンナンの抗腫瘍活性を細胞/動物レベルの実験などでグルカンと比較すると，残念ながらそれほど高くない．しかし，そのマンナンをさらに強酸性画分のみ精製すると高い抗腫瘍効果を呈するという報告もある[8]．先に述べたように，マンノースレセプターや DC-SIGN は初期免疫に携わる抗原提示細胞に発現する．そのリガンドであるマンナンは，抗原提示，炎症過程の制御など組織の恒常性に重要な役割を果たす可能性を秘めた素材である．

一方，細胞壁の 50% を占めるグルカンは酵母の細胞質を取り囲むように細胞膜に沿って局在している．グルカンはグルコースから構成される多糖の総称であり，グルコースのアノマー炭素原子の配置により α-グルカンと β-グルカンに分かれる．α-グルカンで代表的なものは α-1, 4 結合で連なるデンプンやグリコーゲン，微生物では α-1, 4 と α-1, 6 結合のプルランや，α-1, 3 と α-1, 4 で交互結合するニゲランなども存在する．一方，β-グルカンは β-1, 3 結合か，それを主鎖に短鎖が β-1, 6 結合で連なる酵母細胞壁のグルカンが代表例としてあげられる．また，β-1, 4 結合したグルカンには不溶性多糖の代表例であるセルロースが存在する．酵母の細胞壁が発見された 1890 年頃は，その不溶な性質から「イーストセルロース」と命名された．β-1, 3 結合を主鎖構造にもつグルカンはほかにもあり，ラミナラン（海藻）や担子菌子実体（キノコ）の構成多糖もほぼ同じ配位を有している．ただ，酵母細胞壁グルカンの β-1, 6 結合の短鎖は比較的長いのに対し，担子菌子実体グルカンの短鎖は短い傾向にある点が異なる．*Alcaligenes faecalis* var. *myxogenes* の細胞壁は，ほぼ 100% β-1, 3 結合からなる直鎖のグルカンであり，別名をカードランという．

β-グルカンは，一見マンノプロテインよりも単純な構成で構造解析が容易であるように感じられる．しかし，実際は大変困難であり，マンノプロテインよりも解明されておらず，構造論争はいまだに続いている．その原因として，強固な β-グルカン骨格を溶解する適当な溶媒がないこと，選択性の高い部分分解酵素があまりないこと，分子量が巨大であり全体を把握しにくいことなどがあげられる．

β-グルカンが免疫賦活作用を発揮するためには，免疫担当細胞に認識される必要がある．β-1, 3-グルカンは，マンノースレセプターには認識されないといわれている．それは，マンノースレセプターとの結合にかかわる C3 位の水酸基がグルコシル結合により存在しないためだと推察される．その β-グルカンを認識する受容体としては，現在，TLR2，Dectin-1，CR3 が報告されている．

TLR はショウジョウバエの Toll 遺伝子に相同性を示すことからこのような名称がつけられた PAMPs を認識し初期免疫を引き起こす重要な受容体であり，審良らの KO マウスを応用した研究によりその全貌が明らかになってきた[9]．そのサブタイプである TLR2 はペプチドグリカン，リポテイコ酸，リポプロテインなどをリガンドとし，β-グルカンもこの受容体によって認識される．TLR2 は単独もしくは TLR1 や TLR6 とヘテロ二量体を形成することでさまざまな PAMPs を認識するといわれている．TLR2 からのシグナルはアダプター分子である MyD88，Mal/TIRAP を介して NF-κB の活性化を強く誘導し，TNF-α，IL-6，IL-12p40 などのサイトカイン産生亢進，CD80，CD86 などの表面抗原の発現亢進といった自然免疫が活性化する．

Dectin-1 は近年発見された C 型レクチンであり，細胞膜上に存在し β-グルカン特異的に結合する．Dectin-1 は C 型レクチン受容体ではあるが EPN 配列（グルタミン-プロリン-アスパラギン）を有さないため，カルシウム依存的に PAMPs と結合するマンノースレセプターなどとは異なる配列で，β-グルカンと結合するといわれている．また，安達らは部分変異した Dectin-1 を発現する細胞を用いた実験において，可溶性β-1,3-グルカンとザイモサンは変異細胞への結合性が異なることを見いだした[10]．このことは，β-1,6結合を短鎖にもつ酵母細胞壁のグルカンは単純なβ-1,3-グルカンとはDectin-1との結合構造が異なっていることを示唆している．一方で，Adamsらは表面プラズモン共鳴を応用した分子間相互作用解析技術を用いて，グルコシル結合の異なるグルカン類のDectin-1との親和性を比較した[11]．その結果，Dectin-1に対し，β-1,6-グルカンよりβ-1,3-グルカンのほうが親和性が高く，また，直鎖のみより側鎖を有するグルカンほうが親和性が高いことを確認している．

ザイモサンの免疫賦活はDectin-1単独によるものではなくTLR2と協調して発揮されている．大野らはTLR2とDectin-1を共発現させた細胞を用いて処理条件の異なるザイモサンを作用させ，NF-κBの活性化を比較した[12]．その結果，Dectin-1に結合するβ-グルカンのみならずザイモサンの脂溶性画分/タンパク質画分もNF-κB活性化には重要であること，TLR2活性化にDectin-1はエンハンサーとして働いていることなどが判明した．このシグナル伝達はDectin-1の細胞内アダプター分子であるITAM (immunoreceptor tyrosine-based activation motif) を介している．ITAMを介したNF-κBの活性化は抗原提示細胞では大変重要であり，ITAMの下流シグナルであるCard 9を欠損した抗原提示細胞では，ザイモサンなどで刺激しても免疫賦活にかかわるIL-12やTNF-αなどのサイトカインがまったく産生されないことが確認されている[13]．

その他，酵母のβ-グルカンはCR3（CD11b/CD18）と結合し，その下流のSykおよびPI3Kシグナルを活性化することにより，補体iC3bやC5aと抗体による抗腫瘍活性を増進させるという報告もある．

酵母中のグルカン層は露出していないため，通常Dectin-1などで認識することは難しい．ではなぜDectin-1のような受容体が生体には存在するのであろうか．*Candida*は生体内にも存在し食品用途でも利用されるが，日和見真菌として病原性を発揮することでも知られている．*Candida*のこの共生体から病原体へ変化は宿主の免疫力の低下によるものだけではなく，菌糸の形態変化にも付随して起こる．通常酵母はマンノプロテインを外層としているためマンノースレセプターやDC-SIGNと結合しやすいが，菌糸形態ではDectin-1と結合しやすくなることが想定される．このマンノースレセプターとDectin-1との結合比が貪食後の免疫応答に大きく影響している．ザイモサンや食品用に加工調製されたBYCは，病原性はないもののすでにβ-グルカン層が露出しているため，酵母そのものとは異なる生体応答を示す可能性を秘めている．

このようにTLRやC型レクチン受容体とそのリガンドに関する研究は日進月歩であり，今後，マンナンやβ-グルカンの免疫調節機能に関する新たな説が生まれることも期待できる．

酵母の細胞壁/細胞膜成分にはマンナン，グルカンなどの多糖以外にも糖脂質が存在する．糖脂質はさまざまな糖と脂質の組合せによるため多彩である．酵母ではマンノシルエリスリトール脂質（mannosylerythritol lipid：MEL-A, -Bなど），ソホロース脂質（sophorose lipid）や，セラミドをもつスフィンゴ糖脂質が報告されている．疎水基と親水基をもつその性質から，微生物界面活性剤と総称され，食品では乳化剤や保湿素材として，工業的には化粧品，洗剤，土壌処理剤などとして研究されている．免疫調節機能に関してはほとんど報告がないが，MEL-AはヒトIgG抗体と強い結合能を有することが報告されている[15]．これはプロテインAの4倍の結合能であり，工業的に抗体精製をするのに有用なだけでなく，抗体の抗腫瘍効果を補助する素材として活用できる可能性を秘めている．

「酵母の免疫」というとグルカンの抗腫瘍効果についてのみ注目されがちであるが，グルカン以外にもマンナン，糖脂質，核酸など食品として応用できる免疫調節素材が多数存在する．また，酵母から精製した成分とザイモサンや酵母エキスといった粗精製物と活性を比較してみると，その応答は一致しない．それは酵母を単一の細胞/受容体で認識しているのではなく，さまざまな細胞が複数の受容体と補体などの補助因子を介して認識することで生体調節機能を発揮していることを示している．また医薬品とは異なり，食品としての酵母は腸内細菌や消化管酵素などによって消化・分解されてしまう．腸内発酵によって生じる酪酸などの有機酸は整腸だけでなく免疫応答にも深くかかわっている．このように免疫機能だけでなく栄養機能的にも優れた酵母は，安価で安全な機能性食品の代表格であるといえる．〔**若林英行**〕

文　献

1) T. Nakamura et al.: *Biosci. Biotechnol. Biochem.*, **65**(4), 774-780, 2001
2) R. Nicolosi et al.: *Am. J. Clin. Nutr.*, **70**, 208-212, 1999.
3) 若林英行ほか：日本栄養・食料学会講演要旨集，p. 221, 2001.
4) L. K. Pickering et al.: *Pediatrics*, **101**(2), 242-249, 1998.
5) H. U. Jahn et al.: *Digestion*, **57**(2), 95-104, 1996.
6) K. Plein et al.: *Z. Gastroenterol.*, **31**(2), 129-134, 1993.
7) J. Zhang et al.: *J. Leukoc. Biol.*, **78**(3), 665-674, 2005.
8) M. Suzuki et al.: *Biol. Pharm. Bull.*, **25**(11), 1506-1508, 2002.
9) S. Akira et al.: *Nat. Immunol.*, **2**(8), 674-680, 2001.
10) Y. Adachi et al.: *Infect. Immun.*, **72**(7), 4159-4171, 2004.
11) E. L. Adams et al.: *J. Pharmacol. Exp. Ther.*, **325**(1), 115-123, 2008.
12) Y. Ikeda et al.: *Biol. Pharm. Bull.*, **31**(1), 13-18, 2008.
13) O. Gross et al.: *Nature*, **442**(7103), 651-656, 2006.
14) B. Li et al.: *J. Immunol.*, **177**(3), 1661-1669, 2006.
15) J. H. Im et al.: *J. Biomed. Mater. Res. A.*, **65**(3), 379-385, 2003.

1.5 オリゴ糖

1.5.1 ニゲロオリゴ糖

a. ニゲロオリゴ糖とは

ニゲロオリゴ糖（nigerooligosaccharides：NOS）は，構成糖としてD-グルコースのみを含有し，分子内に少なくとも一つのα-(1→3)-D-グルコシド結合を含むオリゴ糖であり，ニゲロースやニゲロシルグルコース，ニゲロシルマルトースなどが含まれる（図1.13）．代表的なNOSであるニゲロースは，清酒や蜂蜜，麹汁などの食品に極微量存在する糖質であるが，工業的な生産は，デンプンを原料に種々の酵素を用いて行われている．NOSは，豊穣なコク味を有し，塩なれ効果，高甘味度甘味料の味質の改善効果，煮崩れ防止効果など食品加工上の有用な機能も有するが，NOSの最も大きな特徴は免疫機能増強効果を示すことである．

b. NOSの免疫機能増強効果

NOSは，*in vitro*においてヒト末梢血単核細胞やマウス脾臓細胞のマイトジェン応答性を増強し[1,2]，IL-12やIFN-γの産生能を高め[2]，マウス肝臓単核細胞のナチュラルキラー（NK）活性を上昇させる効果を示す[3]．同様に，NOSをマウスに摂取させた場合も，IL-12産生能上昇や肝臓単核細胞のIFN-γ産生能上昇[2]およびNK活性の上昇[2]が認められる．このように，NOSは*in vitro*および*in vivo*において同様の免疫機能増強効果，特にTh1型免疫応答増強効果を示すが，以下にNOSの有用性に関して，病態モデルマウスおよびヒト摂取試験により検証した結果を述べる．

(a) α-D-Glc$p$-(1→3)-D-Glc
(b) α-D-Glc$p$-(1→3)-α-D-Glc$p$-(1→4)-D-Glc
(c) α-D-Glc$p$-(1→3)-α-D-Glc$p$-(1→4)-α-D-Glc$p$-(1→4)-D-Glc

図1.13 主なニゲロオリゴ糖
(a) ニゲロース，(b) ニゲロシルグルコース，(c) ニゲロシルマルトース．

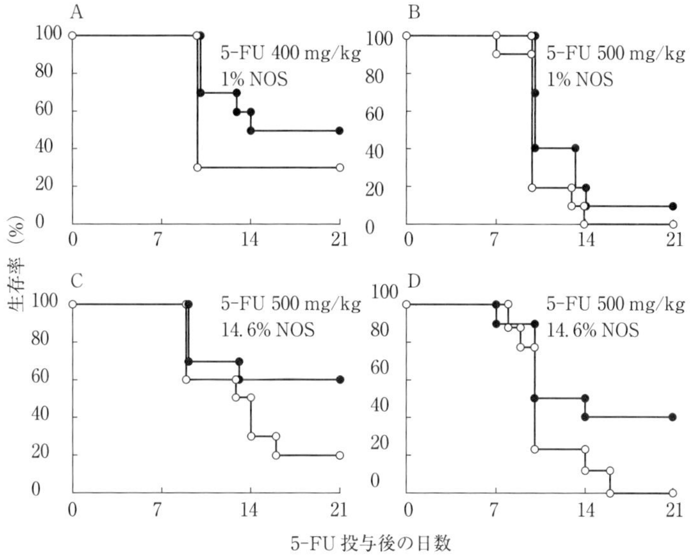

図 1.14 マウス内因性感染モデルにおける NOS の生存率改善効果
○：対照群，●：NOS 摂取群．
A, B：NOS 1% 飲水摂取群，C, D：NOS 14.6% 含有飼料摂取群，
A, C：5-FU 400 mg/kg 投与群，B, D：5-FU 500 mg/kg 投与群．

1） 病態モデルマウスにおける有用性の評価

i） 5-フルオロウラシル過剰投与による内因性感染モデル[2]： 抗癌剤として著名な 5-フルオロウラシル（5-fluorouracil：5-FU）を過剰投与した場合，骨髄抑制に起因する免疫不全状態と，腸管内大腸菌の生体内感染を特徴とした内因性感染を引き起こすことが知られている．

この 5-FU 過剰投与による内因性感染モデルを用いて，NOS の効果を検証した．実験系としては，C57BL/6 マウスに NOS を 1% 含有する水溶液を飲水として，あるいは 14.6% 含有する飼料を与え，NOS 摂取 2 週間後にマウス腹腔内に過剰量の 5-FU（400 mg/kg または 500 mg/kg）を投与し，その後も NOS の摂取を継続させ，生存率を観察した．その結果，NOS を 1% 含む飲水を摂取させた場合，生存率の改善傾向（$p<0.10$）が認められ（図 1.14, A, B），NOS 14.6% 含有飼料を摂取させた場合は，有意な生存率の改善（$p<0.05$）が認められた（図 1.14, C, D）．

NOS の 5-FU 過剰投与時の内因性感染防御作用の詳細な作用機序は不明であるが，IL-12 産生能を高め Th1 型免疫応答を上昇させる乳酸菌製剤が，本モデル系において同様の作用を示すことからも，NOS の内因性感染防御作用は，NOS の Th1 型免疫応答増強効果によるものと考えられる．

ii） 担癌モデル[3]： NOS の抗腫瘍効果について，マウス静脈内にマウスリンパ腫細胞である EL-4 細胞を投与する系を用いて検討した．BDF1 マウスに EL-4 細胞を静脈内に投与した場合，肝臓に転移し腫瘍が増殖する．そこで，BDF1 マウスに NOS を腹腔内投与し（0.4 mg NOS/マウス），その 17 時間後に EL-4 細胞を静脈内に投与し，EL-4 細胞投与 12 日後の肝臓重量を測定した（図 1.15）．NOS 投与群は，対照群と比較して有意に肝臓重量の上昇が抑制され NOS の抗腫瘍効果が示された．さらに，NOS 摂

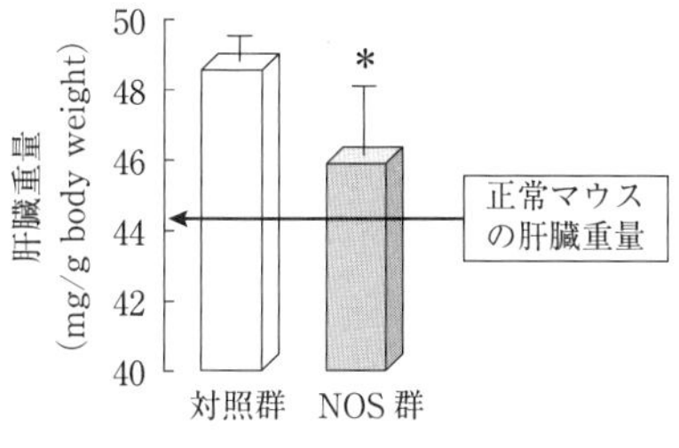

図 1.15 NOS による肝臓における腫瘍細胞増殖抑制効果
□：対照群，■：NOS 投与群，＊：$p<0.05$ vs. 対照群．

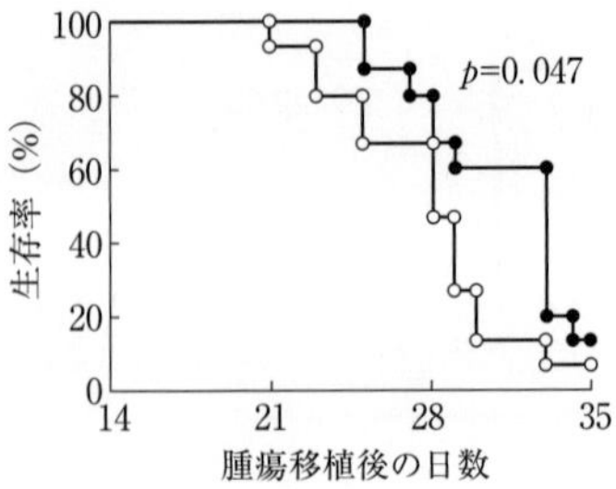

図 1.16 NOS による腫瘍移植マウスの生存率改善効果
○：対照群，●：NOS 摂取群.

取による抗腫瘍効果について，C57BL/6 マウスを用いた実験系によって評価した．EL-4 細胞を C57BL/6 マウスの静脈に投与した場合は下半身不随状態となり死に至るが，C57BL/6 マウスに EL-4 細胞投与 7 日前から NOS を 1% 含有する水溶液を飲水として与え，EL-4 細胞投与後も NOS の摂取を継続させたところ，NOS の摂取により，生存期間の有意な延長（図 1.16）が認められた．このように，担癌マウスモデル系においても NOS は有用な効果を示した．

2) ヒトにおける NOS の有用性評価 NOS のヒトにおける有用性の試験は，健常高齢者および健常青壮年に NOS を約 30% 含有する液糖（ニゲロオリゴ糖液糖）を摂取してもらうことにより評価した．

i) 健常高齢者における評価[4]： 健常高齢者 35 名（平均年齢 71.7±5.0 歳）を，①ハイマルトースシラップを 1 日 20 g 摂取する群（対照群），②1 日にニゲロオリゴ糖液糖 10 g とハイマルトースシラップ 10 g の合計 20 g を摂取する群（NOS-10 g 群），③ニゲロオリゴ糖液糖を 1 日に 20 g 摂取する群（NOS-20 g 群）の 3 群に分け，4 週間の摂取試験を行った．NOS の免疫機能増強効果の指標として，被験者の末梢血単核細胞をコンカナバリン A（concanavalin A：ConA）存在下で培養した場合の T 細胞増殖能を測定した．図 1.17 に摂取 4 週目の T 細胞増殖能のベースラインからの変化率のデータ分布を示した．NOS-20 g 群の変化率は，摂取 4 週間目で対照群よりも高値傾向（$p=0.099$）を示し，NOS の摂取による T 細胞増殖能の上昇が認められた．一般的に高齢者の免疫機能は，自然免疫系に比べて獲得免疫系が低下しており[5]，T 細胞増殖能の低下が加齢に伴って起こるといわれている[6]．NOS の摂取により，高齢者の T 細胞の増殖能が高まる傾向であったことは，高齢者の免疫機能低下に対して NOS の摂取が有用であることを示している．

ii) 健常青壮年における評価[7]： 健常青壮年に対する NOS の摂取の効果については，22 名の健常青壮年（平均年齢 25.9±6.5）を，①ハイマルトースシラップを 1 日 10 g 摂取する群（対照群），②ニゲロオリゴ糖液糖を 1 日に 10g 摂取する群（NOS 群）の 2 群に分けて試験を行った．12 週間の摂取期間および試験食摂取後のウオッ

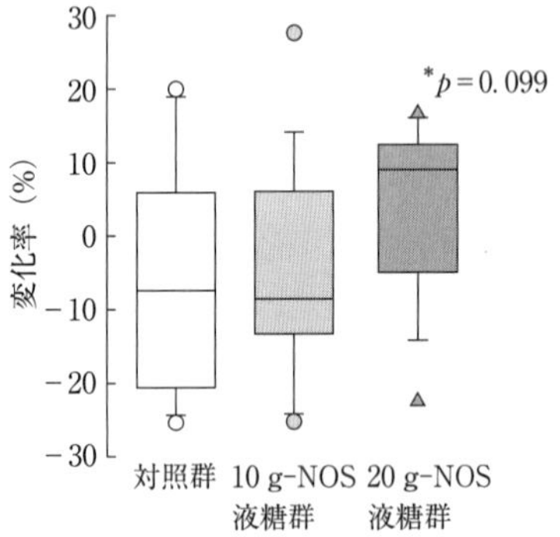

図 1.17 健常高齢者における NOS 摂取 4 週目の T 細胞増殖能変化率のデータ分布
□：対照群，▒：NOS 10 g 摂取群，▓：NOS 20 g 摂取群，*p：vs. 対照群.
箱の中央線は中央値，上下境界線は 75 および 25 パーセンタイル値，ヒゲの上下端は 90 および 10 パーセンタイル値，各印は，範囲外の測定値.

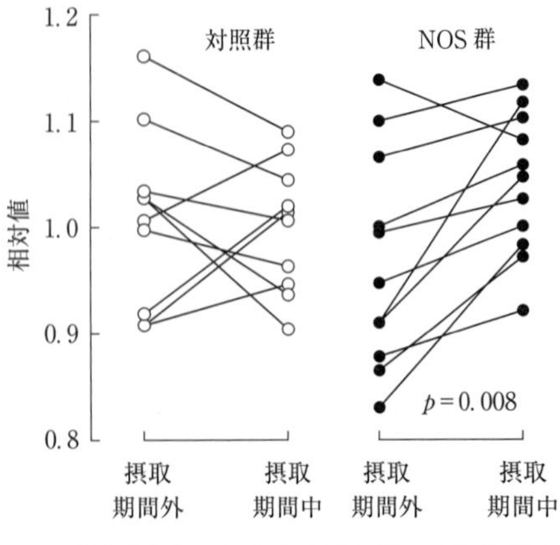

図 1.18 健常青壮年における NOS 摂取による T 細胞増殖能上昇効果
○：対照群，●：NOS 摂取群，p：vs. NOS 摂取期間外.

シュアウト期間を4週間設け，試験期間として16週間を設定した．摂取前と摂取4週目，8週目，12週目および16週目に高齢者試験と同様の方法でT細胞増殖能を測定した．NOS摂取群は11名中10名が摂取期間中のT細胞増殖能が上昇し，NOS非摂取期間と比較して有意に上昇した（図1.18）．以上の結果より，青壮年においてもNOSの摂取により免疫機能が高まることが示された．

c. NOSの免疫機能増強効果発現メカニズム

ラフィノースやフラクトオリゴ糖などが免疫機能増強効果を有することが報告されているが，これらのオリゴ糖の免疫機能増強効果の発現メカニズムの一つとして以下の作用機序が考えられる．すなわち，ラフィノースやフラクトオリゴ糖は，胃や小腸上部ではほとんど消化・吸収を受けずに小腸下部，大腸に達し，乳酸菌やビフィズス菌などの有用菌に選択的に利用され，これらの有用菌を増殖させる．そして，増殖した有用菌によってパイエル板などの腸管付属リンパ組織が刺激を受け，免疫機能増強効果を示すという作用機序である．しかしながら，NOSは乳酸菌やビフィズス菌に対する選択的な資化性は示さず，また，消化酵素によって速やかに分解されるため[8]，腸内細菌叢の改善を介した免疫機能増強効果は期待できない．一方，NOSは，細胞培養試験および経口摂取試験において同様の免疫機能増強効果を示す．また，経口摂取されたNOSの極少量は，消化酵素による分解を受けずに吸収されることがマウスおよびヒトのNOS摂取試験により確認されている[1]．これらのことより，NOSを経口摂取した場合の免疫機能増強効果発現のメカニズムの一つとして，吸収されたNOSによる免疫担当細胞への直接的な働きかけが考えられる．

以上のようにNOSの免疫機能増強効果は，動物実験およびヒト摂取試験により明らかになってきているが，その作用メカニズムを含めていまだ不明な点もあり，今後も研究を続けていく必要がある．近年，食品が免疫機能を調節し，生体にとって有益な効果を示すことに関して多くの報告がなされており，今後も食品の免疫機能調節効果およびその作用メカニズムの研究が進展し，人々の健康維持増進に役立っていくことを期待したい．

〔山本佳弘〕

文　献

1) Y. Hirose et al.：*Immunopharmacol. Immunotoxicol.*, **26**, 387-399, 2004.
2) S. Murosaki et al.：*Biosci. Biotechenol. Biochem.*, **63**, 373-378, 1999.
3) S. Murosaki et al.：*Int. Immunopharmacol.*, **2**, 151-159, 2002.
4) 室崎伸二ほか：薬理と治療，**29**，815-826，2001.
5) C. Franceschi et al.：*Vaccine*, **18**, 1717-1720, 2000.
6) B. Lesourd：*J. Nutr. Health Aging*, **8**, 28-37, 2004.
7) 室崎伸二ほか：薬理と治療，**30**，81-90，2002.
8) 山本　健ほか：応用糖質科学，**46**，475-482，1999.

1.5.2 フラクトオリゴ糖

a. フラクトオリゴ糖とは

フラクトオリゴ糖は，ショ糖のフルクトース残基に1～3分子のフルクトースが結合した非還元性の糖質であり（図1.19），天然においては，タマネギ，キクイモ，ゴボウなどの植物中に広く含まれることが知られている．フラクトオリゴ糖を工業的に生産する方法としては，高濃度のショ糖を基質として，糸状菌*Aspergillus niger*などが生産するβ-フルクトフラノシダーゼを作用させる製法が確立されている[1]．フラクトオリゴ糖は，ショ糖と類縁の構造を有するが，腸内のα-アミラーゼやパンクレアチンなどの消化酵素により消化されず，血糖値とインスリンレベルに影響を与えない難消化性のオリゴ糖である．

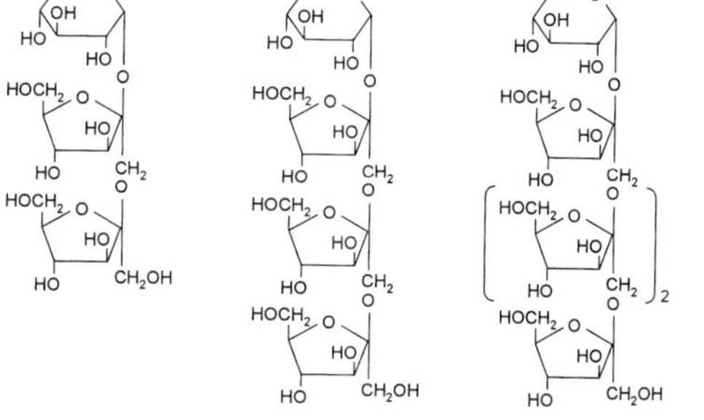

1-ケストース　ニストース　1F-β-フラクトフラノシルニストース

図1.19 フラクトオリゴ糖の構造

b. フラクトオリゴ糖の生理機能

難消化性であるフラクトオリゴ糖は，小腸ではほとんど消化・吸収されずに大腸に到達し，腸内細菌により資化される．フラクトオリゴ糖は *Bifidobacterium bifidum* を除くすべての *Bifidobacaterium* 属細菌（ビフィズス菌）や *Lactobacillus* 属細菌（乳酸菌）には資化されるものの，*Clostridium perfringens* などの有害細菌には資化されないことが知られている[2]．ビフィズス菌は比較的高い β-フルクトシダーゼ活性[3]およびオリゴ糖特異的トランスポーター[4]を有しているため，ヒトおよび動物の腸管内に存在するほかの細菌よりも効果的にフラクトオリゴ糖を炭素源として利用することが可能であると考えられる．また，フラクトオリゴ糖は特定の腸内細菌に発酵・代謝され，酢酸やプロピオン酸，酪酸などの短鎖脂肪酸が生成される[5]．このように，フラクトオリゴ糖を摂取することにより腸内細菌叢や短鎖脂肪酸組成といった腸内環境が変化し，種々の生理機能を発現すると考えられている．

高齢者23名に1日当たり8gのフラクトオリゴ糖を投与した結果，摂取4日目よりビフィズス菌数の有意な増加と検出率が認められた[6]．その後も，健常人と各種の臨床背景をもつ病者で腸内細菌叢に対する影響が調べられ，フラクトオリゴ糖を1年間にわたって継続摂取したときにもビフィズス菌増殖効果が維持されること[7]，ビフィズス菌増殖効果は1～5gの範囲で用量依存的であることが報告されている[8]．フラクトオリゴ糖の生理機能として，ビフィズス菌の増殖に伴う腸内pHの低下（短鎖脂肪酸の増加），腸内有害細菌の増殖抑制，インドール・スカトール・フェノールなどの腸内腐敗産物の産生抑制，便通の改善，カルシウム・マグネシウム・鉄などのミネラル吸収促進，骨密度の増加，脂質代謝の改善などが報告されている[2,8-13]．このうち，整腸作用は1993年に，ミネラル吸収促進作用は2000年に，それぞれ特定保健用食品としての表示が許可されている．

c. フラクトオリゴ糖の免疫調節機能

フラクトオリゴ糖摂取による免疫機能の調節作用については，1990年代に，実験的潰瘍性大腸炎モデルを用いた検討や，小腸大腸型クローン病患者への臨床投与例が報告されている．SD系雄ラットに，あらかじめフラクトオリゴ糖10%含有食を3週間投与した後，5%デキストラン硫酸ナトリウム（DSS）水溶液を飲水させ急性大腸炎を誘発し，炎症発生に対する予防効果を検討したところ，フラクトオリゴ糖摂取群では盲腸に軽い炎症を認めたのみで，標準食で認められた強い炎症が明らかに抑制され，フラクトオリゴ糖の炎症予防効果が確認されている[14]．さらに，炎症期における治癒促進効果も認められており，DSS刺激開始と同時にフラクトオリゴ糖含有食をラットに摂取させたところ，対照群と比較して早期の炎症所見の消失が確認されている．このとき，回復過程におけるビフィズス菌および短鎖脂肪酸は，ともにフラクトオリゴ糖群で最も回復が早く，ビフィズス菌を主体とした腸内細菌叢の変化が短鎖脂肪酸代謝を促進させ，その結果，大腸粘膜が早期に炎症から回復したものと考えられている[14]．

潰瘍性大腸炎における臨床への応用としては，小腸大腸型クローン病患者への投与例が報告されている．すなわち，1日当たりフラクトオリゴ糖30gをエレンタールとともに投与する栄養療法を行ったところ，開始50日目で血漿プレアルブミン値が正常化し，60日目には約10kgの体重増加を認めるとともに，フラクトオリゴ糖投与により糞便中のクロストリジウムが消失し，ビフィズス菌と乳酸菌の増加，ならびに糞便中の短鎖脂肪酸の増加が認められた[14]．

遺伝的発癌モデル動物を用いた検討も行われており，家族性大腸腺腫症および散発性大腸癌発症モデルであるC57BL/6J-Min/+マウスを用いた，食餌成分による抑制効果が検討されている[15]．小麦フスマおよび難消化性デンプンは腫瘍数に影響を及ぼさなかったが，フラクトオリゴ糖は大腸における腫瘍を顕著に抑制した．フラクトオリゴ糖の腫瘍抑制効果は大腸に特徴的であり，小腸部位における腫瘍数に関しては食餌による有意な差は認められなかった．ビフィズス菌がマウスの抗腫瘍免疫を刺激することが知られており[16]，大腸部位におけるフラクトオリゴ糖摂取による抗腫瘍効果は，フラクトオリゴ糖摂取によって大腸部位で増殖したビフィズス菌による作用である可能性が考えられる．また，フラクトオリゴ糖摂取により，小腸部位におけるリンパ結節数の有意な増加が認められ，フラクトオリゴ糖摂取が腸管関連リンパ球組織（gut-associated lymphoid tissue：GALT）の発達を促進することが示されている．

d. フラクトオリゴ糖による IgA 産生誘導

2000年代に入ると，フラクトオリゴ糖の免疫調節作用をタンパク質レベル，遺伝子レベルで解明しようという研究が進められるようになった．

Hosonoら[17]は，BALB/c 雌マウスに 0～7.5% のフラクトオリゴ糖を6週間摂取させ，糞便中の総 IgA 量を測定したところ，2.5% フラクトオリゴ糖摂取により有意な上昇が認められたことを報告している（図 1.20）．さらに，フラクトオリゴ糖を摂取したマウスから分離したパイエル板細胞は，対照群のパイエル板細胞に比べて総 IgA 産生能が有意に亢進していることが認められ，フラクトオリゴ糖摂取によって腸管粘膜における IgA 産生が亢進することが明らかとなっている．このとき，パイエル板 $CD4^+$T 細胞の IL-10 および IFN-γ の産生応答はフラクトオリゴ糖摂取の用量依存的に亢進し，IL-5 および IL-6 レベルはフラクトオリゴ糖摂取において高値で維持されていた．すなわち，IL-5，IL-6 および IL-10 は B 細胞の IgA 産生細胞への分化を誘導し，IFN-γ は上皮組織における pIgR（polymeric immunoglobulin receptor）の産生に重要な役割を果たすことから，フラクトオリゴ糖摂取により IgA 産生に適した腸内環境に変化したことが示唆された．さらに，フラクトオリゴ糖摂取の影響は腸管免疫系だけでなく全身性免疫系に対しても認められ，血中の IgG1 が有意に低下して Th2 型の抗体反応が抑制される可能性がみられたことから，フラクトオリゴ糖摂取は腸管内微生物環境を変化させることによる粘膜免疫系における防御免疫反応の亢進を介して，全身性免疫に影響を与えるものと考えられている．

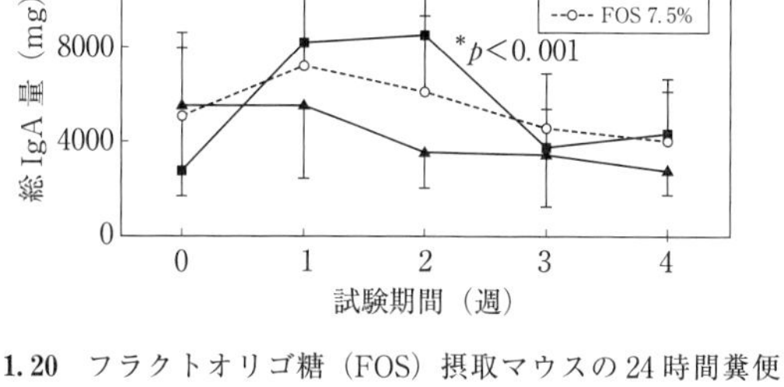

図 1.20 フラクトオリゴ糖（FOS）摂取マウスの 24 時間糞便中の総 IgA 量（文献 17 より改変）

Nakamuraら[18]は，幼児期におけるフラクトオリゴ糖摂取が宿主免疫系に与える影響について，幼若マウスを用いた検討結果を報告している．21日齢の BALB/c マウスに 5% フラクトオリゴ糖を摂取させ，IgA 産生および pIgR の変動を調べた．空腸，回腸および大腸組織中の IgA 量は，いずれも 38 日齢においてフラクトオリゴ糖摂取により標準食の約 2 倍に増加した．また，腸管内 IgA の粘膜表層への経上皮輸送において重要な役割を果たす pIgR は，フラクトオリゴ糖摂取により回腸および大腸組織において標準食群の約 1.5 倍に増加し，フラクトオリゴ糖摂取による腸管内 pIgR の発現亢進は，腸管内におけるフラクトオリゴ糖の発酵産物としての酪酸の産生により制御されている可能性が示唆された．さらに，パイエル板における $B220^+IgA^+$ 細胞の割合がフラクトオリゴ糖摂取により有意に上昇し，パイエル板 B 細胞の IgM から IgA へのクラススイッチが亢進されたことが示された．これらの結果から，フラクトオリゴ糖の摂取により，幼若マウスにおいて小腸および大腸において IgA 量および pIgR の発現が亢進されることが明らかとなった．

e. ニュートリゲノミクスによるフラクトオリゴ糖の機能解析

近年，急速に発展した DNA マイクロアレイ技術を活用し，ある食品を摂取した際に，ヒトや実験動物の体のなかで栄養素や食物成分がどのように機能しているかを遺伝子レベルで評価しようという試み，いわゆる「ニュートリゲノミクス」研究が進められている．筆者らは，この技術を活用し，フラクトオリゴ糖の摂取が腸管に及ぼす生理機能を遺伝子発現レベルで解明しようと試みた[19]．BALB/c マウスに 7.5% フラクトオリゴ糖含有食を摂取させ，飼育 7 日目に腸管免疫応答の誘導部位であると考えられているパイエル板を含む回腸を摘出し，回腸組織から total RNA を抽出し，DNA マイクロアレイ解析に供した．その結果，フラクトオリゴ糖摂取によりマウス回腸において有意に発現変動した遺伝子として 67 遺伝子を特定した．これらの遺伝子を既知の生物学的機能によって分類したところ，直接・間接的に免疫応答に関連すると考えられる遺伝子が 40% を占め，フラクトオリゴ糖摂取が宿主小腸に及ぼす生理機能として，免疫調節作用が主要な機能の一つであることが強く示唆された．免疫応答に関連する遺伝子群を詳細に調べたところ，抗原提示関連遺伝子，体液性免疫応答関連遺伝子，IFN 誘導関連遺伝子，イノシトール-リン脂質代謝系関連遺伝子などが観察された．近年，腸管内常在細菌が自然免疫，獲得免疫のトリガーとなりうることが報告されている[20]．また，フラクトオリゴ糖に代表されるプレバイオティクスは，宿主の腸内に存在する特定の腸内細菌の増殖および/または活性を選択的に刺激することにより宿主に有益な効果を及ぼすと考えられており[21]，フラクトオリゴ糖摂取による遺伝子発現変動は，腸内細菌叢の変動に由来する刺激による可能性が考えられた．

次に，DNA マイクロアレイ解析により特定した免疫関連遺伝子のなかから IgA 産生に関する情報伝達経路の上流に位置すると考えられる抗原提示関連遺伝子（*H2-T10*：MHC クラス I 関連遺伝子，*H2-Eb1*：MHC クラス II 関連遺伝子）および IFN 関連遺伝子（*Ifit1*），および B 細胞を含むさまざまな細胞分化のシグナル因子であると考えられているイノシトール-リン脂質代謝系に関連する遺伝子（*Pik3r1*）に着目し，これらの遺伝子発現の回腸における局在を調べた．その結果，*H2-T10* および *H2-Eb1* はいずれもパイエル板以外の回腸組織（ΔPP）でのみ発現亢進し，*Ifit1* はパイエル板（PP）および ΔPP の両方で発現亢進が認められた．一方，*Pik3r1* は PP でのみ発現亢進が認められた（図 1.21）．IFN および MHC クラス II はいずれも粘膜固有層における分泌型 IgA の産生に重要な役割を担うことが知られており，これらの遺伝子発現亢進が ΔPP において認められたことは，フラクトオリゴ糖による腸管 IgA 産生誘導を説明しうるものである．また，MHC クラス I および II 関連遺伝子がいずれも ΔPP において発現亢進したことから宿主におけるフラクトオリゴ糖摂取による腸内細菌叢の変動を含む腸内環境変化の認識部位は，PP よりもむしろ上皮細胞や粘膜固有層を含む ΔPP が主要部位である

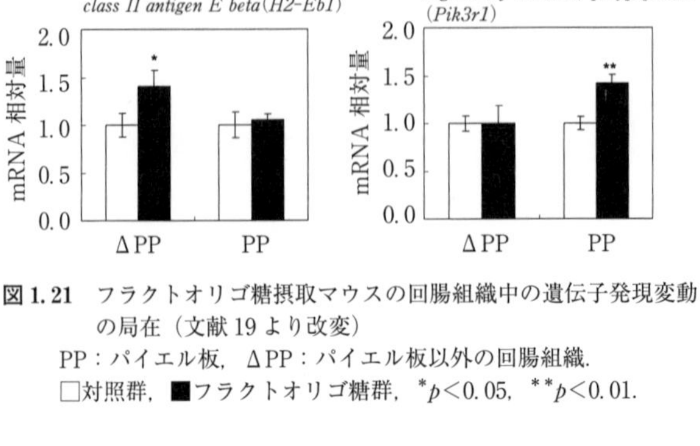

図 1.21　フラクトオリゴ糖摂取マウスの回腸組織中の遺伝子発現変動の局在（文献 19 より改変）
PP：パイエル板，ΔPP：パイエル板以外の回腸組織．
□対照群，■フラクトオリゴ糖群，$^{*}p<0.05$，$^{**}p<0.01$．

ことが示唆された．*Pik3r1* は，B細胞の分化およびB細胞の抗原受容体情報伝達経路（antigen receptor-mediated signal transduction）に重要な働きを担うイノシトール-リン脂質代謝系の調節サブユニットの一つであることから，フラクトオリゴ糖摂取により，パイエル板におけるイノシトール-リン脂質代謝系シグナル経路の亢進を介し，B細胞の分化および免疫応答が誘導される可能性が示唆された．以上より，*H2-T10*, *H2-Eb1*, *Ifit1* および *Pik3r1* の発現変動が，フラクトオリゴ糖摂取による腸管免疫調節機能のマーカーとなりうると考えられた．これらのマーカーを活用することにより，プレバイオティクスとしてのフラクトオリゴ糖の摂取，およびフラクトオリゴ糖摂取による腸内常在細菌叢を含む腸内環境の変化がどのように宿主に認識され，腸管免疫調節作用を発現しているかのメカニズムが解明されることが期待される．

f. フラクトオリゴ糖の今後の展開

フラクトオリゴ糖は，ビフィズス菌をはじめとするいわゆる善玉菌の増殖を刺激することによって腸管内常在細菌叢を改善するとともに，酪酸，プロピオン酸，酢酸などの短鎖脂肪酸を増加させるなど，腸内環境を改善し，整腸作用，ミネラル吸収促進作用などの生理機能を発現すると考えられている．近年，腸管内常在細菌と宿主免疫系の相互作用が明らかにされつつあり，宿主免疫系の発達・正常化に対する腸内細菌の重要性が認識されている．フラクトオリゴ糖は，食品として摂取することにより腸管内常在細菌叢および腸内環境を改善することができる食品素材であり，免疫改善素材としてのさらなる展開が期待される．また，フラクトオリゴ糖を各種の機能性を有するプロバイオティクスと組み合わせることで相乗的な効果が期待できる，いわゆるシンバイオティクスの展開にも大いに期待したい．　〔深 澤 朝 幸〕

文　献

1） H. Hidaka et al.：*Agric. Biol. Chem.*, **52**(5), 1181-1187, 1988.
2） 日高秀昌，原　哲郎：理研腸内フローラシンポジウム4「腸内フローラと食物因子」（光岡知足編），学会出版センター，1984.
3） W. de Vries et al.：*Biochim. Biophys. Acta.*, **136**(3), 415-425, 1967.
4） M. A. Schell et al.：*Proc. Nati. Acad. Sci. USA*, **99**(22), 14422-14427, 2002.
5） N. Hosoya et al.：*J. Clin. Biochem. Nutr.*, **5**, 67-74, 1988.
6） T. Mitsuoka et al.：*Nahrung*, **31**(5-6), 427-436, 1987.
7） H. Hidaka et al.：*Bifidobacteria Microflora*, **10**(1), 65-79, 1991.
8） 徳永隆久ほか：ビフィズス，**6**，143-150，1993.
9） H. Hidaka et al.：*Bifidobacteria Microflora*, **5**(1), 37-50, 1986.
10） A. Ohta et al.：*J. Nutr.*, **125**(9), 2417-2424, 1995.
11） A. Ohta et al.：*J. Nutr. Sci. Vitaminol.*, **41**(3), 281-291, 1995.
12） S. Takahara et al.：*J. Nutr.*, **130**(7), 1792-1795, 2000.
13） T. Tokunaga et al.：*J. Nutrit. Sci. Vitaminol.*, **32**(1), 111-121, 1986.
14） 梅本善哉ほか：消化と吸収，**17**(1)，48-52，1994.
15） F. Pierre et al.：*Cancer Res.*, **57**(2), 225-228, 1997.
16） K. Sekine et al.：*Biol. Pharm. Bull.*, **18**(1), 148-153, 1995.
17） A. Hosono et al.：*Biosci. Biotechnol. Biochem.*, **67**(4), 758-764, 2003.
18） Y. Nakamura et al.：*Clin. Exp. Immunol.*, **137**(1), 52-58, 2004.
19） T. Fukasawa et al.：*J. Agric. Food Chem.*, **55**(8), 3174-3179, 2007.
20） L. V. Hooper et al.：*Science*, **291**(5505), 881-884, 2001.
21） G. R. Gibson and M. B. Roberfroid：*J. Nutr.*, **125**(6), 1401-1412, 1995.

1.6 多　糖　類

1.6.1 抗感染

a. 機能性多糖類について

多糖とは，単糖分子がグルコシド結合でつながった糖ポリマーの総称である．単糖には強い甘みをもつものが多く，栄養素としての機能がある．特にグルコース（glucose）は生体にとって重要なエネルギー源となる．一方，多糖は，ほとんどが無味で粘性やゲル化性の特徴をもつことから，安定剤，増粘剤，ゲル化剤などとして使用されてきた．また多糖のなかには，消化性多糖と不消化性多糖が存在する．消化性多糖は主にデンプンやグリコーゲンであり，機能性をもつのは主に不消化性多糖に当たるものである．これらは食物繊維として働き，便量を増加させる作用，食物の腸管内の通過を促進する作用，食物を胃に長く滞留させる作用などが知られている[1]．さらには免疫賦活作用や抗感染作用など生物学的応答調節剤（biological response modifier：BRM）としての働きをもつ多糖がいくつか存在する．これらは体内（血中）に入ることではじめて作用をもたらすのではなく，体外（消化管管腔内）で腸管免疫系に作用し，粘膜の免疫細胞を刺激することにより全身性の免疫賦活作用を引き起こしていると考えられる．

機能性多糖は主に植物，藻類，微生物などの天然物由来の成分であり，構成糖の種類，構成糖の結合様式により分類されている．また同じ分類であっても，由来により分子量や溶解性などに違いがみられる．さらには天然物に起因するために精製が難しく，研究材料の差による機能性の違いが生じることも考えられる．実際，免疫賦活作用をもつ多糖でも詳細な構造決定がなされていないものもあり，作用メカニズムもほとんどわかっていない．本章では，比較的多くの研究が進められている β-グルカン（β-glucan）を中心に，免疫賦活作用，抗感染作用などの報告例を紹介する．

b. β-グルカン

1）β-グルカンとは　β-グルカンは真菌類や植物などに含まれるグルコース（glucose）どうしが結合した多糖である．グルコシド結合の様式によって，α-グルカンと β-グルカンに区別される．α-グルカンであるデンプンなどは，生体の消化酵素によって分解されて，エネルギー源として消費される．一方，β-グルカンはヒトの消化酵素で分解されないため，直接的に生体に作用すると考えられる．1950 年代にキノコから抽出された成分に抗腫瘍効果が認められ，その活性成分である β-グルカンの免疫賦活作用について研究が進んだ．スエヒロタケから得られるシゾフィラン（*Schizophyllan*），カワラタケから得られるクレスチン（*Krestin*），シイタケから得られるレンチナン（*Lentinan*）は，放射線療法などと併用して使用される抗癌剤として注目を集めた．また最近では，人々の健康志向の高まりや厚生労働省が押し進める保健機能食品制度の導入などを契機に，アガリクス，ハナビラタケ，メシマコブなども健康食品の分野でよく使用されている．

キノコ由来 β-グルカンは，β-1,3-1,6-結合を有するグルカンである．キノコ以外の β-グルカンの起源としては，酵母や真菌由来の β-1,3-1,6-結合を有するグルカン，オーツ麦や大麦由来の β-1,3-1,4 結合を有するグルカンが知られている．これらはキノコに比べて海外での注目度が高く，特にパン酵母由来 β-グルカンに関する研究はさかんである．β-グルカンの代表例は，β-1,4 結合のみからなるセルロースであるが，免疫活性成分として分離されたものは，もっぱら β-1,3 結合の主鎖に，他の結合様式の側鎖をもつ．しかしながら主鎖・側鎖の分岐度，側鎖の長さ，分子量，高次構造（粒子状，可溶性），さらには精製方法や混入物，産地などによっても微少に違いがあり，どのような特徴が免疫機能に寄与しているのか，その作用メカニズムの解明は現在進められている段階である[2]．

2）β-グルカンの免疫賦活作用　β-グルカンは，機能性多糖のなかでも免疫賦活活性についてさかんに研究が行われている．抗腫瘍活性以外にも抗アレルギー作用[3]，血糖値低下作用[4]などについても報告があり，これらの作用も免疫賦活活性と密接に関係していると考えられる．*β*-グルカンによる免疫賦活機構については，マクロファージ（macrophage）や樹状細胞（dendritic cell）などの抗原提示細胞を活性化すると考えられる．たとえば，シイタケ菌糸体抽出物は *in vitro* でナテュラルキラー（NK）活性，マクロファージやT細胞の活性化，ウイルス感染したヒト白血球細胞からのIL-6産生を誘導した[5]．マイタケから抽出した*β*-グルカンは，BALB/c マウスにおいてTh1細胞を誘導し，樹状細胞からのIL-12p70産生を高めることが認められた[6]．また，マクロファージが活性化の後，未分化T細胞が活性化され，IL-2，TNF-α，IFN-γなどが分泌される．このようにしてNK細胞やキラーT細胞を成熟化させ，免疫系を動かすと考えられる[7]．

機能性食品の免疫賦活作用においては，生体免疫機能の中心である腸管免疫系への作用が重要である．体内の酵素により分解されない*β*-グルカンは，そのままの形で腸管に到達して直接的に免疫細胞を活性化させる可能性が示唆される．*Eimeria vermiformis* に感染したマウスにオーツ麦*β*-グルカンを腹腔内投与した場合に，感染症により減少した腸間膜リンパ節（mesenteric lymph node）の$CD8^+$細胞の減少を抑え，パイエル板（Peyer's patch）で$CD4^+$細胞の増加が確認された[8]．黒酵母由来*β*-グルカンでは，マウスへの強制経口投与によりパイエル板細胞のIL-6とIgA，さらにはIFN-γの産生量が増加したことも報告されている[9]．また，酵母*β*-グルカン（25mg/日/mouse）の経口投与により，小腸のIEL（intraepithelial lymphocytes）の増加が確認されている[10]．

3）*β*-グルカンの免疫賦活メカニズム

β-グルカンを認識する受容体として，TLRやDectin-1の関与について報告されている．TLRは，たとえばTLR4がリポポリサッカライド，TLR2がペプチドグリカンなどといったように，多くの微生物成分を認識する．そしてMyD88を介して核内転写因子であるNF-κBを活性化することで遺伝子発現を調整して，TNF-α，IL-6，IL-12などの炎症性サイトカインの産生を引き起こす[11,12]．酵母細胞壁成分であるザイモサン（zymosan）は，*β*-グルカン受容体の研究材料としてよく用いられ，TLR2と直接的に作用し，マクロファージからのTNF-α産生やNF-κBを活性化することが報告されている[13]．またサイトカインやケモカインの産生誘導については，TLR2とTLR6が対となって機能するという報告もある[14]．さらにはTLR4ノックアウトマウスにおいてキノコ由来*β*-グルカン刺激によるTNF-αの産生が抑制されたことから，TLR4を介してマクロファージが活性化されることも示唆されている[15]．

Dectin-1はマクロファージや樹状細胞に発現し，ザイモサンや *Candida albicans* に含まれる*β*-グルカンを貪食するための受容体として特定された[16,17]．膜貫通型受容体であり，細胞内のNH_2末端チロシン残基のリン酸化により活性化されるITAMモチーフ（immunoreceptor tyrosine-based activation motif）が含まれる．このモチーフは多くの炎症性反応を伝達する受容体でみられることから，Dectin-1においても*β*-グルカンを認識した際，食作用だけでなく炎症反応にも関与する可能性が示唆される[18]．またTLR2とDectin-1が協同して働くことも報告されている．ザイモサンが誘導するNK-κBの活性化にはTLR2が必須であるが，同時にDectin-1がなければ強い活性を引き起こさない．またTLR2は直接的に*β*-グルカンを認識せず，Dectin-1が認識することでTLRからのシグナルを伝達するとも考えられている[19]．

受容体に関する研究では，ザイモサンがよく使用されるが少量ながらマンナンやキチンが混在している．一方，キノコ由来のものではTLR4の関与も示唆されている．このように由来や純度などの違いにより，その研究結果に違いが生じている可能性がある．*β*-グルカンの精製方法を含め，その免疫活性メカニズムについてのさらなる研究が期待される．

4）*β*-グルカンの抗感染作用　生体におけ

るウイルスや微生物の抗感染作用についても，いくつかの研究成果が報告されている．オーツ麦β-グルカンをヘルペスウイルス感染前のマウスに10日間経口投与したところ，マクロファージの抵抗性が上がり死亡率も減少する[20]．同じくオーツ麦β-グルカンで，*in vitro*でのマクロファージ活性上昇，*in vivo*で*Staphylococcus aureus*感染に対する保護作用が有意に認められた．*E. vermiformis*感染については対照群と比べて，腹膜投与で39.6%，胃内投与で28.5%の感染抑制が認められ，脾臓でのIFN-γ分泌細胞の数の増加も認められている[8]．パン酵母由来β-グルカンでの抗感染作用についても報告されており，メチシリン耐性*S. aureus*（MRSA）と*Staphylococcus epidermidis*（MRSE）を筋肉内注射した動物に，接種前，接種日，接種後とβ-グルカン1〜2 mg/kgを投与した．その結果，対照群に比べてそれぞれ2.5倍，60倍高いID50（細胞の増殖が50%阻害される濃度）を示した．さらに感染24時間前に2 mg/kgを単回投与することでも感染を効果的に防御できることがわかった[21]．また，*Escherichia coli*，*S. aureus*による腹膜炎保護作用についても調べられており，内腔敗血症感染前に動物当たり10〜100 μgの筋肉内投与することで，早期死亡数を減らした．血液中の感染微生物もβ-グルカンを投与した動物で減少し，白血球数の増加が認められた[22]．

抗感染作用については，感染前に静脈や腹腔に投与することで効果が得られている報告が多く，機能性食品として経口摂取によって効果が確認されている報告は少ない．β-グルカンが直接免疫細胞に接触することでの免疫賦活作用は明らかであるが，食品として摂取した際の機能性研究や作用経路については今後も注目されるところである．

c. フコイダン

1) フコイダンとは　フコイダンは，コンブ，ワカメ，モズクなどの褐藻類に含まれる硫酸化多糖である．構成糖には硫酸化L-フコースが含まれ，C-4位の炭素が硫酸化された基本構造をもつと考えられるが，由来により分子量や硫酸化度の違い，多種の構成糖からなるものが存在し，詳細な分子構造の決定には至っていない．よってフコイダンは，由来となる褐藻類で識別がされていることが多く，たとえばガゴメコンブは乾燥重量で約5%のフコイダンを含む分子量20万強の多糖であり，オキナワモズクには乾燥重量の30%前後のフコイダンが含まれる[23]．

2) フコイダンの免疫賦活作用と抗感染作用　モズク由来フコイダンを用いたマウス由来マクロファージ様細胞でのTNF-α産生量について評価されており，50 μg/m*l*以上で濃度依存的な産生量増加が確認されている[24]．また，フコイダン10〜100 μg/m*l*でマクロファージを処理すると，殺腫瘍活性，貪食作用，TNF-αとIL-6産生が活性化することが報告され[25]，ヒト単核白血球由来の樹状細胞からもTNF-α，IL-12産生を促し，未分化T細胞のTh1型への分化の促進が見いだされている[26]．さらには，癌化した細胞の成育阻害やアポトーシスを誘導することが見いだされている[27]．経口摂取時の免疫賦活作用については，ガゴメコンブ由来フコイダンをマウスに4週間混餌投与することで，S-180腫瘍の体積を減少させる効果とともに，脾臓細胞でのNK活性に上昇がみられている[28]．

フコイダンの抗感染作用では，スナネズミにヘリコバクター・ピロリ懸濁液を投与し，その後8時間おきにガゴメフコイダン画分を経口投与（10 mg/head）したところ，1日経過後の感染率を対照群の約30%に抑制し，2日経過後では感染率はゼロになったという報告がある[29]．また，オキナワモズク由来のフコイダンを飲水させた系でも，同じくピロリ菌の感染率低下が確認されている[30]．

d. キチン，キトサン

1) キチン，キトサンとは　キチンおよびキトサンは，甲殻類の殻および細胞壁に含まれるアミノ基含有の不溶性多糖類と定義される．キチンは，構成糖である*N*-アセチル-D-グルコサミンがβ-1,4結合で連なった多糖類である．キトサンはキチンの脱アセチル化物であり，構成糖であるD-グルコサミンがβ-1,4結合で連なった多糖類である．ただし，キチンでのアセチル基の脱離，キトサンでのアセチル化が一部にみられるため，主要な構成糖により分類されている．天然物に存在するものはキチンが多く，分子量数万から数百万まで幅広く存在している．脱アセチル化により低分子化されたキチン由来のキトサンは分子量数千から数十万まで分布している．産業への利用は圧倒的にキトサンが多く，生理機能に富み，溶解性や成形性などの点で優れている．また，血中コレステロール低減作用が知られている[31]．

2）キチン，キトサンの免疫賦活作用，抗感染作用　モデル動物でのキトサンによるマクロファージ由来因子の産生量増加，キトサンオリゴマーによる抗腫瘍効果が報告されている．また，健康なヒトボランティアに対するクロスオーバー試験では，キトサンオリゴ糖 1 g の単回投与により血中の NK 活性が上昇したと報告されている[32]．また，*in vitro* において低分子水溶液キトサンの抗真菌作用について研究されており，病原性酵母，菌糸形成菌体に対して強い抗真菌活性を示した．さらに，分子量 1，3，5，10 kDa 画分ではいずれも有効な効果を示したが，10 kDa のキトサンが多種の真菌に対して最も生育阻害を起こすことが報告されている[33]．〔鈴 木 隆 浩〕

文　献

1）J. H. Cummings：*Postgrad. Med. J.*, **60**, 811-819, 1984.
2）大野尚仁：*Dojin News*, **114**. 1-10, 2005.
3）M. Sano et al.：*Int. J. Med. Mushr.*, **4**, 37-41, 2002.
4）H. Hikino et al.：*Planta Med.*, **55**(4), 385, 1989.
5）Y. Yamamoto et al.：*Biosci. Biotech. Biochem.*, **61**(11), 1909-1912, 1997.
6）N. Harada et al.：*Cancer Lett.*, **192**, 181-187, 2003.
7）山下　昭：キノコの化学，pp. 341-347，生化学学会出版センター，1992.
8）C. Yun et al.：*Immunol. Med. Microbiol.*, **35**, 67-75, 2003.
9）T. Suzuki et al.：Animal Cell Technology：Basic & Applied Aspects（S. Iijima et al.,ed.），pp. 369-376, Springer, 2006.
10）C. Tsukada et al.：*Cell. Immunol.*, **221**, 1-5, 2003.
11）C. Li et al.：*Cardiovasc. Res.*, **61**, 538-547, 2004.
12）M. Yamamoto et al.：*Mol. Immunol.*, **40**, 861-868, 2004.
13）M. Sato et al.：*J. Immunol.*, **171**, 417-425, 2003.
14）A. Ozinsky et al.：*Proc. Natl. Acad. Sci. USA*, **97**, 13766-13771, 2000.
15）M. Mizuno et al.：*Int. J. Med. Mushr.*, **8**(3), 223-229, 2006.
16）G. D. Brown et al.：*Nature*, **413**, 36-37, 2001.
17）G. D. Brown et al.：*J. Exp. Med.*, **196**, 407-412, 2002.
18）J. V. Ravetch et al.：*Annu. Rev. Immunol.*, **19**, 275-290, 2001.
19）B. N. Gantner et al.：*J. Exp. Med.*, **197**(9), 1107-1117, 2003.
20）J. M. Davis et al.：*Am. J. Physiol. Regul. Integr. Comp. Physiol.*, **286**, 366-372, 2004.
21）D. S. Kerndle et al.：*Antimicrob. Agents Chemother.*, **42**(3), 545-549, 1998.
22）A. B. Onderdonk et al.：*Infect. Immun.*, **60**(4), 1642-1647, 1992.
23）石原賢司：食品機能性の化学（藤田　哲編），pp. 731-733，産業技術サービスセンター，2008.
24）坂野弘一：*Food Style* 21, **8**, 60-61, 2007.
25）E. M. Choi et al.：*J. Med. Food*, **8**(4), 446-53, 2005.
26）M. Yang et al.：*Int. Immunopharmacol.*, **8**(13-14), 1754-1760, 2008.
27）K. Haneji et al.：*Nutr. Cancer*, **52**(2), 189-201, 2005.
28）水谷滋利ほか：*Food Style* 21, **5**, 73-75, 2008.
29）酒井　武ほか：機能性糖質素材の開発と食品への応用（井上國世監修），pp. 401-410，シーエムシー出版，2005.
30）H. Shibata et al.：*Helicobacter*, **8**(1), 59-65, 2003.
31）Y. Maezaki et al.：*Biosci. Biotech. Biochem.*, **57**(9), 1439-1444, 1993.
32）坂本廣司ほか：食品機能性の化学（藤田　哲編），pp. 731-733，産業技術サービスセンター，2008.
33）P. Yoonkyung et al.：*J. Microbiol. Biotechnol.*, **18**(10), 1729-1734, 2008.

1.6.2　抗　癌

a.　抗癌効果を有する多糖類

本邦では 50 年以上も前から抗腫瘍効果のある多糖類に関する研究報告がある．抗腫瘍効果のある多糖類には，β-1,3-グルカン，β-1,6-グルカン，α-1,4-グルカンやタンパク多糖類などがある．これらは，キノコ類，酵母，真菌などに含まれ，宿主の免疫担当細胞に作用し免疫調節機能を賦活化することで抗腫瘍効果が発現するとされている．特に，キノコ類は古くから民間伝承的に生体防御反応（免疫機能）を増強する働きがあるとされ，癌やアレルギー患者，高齢者といった免疫機能が崩れた人々に有用とされてきた．多くのキノコに含有される*β*-グルカンやタンパク多糖類が，生体が元来保有している免疫力，すなわち癌や外敵（細菌，ウイルスなど）や異物（アレルギー原因物質や毒素）に対する抵抗力を高め，それらを排除する能力を亢進させることが報告されている[1]（表1.2）．これらのなかで有効成分の構造が明らかにされ化合物名がついているのは，一部のキノコから単離・精製された*β*-グルカンである．*β*-グルカンは，キノコ中の食物繊維の一種で，グルコースが*β*結合で数百～数千個連なった多糖体の総称をいい，多くのキノコに含有されているが，キノコの種類により*β*結合の様式がそれぞれ異なる．そもそも，わが国でキノコ由来の*β*-グルカンを単離・精製するのに成功したのは，1968年，国立がんセンター研究所の千原博士らが，シイタケ（ラテン名 *Lentinus edodes*）から*β*-1,6-結合の枝分かれをもつ*β*-1,3-結合主鎖の*β*-グルカンを抽出/精製・構造決定し，そのラテン名からレンチナン（lentinan）と名づけ *Nature* 誌に発表したのが始まりである[1]．その後，マイタケ（ラテン名 *Grifola frondosa*）やスエヒロタケ（ラテン名 *Schizophyllum commune*）などからも単離/精製され，それぞれグリフォラン（grifolan），シゾフィラン（shizophyllan）などと命名されている．

表1.2　担子菌類，食用菌類熱水抽出エキスのマウス Sarcoma 180 に対する抗腫瘍効果[1]

和　名	腫瘍の完全退縮	腫瘍増殖阻止率（%）
コフキサルノコシカケ	5/10	64.9
カワラタケ	4/8	77.5
アラゲカワラタケ	2/10	65.0
オオチリメンタケ	1/10	49.2
カイガラタケ	0/8	23.9
チャカイガラタケ	4/7	70.2
ベッコウタケ	3/10	44.2
オオシロタケ	0/7	44.8
ウスバシハイタケ	1/10	45.5
メシマコブ	7/8	96.7
シイタケ	6/10	80.7
エノキタケ	3/10	81.1
ヒラタケ	5/10	75.3
カンタケ	0/8	72.3
ナメコ	3/10	86.5
マツタケ	5/9	91.8
キクラゲ	0/9	42.6

熱水抽出エキス，100 mg/kg/日×10日間腹腔内投与

シイタケ由来の*β*-グルカンであるレンチナンの発見以降，多くの研究者によりレンチナンを用いて抗腫瘍効果や免疫調節機能を中心に基礎および臨床で安全性や薬効の研究が報告された．また，レンチナンの効果発現の作用機構に関しても多くの研究論文が報告され，レンチナンは抗癌剤とは異なり，癌細胞に対して直接細胞傷害的に作用するのではなく，生体内の免疫担当細胞を活性化することにより抗腫瘍効果が発現することが報告された．近年では宿主細胞膜上に存在する*β*-グルカンに対する受容体についても数種類あることが報告されている[2-4]．このレンチナンという多糖類の一種である*β*-グルカンは，本邦での臨床治験において，胃癌に対して化学療法剤（テガフール tegafur）との併用により，世界ではじめて生存期間の延長効果が証明され，1985年に抗悪性腫瘍剤（注射剤）として製造承認され，現在も医薬品として癌患者に処方されている．また，現在も進行胃癌に対する標準治療として有効か否かを検証する大規模臨床試験が進行中である[5]．多糖類*β*-グルカンの研究は，レンチナンが発見される1968年以前から約50年以上の歴史があり，免疫賦活成分としての科学的根拠が世界中の研究者から報告されている．

b.　多糖類の免疫機能調節食品としての有用性

多糖類を食品機能素材として活用する場合，投与された多糖類が経口投与で有効であることを証明しなければならない．しかしながら，純品として単離・生成されておらず構造が不明瞭なため，その成分自体に経口投与で効果があるのか科学的に証明できない．タンパク多糖以外で，精製された純粋な*β*-グルカンに関する研究では，そのほとんどが静脈注射や腹腔内投与の研究であり，経口投与で有効であるとする論文はほとんどない．*β*-グルカンを直接経口投与して，効果を発現させるのはきわめて困難なのである．この原因は，*β*-グルカンの立体構造（高次構造）にある．構造が明らかにされ抗腫瘍効果が明らかにされた*β*-グルカンは，グルコース分子が*β*-1,3-結合した直鎖に，*β*-1,6-結合の枝分かれをもつ多糖体

がほとんどである．また，これらの分子は，直線状に伸びて存在するのではなく，ばねのようならせん構造を呈している．このような高次構造が抗腫瘍効果発現には重要とされている．実際に，これらβ-グルカンを化学反応により低分子量化したり，アルカリ処理や酵素処理によってばね構造（らせん構造）を崩してしまうと，たとえ注射で投与しても効果が失活してしまうことが報告されている．さらに，β-グルカンの特徴として，水溶液にした場合，分子個々が独立して存在しているのではなく，いくつかの鎖単位で分子どうしが水素結合により会合体をつくり，巨大な凝集体を形成する．つまり数多くのばねどうし（数千本単位で）が絡まってしまうのである．この凝集体は粒子径が数百μmにも達し，さらにはゲル化してしまうこともある．一方，マイクロカプセルのような微粒子の研究から，微粒子を経口投与した場合，小腸パイエル板から体内に取り込まれるのは粒子径が数μm程度までといわれている．つまり数百μmの粒子径をもったβ-グルカンの凝集体を経口投与しても，体内に取り込まれずにそのまま排泄されてしまう可能性が高く，薬理効果発現はほとんど期待できない．したがって経口投与で効果を発現させるためには，β-グルカン分子のばね（鎖）が数千本も絡まった凝集体をβ-グルカン1本1本のばね構造を崩さずに，数本～数十本単位の微粒子に分散させ，粒子径にして数μm未満にまで微粒子化分散させる必要がある．近年，「ナノテクノロジー」という微細化技術の研究が進歩しており，β-グルカンに関してもエイズに対する経口ワクチンの開発研究において，ばね構造を崩すことなく，数千本が絡まった凝集体を，数本～数十本の会合体にまで微粒子化分散することにより経口投与でもワクチン化の増強（免疫反応の活性化）ができることが報告された[6]．この加工技術を応用することにより免疫機能調節食品としての研究開発が行われ，微粒子化分散β-グルカンの経口投与での有効性が示唆された[7]．実

(a) 微粒子化レンチナン（金コロイド標識）

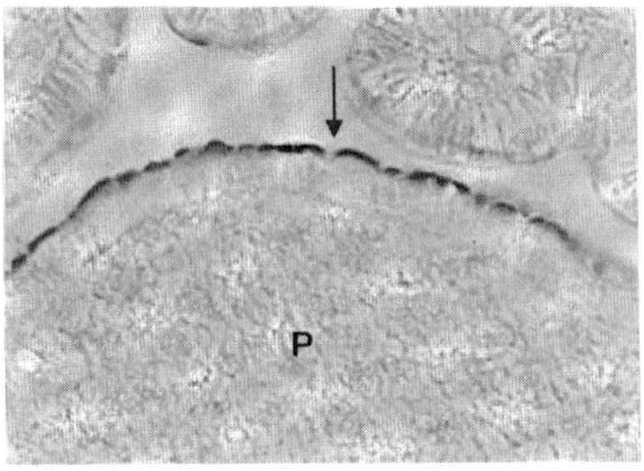

(b) レンチナン（金コロイド標識）

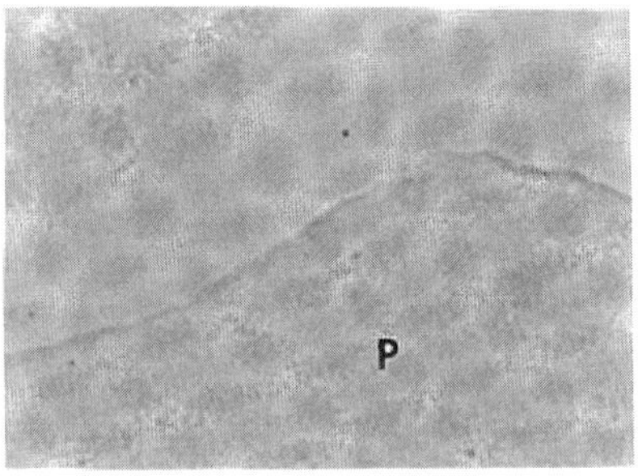

(c) 微粒子化レンチナン（金コロイド標識）

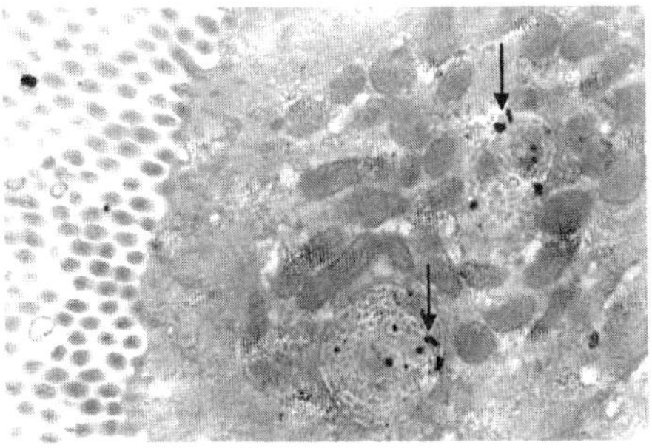

図 1.22　微粒子化レンチナン摂取による小腸パイエル板からのレンチナンの取込み[8]
マウス小腸に微粒子化レンチナン（a），レンチナン（b）を注入し，小腸ループを作成し，小腸を摘出して銀増感してパイエル板（P）を観察，微粒子化レンチナン摂取により，パイエル板ドーム上のレンチナンを検出（a）．さらに微粒子化レンチナン摂取したマウスのパイエル板の上皮細胞を電子顕微鏡によって観察，上皮細胞内のレンチナンを検出した（c）．

際に微粒子化する前のレンチナンは腸管から体内に取り込まれないのに対して，微粒子化されたレンチナンは小腸パイエル板の上皮細胞に取り込まれることが示され微粒子化の重要性が報告されている[8]（図 1.22）．

c. 多糖類を含有する免疫機能調節食品の品質保証と安全性の確保

免疫賦活成分を含有する免疫機能調節食品がヒトに対して有用であることを科学的に検証する場合，そのなかの有効成分である多糖類が経口投与で本当に免疫機能調節効果を有するのかを明らかにする必要がある．β-グルカンの場合は，過去 50 年以上に及ぶレンチナンの研究から免疫機能調節成分の一つであることは明らかである．また，それを微粒子化することで小腸パイエル板から取り込まれて効果を発現することが明らかにされている．残る課題は，その含有量である．キノコのような天然物はキノコの種類が同一であっても，生育する土壌，気候，季節などによりβ-グルカンの含有量が異なる．栽培条件で栽培場所，与える栄養分，日照時間，栽培温度などを常に一定にして含有量を一定に保つことが重要であることはもちろんであるが，含有量を定量する方法を確立し常に一定量（機能発現量）のβ-グルカンを含有させる必要がある．シイタケの場合は，純粋なレンチナンが医薬品原料として精製されているため，このレンチナンの純品を標準物質として検量線を作成しシイタケエキス中のレンチナンを定量する方法が確立されている[9]．

β-グルカン含有免疫機能調節食品を研究開発する場合，いくら食経験の豊富なキノコであって経験上投与量の目安が安全であると考えられても，その素材を加工し有効成分の生理機能（薬理効果）を期待する食品である場合は，その最終形態での安全性および有効性を科学的に明らかにする必要がある．微粒子化分散β-グルカン含有加工食品は，その安全性試験が医薬品の安全性評価を行う臨床薬理試験専門医療機関によって，医薬品の安全性評価に準じる形で，倫理委員会の承認を受けたうえで実施され，通常量の 3 倍量を 4 週間連続摂取して評価し，安全性が証明されている[10]．

d. Evidence Based（科学的根拠に基づいた）食品とは

癌患者用のβ-グルカン含有免疫機能調節食品に限らず，免疫機能調節食品として謳うのであれば薬理効果の科学的根拠を検証すべきである．抗癌剤のような大規模臨床試験による比較試験ではないにしても，一つの研究結果を事実として論文投稿し医学専門雑誌に公表することが重要と考える．β-グルカン含有食品に関する有効性は，進行癌患者約 300 例を対象にした全国多施設臨床試験で検討され，安全性および quality of life（QOL）の改善（図 1.23，図 1.24），化学療法剤の副作用の軽減効果（表 1.3）などが示されている[11]（表

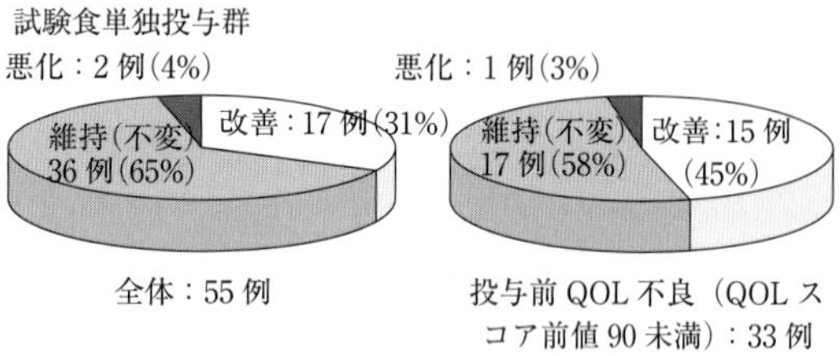

図 1.23　進行癌患者における微粒子化分散レンチナン含有食品の QOL 改善効果[11]

抗癌剤投与拒否症例：55 例，試験食投与：1 日 1 回 1 袋×12 週間経口投与．投与前後の QOL スコアの比較（20%以上増加：改善，±20%：維持（不変），20% 以上減少：悪化）．

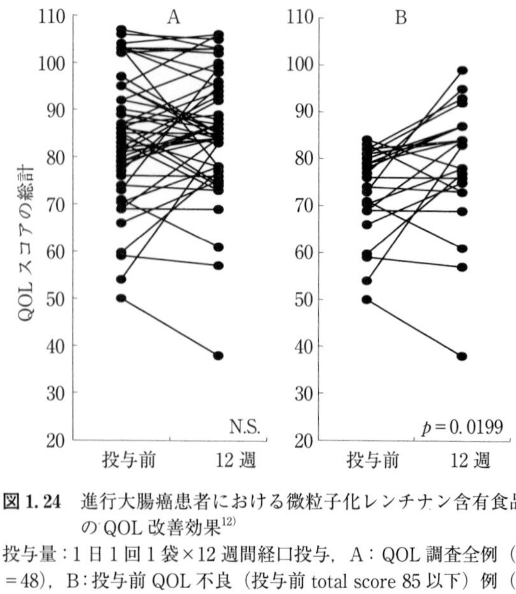

図 1.24　進行大腸癌患者における微粒子化レンチナン含有食品の QOL 改善効果[12]

投与量：1 日 1 回 1 袋×12 週間経口投与，A：QOL 調査全例（n = 48），B：投与前 QOL 不良（投与前 total score 85 以下）例（n = 23）．統計解析，Wilcoxon signed rank test.

表 1.3　各種抗癌剤と微粒子化レンチナン併用による白血球減少発現率[11]　(参考)*

薬剤	処方例数	発現例数	Grade 1	Grade 2	Grade 3	Grade 4	不明	発現率(%)	化療単独発現率(%)
TS-1	73	6	2	3	1			8.2	45.0
CPT-11	44	4	2	3				9.1	73.1
GEM	22	5		4	1			22.7	67.2
TXL	24	3	2		1			12.5	91.8
CDDP	30	3		2			1	10.0	36.5

*：治験時もしくは市販後調査での白血球減少発現率.
試験食投与量：1 日 1 回 1 袋×12 週間経口投与. TS-1：tegafur, gimeracil, and oteracil potassium, CPT-11：irinotecan, GEM：gemcitabine, TXL：paclitaxel, CDDP：cisplatin.

表 1.4　微粒子化分散レンチナン含有食品の進行癌における臨床研究

癌　種	症例数	著　者	雑誌名
進行癌*	315 例	岡正朗ほか	*Biotherapy*, **20**, 590-606, 2006
膵癌*	29 例	清水京子ほか	*Biotherapy*, **21**, 187-195, 2007
肝細胞癌*	40 例	磯田憲夫ほか	*Biotherapy*, **21**, 197-205, 2007
胃癌*	62 例	吉野茂文ほか	*Biotherapy*, **21**, 265-273, 2007
大腸癌*	80 例	硲彰一ほか	*Biotherapy*, **21**, 275-284, 2007
主に肺癌*	40 例	赤路眞佐子ほか	薬理と臨床, **18**, 307-315, 2008
肝細胞癌*	40 例	N. Isoda et al.	*Hepato-Gastroenterol.*, **56**, 437-441, 2009

*：日本高齢消化器病学会付置研究会「消化器医食会」による全国多施設共同臨床研究
投与量，1 日 1 回 1 袋×12 週間経口投与

1.4)．しかし，いずれの報告も無作為化比較試験（randomized controlled trial：RCT）での結果ではなく，今後さらなる研究を行い科学的根拠として正確に情報発信することが必要と考えられる．

ここでは，β-グルカンの免疫機能調節食品としての有用性を示すなかで，キノコ中の一つの有効成分である多糖類 β-グルカンの有用性に関する科学的根拠を紹介した．民間伝承的に健康によいとして摂取されてきたキノコの経口摂取での有用な効果を否定するものではない．事実，シイタケ中には血圧調節効果やコレステロール調節効果を有する有効成分エリタデニン，エルゴステロールなどの有効成分が含まれている．ここでは，多糖類のようなある特定の有効成分に着目した場合には，その成分の物質的特性を十分理解したうえで，免疫機能調節素材を加工し，安全性を大前提として，期待する生理機能（薬理効果）をヒトで科学的に証明することが重要と考えるためである．最後に，前述のように β-グルカンは，直接癌細胞に細胞傷害的に作用するのではなく，宿主の免疫細胞に作用して効果を発現する．そのため癌種というよりはむしろ，投与される宿主である患者個々で β-グルカンに対する感受性が異なる可能性がある．実際に癌患者の末梢血単球の β-グルカンの結合能には個体差があり[13]，結合能の高い患者のほうが，低い患者と比較して β-グルカン投与後の生存期間が有意に長く[14]，また，抗アレルギー効果が発現しやすいことが報告されている[15]．β-グルカンを投与する前に，感受性の強弱を判別できるモニター指標が開発されれば，高感受性の患者に投与することよって，患者の治療に貢献できると考えられる．〔須 賀 哲 也〕

文　献

1) 須賀哲也：日食保科誌，**30**，301-310，2004.
2) B. P. Thornton et al.：*J. Immunol.*, **156**, 1235-1246, 1996.
3) G. D. Brown et al.：*Nature*, **413**, 36-37, 2001.
4) B. N. Gantner et al.：*J. Exp. Med.*, **197**, 1107-1117, 2003.
5) 吉野茂文ほか：*Biotherapy*, **21**, 315-321, 2007.
6) A. Wierzbicki et al.：*Vaccine*, **20**, 1295-1307, 2002.
7) J. Shen et al.：*Biomed. Res.*, **28**, 71-77, 2007.
8) 須賀泰世ほか：*Biotherapy*, **19**, 273-278, 2005.
9) 梶浦正俊ほか：*Fragrance J.*, **32**, 87-96, 2003.
10) 小田切泰輝ほか：*Biotherapy*, **21**, 578-589, 2006.
11) 岡　正朗ほか：*Biotherapy*, **20**, 590-606, 2006.
12) S. Hazama et al.：*Anticancer Res.*, **29**, 2611-2618,

2009.
13) 須賀泰世ほか：*Biotherapy*, **21**, 425-430, 2007.
14) N. Isoda et al.：*Hepato-Gastroenterol.*, **56**, 437-441, 2009.
15) J. Yamada et al.：*J. Allergy Clin. Immunol.*, **119**, 1119-1126, 2007.

1.7 脂肪酸，脂質

脂質のうち，リン脂質や糖脂質は抗原性を示すが，一般に中性脂肪（アシルグリセロール）は抗原性を示さない．リン脂質抗体は自己免疫疾患の指標として重要であるが，食品に含まれるリン脂質は消化管内で分解されて吸収される．したがって摂取したリン脂質の種類によって，身体の免疫系が影響を受けることはなさそうである（構成脂肪酸の差に基づく効果は除く）．

摂取した糖脂質の糖鎖が単糖まで分解されることなくマクロファージに取り込まれ，免疫系に影響を与えうる．これを癌予防に利用することを目指した研究は多いが，この点については，1.6.2項で扱われている．

摂取脂肪酸は炎症メディエーターを介して，多くの疾患とかかわっているが，このうちアレルギーに関する問題は，後の2.7項で扱われる．

ここでは，摂取脂肪酸を選ぶことによって炎症メディエーターの産生能を変え，動脈硬化性疾患，癌，その他の炎症性疾患を予防しうること[1]を説明する．

1.7.1 脂肪酸代謝の三系列と食物連鎖

食物の主要な脂肪酸を，体内での代謝に基づき，次の三系列に分類する．

①飽和脂肪酸 → 一価不飽和脂肪酸の系列

②リノール酸 → γ-リノレン酸 → アラキドン酸（ARA）の ω-6 系列

③ α-リノレン酸 → エイコサペンタエン酸（EPA）→ ドコサヘキサエン酸（DHA）の ω-3 系列

①は動物体内でもつくられるが，②と③は体内で *de novo* 合成されない．食品によって含まれる主要脂肪酸の組成が異なるので，食品の選択によってすべての細胞の ω-6/ω-3 バランスが変わり，これが多くの疾患と深くかかわることとなる．

ARA（arachidonic acid）より各種のホルモン様物質（エイコサノイド eicosanoid）がつくられ，

多様な生理作用を示す．EPA（eicosapentaenoic acid）からもエイコサノイドがつくられるが，シクロオキシゲナーゼ系の基質としてはARA由来の数分の一の活性である．リポキシゲナーゼ系の基質としてはARAもEPAもほぼ同程度に使われるが，ARA由来の反応産物（ロイコトリエンleukotriene）に比べてEPA由来のものは，数分の一から数百分の一と活性が弱い[2]．

さらにω-6系とω-3系とは多くの酵素，受容体の段階で競合的である．したがって，それぞれの摂取量とともにその摂取バランスが，エイコサノイド産生に影響を及ぼすこととなる[3]．

一方，各種の脂肪酸は，遺伝子発現（gene expression）に及ぼす影響が異なっている．遺伝子発現への影響は，ω-6/ω-3バランスが及ぼす影響と，そのバランスにかかわらず鎖長と二重結合の数が主要因となっている場合とがある．将来は個々の脂肪酸について，遺伝子発現に及ぼす影響が明らかにされると思われる．

以下に，摂取脂肪酸がエイコサノイドのバランスを介して，また遺伝子発現の調節を介して影響を及ぼしている主な疾患について解説する．

1.7.2 摂取脂肪酸と動脈硬化性疾患

一般に，「血清コレステロール値が高いと酸化LDL（低比重リポタンパクoxidized low-density lipoprotein）が増え，動脈硬化が進展する」，と考えられていた．しかしこれは，家族性高コレステロール血症のような先天性遺伝因子をもつヒトとそうでないヒトを区別しないで解析し，誤った結論に達したものと考えられる[3]．なぜなら，40～50歳以上の一般集団では，コレステロール値が高くても心疾患は増えず，逆に癌死亡率，総死亡率が低くなる[4]．すなわち大部分の人にとってLDL値が高いことは，長寿（longevity）の指標となっている[5]．

「動物性脂肪とコレステロールの摂取量を減らし高リノール酸植物油を増やすと，血清コレステロール値が下がり動脈硬化が予防できる」というコレステロール仮説（cholesterol hypothesis）は，半世紀ほど前に提案されたKeysの実験式にはじまっている[6]．現在でもこの仮説に基づく栄養指導が国連や米国NIH（ATP Ⅲ）から発信されつづけているが，これに基づく食事指導を長期に続けても血清コレステロール値は下がらず，逆に心疾患が増えることが明らかになった[3]．リノール酸のとりすぎがアラキドン酸カスケードを亢進させ，血栓性を上げ，炎症性を上げ，心疾患（coronary heart disease）の主因となっていた．

最近，動物性脂肪（飽和脂肪酸と一価不飽和脂肪酸が主）とコレステロールの摂取量が多い群ほど脳梗塞（cerebral infarction）が少ないという調査結果が日本でもアメリカでも発表され[7,8]，コレステロール仮説の誤りがより明確となった．

動脈硬化の初期に血管傷害があり，この傷害はウイルスやクラミジアなどによる日和見感染，終末糖化産物（AGE）などによると考えられている．摂取脂質のω-6/ω-3比が高いとこの傷害を修復するための炎症反応が持続的になって酸化LDLが増え，また血栓性が上がって動脈硬化が進展すると考えられる．このような理解の当否は別として，ω-3系脂肪酸，特に魚油EPA，DHAが心疾患予防に有効であることは，ほぼ内外で認められる段階となった．

心不全患者（heart failure）を対象とした薬物療法の結果が，イタリアの伝統ある研究グループから2008年に発表された[9]．報告によるとコレステロール合成を抑えるスタチン（statin）には有効性が認められなかったが，魚油ω-3脂肪酸（ω-3 fatty acids）は有効であった．また，コレステロールの低い群のほうの予後が悪かった，と報告されている．動脈硬化性疾患の一次，二次予防には，摂取脂肪酸のω-6/ω-3比を下げることが最も重要な因子である．

1.7.3 摂取脂肪酸と癌

発癌の初期段階は，環境変異原物質による遺伝子傷害と見なされている．このため，環境中の発癌物質について多くの研究がなされている．一方，水に溶けないアスベストなどは直接遺伝子傷害をするわけではないが，組織に蓄積すると炎症を起こし，発癌に至る（図1.25）．多くの研究から，

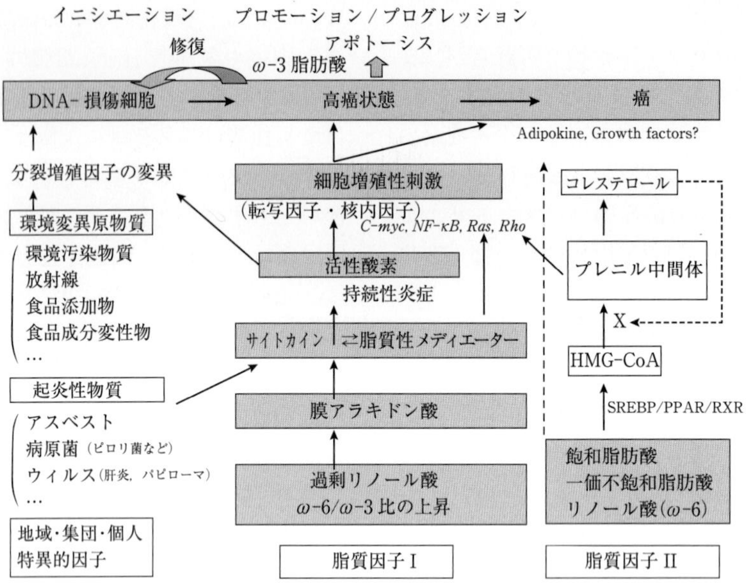

図 1.25 発癌に影響を及ぼす各種の因子
発癌のイニシエーション過程にかかわる因子への暴露は，地域・集団・個人により異なる．脂質因子 I（高い ω-6/ω-3 比），II（各種脂肪酸の摂取量），および III（植物油脂の微量因子，本文参照）は，食品の選択により変えることができる発癌促進因子である．

持続性炎症（persistent inflammation）が遺伝子傷害を引き起こす初期段階にあると理解されるようになった．

ウイルスや細菌による日和見感染，アスベストなど異物の侵入，あるいは変異原物質の摂取などは，個人・集団・地域的因子である．これら因子の暴露に伴う炎症が続くと，炎症細胞から放出される活性酸素が遺伝子傷害を起こし，また細胞増殖シグナルとなり，変異した細胞の増殖を促進して発癌に至ると理解できる．細胞膜リン脂質の ARA/EPA 比が高いとアラキドン酸カスケードが亢進し，炎症を持続的にし，また細胞増殖シグナルとなって，発癌促進に至る[10]．

アラキドン酸カスケードの亢進（脂質因子 I）が，肺癌，大腸癌，乳癌をはじめ多くの癌に対して促進的に働いていることは，次のような動物実験から明らかとなった．

(1) 組織の ARA/EPA 比の低いシソ油・エゴマ油，フラックス油，魚油などが発癌を抑制する（栄養学的手法）．

(2) アラキドン酸カスケードを抑制する薬物が，発癌を抑制する（薬理学的手法）．

(3) アラキドン酸カスケードにかかわる遺伝子（ホスホリパーゼ，シクロオキシゲナーゼ，リポキシゲナーゼ，プロスタグランジン E 受容体）のノックアウトが発癌を抑える（遺伝子工学的手法）．

脂質因子 II はコレステロール合成の中間体とかかわる．コレステロール合成が亢進しプレニル中間体のレベルが上がると，発癌遺伝子産物の Ras や Rho がプレニル化され，活性化されて細胞増殖を促進する．コレステロール合成を促進する活性は飽和脂肪酸，一価不飽和脂肪酸，ついでリノール酸が強く，α-リノレン酸，EPA，DHA は活性が弱い．ただしこの経路を介した発癌促進効果は，脂質因子 I が弱い（ω-6/ω-3 比が低い）と打ち消されると思われる．なぜなら，イヌイットとデンマーク人はどちらも動物性脂肪の摂取量は多かったが，摂取脂肪酸の ω-6/ω-3 比が低いイヌイットでは肺癌，大腸癌など欧米型の癌が非常に少なかったからである．

リノール酸系の摂取過剰が発癌促進的に働くことは，動物実験で明確に示された．ところが，アメリカなどの疫学調査では，リノール酸摂取量と発癌率との間に明確な相関が見いだされていない．その理由は，アメリカではω-3系脂肪酸，特に魚油EPA，DHAの摂取がきわめて少ないので，組織脂質のω-6/ω-3比は日本人の比の10倍ほど高い．このような集団では，リノール酸摂取量の少ない群でもω-6/ω-3比が飽和レベルを越えていると考えられ，リノール酸摂取量と癌発症率の間に相関が認められなくなっている．このような地域・集団での疫学調査の結果を，日本人に当てはめるべきではない．

脂質因子IIIは，カノーラ油や高オレイン酸紅花油など数種の植物油および水添植物油に含まれる未同定の微量因子である[11]．この因子はラットやブタの血小板を減らし，出血性を高める．これらの油を加水分解して遊離脂肪酸分画にすると作用が減弱し，あるいはなくなる．このことから，植物ステロールやトリアシルグリセロール以外の微量因子の存在が想定されている．

水添植物油の代替油として供給が増えているパーム油や健康イメージの高いオリーブ油は，動物実験で異常な発癌促進作用を示し，その作用は脂肪酸組成では説明できない（リノール酸含量は少ない）．これら動物実験で認められている数種の植物油の発癌促進作用が，ヒトに当てはまるかどうかは不明である．しかし，動物実験で作用の認められる量とヒトの摂取量との間に大きな差がないことを指摘できる．

アメリカではこれまでに2種類の「脂質栄養を変えることによる大規模な臨床試験」が行われた．一つは動物性脂肪とコレステロールの摂取量を減らし高リノール酸植物油の摂取を増やすものであった（MRFIT研究）[12]．この結果は惨憺たるものであり，全体として効果がなかったばかりか，高血圧で心電図異常のあったサブグループでは，総死亡率が上がってしまった．ついで行われた大規模介入試験は看護師を対象とし，「総脂肪摂取量を減らし，穀類，野菜，果物を増やす」ことを勧めたものである．しかし，心疾患のみならず発癌率も下がらなかった．欧米での大規模・長期の介入試験はいずれも失敗に終わったが，これらにはω-6/ω-3比を下げるという視点が欠けている．

1.7.4 摂取脂肪酸と潰瘍性大腸疾患，肺炎・気管支炎

戦後十余年で結核と肺炎による死亡率は下がった．現在に至るも結核死亡率は低いままであるが，肺炎による死亡率は1970年頃から増えはじめ，現在は死亡順位の4位になっている．潰瘍性大腸疾患（ulcerative colitis）やクローン病も著しく増え，薬物療法で完治しないことから食事療法に力が注がれている．

これら炎症性疾患の病因にアラキドン酸カスケードがかかわっていることは，このカスケードを抑える薬が治療に使われることからも明らかである．現在，多くの病院でリノール酸/α-リノレン酸比が0.3以下と低いシソ油・エゴマ油（perilla oil）が，炎症性大腸疾患の治療の一環として使われている．

医療用流動食の油として大豆油が使われるのが一般的であった．この油のリノール酸/α-リノレン酸比は7前後と高く，炎症反応を促進すること

表1.5 医療用流動食の旧タイプと新タイプの成分比較

成分		従来型流動食（ω-6型）	新型流動食（ラコール，ω-3型）
エネルギー（kcal/100 ml）		100	100
タンパク質（g）		3.9	5.1
脂肪酸（mg）	中鎖脂肪酸	3.5	716
	ミリスチン酸（14:0）	14	0
	パルミチン酸（16:0）	415	269
	ステアリン酸（18:0）	85	72
	オレイン酸（18:1）	929	342
	リノール酸（18:2ω-6）	1992	450
	アラキドン酸（20:4ω-6）	21	0
	α-リノレン酸（18:3ω-3）	46	150
	総 ω-6	2013	450
	総 ω-3	46	150
	ω-6/ω-3比	44	3

アラキドン酸は摂取量が少量でも，選択的にリン脂質2位に取り込まれる機構がある．

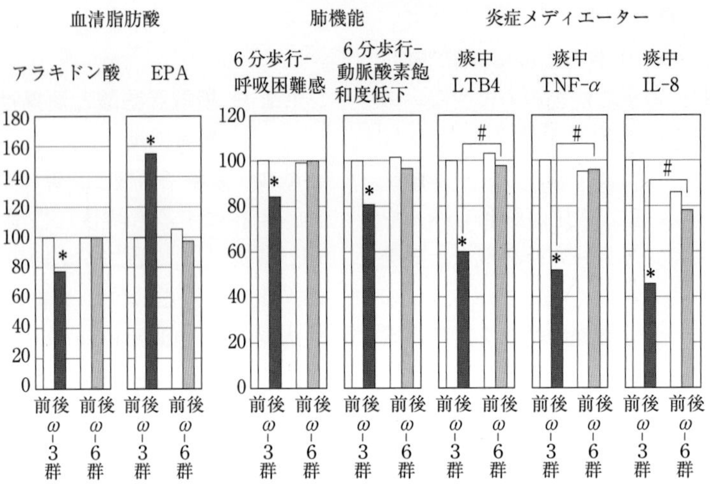

図 1.26　肺炎症状（慢性閉塞性肺疾患）に及ぼす新旧流動食の効果の比較
患者 64 名をランダムに 2 群（ω-6 型流動食群と ω-3 型流動食群）に分け，2 年間介入したもの（文献 13 のデータに基づき作図）.

が懸念されていた．最近，シソ（エゴマ）油を加え，この比を下げた流動食が導入された．その脂肪酸組成をみると（表 1.5），ω-6/ω-3 比が旧タイプの 44 から新タイプで 3 まで下がったと同時に，アラキドン酸（ω-6）が除かれたのが特徴である．

この新タイプ流動食を使った肺炎（慢性閉塞性肺疾患）の治療効果が報告された[13]（図 1.26）．2 年間の介入結果であるが，血清アラキドン酸は有意に減り EPA は増えた．これに伴って血中の炎症性サイトカインのレベルが下がり，肺機能も改善した．

花粉症，アトピー性皮膚炎，喘息などに共通のメカニズムはアラキドン酸カスケードの亢進が原因となっていることであり，このカスケードを抑える各種医薬品が共通して使われる．これらアレルギー・炎症性疾患の予防に，ω-6/ω-3 比を下げる食事療法が勧められる．

1.7.5　脂肪酸と食品免疫に関するまとめ

21 世紀は炎症性疾患の時代である．癌や循環系疾患のほか，各種の炎症性疾患が増えつつあり，それらに対する原因療法薬がみつかっていない．これらの疾患にリノール酸・アラキドン酸カスケードがかかわっていることは，このカスケードを抑える医薬品の重要性が高まっていることからも理解できる．これらに対する食品免疫からのアプローチは，摂取食品を選んで ω-6/ω-3 比を戦前のレベルまで下げることである．ω-6 系および ω-3 系脂肪酸は体内で *de novo* 合成できず食品由来である．したがって，すべての組織の ω-6/ω-3 比は食品を選ぶことにより変えられる．このことが，炎症性疾患（inflammatory disease）の予防に有効であることを示すデータが増えている．

〔**奥山治美**〕

文　献

1) 奥山治美ほか：油の正しい選び方・摂り方，農文協，2008.
2) M. Wada et al.: *J. Biol. Chem.*, **282**(31), 22254-22266, 2007.
3) H. Okuyama et al.: Prevention of Coronary Heart Disease, Karger, Basel, 2007.
4) Y. Kirihara et al.: *J. Lipid Nutr.*, **17**, 67-78, 2008.
5) 大櫛陽一：産婦人科治療，**94**，567-576，2007.
6) A. Keys et al.: *Science*, **112**, 79-81, 1950.
7) C. Sauvaget et al.: *Stroke*, **35**, 1531-1537, 2004.
8) M. W. Gillman et al.: *JAMA*, **278**, 2145-2150, 1997.
9) GISSI-HF investigators: *Lancet*, **372**, 1223-1239, 2008.
10) 奥山治美：環境変異原研究，**25**(2)，147-157，2003.
11) H. Okuyama et al.: *Lipids*, **42**, 821-825, 2007.
12) Multiple Risk Factor Intervention Trial Research Group: *JAMA*, **248**, 1465-1477.
13) W. Matsuyama et al.: *Chest*, **128**(6), 3817-3827, 2005.

1.8　ヌクレオチドや核酸による免疫機能の調節

ヌクレオチドや核酸（ヌクレオチドが重合したもの．DNAやRNAなど）は生体内で合成されるため，成人にとっては必須な栄養素ではない．しかし，急速に成長する新生児の場合，ヌクレオチドや核酸は生体内の合成だけでは十分でない．実際，母乳は100 ml当たり核酸を10から70 mg含み，乳児の必要量を満たしている[1]．このヌクレオチドの組成は牛乳と人乳で異なっており，人乳のほうがヌクレオチドや核酸を多く含む[1]．

ヌクレオチドや核酸の生理作用として，①免疫賦活作用，②腸内細菌叢の改善，③脂質代謝の改善，④腸管の発達の促進，⑤肝再生の促進などが知られている[1]．ここでは，ヌクレオチドの免疫賦活効果についていままで報告されていることについて述べる．

1.8.1　動物実験でのヌクレオチド・核酸の免疫賦活効果

ストレス下においてヌクレオチドや核酸が欠乏すると，生体内の免疫機能が低下することが知られている．ヌクレオチドや核酸を含まない食餌の投与により，遅延型過敏（DTH）反応は有意に抑制され，RNAを添加した食餌の投与で回復する[2]．マウスの心臓の移殖片を別の系統のマウスの宿主に移殖して宿主の生存率を調べた試験では，核酸欠乏食，あるいは核酸欠乏食＋シクロスポリン（免疫抑制剤）を投与した群のほうが，核酸含有食あるいは核酸欠乏食にRNAを添加した食餌を投与した群に比べて，宿主の生存率が上昇したという報告がある[3]．また，Kulkarniらは，放射線照射した後に同系マウスの骨髄細胞を移植したマウスを核酸欠乏食で飼育すると，核酸含有食で飼育した場合に比べて，ポークウィードマイトジェン（PWM），ファイトヘマグルチニン（PHA）に対する脾臓細胞の増殖反応は有意に低下したが，リポポリサッカライド（LPS）に対する反応は変化しなかったと報告している[4]．栄養状態が悪化すると生体内の免疫機能も低下するが，Pizziniらは，核酸欠乏食，あるいはRNA添加食をマウスに与えた後に絶食し，マイトジェン刺激下での脾臓細胞の細胞増殖能を調べた．その結果，核酸欠乏食に比べてRNA添加食のマウスのほうがコンカナバリンA（Con A）やPHA刺激下での脾臓細胞の細胞増殖能が上昇した[5]．したがって，ヌクレオチドや核酸の欠乏によって生体の免疫系の活性が低下するが，この免疫系の活性の低下は，B細胞よりT細胞の活性の低下によって引き起こされていると考えられる．

また，Jyonouchiらは，マウスにヌクレオチド添加食と無添加食を投与すると，ヌクレオチド添加食群ではT細胞依存性の抗体産生の低下が改善されたことを示し，さらに，このときの各群のマウスの脾臓から分離したヘルパーT細胞を，ヘルパーT細胞を除いた各群の脾臓細胞と混合して抗原刺激下で培養した．その結果，ヌクレオチド添加食群のヘルパーT細胞により誘導された抗体産生細胞数は，無添加食群のヘルパーT細胞により誘導された細胞数よりも多かったことを明らかにしている[6]．したがって，ヌクレオチドの経口投与はヘルパーT細胞に依存して免疫賦活効果を発揮すると考えられる．

これまでの実験で用いられているヌクレオチドや核酸は，主にRNA，あるいはAMP，CMP，UMP，IMP，GMPなどの混合物であるが，これらのヌクレオチドやその塩基のなかで，これまでの報告などから少なくともUMPやUMPの塩基であるウラシルに免疫賦活効果があると考えられている．仔ウシにUMPを投与した実験では，末梢血リンパ球のT細胞増殖能やIFN-γ産生，腸管のIgA産生が上昇したことが示されている[7]．また，Kulkarniらは，核酸やその塩基の投与がリンパ節の増殖反応に与える影響を検討しているが，ウラシルの免疫賦活効果がアデニン（AMPの塩基）に比べて高いことを報告している[8]．微小重力下あるいは宇宙空間では免疫機能が低下するが，Yamauchiらは，ヌクレオチド投与が微小重力下のマウスの免疫機能に与える影響を調べた．マウスに対照食，RNA添加食，ウラシル添加食，アデニン添加食を投与した結果，ウラシルの投与により，*in vivo* でのリンパ節増殖が上昇し，*ex vivo* でのマイトジェン刺激下でのリンパ細胞増殖能やIL-2，IFN-γ 産生能が上昇したことを示している[9]．したがって，ヌクレオチドやその塩基のなかで，少なくともウラシルやUMPに免疫賦活効果があると考えられる．

核酸や核酸関連物質の経口投与は，細菌などの感染に対する抵抗力を高めることも知られている．*Candida albicans* や *Staphylococcus aureus* を感染させたマウスに，核酸欠乏食，アデニン含有食，ウラシル含有食またはRNA含有食を摂取させると，アデニン含有食や核酸欠乏食と比べてRNA含有食やウラシル含有食のほうが生存率は上昇した[10,11]．また，脾臓細胞中の *C. albicans* のコロニー数は核酸欠乏食のほうが有意に増加したことが示されている[11]．これらの結果は，核酸や核酸関連物質の摂取は細菌などの微生物感染に対する抵抗力を高めることを示す．また，核酸が感染への抵抗力を高める機構として，Kulkarniらは核酸欠乏食ではマクロファージの細菌に対する貪食能が低下することを示している[12]．したがって，核酸の感染防御効果にはマクロファージが関与している可能性がある．

1.8.2 臨床試験でのヌクレオチド・核酸の免疫賦活効果

ヌクレオチドの免疫賦活効果は臨床でも研究されている．臨床でのヌクレオチドの研究は，乳児を被験者とした報告が多い．Carverらは，満期産児へのヌクレオチド添加乳の投与により，NK活性がヌクレオチド無添加乳群に比べて上昇したことを報告している．さらに，このときの末梢血リンパ球のIL-2産生能もヌクレオチド投与により上昇することが明らかになっている[13]．ヌクレオチドの乳児への投与によりワクチンに対する抗体価への影響も検討されており，ヌクレオチド投与によりポリオ[14]，インフルエンザ[15]，ジフテリア[16]に対する抗体価が上昇することが報告されている．しかし，ヌクレオチドの投与で，リンパ細胞のサブセット（NK細胞，NKT細胞，B細胞，$CD4^+$T細胞，$CD8^+$T細胞，memory/effector helper T細胞，naive helper T細胞）には影響がみられていない[17]．以上より，ヌクレオチドの乳児への投与により，NK活性やワクチンに対する抗体価が上昇するものと考えられる．

このように，ヌクレオチドが乳児の免疫系に与える影響については多くの報告がある．しかし，ヌクレオチドが高齢者の免疫系に与える影響については，臨床試験でほとんど調べられていない．老化促進マウス（SAMP8マウス）を用いた実験では，Con A刺激下での胸腺や脾臓細胞の増殖反応およびサイトカイン産生能がヌクレオチドの投与により上昇することが報告されており[18]，ヌクレオチドは加齢に伴うT細胞の活性の低下を抑えることが考えられる．この動物実験の結果から，ヌクレオチドは高齢者に対しても免疫賦活効果を有することが期待できるが，今後，臨床試験で証明する必要がある．

臨床でヌクレオチドが乳児の下痢に与える影響についても調べられている．Brunserらは，ヌクレオチド添加の人工乳を投与した乳児では，ヌクレオチド無添加の人工乳を投与した乳児より下痢の発症率が低下し，下痢の発症日数も短くなったことを明らかにしている．このときの下痢の症状や感染した細菌の種類はヌクレオチド添加乳群とヌクレオチド無添加乳群の間で差はなかったとしている[19]．また，Yauらも同様に乳児へのヌクレオチド投与により下痢のリスクが有意に低下したことを報告している[20]．したがって，ヌクレオチドの投与は乳児の下痢のリスクを抑制すると考えられる．しかし，ヌクレオチドの投与が下痢以外の感染症に与える影響については臨床試験でほとんど検討されておらず，今後の検討課題である．

1.8.3 ヌクレオチド・核酸が腸管やその免疫系に与える影響

ヌクレオチドや核酸の添加と小腸上皮細胞の増殖や分化との関係も調べられている．一般に小腸上皮細胞のスクラーゼやアルカリホスファターゼ活性は，小腸上皮細胞の分化の指標であるが，Heらは，グルタミン欠乏培地で腸管上皮細胞株

(Caco-2 および IEC-6) を培養した際，ヌクレオチドの培地への添加によりその増殖やスクラーゼ，アルカリホスファターゼ活性が上昇することを示している[21]．さらに，Uauy らは，離乳期のラットを用いて *in vivo* で，ヌクレオチドの投与が小腸上皮の分化や成熟に与える影響について調べている．その結果，ヌクレオチドの投与により，小腸の粘膜タンパク質や DNA 量がそれぞれ増加し，絨毛の高さやマルターゼ活性も上昇したとしている[22]．また，ヌクレオチド欠乏食をラットに摂取させると，絨毛のアルカリホスファターゼ，ロイシンアミノペプチダーゼ，マルターゼ，スクラーゼやラクターゼの活性が低下することも報告されている[23]．このようにヌクレオチドや核酸は *in vitro* や *in vivo* の系で，小腸上皮細胞の分化や増殖を促進する効果がある．

腸管には腸管上皮にもリンパ球が存在し，これを腸管上皮間リンパ球 (IEL) という．IEL のほとんどが T 細胞で，全身免疫系の T 細胞と比較して $TCR\gamma\delta^+T$ 細胞のサブセットの割合が高い．また，IEL の CD8 分子も全身免疫系のそれと異なる．末梢では α 鎖と β 鎖からなる $CD8\alpha\beta$ であるが，IEL では二つの α 鎖からなる $CD8\alpha\alpha$ をもつ細胞が存在する．$TCR\alpha\beta$ を発現している IEL は，$CD4^+CD8\alpha\alpha^+$，$CD4^+$，$CD8\alpha\beta^+$，$CD8\alpha\alpha^+$，$CD4^-CD8^-$ に分けられる．$TCR\gamma\delta^+IEL$ は，$CD4^-CD8\alpha\alpha^+$ と $CD4^-CD8^-$ に分けられる (表 1.6)．

IEL と腸管上皮細胞はお互いの分化や活性を制御しあう．皮膚や腸管由来の $TCR\gamma\delta^+T$ 細胞は，上皮細胞の増殖因子 (keratinocyte growth factor : KGF) を産生して上皮細胞の発達分化を促進する[24]．一方，腸管上皮細胞は IL-7 を発現し，この腸管上皮細胞が産生した IL-7 は IEL の $TCR\gamma\delta^+T$ 細胞の発達分化を促進する．このように，細胞や分子を通した IEL や腸管上皮細胞の相互作用が，IEL (特に $TCR\gamma\delta^+T$ 細胞) や腸管上皮細胞の分化に重要である[25]．

表 1.6　IEL のサブセット

	CD4 の CD8 の発現
$TCR\alpha\beta^+T$ 細胞	$CD4^+CD8\alpha\alpha^+$ $CD4^+CD8^-$ $CD4^-CD8\alpha\beta^+$ $CD4^-CD8\alpha\alpha^+$ $CD4^-CD8^-$
$TCR\gamma\delta^+T$ 細胞	$CD4^-CD8^-$ $CD4^-CD8\alpha\alpha^+$

したがって，ヌクレオチドの投与により腸管上皮細胞の活性が上昇し，それによって IEL に影響を与えることが考えられるが，ヌクレオチドの腸管免疫系への影響はほとんどわかっていなかった．そこで，われわれはヌクレオチドの投与が IEL のサブセットおよび腸管上皮細胞のサイトカイン産生に与える影響について調べた[26,27]．

OVA 特異的な T 細胞受容体 (TCR) のトランスジェニックマウス (OVA-TCR Tg マウス)[27] あるいは BALB/c マウス[26] にヌクレオチドを摂取させ，IEL のサブセット ($TCR\alpha\beta^+T$ 細胞および $TCR\gamma\delta^+T$ 細胞) に与える影響をフローサイトメトリーで検討した．その結果，IEL 中の $TCR\gamma\delta^+T$ 細胞のサブセットの割合は，ヌクレオチド無添加 (NT(−)) 食群に比べてヌクレオチド添加 (NT(+)) 食群 (2.5 節表 2.2 参照) のほうが有意に高くなった．一方，$TCR\alpha\beta^+T$ 細胞のサブセットの割合は，NT(+) 食群のほうが有意に低くなった (図 1.27)．さらに，BALB/c マウスと OVA-TCR Tg マウスともに，$TCR\alpha\beta^+T$ 細胞と $TCR\gamma\delta^+T$ 細胞の比率 ($TCR\alpha\beta/TCR\gamma\delta$) は NT(+) 食群のほうが有意に低下した (図 1.27)．

ところで，$TCR\alpha\beta$ を発現する IEL は，$CD4^+CD8^-$，$CD4^-CD8\alpha\beta^+$，$CD4^-CD8\alpha\alpha^+$，$CD4^+CD8\alpha\alpha^+$ および $CD4^-CD8^-$ の細胞群に分けられる．また，$TCR\gamma\delta$ を発現している IEL は $CD4^-CD8\alpha\alpha^+$ と $CD4^-CD8^-$ の細胞群に分けられる (表 1.6)．そこで，われわれは経口摂取されたヌクレオチドが，IEL の CD4 や CD8 の発現に与える影響についても検討した．その結果，BALB/c マウスおよび OVA-TCR Tg マウスともに，$TCR\gamma\delta^+T$ 細胞の $CD4^-CD8\alpha\alpha^+T$ 細胞の割合は，NT(−) 食群に比べて NT(+) 食群のほうが有意に高くなり，$TCR\alpha\beta^+T$ 細胞中の $CD4^-CD8\alpha\alpha^+T$ 細胞の割合は，NT(−) 食群に比べて NT(+) 食群のほうが有意に低下した．その他のサブセットの

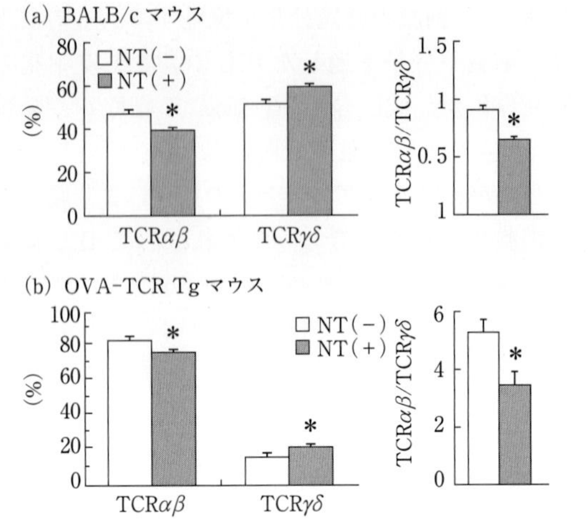

図 1.27　ヌクレオチドの経口摂取が BALB/c マウス (a) または OVA-TCR Tg マウス (b) の IEL の TCRαβ⁺T 細胞と TCRγδ⁺T 細胞のサブセットの割合および TCRαβ⁺T 細胞と TCRγδ⁺T 細胞の割合の比 (TCRαβ/TCRγδ) に与える影響 (＊: $p<0.05$)

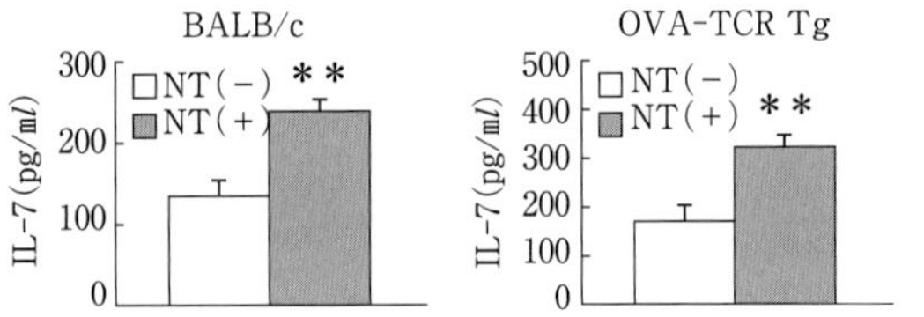

図 1.28　ヌクレオチドの経口摂取が小腸上皮細胞の IL-7 産生に与える影響 (＊＊: $p<0.01$)

割合は両群間で差がなかった (データ省略). 以上より, ヌクレオチドの摂取により $TCR\gamma\delta^{+}$T 細胞の $CD8\alpha\alpha^{+}$T 細胞の割合が増加し, $TCR\alpha\beta^{+}$T 細胞中の $CD8\alpha\alpha^{+}$T 細胞の割合が減少することが明らかとなった.

次に, ヌクレオチドを投与して, BALB/c マウスと OVA-TCR Tg マウスの小腸上皮細胞の IL-7 産生に与える影響を調べた. その結果, BALB/c および OVA-TCR Tg マウスともに, 小腸上皮細胞の IL-7 産生は, NT(+) 食群のほうが NT(−) 食群より有意に上昇した (図 1.28). なお, IEL の IL-7 レセプター発現はヌクレオチド投与の影響がみられなかった (データ省略).

以上より, ヌクレオチドの経口摂取により, 腸管上皮細胞の IL-7 産生が促進され, この IL-7 産生の上昇により, IEL の $TCR\gamma\delta^{+}$T 細胞の割合が増加することが考えられた.

このようにヌクレオチドや核酸には感染防御効果や免疫賦活効果がある. ヌクレオチドや核酸の免疫賦活作用はリンパ細胞増殖能や抗体産生促進効果などがあり, これらの効果は T 細胞, 特にヘルパー T 細胞の活性を高めることによって誘導される. また, ヌクレオチドや核酸は腸管上皮細胞の分化や成熟を促進することも知られており, ヌクレオチドの摂取は腸管上皮細胞のサイトカイン産生を高めることで, IEL のサブセットにも影響を与えることが示唆された.

〔永 渕 真 也〕

文　献

1) J. D. Carver and W. A. Walker: *Nutr. Biochem.*, **6**, 58–72, 1995.
2) A. D. Kulkarni et al.: *Transplantation*, **44**(6), 847–849, 1987.
3) C. T. Van Buren et al.: *Transplantation Proceed.*, **XV**(Suppl. 1), 2967–2968, 1983.
4) S. S. Kulkarni et al.: *Exp. Hematol.*, **12**(9), 694–699, 1984.
5) R. P. Pizzini et al.: *Arch. Surg.*, **125**(1), 86–89, 1990.
6) H. Jyonouchi et al.: *J. Nutr.*, **126**(6), 1586–1593, 1996.
7) T. Mashiko et al.: *J. Anim. Sci.*, **87**, 1042–1047, 2009.
8) A. D. Kulkarni et al.: *Transplantation*, **53**(2), 467–472, 1992.
9) K. Yamauchi et al.: *J. Appl. Physiol.*, **93**(1), 161–166, 2002.
10) A. D. Kulkarni et al.: *Jpen J. Parenter. Enteral. Nutr.*, **10**(2), 169–171, 1986.
11) W. C. Fanslow et al.: *Jpen J. Parenter. Enteral. Nutr.*, **12**(1), 49–52, 1988.
12) A. D. Kulkarni et al.: *Arch. Surg.*, **121**(2), 169–172, 1986.
13) J. D. Carver et al.: *Pediatrics*, **88**(2), 359–363, 1991.
14) J. P. Schaller et al.: *Pediatr. Res.*, **56**(6), 883–890, 2004.
15) K. M. Ostrom et al.: *J. Pediatr. Gastroenterol. Nutr.*, **34**(2), 137–144, 2002.
16) L. K. Pickering et al.: *Pediatrics*, **101**(2), 242–249, 1998.
17) C. T. Cordle et al.: *J. Pediatr. Gastroenterol. Nutr.*, **34**(2), 145–153, 2002.
18) C. K. Ameho et al.: *Br. J. Nutr.*, **77**(5), 795–804, 1997.
19) O. Brunser et al.: *Acta Paediatr.*, **83**(2), 188–191, 1994.
20) K. I. Yau et al.: *J. Pediatr. Gastroenterol. Nutr.*, **36**(1), 37–43, 2003.
21) Y. He et al.: *J. Nutr.*, **123**(6), 1017–1027, 1993.

22) R. Uauy et al.: *J. Pediatr. Gastroenterol. Nutr.*, **10**(4), 497-503, 1990.
23) M. A. Ortega et al.: *Life Sci.*, **56**(19), 1623-1630, 1995.
24) R. Boismenu and W. L. Havran: *Science*, **266**(5188), 1253-1255, 1994.
25) M. Yamamoto and H. Kiyono: *Allergol. Int.*, **48**, 1-5, 1999.
26) S. Nagafuchi et al.: *Biosci. Biotechnol. Biochem.*, **64**(7), 1459-1465, 2000.
27) S. Nagafuchi et al.: *Cytotechnology*, **40**(1-3), 49-58, 2002.

1.9 タンパク質

1.9.1 ラクトフェリン

出生直後の新生児は感染防御機能が未熟なため，この時期の母体が産生する初乳には栄養供給の目的以外に抗菌作用を有する成分や，免疫機能を亢進し免疫システムの構築を促進する因子が多く含まれていると考えられている．ラクトフェリン（lactoferrin：LF）はヒトの常乳中ミルクタンパク質の約20%を占めているが，初乳中ではその割合が約5割にも達することから特に乳幼児の発育にとって必要な成分であると考えられ[1)]，その生理的意義の探索が続けられてきた．LFは分子量約8万の糖タンパクで，動物種間で高い相同性を有している．トランスフェリン（TF）ファミリーに属する鉄結合性タンパクで1分子当たり2原子の鉄を結合できる．LFは乳腺で合成されて乳中に分泌されるほか，涙や唾液などの外分泌液や粘膜液中にも存在している．好中球はLF産生細胞の一つで，好中球の活性化に伴いLF産生量が増加する[2)]．感染などによる炎症時には好中球が活性化し，産生されたLFは血液中に放出され血液中のLF濃度が上昇する．LFはTFと比較して300倍強い鉄結合能と，LPSその他の菌細胞表面構造分子との結合能を有している．これらの性質によってLFは菌の生育に必要な鉄を奪い，また菌と結合してその膜構造を変化させることにより，病原微生物に対して広いスペクトルの殺菌・静菌作用を示す．LFが胃内でペプシンによる分解を受けて生成されるペプチドのなかのN末端領域に由来するラクトフェリシンは，LF以上の強い抗菌活性を有している[3)]．また，LFがヒト免疫不全ウイルス，ヘルペスウイルス，B・C型肝炎ウイルスの細胞への感染を阻害することが報告されている．特にC型肝炎ウイルス(HCV)のE2エンベロープとLFのC末端が結合することによりHCVの肝細胞内への侵入が阻害される[4)]．LFはIFN以外で抗HCV作用をもつことが明らかとなったはじめての物質である．病原菌感染に伴って血液中に放出されたLFは，これらの抗病原微生物作用により感染の沈静化に機能すると考えられている．

a.　LF経口摂取による免疫修飾作用

LFの抗菌・抗ウイルス作用は，経口摂取することにより生体内でもその機能が発揮される．低体重出生児にウシLF配合調製乳を与えた臨床研究において，健康状態の改善とともに有害腸内細菌群の割合を減少させる効果が示された[5]．また，ピロリ菌保菌者を対象とした研究において，ウシLFの摂取が胃内ピロリ菌を有意に減少させることが報告されている[6]．LFが病原菌に直接接触する消化管管腔内以外の組織についてもLFの抗菌・抗感染症効果が報告されている．ヒト足白癬患者を対象とした臨床試験において，ウシLF経口摂取により有意な皮膚症状改善効果が認められた[7]．HCVに感染し慢性肝炎を発症した患者についてウシLF経口摂取の効果を検討した複数の臨床研究で，ウシLFによる血中HCV量の低下，肝機能の改善が認められた[8,9]．これまで行われたヒト臨床研究で経口摂取したウシLFが血液中で検出された報告はなく，また，動物実験においても経口投与したウシLFが消化管を経て門脈および体循環血液中で検出されないことから[10]，ウシLF経口摂取による抗感染症効果は間接的な作用を介している可能性が示唆される．一方でLFは発癌抑制，癌転移抑制効果を有する食品成分としての研究が進められてきた．種々の化学発癌動物モデルにおいてウシLF経口摂取は大腸・肺・膀胱・舌の発癌を有意に抑制し[11]，また癌転移動物モデルにおいてウシLF経口投与は転移を有意に抑制した[12]．LF経口摂取による発癌・癌転移抑制効果の発現についてはNK細胞の寄与が強く示唆された[12,13]．すなわち，これらの動物実験ではLF摂取によって末梢のNK細胞数，NK細胞活性が有意に増加し，抗体投与によってNK細胞を除去した動物では抗癌転移効果が消失した．ヒト大腸ポリープ罹患者に対するウシLFのポリープ増大抑制効果を試験した臨床研究において，ウシLFの1年間の摂取により大腸ポリープの有意な縮小およびNK細胞活性の有意な上昇が報告されている[14]．NK細胞は自然免疫を担う免疫細胞として，癌細胞やウイルス感染細胞などclass I MHCの発現が消失・低下した標的細胞を排除する．さらにNK細胞はIFN-γの産生亢進を介してキラーT細胞を効率的に誘導することで，間接的に獲得免疫の増強を担っている．ウシLFの経口摂取によってマウスの腸管粘膜および血中のIgG2aの量が増加し，脾臓細胞のIL-2, IFN-γ産生量が増加することが報告されており[15]，ウシLF経口摂取が免疫バランスをTh1型にシフトさせることが示唆されている．ヒトLFについては樹状細胞・抗原提示細胞に作用して抗原特異的なTh1反応を促進することが報告されている[16]．

b.　LF経口摂取によるNK細胞活性の増強とその作用機序

ウシLF経口摂取がNK細胞活性に及ぼす影響を検討するため，以下の実験を行った[17]．C57BL/6マウスにウシLFを30〜1000 mg/kg/日の用量で7日間経口投与した結果，末梢血中および脾臓のNK細胞数が対照群と比較して有意かつ用量依存的に増加した（図1.29(a)(b)）．また，NK細胞のIFN-γ産生も用量に依存して増加

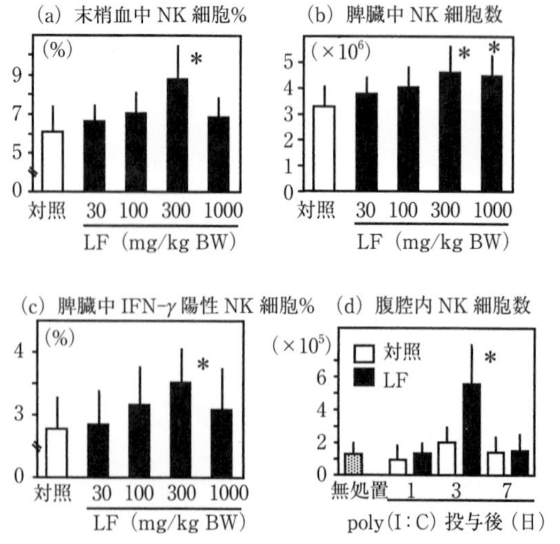

図1.29　ウシLF経口投与によるNK細胞の増加と活性化の誘導

ウシLF 7日間経口投与によりマウスのNK細胞は末梢血（a）および脾臓中（b）で用量依存的に増加し，合わせてNK細胞のIFN-γ産生能も増加した（c）．LFはpoly（I：C）に反応するNK細胞数を顕著に増加させた（d）（＊：p<0.05）．

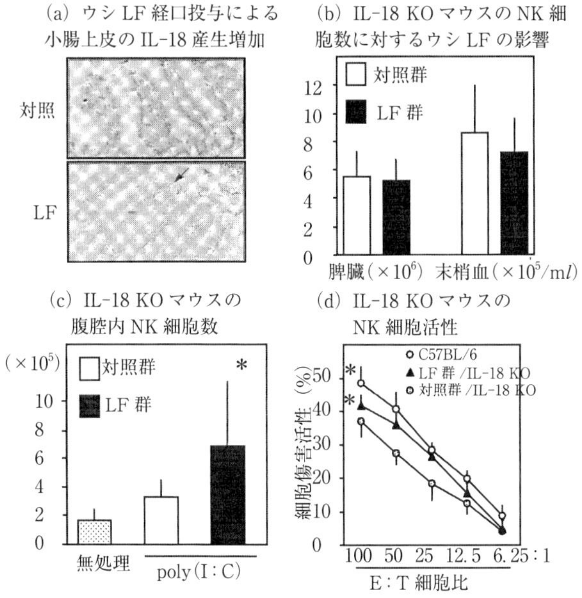

図 1.30 ウシ LF 経口投与による腸管上皮組織の IL-18 産生誘導と IL-18 KO マウスにおける NK 細胞活性化の誘導
(a)ウシ LF 経口投与によりマウス小腸上皮での IL-18 産生が増加した(矢印で示した染色部分). IL-18 KO マウスにおいてウシ LF の末梢 NK 細胞数増加効果が消失した(b)が, poly (I:C) に対する反応増強効果は維持されており(c), NK 細胞の細胞傷害活性も有意に増強された(d)(＊:$p<0.05$).

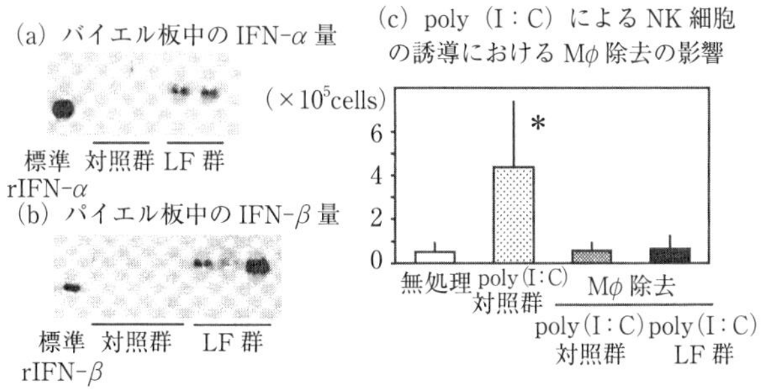

図 1.31 ウシ LF 経口投与によるパイエル板中 type-I IFN 産生量増加および NK 細胞の活性化に及ぼすパイエル板 Mφ の除去の影響
ウシ LF 経口投与によりマウスパイエル板中の IFN-α(a)および IFN-β(b)量が顕著に増加した. type-I IFN 産生細胞であるパイエル板 Mφ を除去した結果, ウシ LF の poly (I:C) 誘導における NK 細胞数増加効果は消失した(c) (＊:$p<0.05$).

した (図 1.29 (c)). ウイルス類似の免疫反応誘引物質として広く用いられている合成核酸化合物 poly (I:C) をマウス腹腔内に投与すると, 末梢組織から腹腔内へ NK 細胞が誘導される. ウシ LF 経口投与により poly (I:C) で誘導される腹腔内 NK 細胞数が顕著に増加した (図 1.29 (d)).

LF を直接 NK 細胞に作用させて細胞傷害活性の増強を報告した *in vitro* の研究があるが, 前述のように経口摂取した LF が免疫器官へ到達して直接 NK 細胞に作用する可能性は低いと考えられる. したがって経口摂取した LF あるいはその分解物が消化管組織の機能を介して, 特に NK 細胞の活性化に関係する因子の発現を誘導してNK細胞の活性増強に働くことが推察された．

ウシLF経口投与によって小腸上皮組織で発現が誘導される因子を探索した結果，NK細胞活性化に関与するサイトカインの一つ，IL-18の産生が著しく増加することが明らかとなった[12]（図1.30(a)）．ウシLF摂取後3時間をピークに門脈血中のIL-18濃度も一過性に上昇した．ヒトLFの経口摂取でも同様に小腸上皮組織でのIL-18産生増加が報告されている[13]．IL-18はNK細胞やT細胞の活性化因子で，特にIL-12と共同してIFN-γ産生を強く誘導する．他方，IL-18は単独でIL-13の産生を刺激してTh2反応を亢進し，免疫バランス調整の機能を有している．NK細胞活性増強作用とIL-18産生増加の関連を明らかにするため，IL-18ノックアウト（KO）マウスを用いてウシLF経口投与を行った結果，末梢血および脾臓でのNK細胞増加作用が消失した（図1.30(b)）．しかしpoly（I:C）腹腔内投与試験に関してはIL-18 KOマウスでもウシLFによるNK細胞活性増強効果が依然として認められた（図1.30(c)）．またIL-18 KOマウスのNK細胞の細胞傷害活性もウシLF経口投与によって有意に増加したことから（図1.30(d)），ウシLF経口投与によるNK細胞の活性増強誘導に関与する因子がIL-18以外にも存在することが示唆された．

次に腸管付属免疫器官であるパイエル板と腸間膜リンパ節について，同様にウシLF経口投与によって誘導される免疫関連因子を探索した結果，IFN-αおよびβの発現増加が確認された（図1.31(a)(b)）．IL-18 KOマウスにおいても同様の結果であった．IFN-α, βは同じ受容体を介してNK細胞の増殖および活性化を促進する．またIL-12とは異なる経路を介してIL-18と協同しIFN-γの産生を強く誘導する．パイエル板や腸間膜リンパ節中の主要なtype-I IFN産生細胞はマクロファージ（Mϕ）や樹状細胞である．Mϕ特異的阻害剤2-クロロアデノシン（chloroadenosine）処理によってパイエル板Mϕを除去したマウスを用いてpoly（I:C）試験を行った結果，ウシLF経口投与によるNK細胞腹腔内誘導の増強効果は消失した（図1.31(c)）．以上の結果により，ウシLF経口投与によるNK細胞活性の増強は腸管上皮細胞のIL-18産生およびパイエル板・腸間膜リンパ節などのtype-I IFN産生の両者の促進を介して発現することが推察された．

c. LF経口摂取によるNK細胞活性増強の意義

LFの免疫賦活作用は前述の通り癌予防，感染防御の見地から研究されてきた．特に長期間にわたる疫学的調査の結果から末梢NK細胞活性の低い集団での有意に高い発癌率が報告されていることもあり[18]，LFの癌予防食品成分としての期待が高まっている[11]．他方，LFを多量に摂取する出生直後の新生児は母体の環境を反映してTh2優位の免疫バランスにあり，出生後速やかにTh1/Th2バランスが改善されなければアレルギー疾患の素因になることが指摘されている．LFはIL-18やtype-I IFNの産生促進，さらにNK細胞の活性化を通じて免疫バランスの調整に関与することが考えられる．ウシLF経口摂取が

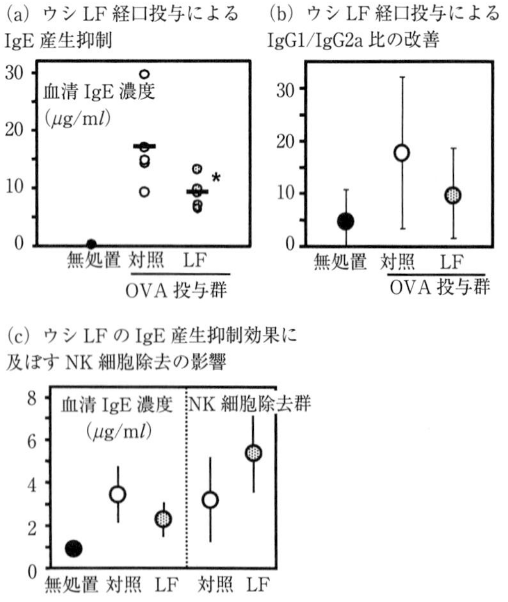

図1.32 ウシLF経口投与によるIgE産生抑制
OVA-AH腹腔内投与で誘導された血清IgE濃度の上昇は，ウシLF経口投与により有意に抑制された(a)．このときIgG1/IgG2aの比からウシLF経口投与による免疫バランスの偏りの改善が示唆された(b)．抗体投与によるNK細胞除去によりウシLF経口投与によるIgE産生抑制効果が消失した(c)（*：$p<0.05$）．

アレルギー疾患に及ぼす影響を検討するため，以下の実験を行った．OVA-水酸化アルミニウムアジュバント複合物（OVA-AH）を腹腔内投与してIgE産生を誘導したBalb/cマウスにウシLFを連日300 mg/kgの用量で経口投与した．4週間後，血清中IgE濃度の上昇は対照群と比べて有意に抑制された（図1.32(a)）．このときTh1/Th2バランスの指標となる血清中IgG1/IgG2a濃度比はウシLF投与群で非感作群に近い値を示した（図1.32(b)）．NK細胞を抗体投与により減弱させたマウスを用いて同様の実験を行った結果，ウシLFのIgE産生抑制効果は消失した（図1.32(c)）．喘息の動物モデルにおいてもウシLFの摂取による症状軽減効果が報告されている[19]．

ウシLFは安全性試験においていかなる毒性も検出されておらず，また数多く実施された臨床研究において1日最大摂取量7.2 gの場合でも健康に悪影響を及ぼすことがないなどきわめて安全性の高い食品成分であることが認められている．LFを摂取することでLF分子のもつ直接的な抗菌・抗ウイルス機能と，LFが生体に作用して発揮される免疫賦活作用が協同して多面的な生体防御システムが構築されると期待される．

〔久 原 徹 哉〕

文　献

1) P. F. Levay and M. Viljoen.：*Haematologica*, **80**, 252-267, 1995.
2) L. V. Deriy et al.：*Biochem. Biophys. Res. Commun.*, **275**, 241-246, 2000.
3) K. Yamauchi et al.：*Infect.Immun.*, **61**, 719-728, 1993.
4) A. Nozaki et al.：*J. Biol. Chem.*, **278**, 10162-10173, 2003.
5) 川口　茂ほか：周産期医学，**19**，557-562，1989.
6) M. Okuda et al.：*J. Infect Chemother.*, **11**, 265-269, 2005.
7) K.Yamauchi et al.：*Mycoces*, **43**, 197-202, 2000.
8) K. Tanaka et al.：*Jpn. J. Cancer Res.*, **90**, 367-371, 1999.
9) M. Iwasa et al.：*Am. J. Gastroenterol.*, **97**, 766-777, 2002.
10) H. Kuwata et al.：Lactoferrin：Structure, Function and Applications (K. Shimazaki et al., ed.), pp. 311-317, Elsevier Science B.V., 2000.
11) H. Tsuda et al.：*Biochem. Cell Biol.*, **80**, 131-136, 2002.
12) T. Kuhara et al.：*Nutr. Cancer*, **38**, 192-199, 2000.
13) A. Varadhachary et al.：*Int. J. Cancer*, **111**, 398-403, 2004.
14) T. Kozu et al.：*Cancer Prev. Res.*, **2**, 975-983, 2009.
15) R. M. Sfeir et al.：*J. Nutr.*, **134**, 403-409, 2004.
16) G. de la Rosa et al.：*J. Immunol.*, **180**, 6868-6876, 2008.
17) T.Kuhara et al.：*J. Interf. Cytok. Res.*, **26**, 489-499, 2006.
18) K. Imai et al.：*Lancet*, **356**, 1759-1799, 2000.
19) K. C. Elrod et al.：*Am. J. Reapir. Crit. Care Med.*, **156**, 375-381, 1997.

1.9.2 その他

食品タンパク質の免疫機能調節作用に関して，物質レベルで研究がなされているものは乳タンパク質が主体であるため，乳中に含まれるタンパク質を中心に解説する．

チーズ製造時に生じる副産物である乳清（ホエイ）を，陽イオン交換樹脂に通液した際の非吸着画分について，BALB/c系およびSwiss系のマウスの脾臓細胞を用いて免疫調節作用が調べられた[1]．この画分のタンパク質含量は70%であり，その組成はκ-カゼイングリコマクロペプチド（GMP）35%，α-ラクトアルブミン17%，β-ラクトグロブリン16%，免疫グロブリン13%，血清アルブミン1%であった．この乳清タンパク質画分は，マイトジェンや抗原で刺激を受けたT細胞およびB細胞の増殖活性を，濃度依存的に抑制したが，IL-2誘導型のT細胞の増殖は抑制しなかった．一方，$CD25^+$T細胞の形成やサイトカインの産生に対しては，抑制作用を示した．こうした作用は，この画分を生理的条件下でペプシンおよびパンクレアチンにより消化すると消失した．

一方，陽イオン交換樹脂に吸着した乳清タンパク質画分に関しても，免疫調節作用が調べられた[2]．この画分のタンパク質含量は88%であり，その組成はラクトペルオキシダーゼ65〜75%，免疫グロブリン10〜25%，TGF-β（100〜200 ng/m*l*），インスリン様成長因子（IGF)-I（13 ng/m*l*），インスリン様成長因子（IGF)-II（19 ng/m*l*）であった．出生4〜9日目の乳児期Wistar

系ラットに本画分を経口投与すると，食物アレルゲンの一種であるOVAの経口感作による免疫反応を抑制した．特に，TGF-βは経口免疫寛容の誘導において重要なサイトカインであることが示唆されている．このほかにも母乳や牛乳の乳清には，IL-4，IL-6，およびIL-10などのサイカインが確認されており，炎症性サイトカイン調節作用，IgA産生促進作用，経口免疫寛容調節作用などが報告されている．また，乳中のCD14が，可溶性のパターン認識レセプター（pattern recognition receptor）として，乳児期の未熟な免疫機能を補助しているという研究がある．CD14は，微生物の表層に共通する繰返し単位である病原性関連分子パターン（ペプチドグリカン，リポタイコ酸，リポポリサッカライドなど）を認識することから，感染防御因子としての機能が注目される．さらに，乳清タンパク質に含まれる免疫グロブリンIgGは，仔ウシの感染防御能の維持に重要な役割を担っているが，抗原特異的作用だけではなく免疫機能全般への調節作用が報告されている[3]．マウスにIgGを経口摂取させた動物実験において，腹腔マクロファージのスーパーオキシド産生能，パイエル板のナチュラルキラー（NK）細胞数，および脾臓細胞の細胞傷害活性などが，有意に高まることが明らかにされている．

乳清タンパク質の摂取が，免疫機能の活性化や抗癌作用に寄与するという研究が1980年代よりなされたが，その作用メカニズムは，乳清タンパク質がグルタチオンの前駆物質であるシステインの有効な供給源となるためであると考えられている[4]．免疫担当細胞内のグルタチオン量が増加するだけではなく，脾臓リンパ球の増殖，貪食作用，NK活性，ヘルパーT細胞活性，および細胞傷害性T細胞活性などの免疫機能が活性化される．

その他，乳中のムチン様糖タンパク質が，乳児の未熟な生体防御能を補う役割をもち，特に消化管内における感染防御に寄与する可能性が示唆されている．乳中のムチンは脂肪球皮膜に存在し，バター製造時の副産物であるバターミルクや，チーズ製造時の副産物である乳清クリームなどに含まれる．食品への応用という観点では，ブタなどの消化管粘膜から分離したムチンなども利用されている．

〔川上　浩〕

文献

1) M. L. Cross and H. S. Gill : *Immunol. Cell Biol.*, **77** (4), 345-350, 1999.
2) I. A. Penttila et al. : *J. Dairy Res.*, **68** (4), 587-599, 2001.
3) H. Ohnuki et al. : *Int. Immunopharmacol.*, **6** (8), 1315-1322, 2006.
4) P. W. Parodi : *Curr. Pharm. Des.*, **13** (8), 813-828, 2007.

1.10 ペプチド

1.10.1 免疫調節作用

新生児の免疫機能や消化機能は十分に発達しておらず，出生後の環境下における感染や，経口摂取する食事由来のアレルゲンからの防御が必要とされ，そのための免疫調節因子として，乳タンパク質に由来するさまざまなペプチドが，重要な役割を果たしているといわれている[1]．牛乳中の主要なタンパク質であるカゼインや乳清タンパク質を，消化酵素で加水分解したときに生じる免疫調節ペプチドを表1.7に示す．牛乳カゼインには，α_{s1}-カゼイン，α_{s2}-カゼイン，β-カゼイン，およびκ-カゼインの4種類があるが，すべてのカゼインの消化物から免疫調節ペプチドが同定されている[2]．その作用は，マクロファージの食作用調節，リンパ球の増殖調節，免疫グロブリンやサイトカインの産生調節，およびサイトカインレセプターの発現調節などである．このなかでも，β-カゾモルフィン-7やβ-カゾキニン-10のリンパ球への作用は，濃度によって正反対に働くとされている．特に，κ-カゼイン由来のグリコマクロペプチド（GMP）[3]と，α_{s1}-カゼイン，α_{s2}-カゼイン，およびβ-カゼインに由来するカゼインホスホペプチド（CPP）[4]の免疫調節作用に関しては，詳細に研究されている．

a. グリコマクロペプチド（GMP）

凝乳酵素であるキモシンが，κ-カゼインのアミノ酸配列上105残基目のフェニルアラニン（Phe）と，106残基目のメチオニン（Met）のペプチド結合部位に作用すると，κ-カゼインはパラκ-カゼイン（アミノ酸配列1-105領域）とGMP（アミノ酸配列106-169領域）に解離する．κ-カゼインは，カゼインのなかでも糖鎖をもつ唯一のタンパク質であるが，糖鎖はすべてGMP領域に含まれる．遊離したGMPは，糖鎖をまっ

表1.7 乳タンパク質由来の免疫調節ペプチド

起源タンパク質	ペプチド領域（アミノ酸残基数）	ペプチド名	作用
α_{s1}-カゼイン	1-3(3)	α-カゼシジン	リンパ球ネクローシス誘導
	1-23(23)	イスラシジン	食作用促進・免疫応答促進
	23-34(12)		食作用促進
	59-79(21)	CPP	リンパ球マイトジェン活性
	90-95(6)		リンパ球増殖・NK活性・好中球浸潤
	90-96(7)		リンパ球増殖・NK活性・好中球浸潤
	101-103(3)	α-カゼシジン	リンパ球ネクローシス誘導
	104-105(2)	α-カゼシジン	リンパ球ネクローシス誘導
	194-199(6)	α_{s1}-イムノカゾキシン	食作用促進・抗体産生促進
α_{s2}-カゼイン	1-32(32)	CPP	IgA産生促進
β-カゼイン	1-25(25)	CPP	IgA産生促進
	1-28(28)	CPP	IgA産生促進・サイトカイン産生調節
	60-66(7)	β-カゾモルフィン-7	リンパ球増殖促進（高濃度のとき） リンパ球増殖抑制（低濃度のとき）
	60-70(11)		リンパ球増殖
	63-68(6)	牛乳イムノペプチド	食作用促進・抗体産生
	191-193(3)		食作用促進・抗体産生・T細胞増殖
	192-209(18)	C末端イムノペプチド	リンパ球マイトジェン活性
	193-202(10)	β-カゾキニン-10	リンパ球増殖促進（高濃度のとき） リンパ球増殖抑制（低濃度のとき）
	193-209(17)		リンパ球増殖調節
κ-カゼイン	1-105(105)	パラ-κ-カゼイン	ハイブリドーマIgM産生促進
	17-21(5)		食作用促進・抗体産生
	25-34(10)	カゾキシンC	食作用促進
	38-39(2)	イムノペプチド	リンパ球増殖促進
	106-169(64)	GMP	リンパ球増殖抑制・IL-2受容体発現抑制 IL-1受容体アンタゴニスト産生誘導

たく含まないものから糖鎖を複数個含むものまで存在する．牛乳由来のGMPは，マウス脾臓細胞や腸管パイエル板細胞の培養系において，B細胞やT細胞の増殖やIgGの産生を抑制する．一方，人乳由来のGMPは，低濃度ではB細胞やT細胞の増殖を抑制し，高濃度ではマウス脾臓細胞や白血病患者由来の株化細胞に，アポトーシスを誘導する．牛乳由来GMPのリンパ球増殖抑制活性は，ペプチド鎖に結合する糖鎖の構造によって作用が異なる．特に，B細胞増殖抑制作用については，シアル酸1分子を含む糖鎖が，GMP 1分子当たり2本結合しているペプチドに起因し，T細胞の増殖抑制作用については，B細胞の場合と同じ糖鎖をもつペプチドに加えて，シアル酸2分子を含む糖鎖が，GMP 1分子当たり2本結合しているペプチドによって生じる．リンパ球増殖抑制作用は，GMPがマクロファージに結合してIL-1レセプターアンタゴニストの産生を誘導することに加え，$CD4^+$T細胞に結合してIL-2レセプターの発現を阻害することによると考えられている．

b. カゼインホスホペプチド（CPP）

CPPは，α_{s1}-カゼインやβ-カゼインが，トリプシンなどのプロテアーゼにより分解されて生成するペプチドであり，ホスホセリン（SerP）が集中する領域を保有する．α_{s1}-カゼインのアミノ酸配列59-79領域，およびβ-カゼインの1-25領域は，マウスの脾臓細胞やウサギのパイエル板細胞の増殖やIgAの産生を促進する．β-カゼイン1-25領域のなかで，SerP-SerP-SerPおよびSerP-Leu-SerPというホスホセリン集中ペプチドに，IgA産生促進活性がある．特に，SerP-Leu-SerPは抗原性をもたないものの，IgA産生促進活性を有する．一方，マウス脾臓細胞をGMPおよびCPPと共存させて培養すると，GMP単独添加で培養した場合に比べ，IL-5やIL-6の産生量が多くなる．また，CPPとともに，抗IL-5抗体や抗IL-6抗体を培養液に添加してマウス脾臓細胞を培養すると，CPPのIgA産生促進作用が消失する．IL-5およびIL-6は，IgA産生細胞への分化やクラススイッチに関与するサイトカインであることから，CPPはサイトカイン産生調節を介してIgA産生を促進すると考えられている．また，CPPのB細胞に対するマイトジェン活性は，TLR4を介して起こることが示唆されている．

CPPを添加した餌で，離乳直後の仔ブタやマウスを飼育すると，腸管内および糞便中の抗原特異的IgAおよび総IgAの産生量が有意に増加する．また，アレルギー自然発症型マウスを飼育する際に，卵アレルギーの原因物質であるOVAをタンパク質源にした飼料にCPPを添加すると，CPP無添加飼料で飼育したマウスの50%がアレルギー症状を呈したのに対し，CPP添加飼料で飼育したマウスでは，アレルギー発症率が25%であった．このとき，OVAに特異的な腸管IgA抗体レベルは，CPP添加飼料を摂取したマウスで有意に高く，血清中のOVA特異的IgE抗体レベルは，CPP無添加飼料群で有意に高かった．また，CPP添加飼料で飼育したマウスの脾臓細胞において，IL-5およびIL-6の産生量が，CPP非摂取群に比べ有意に高かった．さらに，健康なヒトボランティア7名が，平均分子量3500のCPP約290 mgを1カ月間にわたり毎日経口摂取したところ，6名で糞便中IgAレベルが上昇する傾向にあったという報告もある．

c. その他の免疫調節ペプチド

ヒツジの初乳から分離されたプロリン高含有ペプチドに，Bリンパ球の増殖や分化，および抗体産生能などを高める免疫調節作用がある．また，ウシやヒトの免疫グロブリンIgGのH鎖Fc領域の一部であるテトラペプチド（Thr-Lys-Pro-Arg）はツフシンと呼ばれ，マクロファージなどの貪食能や遊走能を活性化する．乳以外では，主として筋肉に由来するジペプチド（Ala-His）のカルノシンが，炎症性腸疾患，クローン病，および潰瘍性大腸炎の病因とされる炎症性サイトカインの産生を抑制する[4]．その作用機構としては，カルノシンの抗酸化作用による過酸化成分の消去だけではなく，サイトカイン産生細胞への直接作用が示唆されている．また，魚肉タンパク質の酵素分解物にも，IL-6やIL-10の産生およびIgA陽性細胞の増殖を促進する作用が報告されてい

表 1.8 乳タンパク質由来の抗菌ペプチドおよび細胞傷害性ペプチド

起源タンパク質	ペプチド領域（アミノ酸残基数）	ペプチド名	作用
α_{s1}-カゼイン	1-3(3)	α-カゼシジン	T 細胞および B 細胞のネクローシス誘導
	1-23(23)	イスラシジン	抗菌活性（*Streptococcus carnsus, Candida albicans*）
	23-34(12)		抗菌活性（*Klebsiella pneumoniae*）
	101-103(3)	α-カゼシジン	T 細胞および B 細胞のネクローシス誘導
	104-105(2)	α-カゼシジン	T 細胞および B 細胞のネクローシス誘導
	194-199(6)		抗菌活性（*Klebsiella pneumoniae*）
α_{s2}-カゼイン	164-179(16)		抗菌作用（*Escherichia coli, Streptococcus thermophilus*）
	165-203(39)	カソシジン -1	抗菌活性（*Streptococcus carnsus, Escherichia coli*）
	183-203(21)		抗菌活性（*Streptococcus thermophilus, Escherichia coli, Bacillus cereus, Listeria innocua*）
β-カゼイン	60-70(11)	β-カゾモルフィン	抗菌活性（*Klebsiella pneumoniae*）
κ-カゼイン	17-21(5)	κ-カゼシジン	抗菌活性(*Streptococcus aureus, Escherichia coli, Bacillus cereus, Salmonella typhimurium*)，T 細胞および B 細胞のアポトーシス誘導
α-ラクトアルブミン	1-5(5)		抗菌活性（*Bacillus subtilis, Micrococcus luteus*）

る．

1.10.2 抗菌作用・細胞傷害作用

表 1.8 に示すように，牛乳中のカゼインおよび α-ラクトアルブミンの酸素分解物から，抗菌活性や細胞傷害活性をもつペプチドが分離されている[2]．κ-カゼインのアミノ酸配列 17-21 領域に相当する Phe-Phe-Ser-Asp-Lys というペンタペプチドは，塩基性アミノ酸，酸性アミノ酸，水酸基保有アミノ酸，および疎水性アミノ酸を含み，κ-カゼシジンと名づけられている．その抗菌作用やアポトーシス誘導活性発現には，N 末端の Phe と C 末端の Lys が不可欠である．α_{s1}-カゼインのトリプシン消化物からもネクローシス誘導作用を有するトリペプチド（Arg-Pro-Lys, Leu-Lys-Lys）やジペプチド（Tyr-Lys）が同定されており，α-カゼシジンと命名されている．一方，乳清タンパク質由来のペプチドには，抗菌作用や細胞傷害作用を示すものはほとんどみられないが，α-ラクトアルブミンの N 末端領域であるペンタペプチド Glu-Gln-Leu-Thr-Lys が，*Bacillus subtilis* や *Micrococcus luteus* に対して抗菌作用をもつ．本ペプチドにも C 末端に塩基性アミノ酸の Lys 残基があり，そのほかにも酸性アミノ酸，水酸基をもつアミノ酸，および疎水性アミノ酸で構成される．

植物由来の抗菌ペプチドとしては，大麦や小麦からアミノ酸 45 残基からなる α-チオニンおよび β-チオニンが分離され，食品の腐敗抑制作用や抗う蝕作用などが報告されている．

〔川 上 浩〕

文 献

1) I. Politis and R. Chronopoulou : *Adv. Exp. Med. Biol.*, **606**, 253-269, 2008.
2) R. Akuzawa and H. Kawakami : Bioactive Components in Milk and Dairy Products (Y. W. Park ed.), pp. 217-233, Wiley-Blackwell Publishers, 2009.
3) E. R. Brody : *Br. J. Nutr.*, **84** (Suppl. 1), S39-S46, 2000.
4) M. Shimizu and D. O. Son : *Curr. Pharm. Des.*, **13**(8), 885-895, 2007.

1.11 アミノ酸

生体は，われわれの周囲に存在するウイルス，細菌，原虫，寄生虫などの感染性の生物から身を守るために免疫機能をもっている．この免疫機能を維持するためには，アミノ酸が重要なことがよく知られている．実際，低タンパク質栄養状態によって引き起こされる免疫機能低下は，アルギニンやグルタミンなどのアミノ酸補給によって改善する．最近の研究から，アミノ酸が，リンパ球[1,2]やNK細胞[3]，好中球[4,5]の増殖や機能，マクロファージの活性化[6]，など多くの免疫担当細胞の機能にも関与していることが明らかとなってきた．これらのメカニズムを知ることは，アミノ酸投与によって安全かつ効率よく免疫機能を制御しようとするうえで必要と考える．今回，免疫機能制御におけるいくつかのアミノ酸の役割についての報告を紹介する．

1.11.1 グルタミン

グルタミンは糖原性アミノ酸の一種で，栄養学的には非必須アミノ酸に分類される．しかし，代謝性ストレスなど異化機能が著しく亢進した状態では要求量が高まり，生体内の合成だけでは賄えなくなることから，準必須アミノ酸と呼ばれている．食物から摂取したグルタミンの大半は腸管で代謝され，生体内でプールされているグルタミンの約90%は筋肉で生成される[7]．創傷，敗血症，などによりグルタミン要求性が高まると筋肉からのグルタミン供給は増加するが，それでも賄えなくなると血漿中のグルタミン濃度は低下する．その結果B細胞の抗体産生細胞への分化[8]，T細胞の増殖，IL-2産生ならびにIL-2レセプターの発現，マクロファージのMHCクラスIIの発現，抗原提示能，貪食能[9]など細胞外のグルタミン濃度に依存した免疫機能は低下する．グルタミン補給は筋タンパク質の崩壊を止めて筋タンパク合成を促進させるとともに，免疫機能低下を改善する[10]．

免疫担当細胞におけるグルタミンの役割とは何か

T細胞のように急激に増殖する細胞と，マクロファージのように増加はしないが貪食作用をもつ細胞とではグルタミンの役割は異なる．T細胞にとってグルタミンは，核酸合成の原料ならびにエネルギー源としての役割がある．たとえば，プリン環の窒素はグルタミンのアミドに由来しているし，ピリミジン環は，グルタミンを利用して生成されるカルバモイル酸がアスパラギン酸と結合することで形成される．エネルギー供給に関しては，グルコース代謝によって全体の80%が，グルタミン代謝によって全体の約20%が賄われている[11]．

一方，マクロファージにとって，グルタミン代謝の重要な役割の一つはNADPH供給である[12]．NADPHは脂肪合成に必要な補酵素であるだけでなく，NO産生から新しいタンパク質，DNA，RNA合成までさまざまな合成・代謝に関与し，かつ重要な役割をもっている．通常はグルコース酸化の別経路であるペントースリン酸経路を介してNADPHは供給される．しかし，マクロファージや好中球がピノサイトーシスや貪食を行っている際，グルコースは脂質合成に利用されるため，ペントースリン酸経路はあまり使用されない[13]．そこで，もう一つのNADPH供給源としてグルタミンが重要な役割をもつことになる．

1.11.2 アルギニン

アルギニンは今から100年以上前に発見された塩基性アミノ酸で，もともと非必須アミノ酸として発見された[14]が，成長期のげっ歯類には必須アミノ酸であると報告されている[15]．

1980年代に，動物実験でアルギニンを与えるとストレスによって低下していたT細胞数が改善したという報告があったことから，免疫力増加を目的としたコマーシャルダイエットがつくられ，免疫増強剤（immune-enhancing diets：IED）と呼ばれている[16]．IEDは大腸や膵臓を摘出するようなハイリスクな手術の際，術後感染症のリスクを軽減したという報告がある．

a.　免疫反応におけるアルギニンの役割とは何か

アルギニンは，それ自体が代謝されて枯渇することによりT細胞の増殖や一部の機能を抑制する．微小環境からアルギニンを枯渇させるのは，アルギニンをオルニチンと尿素に代謝する酵素，アルギナーゼ1(arginase 1)である[17]．アルギナーゼ1はアルギニンの利用能（availability）を制御することで，アルギニンを唯一の基質アミノ酸としているNOS，特にiNOSのNO産生をコントロールしているといわれているが，同様な方法でT細胞の増殖や機能も制御している．

アルギナーゼ1は，Th2サイトカイン（IL-4，IL-13）[18]，IL-6，IL-10，TGF-β[19]などの刺激を受けたミエロイド細胞（樹状細胞，単球，マクロファージ，好酸球）によって発現される．アルギナーゼ1活性により周囲の微小環境からアルギニンを効率よく枯渇させて，T細胞の機能を抑制するミエロイド細胞を骨髄由来抑制細胞（myeloid-derived suppressor cell：MDSC）という[20]．MDSCは，トラウマ，ある種の感染症，癌などでみられる．マウスにトラウマを作成すると，ただちに大量のMDSCが脾臓のマージナルゾーンに浸潤することが観察されている．

b.　アルギニン枯渇によるT細胞機能低下のメカニズム

アルギニンの局所的な枯渇によってT細胞の増殖や機能はどのように抑制されるのか？　一つはCD3ζ鎖の発現低下とそれに伴うT細胞受容体複合体の発現低下によるというものである．アルギニン非存在下では，T細胞表面上のT細胞受容体の数が正常状態の25%ぐらいまで減少する．これは，T細胞受容体複合体を形成するうえで必要なζ鎖ペプチドのトランスレーションが，アルギニンの存在によって制御されているからである．癌やトラウマのモデルにおいて，MDSCはT細胞の増殖，ζ鎖の発現，IL-2産生を抑制した[21]．また，ヒトでも癌や術後患者にζ鎖ペプチドの欠損，T細胞数の減少並びに機能低下がみられ，かつアルギナーゼ1活性の上昇が認められた．

もう一つは，細胞周期を制御するタンパク質であるサイクリンD3/cdk4複合体（cyclin D3/cdk4 complexes）の発現量ならびに酵素活性の低下という考え方である．通常，サイクリン/cdk複合体はRbタンパク質をリン酸化し，結合していた転写因子E2Fを遊離させる．遊離したE2Fは核内に移行し，サイクリンEなどのS期進行やDNA複製に必要な遺伝子群の発現を誘導する．アルギニンの枯渇はサイクリンD3とcdk4の発現異常を誘導し，Sフェーズへの移行を阻止した[22]．

では，アルギニンの枯渇は，どのようにCD3ζ鎖やサイクリンD3などの発現異常を引き起こしたのであろうか．考えられるメカニズムとして，一般アミノ酸制御経路[23]の利用がある．一般アミノ酸制御経路はもともと酵母の研究から発見されたもので，酵母がアミノ酸飢餓の状態に陥った際，タンパク質合成を止めてアミノ酸合成遺伝子の転写を活性化し，アミノ酸を新生させるシステムである．哺乳類にも同様なシステムがある[24]．

アルギニン枯渇によって細胞内にアミノアシル基のないtRNAが蓄積する．その結果，これをリガンドとするGCN2キナーゼが活性化し翻訳開始因子eIF2をリン酸化する．eIF2はメチオニン開始tRNAと結合してこれをリボソームまで運ぶことで翻訳を開始させる．eIF2はメチオニン開始tRNAをリボソームに運ぶことができるGTP結合型eIF2と，運べないGDP結合型eIF2がある．アルギニンの枯渇で活性化したGCN2によってGDP結合型eIF2がリン酸化されると，GTP結合型eIF2への変換が困難になる[25]．その結果，メチオニン開始tRNAをリボソームに運ぶGTP結合型eIF2が減少し，翻訳効率が低下しCD3ζ鎖やサイクリンD3などの発現異常を引き起こしたという考え方である．GCN2をノックアウトしたマウス由来のT細胞ではアルギニン枯渇による影響が認められなかったことからGCN2が重要な役割をもつことが示されている[22]．

1.11.3　シスチン／システイン

システインは糖原性，非必須アミノ酸であり，細胞内の重要なラジカルスカベンジャーであるグルタチオンの構成成分の一つである．他の構成成分であるグリシンやグルタミン酸に比べてシステインは細胞内への取込みが困難なため，細胞へのシステイン供給がグルタチオン合成の律速段階となっている．

T 細胞は，シスチン-グルタミン酸アンチポーターをもっていない．そのため，細胞外のシスチンを細胞内に取り込み，システインに代謝してグルタチオン合成に利用することができない[26]．よって，T 細胞内のグルタチオン量は常に低く酸化状態にある．しかし，T 細胞が活性化し増殖するためには細胞内のグルタチオン含量を増加させ，細胞内を還元的状態にする必要がある．T 細胞内の GSH 量によってトランスクリプションファクターである NF-κB の活性化が制御されていることがその一因である[27]．

抗原提示細胞はシステインを供給することで T 細胞活性化を制御している

T 細胞にシステインを供給しているのは抗原提示細胞であるマクロファージや樹状細胞（DC）である．マクロファージや DC は Na^+ 非依存性酸性アミノ酸輸送系（Na^+-independent anionic amino acid transportsystem highly specific for cystine and glutamate（X^-_C システム））を発現している．このトランスポーターを用いてグルタミン酸と交換にシスチンを細胞内に取り込み，システインに代謝した後，細胞外に放出する[28]．T 細胞は，細胞外に放出されたシステインを輸送系 ASC を介して取り込む．この際，マクロファージや DC は，放出したシステインが細胞外で再度シスチンに酸化されないように細胞外にチオレドキシンを分泌する[29]．

1.11.4 グルタミン酸

グルタミン酸（GLu）は，非必須アミノ酸であり，生体内の各組織ではグルタミン酸を合成して利用している一方で，食事からも 1 日 10 g 以上のグルタミン酸を摂取している．生体内でのグルタミン酸の役割は，大きく分けて栄養素としての作用と伝達物質としての作用に分けられる．栄養素としての作用として，エネルギー源，タンパク質合成基質，窒素の輸送，グルタチオンの合成基質などがある．また，伝達物質としての作用として，うま味物質（味覚），興奮性神経伝達物質，内臓感覚誘発物質（食情報伝達物質）[30,31] などがある．最近これらに加えて，免疫系，特に T 細胞の活性化を制御していることが明らかとなってきた．

a. グルタミン酸受容体を介した T 細胞活性化の制御

グルタミン酸受容体はいろいろなタイプが存在するが，これらはイオノトロピックグルタミン酸受容体（グルタミン酸が結合すると直接イオンチャンネルが開くタイプ）とメタボトロピックグルタミン酸受容体（グルタミン酸が結合するとセカンドメッセンジャーの増減が起こるタイプ）に大別される[32]．2004 年に Pacheco ら[33] は，ヒトの末梢血 T 細胞の表面上に mGluRs の発現を報告しているが，これは後者に属する．

T 細胞に発現しているグルタミン酸受容体のうち，mGlu1R と mGlu5R は抗原提示細胞による T 細胞活性化を制御する役割をもつことが報告されている．最初に，非活性化状態の成熟 T 細胞に恒常的に発現されている mGlu5R について述べる．

レスティング状態の T 細胞は，アデニレートシクラーゼとカップリングしている mGlu5R を恒常的に発現している．このレセプターを介したシグナルは，細胞内 cAMP レベルを上昇させ PKA を活性化させる．T 細胞の場合，PKA 同様 cAMP は ERK[34] や JNK[35] の活性化の阻害を引き起こし，C 末端 Src キナーゼ（C-terminal Src kinase：CSK）を活性化する[36]．その結果，NF-κB 活性化をブロックし[37]，T 細胞活性化を阻害[33] する．

一方，mGluR1 は T 細胞が抗原特異的に活性化した後，発現が誘導される．mGlu1R は MEK-ERK1/2-pathway とリンクしている[33]．mGlu1R を介したシグナルは mGlu5R の仲介する T 細胞増殖阻害を抑制し，IL-2 や IFN-γ などのサイトカイン（Th1 cytokine）や IL-6，TNF-α などの炎症誘発性サイトカイン（pro-inflamatory cytokine）の産生を促進させることで T 細胞活性化をサポートする[38].

b. 抗原提示細胞による微小環境のグルタミン酸濃度コントロール

マクロファージや樹状細胞などの抗原提示細胞は，グルタミン酸トランスポーターを用いて細胞外のグルタミン酸の濃度をコントロールしている[39]．T細胞の活性化に関与しているグルタミン酸トランスポーターはNa^+非依存性酸性アミノ酸輸送系X^-_CシステムとNa^+依存性酸性アミノ酸輸送系X^-_{AG}システムである．X^-_Cシステムはシスチンと交換にグルタミン酸を細胞外に放出する．一方，X^-_{AG}システムは細胞外のグルタミン酸をNa^+とともに細胞内に取り込む働きをもつ．

1993年に樹状細胞の細胞表面上にグルタミン酸トランスポーターが発現していることが報告された[40]．Pachecoらは，樹状細胞がT細胞との相互作用を行う際にX^-_Cシステムを用いてグルタミン酸を細胞外に放出しT細胞活性化を制御していることを見いだした．

一方，樹状細胞と異なり，マクロファージはX^-_CシステムとX^-_{AG}システムの両方のシステムをもっている．マクロファージは活性化するとX^-_Cシステムの活性が上昇し，リンパ節内にグルタミン酸を放出し，その濃度を上昇させるが，定常状態ではリンパ節内の細胞外グルタミン酸濃度を低く維持する役割をもつのかもしれない[41]．

これまでの研究から，生体は免疫系を制御・維持するためにアミノ酸をエネルギー源，構成成分，前駆体，あるいは情報伝達物質とさまざまな形で利用していることが明らかとなってきた．これらの研究から，炎症などの免疫反応によって引き起こされる局所性あるいは全身性のアミノ酸バランスの崩壊は，単なる結果ではなくそれ自体が免疫系を制御していることを示す．この事実は，われわれが健康な生活を営むために免疫系を制御しようとするとき，アミノ酸が有力なツールの一つである可能性を示唆しているといえる．しかし，アミノ酸を補給しても免疫系をうまく制御できない場合や，アミノ酸補給による生体内のアミノ酸バランスの異常やアミノ酸どうしの拮抗作用などで悪影響が出る場合もある．これらの原因として，少なくとも三つが考えられる．一つはアミノ酸代謝が非常に複雑であること．二つ目はアミノ酸が多機能であること．そして三つめは，生命維持のために生体は血中アミノ酸濃度を一定に維持するシステムをもっていること．これらは生体におけるアミノ酸の重要性を示しているが，アミノ酸を薬として利用することを困難にもしている．生体内におけるアミノ酸の利用方法についてさらに研究する必要がある．〔米田純也〕

文献

1) J. M. Asprer et al.：*Nutition*, **25**(9), 920-925, 2009.
2) K. Munir et al.：*Poult. Sci.*, **88**(8), 1629-1638, 2009.
3) J. Oberlies et al.：*J. Immunol.*, **182**(9), 5259-5267, 2009.
4) M.T. Lin et al.：*Br. J. Nutr.*, **102**(4), 520-525, Epub 2009 Feb 10.
5) F. Zhang et al.：*Nutrition*, **25**(6), 692-698, 2009.
6) J. T. Pesce et. al.：*PLoS Pathog.*, **5**(4)：e1000371. Epub 2009 Apr 10.
7) D. Darmaun et al.：*Anal. Biochem.*, **147**, 92-102, 1985.
8) J. Crawford and H. J. Cohen：*J. Cell Physiol.*, **124**, 275-282, 1985.
9) A. Spittler et al.：*Blood*, **86**, 1564-1569, 1995.
10) Y. Inoue et al.：*Jpen J. Parenter Enteral. Nutr.*, **17**, 41-46, 1993.
11) G. Y. Wu et al.：*Am. J. Phyiol.*, **260**, E141-147, 1991.
12) P. Newsholme：*J. Nutr.*, **131**, 2515S-2522S, 2001.
13) P. Newsholme et al.：*Cell Bichem. Funct.*, **14**, 1-10, 1996.
14) Y. Wakabayashi et al.：*J. Biol. Chem.*, **269**(51), 32667-32671, 1994.
15) R. F. Grimble：*Curr. Opin. Gastroenterol.*, **21**, 216-222, 2005.
16) S. M. Morris Jr.：*J. Nutr.*, **134**, 2743S-2747S, 2004.
17) A. R. Barksdale et al.：*Surgery*, **135**, 527-535, 2004.
18) L. Beaumier et al.：*Biomed. Environ. Sci.*, **9**, 296-315, 1996.
19) M. Munder et al.：*J. Immunol.*, **163**, 3771-3777, 1999.
20) S. Ostrand-Rosenberg et al.：*J. Immunol.*, **182**, 4499-4506, 2009.
21) P. C. Rodriguez et al.：*J. Immunol.*, **171**, 1232-1239, 2003.
22) P. C. Rodriguez et al.：*Blood*, **109**, 1568-1573, 2007.
23) A. G. Hinnebusch：*Annu. Rev. Microbiol.*, **59**, 407-50, 2005.
24) S. Hao et al.：*Science*, **307**(5716), 1776-1778, 2005.
25) K. Asano et al.：*Genes. Dev.*, **21**(11), 1280-1287,

2007.
26) H. Gmünder et al.: *Eur. J. Biochem.*, **201**, 113-117, 1991.
27) E. Roth: *Clin. Nutr.*, **26**, 535-544, 2007.
28) A. C. Rimaniol et al.: *J. Immunol.*, **164**, 5430-5438, 2000.
29) G. Angelini et al.: *Proc. Natl. Acad. Sci. USA*, **99**, 1491-1496, 2002.
30) E. Nakamura et al.: *Biol. Pharm. Bull.*, **31**, 1841-1843, 2008.
31) H. Uneyama et al.: *Am. J. Physiol. Gastrointest Liver Physiol.*, **291**, G1163-1170, 2006.
32) J. P. Pin et al.: *Curr. Drug Targets CNS Neurol. Disord.*, **1**, 297-317, 2002.
33) R. Pacheco et al.: *J. Biol. Chem.*, **279**, 33352-33358, 2004.
34) C. Ramstas et al.: *Cell Signal.*, **12**, 557- 563, 2000.
35) Y. Harada et al.: *Biochem. Biophys. Res. Commun.*, **266**, 129-134, 1999.
36) T. Vang et al.: *J. Exp. Med.*, **193**, 497-507, 2001.
37) M. S. Hershfield: *Eur. J. Immunol.*, **35**, 25-30, 2005.
38) R. Pacheco et al.: *J. Immunol.*, **177**, 6695-6704, 2006.
39) 金井好克：チャンネルとトランスポーター：その働きと病気（岡田泰伸，清野　進編），pp. 159-184, メジカルビュー，1997.
40) K. Nordlind et al.: *Virchows. Arch. B. Cell. Pathol. Incl. Mol. Pathol.*, **64**, 75-82, 1993.
41) R. Pacheco et al.: *J. Neuroimmunol.*, **185**, 9-19, 2007.

1.12 ビタミン

1.12.1 ビタミン A（レチノイド）

ビタミンAは，レチノール（retinol）を基本形とする脂溶性ビタミンである．狭義にはレチノールのみをビタミンAと呼ぶ．ビタミンAは動物体内では合成されず，植物性食物からβ-カロテン（β-carotene）などのプロビタミンAとして摂取され，動物性食物からは主にレチニルエステル（retinyl ester）として摂取される[1]．ビタミンAは主に肝臓でレチニルエステルの形で蓄えられ，必要に応じてレチノールに変換されて血中へと放出される．正常血漿中には，ほぼ一定濃度（1〜2.5 μM）のall-*trans*-レチノールが存在し，その大部分はレチノール結合タンパク質（retinol-binding protein：RBP）に結合して全身に供給される．ビタミンA欠損は，種々の免疫機能に影響を与え，感染症への抵抗性を著しく減弱させる．免疫系におけるビタミンAの作用のほとんどはレチノイン酸（retinoic acid：RA）によって担われている．生理的なRAの多くはall-*trans*型であり，13-*cis*型なども存在する．ビタミンAを十分摂取している場合，血清中のRA濃度は5〜10 nMになる[2]．ただし，その大部分はアルブミンなどに結合していると考えられる．生体内には9-*cis*型もわずかに存在すると考えられているが，確定的ではない．

a. 主要なRA産生経路

RA産生の主要経路は，レチノールからレチナールを経て，RAに変換される経路である．第一ステップのレチノールからレチナールへの反応は，ADH（alcohol dehydrogenase）のサブファミリーまたはSDR（short-chain dehydrogenase/reductase）が担う（図1.33）．ほとんどの細胞が，これらの酵素のアイソフォームを少なくとも一つは発現している．しかし第二ステップのレチナールからRAへの反応を担う主要な酵素RALDH（retinal dehydrogenase）の発現は特定の細胞種，特定の条件下に限られる．RALDHは，*Aldh1a*

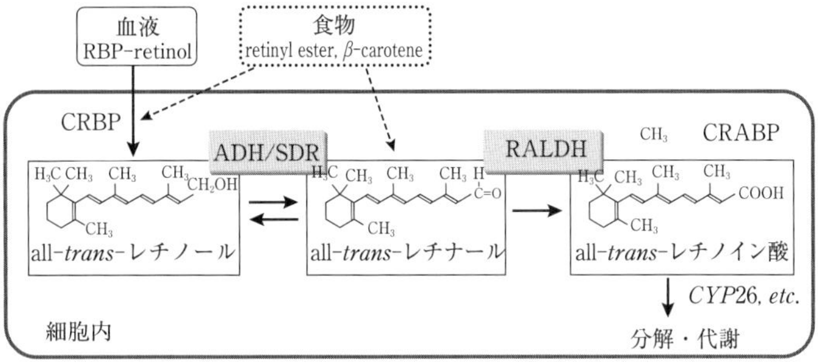

図 1.33 RA の産生と代謝の主要経路
血液は，レチノールを細胞に供給する．小腸においては，食物中のレチニルエステルやプロビタミン A からもレチノールが生成される．第一のステップ，レチノールからレチナールへの反応は，ADH または SDR が触媒する．第二のステップ，レチナールから RA への反応は，RALDH（ALDH1A）ファミリー分子が触媒する．RA の有効濃度は，結合タンパク質 CRABP，分解酵素 CYP26 などによっても制御される[3]．

遺伝子ファミリーによってコードされる分子群である[3]．このうち，*Aldh1a1* は，肝臓での RA 産生に主要な役割を果たしているが，その欠損はマウスの生存にはほとんど影響しない．他方，*Aldh1a2* および *Aldh1a3* は，胎児の発生，形態形成に関与しており，いずれの欠損によっても胎児期に死に至る．

b. 細胞内における RA の産生，移動，受容体への結合

細胞内で all-*trans*-レチノールは細胞内レチノール結合タンパク質（cellular retinol-binding protein：CRBP）と結合する．CRBP は，all-*trans*-レチナールにも結合し，RA 産生調節に関与していると考えられる．all-*trans*-RA は，細胞内 RA 結合タンパク質（cellular retinoic acid-binding protein：CRABP）に結合する．CRABP は，細胞内での RA の移動や有効濃度を制御する．RA は，主に核内 RA 受容体（retinoic acid receptor：RAR）を介してその生理活性を発揮する．RAR とレチノイド X 受容体（retinoid X receptor：RXR）とのヘテロダイマーは，RA 結合により転写因子としての活性を発揮する．RAR と RXR には，それぞれ α, β, γ の 3 種のサブタイプが存在する．生理的な濃度の all-*trans*-RA は RAR には結合するが，RXR に結合しない．他方，9-*cis*-RA は，RAR と RXR の両者に結合する．細胞によっては，RA は PPAR（peroxisome proliferator-activated receptor）β または PPARδ 受容体に結合して作用することもある[4]．

c. T 細胞のアポトーシスと増殖の制御

RA は，胸腺細胞や T 細胞ハイブリドーマの活性化誘導細胞死（activation-induced cell death：AICD）を抑制し，胸腺細胞のネガティブ選択に影響を与える可能性がある[5,6]．胸腺内で，RALDH 依存性に RA 様物質が産生されると思われる[7]．胸腺細胞のネガティブ選択には，オーファンレセプター *nur77* 発現の上昇が関与する．T 細胞ハイブリドーマの AICD には *nur77* 発現を介した Fas リガンド発現が関与し，RA は，RARα を介してこれらの発現を抑制する．しかし RARγ を介した刺激はむしろこれらを促進する[8]．なお，RARγ は，CD8$^+$T 細胞の免疫反応に重要な役割を果たすことが示唆されている[9]．

RA は T 細胞の増殖にも影響を与える．RA は，*in vitro* で T 細胞受容体刺激を受けたヒト T 細胞の IL-2 産生を促進し，JAK 依存性 IL-2 シグナルと Cyclin D3 発現を増強して増殖を促進する．さらに自然に生じる細胞死を抑制する[11]．しかし，IL-2 遺伝子発現を *in vivo* で検出するトランスジェニックマウスを用いた系では，RA 投与により IL-2 発現が低下し，ビタミン A 欠損餌を与えると上昇するという矛盾した結果が報告されている[11]．

d. B細胞のアポトーシスと増殖・分化の制御

生理的レベルのRAは，*in vitro*でB細胞に自然に生じるアポトーシスを抑制する．*in vivo*で，ビタミンAおよびRAは，抗体力価と抗体産生細胞数を上昇させて抗体産生を増強する[12,13]．RAは，B細胞の前駆細胞の増殖は抑制するが，その分化成熟時間を短縮することにより，骨髄や脾臓の$CD19^+$B細胞の総数を増加させるものと思われる．抗原受容体刺激によるヒト末梢血B細胞の増殖反応に対しても，RAはcdkインヒビター$p21^{cip}$の発現を誘導して抑制的に作用する．しかし，RAは，すべてのB細胞の増殖を抑制するのではなく，特定の分化段階にあるB細胞（$sIgG1^+$細胞など）の割合を上昇させ，形質細胞への分化を促すと考えられる．また，RAは，TLRからの刺激，たとえば，LPS（TLR4リガンド），ポリIC（polyriboinosinic：polyribocytidylic acid，TLR3リガンド），フラジェリン（TLR5リガンド），CpG（TLR9リガンド）による刺激と協調的に作用して抗体産生を増強する．RAは，IgGとIgAの抗体産生を増強する．しかし，IgE抗体産生はむしろ抑制する．ただし，RAには，好酸球の自然誘導アポトーシスを顕著に抑制する効果があり，アレルギーへの関与の可能性も指摘されている[14]．

e. Th1/Th2バランスの制御

RAによる抗体産生の増強には，Th2サイトカインの産生促進も寄与する．RAは，T細胞に直接的および間接的に作用して，Th1細胞への機能分化を抑制し，Th2細胞への機能分化を促進する[15,16]．ただし，ナイーブT細胞を*in vitro*でT細胞受容体刺激により活性化する場合，刺激開始時からRAが存在すると，Th2細胞への機能分化も抑制される．ナイーブT細胞がTh2細胞へと分化する際のRAの直接効果は，RA添加のタイミングに左右される．Th1/Th2バランスを制御するRAの効果はRARαまたはRARβを介するが，通常，T細胞のRARβ発現は低いので，主にRARαが担当することが推定される．一方，ビタミンA欠損状態では，Th2機能が低下して，Th1機能は相対的にむしろ増強される傾向がある．しかし，条件によっては，IL-10産生T細胞の分化を促進し，Th1細胞の分化が抑制される場合もある[17]．

RAは，マクロファージ，樹状細胞（dendritic cell：DC）などの抗原提示細胞（antigen-presenting cell：APC）を介して間接的にもTh1/Th2分化誘導に影響を与える[16,18,19]．LPSで活性化したマクロファージはIL-12を産生するが，RAで前処理しておくと，IL-12産生が低下する．このマクロファージをAPCに用いてT細胞を活性化すると，Th1細胞への分化が抑制され相対的にTh2細胞への分化が促進される．他方，DCについては，ヒト単球から分化誘導する際，未熟な段階でレチノールまたはRAを作用させると，RAR依存性にアポトーシスが誘導される．しかし，同時にTNF-αが存在するとアポトーシスが回避され，MHCクラスIIやCD86を発現する．

f. DC分化の制御

マウス骨髄細胞をGM-CSFとともに培養する際，血清中のレチノールを除去しておくと，ほとんどがDCにではなく顆粒球へと分化する．しかし，RAを添加しておけば，顆粒球ではなくDCに分化する[20]．RAは，GM-CSFによる未熟ミエロイドDCへの分化を促進するが，fms様チロシンキナーゼ3（fms-like tyrosine kinase 3）リガンドによるDC分化誘導は抑制する．

$CD11b^+Gr\text{-}1^+$未熟ミエロイドサプレッサー細胞（immature myeloid suppressive cell：ImC）の誘導は，腫瘍が免疫系からの攻撃を回避する一つの手段だと考えられる．ImCは，腫瘍に対する抗原特異的T細胞の反応を抑制する．RAは，*in vitro*でImCを$CD11c^+$MHCクラスII^+ミエロイドDCに分化誘導し，*in vivo*でもImCの減少と，ImCから成熟DC，マクロファージ，または顆粒球への分化を誘導する．ヒト腫瘍患者においても，RA投与はImCの減少と抗原特異的T細胞反応の増強をもたらす[21]．逆に，ビタミンA欠損マウスやRARアンタゴニストを投与したマウスでは，ImC様細胞の出現がみられる[22]．

g. リンパ球ホーミングの制御

ナイーブT細胞は，血流とともに全身を巡回し，ときに二次リンパ系器官に移入するが，非リンパ系組織には移入できない．二次リンパ系器官で抗原と出会わなければ，リンパ管を介して再び血液循環に戻る．しかし，いったん抗原と出会って活性化すると，血液循環に戻った後も，非リンパ系組織に移入できるようになる．ただし，すべての組織に移入できるわけではなく，抗原と出会った二次リンパ系器官が所属する組織に移入する傾向が強い．その組織またはリンパ系器官に，リンパ球が移入することを「ホーミング」という．たとえば，小腸関連二次リンパ系器官であるパイエル板（Peyer's patch：PP）や腸間膜リンパ節（mesenteric lymph node：MLN）で抗原刺激を受けたT細胞は，小腸組織へのホーミングに必要な$\alpha 4\beta 7$インテグリンとケモカイン受容体CCR9を特異的に発現し，小腸へのホーミング特異性を獲得する．RAがこの特異性をインプリントする生理的因子である[3,23]．PPやMLNには，RALDHを発現してRA産生能をもつDCが存在し，T細胞に抗原提示するとともにRAを与えて小腸へのホーミング特異性をインプリントする（図1.34）．RAは，*in vitro*では0.1～1 nMでも有意な効果を示す．RAの非存在下で活性化された場合は，皮膚特異的なホーミング受容体の一部を発現する．ビタミンA欠損マウスの小腸粘膜固有層ではT細胞がほとんど消失する[23]．IgA^+細胞の数も著しく減少する[24,25]．RAの存在下で活性化されたB細胞は，やはり$\alpha 4\beta 7$とCCR9を発現する．また，RAはT細胞非依存性のIgA抗体産生を促進する．世界では栄養不良の乳幼児が，感染症による持続性下痢で多数死亡している．ビタミンA補給は，下痢症状を緩和して死亡率を低下させる．RAによって粘膜上皮のバリア機能が高められるとともに，小腸組織にT細胞およびIgA抗体産生細胞が配備されることが大きな役割を果たしていると考えられる．

h. 炎症反応の制御と免疫寛容の誘導

腸では，病原微生物に対する免疫反応が必須である一方，食物抗原に対しては免疫抑制・免疫寛容の誘導が必須である．PPやMLNだけでなく，

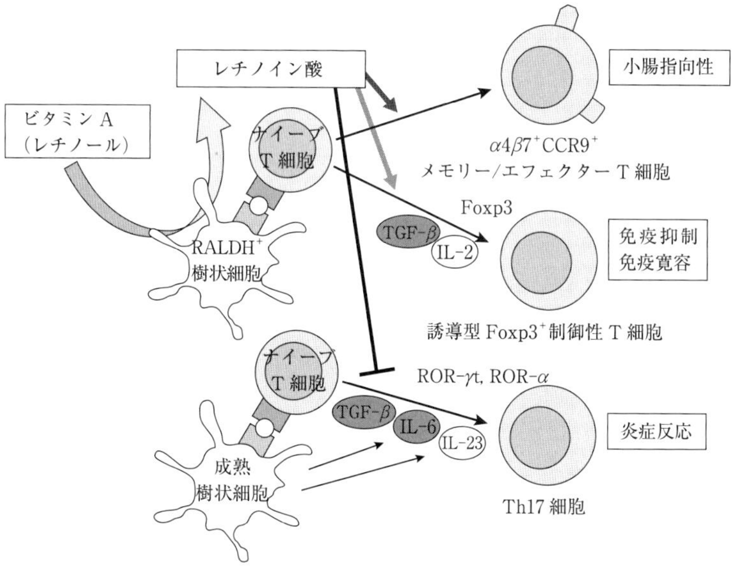

図1.34 ビタミンAによるT細胞機能分化の抑制
小腸および小腸関連二次リンパ系器官には，RALDHを発現するDCが存在し，T細胞への抗原提示の際にRAを与えて，T細胞に小腸へのホーミング特異性をインプリントする．RAは，TGF-βとIL-6依存性の炎症性Th17細胞の分化誘導を抑制する．他方，TGF-β依存性の誘導型$Foxp3^+$Treg細胞の分化誘導を促進するが，このRAの効果は，他の細胞を介した間接的なものである可能性がある．また，RAは，一般にTh1細胞の分化を抑制し，Th2細胞の分化を促進するが，条件によりその効果は異なる．

小腸粘膜固有層の $CD103^+$ DC にも *Aldh1a2* を発現するものが存在する[26]．小腸粘膜固有層ではマクロファージの一部も *Aldh1a2* を発現する[27]．RA は，TGF-β 依存性の誘導型 $Foxp3^+$ Treg 細胞の分化を促進し，TGF-β および IL-6 依存性の炎症性 Th17 細胞の分化を抑制する（図 1.34）[28-31]．ただし，Th17 細胞の分化誘導も低濃度の RA に依存している可能性がある[26]．

in vivo において RA が $Foxp3^+$ Treg 細胞分化誘導を促進する際には，ナイーブ $CD4^+$ T 細胞への直接作用よりも，むしろ他の細胞を介する間接的な作用が重要な役割を果たすと思われる[32]．RA は，共存する $CD4^+CD44^{high}$ メモリー/エフェクター T 細胞による IL-4，IL-21，および IFN-γ の産生を阻害する．これらのサイトカインは，ナイーブ $CD4^+$ T 細胞が TGF-β 依存性に Foxp3 を発現するのを抑制する[32,33]．したがって，RA の存在下では，その抑制が解除され，誘導型 $Foxp3^+$ Treg 細胞の分化誘導が促進されると考えられる．しかし，*in vivo* での IL-4 産生の制御については，RA による Th2 細胞の分化促進との関係は不明である．

RA または合成レチノイドを用いて自己免疫疾患，炎症性疾患の制御が試みられている[34-40]．RA が Th1 細胞または Th17 細胞の分化を抑制し，誘導型 $Foxp3^+$ Treg 細胞または Th2 細胞の分化を促進することに基づくと思われる．

i. DC の RA 産生能獲得機序

小腸の DC による RA 産生の制御は，リンパ球ホーミング，免疫反応の制御に重要である．RA 産生能の鍵を握る ALDH1A2 の発現誘導には，GM-CSF と RA 自体が重要な役割を果たしている[41]．IL-4 は必須ではないが，GM-CSF との協調作用を示す．TLR，LXR，PPARγ を介する刺激なども関与する可能性がある[3,26,42-44]．

〔岩 田　誠〕

文 献

1) E. H. Harrison : *Annu. Rev. Nutr.*, **25**, 87–103, 2005.
2) M. A. Kane et al. : *Anal. Chem.*, **80**(5), 1702–1708, 2008.
3) M. Iwata : *Semin. Immunol.*, **21**(1), 8–13, 2009.
4) T. T. Schug et al. : *Cell*, **129**(4), 723–733, 2007.
5) M. Iwata et al. : *J. Immunol.*, **149**(10), 3302–3308, 1992.
6) J. Yagi et al. : *Cell. Immunol.*, **181**(2), 153–162, 1997.
7) I. Kiss et al. : *Eur. J. Immunol.*, **38**(1), 147–155, 2008.
8) B. Tóth et al. : *Eur. J. Immunol.*, **34**(3), 827–836, 2004.
9) C. Gordy et al. : *Semin. Immunol.*, **21**(1), 2–7, 2009.
10) A. Ertesvåg et al. : *Semin. Immunol.*, **21**(1), 36–41, 2009.
11) A. Ertesvåg et al. : *Immunology*, **126**(4), 514–522, 2009.
12) A. C. Ross et al. : *Semin. Immunol.*, **21**(1), 42–50, 2009.
13) T. Nikawa et al. : *J. Nutr.*, **129**(5), 934–941, 1999.
14) S. Ueki et al. : *J. Immunol.*, **181**(11), 7689–7698, 2008.
15) K. A. Hoag et al. : *J. Nutr.*, **132**(12), 3736–3739, 2002.
16) M. Iwata et al. : *Int. Immunol.*, **15**(8), 1017–1025, 2003.
17) C. B. Stephensen et al. : *J. Nutr.*, **134**(10), 2660–2666, 2004.
18) F. Geissmann et al. : *J. Exp. Med.*, **198**(4), 623–634, 2003.
19) K. Pino-Lagos et al. : *Ann. N Y Acad. Sci.*, **1143**, 170–187, 2008.
20) L. M. Hengesbach and K. A. Hoag : *J. Nutr.*, **134**(10), 2653–2659, 2004.
21) N. Mirza et al. : *Cancer Res.*, **66**(18), 9299–9307, 2006.
22) T. Kuwata et al. : *Blood*, **95**(11), 3349–3356, 2000.
23) M. Iwata et al. : *Immunity*, **21**(4), 527–538, 2004.
24) J. R. Mora et al. : *Science*, **314**(5802), 1157–1160, 2006.
25) J. R. Mora and U. H. von Andrian : *Semin. Immunol.*, **21**(1), 28–35, 2009.
26) S. Uematsu et al. : *Nat. Immunol.*, **9**(7), 769–776, 2008.
27) S. Manicassamy and B. Pulendran : *Semin. Immunol.*, **21**(1), 22–27, 2009.
28) D. Mucida et al. : *Science*, **317**(5835), 256–260, 2007.
29) D. Mucida et al. : *Semin. Immunol.*, **21**(1), 14–21, 2009.
30) C. H. Kim : *Endocr. Metab. Immune Disord. Drug Targets*, **8**(4), 289–294, 2008.
31) W. Strober : *Mucosal Immunol.*, **1**(2), 92–95, 2008.
32) J. A. Hill et al. : *Immunity*, **29**(5), 758–770, 2008.
33) H. Takaki et al. : *J. Biol. Chem.*, **283**(22), 14955–14962, 2008.
34) H. Nagai et al. : *Pharmacology*, **58**(2), 101–112, 1999.
35) Y. Nozaki et al. : *Clin. Immunol.*, **119**(3), 272–279, 2006.
36) M. Osanai et al. : *Mol. Pharmacol.*, **71**(1), 250–258, 2007.

37) S. J. Zunino et al.：*J. Nutr.*, **137**(5), 1216-1221, 2007.
38) J. R. Mora et al.：*Nat. Rev. Immunol.*, **8**, 685-698, 2008.
39) S. Xiao et al. ：*J. Immunol.*, **181**(4), 2277-2284, 2008.
40) Y. H. Van et al.：*Diabetes*, **58**(1), 146-155, 2009.
41) A. Yokota et al.：*Int. Immunol.*, **21**(4), 361-377, 2009.
42) L. Saurer et al.：*J. Immunol.*, **179**(6), 3504-3514, 2007.
43) I. Szatmari and L. Nagy：*EMBO J.*, **27**(18), 2353-2362, 2008.
44) R. Elgueta et al.：*J. Immunol.*, **180**(10), 6501-6507, 2008.

1.12.2 ビタミンE

ビタミンE（VE）は，あらゆる細胞の生体膜に存在し，多様な作用を有する脂溶性物質である．VEの作用のうちで，最も知られている作用は抗酸化作用であり，VEは脂質過酸化連鎖反応を停止させることができる．免疫細胞の生体膜には，酸化ストレス障害をきわめて受けやすい高度不飽和脂肪酸が多く含まれているので，他の細胞の生体膜よりもVE含量が高い[1]．フリーラジカル障害により，免疫機能が低下する可能性があり，VEの摂取により，免疫が賦活化され，関連した病気が改善されることが知られている．すなわち，VEは，正常な免疫能を保持する重要な食品栄養素といえる．VEが欠乏すると細胞性免疫反応が弱まり[2,3]，一方，1日摂取目安量を上回る量のVEを摂取すれば，免疫反応が賦活化され，いくつかの病原体に対する抵抗力が強化されることが示されている[4-6]．

ここでは，VEの概略を述べ，ついで，その免疫賦活メカニズムと効果を中心にまとめる．

なお，脂溶性ビタミン（ビタミンA(VA)，ビタミンD（VD)，ビタミンK（VK)）に関しても，いろいろな側面から免疫機能に関係していることが知られている．

VA，VDに関しては核内受容体との関連で，いろいろと研究がなされており，VAに関しては，1.12.1項を，VDに関しては，Samuelらの総説[7]を参照されたい．ビタミンKに関しては，抗凝固剤による血小板減少症における免疫異常との関係が知られている[8]が，今後，核内受容体などとの関連で免疫機能との関係が，将来，解明されることが期待される．

a. ビタミンEの定義，起源，摂取，作用

VEは，α-トコフェロール（Toc）が示す生物活性（胎児吸収抑制作用：妊娠経過中に子宮内で胎児が死亡し吸収されてしまうことを抑制する作用，赤血球溶血阻害作用，筋ジストロフィー予防作用など）を有するToc同族体とトコトリエノール（Toc-3）同族体の一般的な名称であるが，一般的には，最も生物活性の高いα-Tocをさす場合が多く，健康食品や医薬品としては，主として

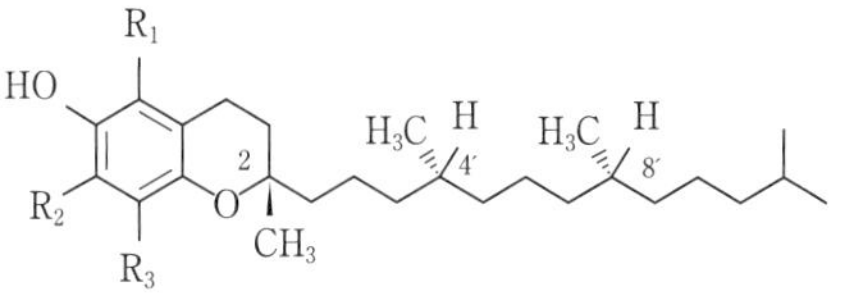

トコフェロール

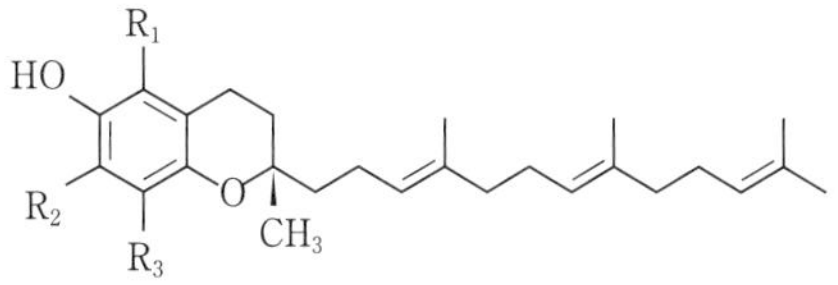

トコトリエノール

種類	R_1	R_2	R_3
α	CH_3	CH_3	CH_3
β	CH_3	H	CH_3
γ	H	CH_3	CH_3
δ	H	H	CH_3

ビタミンE同族体は油に溶ける無色～淡黄色 の液体で，生体膜に溶け込んで全身に分布する

生物活性

	ラット胎児吸収試験(%)	ラット溶血試験(%)	ニワトリ筋ジストロフィー試験(%)	相対活性
α-Toc	100	100	100	100
β-Toc	25-40	15-27	12	40
γ-Toc	1-11	3-20	5	10
δ-Toc	1	0.3-2	–	1
α-Toc3	29	17-25	–	30
β-Toc3	5	1-5	–	–

図1.35 自然界のトコフェロールとトコトリエノールと生物活性[9]

α-Toc が利用されている．天然に存在する VE としては，少なくとも 8 種類（α-，β-，γ-および δ-Toc 並びに α-，β-，γ- および δ-Toc-3）知られている（図 1.35）．天然由来の α-Toc の立体異性体は，RRR-α-Toc（d-α-Toc とも呼ばれる）であるが，化学的に合成された α-Toc は，八つの立体異性体を等量含んでいる混合体であり，all-rac-α-Toc（または dl-α-Toc）と記述される．VE 同族体の生物活性は，α-Toc(100) > β-Toc(40) > γ-Toc(10) > δ-Toc(1) の順であり，α-トコフェロール輸送タンパク質（α-TTP）との結合力と相関する．

動物におけるビタミン E 欠乏症は，胎児吸収の促進，筋ジストロフィー，中枢および末梢神経の障害，赤血球溶血と免疫機能不全などである[10]．ヒトにおけるビタミン E 欠乏は，通常の状態でほとんど生じないといわれているが，α-TTP の遺伝的欠損症である先天性ビタミン E 欠乏症（ataxia with vitamin E deficiency：AVED），脂肪吸収不良症候群，リポタンパク質合成の遺伝子欠損などで観察することができる．

食品中の VE 含量は，植物油とナッツ類で高くその同族体比率は，食品の種類により異なる．小麦胚芽油，ヒマワリ油，サフラワー油，カノーラ油とオリーブ油では α-Toc が主であるが，トウモロコシ油，大豆油，胡麻油と落花生油では主に γ-Toc を含む．

日本人の食事摂取基準（2005）における VE 摂取の目安量は大人（18 歳以上）で 7〜9 mg/日である．アメリカでは VE の栄養所要量は大人（20 歳以上）が 15 mg/日である．高齢者層は，食事から，VE の摂取が不十分である可能性が高く，血漿中 α-Toc 濃度が低い[11,12]．

α-Toc の基本的な作用は，図 1.36 に示したように，抗酸化作用，細胞内情報伝達作用および生体膜安定化作用であり，その基本作用により，血行促進作用，抗血栓作用，ホルモン分泌作用および免疫賦活作用などの生理作用が発揮され（図 1.37），種々の疾患予防に関与していると考えられている[13]．

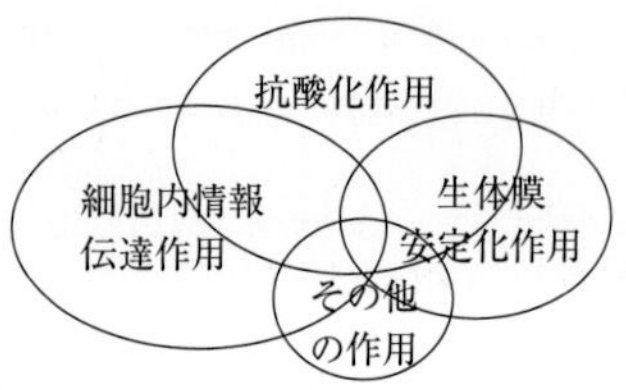

図 1.36　ビタミン E（α-トコフェロール）の作用

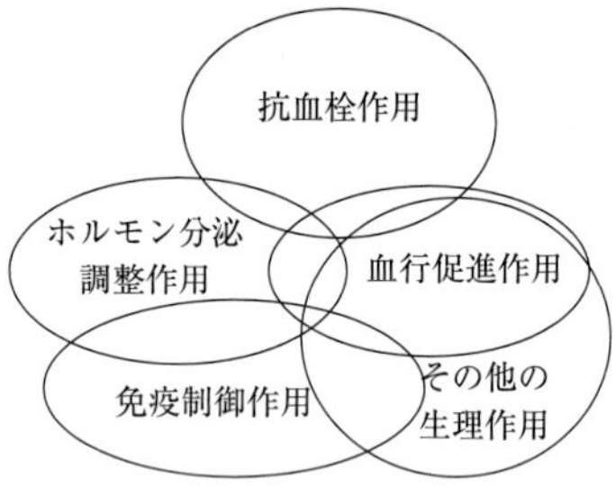

図 1.37　ビタミン E の生理作用

b.　ビタミン E と免疫能

免疫能との関係を検討した VE 研究では，大半が α-Toc を用いているので，以後は，特に断らない限り VE というとき，生体内に存在する主要な同族体で，最も生物活性が高い α-Toc を示す．

VE と免疫能の関係に関しては，古くから，セレンとの関連で研究され，家畜動物では，セレンが欠乏すると，①ブタの食餌性肝異栄養症とマルベリー心臓病，②家禽の脳軟化症と滲出性素質，③反芻動物によるミオパティなどが生じるが，セレン欠乏による家畜動物の疾病の多くは，VE の添加により軽減されることが知られている[14]．現在でも，家畜動物の免疫能増強のための研究は活発に行われているが，ここでは，ヒトの疾病予防への応用に関連する内容に絞る．

VE が家畜動物の疾病を予防する免疫賦活効果があるので，ヒトの疾病予防に関しても有効であるかないかに興味がもたれ，実験動物またはヒトに関して多くの研究がされている．

実験動物またはヒトにおいて，VE が欠乏すると，酸化ストレスが亢進し，過酸化反応で免疫細胞膜が傷害される．その結果として，T・B 細胞幼弱化能，IL-2 産生，ナチュラルキラー（NK）細胞活性，抗体価，マクロファージ（Mϕ）と好中球の貪食能または好中球の化学走化性などの低下が生じ，体液性および細胞性免疫能が低下し，VE を補足すると VE 欠乏で低下した免疫能などが上昇することが報告されている[5,6]．

特に，老齢動物や高齢者を対照とした試験では VE 投与による免疫能の亢進作用が確認され，高齢者では，風邪の予防に効果があることが証明されている．

1）　高齢動物と高齢者におけるビタミン E の免疫賦活作用のメカニズム　　老齢（24 カ月）マウスの Mφ の PGE2 含量は，若齢（6 カ月）マウスに比べて，有意に高く，老齢マウスに VE を添加すると，PGE2 含量が減る[15]．この理由は，VE が PGE2 を産生する COX-2 のタンパク質の発現に影響せずに，COX-2 活性を減少させることである．COX の活性化のためにはヒドロペルオキシドが必要である．VE は，生体膜上でのフリーラジカル連鎖反応を停止させる生体内酸化防止剤であるので，老化により上昇したヒドロペルオキシドを捕捉することによって COX 活性を減ずることができる[16]．また，VE が，加齢による NO 産生の亢進を抑制し，さらに，NO とスパーオキシドとの反応物であるペルオキシニトリル産生の減少を導き，COX 活性を抑える可能性もある[17]．

VE は記憶担当 T 細胞には影響しないが，ナイーブ T 細胞に直接作用して，サイクリン B，Cdc2（Cdk1）と Cdc6 を含む細胞周期関連のタンパク質の発現を増加させることなどで，その細胞分裂と IL-2 産生能力を改善する[18]．

以上のことから，VE は，①直接，膜構造に影響することによって，T 細胞内の情報伝達を円滑にして，T 細胞の機能を強化することができる，または，②間接的に，老化とともに産生が亢進する PGE2 のような細胞性免疫能を抑制する因子の産生を減らすことによって，T 細胞の機能を強化することができると推察されている（図 1.38）．なお，α-Toc と同様に，他の同族体にも免疫賦活作用があり，VE 同族体を適当な比率で混合することにより高い効果が得られることも期待されている[6]．

2）　高齢動物と高齢者におけるビタミン E 投与の作用　　老齢マウスにおいて，VE 添加食（500 ppm）で飼育すると PGE2 産生の減少と関係して遅延型過敏反応（DTH），Con A へのリンパ球幼若化能と IL-2 産生が有意に増加する[19]．

ヒトにおいては，Meydani らが，高齢者を対照に加齢に伴う細胞性免疫能低下に対する VE の改善効果を報告している．60 歳以上の健康な高齢者に VE（800 mg/日）を 30 日間投与すると，DTH，T 細胞幼若化能および IL-2 産生が有意に上昇し，血漿中脂質過酸化物濃度が減少し，T 細胞性免疫能を抑制する PGE2 の産生は有意に減少する[20]．65 歳以上の健康な高齢者 88 名を対象にして，4.5 カ月間 VE（プラセボ，60，200 と 800 mg/日）を投与したとき，いずれの VE 投与

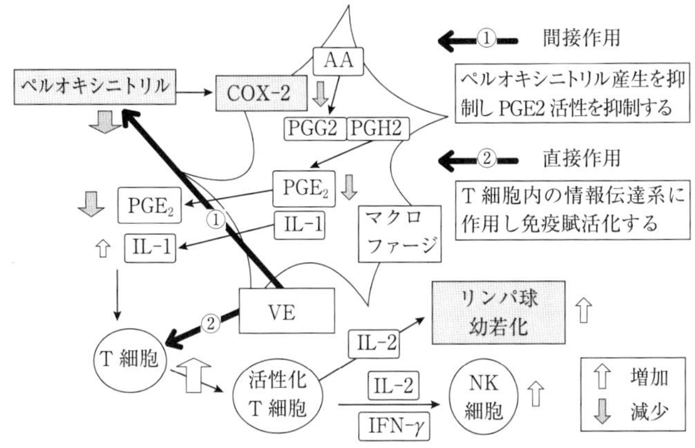

図 1.38　ビタミン E によるマクロファージと NK 細胞の活性化推定機構

群でも，ベースラインと比較してDTH反応が有意に増加し，特にVE 200 mg/日投与群では，プラセボ群と比較して，DTHの変化が有意に増加し，B型肝炎と破傷風ワクチンに対する抗体価が有意に増加した[21]．また，Fluenteらは，高齢者にVE（200 mg/日）を6カ月間投与すると，好中球，リンパ球またはナチュラルキラー細胞の免疫パラメーターが改善されることを報告している[22]．

一方，VE（100 mg/日）を3カ月間投与したとき，マイトジェンであるConAとPHAに対する反応またはIgGとIgAの濃度の有意な変化はないと，De Waartらは報告している[23]．ヒト試験におけるVEの免疫能に対する作用の違いは，ベースラインにおける血漿中VE濃度と投与量によることが知られており，De Waartの試験では，VE 100 mg/日という低用量を用いたことで，十分に血漿中VE濃度が上昇しなかった可能性があることが指摘されている[5]．VE投与による血漿中VE濃度の変動において，25 μmol/lまでの上昇はDTH反応の上昇とほぼ線形に相関しているが，血漿中VEレベルが25 μmol/l以上に増加しても，DTHのさらなる上昇はない．血漿中VEの25 μmol/lへの増加は，200 mg/日のVEを摂取することによってなしとげることができるが，De Waartの試験においては，血漿中VEの上昇量が十分でなく効果を確認できない可能性がある．

高齢者でない健康成人（20～50歳）にVEまたはパーム油由来のToc-3リッチフラクション（200 mg/日）を56日間投与しても，IL-4やIFN-γの産生は，プラセボ投与群と比較して差がない[24]．このことから，VEの免疫賦活作用は，高齢者などのように免疫能が低下した状態に確認されると考えられる．

3) VEと感染症　VEの免疫賦活作用は，感染症に対する抵抗と関係している．感染症に関してVEの効果を検討した動物実験では，用法，投与期間，感染微生物と投与ルートでバラツキがあるにもかかわらず，予防的効果が報告されている．加齢マウスにVEを投与すると，投与後，2，5と7日で有意に低いウイルス値になり，インフルエンザウイルス感染の後でも抗酸化能を保持する．肝臓VE濃度と肺ウイルス値の間で負の相関関係がある[25]．インフルエンザに感染している加齢マウスにVEを投与すると，IL-2とIFN-γの産生が増加し，IFN-γ産生の増加はウイルス値の減少と有意に相関する[25]．以上から，VEが加齢マウスでインフルエンザ感染症の予防を示す一つのメカニズムとして，IL-2とIFN-γの刺激を受けて分化が誘導されるTh1細胞の反応増強が示唆される．

高齢者を対照として，感染症（特に呼吸器感染症）に対するVEの抵抗性に関する研究がいくつか報告されている．

VE投与により免疫反応（DTHとワクチンへの反応を含む）が改善し，VE（235日間の60，200または800 mg/日）を投与したグループでは，プラセボ群と比較して，自己申告で，発病率を減少させる傾向がある[26]．

大規模無作為化二重盲検試験において，施設収容高齢者617人（65歳以上）に，VE200IU/日かプラセボを1年間投与したところ，VE投与群は，プラセボ投与群に比較して，一つ以上の呼吸器感染症発症率または上気道炎発症率が有意に低い[27]．しかしながら，すべての呼吸器感染症の発病率または罹患期間に対する有意な効果はなく，別に測られた上気道または下気道感染症に関しても有意な効果がない．さらに，VE投与群はプラセボ投与群と比較して，風邪の発病率が低く，1回以上風邪をひく人が，より少ない．結論として，この臨床試験の成績は，VE投与が高齢者の呼吸器感染症の危険を有意に減らすことを示している．特に，VE投与により，風邪の発症率と初老の療養所入所者の間で風邪をもたらす被験者の数を減らしている．

他にレトロスペクティブ研究で，16.7 mg/lを超える血漿中VE濃度をもつ被験者が12.2 mg/l以下のグループと比較して，感染症数が低いことが示されている[28]．2万1796人の男性喫煙者を対象にしたAlpha-Tocopherol Beta-Carotene Cancer Prevention Studyで，風邪罹患率を4年間フォローアップ調査したところ，VE 50 mg/日投与により，ごくわずかに低下する．喫煙頻度で解析すると，1 日につき 15 本未満のタバコを吸った高齢者で最も低い．

一方，オランダの高齢者に関する最近の試験では，VE 投与群は，対照群と比較して，呼吸器感染症のリスクが 1.12 で，VE の効果が確認されていない[29]．オランダの研究では，母集団が施設収容ではない高齢者であり，呼吸器感染症の診断方法に関して，自己申告と看護師の確認で行われており，Meydani らの試験に比べるとバイアスが大きくなっていることが指摘されている[30]．今後，さらなる大規模試験で VE の呼吸器感染症予防効果は確認されなくてはならないと考えられる．

AIDS に関しても，VE と VC を投与すると酸化ストレスを低下させ，抗酸化ビタミンが NF-κB の活性化を抑えて HIV ウイルスの転写を抑制することにより，ウイルス値を減少させる[31]．

4) VE とアレルギー　アレルギーとは，免疫系が過剰に働き，生体に傷害を加える状態であり，その代表的疾患としてアトピー性皮膚炎が知られている．VE はアレルギー刺激に対する IgE の反応を抑制することが知られており，アトピー性皮膚炎に有効であることも報告されている[32]．

初期において，家畜動物で研究された VE の免疫能増強作用が，風邪予防などのヒトの疾患予防に有効であることが示されている．その細胞内分子メカニズムとしては，①間接的には，Mφ 由来の PGE2 などの抑制因子の産生を抑制し，②直接的には，ナイーブ T 細胞における細胞分裂能力や IL-2 産生を亢進することが示されている．また，VE は酸化ストレスの軽減から HIV の転写抑制により，AIDS の予防にも役立つ可能性もある．さらに，免疫が過剰に亢進するアトピー性皮膚炎にも期待されている．

一つの栄養素であるビタミン E が，ヒトの免疫能を制御し，関連した病気（風邪，AIDS，アトピー性皮膚炎）を予防できる可能性があることは，大変意義深いことと考えられる．

〔阿 部 皓 一〕

文　献

1) A. Coquette et al.：*Arch. Int. Physiol. Biochim.*, **94**, 529-534, 1986.
2) A. Gebremichael et al.：*J. Nutr.*, **114**, 1297-1305, 1984.
3) K. V. Kowdley et al.：*Gastroenterology*, **102**, 2139-2142, 1992,
4) D. Wu et al.：*J. Leukoc. Biol.*, **84**, 900-914, 2008.
5) S. N. Meydani et al.：*Immun. Rev.*, **205**, 269-284, 2005.
6) 森口　覚ほか：ビタミン E の臨床（平井俊策編），pp. 85-104，医薬ジャーナル社，2005.
7) S. Samuel et al.：*Nutr. Rev.*, **66**, S116-S124, 2008.
8) T. E. Warkentin：*Phathphysiol. Haemost. Tromb.*, **35**, 50-57, 2006.
9) S. Kijima：Vitamin E, p. 5, Japan Scientific Societies Press and Kager, 1993.
10) M. G. Traber：Morden Nutrition in Health and Disease（M. E. Shils et al., ed.), pp. 347-362, Lippincott Williams & Wilkins, 2005.
11) M. F. J. Vandewoude et al.：*J. Am. Coll. Nutr.*, **6**, 307-311, 1987.
12) M. Panemangolore et al.：*J. Gerontol.*, **47**, B98-104, 1992.
13) 阿部皓一：酸化ストレスと肝疾患（第 3 巻）（谷川久一編），pp. 27-32，アークメディア，2007.
14) J. M. Finch et al.：*Res. Vet. Sci.*, **60**, 97-106, 1996.
15) D. Wu et al.：*Am. J. Physiol.*, **551**, 245-254, 1998.
16) M. E. Hemler et al.：*L. Bol. Chem.*, **255**, 6253-6261, 1980.
17) A. A. Beharka et al.：*Free Radic.Biol. Med.*, **32**, 503-511, 2002.
18) S. N. Han et al.：*Ann. NY Acad. Sci.*, **1031**, 96-101, 2004.
19) S. N. Meydani et al.：*Mech. Ageing Dev.*, **34**, 191-201, 1986.
20) S. N. Meydani et al.：*Am. J. Clin. Nutr.*, **52**, 557-563, 1990.
21) S. N. Meydani et al.：*JAMA*, **277**, 1380-1385, 1997.
22) D. Fuente et al.：*Free Radic. Res.*, **42**, 272-280, 2008.
23) F. De Waart et al.：*Br. J. Nutr.*, **78**, 761-774, 1997.
24) A. K. Radharkrishman et al.：*Br. J. Nutr.*, **15**, 1-6, 2008.
25) S. N. Han et al.：*Proc. Nutr. Soc. Nutr. Soc.*, **58**, 697-705, 1999.
26) S. N. Han et al.：*Immunology*, **100**, 487-493, 2000.
27) S. N. Meydani et al.：*JAMA*, **277**, 1380-1386, 1997.
28) S. N. Meydani et al.：*JAMA*, **292**, 828-836, 2004.
29) M. Chavance et al.：*Eur. J. Clin. Nutr.*, **43**, 827-835, 1989.
30) J. M. Graat et al.：*JAMA*, **288**, 715-721, 2002.
31) J. P. Allard et al.：*AIDS*, **12**, 1653-1659, 1998.

32) E. Tsoureli-Nikita et al.: *Intern. J. Dermatol.*, **41**, 146-150, 2002.

1.12.3 水溶性ビタミン

a. 水溶性ビタミンと癌

癌患者の血漿におけるビタミン B_6 (B_6) のレベルは健常なヒトに比べて低い[1]. これらの結果は, 癌患者への B_6 投与が治療効果を示すのではないかということを示唆している. 事実, ヒト肝癌細胞である HepG2 を培養後, 5 mM のピリドキシン (PN) を加えるとほぼ完全に細胞の増殖は抑制される[2]. B_6 化合物のなかでも PN とピリドキサール (PL) が効果的であり, HepG2 を形態学的に観察すると典型的な癌型の細胞核は PN 添加によって, 滑らかな環状核膜を示し核膜周辺にはヘテロクロマチンが観察される構造へと変化した[2]. さらにマウス自然発症肝癌由来の MH-134 細胞を移植した C3H/He マウスを用いて *in vivo* における B_6 の腫瘍増殖抑制効果を検討すると, 癌組織重量は, B_6 投与群が対照群に比べて約 60% まで減少し, B_6 による顕著な癌細胞増殖抑制効果が観察された[3]. B_6 の抗腫瘍効果は肝癌にとどまらず, アゾキシメタンで誘導したマウスの大腸癌やジメチルベンズアントラセンで誘発した乳癌にも効果的である[4-6].

B_6 による抗腫瘍効果のメカニズムは興味あるところであるが, Kato らは, 大腸癌の B_6 による抑制には, 癌遺伝子発現低下のほか, 細胞増殖抑制, 酸化ストレスの抑制, NO 産生の抑制ならびに血管新生の抑制が関与していることを報告している[7]. また最近では, ピリドキサール 5′-リン酸 (PLP) が *in vivo* で DNA ポリメラーゼの α と ε を選択的に阻害することが報告されている[8]. B_6 による細胞増殖抑制の分子機構を考えるうえで, 興味深い結果である. 最近, 葉酸, ビタミン B_6, ビタミン B_{12}, メチオニンの摂取量と大腸癌発生率との関連を検討した結果が報告された[9]. 大腸癌発症のリスクを葉酸, ビタミン B_6, ビタミン B_{12}, メチオニンのそれぞれの摂取量によるグループ間で比較した. 高齢, 喫煙ならびに肥満などの要因による影響を除去した後, 男女別の比較を行った. その結果, 男性で B_6 の摂取量が最も少ないグループに比較して, 多いグループは 30〜40% リスクが減少した. 一方, 葉酸やメチオニンでは関連がみられず, ビタミン B_{12} ではリスクが高くなる傾向を示した. 女性ではどの栄養素についても関連がみられなかった. さらに, 飲酒習慣との関連についてアルコール 150 g 以上と 150 g 未満とに分けて検討した結果, 150 g 以上飲酒するグループにおいて B_6 は大腸癌リスクを有意に減少させた. すなわち飲酒量の多い男性は, B_6 の摂取量が多いと大腸癌に予防効果がある. 一方, ビタミン C とビタミン E は血中濃度が高いと癌のリスクを低下させることが報告されており[10], その作用機構として抗酸化活性を介して癌を予防すると考えられている[11]. ところが最近 50 歳以上の 1 万 5 千人を対象に 8 年間にわたって実施された疫学調査では, ビタミン C, ビタミン E ともに前立腺癌のリスクを低下させる効果がなかったことが報告されている[12].

b. 水溶性ビタミンと動脈硬化

動脈硬化性疾患とは血管の狭窄や閉塞, 動脈瘤, 拡張, 解離あるいは破裂することにより組織や臓器全体に血行障害を起こす病気を総称したものである. 動脈硬化の発生の仕方や発生する部位により次の 3 種類に分類される. ①大動脈や冠動脈など中等大の筋型動脈で起こりやすく, 内膜に脂質をコアとするアテローム (粥腫) ができ, しだいに肥厚して動脈の内腔を狭めるアテローム性 (粥状) 動脈硬化, ②大動脈や下肢の動脈, 頸部の動脈に起こりやすく中膜にカルシウムが沈着して脆くなる中膜硬化, ③脳や腎臓の細い動脈に起こりやすく, 内膜硝子化や内膜増生などを示す細動脈硬化がある. なかでもアテローム性動脈硬化は致命的な疾病を引き起こす病変形成と深い関係にある. 冠動脈ではアテローム性動脈硬化により主として内腔の狭窄ないし閉塞をきたして虚血性心疾患を発症し, 脳動脈では高度狭窄, 血栓性閉塞などが起こり臨床的に脳梗塞が発生する. アテローム性動脈硬化は, まず血中の低密度リポタンパク質 (low-density lipoprotein: LDL) が血管内皮下に侵入し, 血管壁において活性酸素あるいは内皮細胞やマクロファージに由来する15-リポキシゲナーゼ（15-LO）などにより酸化変性を受け酸化LDLとなることが発端となる[13]．血管壁内に侵入したマクロファージは酸化LDLを貪食して細胞内に蓄積し（泡沫細胞），内皮下に泡沫細胞の集簇という特徴的な病変を形成する．さらに泡沫化したマクロファージおよび活性化した内皮細胞からのシグナルにより中膜の平滑筋細胞が遊走・増殖し，プラーク（線維性肥厚）の形成を促進する．プラークが脆弱化して破綻すると動脈の血栓，閉塞を生じ心筋梗塞や脳梗塞などの重篤な疾病を引き起こす．ビタミンCはその抗酸化活性を通して動脈硬化の進展を阻害すると考えられている．それゆえ，長期にわたるビタミンC欠乏は動脈硬化発症のリスクを増加させる[14]．事実，Ramirez と Flowers は，動脈硬化を発症した患者の白血球におけるビタミンC濃度は有意に低下していることを報告した[15]．また，Ellingsen らは，563人の70歳代男性についてコレステロール，チーズならびに飽和脂肪酸などの要因による影響を除去した後，ビタミンC摂取と動脈硬化進展について検討した．その結果，高齢者におけるビタミンCを含む食事の摂取は，動脈硬化の進展を抑制することを明らかにした[16]．しかし，最近の50歳以上の1万5千人を対象に10年間にわたって実施された疫学調査による報告では，ビタミンCとビタミンEには動脈硬化のリスクを低下させるような効果はないようである[17]．一方，ナイアシンも血管内皮での活性酸素種の産生を抑制し，その結果LDLの酸化を抑制し炎症性サイトカイン産生を抑制することで動脈硬化の発症を抑制する[18]．

一方，コレステロールやトリグリセリド以外の動脈硬化のリスク因子としてホモシステインが注目されている．すなわち1969年 McCully は，ホモシステイン代謝酵素欠損あるいはビタミンB_{12}代謝異常によりホモシステイン尿症を発現する患者が幼児期より動脈硬化を発症していたことから，高ホモシステイン血症が動脈硬化のリスクを増加させる可能性を指摘した[19]．ホモシステインはSH基をもち，メチオニンの代謝過程で産生される．一方，ホモシステインの代謝は，メチオニンへの再メチル化とシスタチオニンへの硫黄転移の二つの経路によって行われる（図1.39）．したがってビタミンB_6，ビタミンB_{12}，葉酸いずれのビタミンが欠乏してもホモシステインのレベルは増大する．現在ホモシステインが動脈硬化を誘発する要因として主に三つの機構が考えられている．第一は酸化ストレスである．ホモシステインは反応性の高いチオール基をもち，自己酸化によって活性酸素種（ROS）を産生する[20]．産生されたROSはLDLの酸化を促進する[21]．第二にホモシステインは炎症性サイトカインの発現を誘導し，炎症反応を惹起する．これらの炎症反応によって動脈硬化の病変が形成される[22]．第三は血栓形成能の促進である．ホモシステインはヒトの血小板に酸化ストレスを誘導する．血小板の酸化還元状態が不安定になると，トロンボキサンB_2の産生が増加して血小板は活性化状態となり血栓を形成しやすくなる[23]．われわれは，ラットにホモシステインチオラクトン塩酸塩を投与すると約1カ月でアテローム性動脈硬化症の初期病変形成を誘発することを見いだし報告した[24]．しかし，B_6欠乏食で飼育したB_6欠乏ラットでは約2週間

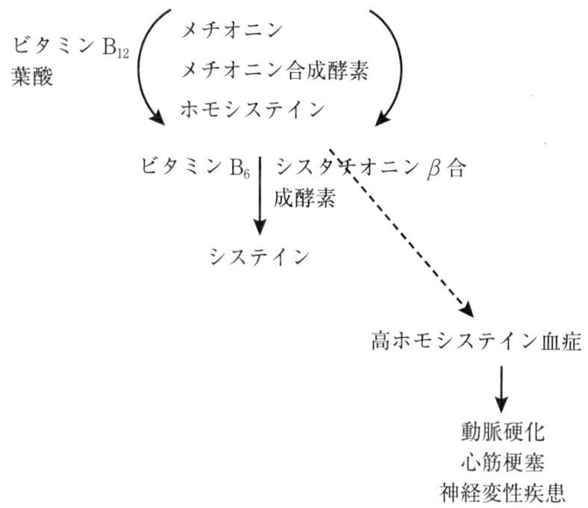

図1.39 メチオニン代謝
メチオニンはホモシステインからメチオニン合成酵素によってつくられる．このときビタミンB_{12}と葉酸が補酵素として必須である．また，システインはホモシステインからシスタチオニンβ合成酵素によってつくられる．このときビタミンB_6が補酵素として必須である．いずれの水溶性ビタミンが不足しても高ホモシステイン血症となり，動脈硬化や心筋梗塞，あるいは神経変性疾患発症のリスクが高くなる．

という短期間で動脈硬化が発症することが観察された．また，B_6 欠乏ラットでは血清ホモシステイン濃度が増大せず，脂質過酸化物濃度が増大していたことから，B_6 欠乏ラットに観察された内皮細胞傷害は低ビタミン B_6 濃度に基づく抗酸化活性の低下に起因していることが示唆された[24]．さらに，ウシの大動脈血管内皮細胞である NM-1 細胞を用いて詳細に検討した結果，ホモシステイン単独では血管内皮細胞に傷害を与えないが，銅イオンが存在すると酸化ストレスによりアポトーシスを誘導することを明らかにした[25]．また，NM-1 細胞に観察されたホモシステインと銅によるアポトーシスは，カスパーゼの広域阻害剤である Z-VAD-fmk によって阻害されないことから，カスパーゼ非依存性のアポトーシスである[25]．さらに B_6 はホモシステインと銅による NM-1 細胞のアポトーシスを抑制したが，この作用はピリドキサールの銅キレート作用を介した抗酸化活性によると考えられる．このように B_6 はホモシステイン誘発動脈硬化に対してホモシステイン産生とホモシステインによる ROS 産生の両方で抑制していると考えられる．

c. ホモシステインと神経変性疾患

上述したように，高ホモシステイン血症は動脈硬化のリスク因子として多くの研究が行われているが，近年アルツハイマー病やパーキンソン病などの神経変性疾患の危険因子としても注目されている．McCaddon らの報告によると，血漿中の総ホモシステイン濃度は，対照群では 12.2 μmol/*l* であったのに対し，アルツハイマー病患者では 21.9 μmol/*l* と有意に高値を示した[26]．血漿中のホモシステイン濃度の基準値は男性 8.2～16.92 μmol/*l*，女性 6.4～12.22 μmol/*l* であるが，代謝酵素の先天的欠損などの遺伝的因子（MTHFR 遺伝子変異 677C→T）のほか，補酵素として機能するビタミン B_{12}，ビタミン B_6，葉酸などの摂取量不足，加齢，喫煙，飲酒，糖尿病などのさまざまな要因によって血中濃度が増加する[27,28]．ホモシステインによる神経変性疾患の発症機序は興味あるところであるが，ホモシステインが神経細胞のグルタミン酸受容体と結合し，細胞内カルシウム濃度やフリーラジカル濃度が増大して，細胞死を誘導したと考えられている[29]．また，ホモシステインはプロテイン脱リン酸化酵素 PP2A の活性低下を介して Tau タンパク質やアミロイド β のリン酸化を促進して神経変性を誘導するようである[30]．De Lau らのグループは，65 歳以上のヒトを対象にして，葉酸，ビタミン B_{12} ならびにビタミン B_6 の食事摂取量とパーキンソン病発症リスクとの関係を検討した[31]．この調査研究では対面診断を実施するとともに，医療機関の記録をモニターしてパーキンソン病を評価した．約 10 年間追跡した結果，72 例にパーキンソン病の発症が認められた．葉酸，ビタミン B_{12}，ビタミン B_6 それぞれの食事摂取量とパーキンソン病発症リスクの関係を検討した結果，B_6 摂取量が上位 1/3 の場合，下位 1/3 と比較するとパーキンソン病の発症リスクが 54% 低くなることが明らかにされた．しかも，B_6 摂取量とパーキンソン病リスクの関係は，喫煙者のみにおいて有意であった．すなわち，喫煙者の B_6 摂取量が多いとパーキンソン病発症リスクが低下することを明らかにした．

d. 水溶性ビタミンと糖尿病

厚生労働省の『2007 年国民健康・栄養調査』では，糖尿病が「強く疑われる人」は約 890 万人（2002 年調査は約 740 万人），「予備群」は約 1320 万人（同約 880 万人）であり，糖尿病が強く疑われる人や可能性を否定できない「予備群」が，合わせて 2210 万人と推計されることが 2008 年 12 月に発表された．通常，糖尿病はインスリン依存型であるⅠ型糖尿病とインスリン非依存型のⅡ型糖尿病に分けることができる．水溶性ビタミンであるビタミン B_1 は糖代謝に関与する酵素の補酵素であることから，ビタミン B_1 の摂取量と糖尿病とはなんらかの関係がありそうである．イギリスの P. J. Thornalley らは糖尿病患者の血漿中のチアミン（ビタミン B_1）濃度を定量し，Ⅰ型糖尿病では 76%，Ⅱ型糖尿病では 75% 低下していることを見いだした[32]．従来のチアミンレベルは赤血球におけるトランスケトラーゼ活性によって評価していた．過去の研究では糖尿病患者におけるチアミンの濃度は正常と考えられていた．しかし，正常だったのは糖尿病患者の赤血球膜に存在するTHTR-1とRFC-1と呼ばれるチアミントランスポータータンパク質量が増加していたからであることを明らかにした．一方，腎臓におけるチアミンの排出量は逆にI型糖尿病では24倍，II型糖尿病では16倍増加していた．チアミン欠乏は，血管内皮細胞に影響してアテローム性動脈硬化を高め，一方，チアミン投与は高血糖による血管内皮細胞の傷害を改善することが知られている[33]．糖尿病患者における血漿中のビタミンB_1濃度低下は網膜や腎臓に障害を与える微小血管系による合併症や心筋梗塞や脳梗塞などの大血管系による合併症の発症に重要な意義があると考えられる．最近の報告では，II型糖尿病初期患者に1日当たり100 mgチアミンカプセルを3回投与し，3カ月後に腎機能が回復したことが報告されている[34]．一方，抗酸化ビタミンであるビタミンCについても糖尿病のリスクを減少させることが報告されている．イギリスのA. H. Hardingらは果物や野菜の摂取量の指標となる血漿中のビタミンCレベルと糖尿病の関係を検討した[35]．研究は40〜75歳の2万1831人を対象に行われた．12年間調査研究を行った結果，735人が糖尿病と診断された．ビタミンC濃度で五つのグループに分けて比較すると，最もビタミンC濃度の高いグループの人は，最も低いグループの人より糖尿病発症のリスクが62% 減少した．すなわち，血液中のビタミンC濃度の高い人は，糖尿病のリスクが低いようである．〔岡　達三〕

文　献

1) B. M. Chrisley et al.：*Nutr. Res.*, **6**, 1023-1029, 1986.
2) A. Molina et al.：*Nutr. Cancer*, **28**, 206-211, 1997.
3) 岡　達三：生物機能研究の進歩I（山田耕路編），pp. 191-209，アイピーシー，2002.
4) S. Komatsu et al.：*J. Nutr*, **131**, 2204-2207, 2001.
5) D. Shimada et al.：*Nutr. Cancer*, **53**, 202-207, 2005.
6) D. Shimada et al.：*Biosci. Biotechnol. Biochem.*, **70**, 1038-1040, 2006.
7) K. Matsubara et al.：*J. Nutr. Biochem.*, **14**, 246-250, 2003.
8) Y. Mizushina et al.：*Biochem. Biophys. Res. Commun.*, **312**, 1025-1032, 2003.
9) J. Ishihara et al.：*J. Nutr.*, **137**, 1808-1814, 2007.
10) Food, Nutrition, Physical Activity and the Prevention of Cancer, Washington DC. American Institute for Cancer research：2007.
11) B. N. Ames：*Science*, **221**, 1256-1264, 1983.
12) J. M. Gaziano et al.：*JAMA*, Epub 2008 Dec 9.
13) H. Kühn et al.：*J. Clin. Invest.*, **99**, 888-893, 1997.
14) E. Ginter：*Bratisl. Le. Listy*, **108**, 417-421, 2007.
15) J. Ramirez and N. C. Flowers：*Am. J. Clin. Nutr.*, **33**, 2079-2087, 1980.
16) I. Ellingsen et al.：*Nutr. Metab. Cardiovasc. Dis.*, Epub 2008 May 12.
17) H. D. Sesso et al.：*JAMA*, **300**, 2123-2133, 2008.
18) S. H. Ganji：*Atherosclerosis*, **202**, 68-75, 2009.
19) K. S. McCully：*Am. J. Pathol.*, **56**, 111-128, 1969.
20) B. Hultberg：*Biochim. Biophys. Acta*, **1269**, 6-12, 1995.
21) H. R. Griffiths：*Free Radic. Biol. Med.*, **40**, 488-500, 2006.
22) R. Ross：*New Eng. J. Med.*, **340**, 115-126, 1999.
23) M. G. Signorello：*Eur. J. Clin. Invest.*, **32**, 279-284, 2002.
24) N. Endo et al.：*Brit. J. Nutr.*, **95**, 1088-1093, 2006.
25) N. Endo et al.：*Biochim. Biophys. Acta*, **1770**, 571-577, 2007.
26) A. McCaddon et al.：*Int. J. Geriatr. Psychiatry.*, **13**, 235-239, 1998.
27) N. Dimopoulos et al.：*In Vivo*, **20**, 895-899, 2006.
28) A. Baccarelli et al.：*Environ. Health. Perspect.*, **115**, 176-181, 2007.
29) A. A. Boldyrev and P. Johnson：*J. Alzheimers Dis.*, **11**, 219-228, 2007.
30) E. Sontag et al.：*J. Neurosci.*, **27**, 2751-2759, 2007.
31) L. M. L. De Lau et al.：*Neurol.*, **67**, 315-318, 2006.
32) P. J. Thornalley et al.：*Diabetoligica*, **50**, 2164-2170, 2007.
33) S. Arora et al.：*Ann. Vasc. Surg.*, **20**, 653-658, 2005.
34) N. Rabbani et al.：*Diabetologica*, Epub 2008 Dec 5.
35) A. H. Harding et al.：*Arch. Intern. Med.*, **28**, 1493-1499, 2008.

1.13 ミネラル

健康な生体は，一定のミネラルバランスを保ち，正常な生理機能を維持しているが，そのバランスが崩れて恒常性が失われると，ミネラルは細胞内代謝や細胞応答に関与する種々の酵素，サイトカイン，ホルモンなどの活性中心に存在することが多いために，それぞれの活性化機構やシグナル伝達機構への影響を介して自然免疫系および獲得免疫系の細胞のさまざまな活性を低下させる[1]．また，ウイルス・細菌・寄生虫感染症の罹患やそのための死亡リスクが増し[1]，癌細胞の分裂，増殖，転移などの癌進展[2]などにもかかわっている．欠乏の改善によって免疫機能低下からの回復も報告されている．

1.13.1 亜　鉛

機能発現に亜鉛を必要とする酵素は，DNA合成酵素，RNA合成酵素，Cu/Zn-スーパーオキシドジスムターゼなどをはじめ300種以上ある．6分類すべての酵素中に亜鉛の触媒的作用が見いだされており，亜鉛が酵素の構造維持に働いているものもある．ジンクフィンガーをもち亜鉛との相互作用が推定される転写因子も数多い．したがって，亜鉛欠乏状態では免疫機能にかかわる多くの細胞に変化が生じる．

腸性肢端皮膚炎は，特異的輸送体の欠損によると推測される亜鉛の吸収阻害症候群であり，強い亜鉛欠乏を生じる．重篤な亜鉛欠乏では，免疫機能が強く障害され，易感染性，水疱・膿疱性皮膚炎，脱毛，精神障害などがみられる．表皮細胞が傷害されてバリア機能が低下し，特徴的な皮膚の損傷が生じる．消化管粘液や気管表層などのバリア機能は，腸性肢端皮膚炎ほど強い欠乏でなくても傷害される可能性がある．亜鉛欠乏状態では，ナチュラルキラー（NK）細胞，好中球，単球・マクロファージに，数的変化は特にみられないが，機能低下を認めた報告が多い[1,3,4]．

獲得免疫系に関しては亜鉛欠乏状態では血液や末梢リンパ組織におけるリンパ球減少，特にT細胞の減少を生じることが多い．また，胸腺の萎縮は亜鉛欠乏の特徴の一つであり，特にT細胞の分化・増殖の主要部位である皮質域において著しい[1]．

血清亜鉛の低値ならびに亜鉛欠乏状態が導かれることによって免疫抑制に伴う発癌ならびに癌進展の促進が考えられる一方，腫瘍細胞の増殖抑制に伴う癌進展の抑制も考えられる．亜鉛欠乏ならびに過剰投与による腫瘍増殖の抑制がそれぞれ報告されている[2]．また，低亜鉛食摂取成人において，Th2細胞関連サイトカイン（IL-4，IL-6，IL-10）の産生は正常であるが，$CD4^+/CD8^+$T細胞サブセット比の低下，Th1細胞関連サイトカインであるIL-2やIFN-γの産生低下を認めた報告があり[5]，亜鉛はTh1/Th2バランスの維持に関与している可能性がある．生理的範囲内濃度の亜鉛は，これらの免疫調節物質の分泌・産生をコントロールする可能性が示唆されており，単球活性化を必要とする治療に応用できるかもしれないと期待されている．亜鉛欠乏症状を呈していない高齢者に免疫能力を増強する試みは，必ずしも有効な結果をもたらしていない．しかしながら，血中亜鉛濃度の低下および味覚異常，褥創などの症状が確認されている高齢者に対する亜鉛補給の有効性は認められている[4,6]．

2002年のWorld Health Reportによると死亡率の高い地域の開発途上国では，亜鉛欠乏は鉄欠乏よりも高い死亡率を示している．多くの地域で行われている介入研究は，低栄養の子どもで亜鉛補給が免疫能を改善させることを示している[3,4,5]．亜鉛補給による下痢の劇的な減少は常に観察される．腸内微生物と小腸の炎症反応との関連においては，亜鉛代謝に影響を及ぼすTNF-α，IFN-γ，IL-6などのメディエーターが介在している[5]．HIV，結核，細菌性赤痢患者に対する亜鉛補給の有用性は，一般的には認められていない．

急性の亜鉛中毒は，胃不快感，眩暈，嘔気を引き起こす．胃の症状は慢性中毒でもみられる．他の慢性的作用としては，1日300mgの亜鉛を多量補給した場合には，フィトヘマグルチニン

(PHA) に対するリンパ球刺激反応の減弱が報告されている[6]. 高齢者において, 1日100 mgの亜鉛は, 免疫不全を改善させなかった.

亜鉛は食品中ではカキなどの海産物や動物性タンパク質中に多く含まれるが充足が難しい. さらに, 降圧剤や利尿剤などの薬剤や食物繊維などで吸収が阻害されるため, 食事療法のみでの欠乏状態の改善は容易ではない. 日本では, 亜鉛は栄養機能食品の栄養成分の一つであり,「亜鉛は, 味覚を正常に保つのに必要な栄養素です. 亜鉛は, 皮膚や粘膜の健康維持を助ける栄養素です. 亜鉛は, たんぱく質・核酸の代謝に関与して, 健康の維持に役立つ栄養素です」の表示が可能である.

1.13.2 セレン

セレンは, グルタチオンペルオキシダーゼやチオレドキシンレダクターゼなどの酵素の構成成分であり, 抗酸化作用に関与して細胞膜機能の維持・安定性に寄与している. 細胞外の還元型チオレドキシンはサイトカインの補助物質やケモカインとして働き, 免疫調節の機能を有する. また, 十分なセレン存在下では, シクロオキシゲナーゼ経路やリポキシゲナーゼ経路のヒドロペルオキシド中間体のレベルが低く維持され, 前炎症性プロスタグランジンやロイコトリエンの産生は抑制されている[1]. これらの役割を考えると, セレンは適切な免疫応答に必要な元素であり, セレンの栄養状態が自然免疫ならびに獲得免疫の双方に影響を及ぼすことが考えられる.

セレンは以前より発癌および癌進展との関連で注目されている[2]. 皮膚の基底細胞癌と扁平上皮癌の既往症があるヒトを対象とした無作為試験においてセレンの補給と癌の関連を調べた結果, 研究開始初期の分析では, 皮膚癌の発症率は変わらなかったが, 肺癌, 大腸癌と前立腺癌の発症率は有意に低下した[8]. しかし, 研究終了後のセレン投与は全癌と前立腺癌の罹患率は低下させたが, 肺癌と大腸・直腸癌の罹患率は低下させておらず, さらにセレンによる癌防御効果は男性に限定されていた[8]. アメリカ合衆国食品医薬品局 (FDA) は, 条件付ヘルスクレームとして以下の表示を認めている[9].「セレンはある種の癌のリスクを低減する可能性がある. セレンの摂取がある形態の癌になるリスクを低減する可能性を示唆する科学的実証があるが, FDAはこの実証は限定的であり確立していないと判断した」.

セレン欠乏の宿主体内で増殖した心筋炎を発症するコクサッキーウイルスは, 病毒性を獲得しウイルスの遺伝子に変異が認められている[4]. 血中セレン濃度が境界領域のヒトにセレン補給し, 経口生弱毒化ポリオワクチンを接種した場合, セレン補給は体液性免疫応答に変化はもたらさなかったものの, IFN-γやIL-10の産生を増加し, T細胞の分化を早めるなど細胞性免疫応答を改善した. また, プラセボと比較してポリオウイルスのより迅速な消失および遺伝子の特異的変異の減少が認められている[4]. これらの研究は, 克山病を含めたヒト疾患の予防に果たすセレンの役割には, 抗ウイルス的な要素を加える必要があることを示唆している. エイズ患者では血漿セレン濃度が低下していることが報告されており, エイズ治療にセレンの補給が効果的かもしれないという考察もなされている. 一方, ヒト皮膚疾患を起こすポックスウイルスが, そのゲノム中に哺乳類のグルタチオンペルオキシダーゼ−1の相補的なcDNA配列を獲得していることが見いだされた[10]. ポックスウイルスに対する宿主側の抗ウイルス機構として, 過酸化物生成による細胞のプログラム死がある. ウイルスは宿主のGPX1を組み込み発現し, 細胞死を回避していることが推察される. これらのことを勘案するとポックスウイルスに感染した場合には, エイズ患者へのセレン補給がウイルスを保護するために作用してしまい, ヒトの抗ウイルス機構が十分に機能できない可能性も考えられるため, 無差別な補給には注意しなければならないことが指摘されている[10].

日本では, 経口栄養補助食品においても, 一般の加工食品同様に食品添加物が使用されるが, 栄養素または栄養素を含む化合物であっても食品添加物として認められていなければ使用することはできない. セレンは, 栄養強化のための食品添加物は認められていないため, セレンを含む天然原料が利用されている．セレンを多く含む食品としては，ネギ，ワカサギ，イワシなどがある．セレンの食品中および体内での化学形態の違いによる影響や補給量および補給期間の影響など，さらに検討が必要である．

1.13.3 鉄

鉄は，免疫細胞を含むすべての細胞の分化・増殖に必須であり，サイトカインの産生調節や細胞内情報伝達系を介したサイトカインの作用発現にも関与している．また，免疫細胞や細胞のシグナル伝達経路の適正な酵素機能発現に重要な過酸化物生成酵素や一酸化窒素生成酵素の大切な構成成分である．鉄含有酵素によって産生される活性酸素種や窒素酸化物は食細胞の主要な武器となっており，免疫機能のさまざまな局面に鉄は深いかかわりをもっている．ほとんどの病原体は鉄や他の微量栄養素を必要としているが，一方で宿主の免疫応答にも必要とされる．宿主は効果的に病原体から鉄を補足しなければならず，同時にその免疫機構を制限しない程度に鉄を供給しなければならない[1)]．

鉄欠乏により，貧血，爪の脆弱化，口角びらんなどの症状を呈する．また，自然免疫系に関しては，感染防御に重要なミエロペルオキシダーゼ活性の低下を伴った好中球の機能低下やマクロファージの殺菌活性低下が，獲得免疫系に関しては，T 細胞数の減少，NK 細胞活性の低下，リンパ球による IL-2 産生の減少などが報告されている[11)]．しかし，鉄欠乏症のヒトでも，液性免疫機能は影響を受けにくいようであり，ほとんどの抗原に応答する抗体産生能は保持されている[12)]．また，トランスフェリンやラクトフェリンなどの細胞内外の鉄結合タンパク質による病原性微生物の増殖阻止機能も低下することが知られている[12)]．鉄輸送タンパク質の制御によるサイトカイン放出の活性化からのフィードバック機構である．IL-1 や IFN-γ は，細胞表面のトランスフェリン受容体量を増加させたり一酸化窒素系を活性化させたりして細胞内の易動性鉄プールを縮小するために共同して働く[12)]．したがって，鉄の隔離は感染に応答する宿主の重要な部分であり，微生物の侵入という病原性を低下させる経路である．

一方，マクロファージへの鉄の負荷は，IFN-γ の活性を阻害し，TNF-α の産生，主要組織適合遺伝子複合体（MHC）class II 分子の発現，ネオプテリンの産生などの低下をもたらし，IFN-γ 経路による細胞内殺菌を弱体化させる可能性がある[1)]．過剰の鉄はまた，誘導性一酸化窒素合成酵素の転写を抑制することで，マクロファージの主要な殺菌・殺腫瘍細胞物質である一酸化窒素の産生を低下させることになる．したがって，免疫機能の低下とともに病原体が生育しやすい環境が提供されることになる．鉄欠乏とマラリアが蔓延している開発途上国における幼児に対する鉄補給の介入試験の結果，体内鉄の状態や T 細胞数は改善されたが，マラリアの罹患率には影響しないという報告[13)]や，鉄補給グループではマラリアや下痢が悪化し入院するリスクが上昇したため研究途中で中止したという報告もある[14)]．

鉄過剰症は，遺伝的ヘモクロマトーシスに関連する遺伝子の発見により注目されてきた．ヘモクロマトーシス（HFE）遺伝子の変異は，腸細胞における鉄吸収の調節不全を引き起こし，鉄貯蔵プールでの鉄の蓄積をもたらし，易感染性がみられる[1)]．また，将来的に，肝硬変，肝癌，心筋疾患や膵臓機能の損傷などを引き起こす．

実際に，鉄と発癌リスクとの相関に関する北米や北欧における疫学研究では，体内鉄や鉄摂取量と癌のリスクとの間に相関があるという報告とないという報告がある[15)]．これらの地域は鉄のサプリメントや鉄強化食品の利用が多い．サプリメントなどの利用が比較的少ないフランスでの前向き観察研究では，男性の鉄の状態は癌のリスクの予測指標とはならないが，フェリチン濃度の高い女性では癌のリスクと相関があるという結果が示された[15)]．

鉄を多く含む食品は，レバー，アサリの佃煮，がんもどき，ホウレンソウなどである．日本では，鉄は栄養機能食品の栄養成分の一つであり，「鉄は，赤血球を作るのに必要な栄養素です」の表記が可能であり，ヘム鉄を関与成分とする特定保健用食品（清涼飲料水）に,「鉄の補給を必要とする貧血気味の人に適します」旨の表示が許可されている.

鉄は適切に経口摂取すれば，妊娠中，授乳中，小児でもほぼ安全である．しかしながら，長期間多量に摂取するとヘモシデリン沈着症,血色素症,眼球鉄症，胃腸障害や多機能不全の原因となる.胃潰瘍，腸炎，潰瘍性大腸炎の症状を悪化させるので，これらの患者には禁忌である．鉄と癌および冠状動脈疾患のリスクとの相関に関しては，さらなる検討が必要であり，また，開発途上国における鉄の補給に関しては地域および対象者の体内鉄の状態を深慮する必要がある.

1.13.4 カルシウム

カルシウムは，体内で最も量の多いミネラルであり，その99%は骨および歯に存在し，残り少量のカルシウムは，血液凝固や心臓の機能，筋収縮などに関与し，体内で重要な役割を担っている．刺激が細胞表面の受容体に加わると，細胞内液のカルシウム濃度は細胞外液の流入や小胞体または筋小胞体中に貯蔵されているカルシウムの放出によって上昇する．この細胞内液カルシウム濃度の上昇は,キナーゼを活性化することによって,タンパク質をリン酸化する[16]．このことが，細胞内での特異的反応開始の引き金となる．このようにして，カルシウムは，筋収縮，ホルモン分泌,神経伝達物質の放出，視覚，グリコーゲン代謝,細胞の分化・増殖，運動などのセカンドメッセンジャーとして関与している．カルシウムは白血球の食菌作用を助ける，および，白血球やリンパ球の活性化に関与するという記載もある[17].

小腸はカルシウム摂取量の不足に適応するための主要な組織であるが，長期間のカルシウム欠乏は，吸収効率の上昇では完全に代償されることがないので，骨からのカルシウムの放出によって血清カルシウムレベルが維持されることになる．骨格系と免疫系は，サイトカイン，シグナル分子,転写因子や膜受容体などの多くの制御分子を共有し，共通の微小環境で分化・増殖するため，免疫系細胞は骨格系細胞の分化や機能制御に深く関与する．生体防御に伴う免疫応答や自己疾患による免疫系の異常な活性化によってIL-1，TNF-αなどの炎症性サイトカインが滑膜線維芽細胞上に多量の破骨細胞分化因子RANKLを誘導する.IFN-γなどは，破骨細胞分化を強く抑制することから，RANKLとIFN-γとによるバランスによって調節されていることが示されている[18].

カルシウムと乳製品の摂取が多いと大腸癌発症のリスクが低いことが報告されている[16,17]．カルシウムが便中の遊離胆汁酸と遊離脂肪酸の濃度を低下させ，細胞毒性を減少させること，および大腸の上皮組織に対する直接的な効果などが推察される[16]．また，カルシウム補給は，大腸癌の予防効果の可能性がある．大腸癌患者に対して1.2g/日のカルシウム補給を行った無作為化比較試験では，再発が減少することが認められた[16].

カルシウムを多く含む食品は，乳・乳製品，魚介類，モロヘイヤなどである．日本ではカルシウムは，栄養機能食品の栄養成分であり,「カルシウムは骨や歯の形成に必要な栄養素です」の表示が可能である．また，疾病リスク低減表示型特定保健用食品として「この食品はカルシウムを豊富に含みます．日頃の運動と，適切な量のカルシウムを含む健康な食事は若い女性が健全な骨の健康を維持し，歳をとってからの骨粗しょう症になるリスクを低減するかもしれません」の表示が許可されている．安全性については，適切に摂取すればおそらく安全と思われるが，過剰摂取により泌尿器系結石の形成，ミルクアルカリ症候群などの障害を起こす可能性がある． 〔**中西由季子**〕

文　献

1) 濱口恵子，志村二三夫：免疫と栄養（横越英彦編），pp. 227-244，幸書房，2006.
2) 荒川泰昭：*Biomed. Res. Trace Elements*, **15**, 317-325, 2004.
3) S. Maggini et al.：*Br. J. Nutr.*, **98**, S29-S35, 2007.
4) E. S. Wintergerst et al.：*Ann. Nutr. Metab.*, **51**, 301-323, 2007.
5) R. J. Cousins：最新栄養学，第9版（木村修一・小林修平監修），pp. 443-455，建帛社，2008.
6) 志越　顕：科学的根拠に基づくサプリメントの基礎知識（橋詰直孝監修），pp. 123-124，薬事日報社，2005.

7) D. E. Roth et al.：*Bul. WHO*, **86**, 356-364, 2008.
8) J. Gromadadzinska et al.：*Eur. J. Nutr.*, **47**, 29-50, 2008.
9) 清水俊雄ら：機能性食品素材便覧（清水俊雄編）, pp. 84-85, 2006.
10) R. A. Sunde：最新栄養学, 第9版（木村修一・小林修平監修）, pp. 478-496, 建帛社, 2008.
11) C. Munoz et al.：*Br. J. Nutr.*, **98**, S24-S28, 2007.
12) J. Beard：最新栄養学, 第9版（木村修一・小林修平監修）, pp. 429-442, 建帛社, 2008.
13) S. A. Richard et al.：*Am. J. Trop. Med. Hyg.*, **75**, 126-132, 2006.
14) A. H. Shankar and A. S. Prasad：*Am. J. Clin. Nutr.*, **68**, 447S-463S, 1998.
15) S. Hercberg et al.：*J. Nutr.*, **135**, 2664-2668, 2005.
16) 木村修一・小林修平監修：最新栄養学, 第9版, pp. 373-383, 建帛社, 2008.
17) 清水俊雄ら：機能性食品素材便覧（清水俊雄編）, pp. 75-78, 2006.
18) 末松綾子, 高柳 広：*Jpn. J. Clin. Immunol.*, **30**, 22-28, 2007.

1.14 カロテノイド

1.14.1 カロテノイドの基礎知識

a. カロテノイド

カロテノイドは, 動植物界に広く存在し黄色～赤色を示す脂溶性の色素成分である. カロテノイドは, 光に不安定であり, 酸化分解を受けて変色または退色しやすい物質であるが, 熱には比較的安定である. 植物体では, カロテノイドは光合成ならびに光遮蔽に貢献する. 脊椎動物は, 体内ではカロテノイドを合成することができず, それらの組織に含まれるカロテノイドは, 植物などのカロテノイドが食物連鎖により動物へ移行したものである. 緑色の野菜であってもカロテノイドは存在しており, ホウレンソウやブロッコリーのような野菜には, *β*-カロテンやルテインなど数種類以上のカロテノイドが含まれている. ヒトが, 日常的な食生活において食品から摂取するカロテノイドには, *β*-カロテン, *α*-カロテン, リコピン, ルテイン, ゼアキサンチン, *β*-クリプトキサンチン, カンタキサンチン, カプサンチン, フコキサンチン, アスタキサンチンなどがある.

b. カロテノイドの所在

1831年にニンジン（carrot）からルビー色の結晶が得られ, これは, その由来からカロテン（carotene）と命名された. 最初に純粋なカロテノイドとして単離されたのが, *β*-カロテンであり, 1931年にその構造が明らかにされた. *β*-カロテンは, ニンジンのみならず多くの緑黄色野菜に含まれているが, マンゴーやカキなどの果物にも豊富に含まれている. ニンジンには, *α*-カロテンも豊富に含まれている. *β*-クリプトキサンチンは, ミカンに多く含まれている. リコピンは, トマトやスイカに多く含まれており, ルテイン/ゼアキサンチンは緑黄色野菜全般に存在する. 一方で, アスタキサンチンは, サケ, エビ, カニなどの紅色に関係しており, それらを食するヒトの立場からすると, 動物性のカロテノイドとみなすことができる. これら天然の所在以外に, カロテノイド添加飼料が意図的に家畜や養殖魚などに与えられるケースがある．鶏卵の卵黄の色調にも，飼料由来のカロテノイドが貢献しており，カロテノイドの量や種類を調節することにより，黄色の濃い卵黄や赤味がかった卵黄にすることができる．

c. カロテノイドの構造

600種類以上のカロテノイドが存在する[1)]．カロテノイドは，イソプレン8分子が結合した炭素骨格をもつことから，イソプレノイドに分類される．よって，カロテノイドは分子内に多くの共役二重結合をもっており，それがカロテノイドの色調の原因をなしている．カロテノイドは，分子中の酸素原子の有無により，酸素原子をもたないカロテン類と，酸素原子をもつキサントフィル類に分けられる．カロテノイドの構造式の例を図1.40に示す．

d. 吸収と代謝

ヒトは，マウスやラットと比較すると，カロテノイドをそのまま吸収し，体組織に蓄積しやすい[1)]．摂取したカロテノイドは，消化により食品から遊離した後，油脂とともに胆汁ミセルに取り込まれ，小腸粘膜から吸収される．ミセルにより小腸粘膜へ運ばれたカロテノイドは，小腸上皮細胞内に取り込まれた後，その一部は*β*-カロテン-15,15′-モノオキシゲナーゼによって中央の二重結合で酸化開裂される．*β*-カロテンの場合，2分子のレチナールに変換される．残りは，カロテノイドのままで組織や血液中に移行する．この未分解のカロテノイドは，カイロミクロンに組み込まれてリンパ液中に分泌され，胸管で血液中へ放出されて全身に至る．カイロミクロンが，リポタンパク質リパーゼの作用を受けることにより，その一部が各組織に取り込まれ，残りはカイロミクロンレムナントとともに肝臓により回収される．そして，肝臓で合成されるVLDL（超低比重リポタンパク）に組み込まれ，再度血流中に放出されLDL受容体を介して各組織に取り込まれると考えられている[2)]．ヒトでは，肝臓や脂肪組織以外に，心臓，膵臓，脾臓，腎臓，副腎，甲状腺，精巣，卵巣などにカロテノイドが集積されることが知られている．蓄積されたカロテノイドの組成は基本的には血漿カロテノイド組成に類似しているが，組織によって差がある．たとえば，精巣ではリコペンの割合が高く，網膜黄斑にはゼアキサンチンとルテインが集積している．組織あるいは体液中のカロテノイドの代謝分解については，いまだ不明な点が多い．

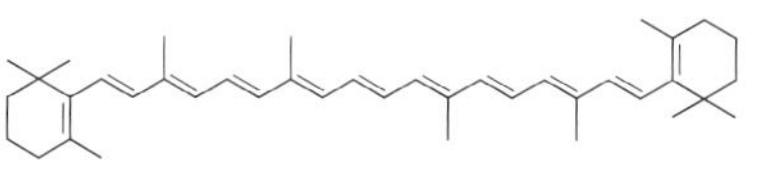

β-カロテン

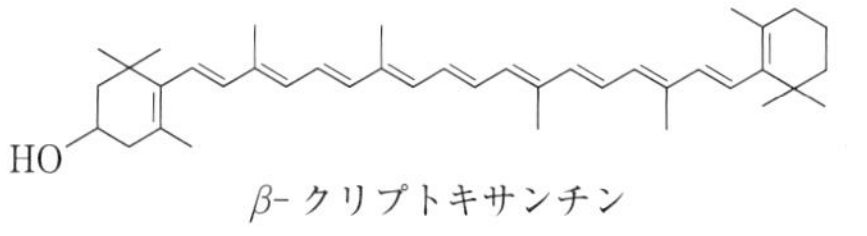

β-クリプトキサンチン

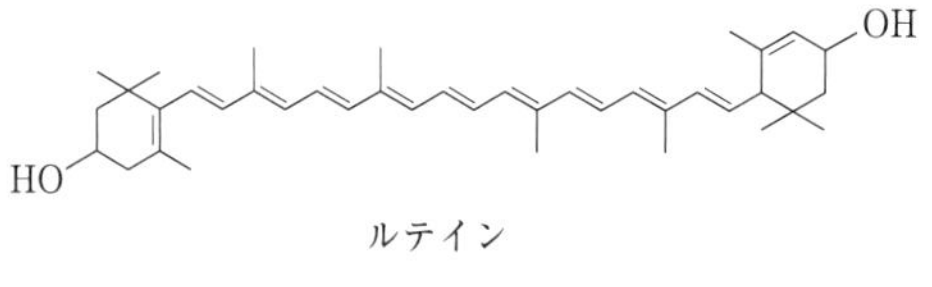

ルテイン

図1.40 カロテノイドの構造式の例

e. ビタミンA活性

カロテノイドのうち*β*-イオノン環をもつものは生体内でビタミンA（レチノール）に変換されうることから，プロビタミンAと呼ばれる．カロテノイドの生理活性として確実なものは，このビタミンA活性である[1)]．ビタミンA活性をもつものは50種類あるが，五訂日本食品成分表においては*β*-カロテン，*α*-カロテン，*β*-クリプトキサンチンの3種類のみがビタミンAに換算されている．重量当たりの活性をレチノールと比較すると，*β*-カロテンは1/12，その他は1/24と見なされる．ヒト血漿には，プロビタミンAであるカロテノイドだけでなく，そうでないリコペンやルテインのようなカロテノイドも検出されている．

f. 抗酸化作用

カロテノイドの一重項酸素消去活性については，1968年にFooteとDennyがはじめて発表した[2)]．カロテノイドのラジカル捕捉能については1979年にKrinskyらが報告している．1984年には，BurtonとIngoldが，カロテノイドは低い酸素分圧下では抗酸化物質として作用するものの，高い酸素分圧下では逆に酸化剤として作用することを見出した．動物の体内環境は，低酸素分圧下に相当することから，カロテノイドは抗酸化物質として作用すると予想されるが，現在のところ，動物の体内において，カロテノイドが実際に抗酸化的な働きをしているかどうかについて，確定的な見解は得られていない．

g.　過剰症および危険性・毒性

ビタミンAには過剰障害が知られているが，β-カロテンなどのプロビタミンAカロテノイドは，必要量しかビタミンAへの変換が行われないので，プロビタミンAのとりすぎによるビタミンA過剰障害は起こらないとされている．カロテノイドは皮膚に蓄積しやすいため，β-カロテン300 mg/日以上の摂取では柑皮症（肌が黄色くなる）が起こる．これは，普通の人が通常の食品からカロテノイドを摂取した場合に考えられる唯一の過剰障害として知られているが，それも摂取を制限することで，速やかに解消される．ただし，喫煙者についてはβ-カロテン20 mg/日以上の摂取は肺癌リスクを上昇させる可能性がある（1.14.3項c.参照）．また，カロテノイドの一種であるカンタキサンチンについては，網膜症や，ラットへの長期投与において肝毒性が報告されており，食品安全委員会により一日摂取許容量0.025 mg/kg体重/日と算出されている．

h.　推奨量と摂取量

アメリカの国立癌研究所は，癌予防の観点から，1日当たり6 mgのβ-カロテン摂取を勧告している．これは，β-カロテンそのものや，β-カロテンを豊富に含む緑黄色野菜を多く摂取することが，種々の癌の予防に有効であるとの考え方に基づいている．日本人の平均的なβ-カロテン摂取量は，1日当たり2.5〜3 mg程度であると推定されている[3]．現在，「日本人の食事摂取基準」において，β-カロテンやその他のカロテノイドについての摂取基準は設定されていない．

1.14.2　カロテノイドによる免疫機能の調節

カロテノイドと免疫機能に関する研究については，これまでにBendich[4-6]や，Hughes[7]，富田[8]らによりにまとめられている．本項および次項は，彼らの記述を基本資料とし，それ以外の情報も加えて論じる．

a.　免疫機能に対するカロテノイドの影響研究の歴史

カロテノイドと免疫との関係についての報告は，1930年にビタミンA欠乏ラットに対してβ-カロテンを投与することにより，感染症の予防効果を見いだしたものが最初である．ヒトでは，その翌年に，β-カロテン摂取量の多い幼児ほど，呼吸器感染症患者数が少なく，症状も軽いことが報告された．ただし，これらのβ-カロテンの効果については，ビタミンA活性が重要な要素であった．したがって，カロテノイドとしての免疫系への作用についての最初の報告と言い切るのは難しい．

1950年代の終わりには，プロビタミンAではないリコピンを腹腔投与したマウスが，細菌感染に抵抗性があることが報告された．ただし，この場合リコピンの経口投与では効果がみられていない．この研究グループでは同時に，抗原性の高い腫瘍細胞の接種に対しても，リコピンの投与が抗腫瘍に効果的であることを見いだしている．

1980年代のはじめ頃には，マウスがβ-カロテンを摂取した場合に，ストレスによる胸腺萎縮の予防，循環リンパ球数の増加，皮膚移植片への拒絶反応の亢進，および胸腺細胞に対する放射線障害の予防に効果があることが報告されている．ただし，ビタミンAによっても同様の効果がみられている．

b.　カロテノイドとしての免疫系への影響

1)　単球・マクロファージならびに抗原提示

β-カロテンは*in vitro*で，活性酸素によるヒト末梢血マクロファージのHLA-DR発現減少を抑えた．β-カロテンの摂取により，非喫煙者におけるHLA-DR，ICAM-1，LFA-3発現単球の割合が増加し，さらに*ex vivo*でのTNF-α分泌能が高まったことより細胞性免疫機能への関与が考えられる．

また，アスタキサンチンと培養されたマウス脾臓細胞は抗体産生能が亢進し，特に刺激として用いられる抗原の量が少ないときに，その効果が発揮される．この作用において，カロテノイドは，T細胞への抗原提示の段階で作用していると考えられる．

抗原提示との関連では，β-カロテンを摂取したマウスの脾細胞内グルタチオン濃度が上昇し，マクロファージ画分において，抗原提示に関与するシステイン-カテプシン活性の亢進が認められている[9]．

2) リンパ球 β-カロテンまたはカンタキサンチンを投与されたラットにおいては，脾臓T細胞とB細胞のマイトジェンによる幼若化反応が亢進した．β-カロテンやアスタキサンチンは，マウスにおいて，腫瘍細胞に対するキラーT細胞数を増加させた．

また，β-カロテン摂取はヒトの$CD4^+$のヘルパーT細胞数を増加させた．β-カロテンは，*in vitro*でヒト末梢白血球による細胞傷害作用を亢進した．

それらを踏まえて，90年代には，さまざまな状況・状態のヒトで，β-カロテン投与の効果が検討されたものの，それらは年齢にかかわらず健康な男性や女性においては，リンパ球の増殖やIL-2産生の増加に対して，β-カロテンはほぼ効果がないものと総括される結果に終わっている．

3) ナチュラルキラー細胞 β-カロテンおよびカンタキサンチンは*in vitro*で，ヒト末梢血単核球中のナチュラルキラー（NK）細胞数を著しく増大させ，IL-2Rなどの活性化マーカーも増加させた．また，β-カロテンを投与された高齢者において，NK細胞数の増加や活性の亢進が認められている．口腔の前癌病変をもつ喫煙者にβ-カロテンを投与した場合にも，NK細胞数の増加が認められている．

4) 免疫応答へのその他の影響 高齢者へβ-カロテンを含むビタミン混合物を投与すると，免疫機能の亢進により，感染症の罹患率が低下した．一方，β-カロテンを投与すると，紫外線照射による遅延型過敏免疫応答阻害が起こらない．この現象は，若者においても高齢者においても観察されている．

免疫を賦活化する以外にも，疾患モデルマウスを用いた研究で，β-カロテンやアスタキサンチンは自己免疫疾患の抑制に効果を示している．

c. カロテノイドによる免疫賦活のメカニズム

ビタミンAが免疫に影響することから，カロテノイドの免疫賦活作用については，最初はプロビタミンAであるβ-カロテンを用いて研究が進められた．しかし，リコピン，ルテイン，カンタキサンチン，アスタキサンチンなどプロビタミンAではないカロテノイドにも免疫賦活作用が報告されたこと，そして，ビタミンAへの代謝変換活性がほとんどみられないネコにおいて，β-カロテンの免疫賦活作用が見いだされたことなどから，免疫賦活作用はビタミンAに依存しないカロテノイド固有の性質であると考えられるようになった[10]．場合によっては，β-カロテン・カロテノイドの作用とレチノイドとの作用が，逆の方向性をもつ場合もある．その一例として，マクロファージの細胞機能に対して，レチノールやレチノイン酸が抑制的に作用し，β-カロテンがその抑制を解除したという報告がある．

β-カロテンが，紫外線照射によるダメージから免疫細胞を守ることはすでに書いたが，紫外線が照射されると，生体内において活性酸素が発生する．一方，好中球やマクロファージなどの食細胞がその免疫機能である殺菌作用を発揮する局面においても，活性酸素が産生される．前項に示したように，β-カロテンを含むカロテノイドは，抗酸化性物質である．カロテノイドは，生体内で生じた活性酸素を消去することにより，免疫担当細胞を保護し，その免疫機能を保全することを介して，免疫賦活に関与していると考えられる．

さらに詳しいメカニズムについては，Hughesが考察している．彼は，活性酸素による転写因子NF-κBの活性化との関係から，β-カロテンのような抗酸化物質がNF-κBの活性を阻害することにより，細胞膜を保全し細胞表面因子の発現を向上している可能性について言及している．さらに，β-カロテンが，アラキドン酸由来の代謝物（たとえばプロスタグランジンE2）の産生を阻害することで，免疫応答を向上させるというメカニズムについても示唆している.

1.14.3 カロテノイドの摂取と発癌抑制

a. カロテノイドによる発癌予防

1981年, Petoらが β-カロテンによるヒトの癌予防効果について発表したことにより, β-カロテン摂取による癌の化学予防について注目が集まった. それ以後も, β-カロテンやそれを含む緑黄色野菜・果物の摂取量と, 発癌やその他の疾患発症との逆相関性を示す症例-対照研究結果が次々と報告され, また中国における大規模臨床投与試験で β-カロテンの発癌予防効果が報告された. これらの研究成果は, 日本において β-カロテンを豊富に含むニンジンの消費量の増加をもたらすなど社会的影響は大きかった. β-カロテン以外でも, リコピン摂取による前立腺癌予防や, ルテイン摂取による肺癌予防効果を示す疫学研究の結果がある[11].

b. カロテノイドによる抗腫瘍免疫

摂取した食品成分による抗癌作用については, 大きく二つの作用機序が考えられる. 一つは, 細胞の癌化予防や癌化した細胞の増殖抑制などである. β-カロテンやカンタキサンチンには, X線や化学薬品による細胞トランスフォーメーションに対する予防効果があり, また β-カロテンやリコピンにはある種の癌細胞の増殖阻害効果が検出されている. ただし, これらの作用は, 免疫機能とは関係がない.

一方, 免疫系は, 日々発生する癌細胞を駆除するという役割も担っている. したがって, すでに述べたカロテノイドによる免疫賦活は, 抗癌作用の観点からも重要と考えられる. ここでは, 免疫機能のなかでも特に癌細胞や腫瘍組織に対するカロテノイドの効果を紹介する.

マウスのウイルス性腫瘍に対して, β-カロテンの摂取は腫瘍の退縮に効果があり, 一方で胸腺萎縮を妨げる効果もある. β-カロテンやアスタキサンチンの摂取は, マウスの細胞傷害性T細胞数を高めることにより, 腫瘍の成長に対する抵抗力を増す. ハムスターの口腔癌モデルを用いた研究により, β-カロテンやカンタキサンチンが作用すると, マクロファージによるTNF-α 産生が誘導され腫瘍細胞への傷害能力が高まることが示されている. アスタキサンチンの摂取は, マウスのキラーT細胞活性とIFN-γ 産生を亢進し, 移植された腫瘍の成長を阻害した[12].

ヒトに関する研究では, ヒト末梢血を β-カロテンや α-カロテンとインキュベートすると腫瘍傷害活性が亢進することが見いだされている. また, β-カロテンの血中濃度が高いベジタリアン (ただし, ビタミンA, ビタミンE, ビタミンC濃度は高くない) のNK細胞活性は, 非ベジタリアンより高い. さらに, 口腔の前癌病変をもつ喫煙者に β-カロテンを投与した場合に, 病変部の退縮が観察されている.

そのほかにも, β-クリプトキサンチン, ゼアキサンチン, ラクツカキサンチン, フコキサンチンなどに発癌抑制効果が期待されている[11].

c. 発癌リスクの上昇の懸念

近年, ATBCあるいはCARETといった大規模臨床投与試験において, β-カロテンの摂取がヘビースモーカーの肺癌リスクを高めるという結果が得られている. これらは, 遡及的な疫学研究の結果から生じた期待とは正反対の結果であった. また, 各種コホート研究の結果においても, β-カロテンやその他のカロテノイドの摂取による癌予防効果について否定的なものは多い. これらの結果の理由として, β-カロテン摂取に関するコホート試験や臨床投与実験では, 癌の発生時や発生後初期段階に対する影響を検討することが難しかったのではないかとも指摘されている. あるいは, 緑黄色野菜や果物の摂取による癌予防効果は, そこに含まれている β-カロテン以外の物質によるものか, 複数の物質による相乗効果であった可能性も指摘されている[11]. 一方で, β-カロテンが特に高濃度の酸素下では抗酸化物質としてではなく酸化剤として作用するという事実や, β-カロテンが癌細胞に対しても抗酸化的に細胞の成育を助長したのではないかとの懸念も提示されており, これらは癌の発症メカニズムにおいて β-カロテンの摂取が積極的に悪影響をもたらしたのではないかと危惧するものである. β-カロテンやその他のカロテノイドを不安なく摂取するうえで，発癌リスク上昇との関係については，今後，解明される必要がある． 〔山西倫太郎〕

文　献

1) 寺尾純二：総合臨床，**49**(11)，2868-2871，2000.
2) 寺尾純二，長尾　昭彦：日本油化学会誌，**48**(10)，1075-1085，1999.
3) 四童子好広：ビタミンの事典（日本ビタミン学会編），p. 67，朝倉書店，1996.
4) A. Bendich：*J. Nutr.*, **119**(1), 112-115, 1989.
5) A. Bendich：*Proc. Nutr. Soc.*, **50**(2), 263-274, 1991.
6) A. Bendich：*J. Nutr.*, **134**(1), 225S-230S, 2004.
7) D. A. Hughes：*Proc. Nutr. Soc.*, **58**(3), 713-716, 1999.
8) 富田純史：カロテノイド―その多様性と生理活性―（高市真一編），pp. 67-106，裳華房，2006.
9) S. Takeda et al.：*Biosci. Biotechnol. Biochem.*, **72**(6), 1595-1600, 2008.
10) 長尾昭彦：食品機能性の科学（食品機能性の科学編集委員会編），pp. 92-95，産業技術サービスセンター，2008.
11) 西野輔翼：食品大百科事典（食品総合研究所編），pp. 490-496，朝倉書店，2001.
12) H. Jonouchi et al.：*Nutr. Cancer*, **36**(1), 59-65, 2000.

1.15　イソフラボン

免疫応答には性差があることが知られており，これはエストロゲンなどの性ステロイドが影響していることによる．胸腺細胞やリンパ球，マクロファージなどの免疫担当細胞にはエストロゲン受容体が存在し[1,2]，これらの受容体をノックアウトしたマウスではT細胞の分化・成熟の場である胸腺と脾臓の重量や細胞数の減少，骨髄におけるB細胞の分化抑制，免疫担当細胞のサイトカイン産生能が影響を受けることなどが報告されている[3]．またヘルパーT細胞は細胞性免疫の優位なTh1タイプと液性免疫のTh2タイプとに大別され，両者が互いに拮抗しあうことによって生体の免疫機能が保たれているが，一般に雌性の個体はTh1応答を起こしやすく，ウイルスなどの感染に対する抵抗力が強いといわれている．

イソフラボン（isoflavon）は，ステロイド骨格をもたないが受容体への結合力をもつことからエストロゲンと同様の作用を示すため，免疫機能に対して有益な作用をもたらすことが期待される．

1.15.1　イソフラボン

イソフラボンはマメ科，バラ科，アヤメ科，クワ科，ヒユ科の植物に含まれており，なかでもマメ科植物には多くのイソフラボン誘導体が含まれている．

特に日本では煮豆，納豆，豆腐，味噌，醤油といったさまざまな料理や調味料など，幅広い加工用途のある大豆が伝統的に食されてきた．現在，ヒトに対してなんらかの生理作用が期待される量のイソフラボンを日常的に摂取することができる食用植物は，大豆（黒大豆を含む）以外にはないと考えられる．大豆にはタンパク質，レシチン，サポニンをはじめとした生理作用をもつ数多くの成分が含まれることが知られているが，なかでもイソフラボンは近年，世界的にさまざまな研究成果が報告されている．

イソフラボンはフラボノイドの一つとして分類

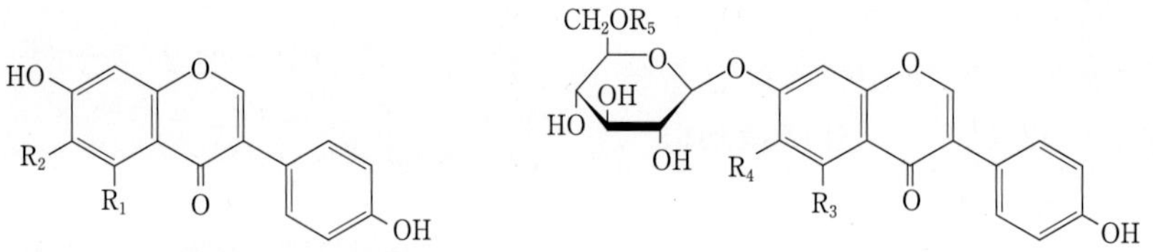

成分	R_1	R_2
ダイゼイン	H	H
ゲニステイン	OH	H
グリシテイン	H	OCH_3

成分	R_3	R_4	R_5
ダイジン	H	H	H
ゲニスチン	OH	H	H
グリシチン	H	OCH_3	H
6″-*O*-マロニルダイジン	H	H	$COCH_2COOH$
6″-*O*-マロニルゲニスチン	OH	H	$COCH_2COOH$
6″-*O*-マロニルグリシチン	H	OCH_3	$COCH_2COOH$
6″-*O*-アセチルダイジン	H	H	$COCH_3$
6″-*O*-アセチルゲニスチン	OH	H	$COCH_3$
6″-*O*-アセチルグリシチン	H	OCH_3	$COCH_3$

図 1.41　大豆中のイソフラボン

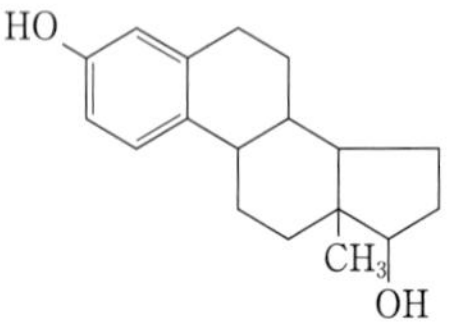

図 1.42　エストラジオール

される．大豆にはアグリコンであるダイゼイン（daizein），ゲニステイン（genistein），グリシテイン（glycitein）の3種を基本骨格として，それぞれの配糖体，マロニル化配糖体およびアセチル化配糖体の計12種類の状態で存在することが確認されている（図1.41）．その基本骨格が女性ホルモン（図1.42）と類似しているため，エストロゲン受容体に対する親和性を有する[4]．エストロゲン受容体にはα，βの2種類が存在し，イソフラボンはβ受容体に対して親和性が比較的高いことが知られている．これまでに大豆イソフラボンには骨粗鬆症，循環器疾患，女性の更年期障害（ホットフラッシュや萎縮性膣炎）の改善作用や乳癌や前立腺癌などの疾患を予防する働きをもつことが報告されている[5]．

日本人は，これらの疾病の罹患率が欧米人と比較して低く，その要因としてイソフラボンが多く含まれる大豆食品の摂取が関係していると考えられている．主な大豆加工食品中のイソフラボンの含有量と組成を表1.9に示した．ゲニステインは食品のなかで最も多く含まれている代表的なイソフラボンアグリコンであり，研究報告も多い．

1.15.2　イソフラボンと疾患

イソフラボンの生理作用に関する研究報告のなかで，直接的に免疫応答にかかわる働きについて検証された例は少なく，多くは大豆製品の摂取量に基づく疫学調査や，エストロゲン様作用に焦点を当てたものである．ここでは，イソフラボンの有する性ホルモン様作用を含めて疾病の予防や免疫系に働く機能について述べる．

1.15.3　発癌抑制

ゲニステインは*in vitro*の試験において，エストロゲンに対して非依存的に増殖するラットの乳癌細胞の細胞周期をG2/M期に停止させたり，アポトーシス誘導因子の遺伝子発現を促進することで腫瘍の増殖を抑制する働きをもつことが示唆されている[6]．また，マイトジェンやアロ抗原によって誘導されるリンパ球の増殖応答を阻害する[7]．一方，*in vivo*ではB16メラノーマ細胞を植え付けたマウスへの投与試験でゲニステインが増殖・分化抑制作用を示すほか，宿主抵抗性を増加させ，用量依存的にキラーT細胞とNK細胞活性を増加させることが知られている[8,9]．また，T細胞の分化を担う胸腺が欠損したマウスに乳癌細胞を移植して腫瘍を形成させた場合には，ゲニステインを摂取させても腫瘍細胞の増殖が阻害さ

表 1.9 市販大豆食品および大豆のイソフラボン組成

サンプル	アグリコン (%)			配糖体 (%)			マロニル化配糖体 (%)		
	Dein	Gein	Glein	Din	Gin	Glin	Din	Gin	Glin
大豆 $n=5$	0.8±0.3	0.8±0.3	0.0±0.1	8.6±3.1	9.2±3.1	3.5±1.8	30.2±4.4	37.1±4.6	5.8±2.1
豆乳 $n=4$	1.8±1.4	1.8±1.8	0.2±0.4	23.6±4.9	36.9±10.1	2.4±3.4	10.9±6.8	16.5±12.4	1.3±1.3
豆腐 $n=6$	2.7±1.2	3.5±1.4	0.1±0.2	9.9±2.1	13.2±2.5	6.3±1.3	22.5±3.0	33.6±5.2	6.9±2.5
ゆば $n=4$	4.8±1.6	4.6±1.9	2.4±1.1	24.3±5.0	35.6±4.8	3.6±0.5	8.9±2.7	12.8±4.5	1.4±0.4
油揚げ $n=4$	2.8±2.2	4.9±3.4	nd	11.7±4.2	10.7±5.2	19.3±13.9	6.2±12.4	24.1±2.2	nd
煮豆 $n=6$	1.8±2.1	3.6±3.1	nd	25.1±2.2	49.2±6.8	3.8±4.7	4.4±3.7	3.5±2.3	1.7±1.9
きなこ $n=5$	3.8±1.6	4.9±2.1	1.2±1.6	20.8±1.8	25.1±4.1	1.6±2.2	0.3±0.4	nd	0.5±0.8
納豆 $n=6$	2.0±0.7	2.7±0.4	nd	24.6±4.1	37.1±4.9	12.4±3.4	2.9±3.2	nd	3.8±0.4
味噌 $n=5$	24.4±7.9	38.7±11.4	3.2±0.8	7.5±4.4	14.7±5.9	0.7±1.5	2.6±3.7	6.1±7.4	nd
醤油 $n=5$	45.1±6.9	21.2±6.1	6.6±1.2	10.4±6.7	13.1±10.7	nd	nd	3.6±5.0	nd

サンプル	アセチル化配糖体 (%)			サクシニル化配糖体 (%)			合計	
	Din	Gin	Glin	Din	Gin	Glin	%	μg/g 湿重量
大豆 $n=5$	0.4±0.3	0.2±0.3	3.4±0.4	nd	nd	nd	100	2516.6±585.4
豆乳 $n=4$	0.5±0.4	1.2±0.2	3.0±3.4	nd	nd	nd	100	317.0±132.4
豆腐 $n=6$	0.5±0.4	0.9±1.3	nd	nd	nd	nd	100	459.9±46.8
ゆば $n=4$	0.7±0.2	0.2±0.4	0.7±0.8	nd	nd	nd	100	2800.5±616.5
油揚げ $n=4$	6.8±2.9	13.5±6.0	nd	nd	nd	nd	100	646.1±109.0
煮豆 $n=6$	1.7±0.9	5.2±0.8	nd	nd	nd	nd	100	605.1±215.4
きなこ $n=5$	15.9±2.9	24.7±2.9	1.2±1.6	nd	nd	nd	100	2476.4±349.2
納豆 $n=6$	0.7±0.6	2.6±0.8	nd	4.1±1.9	6.6±5.1	0.3±0.8	100	1642.0±455.7
味噌 $n=5$	nd	2.1±0.2	nd	nd	nd	nd	100	303.8±104.3
醤油 $n=5$	nd	nd	nd	nd	nd	nd	100	13.7±3.1

Dein＝ダイゼイン，Gein＝ゲニステイン，Glein＝グリシテイン，Din＝ダイジン，Gin＝ゲニスチン，Glin＝グリシチン．

れないとの報告もある[10]．このことから，イソフラボンは直接阻害するだけでなく，免疫細胞の機能を促進させることで腫瘍の成長を阻害する働きをもつと考えられる[11]．

また，チロシンキナーゼは炎症性細胞を活性化するが，ゲニステインはこの酵素を阻害することが知られている．そのほかイソフラボンにはDNAの切断に関与するトポイソメラーゼⅡの阻害活性や抗酸化活性を有することで，癌細胞の増殖抑制や血管新生，トランスフォームされた細胞を正常化する働きがあると考えられている[12]．さらにイソフラボンを多く含む大豆胚軸を用いて調製した茶飲料には，ヒトにおける1カ月の摂取試験において，過酸化脂質の低下作用のほか，遺伝子の酸化損傷指標となる8-ヒドロキシデオキシグアノシン（8-OHdG）の生成量を低下させる[13]という報告もある．

その他，性ホルモンに非依存的といわれている大腸癌や皮膚癌[14]でも，*in vitro* で増殖抑制とアポトーシスの誘導作用が認められている[15]．

一方でイソフラボンは，性ホルモン結合グロブリン（sex hormone binding globurin : SHBG）の産生誘導作用[16]やジヒドロテストステロン変換酵素である5αレダクターゼの阻害作用[17]，性ホルモン代謝にかかわる17β-ヒドロキシステロイド脱水素酵素やエストロゲン変換に関するアロマターゼなどの酵素活性の抑制作用[18-20]をもつことから，子宮や乳腺，前立腺といった性ホルモンが関連する器官の細胞増殖を抑制する可能性がある．

1.15.4 炎症性腸疾患に対する作用

炎症性腸疾患（inflammatory bowel disease：IBD）は腸管免疫系を制御するサイトカインの異常亢進に起因する慢性的な腸炎として知られているが，大豆イソフラボンを主成分とする分画が，ヒト上皮細胞のモデルであるCaco-2細胞におけるTNF-α刺激を特異的に抑制し，炎症性サイトカインであるIL-8の産生を抑制することが知られている[21]．

1.15.5 動脈硬化に対する作用

動脈硬化の一つに動脈の内膜にコレステロールなどの脂質で形成される粥状物質が沈着してアテ

ロームプラーク（粥状硬化斑）ができ，しだいに肥厚することで動脈の内腔を狭めるアテローム性動脈硬化症がある．イソフラボンはアテローム発生性飼料を給与したウサギに対して脂質低下作用を示し，血漿中の炎症促進 LDL を低下させたり[22]，熱ショックタンパク質の発生を抑える作用をもつ[23]．

しかしながら，これまでにヒトにおける心疾患や脂質代謝異常に対するイソフラボンの予防・改善効果については十分な科学的根拠が得られているとはいえない．イソフラボン単独で有効性が認められた報告は少なく，効果が確認された例としては大豆タンパク質を併用して摂取した場合が多い[24]．

1.15.6　骨に対する作用

骨にかかわる疾患に対するイソフラボンの作用としては，更年期のホルモンバランスの乱れによる骨形成能力の低下を抑制するほか，ゲニステインの摂取がマウスにおけるコラーゲン誘発性関節炎に対する血清中の抗コラーゲン抗体レベルの低下，骨膜の肥厚化や骨散乱の軽減と関係していることが知られている[25]．

1.15.7　エクオール

イソフラボンの配糖体を摂取した場合，一部はアグリコンとして吸収されるが，残りは種々の物質に代謝される[26]．イソフラボンの一つのダイジン（daidzin）は，アグリコンであるダイゼインとなり，その後ジヒドロダイゼイン，エクオール（equol）もしくは生理活性の弱い *O*-デスメチルアンゴレンシン（*O*-desmethylangolensin：*O*-DMA）へと変換される（図 1.43）．この代謝は腸内細菌によって行われるために個体差がみられ，エクオール産生能のある者とほとんど産生能をもたない非産生者とに分かれる．エクオールは他のイソフラボンよりもエストロゲン活性[27]や抗酸化力[28]が強く，前立腺癌や乳癌に関してはエクオール産生者においてその発症率が低いことが報告されており[29]，エクオールは免疫調節に対してもより強力に作用している可能性が考えられる．

1.15.8　安全性と摂取量

日本におけるイソフラボンの摂取については，古くから大豆食品としての食経験があるため，日常の食事において過剰摂取による悪影響の報告はこれまでまったく報告されていない．しかし 2006 年に内閣府食品安全委員会より示された指針では，錠剤やカプセルなどのサプリメント類としての摂取は食経験が浅いとして，食事に上乗せしてこれらを摂取する場合の上限値はアグリコンとして 30 mg/日以下，妊婦や乳幼児に対しては，食事以外の摂取は推奨しないとされた[30]．バランスのよい食生活のなかで大豆食品の摂取を心がけることが最も重要であるが，特に食生活が不規則な人，大豆食品が苦手な人などは，大豆イソフラボンの特定保健用食品やサプリメントなどの有効な利用も検討すべきである．

これまでにイソフラボンは女性ホルモン様作用に関する研究が多かったため，免疫機能に関する報告はまだ少ない．イソフラボンの摂取によるさ

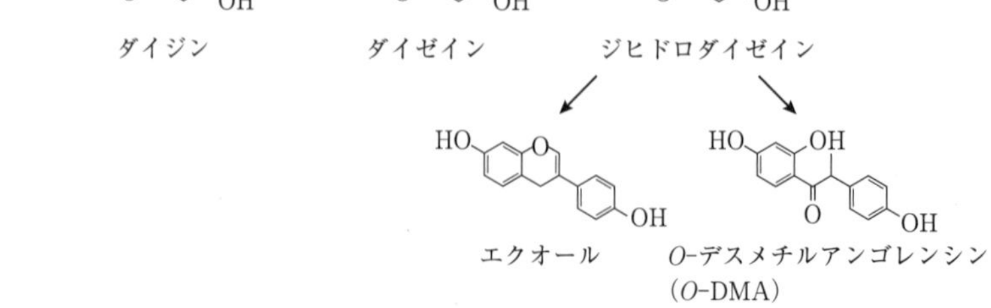

図 1.43　エクオールの生成経路

まざまな疾患や疾病の減少は免疫学的な観点からも興味深いものであり，今後のさらなる研究が望まれる．〔大橋　聡〕

文献

1) R. Suenaga et al.：*J. Rheumatol.*, **25**(7), 1305-1312, 1998.
2) G. Nalbandian and S. Kovats：*Immunol. Res.*, **31**, 91-106, 1998.
3) 大野尚仁：機能性食品と薬理栄養, **2**(3), 161-167, 2005.
4) G. G. Kuiper et al.：*Endocrinology*, **138**(3), 863, 1997.
5) 戸田登志也：科学と工業, **78**(4), 197-202, 2004.
6) 松岡洋一郎, 塚本麗子：大豆たん白質研究, **8**, 127-132, 2005.
7) F. T. Rapaport et al.：*Transplant Proc.*, **29**(1-2), 1261-1264, 1997.
8) I. R. Record et al.：*Int. J. Cancer*, **72**(5), 860-864, 1997.
9) T. L. Guo et al.：*J. Nutr.*, **131**(12), 3251-3258, 2001.
10) R. C. Santell et al.：*J. Nutr.*, **130**(7), 1665-1669, 2000.
11) T. Sakai and M. Kogiso：*J. Med. Invest.*, **55**(3-4), 167-173, 2008.
12) T. Akiyama et al.：*J. Biol. Chem.*, **262**(12), 5592-5595, 1987.
13) S. Watanabe et al.：*BioMarker*, **12**, 227-232, 2000.
14) H. We et al.：*J. Nutr.*, **133**, 3811-3819, 2003.
15) Z. Yu et al.：*Cancer Lett.*, **215**(2), 159-166, 2004.
16) Y. Mousavi and H. Adlercreutz：*Steroids*, **58**(7), 301-304, 1993.
17) R. K. Ross et al.：*Lancet*, **339**(8797), 887-889, 1992.
18) B. A. J. Evans et al.：*J. Endocrinol.*, **147**(2), 295-302, 1995.
19) H. Adlercreutz et al.：*J. Steroid Biochem. Mol. Biol.*, **44**(2), 147-153, 1993.
20) 陳瑞東：大豆イソフラボン（家森幸男ほか編）, pp. 108-112, 幸書房, 2001.
21) 薩秀夫ほか：大豆たん白質研究, **10**, 124-127, 2007.
22) T. D. R. Nagila et al.：*Eur. J. Nutr.*, **46**(3), 125-132, 2007.
23) R. O. P. Isabela and S. P. A. Dulcineia：*Eur. J. Nutr.*, **45**(3), 178-186, 2006.
24) S. M. Potter et al.：*Am. J. Clin. Nutr.*, **68**, 1375-1379, 1998.
25) M. Verdrengh et al.：*Inflamm. Res.*, **52**(8), 341-346, 2003.
26) 平山和弘：腸内細菌学雑誌, **19**, 17-23, 2005.
27) G. G. Kuiper et al.：*Endocrinol.*, **139**, 4252-4263, 1998.
28) K. D. R. Setchell et al.：*J. Nutr.*, **132**(12), 3577-3584, 2002.
29) H. Akaza et al.：*Jpn. J. Clin. Oncol.*, **32**(8), 296-300, 2002.
30) 戸田登志也：食品機能性の科学, pp. 224-230, 産業技術サービスセンター, 2008.

1.16　シアル酸関連成分

1.16.1　食品中のシアル酸

シアル酸は，ノイラミン酸のアシル誘導体の総称で，植物以外の生物に広く存在する酸性のアミノ糖である．顎下腺ムチンから最初に分離されたことから，唾液（saliva）にちなんでシアル酸（sialic acid）と名づけられた．現在までに50種類以上のシアル酸分子種の存在が知られているが，哺乳動物に最も多いのは*N*-アセチルノイラミン酸である．食品および生体のシアル酸は遊離の状態では存在せず，オリゴ糖あるいは複合糖質（糖タンパク質および糖脂質）の糖鎖の還元末端に位置する．ヒトが経口摂取する食物のなかで，シアル酸を含有するものとしては，乳，卵黄，および海ツバメの巣などがあるが，最も多くシアル酸を含有するものは乳である．人乳には100 m*l*当たり30〜150 mg，牛乳にはおよそ20 mgのシアル酸が含まれる．乳中の主なシアル酸含有オリゴ糖は，乳糖にシアル酸が1分子結合したシアリルラクトースと，シアリルラクト-*N*-テトラオースである．また，糖タンパク質でシアル酸を含むものには，ラクトフェリン，免疫グロブリン，およびκ-カゼインがある．κ-カゼインは，レンネットなどの加水分解酵素で処理されると，さまざまなシアル酸含有糖鎖をもつグリコマクロペプチド（GMP）を遊離する．さらに，シアル酸を含む糖脂質はガングリオシドといい，脂肪酸とスフィンゴシンからなるセラミドに，シアル酸，グルコース，ガラクトース，*N*-アセチルガラクトサミン，および*N*-アセチルグルコサミンなどが結合したものである．乳にはシアル酸が1分子結合したモノシアロガングリオシド（GM1，GM3），2分子結合したジシアロガングリオシド（GD3），3分子結合したトリシアロガングリオシド（GT3，GT1b）などが存在する．

1.16.2　ガングリオシドの感染防御作用

乳中のガングリオシドは，表1.10に示すように細菌や細菌毒素と特異的に結合することから，乳児期の感染防御因子として機能する可能性が示唆されている[1]．細菌毒素が細胞に傷害を及ぼす際には，第一に細胞膜の受容体に結合し，毒素固有の生物活性シグナルが細胞内に伝達される必要がある．この際に細菌毒素が特異的に結合する細胞膜受容体では，糖脂質の糖鎖が重要な役割を果たしている．したがって，細胞膜受容体と同様の構造体をあらかじめ細胞毒素と共存させることによって，細菌毒素の細胞膜受容体への結合を競合的に阻害し，感染防御が期待できる．たとえば，コレラ毒素はサブユニットAおよびBからなるが，サブユニットBを介して宿主細胞受容体の糖鎖に結合し，サブユニットAが，宿主細胞内のアデニル酸シクラーゼを活性化して，細胞内からの離水を引き起こす．臨床研究において，コレラ患者46名にGM1結合型活性炭を投与したところ，コレラ患者の水様性下痢が8〜15時間以内に改善されることが明らかになった．GM1は人乳や牛乳にも含有されていることから，乳児期における未熟な感染防御機能を補完している可能性がある．実際，人乳のGM1が，コレラ毒素や毒素原性大腸菌易熱性毒素などと結合し，毒素活性を中和することによって，エンテロトキシンが引き起こす下痢を予防することも明らかにされている．

表1.10　ガングリオシドとウイルス・細菌・細菌毒素との特異的結合

ガングリオシド	細菌・細菌毒素・ウイルス
GM1	コレラ毒素
	毒素原性大腸菌易熱性毒素
	病原性大腸菌
GM3	病原性大腸菌
	ヘリコバクター・ピロリ菌
	ロタウイルス
	インフルエンザウイルスA型
	ニューカッスル病ウイルス
GD1a	センダイウイルス
GD1b	破傷風毒素
GD3	破傷風毒素
9-*O*-acetyl-GD3	インフルエンザウイルスC型
GT1b	ボツリヌス毒素
GT3	センダイウイルス
GQ1b	ボツリヌス毒素

また，牛乳由来のガングリオシドが，消化管粘

膜上皮細胞への毒素原性大腸菌および病原性大腸菌の付着を阻害する作用も報告されている．毒素原性大腸菌ETEC Pb-176（serotype：06，K15，H16）を，ヒト結腸腺癌株化細胞Caco-2に感染させる*in vitro*実験において，GM1とGM3が毒素原性大腸菌の付着を阻止することが観察された．この際，糖鎖末端のシアル酸を除去したラクトシルセラミドやシアル酸単体には，付着阻止作用がみられなかったことから，シアル酸を含む糖鎖構造が付着阻止活性に関与していると考えられた．また，下痢症状を呈したウシから分離した毒素原性大腸菌と，ブタの消化管粘膜から分離した*N*-グリコリル型GM3との間での付着阻止実験から，糖鎖構造に関連した種特異性が示唆されている．この実験で，人乳中に最も多く含まれる*N*-アセチル型GM3が，付着阻止作用をもたなかったことや，*N*-グリコリル型GM3が健康なヒトでは確認されていないことから，動物種による乳中ガングリオシドと消化管粘膜上皮細胞膜受容体の糖鎖構造の違いが，感染防御において重要であると考えられている．さらに，髄膜炎や敗血症を発病した新生患児から分離した大腸菌に，シアリルガラクトシドを認識する線毛（fimbriae）が同定されており，GM3と同じ糖鎖構造のシアリルラクトースが，この線毛による赤血球凝集反応を阻害することも明らかにされた．このほかにも，GM3についてはロタウイルス，インフルエンザウイルス，ニューカッスル病ウイルス，ヘリコバクター・ピロリ菌との結合に関与することも報告されている．

さらに，BALB/c系無菌マウスを用いた動物実験で，ガングリオシドによる病原性大腸菌の感染抑制作用も報告されている．病原性大腸菌ATCC29552を無菌マウスに感染させる3日前に，ガングリオシドGM3あるいはGD3を経口投与しておくと，十二指腸，空腸，および回腸への病原性大腸菌の付着が抑制された．また，BALB/c系ノトバイオートマウスに腸管出血性大腸菌O157：H7を感染させ，10日間の生存率を測定した実験では，ガングリオシド非投与群の生存率が，感染5日目に40%まで低下したのに対して，GD3投与群では，生存率が40%まで低下するのに8日間を要した．さらに，GM3投与群の場合は感染6日目まで生存率100%を維持し，10日目においても生存率が70%以上であった．盲腸内のベロ毒素の力価を測定したところ，ガングリオシド投与マウスにおける力価が低値を示したことから，ガングリオシドが腸管出血性大腸菌の毒素産生能を抑制している可能性も示唆された．

そのほか，牛乳に最も多く含まれているGD3には，破傷風毒素との特異的結合能が確認されている．また，7-*O*-アセチルGD3，9-*O*-アセチルGD3，および7,9,di-*O*-アセチルGD3などには，インフルエンザウイルスとの結合能と，宿主細胞内への侵入抑制作用があることから，抗インフルエンザ薬としての可能性も期待されている．

1.16.3　シアル酸含有糖ペプチドおよび糖タンパク質の感染防御作用

κ-カゼイン由来のグリコマクロペプチド（GMP）や人乳由来のラクトフェリンは，糖鎖構造の末端にシアル酸をもつことから，チャイニーズハムスター卵巣細胞株CHO-K1を用いて，コレラトキシン誘導性の形態学的変化に及ぼす影響が調べられた．CHO-K1細胞をコレラトキシンで暴露する際に，GMPおよびラクトフェリンを共存させた場合，GMPで82%，ラクトフェリンで73%の形態変化阻害活性を示した．また，プロナーゼなどのタンパク質分解酵素でGMPやラクトフェリンを処理した場合であっても，GMPの阻害活性は24%を維持し，ラクトフェリンでも10%を維持した．しかしながら，シアリダーゼで処理した場合は，GMPおよびラクトフェリンいずれにおいても，阻害活性が完全に消失した．これらの結果から，コレラトキシンによる細胞形態変化は，GMPおよびラクトフェリンの糖鎖末端に存在するシアル酸を含む糖鎖構造によって阻害されることが示された．この他にも，ラクトフェリンと同様のシアル酸含有複合型糖鎖をもつ糖タンパク質フェツインが，ヒト赤血球への易熱性エンテロトキシンBサブユニットの結合を阻害する．また，GMPと同様の糖鎖をもつグリコホリンも，易熱性エンテロトキシンの結合を阻害できる．

1.16.4　シアリルオリゴ糖の感染防御作用

コレラ菌や毒素原性大腸菌が産生する毒素が，宿主細胞膜のガングリオシド GM1 に結合することから，同じ糖鎖構造をもつ乳中のシアリルオリゴ糖であるシアリルラクトースの感染防御作用が調べられている．コレラトキシンによって誘発される下痢症状を評価するために，コレラトキシンを注入したウサギ腸管ループ内に蓄積する水分量を測定したところ，シアリルラクトースを腸管内に共存させることで蓄積水分量の低下が確認された．乳中のシアリルラクトースには，乳糖にシアル酸が α2-3 結合したものと α2-6 結合したものがあるが，乳糖とシアル酸の混合物には効果がみられなかったことから，シアリルオリゴ糖構造が重要であると考えられた．

1.16.5　シアル酸結合糖鎖様式とウイルス感染

シアル酸とガラクトースの結合様式については，インフルエンザウイルス感染との関連で研究が進んでいる[2]．インフルエンザウイルスは，トリの間で感染するウイルスである．一般的に，トリインフルエンザウイルスは α2-3 型シアル酸を認識し，ヒトに感染するように変異したインフルエンザウイルスは，α2-6 型シアル酸を認識する．トリでウイルス増殖が起こる部位は主に消化管粘膜であり，そこには α2-3 型シアル酸が多く分布している．一方，ヒトでインフルエンザウイルス感染が起こる気道粘膜には，α2-6 型シアル酸が発現している．このシアル酸結合糖鎖構造の違いが，トリインフルエンザウイルスがヒトに感染しにくい理由の一つと考えられている．しかしながら，ブタの気道には α2-3 型と α2-6 型のシアル酸が共存しており，ブタに感染したトリインフルエンザウイルスが，ブタの体内でヒト型の α2-6 型シアル酸も認識できるように変異することが確認されている．また，ヒトの肺の呼吸細気管支粘膜や肺胞細胞自体には，α2-3 型シアル酸が存在することも明らかとなり，トリインフルエンザ感染の特徴である重篤な肺炎が発症する臨床事例との関連でも注目を集めている．

1.16.6　生体内ガングリオシドの免疫調節作用

ガングリオシドが免疫関連細胞に及ぼす直接的な作用に関しては，CD4 モジュレーションや，キラー T 細胞，ヘルパー T 細胞，食細胞，および樹状細胞の増殖や分化の調節作用などが，*in vitro* 実験で調べられている[3]．

T 細胞に特徴的な細胞表層マーカーである CD4 は，分子量 55 kDa の糖タンパク質であり，MHC class II 拘束性の免疫応答に重要な役割をもつだけではなく，ヒト免疫不全ウイルス（HIV）の受容体分子としても知られている．GM1，GD3，GD1a，GD1b，および GT1b などのガングリオシドは，T 細胞膜における CD4 の発現を濃度依存的に抑制する．この CD4 モジュレーションは，他の T 細胞抗原である CD2，CD8，および CD25 では確認されないことから，CD4 選択的な作用であると考えられている．ガングリオシドを除去すると，約 12 時間で CD4 の発現が 100% 回復することや，T 細胞のエンドサイトーシスが CD4 の発現抑制に関与していることも明らかにされている．T 細胞における CD4 モジュレーションは，GM3 の *N*-アセチル型および *N*-グリコリル型の両方で観察されており，ガングリオシドの構造には大きく影響を受けない．これらのことから，ガングリオシドを HIV 感染抑制成分として，臨床応用する研究も進められている．

T 細胞に及ぼすその他の作用に関しては，ガングリオシド GM1 と GD1a が，IL-2 や IFN-γ の産生を低下させ，T 細胞の NF-κB 結合活性を抑制する作用をもつ．また，シトクロム C の放出とカスパーゼ-9 の活性化を引き起こすミトコンドリア経路を介して，T 細胞のアポトーシスを誘導する．さらに，ガングリオシドは，サイトカインプロファイルを Th1 表現型から Th2 表現型へシフトさせる．

抗原提示細胞の関連では，単球や樹状細胞の核内転写因子 NF-κB のトランスロケーションを，ガングリオシドが阻害するといわれている．

NF-κBは，抗原提示機能の誘導や維持に重要であり，細胞表層分子の発現やサイトカインの生産にも関与している．GD1aは，樹状細胞のNF-κBクラスⅠタンパク質であるp50や，クラスⅡタンパク質であるp65，RelB，およびC-Relなどの核内トランスロケーションを阻害することによって，樹状細胞の成熟化や機能に重要な遺伝子産物の発現を抑制する．したがって，GD1aは樹状細胞の分化とIL-12の産生を阻害する作用をもつ．GD1a存在下においてLPSで刺激された単球は，CD80やCD40の発現を阻害するだけでなく，IL-12やTNF-αの産生も低下させる．また，扁平上皮癌に由来するガングリオシドは，*ex vivo*における樹状細胞の生成の際に，抗原提示関与成分をダウンレギュレートする．ヒトメラノーマ由来のGM3やGD3は，表皮扁平上皮細胞間に存在し，T細胞の免疫機能に重要なマクロファージ様のランゲルハンス細胞の成熟化をダウンレギュレートする．

こうした免疫調節作用は，ガングリオシドの糖鎖構造とセラミド構造の両方に起因する．そのなかでも特に，ガングリオシド分子中のシアル酸の存在と，その位置が免疫調節作用に関与している．最も調節抑制作用の強いガングリオシドは，オリゴ糖の非還元末端にシアル酸を保有するGQ1b，GM3，およびGM4である．また，2個以上のシアル酸を含有しているガングリオシドの場合，それぞれの糖鎖に別々にシアル酸が結合している分子に比べ，同一鎖にシアル酸が結合している分子のほうが免疫調節作用が強い．また，ネイティブな*N*-アセチルノイラミン酸の保有が必要であるわけではなく，3-deoxy-D-glycero-D-galacto-2-nonulopyranosic acidをもつGM3やGM4でも，免疫調節作用を保有する．しかしながら，糖鎖の大きさは免疫調節作用に大きな影響を及ぼす．GM1，GM2，GM3，およびGM4というシアル酸1分子をもつガングリオシドの場合，免疫抑制作用は糖鎖構造が短くなるほど高まる．実際に，細胞の癌化の際には，細胞表面のガングリオシド糖鎖の単純化が起こる．また，セラミド構造に関しても，構成脂肪酸の鎖長が短くなるほど，免疫抑制作用が高まる．こうした結果をもとに，癌細胞が生体の免疫機能から逃れるために，免疫抑制物質としてのガングリオシドの構造を変化させる生化学的特性に重点をおいて，癌治療に向けた基礎研究がさかんに進められている．

免疫細胞間相互作用分子としてのシアル酸の機能に関しては，シアル酸を認識するレクチン分子であるセレクチンやシグレックを中心に研究が進められている[2]．セレクチンにはE-型，L-型，P-型の3種類があり，免疫細胞以外の細胞にも発現されるが，14種類あるシグレックは，主に免疫細胞に発現される．生体の宿主細胞膜におけるシアル酸の変化が，セレクチンやシグレックを介して，メモリーT細胞のホーミング現象を調節している．

また，免疫グロブリンIgGは，非自己の排除という炎症亢進型作用と，自己免疫疾患に対する抗炎症性自己免疫抑制作用という相反する役割を併せもっている．この二面性が存在するメカニズムとして，抗原刺激のない定常状態では，シアル酸がIgGに付加されて抗炎症性状態を保ち，外来の抗原刺激が加わるとシアル酸が遊離し，IgGが炎症亢進型に作用することが明らかにされている．

〔川 上 浩〕

文 献

1) H. Kawakami : The Bio-defensive Function of Dairy Foods (K. Shimazaki and H. Otani, eds.), pp. 59-75, Research Signpost, 2002.
2) 鍔田武志ほか：細胞工学，**26**(6)，626-668，2007.
3) M. Potapenko et al.: *Adv. Exp. Med. Biol.*, **601**, 195-203, 2007.

1.17　免疫ミルク

哺乳類の新生仔は生体防御機構が未熟で出生する．そのため，新生仔は母乳中より感染防御物質などを獲得し，外界の有害微生物やウイルスなどと戦う力を得る．特に乳汁中に含まれる重要な感染防御物質は抗体（免疫グロブリン, Ig）である．ヒトの抗体はIgG，IgM，IgA，IgEおよびIgDの5種類があり特にIgGは全身免疫系において，また分泌型IgAは粘膜などの局所免疫系において重要な生体防御の役割を担っている．母から子への免疫の伝授方法は動物種により異なる．ヒトでは胎盤を通じてIgG抗体を胎児に移行させるが，ウシやウマなどの有蹄類は胎盤での移行はなく，母乳，特に初乳によってのみ受け渡される．この哺乳類の母子免疫のメカニズムをウシに応用し開発されたものが免疫ミルク（immune milk, immunized milk）であり，1958年にアメリカで実用化された（図1.44）．

1.17.1　開発の経緯

母子免疫理論に基づいて，ヒトの感染症の原因となる細菌26種類の抗原（表1.11）をワクチンとして雌ウシを繰り返し免疫することにより，高抗体価の細菌抗体が産生される．また，この雌ウシから得られた牛乳中には，継続的過免疫状態のため抗炎症物質が含まれる．一般に飼育される雌ウシも環境内にいる種々の細菌に感染し，これら細菌に対する抗体をつくっているが，一般飼育雌

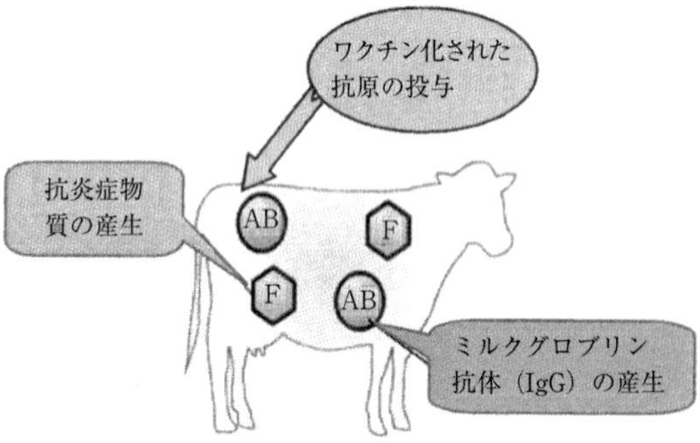

図1.44　ウシに対する免疫

表1.11　免疫ミルクの抗原細菌の種類

細菌の種類	菌株数	菌　名	主な感染症
化膿連鎖球菌	8	*Streptococcus pyogenes* A Type1	心内膜炎，リウマチ熱
		Streptococcus pyogenes A Type3	急性糸球体腎炎症
		Streptococcus pyogenes A Type5	
		Streptococcus pyogenes A Type8	
		Streptococcus pyogenes A Type12	
		Streptococcus pyogenes A Type14	
		Streptococcus pyogenes A Type18	
		Streptococcus pyogenes A Type22	
連鎖球菌	1	*Streptococcus mitis*	心内膜炎，肺炎
連鎖球菌	1	*Streptococcus sanguis*	心内膜炎，虫歯
連鎖球菌	1	*Streptococcus mutans*	虫歯
連鎖球菌	1	*Streptococcus salivaricuspyogenes*	口腔，鼻腔感染
連鎖球菌	1	*Streptococcus agalactiae*	乳腺炎，尿路感染
ブドウ状球菌	2	*Streptococcus simulans*	食中毒，膿瘍，敗血症，
		Streptococcus epidermidis	化膿性皮膚炎，日和見感染
アエロゲネス菌	1	*Aerobacter aerogenes*	尿道炎，膀胱炎
大腸菌	1	*Escherichia coli*	食中毒，下痢，膀胱炎，腎盂腎炎
サルモネラ菌	2	*Salmonella enteritidis*	食中毒
		Salmonella typhimurium	
赤痢菌	1	*Shigella dysenreriae*	赤痢
インフルエンザ菌	1	*Haemophilus influenza*	喉頭炎，髄膜炎
ニキビ原因菌	1	*Propionibacter acnes*	ニキビ
プロテウス菌	1	*Proteus vulgaris*	尿路感染，中耳炎
肺炎菌	2	*Diplococcus pneumoniae*	肺炎，髄膜炎，膀胱炎，尿路感染
		Klebsiella pneumoniae	
緑膿菌	1	*Pseudomonas aeruginosa*	敗血症，気道感染症，日和見感染

ウシ由来の牛乳中のヒトにまつわる細菌抗体価は免疫した雌ウシのそれより低い．

アメリカにおいては，この免疫ミルクの生産の実用化をみて以来，50 年以上にわたり動物実験，ヒトにおける試飲試験が行われてきた．免疫ミルクはアメリカオハイオ州を中心とした大規模な疫学的試飲調査などにおいて，アメリカ人に多発する関節リウマチなどの自己免疫疾患や，関節炎・アレルギーなどの免疫にかかわる疾患をもった患者をはじめ，種々の症状をもつ患者が対象となり，高い改善率が得られ機能性の高い健康補助食品としてその有用性が認められている．

一方，日本においても 1989 年以降，動物を用いた実験で，抗癌剤投与・放射線照射後の生存率，加齢における腸内悪玉細菌数の比較，また，自己免疫疾患（全身性エリテマトーデス）のモデル動物による実験によりすぐれた有用性を示唆する結果が出た．その後，試験管内実験，動物実験，ヒトにおける試飲試験など，全国レベルで，有効性の確認の試験を行っている．ヒト飲用試験は関節リウマチを中心に，アレルギー疾患（アトピー性皮膚炎，喘息など），単純ヘルペス疾患，癌患者の QOL への影響，潰瘍性大腸炎などに対して行われ，その臨床的有用性が示唆されている．

安全性に関しても多くの実験が実施されているが，免疫ミルク製品（脱脂粉乳，乳清タンパク質濃縮物，乳タンパク質濃縮物）に対し，「一般に安全と認められる食品」(Generally Recognized as Safe：GRAS）の認証（Certificate of GRAS approval June28, 2004）をアメリカで受けている．

1.17.2　原料素材の種類と乳 IgG 抗体の測定方法

上記 26 種類の抗原により免疫され，牛乳より得られた免疫ミルクの原料素材としては下記の 3 種類が製品化されている．①免疫脱脂粉乳（skim milk powder)，②免疫乳清タンパク質濃縮物（whey protein concentrate：WPC)，③免疫乳タンパク質濃縮物（milk protein concentrate：MPC)．

免疫ミルクに含まれる特異抗体の分析方法は HPLC 法（高速液体クロマトグラフ法)，SRID 法（免疫拡散法)，ELISA 法（酵素免疫測定法）などがある[1]．一方，もう一つの免疫ミルクの機能である抗炎症因子については，動物実験やヒト試験での現象面での確認はされているが，定量的測定方法は報告されていない．

1.17.3　有効性

免疫ミルクの有効性については，ヒト，動物など国内外で多くの試験が実施されている．それらの一部を下記する．

a.　ヒトにおける試験

1)　変形性関節炎，関節リウマチの機能改善効果　35 歳以上の変形性膝関節炎と診断された患者 31 名においてプラセボコントロール，二重盲検法で，症状軽減，日常行動改善について変形性関節炎スコア（KOOS）に基づいて検討した．その結果，免疫 MPC 含有飲料の日常摂取は症状

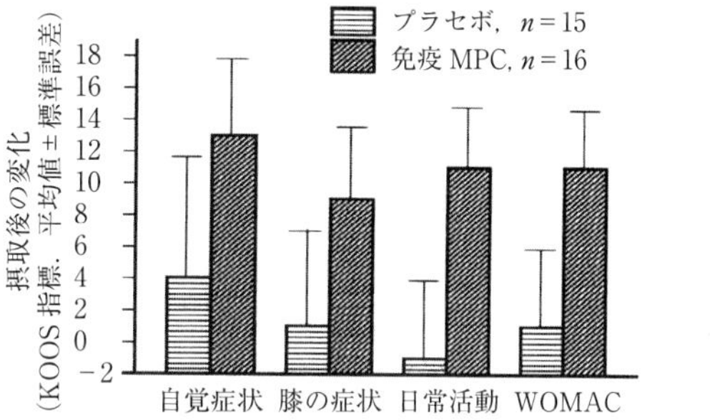

図 1.45　変形性関節炎の各部位における，免疫 MPC とプラセボによる比較

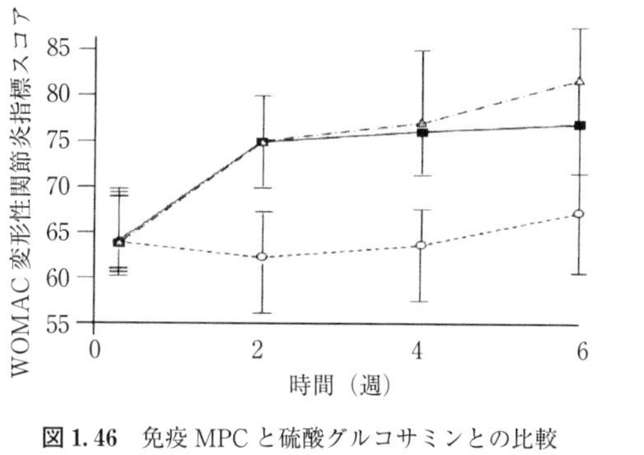

図 1.46　免疫 MPC と硫酸グルコサミンとの比較
△：MPC（$n=12$)，■：グルコサミン（$n=13$)，○：プラセボ（$n=10$)．WOMAC 変形性関節炎指標スコアによる 3 項目の比較(平均値±標準誤差)．$N=35$.

および機能障害の改善に有益であった（図1.45）[2]．

関節炎と診断された19歳以上の35名において WOMAC（Western Ontario and McMaster Universities）変形性関節炎指標スコアの3項目（こわばり，行動性，全体）で，プラセボ，免疫MPC 2000 mgを1日2回，および硫酸グルコサミン500 mgを1日3回摂取を比較した．免疫MPC群は摂取6週目において，4項目のすべてのスコアに有意であった（図1.46）[3]．

2) 血清コレステロール低減効果　二重盲検クロスオーバー試験により，高コレステロールの成人30名（36〜72歳）に免疫ミルクもしくは普通の牛乳，90 gを10週間摂取させたところ，総血清コレステロールおよびLDLコレステロールは免疫ミルクの摂取で，それぞれ5.2%（95% CI 2.5, 7.9），7.4%（95% CI 4.1, 10.7）と有意に低下した．一方，HDLコレステロールおよびトリグリセリドの値に変化はなかった（図1.47）[4]．

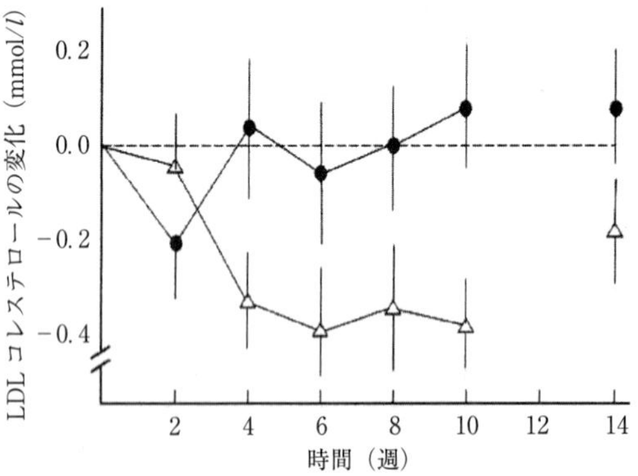

図1.47　免疫ミルクのLDLコレステロール低減効果
対照群（●）と免疫ミルク（△），10週間摂取によるLDLコレステロールの変化（N=30，平均値±標準誤差）．

無作為化二重盲検クロスオーバー法で原発性コレステロール血症患者11名（49〜89歳）を対象とした24週間の摂取試験は，摂取量は1日90 g（朝夕各45 g）とし，4週間の準備期間の後，8週間にわたり患者に対し，免疫ミルクおよび対照群のスキムミルク（プラセボ）のいずれかを摂取させ，さらに8週間の逆転期間をおき，また逆転期間を8週間で試飲を行った．その結果，プラセボ投与と比較し，アテローム発生指数（総コレステロール/HDLコレステロール）は0.42±1.85 mmol/l（$p<0.05$），すなわち8%低減した．免疫ミルク摂取を中止させると好ましい状況からの逆転現象が起こった．この実験結果から，通常の食事に免疫ミルクを日常的に補うことにより，上昇していた血清中コレステロール濃度を有意に低減させることが示唆された（表1.12，図1.48）[5]．

3) 腸内環境の改善　健常な女子大学生60名（19〜21歳）を対象としたクロスオーバー試験において，顆粒飲料（免疫ミルクの乳清タンパク質8 g/日を含む）を3週間摂取させたところ，便秘傾向のある11名においては摂取前と比較して排便頻度と排便量，糞中 *Bifidobacterium* が増加傾向にあり，糞中 *Clostridium perfringens* は減少傾向にあった．また，糞便中の水分量が増加し，アンモニア量とpH値が減少した（図1.49）[6]．

表1.12　血清コレステロールとトリグリセリド濃度による免疫スキムミルクの効果

	プラセボ（対照スキムミルク）	免疫スキムミルク	減少率
	mmol/l		%
総コレステロール	6.80±1.32*	6.28±1.19*	8
VLDLコレステロール	1.45±1.09	1.10±0.72	18
LDLコレステロール	3.96±0.75	3.80±0.88	4
HDLコレステロール	1.40±0.41	1.37±0.41	−
総コレステロール/HDLコレステロール	5.34±1.87	4.92±1.46**	8
総トリグリセリド	1.65±0.69	1.52±0.60	8
VLDLトリグリセリド	1.04±0.58	0.90±0.50	13
LDLトリグリセリド	0.46±0.14	0.47±0.14	−
HDLトリグリセリド	0.15±0.03	0.15±0.03	−

±最後の2週間のSD.
*, **：プラセボとの有意な差．*：$p<0.025$，**：$p<0.05$.

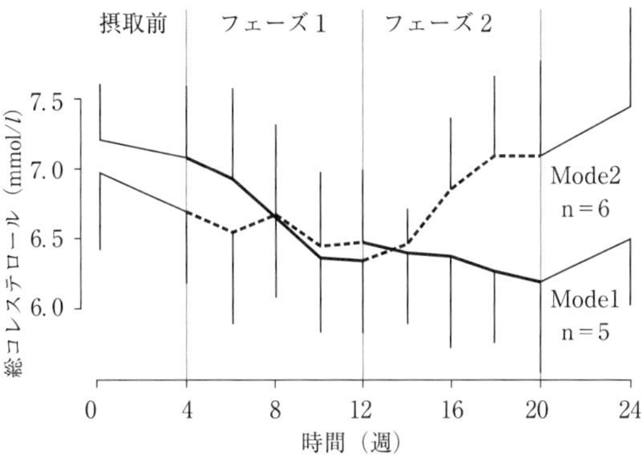

図 1.48 免疫ミルク（—）と非免疫脱脂粉乳（…）摂取時の総コレステロール値の比較（平均値±標準誤差）

モード 1. コントロール⇒免疫脱脂粉乳.

モード 2. 免疫脱脂粉乳⇒コントロール.

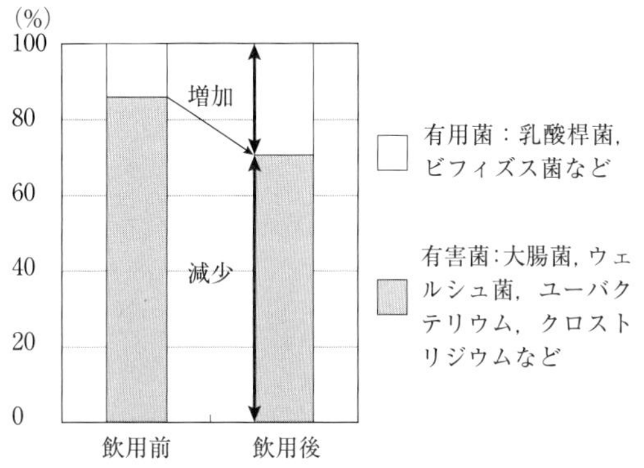

図 1.49 免疫ミルクによる腸内環境の改善

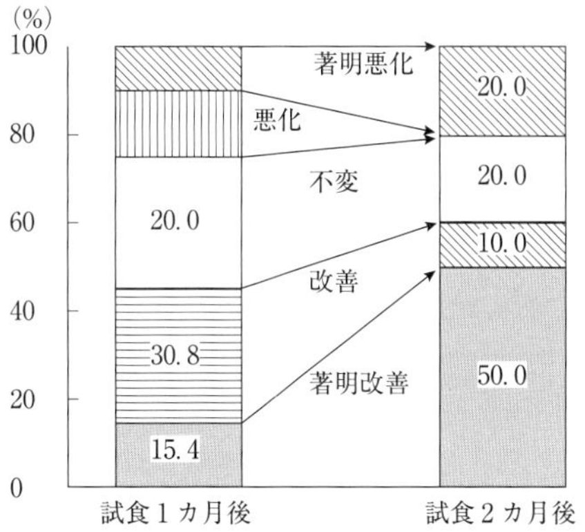

図 1.50 免疫ミルクによる癌患者の QOL の向上

4) 進行癌患者における QOL の向上 進行癌患者 16 名（31～63 歳）を対象とした臨床試験において，免疫乳清タンパク濃縮物（WPC）を主原料とした錠剤（0.4 gWPC/錠含有）を 3～18 錠/日，1 カ月以上摂取させたところ，リッカート尺度（Likert scale）を用いた患者満足度および臨床症状のアセスメント票で，ADL（active of daily living：移動，食事，排泄など），EOCG の全身状態，身体的症状，精神症状の判定で，生活の質（quality of life：QOL）が摂取前と比較して改善傾向を示した（図 1.50）[7].

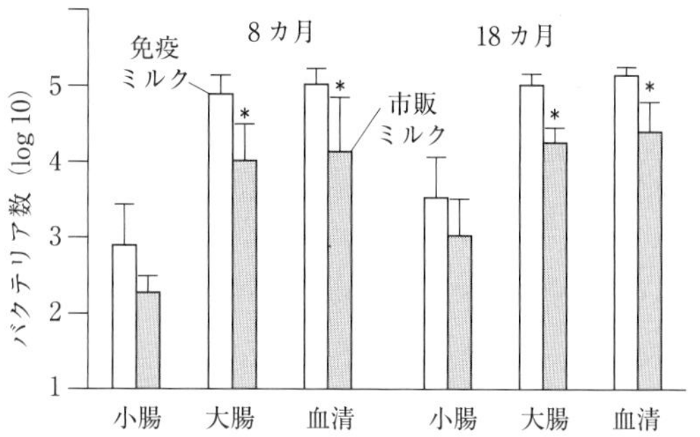

図 1.51 加齢マウスにおける腸内細菌数の比較

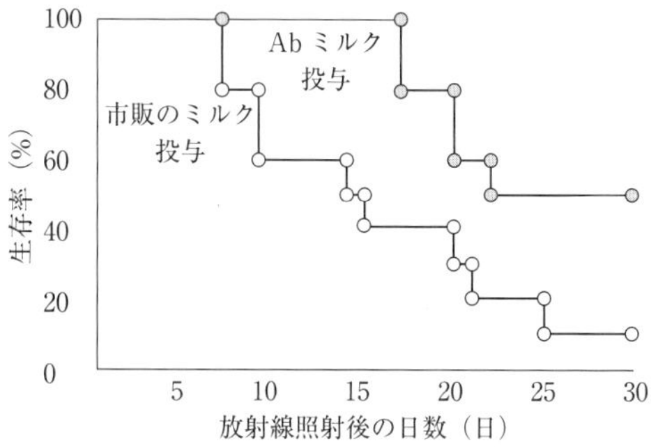

図 1.52 放射線致死作用に対する防御効果

5) 口内菌の除去 健常成人男女 19 名（22～33 歳）を対象とした無作為化比較試験において，ミュータンス菌（*Streptococcus mutans*）を含むワクチンを接種した免疫ミルクを口内洗浄液として 14 日間使用させたところ，摂取前と比較して歯垢の *S. mutans* の割合が減少した[8].

b. 動物における試験

1) 老化遅延 マウスに免疫ミルクを 150 g/kg/日投与したところ，腸内細菌数（図 1.51）および腸内細菌に対する血清抗体値，自己抗体値が低値を示し，老化遅延を可能にするものであると示唆された[9].

2) 放射線致死作用に対する防御効果 マウスに免疫ミルクを 150g/kg/日，7 日間投与し，8 Gy の放射線を照射したところ生存期間の延長がみられた（図 1.52）[10].

3）感染防御効果　マウスに免疫ミルク 20 mg および 5 FU（抗癌剤）400 mg/kg または免疫ミルク 70 mg および 5 FU 450 mg/kg を投与したところ，生存期間が延長した[11].

4）抗炎症作用　関節炎誘発モデルラットに免疫ミルク 40 mg を投与したところ，カラギーナン誘発性浮腫を抑制した[12].

5）SLE モデルの延命効果　ヒト全身性エリテマトーデス（systemic lupus erythematosus：SLE）疾患モデル（MZB×NZW）F1（B/W）雌マウスに約 50% 免疫ミルク混合飼料を摂取させたところ，生存期間の延長が認められた[13].

1.17.4　免疫ミルクの腸内細菌に対する影響

免疫ミルク IgG の細菌への付着および細菌の運動抑制　固定した細菌（*Klebsiella pneumoniae*, *Proteus mirabilis*）で免疫ミルクと対照として市販のスキムミルクを免疫染色したのち，走査電顕（S-900）によって観察した．その結果，*P. mirabilis* に対して密なる凝集反応を起こす像がみられた（図 1.53）[14].

Salmonella enteritidis, *P. mirabilis*, *K. pneumoniae*, *Serratia marcescens*, *Escherichia coli* を培養し，免疫ミルクと対照としてスキムミルクを使用した．光学顕微鏡で撮影し，菌の運動性を比較した結果，免疫ミルク処理菌では *K. pneumoniae* 以外の細菌では運動が抑制され，特に *S. enteritidis*, *P. mirabilis* に対しては強い運動抑制がみられた（図 1.54）[15].

1.17.5　牛乳ミルク IgG 抗体の温度と抗原結合活性

免疫脱脂乳の熱に対する抗原結合活性とプロテイン G 結合活性を図 1.55 に示す．図の通り，63℃ 60 分間の熱処理や，図 1.55 に示していないが pH 4〜pH 10，37℃ 24 時間の条件下でプロテイン G 結合活性は 85% 以上が残存する．また，免疫脱脂粉乳を常温保存してもプロテイン G の結合活性はほとんど低下しない．すなわち，これらのことから，免疫脱脂乳は牛乳 IgG の Fab および Fc 領域の免疫機能を高く維持できることを示している（図 1.55）[16].

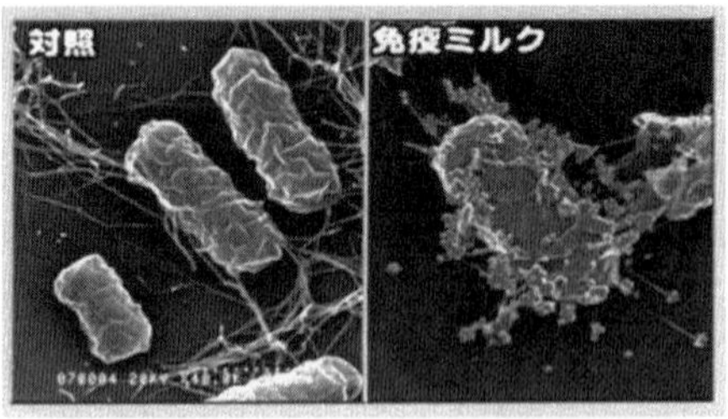

図 1.53　*Proteus mirabilis* の鞭毛に付着結合するミルク IgG 抗体

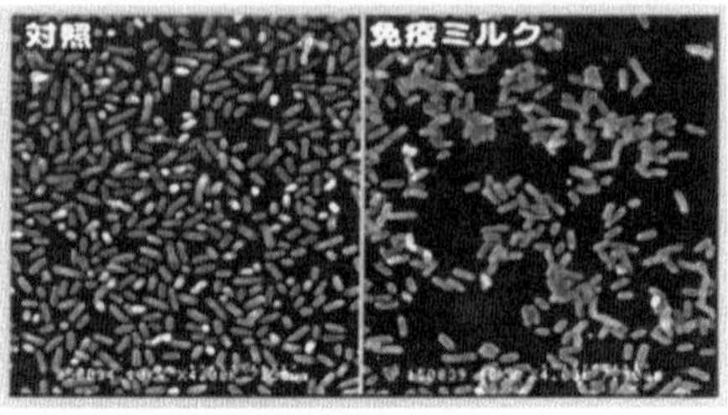

図 1.54　*Salmonella enteritidis* の運動性を抑制するミルク IgG 抗体

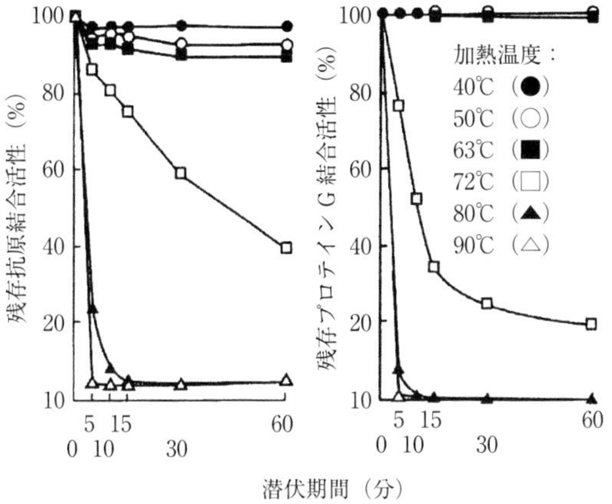

図1.55 加熱脱脂乳の残存抗原結合活性（左）と残存プロテインG結合活性（右）

1.17.6 安全性

(1) 乳アレルギーおよび乳糖不耐症のヒトは飲用を控える（禁忌対象者）.

(2) アメリカでは2004年に「一般に安全と認められる食品（GRAS)」として認証され，21CFRの特定食品添加物規制の表示は必要ない.

(3) 医薬品との相互作用については，一般の牛乳と同様，酸化マグネシウム（緩下剤）と併用するとミルクアルカリ症候群（milk alkali syndrome）を引き起こす可能性があるので，免疫ミルクにおいても注意して使用する必要がある.

1.17.7 市場動向

アメリカで開発され，ニュージーランドなどで生産された免疫ミルク原料（上記1.17.2）を使用した製品は，1993年にアメリカ，台湾などで発売され，日本では1995年，その後，ヨーロッパ，ニュージーランドおよび東南アジア各国でも広く普及しつつある．日本では，粉末，錠剤，顆粒，カプセルなどの形態で販売されている．また，免疫ミルクに乳由来の活性物質である，ラクトフェリン(LF)，カゼインホスホペプチド(CPP)，ミルクベーシックプロテイン（MBP）などを添加することにより，より機能性を高めた製品も開発されており，今後免疫ミルクは，超高齢化，生活習慣病の増加傾向にある日本の社会において，安全な健康補助食品として市場拡大が期待される.

また，近年抗体食品として，ニワトリにピロリ菌（*Helicobacter pylori*）やミュータンス菌（*S. mutans*）を抗原としたワクチンを投与し，卵抗体（IgY）を利用したヨーグルトや口中清涼菓子が製品化されている．さらに，新型インフルエンザの脅威が現実味を帯びてきているが，ダチョウによる新型インフルエンザ抗原によるインフルエンザ特異抗体の生産は安価で大量にでき，マスクでの製品化がされた.

抗体は医薬品において，急速にその有用性が立証され，多くの新薬研究が進んでいるが，食品分野においても，抗原抗体反応を利用した，IgG, IgY抗体は健康補助食品分野で今後大きな役割が期待される. 〔伊藤道代〕

文献

1) D. A. Gingerich and C. A. McPhillips：*Regul. Toxicol. Pharmacol.*, **41**(2), 102-112, 2005. (PMID：15698533)
2) C. M. Colker et al.：*Nutrition*, **18**, 388-392, 2002.
3) J. L. Zenk et al.：*Cuur. Ther. Res. Clin. Exp.*, **63**, 430-442, 2002.
4) S. J. Sharpe et al.：*Am. J. Clin. Nutr.*, **59**, 929-934, 1994. (PMID：8147340)
5) A. Golay et al.：*Am. J. Clin. Nutr.*, **52**, 1014-1019, 1990. (PMID：2239876)
6) N. Hattori et al.：*Biosci. Microflora.*, **22**(4), 139-144, 2003.

7) 小林三希子ほか：*Therapeutic Res.*, **20**(11), 3187-3192, 1999.
8) S. J. Filler et al.：*Arch. Oral. Biol.*, **36**(1), 41-47, 1991. (PMID：2012526)
9) A. Ishida et al.：*J. Nutrient,* **122**(9), 1875-1883, 1992. (PMID：1512638)
10) A. Ishida et al.：*Biotherapy*, **5**(3), 215-225, 1992. (PMID：1419469)
11) K. Nomoto et al.：*Med. Microbiol. Immunol.*, **181**(2), 87-98, 1992. (PMID：1406460)
12) D. J. Ormrod et al.：*Agents Actions*, **32**(3-4), 160-166, 1991. (PMID：1862738)
13) S. Murosaki et al.：*J. Nutr.*, **121**(11), 1860-1868, 1991. (PMID：1941193)
14) 斉藤卓也ほか：免疫ミルク IgG の細菌への結合部位, 日本電子顕微鏡学会, 2001 年 5 月.
15) 斉藤卓也ほか：免疫ミルクによる細菌の運動抑制, 日本顕微鏡学会, 2003 年 6 月.
16) H. Ohnuki et al.：*Animal Sci. J.*, 2005.
17) H. Ohtani：*New Food Industry,* **48**(10), 2006.

2

食品によるアレルギー抑制

2.1 総　論

アトピー性皮膚炎，気管支喘息，花粉症などアレルギー疾患は増加し続けており，関節リウマチなどを含めた免疫・アレルギー疾患の有症率は30%とされ，また医薬品による根治も容易でない．このような背景からアレルギー抑制は食品成分による免疫調節作用の主要な標的であり，ヒト，動物試験とも多くの報告がある．以降に詳細は記述されているが，概観について述べる．

アレルギー抑制効果が報告されている食品素材としてまずあげられるのが，乳酸菌，ビフィズス菌などの微生物によるものである．生菌の摂取により有益な生理調節効果を得ようとするプロバイオティクスの考え方から，実験動物，培養細胞を用いた実験が行われ，ヒト試験においても，アトピー性皮膚炎をはじめ，特にわが国では花粉症や通年性鼻炎に対する効果が報告されるようになってきた．予防効果についても，乳酸菌を出産前から母親に（出産後も新生児に）投与した結果，乳酸菌投与群では新生児のその後のアトピー性皮膚炎の発症頻度が有意に減少するとの報告が出され注目された．また死菌体の摂取によっても効果が報告されている．

このような乳酸菌・ビフィズス菌などのヒトにおけるアレルギー抑制機構はまだ明確になっていないが，動物，細胞実験による結果からは，複数の機構が考えられる．まず，前述のTh2応答と拮抗するTh1応答の増強がある．実験動物や培養細胞を用いた実験において乳酸菌がIL-12の産生を誘導し，Th1細胞の分化を促進し，IgEの産生を抑制することが多数報告されている．一方でわれわれは，活性化されたT細胞のアポトーシス誘導を促進する場合について報告し，Th2抑制機構も単一ではない．またTh2応答には，Th2細胞を引き寄せるケモカインも重要な役割を演じるが，Th2ケモカインの産生がビフィズス菌により抑制されうることを明らかにした．その他の乳酸菌によるアレルギー抑制機構として制御性T細胞の誘導が提唱されている．また，菌が腸上皮細胞に直接作用して抗炎症性サイトカインを産生あるいは炎症性サイトカイン産生を抑制することを示す報告もある．一方，作用を媒介する物質およびレセプターについてはようやく明らかになりつつあるところである．プロバイオティクスとしての生菌投与の場合，菌体の成分，その作用を受けた他の腸内細菌，またそれらの代謝産物のいずれも関与する可能性がある．また細胞側のレセプターとしては，直接菌体成分が作用する場合にTLRによる認識についての報告がされているが，この場合も，複数のTLRの可能性，あるいは他のパターン認識レセプター（PRR）である可能性が残されている．

アレルギーの発症にかかわる要因として，近年腸内細菌が注目されている．先進国におけるアレルギー患者の増加には，衛生状態の改善による感染症の減少や正常なフローラの形成の遅れが影響している可能性が指摘されており，腸内フローラの比較調査から，アレルギー児，あるいは後にアレルギーを発症する乳児の腸内フローラが非アレルギー児と異なることが報告されている．難消化性オリゴ糖は，腸内のビフィズス菌を増殖させることが知られており，このプレバイオティクス効果によるアレルギー抑制作用を期待して，ヒト，動物試験が行われ，ラフィノースやフラクトオリゴ糖などに効果が報告されている．これらの場合も，Th1/Th2 バランスの是正，IgA 産生によるアレルゲン侵入阻止，IL-10 などの抗炎症性サイトカインの産生誘導，経口免疫寛容誘導など，複数のメカニズムが関与すると考えられる．

また，多糖，脂肪酸，ヌクレオチド，ポリフェノール，カロテノイドなど，他の食品成分についてもヒト，動物での抗アレルギー効果が示されている．通年性鼻炎，花粉症，喘息，アトピー性皮膚炎などに対する効果が報告されており，またその抑制機序の解析は主に動物や培養細胞の実験によるものであるが，多様であることが示されている．

具体的にまず，β-グルカン，キチン，フコイダン，コンニャクグルコマンナン，カラゲニンなどの多糖について抗アレルギー効果の報告がある．その多くはマクロファージや樹状細胞上のパターン認識レセプターにより認識され，また Th1 応答を増強することが知られている．ヌクレオチドについても Th1 増強効果が報告されている．脂質については，魚油，シソ油に多く含まれる ω-3 系の多価不飽和脂肪酸の効果が知られている．その機構として，アラキドン酸カスケードにおける競合阻害作用による抗炎症作用があげられる．茶葉，リンゴ，トマトなどのポリフェノール類は，マスト細胞からの炎症性メディエーター放出を抑制する効果について主に示されている．これらの場合，細胞内シグナル伝達タンパク質のリン酸化の低下が報告されているが，さらに茶カテキン類の場合，その分子標的として，ラミニンレセプターが同定され，これを介して，ミオシン軽鎖のリン酸化が抑制されることが示されている．イソフラボンについてもプロテインキナーゼ阻害剤としての作用が示されている．

このように食品成分によるアレルギー抑制について多くの報告が蓄積されてきている（図 2.1）．作用を媒介している物質の同定，およびその作用機序の解明が重要であることはいうまでもないが，そのうえで，ヨーグルト，茶，リンゴ，トマト，魚油といったそれぞれを含む食品素材としての効果も再度理解する必要があろう．なお，上記とは別に，食物アレルゲン自体を，除去，分解，修飾する方法も有効性が示され，食品としての開発が進んでいる．これについては，第 3 章の「低アレルゲン化食品」の項を参照されたい．また，これらの成分について必ずしも有効ではなかったとする報告も存在する．ヒトにおける評価パラメータに関するさらなる検討，およびそれに関連して，ヒトにおける作用機序の解明，ならびに効果が期待できる集団の絞り込みが今後期待される．

〔八 村 敏 志〕

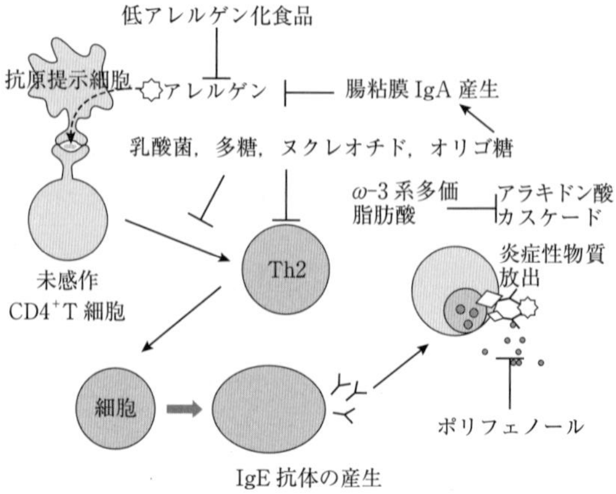

図 2.1　食品によるアレルギー抑制の標的

2.2 乳 酸 菌

2.2.1 花粉症

花粉症は原因となる花粉が飛散する時期に発症するI型アレルギー疾患である．花粉抗原によるアレルギー反応は鼻などの粘膜に花粉が直接反応することで誘導され，その結果，発作性反復性のくしゃみ，水性鼻漏，鼻閉といったアレルギー性鼻炎症状などが引き起こされる．わが国において代表的なアレルギー疾患であるスギ花粉症は，近年，若年齢層においても発症者数が増加傾向にあり，今後も花粉症者数がさらに増加していく傾向にあると危惧される．現在，スギ花粉症に対してさまざまな作用効果をもった薬剤が治療に用いられているが，それは対症療法でしかないため，花粉症の根治療法さらには予防法の確立が切望されている．

民間療法（代替医療）は患者みずからが行いうるセルフケアの一環としてとらえられ，花粉症においても発症予防策として，多面的に試みられている．しかしながら，その多くのものの有効性については動物実験における評価が多く，さらには作用機序が十分に証明されていないものが多い．そのため，代替医療における有効性について臨床研究により科学的な評価を行い検証していく必要がある．

代替医療に関してアレルギー性鼻炎患者を対象に1万人以上の大規模な調査を行った結果，広く行われていたのは甜茶とヨーグルトをはじめとする乳酸菌製品摂取であった．機能性食品である乳酸菌は免疫機能調節効果をもつことが指摘されており，またヒトに対して高い安全性を有することはよく知られている．

アレルギーを有する乳幼児の解析から腸内細菌叢（乳酸菌・ビフィズス菌など）のアンバランスがアレルギー発症に関与しているのではないかと考えられ[1,2]，ヨーグルトなどの乳酸菌食品などが花粉症に有効であると期待されているものの，作用機序などに関してはまだ十分なコンセンサスが得られていない．ここでは，スギ花粉症を中心に乳酸菌の摂取における発症予防や改善効果の可能性について，臨床的な意義を含めて概説したい．

a. スギ花粉症

花粉症は，原因となる花粉が飛散する時期に，生体内に異物として認識された花粉を体外に排出しようとするために起こる反応である．国内で最も問題となっているスギ花粉症は花粉発生源であるスギがわが国を代表とする主要な造林樹種のうちの一つで，加工しやすいことや成長が速いことなどから，昔から利用されている．特に，戦時中および戦災復興需要に伴う伐採跡地の復旧や経済発展に伴い，増大した木材需要への対応などに応えるためにスギの造林が推進された．アレルゲンとなるスギ花粉は直径約30 μmで，かつ非常に軽く，スギ自身がわが国において標高が低いところから高いところまで生育されており，幹が高いことから遠くまで飛散しやすい．花粉飛散量についてもスギは他の風媒花に比べて非常に多く，さらに開花期間が2カ月間に及ぶことが知られている．

スギ花粉症患者の増加数については地域，対象の違いにもよるが，およそ1965年後半から増加しはじめ，1970年代に入り急増していることが報告されている．従来は患者の発症は成人中心と考えられていたが，近年では小児においても有病率が増加していることから，これからもなお患者数が増加し続けていくことが危惧される[3]．

b. 花粉症によるアレルギー性鼻炎

アレルギー性鼻炎は，アレルゲン特異的IgE抗体が関与するI型アレルギー疾患である．アレルギー性鼻炎は発症時期の有無により通年性アレルギー性鼻炎と季節性アレルギー性鼻炎に分類されるが，花粉症は後者に属す．

花粉症は空中で浮遊する花粉が体内に入ることにより感作がはじまる．花粉アレルゲンは水に溶けやすい性質をもつため，鼻の粘膜につくと大量の抗原が放出される[4]．鼻粘膜に付着した花粉アレルゲンを樹状細胞などの抗原提示細胞が取り込み，活性化した抗原提示細胞が$CD4^+$T細胞に抗原提示を行う．その際に抗原提示細胞から産生されるサイトカインにより$CD4^+T$細胞の分化が決定される．その後，分化したTh2細胞（2型ヘルパーT細胞）から分泌されたIL-4，IL-13はB細胞に作用しIgE抗体を産生誘導する．感作は花粉アレルゲンに応答したTh2型の反応により誘導され，産生されたアレルゲン特異的IgE抗体が鼻腔粘膜に局在する肥満細胞と好塩基球に固着することで成立する．肥満細胞に固着したIgE上に再度侵入してきたアレルゲンが付着すると，肥満細胞から遊離した化学伝達物質が放出される．このうちヒスタミンが知覚神経終末を刺激してくしゃみ，水性鼻漏を神経反射性に起こし，さらにロイコトリエンなどが直接末梢血管を刺激して滲出，浮腫，循環障害により粘膜腫脹を起こして鼻閉を誘導して即時型のアレルギー性鼻炎症状が現れる．その後，即時反応から数時間を経て局所に炎症細胞が浸潤し，鼻閉などの遅延相反応を起こすことが知られている[5]．

c. 環境要因

前述したようにヘルパーT細胞にはTh1とTh2といった二つのタイプがあり，Th1から分泌されるサイトカインは自己免疫疾患などのⅢ，Ⅳ型アレルギー性炎，Th2からのサイトカインはアレルギー性鼻炎に強く関与していることが知られている[8,9]．そのため，体内のTh1/Th2のバランスが重要であり，このバランスの異常，特にTh2優位の状態がアトピー素因と考えられる．もともと胎生期，新生児期にはTh2優位であるが，生後の環境によりこのバランスが補正されるといわれている．たとえば，BCGワクチン，ウイルス感染，LPSの多い環境下ではTh1優位となり，逆に感染の罹患が少ない環境下においてはTh2優位になり，アレルギー増加の原因となると想定されている[10]．この衛生仮説については支持も多いが，実際にアレルギー性鼻炎の増加にどれほど関係しているかは不明である．Th1/Th2細胞のアンバランスについても研究の大部分がマウスを用いて解析されており，ヒト*in vivo*での研究については十分ではない．最近はTreg細胞の機能との関連ついても多数議論されており，ヒトでの検証については現在活発な研究が進められている．

d. アレルギー性鼻炎における一次的予防および二次的予防

アレルギー性鼻炎の発症予防策は二つに区分され，一つはアレルゲン感作の予防を一次的予防といい，もう一つはアレルゲン感作後の発症予防を二次的予防として分類されている．

感作・発症には遺伝的因子と環境的因子が複雑に関与するが，ヒトでの研究の多くは妊娠，授乳中の母親を対象とした乳児の発育過程における感作やアレルギー症状発症の予防で，腸内細菌叢の正常化のためのサプリメントなどを用いたアレルギー症状の発作予防についての研究も行われている．食品素材を用いたサプリメントは安全性が高く，また安価であり，日常生活においても摂取が容易とされるが，食品素材のなかでも乳酸菌は，体内の免疫機能調節効果を示す機能性食品素材であるプロバイオティクスとして注目されてきた．また，これまでの動物実験から乳酸菌は株によりアレルギー反応への作用機序が異なることも報告されている．この体内の免疫バランスをコントロールできるような機能性食品を適切にまた持続的に摂取することができれば，アレルギー性鼻炎症状の発症や症状緩和に効果が得られるのではないかと期待されている．

e. アレルギー性鼻炎における乳酸菌製剤の効果

筆者らは，乳酸菌製剤におけるアレルギー性鼻炎に対する一次的予防および二次的予防に対する効果について検討する目的で，免疫調節機能の異なる乳酸菌株を用いてOVAを抗原とした感作アレルギー性鼻炎モデルマウスを用いて検討した．まず，ヒト樹状細胞を用いて各乳酸菌刺激によるサイトカイン産生誘導能を指標に，樹状細胞に対して他株よりも強力にTh1型サイトカインであるIL-12産生を誘導する株（A株），および他株と比べて抑制型サイトカインであるIL-10およびTGF-β産生を強く誘導する株（B株）を選定した（図2.2）．次に，IgE産生と発症に対する乳酸菌摂取効果について検討してみる目的で，OVAの脱膣内感作後にOVAへ鼻内投与感作を連日7

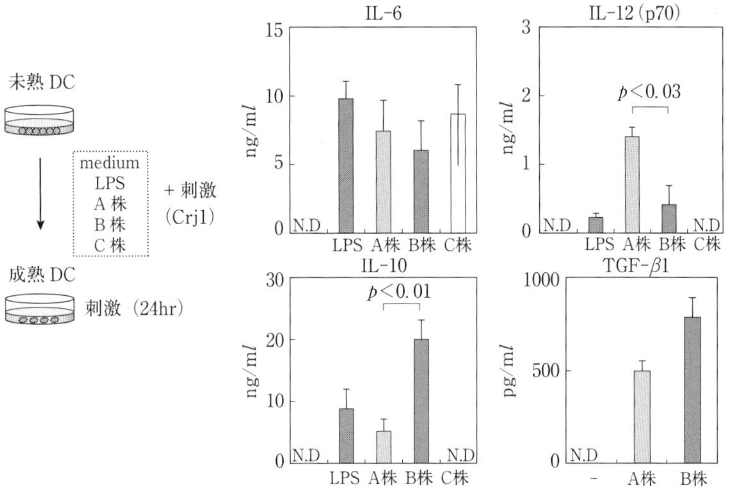

図 2.2　ヒト樹状細胞を用いた乳酸菌刺激によるサイトカイン産生誘導能
ヒト末梢血由来の単球を rIL-4 および rGM-CSF を添加して培養して未熟抗原提示細胞（iDC）を作製し，乳酸菌刺激 24 時間後の培養上清中の IL-6，IL-12（p70），IL-10 および TGF-β 産生誘導能を検討した．その結果，乳酸菌 A 株は高い IL-12 産生誘導能をもち，乳酸菌 B 株は高い IL-10 産生誘導能をもつことが認められた（N.D：not detectable）．

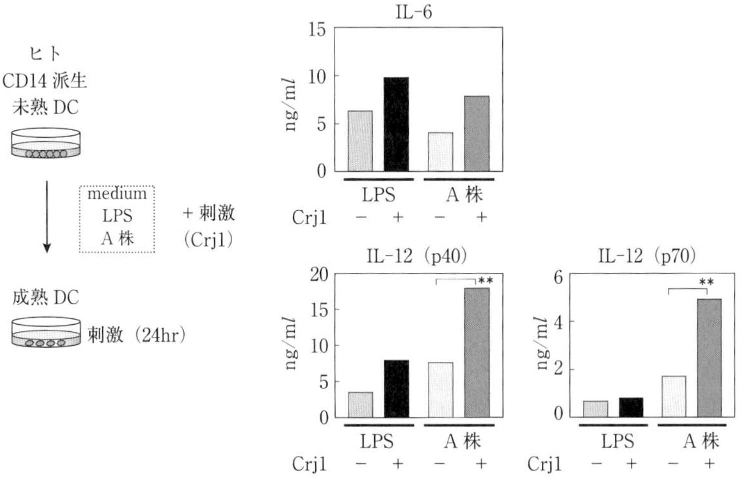

図 2.3　ヒト樹状細胞を用いた乳酸菌刺激によるアジュバント効果
ヒト末梢血由来の単球を rIL-4 および rGM-CSF を添加して培養して未熟抗原提示細胞（iDC）を作製し，スギ花粉アレルゲンである Crj1 に乳酸菌刺激を加えて 24 時間後の培養上清中の IL-6 および IL-12（p70）産生誘導能を検討した（mean：$n=5$，**：$p<0.001$）．

日間行い，この感作の期間中，各乳酸菌株 5 mg を連日経口投与した．A 株投与群，B 株投与群ともに非投与群に比べてアレルギー性鼻炎発症後の血清中の IgE 抗体価が有意に低下しており，またアレルギー性鼻炎症状においても緩和効果がみられた．また，Th1 反応への誘導作用を調べる目的で Th1 反応により促進される抗原特異的 IgG2a 産生を調べた．その結果，A 株投与群では非乳酸菌投与群に比べて有意に IgG2a 産生が促進されていたが，B 株投与群では非投与群と比較して違いが認められなかった（図 2.3）．次に，発作後の症状に対する乳酸菌摂取効果について検討する目的で，OVA 脱膣内感作後に鼻内抗原感作時のみ各乳酸菌株 5 mg を 7 日間連日経口投与した．A 株投与群は非投与群に比べて 7 日間の鼻内抗原投与後の血清中の IgE 抗体価が有意に低下したが，B株投与群は非投与群と差が認められなかった．ただ，その後の鼻内抗原誘発による発症については両群ともに非投与群に比べて緩和効果が認められたB群の改善効果の機序は不明であるが，乳酸菌の抗アレルギー作用にはさまざまな機序の存在が想定される（未発表データ）．

2006年成人健常者を対象にA株乳酸菌食品5 mgを8週間摂取してもらい，免疫学的変化を検討した．乳酸菌摂取後8週目のTh1/Th2変化を，投与前を1とする相対値で示し，プラセボ摂取群，乳酸菌摂取群でTh1/Th2変化を比較すると有意差は認められなかったが，Th1/Th2比が摂取前に比べて10% 以上亢進した症例について解析してみると，プラセボ摂取群では27% であるのに比べて，乳酸菌摂取群では40% と増加しており，乳酸菌摂取群はヒトにおいてもTh1/Th2比のバランス改善の傾向がある可能性を示す結果であった．また，乳酸菌を摂取した群に関してTh1/Th2比が10% 以上亢進した群と，10% 以上低下した群に分けて，同様に総IgE値の変化を比較した．乳酸菌摂取後にTh1/Th2比が亢進した群では，有意に総IgE値が減少していた（未発表データ）．この結果から，乳酸菌を摂取することにより，Th1/Th2のバランス改善に影響を及ぼしている可能性がある．

f. 花粉症における乳酸菌食品効果

このように，乳酸菌はヒトに対しても，免疫調節作用をもつ可能性が示される．近年，乳酸菌製品を用いて種々のアレルギー疾患に対する臨床試験がさかんに行われており，その効果について検討されている．花粉症に対しても各乳酸菌株からの製品を用いて臨床研究が行われている．しかしながら有効性への検討はいまだ不十分であり，また作用機序についても明確な検証までには至っていない．

筆者らは，2006年から2007年の間に成人の花粉症発症者126人を対象にA株乳酸菌50 mgの12週間連日摂取による花粉症症状の緩和効果を検討する目的で，無作為化プラセボ対照二重盲験試験を行った．スギ花粉飛散期の鼻症状は，乳酸菌製剤摂取者において花粉飛散期後半にてアレルギー自覚症状が軽減される傾向にあった．ただ，全体としては改善作用は明らかではなかった（未発表データ）．さらに，乳酸菌摂取におけるスギ花粉症の一次的予防および二次的予防について検討する目的で，成人のスギ花粉感作陽性未発症者（花粉症予備群）60人および感作も発症もしていないボランティア40人を対象に，2007年から2008年の間に乳酸菌食品摂取における無作為化プラセボ対照二重盲験試験を行った．症例も少なく，あくまで探索的検討ではあったが，IgE上昇抑制，発症予防効果は明らかではなかった．乳酸菌の摂取量，摂取ルートなどについての検討が今後必要と考えられた．

g. 花粉症と乳酸菌製剤における今後の展望（乳酸菌アジュバントとしての期待）

スギ花粉症患者数は年々増加傾向にあり，根本的治療法の確立が強く望まれている．現在，花粉症に対して唯一の根治療法である減感作療法（抗原特異的免疫療法）はスギ花粉標準化抗原エキス液を皮下投与する方法で行われているが，患者負担の大きさや副作用の問題から，スギ花粉標準化抗原エキス液を口腔底粘膜に投与する舌下免疫療法に強く期待がよせられている．現在の臨床研究が進められている舌下免疫療法の実用化に向けて，また，精製アレルゲンに対して有用なアジュバントを併用することにより長期に及ぶ免疫療法の期間を短縮させ，さらに安全かつ治療効果の高い有効な免疫療法の開発が期待されている．

乳酸菌は，*in vitro* においてヒト末梢血由来の樹状細胞に，乳酸菌をアレルゲンに加えて培養すると，乳酸菌のみあるいはアレルゲンのみを加えて培養したときよりもサイトカインの産生をより強く誘導することが認められており，アジュバント作用が期待される（未発表データ）．そこで，スギ花粉標準液に乳酸菌をアジュバントとして併用させた次世代の免疫療法の開発を目的に，前述の実務的感作アレルギー性鼻炎マウスを用いて乳酸菌を舌下投与方法により取り込ませ，乳酸菌の作用機序について，詳細に解析を行った．その結果，OVA脱腟内感作後に経鼻感作時から7日間，乳酸菌を舌下投与した群では，血清中のIgE抗体価が非乳酸菌投与群と比較して有意に低下し，また鼻抗原誘発症状についても，有意に改善が認められた．興味深いことに，舌下投与する際に使用した乳酸菌製剤量は経胃管投与で同様なIgE抗体や抗原免疫症状を生じるのに必要な乳酸菌量の1/10の量であった（未発表データ）．

これらの結果から，乳酸菌をマウス舌下に投与することで抗原誘発鼻症状の緩和効果が認められた．そのため，乳酸菌は*in vivo*においても樹状細胞の分化の方向性を決定づけるアジュバントになりうる可能性があり，また乳酸菌の口内投与によりその作用をより亢進させる可能性を示唆している．以上のことから乳酸菌アジュバントを用いた新しい舌下免疫療法のアプローチとして，現在臨床研究を進めている．

アレルギー疾患発症機序はTh1/Th2サイトカイン産生のアンバランスに関係すると考えられており，スギ花粉症への予防効果に期待して，多くの機関でヨーグルトを含めた乳酸菌食品の素材開発や作用機序の解明についての研究がさかんに行われている．ただ，花粉症などのアレルギー性鼻炎の発症機序についても不明な点が多く，Th1/Th2サイトカインのアンバランスの偏向に関しても，果たしてそれが原因なのか，それとも結果なのかも不明である．しかし，アレルギー性鼻炎の民間療法としてヨーグルトなどの乳酸菌食品が，世界的な規模でも注目され続けている現在，有効性について臨床における多面的な検証，作用機序の解明，菌株の発揮する効果の特異性を規定する因子，また菌体構造の解析などに着目した研究が今後最も重要と考えられる．このような研究が推進されていくことより，「国民病」ともいわれているスギ花粉症に対し有用な補助的治療，あるいは免疫治療へのアジュバントとしての役割が期待される．　〔稲嶺絢子・岡本美孝〕

文　献

1) Biroksten et al.: *Clin. Exp. Allergy*, **107**, 342-346, 1999.
2) P. V. Krijavainen et al.: *FEMS Immuno. Med. Microbiol.*, **32**, 1-7, 2001.
3) 日本アレルギー学会：アレルギー性疾患診断・治療ガイドライン，2007年版，pp. 176-176，2007.
4) M. Okuda et al.: *Rhinology*, **43**, 29-33, 2005.
5) 日本アレルギー学会：アレルギー性疾患診断・治療ガイドライン，2007年版，pp. 177-178，2007.
6) 奥田　稔：アレルギー領域，**4**，107，1997.
7) C. Hogg et al.: *Clin. Exp. Allergy*, **27**, 1231-1239, 1997.
8) N. Oyama: *J. Allergy Clin. Immunol.*, **107**, 153-159, 2001.
9) S. Romangenai: *J. Allergy Clin. Immunol.*, **113**, 395, 2004.
10) W. K. Marsha: *Nature Rev. Immunol.*, **1**, 69-75, 2001.
11) N. I. M. Kjellman: *ACI News*, 5/5, 1993.

2.2.2　その他のアレルギー

ここでは，乳酸菌側からアレルギーとの接点について述べることでその責を果たしたいと考える．

日本は有数の長寿国であるが，その健康寿命は必ずしも長くはなく，高齢者のQOLには問題があるとされる[1]．免疫機能は高齢化に伴い漸減し，感染症，腫瘍，自己免疫疾患の発生率が急激に上昇する．したがって，そのレベルの維持に加え，バランスの調節も重要な課題である．近年，免疫系の維持・回復に寄与しうる食餌成分の報告が相つぎ，これらを早期から食生活に取り入れていくことの有用性が示されている．免疫機能の評価基準の整備と標準評価システムの構築により，その意義もさらに明確化されていくことであろう．

免疫を調節しうる食品成分の一つに乳酸菌がある．乳酸菌を含む食品微生物の摂取はわれわれの免疫監視機構の活性化やネットワーク機構の維持管理に有益であるとされ[2,3]，この目的に用いられる微生物や微生物代謝産物は，プロバイオティクスおよびバイオジェニックスと呼ばれている．以下，簡単に紹介していく．

a.　プロバイオティクスとバイオジェニックス

プロバイオティクスとは“for life”の意味で，本来は他の微生物の増殖促進にかかわる微生物代謝物を示すものであったが，現在は，腸管内での腐敗制御を通し，宿主のための“for life”の意味をもつ言葉となった．Fuller[4] は，「腸内細菌のバランスを整え，宿主に有益に働く生きた微生物添加物」であると再定義した．

生菌体を摂取する習慣は，食品保存の知恵がもたらした大きな福音であるが，これらの保健機能が注目されはじめたのは最近のことである．発酵食品といえば，すぐに発酵乳が連想されるであろう．発酵乳とヒトの健康とのかかわりについて最初に注目したのは高名な Metchnikoff[5] であり，その理論は不老長寿説として名高い．しかし，ヨーグルトの乳酸菌である *Lactobacillus delbrueckii* が消化管内で死滅するため，その後，腸管内での生残性および滞留性の高い乳酸菌を利用する流れが定着し，現在のプロバイオティクスの概念が形成されるとともに，さまざまなプロバイオティクスが発酵乳製造に応用されてきた．

一方，バイオジェニックス（狭義）とは，発酵乳・乳酸菌の効用のうちで，有効成分に着目して光岡[6] が提唱した技術用語であり，腸内フローラを介せず，直接，生体調節などに働く食品成分とされている．1970 年代に入って，殺菌発酵乳のマウスへの終生投与によって平均生存期間の延長が認められ，生菌に依存しない発酵生産物の有効性が具体的に示された．この検討において，はじめてバイオジェニックスが免疫監視機構を正常に保つ事実が証明された．

いわゆる乳酸菌とは，糖を発酵し，乳酸（ホモ発酵），ないしは，乳酸，酢酸，アルコール，炭酸ガスを生成する（ヘテロ発酵）グラム陽性菌を指す．ビフィズス菌（*Bifidobacterium* 属）を加えて考えることも一般的である．自然界に幅広く分布しており，その生物活性はこれらの遺伝的な多様性から推論されるように，適材適所での活用を目指していくべきものであろう．

b. 微生物による宿主免疫応答の調節

無菌動物と通常動物とでは，パイエル板の発達や小腸上皮細胞の主要組織適合抗原の発現などに差がある．機能的にみると，レシピエントが無菌動物である場合には移植片拒絶反応は生じないとされ，また，通常動物であっても移植前に除菌処置をとる場合には観察しにくいとされる．また，ヒトの骨髄移植においても腸内洗浄の実施によって，拒絶反応を抑えやすくできる現象が知られる．これらの事実は，常在性細菌が宿主の免疫機能に重大な影響を与えていることを示す[7,8]．一方で，微生物に存在するエピトープと通常宿主に発現する分子構造とが類似している場合には，自己攻撃的な免疫反応を誘導することが考えられ，この一例としては，*Hericobacter pylori* がなぜ一部のヒトの場合のみ胃癌の発生リスクを高めるのかに関する考察をあげておくことができる[9]．

プロバイオティクス・バイオジェニックスが経口的に摂取された場合，いかに免疫系に影響を与えるのかについては正確には把握されていない．抗原提示細胞としての腸管上皮細胞機能の修飾，パイエル板への取込みと情報処理・伝達，さらには，上皮間に存在し，管腔に直接達する樹状細胞を介する可能性などが考えられ，十分に明らかになっていない．一方，バイオジェニックスとして考えれば，自己溶解後の免疫活性化成分が吸収され，免疫の活性化状態やそのバランスの調節にかかわっている可能性も否定できない．また，個々の菌種・菌株ごとに活性が異なることから，機能ごとに菌種・菌株差についての情報を体系的に収集していく必要がある．また，動物の種・系統によっても応答が異なるように，これを摂取する各個人において応答性が異なることは容易に想像され，テーラーメイド対応が望まれる領域の一つとなる（図 2.4）．

一方，粘膜下のリンパ組織は食餌性ならびに常在性細菌に由来する通常の抗原と病原菌に由来する抗原とを常に識別し，対処する必要に迫られている．したがって，腸管粘膜免疫系は常に応答と

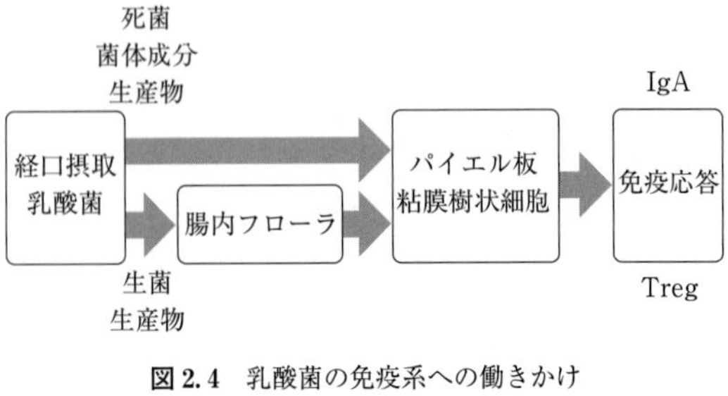

図 2.4 乳酸菌の免疫系への働きかけ

寛容との微妙なバランスとりを強いられていることになる．

しかし，複数の抗原決定基をもつ粒子状抗原としての細菌（特に腸内常在菌やここから選ばれたプロバイオティクス・バイオジェニックス）に対する寛容誘導に関する知見はほとんどない．常在細菌や摂取された微生物に対する免疫応答や寛容の誘導の有無，用量，摂取期間などについての疑問は多い．

腸内のフローラ構成はきわめて安定で，強く個体に依存する属性であると考えられ[10]，腸内フローラの免疫系への影響を考慮するため，単菌に対する応答を超え，混合菌への応答や，さらに複雑な個々人のフローラ全体への応答がどのように制御されているかについて十分に理解する必要がある．また，抗生物質やプロバイオティクスなどの外因により，一時的な腸内フローラの攪乱が生じた場合の免疫系の応答についても知る必要がある．これらはアレルギーの制御を目指すうえで重要な情報となる．

c. 乳酸菌とI型アレルギー

近年，生活年齢の早い時期から免疫バランスが崩れ，結果としてアレルギーや自己免疫疾患の発症率が増加している．いわゆる衛生仮説[11]によれば，乳幼児期における環境微生物とのかかわりあいが個体の免疫系のステイタスを決定するとされる．公衆衛生の改善による感染の抑制に加え，気密性の高い生活環境によるダニや人工的に増加したスギ花粉のようなアレルゲンへの接触機会の増加もあり，前述した免疫バランスの破綻と合わせてアレルギー疾患の発症率が年々増加しているのではないかと説明されている．

乳酸菌の摂取は，病原菌の感染によってもたらされるTh1細胞応答優位の状況と同様な状態をつくりだし，議論はあるが，ほぼ衛生仮説に添う形で説明できると考えられている．すなわち，乳酸菌はきわめて安全なTh1誘導因子として期待されていると考えられる．古くから，乳酸菌の摂取により抗腫瘍免疫の活性化が示されており，いわゆるTh1細胞応答優位の状況が示唆されていた．最近では，新たなThレパートリーとしてTh17の役割が明らかにされ，自己免疫疾患についてよりよく理解されるようになった．同時に，Th1/Th2バランスによっては説明しきれなかった矛盾点が少なくなった．さらに，研究の進展によって複雑な免疫系の働きが少しずつ解き明かされ，アレルギーの領域において，新たな仮説が提唱される可能性があり，微生物や微生物代謝産物によるこれら免疫バランスへの影響についてもより詳細な知見が得られてくることであろう．

d. 乳酸菌とアレルギー症状の改善

ここでは，乳酸菌の摂取によるI型アレルギーの臨床症状の改善に関する知見を紹介する．一例として，われわれの乳酸菌ライブラリーより選抜し，臨床研究ならびに作用機作に関する仕事を進めてきた *Lactobacillus acidophilus* L-92株（L-92株）のデータを中心に簡単に紹介していく．

1) 抗アレルギー乳酸菌の選抜　乳酸菌は膨大な菌種に分類されているのに加え，このなかには，多数の菌株が包含されている．遺伝的多様性を考慮すると，生体機能の修飾性を含めて，さまざまな可能性が個々の菌株に期待されており，機能性の高い乳酸菌を選抜することが必要となってくる．

I型アレルギーを抑制するための戦略としては大きく以下の四つが考えられている．すなわち，第一に，粘膜面での特異的IgAの産生を促し，アレルゲンの体内への侵入を妨げることである．第二には，アレルゲン特異的IgGの産生を促進して，IgE分子との競合を生じ，アレルギー反応を抑制する（減感作）．第三に，IgE産生にかかわる免疫バランスを是正したりT細胞機能に抑制をかける．さらに，第四の可能性として，顆粒球からのケミカルメディエーターの放出を抑制することが考えられる．

筆者らはI型アレルギーを改善の対象としたスクリーニングとして，IgE抗体の産生に的を絞り，乳酸菌を探索することにした．結果の解釈において，*in vitro* と *in vivo* での結果について，関連性の整理が難しいため，筆者らは動物モデルでのスクリーニングを目指し，マウスモデルの開発を進めてきた．経口投与において，いったん誘

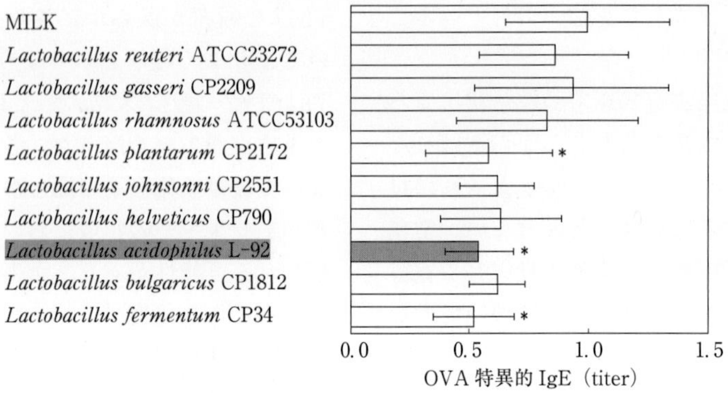

図 2.5 乳酸菌の IgE 抑制作用の評価
発酵乳投与後のマウス血清中 OVA 特異的 IgE

導されたアレルゲン特異的 IgE レベルを引き下げる乳酸菌を選抜した結果，大きな菌種差があることを明らかにした（図 2.5）．

2）通年性アレルギー性鼻炎 花粉飛散の影響が最小になると考えられる時期において，L-92 株殺菌発酵乳を用い，通年性のアレルギー性鼻炎の症状の緩和について，二重盲検によるプラセボ対照並行群間比較試験を実施した[12]．鼻の自覚症状について，時間依存性の症状軽減が認められ，ダニやハウスダストをアレルゲンとするボランティアに対し，L-92 株摂取の有効性が明らかとなった．花粉症に比して発症が穏やかで，明確な有効性が示唆されたものと考えている．

3）アトピー性皮膚炎 乳酸菌の摂取とアトピー性皮膚炎との関連に注目が集まったのは Isolauri ら[13] がアトピー性皮膚炎を発症している乳児にプロバイオティクスを投与し，皮膚症状の改善を認めた報告に端を発する．さらに，Kalliomaki ら[14] がアトピー発症歴のある妊婦にプロバイオティクスを与え，出生児のアレルギー疾患の発症率が低下する事実を明らかにした．これらは乳酸菌摂取が免疫バランス調節に関与し，臨床での有効性を証明したはじめての報告となった．

以来，花粉症や通年性アレルギー性鼻炎に対する有効性に関する検討など，多くの報告がなされるようになった．乳酸菌の属や種，さらには菌株レベルによる有効性や作用機序の違いなどに興味があり，筆者らは L-92 株を用いて臨床研究データを得ることにした．

まず，幼児から児童のアトピー性皮膚炎の症状改善効果について，オープントライアルを実施した．この結果，前観察の期間においては薬剤による治療を継続するものの，皮膚症状の大きな改善はみられなかった．一方，L-92 株の飲用を開始した後においては，時間依存的な症状の改善が認められた．最終的に，90% に上るボランティアに皮膚症状の改善が認められた（図 2.6）ことから，アトピー性皮膚炎の改善の可能性を強く示唆するデータであると考えた．その後，アトピー性皮膚炎の改善の試みについては，罹患者の QOL の改善を目指し，二重盲検プラセボ対照群間比較試験を実施し，症状の改善を認めている．今後とも，作用メカニズムを明らかにするため，継続的な取組みを目指していきたいと考える．

L-92 株はバイオジェニックスとして開発する目的で，当初から死菌体の生理機能を検証してきており，腸管を介して菌体成分が直接アレルギー

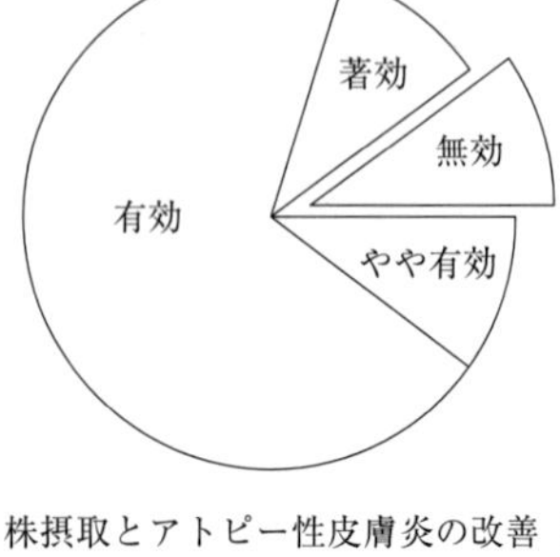

図 2.6 L-92 株摂取とアトピー性皮膚炎の改善（アトピー性皮膚炎症例研究皮膚所見）

症状の緩和にかかわった可能性が高いのではないかと考えている．乳酸菌の抗アレルギー活性については，生菌・死菌の差はないと想定され，純粋に物質のレベルにおいて説明できる機能であると考えられる．したがって，L-92株については，特定の抗原パターン（PAMPs）に関して精力的な検討を加えていくことになる．

乳酸菌の腸管免疫系における作用点はいまだに不明確であり，小腸パイエル板への取込みか，上皮細胞間に顔を出すとされる樹状細胞による認識か，さらには，上皮介在型M細胞による取込みを起点とするシグナル伝達か，さらには，まったく異なる経路による伝達か正確には理解されていない．この点については，今後，明確化するための研究が進んでいくものと思われ，L-92株についても鋭意検討を加えていきたい．

抗原提示細胞としての樹状細胞のアレルギー抑制における役割は重要であるとされ，また，TLRはその認識分子として重要である．現在，TLRは十数種のサブタイプが知られており，おのおの，病原微生物に存在する異なったPAMPsを認識し，抗原提示後の応答が修飾されると考えられる．原理的にはTLRによって規定されるだけでも2の十数乗通りのシグナルの入力が可能で，樹状細胞による抗原提示に際しては，これらPAMPsのシグナルを加味して多様な免疫応答が選択されることになるものと思われる．

e. 作用メカニズムの推定　L-92株については，オーソドックスな考え方であるが，①IL-12誘導を通じたTh1/Th2バランスの調節が示唆されている．今後，有効成分の単離を目指したい．Perdigonら[15]は，複数の乳酸菌に関する免疫修飾について検討し，*L. acidophilus*はTh1/Th2バランスの調節に優れた菌種であると報告している．筆者らの検討においてもIgE産制抑制ならびにPCA反応の抑制が示され，この経路が機能していることが強く示唆される．

さらに，②抗原提示状況下において，L-92株はTh2細胞のアポトーシスを誘導[16]することが示されている．この知見は，乳酸菌の作用の多様性を予感させるデータとして非常に興味深い．L-92株は抗原提示細胞膜上の共刺激分子の発現量を調節し，活性化Th2細胞に対しアポトーシス誘導している．すなわち，抗原反応性T細胞クローナルデリーション（activation-induced cell death）により抗アレルギー活性を発現する可能性がある．

また，筆者らはL-92株を経口投与したマウスのパイエル板からのTGF-β産生上昇を確認し，Treg細胞の誘導の可能性[17]を示唆している．Tregはエフェクター T細胞にアポトーシスを誘導し，活性化T細胞の応答を抑制することも知られており，上述した知見と関連する可能性もある．

これまでに得られたデータから，L-92株によるアレルギー応答調節機構の推定を図2.7ならびに図2.8に示す．今後，乳酸菌のより詳細な免疫調節機構の解析や，菌体作動成分の研究の進展に

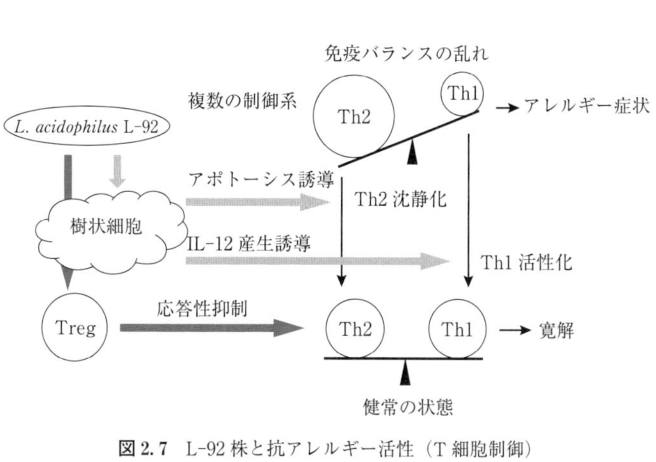

図2.7　L-92株と抗アレルギー活性（T細胞制御）

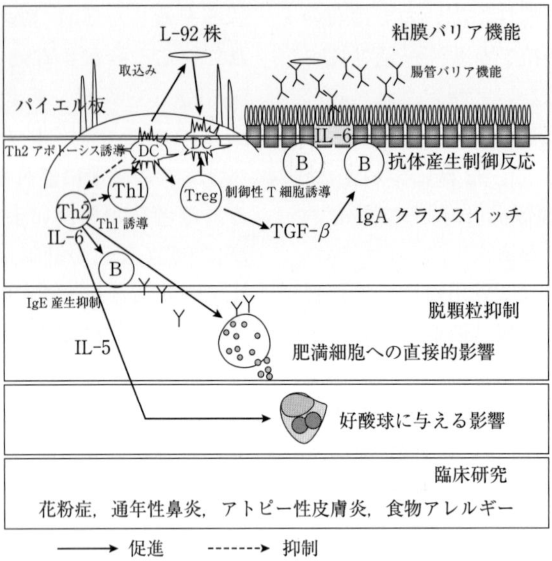

図 2.8 L-92 株と抗アレルギー活性の発現（推定）

よって，免疫疾患の症状緩和法ないし予防法の確立につながっていくことが期待される．

Lactobacillus rhamnosus GG 株は経口投与により血中の IL-10 レベルの上昇にかかわり[18]，Treg の機能調節により，アレルギー症状の改善に関与する可能性が考えられている．また，*Lactobacillus paracasei* NCC2461 株については，β-ラクトグロブリンの分解ペプチドが抗炎症サイトカインである IL-10 の誘導を促進し，IFN-γ ならびに IL-4 双方の誘導を抑制する現象も報告されている．*in vivo* において，β-ラクトグロブリンに対する経口免疫寛容を誘導し，乳アレルギーの抑制に関与する可能性が示されている[19]．また，アトピーのモデルマウスである NC/Nga に関し，IL-12 投与での症状改善効果はなく，TGF-β の投与が有効であることから，これも Treg の機能不全の関与が示唆される[20,21]．アトピー性皮膚炎に有効な乳酸菌は，Treg 機能の修正・回復を通して，その有効性を示す可能性を考えていく必要があるのかもしれない．また，これらにかかわる機能成分を丹念に追跡していくことにより，乳酸菌が示す抗アレルギー作用に関するメカニズムを理解していくことができるであろう．

乳幼児期に生菌体を与えることの是非については，その長期的影響の観点から慎重に検討されるべきではないであろうか．腸内フローラが構成される時期，すなわち生後 1 月以内の乳児では，投与される菌によって大きく腸内細菌の構成が変化する可能性がある．最近では，アトピー形質などの免疫系にかかわる体質が，乳幼児期に形成されるフローラに大きく依存すると考えられている．重要な環境因子を人為的に操作してしまうことの是非については十分な検証と議論が必要だと考えられる．リスク回避の意味では，むしろバイオジェニックスを反復して摂取することが有利ではないであろうか．

また，あるプロバイオティクス（生菌）は炎症性サイトカインによる腸管上皮細胞のアポトーシスを抑制する．これは生菌のみに認められるとされる[22]．経口投与された生菌と死菌（プロバイオティクスとバイオジェニックスの比較？）の相違点を抽出するため，よいモデルとなる．アレルギー緩和においても，これらの差異を理解し，活用していく必要がある．

宿主細胞は PAMPs 構造を認識するために必要な受容体（PRR）をもつが，腸管上皮細胞の PRR を介したケモカイン遺伝子の発現について，常在性細菌やその代謝産物に対しては厳しく抑制されている．この現象は，内因性菌と外来性菌に対する生体の応答が異なることを理解するための鍵になる．

上皮細胞による内因性菌のLPSに対する応答性の低下は，CD14，TLR2，TLR4に加え，共受容体MD-2の欠損ないしは発現の低下に起因することが示されており，他の微生物生産物についても同様なメカニズムが働く可能性が考えられる．また，腸管上皮細胞のTLR2とTLR4の発現量はきわめて低く，それぞれのリガンドに対する反応が低く抑えられていると推定される[23]．常在性細菌には，TLR2およびTLR4にきわめて強く反応する細菌が存在することから，粘膜を健常に保つ意味において合理的である．アレルギーにおいても，同一菌属・菌種の内因性菌と外来菌に対する応答を比較する必要がある．これらの知見を得ることによって，乳酸菌のよりよい活用につながっていくことになるであろう．〔**藤 原　茂**〕

文　献

1) 廣川勝昱：日本老年医学会誌，**40**，543-552，2003.
2) S. Yamasaki et al.：*Bifidobact. Microfl.*, **1**, 55-59, 1982.
3) Y. Kohwi et al.：*Bifidobact. Microfl.*, **1**, 61-68, 1982.
4) R. Fuller：*J. Appl. Bacteriol.*, **66**, 365-378, 1989.
5) E. Metchnikoff：The Prolongation of Life（C. Mitchell ed.）pp. 161-183, Heinemann, 1907.
6) 光岡知足：腸内フローラとプロバイオティクス（光岡知足編），p. 1，学会出版センター，1998.
7) P. J. Heidt and J. M. Vossen：*J. Med.*, **23**(3-4), 161-173, 1992.
8) J. M. Vossen et al.：*Eur. J. Clin. Microbiol. Infect. Dis.*, **9**(1), 14-23, 1990.
9) A. J. Syder et al.：*Mol. Cell*, **3**(3), 264-274, 1999.
10) S. Fujiwara et al.：*J. Appl. Microbiol.*, **90**(3), 343-352, 2001.
11) D. P. Strachan：*Br. Med. J.*, **299**, 1259-1260, 1989.
12) Y. Ishida et al.：*J. Dairy Sci.*, **88**, 527-533, 2005.
13) E. Isolauri et al.：*Clin. Exp. Allergy*, **30**(11), 1604-1610, 2000.
14) M. Kalliomaki et al.：*Lancet*, **357**(9262), 1076-1079, 2001.
15) G. Perdigon et al.：*Eur. J. Clin. Nutr.*, **56**(Suppl. 4), S21, 2002.
16) H. Kanzato et al.：*Immunobiology*, **213**(5), 399-408, 2008.
17) A. Torii et al.：*Allergol. Int.*, **56**, 293-301, 2007.
18) T. Pessi et al.：*Clin. Exp. Allergy*, **30**(12), 1804-1808, 2000.
19) G. Prioult et al.：*Clin. Diagn. Lab. Immunol.*, **11**(2), 266-271, 2004.
20) M. Matsumoto et al.：*J. Immunol.*, **167**(10), 5955-5962, 2001.
21) 松田浩珍，田中あかね：臨床免疫，**30**，541-544，1998.
22) F. Yan and D. B. Polk：*J. Biol. Chem.*, **277**(52), 50959-50965, 2002.
23) E. Cario and D. K. Podolski：*Infect. Immun.*, **68**(12), 7010-7017, 2000.

2.2.3　炎症性腸疾患

炎症性腸疾患とは通常，潰瘍性大腸炎，クローン病を意味しているが，大腸摘出手術に伴う回腸嚢炎も本疾患に含める．近年，腸内細菌を含む腸内環境因子が本疾患に深くかかわりあっていることが明らかにされたことは本疾患解明に向けた大きな進展であろう．一方，プロバイオティクス，プレバイオティクスは腸内フローラを中心とする腸内環境因子の調節作用が期待されて登場した食品素材である．プロバイオティクスの定義としてはFAO/WHOが示した「適正な量を摂取したときに宿主に有用な作用を示す生菌体」という定義が一般的になってきたが，いずれの定義においてもプロバイオティクスでは安全性が担保されていることが大前提である．今日では，これらプロバイオティクス，プレバイオティクスを使った食品（サプリメントを含む）を使って，炎症性腸疾患など消化管疾患の症状改善を目的とした臨床試験が実施されるようになってきた．ここでは，報告された潰瘍性大腸炎，クローン病，および回腸嚢炎の治療へのプロバイオティクス，プレバイオティクスおよびそれを使用した食品の臨床応用例を紹介し，動物モデルでの解析結果を含め，想定される抗炎症作用メカニズムを議論する．

a.　炎症性腸疾患へのプロバイオティクス食品の応用

炎症性腸疾患の発症や増悪に腸内細菌が関与していることが明らかになるにしたがい，腸内フローラの制御機能をもつプロバイオティクス，プレバイオティクス，ならびにそれらを使った食品が炎症性腸疾患の発症の抑制や緩解期の維持

表 2.1　プロバイオティクス・プレバイオティクスおよびそれらを含む食品の炎症性腸疾患に対する臨床応用例

疾　患	食品素材	試験物質【通常治療の有無】	投与量・期間【対照物質】	臨床効果	文献
潰瘍性大腸炎	乳酸桿菌主体	*L. rhamnosus* GG（菌末）	1.8×10^{10}/日・6～12 月間【メサラジン】	緩解維持	8
	ビフィズス菌主体	ビフィズス菌発酵乳（*B. breve* Yakult + *B. bifidum* Yakult）【通常治療】	発酵乳 100 m*l*（10×10^{10}）/日・12 週間【未発酵乳】	緩解導入	3
		ビフィズス菌発酵乳（*B. breve* Yakult + *B. bifidum* Yakult）【通常治療】	発酵乳 100 m*l*（10×10^{10}）/日・1 年	緩解維持	4
	その他プロバイオティクス	乳酸菌混合菌末（VSL#3）	3.6×10^{12}/日・6 週間	緩解導入	13
		乳酸菌混合菌末（VSL#3）	1.5×10^{12}/日・8 週間	緩解導入	14
		乳酸菌混合菌末（VSL#3）	1.5×10^{12}/日・1 年	緩解維持	15
		菌末カプセル（*E. coli* Nissle1917）	2 カプセル（2.5×10^{9}～10^{10}/カプセル・1 年【メサラジン】	緩解維持	9
		菌末カプセル（*E. coli* Nissle1917）	2 カプセル・1 年【メサラジン】	緩解維持	10
		菌末カプセル（*E. coli* Nissle1917）	2 カプセル・1 年【メサラジン】	緩解維持	11
		菌末（*Sa. boulardii*）	250 mg×3/日・4 週間【メサラジン】	緩解維持	12
		菌末 BIO-THRE（*C. butyricum*, *B. subtilis*, *S. faecalis*）	22 mg×9/日・4 週間	緩解導入	16
	プレ/シンバイオティクス	イヌリンオリゴフラクトース＋菌末（*B. longum*）カプセル	オリゴフラクトース 6 g＋*B. longum*（2×10^{11}）×2 回/日・4 週間【マルトデキストロース】	緩解導入	20
		発芽大麦繊維（GBF）【通常治療】	GBF 20 g/日・1 年	緩解維持	5
		発芽大麦繊維（GBF）【通常治療】	GBF 20～30 g/日・24 週間	緩解導入	6
		発芽大麦繊維（GBF）【通常治療】	GBF 20～30 g/日・4 週間	緩解導入	7
		ラクチュロース	ラクチュロース 10 g/日・4 月間	QOL 改善	19
クローン病	乳酸桿菌主体	ヨーグルト（*L. rhamnosus* GR-1＋*L. reuteri* RC-14）	ヨーグルト 125 g（RC-14：1×10^{3}＋GR-1：2×10^{7}/m*l*）/日・30 日間	抗炎症応答	21
		菌末（*L. rhamnosus* GG）	タブレット（10^{10}）×2・6 月間	緩解導入	22
	その他プロバイオティクス	菌末（*Sa. boulardii*）【通常治療】	3 月間【プラセボ】	バリア機能改善	23
		菌末（*Sa. boulardii*）【通常治療】	1 g/日・6 月間	緩解維持	24
	プレ/シンバイオティクス	サイリウム＋*Lactobacillus*＋*Bifidobacterium*	プロバイオティクス 7.5×10^{10}＋サイリウム 9 g/日・13 月間	緩解維持	25
	その他	経腸栄養剤	1 年	緩解維持	26
回腸嚢炎	乳酸桿菌主体	*L. rhamnosus* GG 発酵乳	1～2×10^{10}/日	緩解維持	28
	その他プロバイオティクス	乳酸菌混合菌末（VSL#3）	2 包/日・1 年	緩解導入	29
		乳酸菌混合菌末（VSL#3）	2 包（3.6×10^{12}）/日・4 週間	緩解導入	30
		乳酸菌混合菌末（VSL#3）	6 g/日・1 年間【プラセボ】	緩解維持	31
		乳酸菌混合菌末（VSL#3）	1 包（9×10^{11}）/日・1 年間【プラセボ】	緩解維持	32
		乳酸菌混合菌末（VSL#3）	6 g（3×10^{12}）/日・9 月間【プラセボ】	緩解維持	33
		発酵乳（Cultura）（*L. acidophilus* La-5＋*B. animalis* Bb-12）	発酵乳 500 m*l*/日・4 週間	緩解維持	27

のために応用されるようになってきた．かつて *Mycobacterium paratuberculosis* がクローン病の原因菌として考えられ，本菌をターゲットとした抗生剤療法が試みられてきた[1]．近年は炎症性腸疾患モデル動物を使った研究で腸内細菌の関与が明らかにされ，クローン病に限らず潰瘍性大腸炎においても腸内細菌を標的とした抗生剤治療が試みられている[2]．しかしながら，抗生剤の長期投与は菌交代症などの副作用をもたらすため，抗生剤とはまったく逆の発想より生まれたプロバイオティクスやプレバイオティクスを使った炎症性腸疾患に対する治療が注目されている．潰瘍性大腸炎，クローン病，および回腸嚢炎に対する臨床試験でなんらかの症状改善が報告されたプロバイオティクス，プレバイオティクス，さらに両者の組合せであるシンバイオティクスとそれらを使った食品を表2.1に記載した．これらの臨床試験の多くのものはパイロット試験的な要素が強く，今後，プラセボを用いた大規模試験の必要性が指摘されている．また，このなかには食品としてなじまないと思われるプロバイオティクス株も含まれているが，乳酸菌を主体としたプロバイオティクス食品の対照としてそれらも記載した．

1)　潰瘍性大腸炎　食品として潰瘍性大腸炎に対する臨床成績が報告されているものは，*Bifidobacterium breve* Yakult 株および *B. bifidum* Yakult 株を用いた発酵乳[3,4]とプレバイオティクスの発芽大麦繊維（GBF）[5-7]である．菌末としては，*Lactobacillus rhamnousus* GG[8]のほか，*Escherichia coli* Nissle1917[9-11]，酵母 *Saccharomyces boulardii*[12]，*Lactobacillus*, *Bifidobacteium* など多種の乳酸菌の混合菌末である VSL#3[13-15]，*Clostridium butyricum* など3菌種の組合せである BIO-THREE[16] などが報告されている．この他には，プレバイオティクスとしてラクチュロース[19]，シンバイオティクスとして *Bifidobacterium longum* とオリゴフラクトースの組合せ[20]が報告されている．軽中等度の潰瘍性大腸炎患者を対象とした多くの臨床試験ではこれらの食品およびその素材の摂取によって，緩解期の維持効果，緩解誘導すなわち活動期の抑制効果が認められている．潰瘍性大腸炎ではプレバイオティクスならびにシンバイオティクスが有効な成績を示していることを考えると，いずれかの段階で腸内フローラの改善，腸内代謝の改善が潰瘍性大腸炎の臨床症状の改善に結びついていると考えられる．

2)　クローン病　クローン病に対する治療成績が報告された食品としては，*L. rhamnosus* GR-1 と *L. reuteri* RC-14 を含んだヨーグルト[21]がある．プロバイオティクス菌末としては，*L. rhamnousus* GG[22]，酵母 *Sa. boulardii*[23,24] が報告されている．そのほかには，サイリウムと乳酸桿菌およびビフィズス菌を含むシンバイオティクス[25]，さらに経腸栄養による緩解導入が報告されている[26]．潰瘍性大腸炎と比較すると，クローン病では多くの乳酸桿菌プロバイオティクス株が試されているのが特徴であるが，このなかには統計的に有意な臨床症状の改善が認められなかった成績も多い．

3)　回腸嚢炎　回腸嚢炎は潰瘍性大腸炎の大腸全摘出手術後の外科的な処置によって発症するものであり，この疾患に有効であったと報告されている食品には *L. acidophilus* La-5 と *Bifidobacterium animalis* Bb-12 を含む発酵乳[27]があり，その他，*L. rhamnousus* GG[28] や乳酸菌混合菌末 VSL#3[29-33] がある．特に VSL#3 に関しては多くの試験で回腸嚢炎に対して有効な成績が得られている．

b.　プロバイオティクスおよびプレバイオティクスによる炎症性腸疾患抑制の作用メカニズムの推定

臨床試験で改善効果を示した食品，ならびにそのプロバイオティクスおよびプレバイオティクス素材を中心に，それらに関する *in vitro* 試験や動物試験の成績を含め，想定される抗炎症作用メカニズムを考察する．

1)　ビフィズス菌プロバイオティクス株およびプレバイオティクス　*B. breve* および *B. bifidum* を使ったビフィズス菌発酵乳によって，軽中等度潰瘍性大腸炎の緩解維持効果ならびに活動期の抑制効果が観察された[3,4]．これらの試験はいずれも基礎治療として5-アミノサリチル酸製剤を併用しながら，ビフィズス菌発酵乳の効果をみたものである．緩解維持試験では糞便1g当たり，生菌数として10^5から10^6のプロバイオティクス株の回収が認められている．また，潰瘍性大腸炎患者で血中抗体価の上昇が観察されるなど，発症との関連性が推定されてきた *Bacteroides vulgatus*[34] に関しては *Bacteroidaceae* に占める比率の減少が観察されており，今後の *B.vulgatus* の潰瘍性大腸炎における評価が待たれる．特に，常在性腸内細菌の潰瘍性大腸炎発症や増悪への関与に関しては近年，*Fusobacteirum varium* が報告され[35]，また *Faecalibacterium prausnitzii* はクローン病の術後の発症と負に相関し，腸炎モデルでも炎症性サイトカインの産生を抑制することが報告されている[36]．今後，腸炎の発症に関連した特定の腸内菌種が特定されてくるか否かは非常に関心の高い問題である．

ビフィズス菌発酵乳に含まれるプロバイオティクス株は潰瘍性大腸炎患者末梢血の単核細胞のIL-10分泌促進活性を示し，また培養濾液にはHT-29細胞のIL-8分泌抑制活性が観察されている[37]．SAMP1/Yitを用いた腸炎モデルにおいても，上記ビフィズス菌発酵乳の投与で炎症性サイトカインの抑制が示されている[38]．*B. longum* においても大腸炎症組織粘膜固有層の単核細胞と共培養することによって，NF-κBを介したTNF-α産生の抑制が認められている[39]．その他，*B. animalis* Bb-12と *L. acidophilus* La-5を含む発酵乳によっても潰瘍性大腸炎手術後の回腸嚢炎の抑制が報告されているが[27]，作用機構の推定はまだ進んでいない．

一方，IL-10遺伝子欠損マウスの炎症性腸疾患モデルでは，*Bifidobacterium infantis* を含む発酵乳投与によって大腸炎の抑制とともにパイエル板および脾臓細胞でのTNF-αなどの炎症性サイトカインの産生抑制[40]，*B. infantis* とオリゴフラクトースを組み合わせたシンバイオティクスはデキストラン硫酸（DSS）大腸炎モデルで腸間膜リンパ節への菌転移の抑制とともに炎症性サイトカインの抑制が示されており[41]，ビフィズス菌においても免疫応答の異常を改善し，正常化する可能性を示している．

一方，これらの試験からは直接的に腸内フローラの生態学的な調節の重要性が示されたわけではないが，大腸の主要な常在性腸内細菌であるビフィズス菌の供給による腸内フローラの生態学的調節作用が期待される．また，上記のようにプレバイオティクスならびにシンバイオティクスによる腸炎抑制の報告はクローン病より潰瘍性大腸炎で多い．プレバイオティクスの一つである発芽大麦繊維はその作用機構として，デキストラン硫酸投与またはCD45^{high}細胞移入によるマウス大腸炎モデルを使って，腸内の酪酸増加が大腸粘膜炎症性サイトカインIL-6とStat-3の発現低下を誘導している可能性を推定している[17,18]．ラクチュロースに関しても，クローン病より潰瘍性大腸炎での効果が期待される成績が示されている[19]．オリゴフラクトースと *B. longum* を組み合わせたシンバイオティクスに関しては，活動期の潰瘍性大腸炎症状の改善とともに大腸粘膜面でのビフィズス菌の増加，大腸組織の炎症性サイトカインTNF-α，IL-1α の抑制，さらに発現増強したデフェンシンmRNAの抑制が観察されている[20]．

2) 乳酸桿菌プロバイオティクス株　クローン病を中心に，なんらかの炎症性腸疾患の抑制効果が認められた乳酸桿菌としては *L.rhamnosus*, *L.casei*, *L.reuteri*, *L.johnsonii* など多くの菌種が報告されている．*L.rhamnosus* GGは腸上皮細胞あるいは粘液に対する接着活性が高いことが報告されており[42]，細胞外多糖によって形成されるバイオフィルムが上皮と腸内菌との相互作用に重要な働きをもつと想定されるが，動物モデルを含めて炎症性サイトカインの明確な抑制を示した報告は見当たらない．しかし，*L.rhamnosus* GR-1および *L.reuteri* RC-1を含むヨーグルト摂取によって，クローン病および潰瘍性大腸炎患者の末梢血中$CD4^+CD25^{high}$調節性T細胞の比率の増加とともに，TNF-α またはIL-12産生樹状細胞の減少が観察されている[43]．*L.rhamnosus* の寄与に関しては今後に残された問題である．

L.casei に関しては動物，*in vitro* で多くの免疫調節作用を示唆する報告がある．*L.casei* DN114001 を投与したクローン病患者の腸粘膜組織では炎症性サイトカイン IL-6，IFN-γ，TNF-α の産生抑制，さらにケモカイン IL-8，CXCL-1 の抑制が認められたが，IL-17 および IL-23 の発現には影響を与えなかったことが示されている[44]．また *L.casei* Shirota 株においても潰瘍性大腸炎患者の末梢血，ならびに炎症性腸疾患モデルマウス（SAMP1/Yit）の炎症組織の解析によって，LPS 刺激による IL-6 から Stat3 に至る一連の炎症応答が抑制されることが報告された[45]．また *L. casei*（ATCC 由来）では TLR2 または TLR4 欠損マウスの DSS 誘導腸炎を用いて腸炎抑制効果は TLR4 依存性であることが示唆された[46]．*L. casei* DN114001 株では *in vitro* 試験で上皮細胞侵襲性 *E. coli* の侵入抑制も報告されており[47]，腸炎抑制の詳細な作用機構が今後明らかにされることが期待される．いずれの乳酸桿菌においてもクローン病に関しては必ずしも症状改善に結びついておらず，今後の検討が必要である．

3）*Lactobacillus*, *Bifidobacterium*, *Streptococcus* など多菌属，多菌種のプロバイオティクス混合物　VSL#3 のように 4 種の *Lactobacillus*（*L.plantarum*, *L.casei*, *L.acidophilus*, *L. delbrueckii* subsp. *bulgaricus*），3 種の *Bifidobacteirum*（*B.infantis*, *B.longum*, *B.breve*），1 種の *Streptococcus*（*S.salivarius* subsp. *thermophilus*），総菌数にして 3 千億を含むとされる高濃度混合乳酸菌プロバイオティクス菌末は潰瘍性大腸炎と潰瘍性大腸炎の術後に発症する回腸嚢炎に広く応用されおり，炎症抑制，緩解期の維持効果が報告されている．作用機構については，その一つとして大腸上皮細胞 LS174T を使った *in vitro* 試験およびラットでの結腸ループ試験において，VSL#3 の培養上清のなかにムチン分泌促進活性が示され，大腸上皮細胞と起炎菌との相互作用を抑制する機構が推定されている[48]．この結果は VSL#3 の培養上清に含まれる分泌成分が IL-10 遺伝子欠損マウスや T84 結腸上皮細胞でバリア機能を高めることを報告した結果[49]とも共通点が多く，VSL#3 の有力な作用機構と思われる．またヒトの腸粘膜より分離した血液細胞，樹状細胞などに対する作用を調べると IL-10 の分泌促進，Th1 細胞への分化抑制作用が観察されており[50]，免疫調節を介した作用ルートが関与していることを強く示唆している．またマウス結腸細胞ではプロテオゾームの阻害によって NF-κB 介在性の熱ショックタンパク質の産生抑制が報告され，VSL#3 が細胞障害性の防御にかかわりあっているというメカニズムも提唱されている[51]．この高濃度プロバイオティクス混合菌末は，これまで乳酸桿菌，ビフィズス菌それぞれに観察される抗炎症反応をすべて包含している可能性があり，食品としての利用は考えにくいが，安全性の確認や品質管理上の問題を除外すれば医薬的な価値は高いものになることが予想される．

4）その他のプロバイオティクス株　安全性の面より乳酸菌以外は食品として利用されにくい状況であるが，菌末を使ったサプリメントまで拡大すると酵母や大腸菌 *E. coli* の特定の株も炎症性腸疾患に応用されている．

E. coli Nissle 1917 は，潰瘍性大腸炎の緩解維持効果などの臨床効果が確認されているプロバイオティクス株であり，作用機構に関しては腸炎モデルを使った成績がいくつか報告されている．DSS による大腸炎モデルで本株による炎症抑制に TLR2 あるいは TLR4 が関与していることが強く示唆され，*in vitro* 試験では，T 細胞との共培養で TLR2，TLR4 の発現増強が観察されている[52]．本株の破砕物を末梢血単核細胞に加えることによって IL-10 の誘導が観察され[53]，また TLR2 を介して $\gamma\delta$T 細胞のアポトーシスを誘導することによって炎症応答を調節するという興味ある結果も報告されている[54]．本株の活性本体は菌体以外にも DNA を含む細胞内物質や分泌物質が作用する可能性も指摘されている[55]．一方，腸上皮細胞のタイトジャンクション構成タンパク質 ZO-1 あるいは ZO-2 の発現増強を通じて，細胞間結合を強化してバリア機能を改善することが報告されており[56]，複数の作用機構が共存している

可能性が高い．他の *E.coli* 株との違いに関しては *E.coli* K12 株では炎症抑制が認められないとの報告がなされており[56]，菌株特異性は *E. coli* においても存在していると思われる．

酵母 *Sa.boulardii* も食品としての利用は報告されていないが，クローン病を主体に潰瘍性大腸炎でも，臨床上有効であることを示唆する成績が得られている．この酵母菌の腸炎抑制に関する機構に関しては，腸粘膜の透過性の抑制，バリア機能の改善が示唆されている[57] 一方，SCID マウスへの細胞移入による腸炎モデルでは本菌の投与によって，T 細胞の遊走性に影響を与え，腸間膜リンパ節への集合を促進し，大腸への移動を阻止することによって炎症性腸疾患抑制につながる可能性が指摘されている[58]．このような免疫調節作用としてはユニークな機構も示唆されているが，いずれにしても上皮細胞への作用と免疫担当細胞両者への作用が共存していることが推定される．

プロバイオティクス，プレバイオティクスによる炎症性腸疾患抑制の作用機構としては，大別すれば腸内の生態学的な調節作用，上皮細胞をターゲットとしたバリア機構の維持・改善作用，さらに免疫的応答異常を伴う本疾患においては最も根幹となる免疫的調節作用が推定される（図 2.9）．潰瘍性大腸炎でプレバイオティクス，シンバイオティクスが有効であれば腸内フローラの生態学的な調節作用がどこかの段階で働いていることは確かであろう．しかし現時点では，プロバイオティクスによる腸内フローラの生態学的調節作用が疾患の免疫機構に直接的に働いているという証拠はまだ不十分であり，さらなる研究が必要である．*in vitro* 試験の結果からは上皮細胞に働いて，ケモカインの産生抑制以外に，粘液産生促進，タイトジャンクションタンパク質の合成促進による上皮細胞バリアの維持，破綻したバリア機能回復に寄与している可能性が推定される．また並行して，生体に取り込まれた菌体成分による種々のサイトカイン産生制御による免疫応答調節が期待できる．これまでのプロバイオティクス，プレバイオティクスを使った臨床報告からは，相対的ではあるが潰瘍性大腸炎では消化管内の生態学的な調節がベースになっており，クローン病ではプロバイオティクスの菌体成分による免疫調節作用が関与しているように思われる．いずれにしても医薬品と異なり，その効果の程度は決して強くはないがターゲットが広範囲であることが一つの特徴であり，複数の作用機構が同時に働いていると考えるのが最も妥当であろう．したがって，今後の解析においてはヒトでの応用を意識した個体レベルの複雑系，複合系での作用機構の解析が必要となってくると思われる．

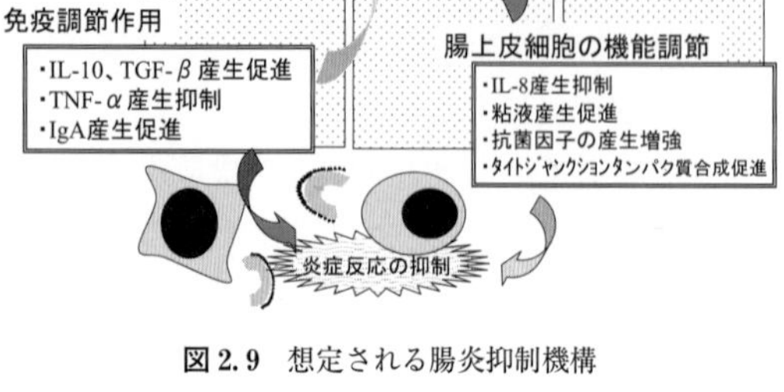

図 2.9 想定される腸炎抑制機構

現在の食品の炎症性腸疾患への利用に関する報告は，一部，経腸栄養を使ったクローン病の緩解導入を除けば，プロバイオティクスならびにプレバイオティクスの利用そのものという状況である．腸内細菌の本疾患へのかかわりが明確になりつつあることを考えると理にかなっていると思われるが，直接的に免疫調節作用を発揮する医薬品と比較すれば，今後とも臨床応用例を積み重ねてその効果を検証していく必要がある．プロバイオティクス，プレバイオティクスならびにシンバイオティクスとそれを含む食品が一定の効果をもつことが確立すれば，治療のみならず予防への道が大きく開かれるものと期待される．

〔梅 﨑 良 則〕

文　献

1) M. A. Behr and V. Kapur : *Curr. Opin. Gastro-*

enterol., **24**(1), 17-21, 2008.
2) T. Ohkusa et al.: *Scand. J. Gastroenterol.*, **40**(11), 1334-1342, 2005.
3) K. Kato et al.: *Aliment. Pharmacol. Ther.*, **20**(10), 1133-1141, 2004.
4) H. Ishikawa et al.: *J. Am. Coll. Nutr.*, **22**(1), 56-63, 2003.
5) H. Hanai et al.: *Int. J. Mol. Med.*, **13**(5), 643-647, 2004.
6) O. Kanauchi et al.: *Int. J. Mol. Med.*, **12**(5), 701-704, 2003.
7) O. Kanauchi et al.: *J. Gastroenterol.*, Suppl **14**, 67-72, 2002.
8) M. A. Zocco et al.: *Aliment. Pharmacol. Ther.*, **23**(11), 1567-1574, 2006.
9) J. Henker et al.: *Z. Gastroenterol.*, **46**(9), 874-875, 2008.
10) W. Kruis et al.: *Gut*, **53**(11), 1617-1623, 2004.
11) B. J. Rembacken et al.: *Lancet*, **354**(9179), 635-639, 1999.
12) M. Guslandi et al.: *Eur. J. Gastroenterol. Hepatol.*, **15**(6), 697-698, 2003.
13) R. Bibiloni et al.: *Am. J. Gastroenterol.*, **100**(7), 1539-1546, 2005.
14) A. Tursi et al.: *Med. Sci. Monit.*, **10**(11), PI126-131, 2004.
15) A. Venturi et al.: *Aliment. Pharmacol. Ther.*, **13**(8), 1103-1108, 1999.
16) Y. Tsuda et al.: *Scand. J. Gastroenterol.*, **42**(11), 1306-1311, 2007.
17) O. Kanauchi et al.: *J. Gastroenterol.*, **38**(2), 134-141, 2003.
18) O. Kanauchi et al.: *Scand. J. Gastroenterol.*, **43**(11), 1346-1352, 2008.
19) A. Hafer et al.: *BMC Gastroenterol.*, **36**, 2007.
20) E. Furrie et al.: *Gut*, **54**(2), 242-249, 2005.
21) M. Lorea Baroja et al.: *Clin. Exp. Immunol.*, **149**(3), 470-479, 2007.
22) P. Gupta et al.: *J. Pediatr. Gastroenterol. Nutr.*, **31**(4), 453-357, 2000.
23) E. Garcia Vilela et al.: *Scand. J. Gastroenterol.*, **43**(7): 842-848, 2008.
24) M. Guslandi et al.: *Dig. Dis. Sci.*, **45**(7), 1462-1464, 2000.
25) S. Fujimori et al.: *J. Gastroenterol. Hepatol.*, **22**(8), 1199-1204, 2007.
26) B. Dupont et al.: *Mol. Nutr. Food. Res.*, **52**(8), 875-884, 2008.
27) K. O. Laake et al.: *Scand. J. Gastroenterol.*, **40**(1), 43-51, 2005.
28) M. P. Gosselink et al.: *Dis. Colon Rectum.*, **47**(6), 876-884, 2004.
29) A. Pronio et al.: *Inflamm. Bowel Dis.*, **14**(5), 662-668, 2008.
30) P. Gionchetti et al.: *Dis. Colon Rectum.*, **50**(12), 2075-2082, 2007.
31) T. Mimura et al.: *Gut*, **53**(1), 108-114, 2004.
32) P. Gionchetti et al.: *Gastroenterology*, **124**(5), 1202-1209, 2003.
33) P. Gionchetti et al.: *Gastroenterology*, **119**(2), 305-309, 2000.
34) H. Matsuda et al.: *J. Gastroenterol. Hepatol.*, **15**(1), 61-68, 2000.
35) T. Ohkusa et al.: *Gut*, **52**(1), 79-83, 2003.
36) H. Sokol et al.: *Proc. Natl. Acad. Sci. USA*, **105**(43), 16731-16736, 2008.
37) A. Imaoka et al.: *World. J. Gastroenterol.*, **14**(16), 2511-2516, 2008.
38) S. Matsumoto et al.: *Digestion*, **64**(2), 92-99, 2001.
39) A. P. Bai et al.: *Int. J. Clin. Pract.*, **60**(3), 284-288, 2006.
40) J. McCarthy et al.: *Gut*, **52**(7), 975-980, 2003.
41) N. Osman et al.: *BMC Gastroenterol.*, **6**, 31, 2006.
42) A. C. Ouwehand et al.: *Clin. Diagn. Lab. Immunol.*, **10**(4), 643-646, 2003.
43) M. Lorea Baroja et al.: *Clin. Exp. Immunol.*, **149**(3), 470-479, 2007.
44) M. Llopis et al.: *Inflamm. Bowel. Dis.*, **15**(2), 275-283, 2009.
45) S. Matsumoto et al.: *Clin. Exp. Immunol.*, **140**(3), 417-426, 2005.
46) Y. W. Chung et al.: *Clin. Exp. Immunol.*, **151**(1), 182-189, 2008.
47) I. Ingrassia et al.: *Appl. Environ. Microbiol.*, **71**(6), 2880-2887, 2005 .
48) C. Caballero-Franco et al.: *Am. J. Physiol. Gastrointest. Liver Physiol.*, **292**(1), G315-322, 2007.
49) K. Madsen et al.: *Gastroenterology*, **121**(3), 580-591, 2001.
50) A. L. Hart et al.: *Gut*, **53**(11), 1602-1609, 2004.
51) E. O. Petrof et al.: *Gastroenterology*, **127**(5), 1474-1487, 2004.
52) A. Grabig et al.: *Infect. Immun.*, **74**(7), 4075-4082, 2006.
53) U. Helwig et al.: *World J. Gastroenterol.*, **12**(37), 5978-5986, 2006.
54) C. Guzy et al.: *Int. Immunol.*, **20**(7), 829-840, 2008.
55) N. Kamada et al.: *Infect. Immun.*, **76**(1), 214-220, 2008.
56) S. N. Ukena et al.: *PLoS ONE*, **2**(12), e1308, 2007.
57) X. Wu et al.: *Am. J. Physiol. Gastrointest. Liver Physiol.*, **294**(1), G295-306, 2008.
58) G. Dalmasso et al.: *Gastroenterology*, **131**(6), 1812-1825, 2006.

2.3 オリゴ糖

2.3.1 ラフィノース

ラフィノースは，図2.10に示すようにショ糖分子のグルコース6位炭素にD-ガラクトースがα1-6結合した3糖類のオリゴ糖である．自然界では，大豆などの豆科植物の種子に比較的多く含まれ，てん菜（ビート），サトウキビ，キャベツ，ジャガイモ，ブドウ，各種麦類，トウモロコシなど広範囲の作物や，蜂蜜，酵母などにも見いだされる．商業ベースでは，北海道で作付けされるてん菜からの砂糖製造の副産物として，高純度結晶末が製造されている．

プレバイオティクスとしての難消化性オリゴ糖の機能として，摂取したラフィノースは，大部分が胃や小腸で消化吸収されることなく，大腸に到達する．大腸に生息するビフィズス菌は糖の栄養要求性が高く，ラフィノースをエネルギー源として増殖するとともに，酢酸や乳酸を生成することで消化管内pHが低下し，ビフィズス菌優勢の腸内細菌叢が形成される[1]．これに伴って，糞中の悪臭有害物質（アンモニアやフェノール類）が低下し，便秘が改善される[2]．またラフィノース摂取は，成人腸内の優勢菌種である *Bifidobacterium adolescentis*，*B.catenulatum* group，*B.longum* を顕著に増加させるが，*B. breve* などの劣勢菌種は微増であり，宿主腸管におけるビフィズス菌の生態を反映することが報告されている[3]．

近年，生後の免疫系の発達過程における腸内細菌叢の重要性が認識されるようになり，プロ・プレバイオティクスによるアレルギー発症の予防・治療効果について関心が高まっている．

a. アトピー性皮膚炎の軽減

主に乳幼児，小児を対象にしたクリニックにおける介入試験では，アトピー性皮膚炎と診断され，約2週間の食事指導と非ステロイド外用剤などの処方で症状改善のなかった45名（平均2.7歳，0～8歳）に，ラフィノースの投与（1～3g/日，前記薬剤併用）が行われた．その結果，投与1～2週間後より症状改善が認められ，計5週間の投与で，著効21例（47%，皮疹ほぼ消失），有効15例（33%，紅斑・湿潤・掻痒低下），無効9例（20%），悪化0例という成績が得られた[4]．また，思春期・成人のアトピー性皮膚炎患者38名を対象にしたクリニックでの介入試験においては，ラフィノース4g/日の投与（平均4カ月間実施，Ⅲ群以下のステロイド外用を含む薬剤の併用）により，皮疹の改善度に関して著効例18%，有効例50%，やや改善/無効例32%，悪化0%という成績が得られた[5]．一方，ラフィノース分子中のα-ガラクトシル二糖であるメリビオース（図2.10参照）についても，思春期・成人のアトピー性皮膚炎患者31名を対象にしたクリニックでの介入試験において，図2.11に示すように3カ月間の投与（6g/日）により，症状の改善（SCORAD指数の有意な低下）と末梢血好酸球数の有意な低下を認めている[6]．メリビオースもヒト腸内ビフィズス菌を増殖させる難消化性オリゴ糖である[7]．以上の結果は，試験デザイン上，ベース治療による症状の寛解やプラセボ効果，診断の客観性などの点で留意しなければならないが，ラフィノースやメリビオースの摂取がアトピー性皮膚炎を軽減する可能性を示唆するものと考えられる．

b. 動物モデルによる免疫調節作用の検討

アトピー性皮膚炎は，発症初期においてⅡ型ヘルパーT細胞（helper T cell type II, Th2）免疫応答の亢進によるIgE抗体依存のⅠ型アレルギーが関与すると考えられている．

OVA特異的T細胞抗原受容体遺伝子が導入されたOVA23-3マウスは，OVA抗原の食餌摂取により，全身免疫系で抗原特異的な強いTh2応答が起こり，さらに引き続いて血中IgE濃度上昇を観察することができるため，食品アレルギーマウスとして好適である．この実験系において，5%ラフィノース添加飼料を与えたOVA23-3マウスでは，図2.12に示すように腸間膜リンパ節Th細胞におけるTh2サイトカイン（IL-4）の産生が有意に低下し，血中IgE濃度上昇が有意に低下した（図2.13）．この結果から，ラフィノー

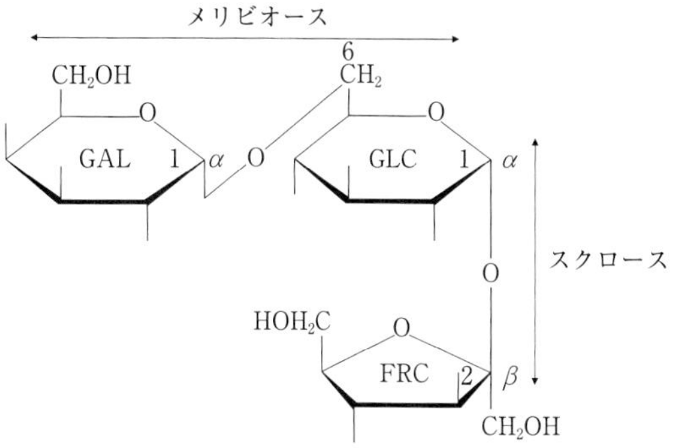

図 2.10 ラフィノースの構造式
GAL：ガラクトース，GLC：グルコース，FRC：フルクトース．

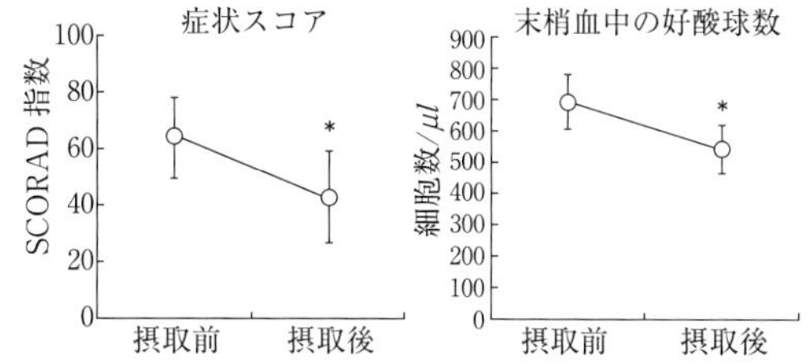

図 2.11 思春期·成人アトピー性皮膚炎患者に対するメリビオースの臨床試験（文献 6 より改変）
＊：摂取前に対して有意差あり（$p<0.05$）．

ス摂取によって，経口抗原感作に対する強い Th2 応答が抑制されること，さらにその下流の免疫反応として，Th2 細胞が誘導する B 細胞の IgE 産生が抑制されることが示唆された．また，上流の免疫反応として，小腸パイエル板の抗原提示細胞への影響について検討した．ラフィノースを与えた BALB/c マウスのパイエル板細胞では，IL-12 産生が有意に高まっていること，またこの細胞を抗原提示細胞として，未感作 T 細胞に *in vitro* で抗原提示させると，Th1 サイトカインである IFN-γ 産生が有意に高く，機能的にも Th1 誘導能が高いことがわかった（図 2.14）．一連の結果は，ラフィノースを摂食することにより，腸管近傍の免疫器官で Th1/Th2 バランスが変化し，アレルギー発症の発端となる強い Th2 応答が抑制されることを示唆している．

一方，経口免疫寛容の誘導にも関与することが明らかになっている．経口免疫寛容は，腸管から吸収された食品抗原に対しては，免疫細胞の応答性が低下する現象であり，この機構が破綻し，強い Th2 応答が誘導されたとき，食品アレルギー

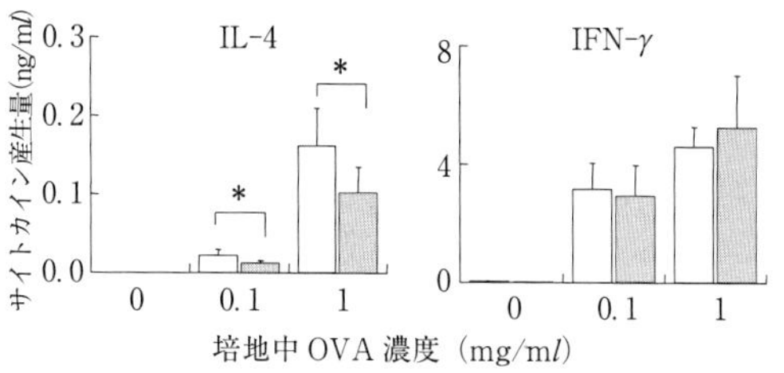

図 2.12 食品アレルギーモデルマウスにおけるラフィノースの Th2 応答抑制効果（文献 8 より改変）
□対照飼料群，▒5% ラフィノース飼料群．
各試験飼料給与下の OVA23-3 マウスに，混餌により OVA を 1 週間与えた．解剖後，調製した腸管膜リンパ節の Th 細胞に *in vitro* で抗原再刺激したときのサイトカイン産生量を測定した．
＊：対照群に対して有意差あり（$p<0.05$）．

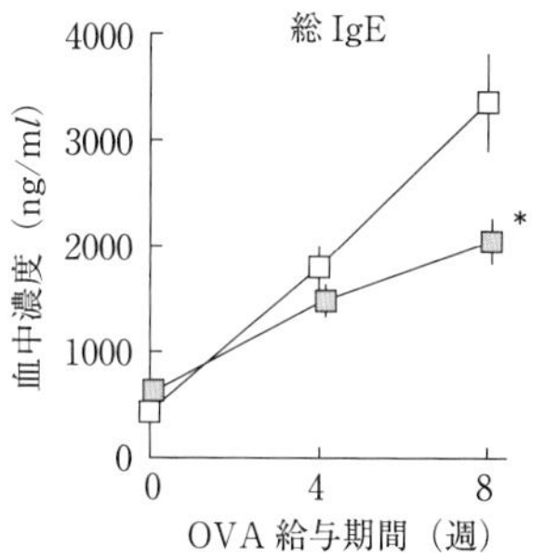

図 2.13 食品アレルギーモデルマウスにおけるラフィノースの血中 IgE 抑制効果（文献 8 より改変）
□対照飼料群，▒5% ラフィノース飼料群．
各試験飼料給与下の OVA23-3 マウスに，OVA 添加飲水を 8 週間与えたときの，血清中総 IgE 濃度の経時的な変化を測定した．
＊：対照群に対して有意差あり（$p<0.05$）．

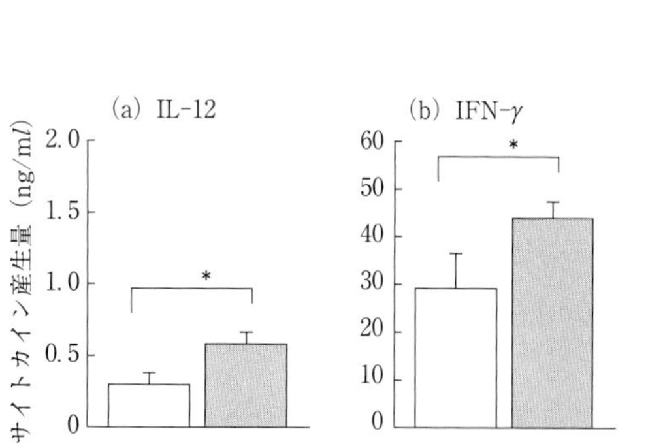

図 2.14 ラフィノース混餌が BALB/c マウスのパイエル板細胞に与える影響（文献 8 より改変）
□対照飼料群，▒5% ラフィノース飼料群．
(a) 各試験飼料を与えた BALB/c マウスのパイエル板細胞の培養上清中の IL-12 濃度．
(b) a のパイエル板細胞と抗原未感作 Th 細胞（OVA23-3 脾臓由来）を OVA 抗原存在下で共培養したときの上清中 IFN-γ 濃度．
＊：有意差あり（$p<0.05$）．

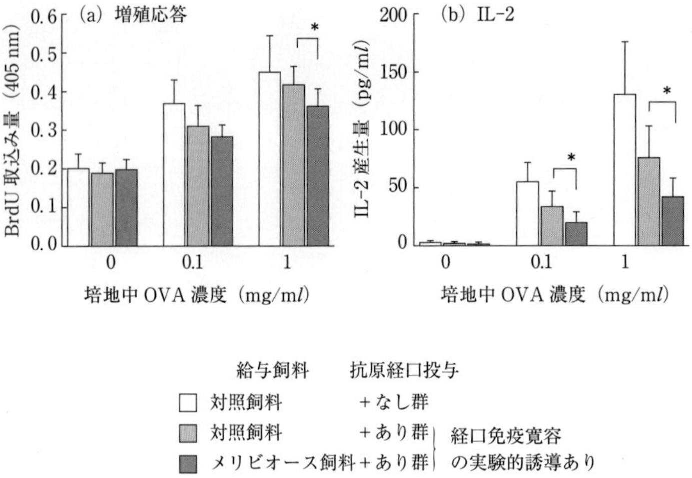

図 2.15　経口免疫寛容モデル実験におけるメリビオースの寛容誘導の促進効果（文献9より改変）

各試験飼料給与下で，OVA 抗原 1 mg を添加した水もしくは無添加の水を単回経口投与した. 1 週間後に全マウスに対して, OVA を完全アジュバントとともに皮下免疫した. 1 週間後に解剖し，鼠蹊部リンパ節細胞の，(a) 抗原特異的な増殖応答，(b) 抗原特異的な IL-2 産生応答を調べた.

*：有意差あり ($p<0.05$).

が発症する．動物モデルでは，抗原を完全アジュバントとともに皮下免疫する前に，一定量の抗原を経口投与しておくと，抗原に対する免疫応答の低下として観察される．上述したメリビオースを混餌投与した BALB/c マウスに，弱い経口免疫寛容を誘導できる少量の OVA を単回経口投与し，5 日後に OVA を皮下免疫し，免疫 7 日後のマウスより解剖・調製した鼠蹊部リンパ節細胞を OVA 存在下で培養した．その結果，図 2.15 に示すようにメリビオースを与えていた場合，リンパ節細胞の IL-2 産生とリンパ球増殖応答はいずれも有意に低下し，経口免疫寛容の誘導が促進されていることが示唆された[9]．この結果に関連して，メリビオースを混餌投与した OVA23-3 においても，OVA 経口抗原に対する Th 応答の低下を認めている[9].

以上の食品アレルギーモデルに対して，アレルギー性気道炎症モデルについても，ラフィノースの効果が報告されている[10]．OVA で免疫した Brown Norway ラットに，OVA を吸引感作させて，気道炎症を惹起させたとき，混餌飼料としてラフィノースを与えていた群では，気管支肺胞洗浄液中の好酸球数が有意に少なく，炎症部位への炎症細胞浸潤の減少，すなわちラフィノースによって炎症反応が抑制されることが示唆されている（図 2.16).

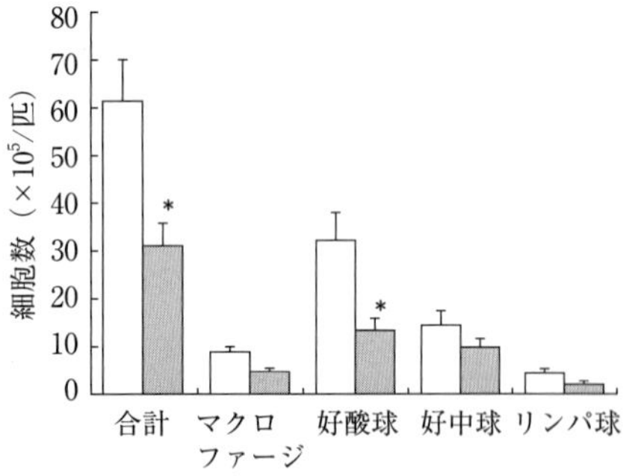

図 2.16　アレルギー性気道炎症モデルにおけるラフィノースの効果（文献 10 より改変）

□対照飼料群，■5% ラフィノース飼料群.

OVA で免疫した Brown Norway ラットに, OVA を吸引暴露し，気道炎症を惹起させた後の気管支肺胞洗浄液中の細胞プロファイルを示した.

*：有意差あり ($p<0.05$).

宿主腸内の有用菌とされる乳酸菌のタイプは，動物種で異なりヒトではビフィズス菌が優勢で乳酸桿菌は少なく，上述の通りラフィノースの摂取はビフィズス菌を顕著に増殖させる[1,2]．一方，動物実験に用いられるげっ歯類のマウスやラットでは，供給元であるブリーダー施設内での母子間垂直感染により継体される施設固有の腸内細菌叢によるところも大きいが[11)]，概してビフィズス菌よりも乳酸桿菌が優勢である．図 2.14，2.15 の実験とブリーダーも同一の BALB/c マウスでは，培養法による腸内細菌叢の検索ではビフィズス菌は検出されず，ラフィノース混餌は偏性嫌気性グラム陰性桿菌（Bacteroidaceae 科）を有意に増加させた[11)]．このようにラフィノース摂取による腸内細菌叢の変動は，ヒトと実験動物の間で必ずしも一致しない．難消化性オリゴ糖がプレバイオティクスとして，どのような作用機序で抗アレルギー作用を発現するのか，腸内細菌やその代謝産物が免疫系に与える影響についてさらなる理解が必要であり，今後の研究の進展が期待される．

〔名 倉 泰 三〕

文 献

1) Y. Benno et al.：*Bifidobact. Microfl.*, **6**(2), 59-63, 1987.
2) 名倉泰三ほか：腸内細菌学雑誌，**13**，1-7，1999.
3) A. Dinoto.：*Appl. Environ. Microbiol.*, **72**(12), 7739-7747, 2006.
4) 松田三千雄ほか：アレルギーの臨床，**241**，1092-1095，1998.
5) 千葉友幸ほか：アレルギーの臨床，**283**，1039-1043，2001.
6) I. Kaneko et al.：*J. Appl. Glycosci.*, **51**, 123-128, 2004.
7) 名倉泰三ほか：ビフィズス，**9**，151-159，1995.
8) T. Nagura et al.：*Br. J. Nutr.*, **88**, 421-426, 2002.
9) K. Tomita et al.：*Biosci. Biotechnol. Biochem.*, **71**(11), 2774-2780, 2007.
10) H. Watanabe et al.：*Br. J. Nutr.*, **92**, 247-255, 2004.
11) T. Nagura et al.：*Exp. Anim.*, **54**, 143-148, 2005.

2.3.2 フラクトオリゴ糖

（1→2*β*）グリコシド結合でフラクトースが直鎖状につながり，非還元末端に（1→2*α*）結合したD-グルコースが存在する，いわゆるイヌリン型フラクタンをフラクトオリゴ糖（fructo-oligosaccharides：FOS）という．天然には，チコリ，バナナ，タマネギ，小麦，アスパラガス，アーティチョークなど，さまざまな食用植物に含まれる．ヨーロッパではチコリの根から抽出したイヌリンをエンドイヌリナーゼで分解することにより生産されているが，わが国ではスクロースを原料として *Aspergillus niger* 由来の *β*-フラクトフラノシダーゼを用いた糖転移反応により合成されている．その結果，ヨーロッパで生産されている FOS は重合度（degree of polymerization：DP）が高く（DP2－DP60），フラクトースのみからなるホモオリゴ糖が含まれるのに対し，わが国で生産されている FOS はスクロースのフラクトース残基にフラクトースが 1 個結合した 1-ケストース（DP3），2 個結合したニストース（DP4），および 3 個結合したフラクトシルニストース（DP5）が主成分となっている．以下で述べる FOS のアレルギー抑制効果に関する臨床試験ならびに動物実験においても，ヨーロッパで実施されたものは高 DP の FOS，わが国で実施されたものは低 DP の FOS が用いられている．

FOS はヒトの消化酵素で消化されず，回腸末端および結腸に達して常在細菌による分解・発酵を受け，Bifidobacteria の増殖を選択的に刺激することから，アレルギーに対する抑制効果が期待されている．新生児の腸内細菌叢は，出生時に産道を通過する際に母体から伝播・定着し，形成される．母乳中に豊富に含まれるオリゴ糖が Bifidobacteria の増殖を刺激するので，母乳哺育児の腸内では Bifidobacteria が優勢になるのに対して，人工乳哺育の場合には Bifidobacteria, *Escherichia coli*，および Bacteroides などからなる多彩な菌叢を示す．エストニアおよびスウェーデンにおいて実施された生後 1 歳までの乳児の腸内細菌叢とアレルギー発症との関係についての調査の結果，アレルギー罹患児においては非罹患児に比較して Bifidobacteria の定着が少ないことが示され，Bifidobacteria がアレルギー発症に対して抑制的に働く可能性が示唆された[1)]．そのため，難消化性オリゴ糖を人工乳に添加して Bifidobacteria が優勢な母乳哺育児の腸内細菌叢に近づける努力がなされてきた．ヨーロッパでは，FOS（DP5－DP60）とガラクトオリゴ糖（galacto-oligosaccharide：GOS，DP2－DP7）の混合物（FOS：GOS＝10：90）を人工乳に添加することにより，乳児糞便中の Bifidobacteria およびLactobacilli 菌数の増加がみられるとともに，有機酸の組成も母乳哺育児と同様となることが報告されている[2]．以下に述べるように，このFOS/GOS 混合物がアレルギー発症に及ぼす影響についての臨床試験が実施された．また，動物モデルを用いたFOS 投与の効果についても報告されている．

a. FOSのアレルギー抑制効果（臨床試験より）

イタリアにおいてアトピー疾患発症のリスクをもつ乳児を対象にして，前述のFOS/GOS 混合物のアレルギー抑制効果に関する前向き無作為化プラセボ対照二重盲検臨床試験が実施された[3]．アトピー性皮膚炎，アレルギー性鼻炎，あるいは喘息の既往歴を有する父親あるいは母親をもつ新生児259名に対し，乳清加水分解物をタンパク源とする人工乳にFOS/GOS 混合物（0.8 g/100 m*l*）あるいは対照としてマルトデキストリンを添加したものを6カ月間自由摂取させた．生後6カ月時のアトピー性皮膚炎の累積発症率を比較したところ，対照群では23.1%（24/102）であったのに対し，FOS/GOS 群では9.8%（10/104）であり，FOS/GOS 群で統計的に有意に発症率が低かった．また，6カ月齢における血清抗体価をFOS/GOS 群（41名）と対照群（43名）で比較した結果も報告され，総IgE，IgG1，IgG2，およびIgG3 レベル，ならびに牛乳タンパク特異的IgG1 レベルがFOS/GOS 群において対照群に比較して有意に低値を示した[4]．さらに，6カ月齢でFOS/GOS 混合物の摂取を中止した後の追跡調査が行われ，2歳時のアトピー性皮膚炎，反復性喘鳴，およびアレルギー性蕁麻疹の累積発症率が，対照群（68名）においてそれぞれ27.9，20.6，および10.3% であったのに対し，FOS/GOS 混合物群（66名）ではそれぞれ13.6，7.6，および1.5% であり，いずれの症状も対照群に比較してFOS/GOS 混合物群で有意に低いことが報告された[5]．

b. FOSのアレルギー抑制効果（動物モデルより）

臨床試験で用いられたFOS/GOS 混合物が動物実験においても評価された．Vos らは，BALB/c マウスにOVA/Alum を腹腔投与して免疫した後，OVA のエアロゾルを吸入させることによりアレルギー性喘息を惹起した[6]．免疫の2週間前から実験最終日まで，AIN-93G 組成に基づく精製飼料あるいはこれにFOS/GOS 混合物を1% 添加した飼料を自由摂取させた．その結果，メタコリンのエアロゾル吸入に対する気道過敏性および気管支肺胞洗浄液中の細胞数が，FOS/GOS 混合物添加群において無添加群に比較して有意に低値を示した．つまり，臨床試験で観察されたFOS/GOS 混合物のアレルギー抑制効果は，マウスのアレルギー性喘息モデルにおいても観察された．

Fujitani らは，FOS がマウスの消化管アレルギーを抑えることを示した[7]．NC/jic マウスを用い，OVA（100 μg）の胃内投与およびOVA（100 μg）/Alum の腹腔投与を1週間おきに5回繰り返すことにより免疫し，4週間後に2 mg のOVA を胃内投与することにより消化管アレルギー炎症を惹起した．飼料は，市販固形飼料にFOS あるいはフラクトースを5% 添加したものを自由摂取させた．十二指腸粘膜組織における免疫組織学的な解析の結果，FOS の摂取は$CCR4^+$ 細胞（Th2 細胞）の組織浸潤を抑制する傾向にあり，肥満細胞の浸潤および粘膜浮腫を有意に抑制することが示された．

Vos ら[6] の喘息モデルおよびFujitani ら[7] の消化管アレルギーモデルは，いずれもI型アレルギー（即時型アレルギー）である．筆者らは，典型的なIV型アレルギー（遅延型アレルギー）である接触過敏症がFOS（DP3－DP5）の摂取によって抑制されることを報告した[8]．BALB/c マウスの腹部にジニトロフルオロベンゼン（2,4-dinitrofluorobenzene：DNFB）を塗布して免疫し，5日後にDNFB を耳介に塗布することにより接触皮膚炎を惹起した．飼料は，AIN-93G 組成に基づく精製飼料あるいはこれにFOS を5% 添加したものを免疫の3週間前から実験最終日まで自由摂取させた．その結果，接触皮膚炎による耳介の肥厚がFOS 摂取により有意に抑制された（図2.17）．このマウスの糞便よりDNA を抽出し，細菌の16S rDNA 断片をPCR で増幅して変性剤濃度勾配電気泳動法（denaturing gradient gel electrophoresis：DGGE）により分析したところ，FOSが腸内細菌叢の構成を修飾することが示唆され，とりわけ定量リアルタイムPCRにより推定したBifidobacteria菌数と耳介の肥厚に負の相関が認められた（図2.18）．さらに，Bifidobacteria菌属に特異的なプライマーを用いたPCR-DGGEを行い，FOS摂取群においてみられたバンドを切り出して塩基配列を決定した結果，*Bifidobacterium pseudolongum*が主要な菌種であると推測された．つまり，FOSによるマウスの接触過敏症の抑制には腸内における*B. pseudolongum*の増殖が関連することが示唆された．なお，DNFBによる接触過敏症に対するFOSの抑制効果は，BALB/cマウスだけでなく，NC/Ngaマウスにおいても同様に観察している（未発表データ）．

筆者らはまた，FOSの摂取によって発育初期の腸内細菌叢を修飾することにより発育後のアレルギー発症が抑制される可能性について検討した．そのことを調べるためにまず，妊娠・授乳期のマウスをFOS添加飼料で飼育することにより，発育初期（離乳前）の仔マウスの腸内細菌叢の構成を修飾できることを確認した[9]．すなわち，妊娠・授乳期のBALB/cマウスにAIN-93G飼料あるいはこれにFOSを5%添加したものを自由摂取させ，それらから生まれた仔マウスの腸内細菌叢の構成を，16S rDNAのPCR-DGGEにより解析した．その結果，出生日から4週齢までの授乳期の仔マウスの腸内細菌叢は母マウスのFOS摂取の影響を強く受けるのに対し，発育後には自らが摂取する飼料の影響を強く受けることが示唆された（図2.19）．このことを，発育後にアトピー性皮膚炎を自然発症するNC/Ngaマウスに適用した．その結果，母マウスのFOS摂取によって仔マウスの発育後の皮膚炎症状を抑制できること，離乳後にFOSを摂取して皮膚炎症状を抑制することはより難しいことを観察した（未発表データ）．ところが，仔マウスの発育後にDNFBによる接触過敏症を誘導するIV型アレルギーモデルの場合は，母マウスのFOS摂取によって仔

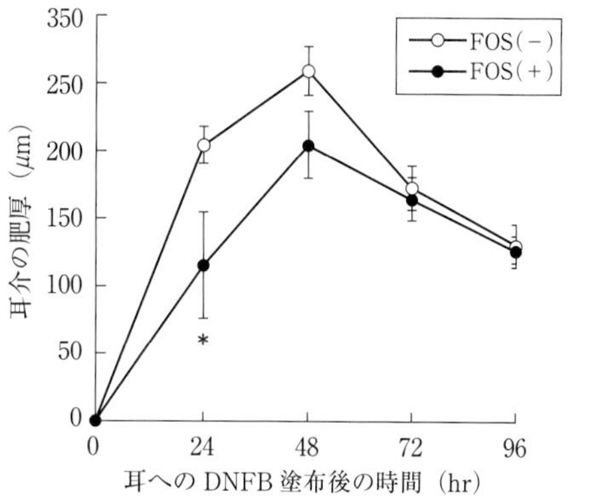

図2.17 フラクトオリゴ糖（FOS）のIV型アレルギー（接触皮膚炎）抑制効果（文献8より作成）

BALB/cマウスの腹部に2,4-ジニトロフルオロベンゼン（DNFB）を塗布した後，5日後に耳介にDNFBを塗布して接触皮膚炎を惹起し，24，48，72，および96時間後の耳介の厚さを測定した．FOS（−）：対照飼料（AIN-93G）摂取群，FOS（＋）：5% FOS添加飼料摂取群，＊：FOS（−）と有意差あり（$p<0.05$）．

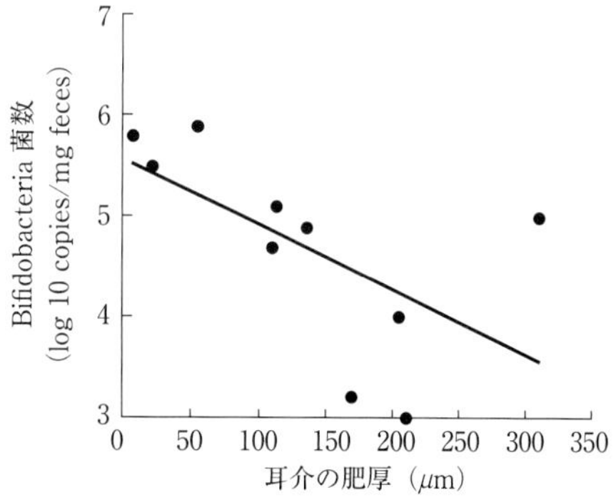

図2.18 IV型アレルギー（接触皮膚炎）モデルマウスにおける糞中Bifidobacteria菌数と耳介肥厚との相関関係（文献8より作成）

BALB/cマウスの腹部に2,4-ジニトロフルオロベンゼン（DNFB）を塗布した後，5日後に耳介にDNFBを塗布して接触皮膚炎を惹起し，24時間後の耳介の厚さを測定した．また，糞からDNAを抽出し，定量リアルタイムPCRによりBifidobacteria菌数を推定した．$R=-0.585$，$p<0.05$．

マウスの耳介の肥厚は抑制されず，むしろ離乳後のFOS摂取によって抑制された（未発表データ）．NC/Ngaマウスの自然発症皮膚炎はI型アレルギーと考えられるので，I型およびIV型アレルギーに対して腸内細菌叢は異なる機序で影響するものと推測される．

c. アレルギーに対するFOSの作用機構

臨床試験および動物実験によって示されたFOSのアレルギー抑制効果について述べてきたが，その作用機構は明らかになっていない．これ

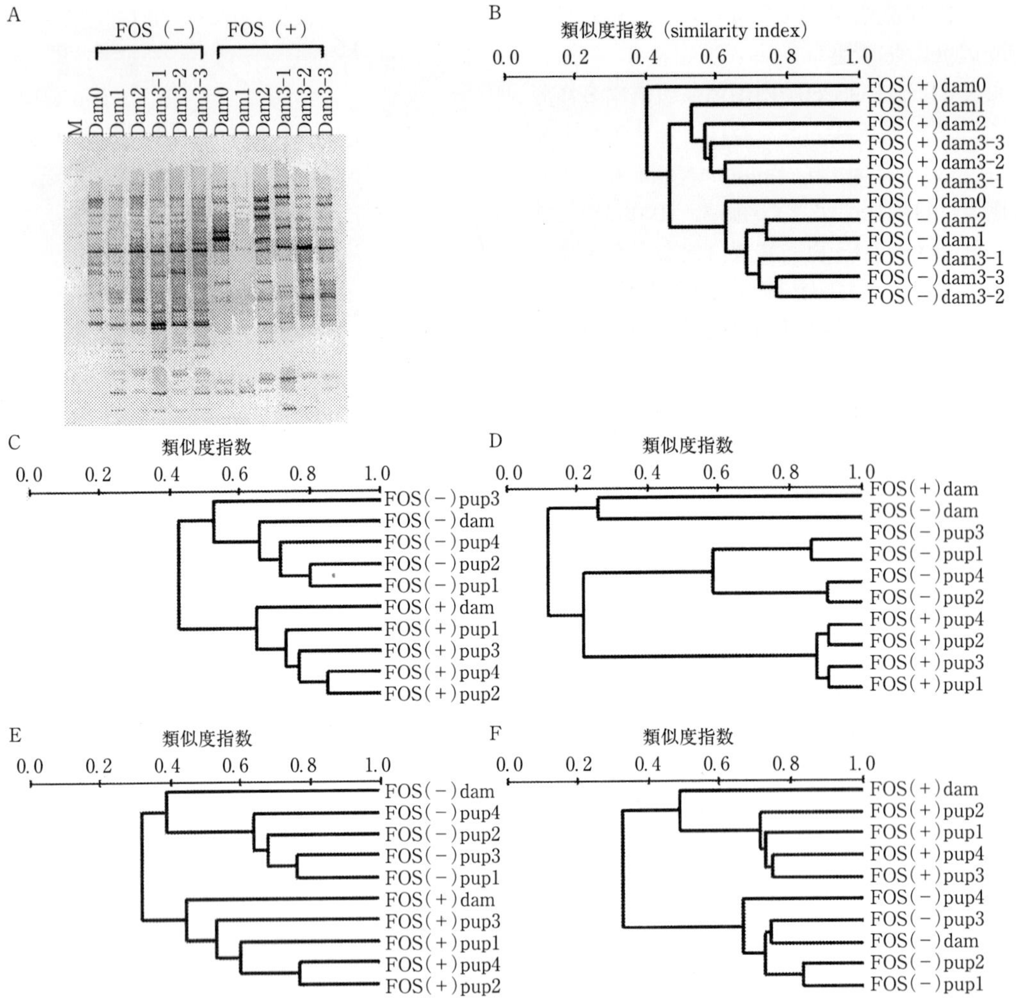

図 2.19 授乳マウスのフラクトオリゴ糖（FOS）摂取が仔マウスの腸内細菌叢に及ぼす影響（文献 9 より作成）
授乳期の BALB/c マウス（dam）およびそれらの仔マウス（pup）の盲腸内容物から RNA を分離し，逆転写した後に 16S rDNA 配列に基づく PCR-DGGE に供し，そのバンドパターンから系統樹を作成した．A：母マウスの DGGE 泳動像．B：母マウスの系統樹．C, D, E, および F：0，7，14，および 21 日齢の仔マウスおよびその母マウスの系統樹．FOS（－）：対照飼料（AIN-93G）摂取群，FOS（＋）：5% FOS 添加飼料摂取群．

までに想定されているものを以下に述べる．

FOS の摂取により，腸管粘膜におけるムチンの産生が亢進して粘液層が厚くなることが知られているのに加え，腸管における分泌型 IgA が増加することが報告されているので，FOS が腸管粘膜バリアを強固にすることにより食物アレルゲンの吸収を抑制する結果，食物アレルギーのリスクを低下させる可能性が考えられる．Hosono らは，BALB/c マウスに FOS（DP3－DP5）を 2.5% 添加した AIN-93G 飼料を摂取させると，糞中 IgA 排出量が増加するとともに，それらのマウスから分離したパイエル板細胞を *Bifidobacterium pseudocatenulatum* 7041 株菌体破砕物添加培地で培養したときの IgA 産生が増加することを示した[10]．また Nakamura らは，授乳中の BALB/c マウスおよびその仔マウスに精製飼料あるいはそれに FOS（DP3－DP5）を 5% 添加した飼料を与えたとき，5 週齢時における仔マウスの糞中 IgA 排出量，腸管粘膜組織中の IgA 含量，回腸における IgA 分泌速度，パイエル板における IgA 陽性細胞数，ならびに回腸および結腸における多量体免疫グロブリン受容体（polymeric Ig receptor）発現量がFOS摂取により高値を示すことを報告した[11]．さらに，Rollerらは，F344ラットにFOS（DP2－DP60）を10%添加した飼料を摂取させると，盲腸内容物中のIgA含量が増加することを示している[12]．また，Hosonoら[10]およびRollerら[12]は，FOS添加飼料で飼育した動物のパイエル板細胞を培養したときのIL-10産生が高値を示すことを報告している．FOSの摂取は，この制御性サイトカインによる経口免疫寛容の誘導促進を介して，食物アレルギーのリスク低下に関与するかもしれない．

このようなFOS摂取による腸管免疫系への影響の一部はおそらく腸内細菌叢の変化を介して発揮される．すなわち，腸内細菌叢の変化（とりわけBifidobacteriaの増加）は，微生物関連分子パターンの変化をきたし，それがTLRによる認識を介した免疫応答の変化につながるであろう．また，FOSは回腸末端や結腸において腸内細菌により資化されて短鎖脂肪酸を産生し，それらが腸管粘膜上皮細胞の増殖・分化やパイエル板の機能に影響を及ぼす可能性がある．さらに，短鎖脂肪酸は腸管粘膜組織のさまざまな細胞に発現するGタンパク共役受容体であるGPR41やGPR43により認識され，その情報が免疫応答や炎症反応の変化に結びつくかもしれない．

加えて，FOSが腸管から生体内に取り込まれた後に免疫担当細胞に作用する可能性も考えられる．筆者らは，難消化性オリゴ糖であるラフィノースをラットに胃内投与した後，血中にラフィノースが検出されることを報告した[13]．つまり，経口摂取したラフィノースのごく一部は腸管から吸収される．また，ラフィノースの混餌投与はBrown Norwayラットのアレルギー性喘息モデルにおいて気道好酸球浸潤を抑制する[13]．しかしながらFOSに関しては腸管から吸収されるか否かのデータはない．

Bifidobacteriaや Lactobacilliなどのプロバイオティクスによるアレルギー抑制効果が報告されているので，腸内に常在するこれらの菌群を選択的に増加させるFOSなどの難消化性オリゴ糖にもアレルギー抑制効果が期待できる．しかしながらこれまでの研究はきわめて限られている．FOSは多くの食用植物中に含まれ，食経験も豊富なので，プロバイオティクスに比べれば食品に添加する際の安全性が高く，食品素材として扱う際の操作性にも優れている．今後，わが国でもアレルギー抑制効果を評価するための精密な臨床試験が行われることが望まれる．〔園山　慶〕

文　献

1) B. Björkstén et al.：*J. Allergy Clin. Immunol.*, **108**, 516-520, 2001.
2) G. Veereman：*J. Nutr.*, **137**, 2585S-2589S, 2007.
3) G. Moro et al.：*Arch. Dis. Child.*, **91**, 814-819, 2006.
4) E. van Hoffen et al.：*Allergy*, 2008.
5) S. Arslanoglu et al.：*J. Nutr.*, **138**, 1091-1095, 2008.
6) A. P. Vos et al.：*Int. Immunopharmacol.*, **7**, 1582-1587, 2007.
7) S. Fujitani et al.：*Allergol. Int.*, **56**, 131-138, 2007.
8) J. Watanabe et al.：*Br. J. Nutr.*, **100**, 339-346, 2008.
9) R. Fujiwara et al.：*Br. J. Nutr.*, **99**, 1174-1177, 2008.
10) A. Hosono et al.：*Biosci. Biotechnol. Biochem.*, **67**, 758-764, 2003.
11) Y. Nakamura et al.：*Clin. Exp. Immunol.*, **137**, 52-58, 2004.
12) M. Roller et al.：*J. Nutr.*, **134**, 153-156, 2004.
13) H. Watanabe et al.：*Br. J. Nutr.*, **92**, 247-255, 2004.

2.4 多　　糖

食品アレルギーや花粉症に代表されるアレルギー疾患の多くがI型アレルギー反応を介して発症し，その原因因子としてIgEの関与が明らかにされている．IgEは2型のヘルパーT細胞により産生されるIL-4によって誘導される抗体であり，認識する抗原分子のほとんどがタンパク質である．このことから，アレルギーの原因物質は食品や環境中に存在するタンパク質であり，アレルギー患者においては特定のアレルゲンタンパク質の除去や低アレルゲン化がアレルギーの発症を予防する唯一の方法として考えられてきた．一方で，糖鎖はIgEにより認識されることがほとんどないため，アレルギーとは無関係であると考えられ，あまり注目されてこなかった．

しかしながら近年の自然免疫系に関する研究の進展に伴い，IgEの誘導をはじめとする獲得免疫系の応答の制御に自然免疫系がきわめて深く関与していることが明らかとなり，さらに多糖，オリゴ糖などの糖鎖が自然免疫系の活性化や応答の質の決定に重要な役割を担っていることが実証されると，主に食品に含まれる多糖やオリゴ糖を用いてアレルギーの発症を抑制する試みが多く行われるようになった．食品に含まれる多糖は含有量も多く，また食経験が豊富で安全性も確立しているため日常の食事のなかでアレルギーの予防を達成できることから増加するアレルギー疾患への対策として大いに期待されている．一方で，自然界に存在する多糖は構成糖や結合様式の違いにより構造が微妙に異なった多種多様な分子が存在しており，それぞれのもつ抗アレルギー活性の強さやそのメカニズムの解明はまだ第一歩を踏み出したにすぎない．ここではヒトおよび動物実験を通じて，

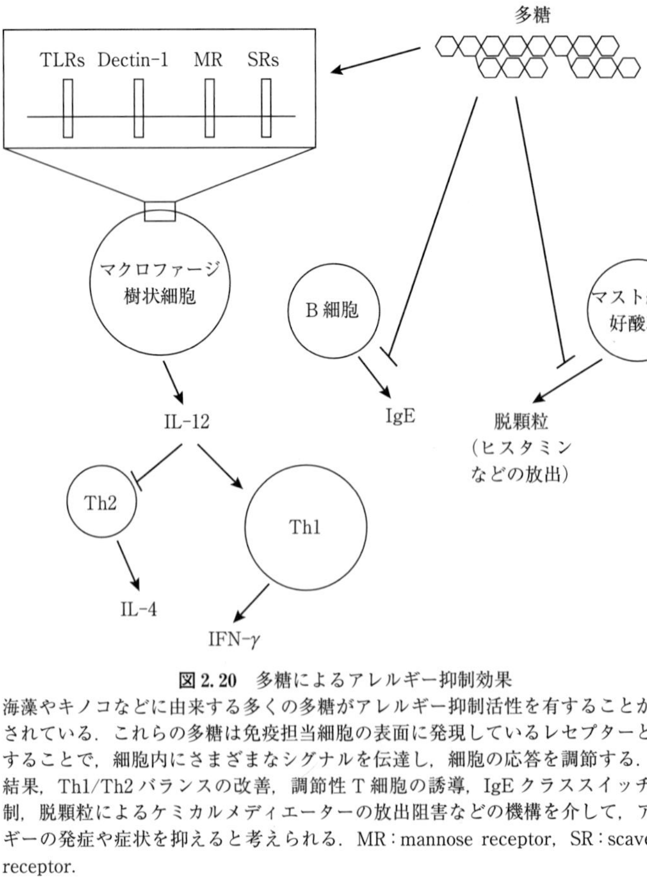

図2.20　多糖によるアレルギー抑制効果

海藻やキノコなどに由来する多くの多糖がアレルギー抑制活性を有することが報告されている．これらの多糖は免疫担当細胞の表面に発現しているレセプターと結合することで，細胞内にさまざまなシグナルを伝達し，細胞の応答を調節する．その結果，Th1/Th2バランスの改善，調節性T細胞の誘導，IgEクラススイッチの抑制，脱顆粒によるケミカルメディエーターの放出阻害などの機構を介して，アレルギーの発症や症状を抑えると考えられる．MR：mannose receptor，SR：scavenger receptor.

抗アレルギー活性を有することが報告されている多糖について想定されるメカニズムも含めて記述する（図2.20に多糖によるアレルギー抑制効果を示す）.

2.4.1 アレルギーを抑制する多糖

a. β-グルカン

グルカンとはD-グルコースにより構成される多糖の総称であり，なかでもβ-グルカンは各グルコースがβ-D-グリコシド結合により結合している多糖の総称である．β-D-グリコシド結合をさらに詳細に分類すると，セルロースに代表されるβ1→4結合や，酵母の細胞壁や担子菌子実体（キノコ）を構成する多糖に多いβ1→3結合の主鎖にβ1→6結合の短い側鎖をもつ構造などに分類できる．このようなβ1→3やβ1→6結合をもつβ-グルカンに免疫調節活性およびアレルギー抑制活性が報告されている．一方で，その由来によりアレルギー抑制活性は大きく異なることも知られており，β-グルカンの構造（β1→3とβ1→6の構成比や側鎖の数・分布・長さなど）が活性に大きな影響を与えていると考えられる.

Kimuraら[1] は黒酵母より単離した分子量100 kDa程度の低分子β-グルカンを0.5〜1%となるように餌に混合してマウスに摂取させ，アレルゲンで感作させたところ，アレルゲン特異的なIgE抗体の産生が有意に抑制されたことを報告している．さらに，このマウスにおいて対照マウスと比較してIL-12やIFN-γの産生量が増加していることを明らかにしている.

Yamadaら[2] は細かく分散させたシイタケ由来のβ-グルカン（平均粒径0.08 μm）をスギ花粉症患者に摂取させる二重盲検試験を行っている．その結果，毎日15 mgのβ-グルカンを8週間摂取することでプラセボ群と比較して鼻汁，くしゃみ，鼻づまり，および目のかゆみなどの症状が緩和することを報告している．また，これらの効果は発症後の治療的効果のみならず，発症前に摂取することで予防的な効果も期待できることを示している．さらに，これらの患者において血清中の抗原特異的および総IgE抗体価の上昇が抑制されていることも明らかにした．興味深いことにこのような効果は分散処理をしていないβ-グルカン（平均粒径288 μm）では認められず，この違いは処理により腸管からの吸収性が向上したことに起因するのではないかと考察している.

Kirmazら[3] もまたβ-グルカンをオリーブに対する鼻炎をもつ患者に摂取させる二重盲検試験を行っている．その結果，10 mgのβ-グルカンを毎日2回ずつ12週間にわたって摂取することにより鼻腔洗浄液中のIL-4およびIL-5の量が有意に低下し，一方でIL-12レベルは増加することを明らかにしている．さらに，血中の好酸球の割合は変化せず，鼻腔洗浄液中の好酸球の割合のみが有意に減少していることも報告している.

b. キチン・キトサン

キチンとはエビやカニなどの節足動物の外殻（外骨格）に多く含まれる構造多糖であり，*N*-アセチルグルコサミンがβ1→4結合した構造を有している．また，キトサンとはキチンを濃アルカリで処理することで脱アセチル化して得られるポリグルコサミンである.

Shibataら[4] は1〜10 μmの粒径をもつキチン粒子をマウスに経口的に投与したのち，このマウスをブタクサのアレルゲンで感作することで誘導される血中IgE抗体価および肺胞洗浄液中の好酸球数を測定した．キチンは一次免疫の3日前と13日後にそれぞれ8 mgを投与した．その結果，IgE抗体価および好酸球数ともに対照群と比較してキチン投与群で低下したことを報告している．さらに，ブタクサアレルゲンで免疫したマウスの脾臓細胞を*in vitro*においてキチン存在下で抗原刺激すると，キチン非存在下で抗原刺激した場合と比較してIL-4, IL-5, IL-10の産生量が減少し，反対にIFN-γの産生量が増加することも示した．このサイトカイン産生における傾向は，キチンを経口投与したマウスの脾臓細胞を抗原刺激した*ex vivo*の実験においても確認されている.

Strongら[5] は*Dermatophagoides pteronyssinus*または*Aspergillus fumigatus*に対する気道過敏症を発症する2種のアレルギーモデルマウスを用いて，経鼻投与したキチン粒子のアレルギー抑制効果を検証している．その結果，25 μg のキチンを5回経鼻投与することによって血中の IgE 抗体価，好酸球数，気道過敏性および肺の炎症がいずれのモデルにおいても抑制されることを報告した．さらに，Th1 型サイトカインである IL-12 や IFN-γ の増加，および Th2 型サイトカインである IL-4 の低下が脾臓において示されている．

一方，Chen ら[6] はキトサンを用いて検証を行っている．喘息患者の単球から誘導したマクロファージを水溶性のキトサンの存在下，ダニアレルゲンである Der f で刺激すると，キトサンの非存在下で刺激した場合と比較して偽足形成の低下，IL-6 や TNF-α 産生量の減少などの抗炎症作用を示すことを報告した．さらに，喘息モデルマウスを用いた解析ではキトサンの経鼻投与（250 μg/ml を1週間隔で2回）により Der f 誘導性の肺の炎症（炎症性細胞の浸潤，上皮の傷害，杯細胞の増多）が抑制されることが明らかとなっている．この際，気管支上皮細胞による TSLP（thymic stromal lymphopoietin）の産生量も減少することが併せて示されている．

c. フコイダン

フコイダンとは主に L-フコースによって構成される多糖であり，褐藻などに多く含まれる粘性多糖である．一般に L-フコースが α1→2 および α1→4 結合により結合しており，フコースは硫酸化されている．また，構造中にグルクロン酸を含む U-フコイダンやガラクトースを含む G-フコイダンなども存在する．フコースのみで構成されるものを F-フコイダンと呼ぶ．種々の免疫調節活性が報告されているが，その活性の強さはフコースの硫酸化度や構成糖に強く依存していると考えられている．

Maruyama ら[7] はマウスの気道過敏症モデルにおいて，抗原感作に先立ってメカブ（sporophylls of *Undaria pinnatifida*）由来のフコイダンを腹腔内に4日間にわたって投与（50 mg/kg ずつ）することにより，肺胞洗浄液中の IL-4 および IL-13 の濃度が減少し，血清中の抗原特異的 IgE 抗体の上昇が抑制されることを報告している．さらに，肺胞洗浄液中の好酸球や気管支上皮細胞中の杯細胞の割合も減少することを明らかにした．

Oomizu ら[8] はマウス B 細胞を *Cladosiphon novae-caledonias Kylin* または *Fucus vesiculosus* 由来フコイダンの存在下（1〜100 μg/ml）で IL-4 と抗 CD40 抗体で刺激した場合，フコイダン非存在下と比較して IgE 産生が低下することを報告している．

d. カラゲニン

カラゲニンとは紅藻などに含まれる D-ガラクトース，もしくは D-ガラクトースと 3,6-アンヒドロ-D-ガラクトースからなる多糖である．ガラクトース残基の一部は硫酸化されており，硫酸基の数や置換位置によって κ-，λ-，ι-，η-に分類される．マクロファージに貪食されやすく，そのためマクロファージの活性化を介して炎症を誘起することが知られている．一方で，その活性は構造および硫酸基の数や位置に依存していると考えられる．

Tsuji ら[9] はマウス脾臓細胞を低濃度（4〜20 μg/ml）の λ-カラゲニンの存在下で種々の T 細胞マイトジェンにより刺激することで，カラゲニンの非存在下と比較して IFN-γ の産生量が増加する一方で IL-4 の産生量が減少することを報告した．さらに，マウスに毎週6回，5週間にわたって各 0.5 ml のカラゲニン溶液（0.001〜0.02%）を経口的に摂取させることで，血中の抗原特異的 IgE 抗体価が減少することを明らかにした．この効果はマウスを抗原で免疫する前後のどちらにカラゲニンを摂取させても有効であった．また，免疫後のマウスを抗原でチャレンジすることで誘導したアナフィラキシー応答において血中のヒスタミンレベルがカラゲニン摂取群において有意に低下することも示している．

一方で，Miller ら[10] はカラゲニンを IgE 誘導のアジュバントとして用いており，先に述べたように構造の違いや投与経路によっても活性が大きく異なることが示唆される．

e. コンニャクグルコマンナン

コンニャクグルコマンナンは D-マンノース，および D-グルコースがモル比 2:3 で β1→4 結合した多糖である．ゲル形成能が高く，日本では古くより食用として用いられてきた.

Onishi ら[11-13] は微粉砕したコンニャクグルコマンナン（平均粒径 105 μm）を 5% 含む餌を NC/Nga マウスに 8 週間摂取させることで，自然発症するアトピー様皮膚炎症状および引っ掻き行動が有意に抑制されることを報告している．このマウスにおいては血中の IgE 抗体価も抑制されていた．このような効果は無処理のコンニャクグルコマンナン（平均粒径 315 μm）では認められなかったことから，粒子サイズに強く依存することが明らかとなった．Onishi らはさらにアレルギー性鼻炎モデルマウスにおいても微粉砕したコンニャクグルコマンナンの摂取によりくしゃみの回数が減少することを示している．

一方で，Lim ら[14] は微粉砕処理をしていないコンニャクグルコマンナンの経口摂取によりラットの血中 IgE 抗体価が抑制されることを報告しており，粒子のサイズは活性そのものではなく体内への取込み効率に関与しているのかもしれない．

f. ヒアルロン酸

ヒアルロン酸とは D-*N*-アセチルグルコサミンと D-グルクロン酸が交互に結合した多糖である．生体高分子として皮膚，筋肉，血管など広範に分布している．

Kim ら[15] はラットの好塩基球様細胞株をヒアルロン酸の存在下（20〜200 μg/m*l*），IgE と抗原で刺激したところ，ヒアルロン酸の濃度依存的にヒスタミンの放出が抑制されることを示した．また，NC/Nga マウスにジニトロフルオロベンゼン（DNFB）を塗布することで誘導したアトピー様皮膚炎モデルマウスにおいて，DNFB に加えて 100 μg のヒアルロン酸を同時に塗布することで皮膚炎の症状および血中の IgE 抗体価が抑制されることを報告している．さらに，好酸球や好中球の浸潤に関与していると考えられている MIP-2 は DNFB のみで処理したマウスと比較してヒアルロン酸処理をしたマウスの皮膚において顕著に減少していた．

g. その他の多糖

多糖を主成分とすると考えられる抽出物の抗アレルギー活性についても多数報告されている．これらの多糖は現時点では構成糖や構造が解明されていないものが多いが，今後，順次検討されていくことが期待される．以下にいくつかの例を紹介する．

Kobayashi ら[16,17] は，醤油由来の多糖を用いてアレルギー性鼻炎患者における二重盲検試験を行っている．その結果，醤油由来多糖の摂取 4 週間後からくしゃみや鼻づまりなどの症状が有意に改善することが明らかとなった．さらにマウスを用いた動物試験により，醤油由来多糖が *in vivo* および *in vitro* のいずれにおいても，IL-4 の産生を抑制し，IFN-γ の産生を増強することを示している．

Dejima ら[18] はカシス由来の多糖をスギ花粉症患者に摂取させる二重盲検試験を行い，鼻汁，くしゃみ，鼻づまり，目や鼻のかゆみなどがプラセボ群と比較して改善されることを報告している．

Xie ら[19] はサルノコシカケ科のキノコであるヒトクチタケ由来の多糖をアレルギーモデルラットに摂取させると，くしゃみの回数やメサコリン誘発性の気道過敏症を抑制し，さらに肺や鼻粘膜におけるエオタキシンの産生も抑制することを報告した．また鼻粘膜における好酸球の浸潤も抑制されていた．

Yang ら[20] はカラトウキ（唐当帰）の根由来の多糖をマウス脾臓細胞に添加し，産生されるサイトカインへの影響を解析した．その結果，添加量に依存して IL-4 産生を抑制し，IFN-γ 産生を増強することを報告している．

2.4.2 多糖によるアレルギー抑制機構

a. レセプター

現状では各多糖を認識するレセプターは完全に明らかになっているわけではないが，精力的な研究が進められておりいくつかの多糖ではそのレセプターが同定されている．一方で，多糖は構成糖や構造の微妙な差異により認識にかかわるレセプターが異なっている可能性も考えられ，現在，レセプターが同定されている多糖においても今後さらに異なるレセプターがみつかることは十分に考えられる．以下に現在までに報告されている多糖とそのレセプターについて記述する．

β-グルカンのレセプターとしてはDectin-1が同定されている[21]．Dectin-1はC-typeレクチンであり，樹状細胞やマクロファージの細胞表面に発現していることが知られている．Dectin-1は真菌細胞壁に含まれるβ-グルカンだけでなく，大麦由来のβ-グルカンも認識することが報告されている[22]．一方，CR3(CD11b/CD18）もβ-グルカンのレセプターとして報告されているが，その役割は限定的であり，Dectin-1が主な役割を果たしていることが示唆されている[21]．

キチンの免疫調節活性には，マンノースレセプターを介してマクロファージなどに貪食されることが重要な役割をもつことが示唆されている[23]．さらに近年の研究によりキチンがTLR2を介してMyD88依存的にマクロファージを活性化し，IL-17産生を促し炎症を誘起することも報告されている[24]．キチンは粒子サイズにより活性が異なることが知られており，認識にかかわるレセプターもサイズによって異なる可能性がある．また，キトサンに関しても同様にこれらのレセプターによって認識される可能性が考えられているが，キチンとキトサンの生理作用は必ずしも一致しないことから，それぞれを区別して認識する他のレセプターの関与も想定される．

フコイダンはマクロファージに発現するスカベンジャーレセプターによって認識されることが明らかにされており，スカベンジャーレセプターAを欠損させたマクロファージにおいてはフコイダンによるNO産生の増強が起こらないことが報告されている[25]．また，フコイダンは血管内皮細胞や血小板に発現する接着分子であるP-selectinに結合することも報告されているが[26]，この結合がアレルギーの抑制に寄与しているかどうかは不明である．

λ-カラゲニンを用いた研究によりTLR4およびMyD88がマクロファージからのIL-12やIL-6産生の産生増強に必須であることが報告されている[9]．一方で，脾臓細胞のIFN-γ産生の増強はこれらの分子に非依存的に誘導されることも明らかにされている[9]．このように，カラゲニンは複数のレセプターを介して免疫応答を調節しているようである．λ-カラゲニンのアレルギー抑制活性において，いずれの経路が重要であるかは現時点では明らかになっていない．

グルコマンナンのアレルギー抑制活性にかかわるレセプターは明らかになっていない．一方で，酵母由来のマンナン（α結合により構成される）がIgE抑制活性をもつことを示唆する報告もあり，グルコマンナンもマンノースレセプターやDC-SIGNを介してアレルギー抑制活性を発揮している可能性も考えられる．

ヒアルロン酸は好酸球上のCD44を介して，高親和性IgEレセプター（FcεRI）からのシグナルを阻害することによってアレルギー抑制活性を発揮することが報告されている[15]．

b.　メカニズム

多糖によるアレルギー抑制活性の多くが，上述のようなレセプターを介して活性化されたマクロファージや樹状細胞などにより産生されたIL-12がTh1型免疫応答を促進しTh2型免疫応答を抑制することで，IgE産生を低下させることによると考えられる．一方で，IL-10やTGF-βなどの抑制性のサイトカインを産生する制御性細胞を誘導する可能性も示唆されている[27,28]．

また，マウスB細胞をフコイダン存在下でIL-4と抗CD40抗体で刺激した場合，フコイダン非存在下と比較してCε germline transcriptの発現が抑制されることが報告されており[8]，このようなB細胞への直接的な作用も存在する．

さらに，上述のようにヒアルロン酸はFcεRIからのシグナルを阻害することで好酸球やマスト細胞の脱顆粒を抑制し，アレルギー症状の発症を抑えると考えられる[15]．　〔好田　正〕

文　献

1)　Y. Kimura et al.: *Int. Immunopharmacol.*, **7**(7), 963-972, 2007.
2)　J. Yamada et al.: *J. Allergy Clin. Immunol.*, **119**(5), 1119-1126, 2007.
3)　C. Kirmaz et al.: *Eur. Cytokine Netw.*, **16**(2), 128-134, 2005.
4)　Y. Shibata et al.: *J. Immunol.*, **164**(3), 1314-1321,

2000.
5) P. Strong et al.: *Clin. Exp. Allergy*, **32**(12), 1794-1800, 2002.
6) C. L. Chen et al.: *Biomaterials*, **29**(14), 2173-2182, 2008.
7) H. Maruyama et al.: *Int. Arch. Allergy Immunol.*, **137**(4), 289-294, 2005.
8) S. Oomizu et al.: *Biochem. Biophys. Res. Commun.*, **350**(3), 501-507, 2006.
9) R. F. Tsuji et al.: *Clin. Exp. Allergy*, **33**(2), 249-258, 2003.
10) K. Miller et al.: *Clin. Exp. Allergy*, **29**(12), 1696-1704, 1999.
11) N. Onishi et al.: *Int. Arch. Allergy Immunol.*, **136**(3), 258-265, 2005.
12) N. Onishi et al.: *Int. Arch. Allergy Immunol.*, **144**(2), 95-104, 2007.
13) N. Onishi et al.: *Biosci. Biotechnol. Biochem.*, **71**(10), 2551-2556, 2007.
14) B. O. Lim et al.: *J. Nutr.*, **127**(5), 663-667, 1997.
15) Y. Kim et al.: *Mol. Immunol.*, **45**(9), 2537-2547, 2008.
16) M. Kobayashi et al.: *Int. J. Mol. Med.*, **15**(3), 463-467, 2005.
17) H. Matsushita et al.: *Int. J. Mol. Med.*, **17**(5), 905-909, 2006.
18) K. Dejima et al.: *Biosci. Biotechnol. Biochem.*, **71**(12), 3019-3025, 2007.
19) Q. M. Xie et al.: *J. Ethnopharmocol.*, **107**(3), 424-430, 2006.
20) T. Yang et al.: *Int. J. Biol. Macromol.*, **39**(4-5), 179-184, 2006.
21) G. D. Brown et al.: *J. Exp. Med.*, **196**(3), 407-412, 2002.
22) R. Tada et al.: *J. Agric. Food Chem.*, **56**(4), 1442-1450, 2008.
23) Y. Shibata et al.: *J. Immunol.*, **159**(5), 2462-2467, 1997.
24) C. A. Da Silva et al.: *J. Immunol.*, **181**(6), 4279-4286, 2008.
25) T. Nakamura et al.: *Biochem. Biophys. Res. Cmmun.*, **343**(1), 286-294, 2006.
26) L. Bachelet et al.: *Biochem. Biophys. Acta*, (in press), 2008.
27) A. Saito et al.: *Hepatol. Res.*, **35**(3), 190-198, 2006.
28) C. Porporatto et al.: *J. Leukoc. Biol.*, **78**(1), 62-69, 2005.

2.5 ヌクレオチド

ヌクレオチドや核酸は，T 細胞，特にヘルパー T 細胞の活性を高めることが知られている．これまでの研究から，ヌクレオチドや核酸はヘルパー T 細胞の活性促進を通して，獲得免疫系を活性化することが明らかとなっている[1]．

ヘルパー T 細胞は，サイトカイン産生パターンにより Th1 と Th2 に分けられる[2]．Th1 は IFN-γ，IL-2 を産生して B 細胞の IgG2a の産生を誘導する．それに対し，Th2 は IL-4 を産生し，B 細胞の IgE，IgG1 の産生を誘導する．これらのサイトカインは相互に作用しあって，免疫，アレルギー反応を調節する．たとえば，Th1 の産生する IFN-γ は Th2 の活性を抑制し，Th2 の産生する IL-4 は Th1 の活性を抑制する．この Th1 と Th2 のバランスが均衡することによって，生体内の免疫反応は正常に保たれるが，Th1/Th2 バランスがどちらかに傾くと，免疫系に異常が現れる．たとえば，Th1/Th2 バランスが Th2 優位になると，喘息や花粉症などの I 型アレルギーの発症を引き起こしやすくなる．

Carver らは，ヌクレオチドの投与が NK 細胞の活性および IL-2 産生を高めることを報告している[3]．また，Kulkarni らは，核酸欠乏食で飼育したマウスでは遅延型過敏反応が有意に抑制されることを報告している[4]．遅延型過敏反応は Th1 細胞によって誘導されること[5]，また，NK 細胞も Th1 型のサイトカインである IFN-γ によって活性化されることを考慮すると，ヌクレオチドの経口摂取はヘルパー T 細胞の Th1/Th2 バランスを Th1 優位にすることが考えられる．しかし，抗体やサイトカイン産生の観点からヌクレオチドが Th1/Th2 バランスに与える影響はほとんど調べられていなかった．

ヌクレオチドや核酸は生体内で生合成されるため，通常の状態ではヌクレオチドの免疫系に与える影響は明確に認められない．しかし，感染症のようなストレス下にある場合，あるいは急速に成長する乳児の場合，ヌクレオチドの免疫系への影響が明確になる[6]．そこで，われわれは成長の著しい離乳直後のマウスにヌクレオチドを投与し，その血清中の抗体濃度（IgE，IgG1，IgG2a）およびマイトジェン刺激による脾臓細胞のサイトカイン産生能（IL-4，IFN-γ）を調べることで，ヌクレオチドがTh1/Th2バランスに与える影響を検討した．また，OVA特異的なT細胞レセプターのトランスジェニックマウス（OVA-TCR Tgマウス）の脾臓細胞をOVA刺激下で培養すると，サイトカインを産生することから，ヌクレオチドを投与したOVA-TCR Tgマウスの脾臓細胞のサイトカイン産生（IFN-γとIL-4）についても検討した．

生体内のTh1/Th2バランスの調節については，これまでにさまざまな機構の関与が示されている．たとえば，Kuchrooらは，Th1により引き起こされる疾患である実験的アレルギー性脳脊髄炎（EAE）において，抗CD80抗体の投与がEAEを改善させ，抗CD86抗体の投与がEAEを悪化させることを明らかにし，抗原提示細胞上のCD80とCD86がヘルパーT細胞のTh1/Th2バランスに関与することを示した[7]．また，IL-12もTh1/Th2バランスに重要な役割を果たす．IL-12はIFN-γの産生やヘルパーT細胞のTh1への分化の誘導を促進するサイトカインで，単球，マクロファージ，樹状細胞などの抗原提示細胞が産生する[8]．IL-12はp35とp40の二つのサブユニットから構成されたヘテロダイマー（p70型）で，p35やp40単独では活性を示さず，p70型で活性を示す．ヌクレオチドがTh1/Th2バランスに与える影響をさらに詳しく調べるため，経口摂取されたヌクレオチドが，抗原提示細胞上のCD80やCD86の発現に与える影響やIL-12産生に与える影響も検討した．

抗原特異的なIgE抗体はTh2型のサイトカインにより誘導され，アレルギーの発症に深く関与する抗体である．水酸化アルミニウム（Alum）とともにマウスに抗原を投与すると，抗原特異的なIgE抗体が誘導される．そこで最後に，経口摂取されたヌクレオチドが，Alumとともに抗原で免疫したマウスの血清中の抗原特異的な抗体価（IgE，IgG1，IgG2a）に与える影響も検討した．

実際に用いたマウスの食餌は下記の通りである．母乳とほぼ同じ組成[9]のヌクレオチド0.4%を乳清タンパク質（whey protein isolate）をタンパク質源とした食餌に添加した．このとき，ヌクレオチド5′-二リン酸と三リン酸は，ヌクレオチド5′-一リン酸に置き換えた．また，アデノシン5′-一リン酸(AMP)には血管拡張作用がある[10]ため，すべてイノシン5′-一リン酸（IMP）に置き換えた(表2.2)．このヌクレオチドを0.4%添加した飼料（NT(＋)食）またはヌクレオチド無添加の飼料（NT(－)食）をBALB/cマウス，あるいはOVA-TCR Tgマウスに自由摂取させた．

ヌクレオチドは特に妊婦や新生児の栄養素として重要であると考えられている[11]．そこで，BALB/cマウスに2世代にわたってNT(＋)食またはNT(－)食を自由摂取させ，2代目のマウスの血清中の抗体（IgE，IgG1とIgG2a）濃度を調べた．実験は，7週齢のBALB/cマウスをNT(－)食群とNT(＋)食群に分けた．このマウスを10～11週齢で交配し，妊娠や授乳期間中もそれぞれNT(－)食とNT(＋)食で維持した．2世代目のBALB/cマウスにその親とまったく同じ食餌を摂取させ，2世代目の4, 6, 7および10週齢で採血し，血清中の抗体（IgE, IgG1とIgG2a）濃度をELISAで調べた．

その結果，NT(＋)食群は，NT(－)食群に比べて血清中のIgE濃度が4, 6, 7週齢で有意に低下した．しかし，10週齢では両群間でほとんど差がみられなかった（図2.21）．また，血清中のIgG1濃度はどの週齢でも両群間でほとんど差がみられなかった（データ省略）．IgG2a濃度につ

表2.2 ヌクレオチド添加食（NT(＋)食）のヌクレオチドの組成

ヌクレオチド	g/kg
シチジン5′-一リン酸（CMP）	1.62
グアノシン5′-一リン酸(GMP)	0.57
イノシン5′-一リン酸（IMP）	1.10
ウリジン5′-一リン酸（UMP）	0.71

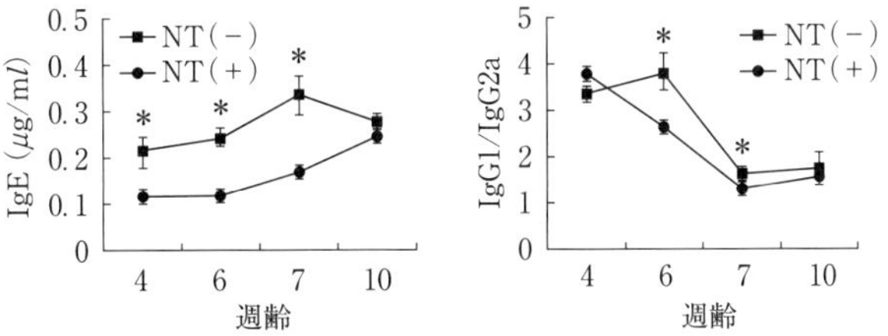

図 2.21 2世代にわるヌクレオチドの投与がBALB/c マウスの血中のIgE 濃度，IgG1 濃度とIgG2a 濃度の比（IgG1/IgG2a）に与える影響（＊：$p<0.05$）

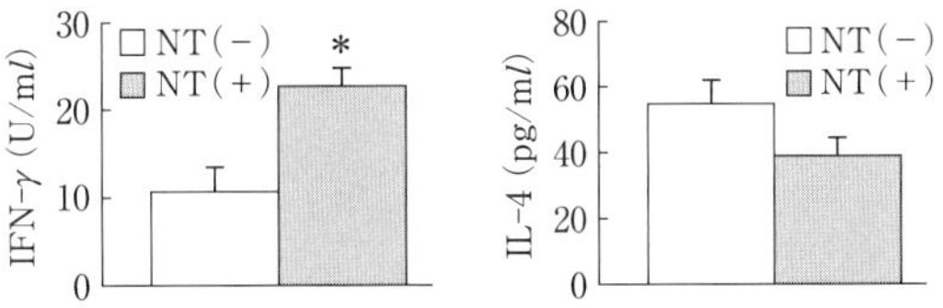

図 2.22 ヌクレオチドの投与がOVA-TCR Tg マウスの脾臓細胞のIFN-γとIL-4 産生に与える影響（＊：$p<0.05$）

いては，7週齢でNT(＋)食群のほうが有意差はみられないものの高くなる傾向がみられた（データ省略）．血清中のIgG1 濃度とIgG2a 濃度の比（IgG1/IgG2a）は，6および7週齢でNT(＋)食群のほうがNT(−)食群に比べて有意に低下した（図2.21）．なお，血清中の総免疫グロブリン量は両群間で差はみられなかった（データ省略）．また，マウスの体重も両群間でほとんど差がみられなかった（データ省略）．したがって，成長期におけるヌクレオチドの投与はTh1/Th2 バランスをTh1 優位にすることが示された．しかし，10週齢ではヌクレオチド投与による血中IgE 濃度やIgG1/IgG2a に差がみられなかったことから，成熟期ではヌクレオチドのTh1/Th2 バランスに与える影響はほとんどみられないと考えられた．

また，脾臓細胞のサイトカイン産生能を検討するため，離乳直後の3週齢のBALB/c マウスまたはOVA-TCR Tg マウスにNT(−)食とNT(＋)食を4週間自由摂取させた（このとき，OVA-TCR Tg マウスにはOVA 含有水を投与した）．自由摂取後，マイトジェンまたはOVA 刺激下での脾臓細胞のIFN-γやIL-4 産生能を調べた．その結果，OVA-TCR Tg マウスの脾臓細胞のIFN-γ産生能は，NT(＋)食群がNT(−)食群に比べて有意に高くなった．一方，両群間で有意差はみられなかったが，IL-4 産生能はNT(＋)食群で低下する傾向がみられた（図2.22）．また，BALB/c マウスの脾臓細胞のIFN-γとIL-4 産生の結果もOVA-TCR Tg マウスの結果と同様であった（データ省略）．したがって，サイトカイン産生の観点からでも，成長期におけるヌクレオチドの投与はTh1/Th2 バランスをTh1 優位にすることが示された．

次に，ヌクレオチドによるヘルパーT 細胞のバランスの変化に抗原提示細胞がかかわるのかどうかについて検討した．OVA 含有水の投与下で上述のNT(＋)食またはNT(−)食をOVA-TCR Tg マウスに摂取させ，このマウスの脾臓細胞からThy1 陰性細胞（抗原提示細胞）を分離した．また，OVA を投与していないOVA-TCR Tg マウスからThy1 陽性細胞（T 細胞）を分離し，このT 細胞と抗原提示細胞を混合してOVA 存在下で培養した．その結果，NT(＋)食群の抗原提示細胞のほうが，NT(−)食群の抗原提示細胞よりIFN-γ産生の誘導能が高く，IL-4 の誘導能は逆に低かった（データ省略）．したがって，抗原提示細胞がヘルパーT 細胞のバランスに関与していることが示唆された．

抗原提示細胞上のCD80 あるいはCD86 とT

細胞との結合がTh1/Th2バランスに影響を与えることが知られている[7]．そこで，ヌクレオチドがTh1優位にする機構を検討するため，ヌクレオチドの摂取がOVA-TCR Tgマウスの抗原提示細胞（CD3⁻細胞）のCD80とCD86の発現に与える影響を調べた．

上述のOVA-TCR TgマウスにNT(－)食とNT(＋)食を4週間自由摂取させて，脾臓細胞のCD80とCD86の発現に与える影響を調べた結果，脾臓のCD3⁻細胞中でCD80を発現する細胞の割合は，両群間でほとんど差がみられなかった．同様に，CD86を発現する細胞の割合も，両群間でほとんど差がみられなかった（データ省略）．このことより，ヌクレオチドがTh1優位にする機序に，CD80とCD86はかかわっていないと考えられた．

IL-12はTh1型の免疫応答を誘導する重要な因子である[8]．このIL-12は，p35とp40の二つのサブユニットから構成されたヘテロダイマー（p70型）で活性を示すが，p35やp40単独では活性を示さない．そこで，上述のNT(－)食とNT(＋)食を摂取させたOVA-TCR TgマウスのIL-12産生能を調べた．

最初に，OVA-TCR Tgマウスの脾臓細胞のIL-12（IL-12 p40と活性型のIL-12 p70の総和）産生能をELISAで検討した．その結果，脾臓細胞のIL-12産生能は，NT(＋)食群がNT(－)食群に比べて有意に高くなった（データ省略）．

さらに，OVA-TCR Tgマウスの脾臓細胞や腹腔マクロファージのIL-12 p70の活性をバイオアッセイ法で検討した．ここで用いたIL-12のバイオアッセイ法は，IL-12 p70が脾臓細胞のIFN-γ産生を誘導することを指標に測定する方法である．その結果，脾臓細胞のIL-12活性は，NT(＋)食群のほうがNT(－)食群に比べて有意に高くなった（データ省略）．さらに，LPS（0.1または1 μg/ml）刺激下で培養した滲出性の腹腔マクロファージのIL-12産性もNT(＋)食群のほうがNT(－)食群に比べて有意に高くなった（図2.23）．

以上より，ヌクレオチドの投与は，抗原提示細胞のIL-12産生を促進することにより，ヘルパーT細胞のTh1とTh2のバランスをTh1優位にしていると考えられた．

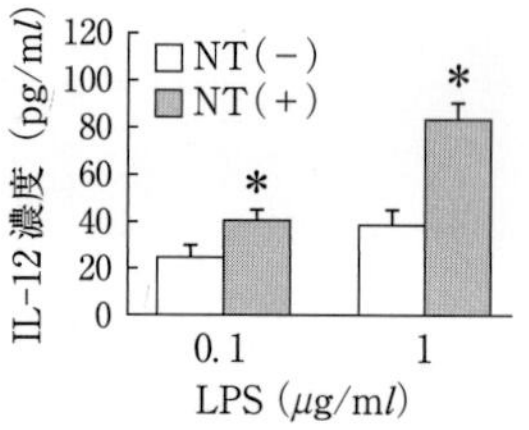

図2.23 ヌクレオチドの投与がOVA-TCR Tgマウスの腹腔マクロファージのIL-12産性に与える影響（＊：$p<0.05$）

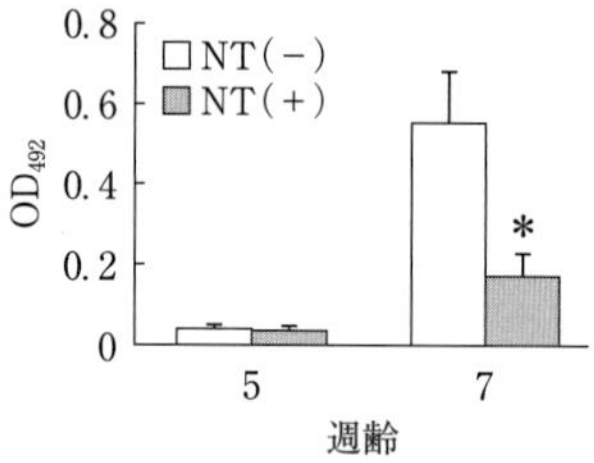

図2.24 ヌクレオチドの経口摂取がAlumとOVAで免疫したBALB/cマウスの血中のOVA特異的なIgE抗体価に与える影響（＊：$p<0.05$）

ところで，抗原特異的なIgEがアレルギーの発症に深くかかわる．抗原特異的なIgEの解析には，一般にAlumのようなアジュバントを用いてマウスを免疫することにより検討されている．そこで，上述のNT(＋)食またはNT(－)食を3週齢より4週間投与したBALB/cマウスに，水酸化アルミニウム（Alum）とOVAを3週齢と5週齢で腹腔投与し，血清中の抗原特異的な抗体価をELISAで測定した．

その結果，NT(＋)食群は，NT(－)食群に比べて血清中のOVA特異的なIgE抗体価が7週齢で有意に低下した（図2.24）．また，OVA特異的なIgG2a抗体価は，NT(＋)食群のほうが7週齢で高くなる傾向がみられた．OVA特異的なIgG1抗体価は両群間でほとんど差がみられなかった（図2.25）．ヌクレオチドの摂取により抗原特異的なIgE抗体価が抑制されたことより，ヌクレオチドの投与はアレルギーの発症を抑制する可能性があると考えられた．

以上より，成長期において経口摂取されたヌクレオチドは，Th1/Th2バランスをTh1優位にし

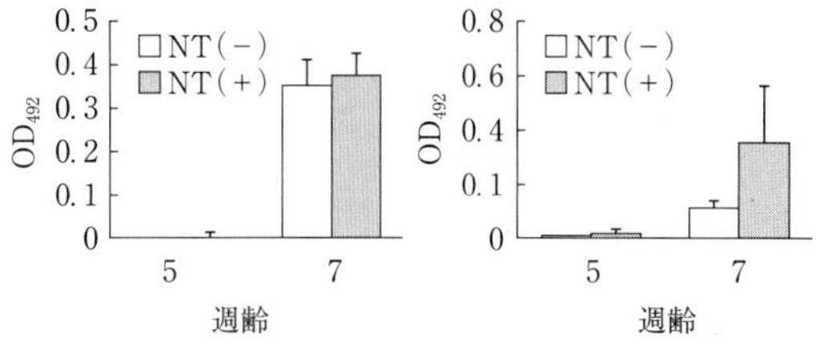

図 2.25 ヌクレオチドの経口摂取が Alum と OVA で免疫した BALB/c マウスの血中の OVA 特異的な IgG1 と IgG2a 抗体価に与える影響

て血清中の抗原非特異的あるいは抗原特異的 IgE を抑制した．このとき，マクロファージのような抗原提示細胞の産生する IL-12 の上昇を通して，Th1 の免疫応答を高めている可能性が示唆された．また，ヌクレオチドの投与で抗原特異的 IgE が抑制されたことにより，成長期におけるヌクレオチドの摂取はアレルギーの発症の抑制に有用である可能性が考えられた[12,13]．

ヌクレオチドの免疫賦活効果は臨床でも証明されている．たとえば，乳児へのヌクレオチド投与により NK 活性，末梢血リンパ球の IL-2 産生，インフルエンザやジフテリアなどのワクチンに対する抗体価が上昇することが報告されている．しかし，本研究で示したヌクレオチドの Th1/Th2 バランスへの影響は，臨床試験ではほとんど報告がなく，今後の研究課題である．〔永 渕 真 也〕

文 献

1) A. D. Kulkarni et al.: *Transplantation*, **53**(2), 467-472, 1992.
2) T. R. Mosmann and R. L. Coffman: *Annu. Rev. Immunol.*, **7**, 145-173, 1989.
3) J. D. Carver et al.: *Pediatrics*, **88**(2), 359-363, 1991.
4) A. D. Kulkarni et al.: *Transplantation*, **44**(6), 847-849, 1987.
5) D. J. Cher and T. R. Mosmann: *J. Immunol.*, **138**(11), 3688-3694, 1987.
6) F. B. Rudolph et al.: *Nutrition*, **6**(1), 45-52, 1990.
7) V. K. Kuchroo et al.: *Cell*, **80**(5), 707-718, 1995.
8) G. Trinchieri: *Blood*, **84**(12), 4008-4027, 1994.
9) L. M. Janas and M. F. Picciano: *Pediatr. Res.*, **16**(8), 659-662, 1982.
10) R. M. Berne et al.: *Fed. Proc.*, **42**(15), 3136-3142, 1982.
11) R. Uauy and R. Quan: Protein Metabolism during Infancy. Nestle Nutrition Workshop Series. Vol. 33 (N. C. R. Raiha, ed.), pp. 197-210, Vevey/Raven Press, 1994.
12) S. Nagafuchi et al.: *Nutr. Res.*, **17**(7), 1163-1174, 1997.
13) S. Nagafuchi et al.: *Int. Arch. Allergy Immunol.*, **122**(1), 33-41, 2000.

2.6 脂 肪 酸

2.6.1 不飽和脂肪酸と免疫調節作用

a. 脂肪酸とアレルギー性疾患

ここは，脂肪酸によるアレルギーの抑制について最近の知見を紹介しながらまとめたものである．アレルギーと脂肪酸に関する文献では，脂肪酸のなかで二重結合を2個以上もっている多価不飽和脂肪酸（polyunsaturated fatty acid：PUFA）と抗炎症・アレルギーに関する研究が最も多いといえる．優れた総説がいくつかあるので参照されたい[1-4]．PUFAには，リノール酸（LA）やアラキドン酸（AA）などのω-6 PUFAとα-リノレン酸（ALA）やエイコサペンタエン酸（EPA），ドコサヘキサエン酸（DHA）などのω-3 PUFAがある．両者は，カルボキシル基の反対側にあるメチル基側の炭素を1と番号をつけて数えたときに，最初の二重結合がくる位置がおのおの6番目の炭素か3番目の炭素になるかの違いによってω-6 PUFA，あるいはω-3 PUFAと分類されている．

代表的なアレルギー性疾患として喘息，アレルギー性鼻炎あるいは花粉症，アトピー性皮膚炎があるが，これらの疾患と脂肪酸の代謝異常については古くから知られている[5-9]．1982年，Mankuら[6]のグループは，アトピー性皮膚炎患者の血清あるいは細胞膜リン脂質の脂肪酸分析結果から，ω-6 PUFAではLAは上昇しているがこれに由来するジホモ-γ-リノレン酸，AA濃度が低下，ω-3 PUFAについては，ALAは増加しているが，この代謝産物であるEPA, DHAが低下していることを報告し，アトピー性皮膚炎におけるδ-6不飽和化酵素による必須脂肪酸代謝障害の可能性が注目された．

その一方で，近年，日本や欧米で増加するアレルギー性疾患の増加と摂取される脂質の増加が相関することが指摘[10]されている．摂取される脂質については，飽和脂肪酸摂取が減少し，主としてLAなどのω-6 PUFAの摂取の増加が認められ，このことがアレルギー性疾患の増加に関係していることを示すいくつかの疫学的研究[11-14]がある．

さらに，ω-3 PUFAあるいはω-6/ω-3比と喘息，アトピー性皮膚炎との関連性があることを示す多くの研究報告がある．Sakaiら[15]やGuoら[16]は，アトピー性皮膚炎や喘息患者で，ω-3 PUFAの総量の比率が低いことやω-6/ω-3比が高いこと，あるいはLA値とIgE値が相関することを報告し，ω-6 PUFAの増加とω-3 PUFAの低下がアレルギー性疾患と関係している可能性を示唆した．しかしながら，LAは，皮膚のバリア機能を維持するために働いているセラミドの形成に必要であり，上記の脂肪酸代謝障害の説からもγ-リノレン酸（GLA）を多く含む月見草油がアトピー性皮膚炎患者に有効ではないかと考えられて，臨床試験が行われ，一部有効性を示唆するデータがある．また，花粉症についても，アラキドン酸と花粉症の間に正の相関があるとする報告[17]があるが，ω-6/ω-3比については明確な相関を支持する報告はない[18-19]．ただし，2005年にHoffら[20]は，568名の参加者で赤血球膜のEPA含量とアレルギー感作とアレルギー性鼻炎のリスクが逆相関していることを報告している．

このように，PUFAの代謝異常，ω-6/ω-3比，ω-6 PUFAの摂取量増加とω-3 PUFAの摂取量低下とアレルギー性疾患との関連性について多くの報告が蓄積されてきたが，明確な解答は得られていないのが現状といえる．

b. ω-3 PUFAの抗炎症作用について

ω-3 PUFAの抗炎症作用については，アラキドン酸カスケードにおける競合阻害作用が知られている．すなわち，炎症性の刺激が入ってきたときに，細胞膜の構成成分であるリン脂質からホスホリパーゼA_2によりAAが切り出され，AAは，リポキシゲナーゼやシクロオキシゲナーゼにより炎症性メディエーターとなるロイコトリエン4系列やプロスタグランジン2系列，トロンボキサンA_2などに変換され，炎症が惹起される．この過程において，EPAやDHAなどのω-3 PUFAは，AAと競合することや上記のリポキシゲナーゼやシクロオキシゲナーゼにより代謝される5系列のロイコトリエンや，3系列のプロスタグランジン，トロンボキサンA_3などの生理活性が非常に低い代謝物がアラキドン酸代謝物と拮抗することによりアラキドン酸カスケードを調節していると考えられてきた．

これに加えて，最近では，この他にもさまざまな免疫調節作用を発揮していることを示唆する報告が集積されてきている．NF-κBは，COX-2, ICAM-1, VCAM-1, E-selectin, TNF-α, IL-1β, iNOSなどの炎症に関与する遺伝子の誘導において鍵ファクターであるが，ω-3 PUFAは，NF-κBの転写調節作用を介して間接的にこれらの炎症性の遺伝子の発現量を調節していることが報告[2]されている．また，ω-3 PUFAは，PPAR-α, γのリガンドして機能することも示唆されている．特に，PPAR-γは，炎症，免疫応答の調節に重要な転写因子である[21]．また，前述したアラキドン酸カスケードの代謝物であるプロスタグランジンE_2（PGE_2）は，炎症時にCOX-2を介して産生されるが，EPA, DHAはこのCOX-2を阻害することやCOX-2の発現量を低下させることが報告[22-24]されている．また，PGE_2は，炎症作用に加えてTh1/Th2バランスを調節することが知られており，Th1サイトカインであるIFN-γやIL-2産生を低下させ，Th2サイトカインのIL-4産生を増加し，B細胞によるIgE産生を促進することが報告[1,25]されている．さらに，PGE_2は，さまざまな受容体を介してT細胞の増殖や抗原提示細胞を調節している．これらの報告は，ω-3 PUFAが抗炎症作用，抗アレルギー作用を発揮するメカニズムを説明するかもしれない．ただし，一方で，PGE_2は，高濃度では免疫抑制作用を有し，低濃度では正常なT細胞の機能に必要であることも報告[1]されている．これらのことが，ω-3 PUFAのアレルギー性疾患に対する抗炎症作用の有効性に関する報告が一致していない要因の一つとなっているかもしれない．また，ω-3 PUFAは，細胞膜リン脂質へ組み込まれ，膜の流動性などの構造機能を変えることによりT細胞の増殖に影響を与えることや，細胞内シグナル伝達の場として重要な働きを発揮しているラフトの内膜のタンパク質の構成を変えることで，T細胞応答性に影響を与えることが示唆されている[26-27]．以上のことから，これまでに*in vitro*系の実験においてω-3 PUFAの炎症，免疫系に対する調節作用を示唆する多くのデータがある．

2.6.2　アレルギー性疾患に対する脂肪酸の治療効果

疫学的研究や*in vitro*あるいは*in vivo*実験の結果から，PUFAの抗炎症，抗アレルギー作用が臨床的に発揮されるのではないかと期待され，数多くの臨床研究がなされてきている．

a. 喘　息

2003年のコクランシステマテックレビュー[28]によると，喘息に対するω-3 PUFAあるいはω-6 PUFAの補充療法に関する無作為化比較試験（RCT）9例をあげて，その治療効果に対するPUFAの有効性について明確な証拠は得られなかったと結論している．しかしながら，上記のコクランレビューに取り上げられていない臨床試験結果のなかにはω-3 PUFAの有効性を示唆する報告もある[29-32]．ただし，その多くは非RCTであったり，投与期間が4週間よりも短かったりするものである．また，上記の9例の報告のうち，7例は大人対象であるが，2例は子どもである．子どものトライアルのうちの1例[33]では，喘息の症状の改善効果を認め，治療薬量を減らしたとする．もう1例[34]においても，ω-3 PUFA摂取期間の終了後に最大呼気流量（peak expiratory flow）と治療薬量を軽減したことを報告している．このことは，投与期間の長期化や子どもと大人ではその有効性に差がある可能性を示唆するものであり，さらなる大規模かつ長期的な試験の追加が必要と思われる．

b. アトピー性皮膚炎

2000年，コクランスキングループのWilliamsらによってまとめられたアトピー性皮膚炎治療の系統的レビュー[35]によると，PUFAの補充療法に関するRCTは意外に少ない．ルリジサ油内服5件，魚油3件，月見草油外用3件，月見草油内服9件である．ルリジサ油と月見草油は，ω-6 PUFAであるGLAを多く含んだ油である．ルリジサ油においては，Henzら[36]による大規模な試験が行われたが有効性は認められていない．ほか4件のうち2件が有効，2件が無効となっている．月見草油外用においては，患者評価で有効性が示唆されたが医師評価では有益性が示されなかった例が1件のほか，3件ではいずれも有効性は示されていない．月見草油内服については，Bamfordら[37]とBerth-JonesとGraham-Brown[38]による大規模かつ質の高い2件の研究において有効性は示されなかった．しかしながら，小規模の試験3件においては，有効性を示唆した．ω-3 PUFAを多く含む魚油については，1987年にBjørneboeら[39]により，オリーブ油を対照とした二重盲検試験で31名の成人アトピー性皮膚炎患者に対する魚油カプセル（18% EPA, 12% DHA）の12週間の投与試験が行われ，患者自身による自覚症状の改善が認められたが，医師による観察結果では有意な差は認められなかった．Gimenez-Arnauら[40]の研究では相対的に有効性が高いと報告されている．また，Søylandら[41]によって，最大規模の試験が行われたが，魚油とプラセボとして使用したコーン油の両者に改善効果が示され，両者の間に有意な差は認められなかった．

さらに，上記のコクランスキングループで取り上げられた文献以外では，2002年，Mayserら[42]は，22名のアトピー性皮膚炎患者にω-3, ω-6脂質を10日間，点滴で投与する二重盲験試験を行った結果，EPA, DHAを豊富に含むω-3脂質投与群で，症状の有意な改善を示したことを報告している．一方で，国内のEPA, DHA含有の栄養補助食品あるいは製剤を用いたアトピー性皮膚炎に関する臨床試験がかなり報告されている．特に，ω-3系PUFA強化食品であるイパオール（商品名）を用いた試験[43-47]が最も多い．イパオールは，エゴマ油およびEPA, DHAを含む精製魚油を含む栄養補助食品で，粉末状で1包（10 g）当たりALA 600 mg，EPA 300 mg，DHA 180 mg含有している．1995年に鳥井ら[43]は，37例の4歳から21歳までの平均年齢12歳のアトピー性皮膚炎患者に対してプラセボ対照交さ試験（placebo controlled cross over trial）法でイパオールの効果を調べた結果，著明改善が18.2%，やや改善以上が81.8%（$n=33$）にのぼったことを報告している．

また，DHAのアトピー性皮膚炎に対する臨床試験については，田上ら[48]が報告している．そのなかで，27例の2歳から39歳までの平均年齢18歳のアトピー性皮膚炎患者に対して，DHAカプセルを1回100～300 mg，1日2～3回，14～148日間投与し，全般改善度において，著明改善が20.0%，軽度改善以上が88.0%（$n=25$）であったとしている．また，渡辺ら[49]は，DHA/EPA含有油を用いた外用剤を用いてアトピー性皮膚炎に対する改善効果を報告している．筆者ら[50]もパイロット試験として，精製魚油含有飲料（EPA 1260 mg, DHA 540 mg含有）を用いて成人アトピー性皮膚炎患者に対する有効性試験を行ったが，同様の改善効果を示す結果を得ている．このように，国内における臨床報告では，ω-3 PUFAのアトピー性皮膚炎に対する治療効果を示す文献が多い．

c. 花粉症

花粉症あるいはアレルギー性鼻炎に関する脂肪酸の治療効果に関する臨床報告は，国内外ではとんど見当たらない．2件[51-52]の報告例ではEPAの有効性は認められなかったとしている．

2.6.3 アレルギー性疾患に対する脂肪酸の予防効果

Prescottら[53]のグループは，食事によるアレルギー性疾患の予防の観点から，早期の免疫の発達段階におけるω-3 PUFAの影響について着目して研究し，また，アレルギーの多くは生後早期あるいは誕生前に出現することから，ω-3 PUFAの介入試験をもっと早い時期に行う必要性があると仮定し，研究を進めている．2003年に，アトピー性皮膚炎をもつ妊娠女性98名に1日3.7 gのω-3 PUFA含有の魚油カプセルを妊娠20週から出産まで投与し，生まれた子どもの1歳までのアレルギー性疾患の発生率や感作状態を観察した．その結果，母親に ω-3 PUFA を摂取させることにより，新生児の赤血球膜の ω-3 PUFA 含有量は，有意に高くなった．さらに，アトピー性皮膚炎の出現の頻度について差はないが，SCORAD index に基づいた皮膚炎症状の重篤度において，魚油摂取したグループから生まれた子どもの症状が対照群と比較して軽いケースが多かったことを報告している[54]．

もう一方で，Mihrshahi ら[55]は，オーストラリアの6カ月歳あるいは離乳期にあるアレルギー性疾患リスクの高い新生児616名に，1日500 mg の DHA 高含有魚油を含む食事をとってもらい，18カ月歳時に各種臨床データをとった結果，くしゃみが有意に減少したが，アレルゲンに対する感作，アトピー性皮膚炎，血清総 IgE 量に有意な差は認められなかったことを報告している．さらに，この子どもたちは，3歳[56]，5歳[57]でも臨床的に評価されたが，3歳時点でアトピーの子どもの間で咳が減少したが，5歳時点においては，魚油摂取グループにおいて喘息の頻度，くしゃみ，アトピー性皮膚炎，アレルゲン感作を減少する効果は認められなくなったと報告し，ω-3 PUFA 補充療法が子どものアレルギー性疾患予防に効果はないと結論している．

以上のように，PUFA のアレルギー性疾患の治療，予防効果に対する大規模な臨床試験や介入試験結果は，必ずしも有効性を示す報告ばかりではないが，今後の方向として，試験の母集団，PUFA 摂取量，投与期間，投与時期，さらには，もっと個々人の状態によってより限定した集団を試験に用いるなどの工夫により研究が発展することが期待される．

最後に，アレルギー性疾患は，遺伝要因に加えて，近年の環境因子や食生活の変化が複合的に関連していることは明らかであり，食の因子も特定の一つに限定されるものではなく複数の因子が複合的に影響を与えていると考えると，増加を続けるアレルギー性疾患の予防，治療のために複合的な食因子とアレルギー性疾患に関する研究が今後必要と考えられる．　〔竹尾仁良〕

文　献

1) S. L. Prescott and P. C. Calder：*Curr. Opin. Clin. Nutr. Met. Care*, **7**, 123–129, 2004.
2) F. Gottrand：*J. Nutr.*, **138**, 1807S–1812S, 2008.
3) P. C. Calder：*Pros. Leuko. Essen.Fat Acids*, **75**, 197–202, 2006.
4) K. Dunchen and B. Bjorksten：*Lipids*, **36**, 1033–1042, 2001.
5) 鳥居新平：アトピー性皮膚炎（宮地良樹/永倉俊和編），pp. 263–270，メディカルレビュー社，2000.
6) M. S. Manku et al.：*Prostag. Leukot. Med.*, **9**, 615–628, 1982.
7) M. S. Manku et al.：*Br. J. Dermatol.*, **110**, 643–648, 1984.
8) R. E. Rocklin：*Lipids*, **21**, 17–20, 1986.
9) R. E. Rocklin：*Prog. Lip. Res.*, **25**, 203–204, 1986.
10) P. C. Calder：*Am. J. Clin. Nutr.*, **83**(6), 1505–1519S, 2006.
11) G. Bolt et al.：*Ann. Epidemiol.*, **15**, 207–213, 2005.
12) M. A. Trak-Fellermeier et al.：*Eur. Respir. J.*, **23**, 575–582, 2004.
13) P. Kankaanpaa et al.：*Ann. Med.*, **31**, 282–287, 1999.
14) S. Sausenthaler et al.：*Pediatr. Allergy Immunol.*, **17**, 85–93, 2006.
15) K. Sakai et al.：*Chem. Pharm. Bull.*, **34**, 2944–2949, 1986.
16) Y. Guo and B. Bjorksten：*Pediatr. Allergy Immunol.*, **9**, 133–138, 1998.
17) I. Kompauer et al.：*Brit. J. Nutr.*, **93**, 529–535, 2005.
18) G. Nagel et al.：*Allergy*, **58**, 1277–1284, 2003.
19) Trak-Fellermeier et al.：*Eur. Respir. J.*, **23**, 575–582, 2004.
20) S. Hoff et al.：*Eur. J. Clin. Nutr.*, **59**, 1071–1080, 2005.
21) H. Sampath and J. M. Ntambi：*Annu. Rev. Nutr.*, **25**, 317–340, 2005.
22) T. Obata et al.：*Clin. Exp. Allergy*, **29**, 1129–1135, 1999.
23) C. L. Curtis et al.：*J. Biol. Chem.*, **275**, 721–724, 2000.
24) C. L. Curtis et al.：*Arthritis. Rheum.*, **46**, 1544–1553, 2002.
25) E. A. Miles et al.：*Clin. Exp. Allergy*, **33**, 624–632, 2003.
26) M. Zeyda, and T. M. Stulnig：*Prog. Lipid Res.*, **45**, 187–202, 2006.
27) D. W. Ma et al.：*J. Nutr. Biochem.*, **15**, 700–706, 2004.
28) R. K. Woods et al.：Cochrane review, Oxford：Updated Software，2003.
29) K. S. Broughton et al.：*Am. J. Clin. Nutr.*, **65**, 1011–1017, 1997.
30) H. Sakakibara et al.：*Nihon Kyobu Shikkan Gakkai Zasshi*，**33**, 395–402, 1995.

31) N. Hashimoto et al.: *Nihon Kyobu Shikkan Gakkai Zasshi*, **35**, 634-640, 1997.
32) F. Villani et al.: *Respiration*, **65**, 265-269, 1998.
33) T. Nagakura et al.: *Eur. Respir. J.*, **16**, 861-865, 2000.
34) L. Hodge et al.: *Eur. Respir. J.*, **11**, 361-365, 1998.
35) C. Hoare et al.: *Health Technol. Assess.*, **4**(37), 66-67, 2000.
36) B. M. Henz et al.: *Br. J. Dermatol.*, **140**, 685-688, 1999.
37) J. T. Bamford et al.: *J. Am. Acad. Dermatol.*, **13**(6), 959-965, 1985.
38) J. Berth-Jones and R. C. Graham-Brown: *Lancet*, **341**(8860), 1557-1560, 1993.
39) A. Bjørneboe et al.: *Br. J. Dermatol.*, **117**(4), 463-469, 1987.
40) A. Gimenez-Arnau et al.: *Adv. Exp. MedBiol.*, **433**, 285-289, 1997.
41) E. Søyland et al.: *Br. J. Dermatol.*, **130**(6), 757-764, 1994.
42) P. Mayser et al.: *J. Parent Ent. Nutr.*, **26**, 151-158, 2002.
43) 鳥居新平ほか：日本小児アレルギー学会誌，**9**，67-75，1995.
44) 新宅治夫ほか：アレルギーの臨床，**14**，62-71，1994.
45) 加賀美潔ほか：皮膚科紀要，**91**，385-398，1996.
46) 上田正登ほか：皮膚，**37**，153-163，1995.
47) 関大輔ほか：皮膚科紀要，**90**，559-566，1995.
48) 田上八郎ほか：皮膚科紀要，**91**，89-99，1996.
49) T. Watanabe and Y. Kuroda: *J. Med. Invest.*, **46**(3-4), 173-177, 1999.
50) 米田耕造ほか：皮膚の科学，**4**(2)，202-209，2005.
51) P. Setu et al.: *J. Aller. Clin. Immunol.*, **85**, 484-489.
52) F. C. K. Thien: *Am. Rev. Respir. Dis.*, **147**, 1138-1143, 1993.
53) S. L. Prescott and J. A. Dunstan: *Lipids*, **42**, 801-810, 2007.
54) J.A. Dunstan et al.: *J. Aller. Clin. Immunol.*, **112**, 1178-1184, 2003.
55) S. Mihrshahi et al.: *J. Aller. Clin. Immunol.*, **111**, 162-168, 2003.
56) J. K. Peat et al.: *J. Aller. Clin. Immunol.*, **114**(4), 807-813, 2004.
57) G. B. Marks et al.: *J. Aller. Clin. Immunol.*, **118**(1), 53-61, 2006.

2.7 ポリフェノール

2.7.1 茶ポリフェノール

茶（*Camellia sinensis*）の生理作用として，抗癌作用，血圧上昇抑制作用，動脈硬化抑制作用，脂質代謝改善作用，抗ウイルス作用などが報告され[1]，緑茶の健康増進作用に期待が寄せられるとともに，活性成分に関する研究がさかんに行われている．茶葉の熱湯抽出物のうち，30～40%（乾燥重量）がカテキン類であり，(−)-エピガロカテキン-3-*O*-ガレート(EGCG)，(−)-エピカテキン-3-*O*-ガレート(ECG)，(−)-エピガロカテキン（EGC)，(−)-エピカテキン（EC）が主な茶カテキンである（図2.26）．これら茶カテキンのほか，カフェイン，テアニン，加水分解型タンニンといった緑茶成分が茶の多彩な機能性を担っている．ここでは茶葉成分の抗アレルギー作用について紹介する．

a. 緑茶カテキンの抗アレルギー作用（ヒスタミン放出阻害作用）

花粉症や蕁麻疹などに代表されるI型アレルギーでは，B細胞から産生されるアレルゲン特異的IgEが中心的役割を担っており，これがマスト細胞や好塩基球の細胞膜上に発現している高親和性IgE受容体FcεRIに結合する．そこに，アレルゲンが再び侵入してこれら細胞上のIgEを架橋すると，ヒスタミンなどの放出（脱顆粒）が誘導されることでアレルギーの発症に至る．したがって，ヒスタミンの放出阻害活性は重要な抗アレルギー活性の指標である．

筆者らは，ヒト好塩基球様細胞株KU812を用いて種々の茶成分を検討した結果，IgE受容体架橋刺激や架橋による細胞内カルシウム濃度上昇までの活性化シグナルをバイパスするカルシウムイオノフォアA23187で惹起したヒスタミン放出に対し，ECGおよびEGCGが阻害作用を示すことを見いだした[2]．ECGおよびEGCGの構造上の特徴としてガロイル基を有しており，同様にガロイル基を保持したガロカテキンガレー

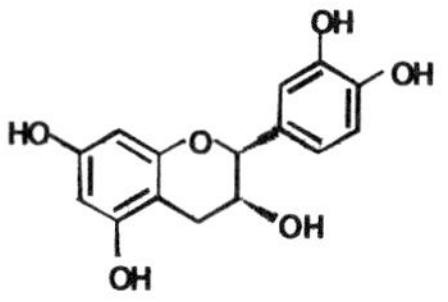

(－)-エピカテキン
((－)-epicatechin：EC)

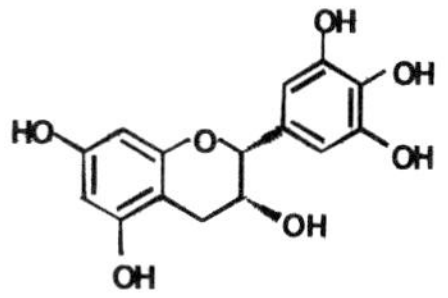

(－)-エピガロカテキン
((－)-epigallocatechin：EGC)

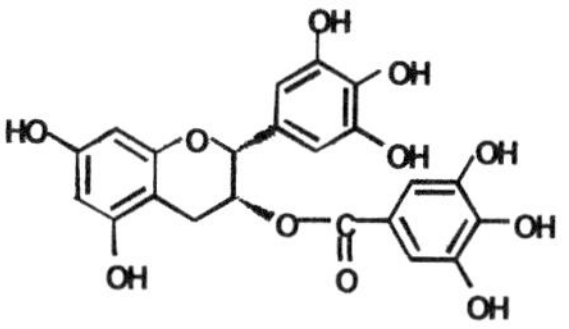

(－)-エピカテキン-3-*O*-ガレート
((－)-epicatechin-3-*O*-gallate：ECG)

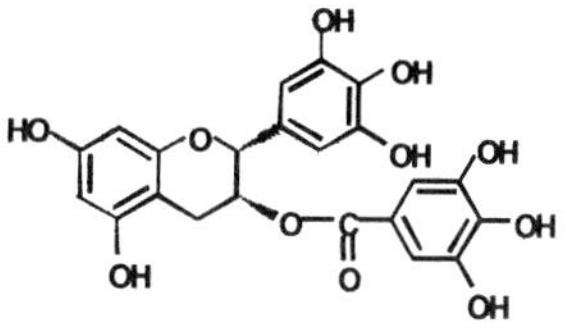

(－)-エピガロカテキン-3-*O*-ガレート
((－)-epigallocatechin-3-*O*-gallate：EGCG)

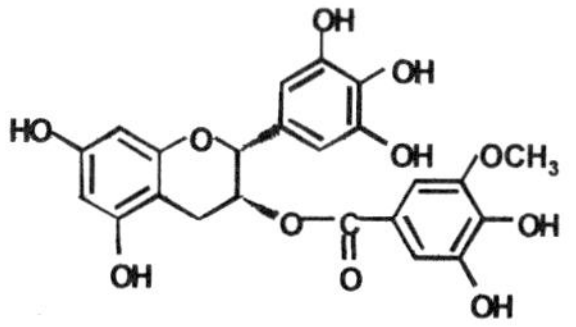

(－)-エピガロカテキン3-*O*-(3-*O*-メチル) ガレート
((－)-epigallocatechin 3-*O*-(3-*O*-methyl)gallate：EGCG3″Me)

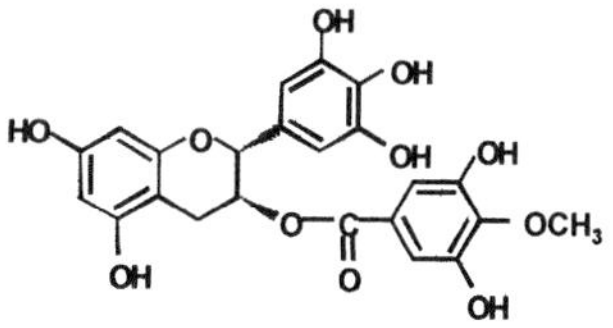

(－)-エピガロカテキン3-*O*-(4-*O*-メチル) ガレート
((－)-epigallocatechin 3-*O*-(4-*O*-methyl)gallate：EGCG4″Me)

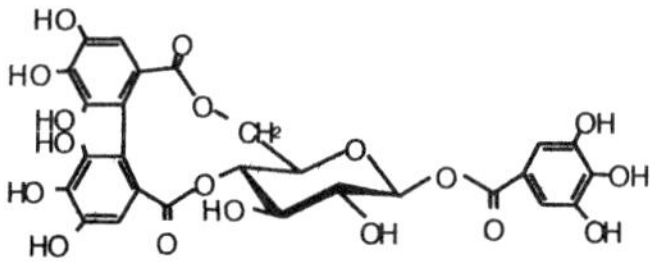

ストリクチニン

図 2.26 茶ポリフェノールの構造式

ト (gallocatechin gallate：GCG)，エピアフゼレキンガレート (epiafzelechin gallate)，テアシネンジン A (theasinensin A) などにもヒスタミン放出阻害作用が認められた．これらの結果から，カテキン類のヒスタミン放出阻害作用には，ガロイル基が重要な役割を果たしていることが示唆された．一般的に，脱顆粒へと至るマスト細胞や好塩基球の活性化過程は初期相と後期相に分けて考えることができる．細胞活性化の初期相 (図 2.27) では，一連のプロテインチロシンキナーゼのリン酸化に基づく活性化カスケードが開始し，細胞内カルシウム濃度の上昇が観察される[3]．一方，細胞内へのカルシウム流入以降の反応後期過程 (図 2.27) では，ヒスタミンや種々のプロテアーゼおよびサイトカインなどを含む分泌顆粒の細胞膜への融合，ならびにアクチン細胞骨格のリモデリングに基づく劇的な形態的変化が認められる．筆者らは，EGCG がアクチンとともに細胞骨格再編成に重要なミオシン II の軽鎖 (myosin II regulatory light chain：MRLC) のリン酸化抑制を介して，癌細胞の増殖を阻害することを見いだした[4]．MRLC のリン酸化は細胞内の顆粒の移動や細胞膜への融合に関与することが知られており，そのレベルは抗原/IgE 刺激された細胞の脱顆粒レベルと相関を示し，MRLC のリン酸化を阻害すると脱顆粒が抑制されることが報告されている[5]．そこで，緑茶カテキンの MRLC に対する影響を検討したところ，ヒスタミン放出抑制活性を示さない EGC はなんら影響を及ぼさないのに対し，ヒスタミン放出阻害活性を有する ECG および EGCG は MRLC のリン酸化レベルを低下させた[6]．また，そのようなリン酸化低下作用は ECG よりも EGCG のほうが強く，緑茶カテキンのヒスタミン放出阻害効果は MRLC のリン酸化

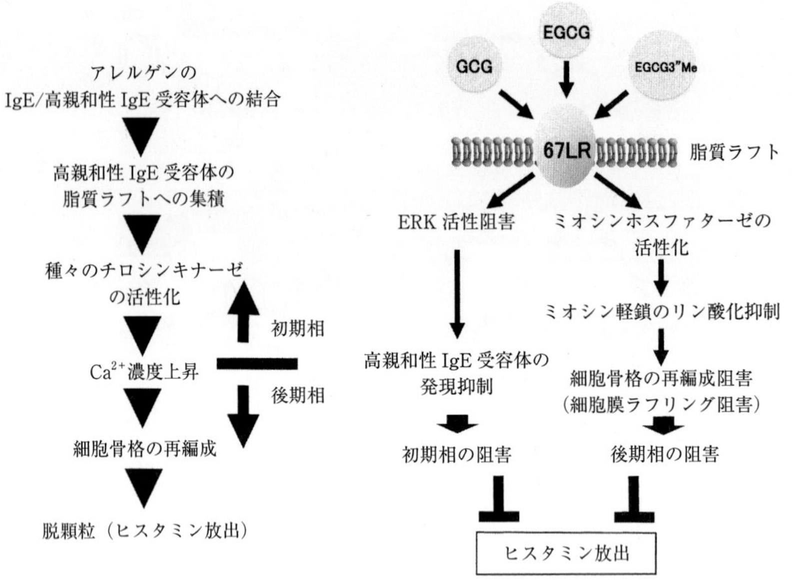

図 2.27　緑茶カテキン受容体を介したカテキン類の抗アレルギー作用

低下作用と高い相関を示し，MRLC がカテキンのヒスタミン放出阻害作用を担う分子であることが示唆された．また，ミオシン軽鎖ホスファターゼの構成分子であるミオシンホスファターゼターゲティングサブユニット 1（myosin phosphatase targeting subunit 1：MYPT1）発現を RNAi により特異的に低下させたところ，EGCG の MRLC リン酸化抑制作用およびヒスタミン放出阻害作用の低下が認められた．これらのことから，EGCG は MYPT1 の機能を介した MRLC のリン酸化抑制によってヒスタミン放出を阻害することが示唆された．

b.　緑茶カテキンの抗アレルギー作用（高親和性 IgE 受容体発現抑制作用）

好塩基球やマスト細胞表面上に存在する高親和性 IgE 受容体 FcεRI の凝集を介した細胞の活性化が I 型アレルギーの発症に必須であることは，α 鎖の遺伝子をノックアウトしたマウスでは IgE 依存的な炎症反応が惹起されないことからも明らかである．そのため，これらの細胞表面上の FcεRI 発現を抑制することは，IgE を介したアレルギー反応の抑制につながる．そこで，FcεRI を高発現している好塩基球様細胞株 KU812 に対する FcεRI 発現抑制活性を指標として，茶の主だったカテキンの抗アレルギー活性を検討した．その結果，EGCG のみに FcεRI の発現抑制活性が認められた[7]．また，FcεRI は α 鎖，β 鎖，γ 鎖から構成されるが，このうち α 鎖および γ 鎖の mRNA 発現量が EGCG により低下することが認められた．これらの結果は，EGCG による KU812 細胞表面上の FcεRI の発現抑制が，α 鎖および γ 鎖の mRNA 発現量低下によるものであることを示唆している．EGCG による FcεRI の発現抑制に関与する細胞内シグナルを検討したところ，MAP キナーゼの一種である ERK 活性の低下を引き起こす MEK 阻害剤 PD98059 によっても FcεRI の発現低下が誘導される．さらにこの作用が EGCG 同様に α 鎖および γ 鎖の mRNA 量の低下によるものであったことから，EGCG の ERK 活性への影響を検討した結果，ERK の活性の指標であるリン酸化の低下が EGCG により誘導された．以上の結果から，EGCG による FcεRI の発現抑制作用に ERK 活性の低下が関与していることが示唆された[8]．

c.　メチル化カテキンの抗アレルギー作用

EGCG のガレート基の一部がメチルエーテル化されたメチル化カテキン((－)-エピガロカテキン 3-*O*-(3-*O*-メチル)ガレート(EGCG3″Me)や(－)

-エピガロカテキン 3-*O*-(4-*O*-メチル）ガレート（EGCG4″Me)）（図 2.26）は，ヒスタミン放出阻害活性を指標にした茶葉熱水抽出物の探索により発見された成分であり[9,10]，日本緑茶の代表的な品種である「やぶきた」にはまったく含まれず，「べにほまれ（茶農林 1 号)」や「べにふうき（茶農林 44 号)」といった特定の品種にのみ存在が確認されている成分である．メチル化カテキンはマウスを使ったⅠ型アレルギー反応試験（PCA）や，Ⅳ型アレルギー試験（オキサゾロン誘発皮膚炎検定法）においても EGCG に比べ有意な抗アレルギー作用を示した[9]．EGCG と比較してメチル化カテキンの抗アレルギー活性の優位性は *in vivo* 試験において顕著であるが，EGCG3″Me は薬物動態解析の結果から，EGCG に比べマウスやヒト血漿中での安定性が高く，吸収後の血中からの消失が EGCG に比較して緩やかであり，経口投与による吸収率も高い（AUC で EGCG の 5.1 倍）ことがその要因の一つと考えられている[11]．また，メチル化カテキンの作用には，EGCG 同様，高親和性 IgE 受容体発現低下作用[12]，マスト細胞の活性化を担うプロテインチロシンキナーゼ群の活性化阻害が関与している[13]．メチル化カテキンを含む「べにふうき緑茶」の花粉症患者に対する摂飲試験では，「やぶきた緑茶」をプラセボ緑茶として飲用している群に比べ有意に症状スコアの改善が認められた．特に，鼻かみ回数，眼のかゆみ，咽頭痛で顕著な症状の緩和効果が示されている[14]．また，「べにふうき」緑茶はダニを主抗原とする通年性アレルギー性鼻炎有症者 92 人の試験でも，「べにふうき」緑茶（1 日当たりメチル化カテキン 34 mg）を 12 カ月続けて飲用すると，自覚症状におけるくしゃみ発作，鼻汁，眼のかゆみ，流涙スコアにおいて，「やぶきた」緑茶摂取群に比べ「べにふうき」緑茶摂取群が有意に軽症で推移した[15]．

d.　緑茶カテキン受容体を介したカテキン類の抗アレルギー作用

EGCG を主成分とする緑茶カテキンの摂取試験において，顕著なヒト前立腺癌予防作用[16] が報告されたこともあり，EGCG の抗癌作用は特に注目されている．筆者らは，EGCG の癌細胞増殖抑制作用を仲介する細胞膜受容体（緑茶カテキン受容体）として 67 kDa ラミニンレセプター（67LR）とそのシグナル伝達経路を明らかにした[17,18]．そこで，EGCG の抗アレルギー作用発現における緑茶カテキン受容体 67LR の関与を検討した．先述のようにヒト好塩基球細胞株において EGCG はヒスタミン放出阻害作用を示すとともに，ミオシン軽鎖のリン酸化を低下させる．EGCG のヒスタミン放出阻害作用およびミオシン軽鎖リン酸化レベルの低下作用における 67LR の関与を RNAi により検討したところ，67LR をノックダウンしたヒト好塩基球細胞株では，EGCG のヒスタミン放出抑制作用およびミオシン軽鎖リン酸化レベルの低下作用のいずれも阻害された[6]．以上の結果より，EGCG は 67LR を介してミオシン軽鎖のリン酸化を阻害し，ヒスタミン放出を阻害することが示された[14]（図 2.27）．

脂質ラフトはコレステロールリッチなドメインであり，その構造はメチル β シクロデキストリン（MβCD）により破壊できる．そこで，MβCD を作用させた好塩基細胞株における EGCG の細胞表面結合性，ヒスタミン放出抑制作用ならびに FcεRI 発現抑制作用に対する影響を調べた結果，結合性，放出抑制作用，発現低下作用のいずれもが顕著に阻害された．また，EGCG による ERK 活性の低下作用も MβCD 処理により阻害された．そこで，EGCG の脂質ラフトへの局在を調べるために，EGCG 処理をした細胞から脂質ラフト画分を調製し，EGCG の局在を検討した．その結果，脂質ラフト画分に EGCG が局在し，非ラフト画分にはほどんど存在しないこと，また，MβCD 処理により脂質ラフトへの局在が低下した[12]．一方，EGCG の受容体である 67LR は脂質ラフトに局在することを見いだした．以上の結果から，EGCG は細胞膜脂質ラフトに局在する 67LR に結合し，ヒスタミン放出阻害や FcεRI 発現抑制といった抗アレルギー作用を発揮することが示された．

EGCG 以外のガレート型カテキン（ECG, CG, GCG）のヒスタミン放出阻害作用における 67LR

の関与を検討したところ，これらガレート型カテキンの好塩基球細胞表面への結合ならびにヒスタミン放出阻害作用はRNAiによる67LR発現のノックダウンにより抑制された[19]．一方，メチル化カテキンの抗アレルギー作用における67LRの関与を検討した結果，67LR発現のノックダウンにより，ヒスタミン放出抑制作用およびFcεRIの発現低下作用のいずれもが阻害され，EGCGをはじめとするガレート型カテキン同様，メチル化カテキンの抗アレルギー作用に67LRが関与していることが示された[20]（図2.27）.

e. ストリクチニンの抗アレルギー作用

ストリクチニン（strictinin）は加水分解型タンニンの一種であり（図2.26），茶葉中にはストリクチニン以外の加水分解型タンニンとしてトリガロイルグルコースやテオガリンが含まれている．茶葉中における加水分解型タンニンの含量は1～3%であることから，ストリクチニンの量もカテキンに比べると多くはないが，「べにふうき」や「べにふじ」といった品種では比較的多く含まれている．茶葉以外ではグアバ，ザクロ，ハンノキなどの葉からの抽出例があるが，いずれも含量は0.01%程度と低い．これまでに報告されている生理活性として，抗糖尿病効果やDNAトポイソメラーゼII阻害による抗癌活性がある．

IgEの過剰産生は，花粉症や食物アレルギーをはじめとするさまざまなアレルギー性疾患の発症原因の一つとされている．IgEの産生はその重鎖定常領域の遺伝子組換え，いわゆるクラススイッチによって開始される．IgEクラススイッチではDNAの組換えに先立ち，胚型転写物（ε germline transcript：εGT）が産生されるが，この発現はIL-4やIL-13によって誘導される．ヒト成熟B細胞株DND39はIL-4の刺激によりεGTを発現することが知られている．そこで，DND39細胞を用い，種々の溶媒を用いて抽出した茶葉成分のIL-4誘導性εGT発現に対する阻害作用を検討した結果，一つの画分に強い抑制活性が認められた．構造解析の結果，この画分中の成分はストリクチニンであることが判明した[21]．ストリクチニンは健常人由来の末梢血単核細胞においてもIL-4誘導性のεGT発現を抑制した[21]．また，アトピー患者由来の末梢血単核細胞はIL-4を新たに外から与えない状況下においてもεGTが発現していたが，こうした発現に対しても顕著に抑制した．上述のように細胞実験の結果から，ストリクチニンはIgEの産生を阻害する可能性が示唆されたため，次に*in vivo*における検討を行った．食物アレルギーの主要なアレルゲンであるOVAで感作すると同時にストリクチニンを経口投与し，血清中のOVAに対するIgM, IgG, IgE量を測定したところ，OVA特異的IgMおよびIgG量に対してはストリクチニン投与の影響はほとんどなかったが，ストリクチニンを飲ませたマウスにおけるIgE量は，飲ませなかったマウスに比べ抑制されていた[21]．

IL-4はB細胞膜表面上に発現するIL-4受容体を介してJAK-STAT経路を活性化することでεGT発現を誘導する．そこでIL-4誘導性STAT6のチロシンリン酸化に対する影響を検討したところ，ストリクチニンはこのリン酸化を阻害した[21]．以上の結果より，ストリクチニンはSTAT6のチロシンリン酸化を阻害することによりIL-4誘導性のεGT発現を抑制し，IgEの産生を抑制することが示された．ちなみにこうした活性はEGCGやEGCG3″Meにはみられない．ストリクチニンによるIgE産生抑制作用がSTAT6のリン酸化阻害であることが示されたことから，さらにその上流にあるシグナル伝達系に対する影響を検討したところ，IL-4によって誘導される

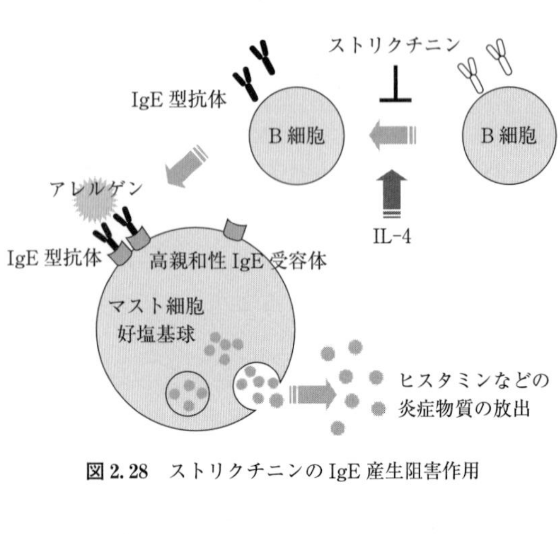

図2.28 ストリクチニンのIgE産生阻害作用

JAK3およびIL-4Rα鎖のチロシンリン酸化が，ストリクチニンにより阻害された．また，ストリクチニンはEGCGと異なり，非脂質ラフト領域に局在する．これらの結果より，ストリクチニンは非脂質ラフト領域への結合を介してIL-4シグナリングを阻害し，IgE産生を抑制することが示唆された（図2.28）．　〔立 花 宏 文〕

文　献

1) 村松敬一郎ほか編：茶の機能，pp. 1-416，学会出版センター，2002.
2) H. Tachibana et al.：*Animal Cell Technology：Challenges for the 21st century*（K. Ikura et al. ed.），**11**, 301-305, 1999.
3) J. Rivera：*Curr. Opin. Immunol.*, **14**, 688-693, 2002.
4) D. Umeda et al.：*Biochem. Biophys. Res. Commun.*, **336**, 674-681, 2005.
5) O. H. Choi et al.：*J. Biol. Chem.*, **269**, 536-541, 1994.
6) Y. Fujimura et al.：*Biochem. Biophys. Res. Commun.*, **348**, 524-531, 2006.
7) Y. Fujimura et al.：*J. Agric. Food Chem.*, **49**, 2527-2531, 2001.
8) Y. Fujimura et al.：*FEBS Lett.*, **556**, 204-210, 2004.
9) M. Sano et al.：*J. Agric. Food Chem.*, **47**, 1906-1910, 1999.
10) H. Tachibana et al.：*Biosci. Biotech. Biochem.*, **64**, 452-454, 2000.
11) M. Maeda-Yamamoto et al.：*Cytotechnology*, **55**, 135-142, 2007.
12) Y. Fujimura et al.：*J. Agric. Food Chem.*, **50**, 5729-5734, 2002.
13) M. Maeda-Yamamoto et al.：*J. Immunol.*, **172**, 4486-4492, 2004.
14) 山本（前田）万里ほか：日本食品科学工学会誌，**52**，584-593，2005.
15) 安江正明ほか：日本臨床栄養学会誌，**27**，33-51，2005.
16) S. Bettuzzi et al.：*Cancer Res.*, **66**, 1234-1240, 2006.
17) H. Tachibana et al.：*Nat. Struct. Mol. Biol.*, **11**, 380-381, 2004.
18) D. Umeda et al.：*J. Biol. Chem.*, **283**, 3050-3058, 2008.
19) Y. Fujimura et al.：*Arch. Biochem. Biophys.*, **476**, 133-138, 2008.
20) Y. Fujimura et al.：*Biochem. Biophys. Res. Commun.*, **364**, 79-85, 2007.
21) H. Tachibana et al.：*Biochem. Biophys. Res. Commun.*, **280**, 53-60, 2001.

2.7.2　リンゴポリフェノール

a.　成分組成と構造

リンゴ（*Rosaceae malus*）は体によい果物として広く認識されており，その果実は，糖類，有機酸類，脂質，ペクチン，ミネラル，ポリフェノール，香気成分などで構成されている．なかでもポリフェノールについては，生体内抗酸化[1)]，脂肪吸収抑制[2-4)]，コレステロール上昇抑制[5)]，抗腫瘍[6,7)]，メラニン生成抑制[8)]など，多数の生理機能性が報告されているが，ここでは，アレルギー抑制作用について解説する．

リンゴ由来のポリフェノール（図2.29）は，品種や栽培条件，成熟度により異なるが，赤色系リンゴにおけるアントシアニン類を除いては，成分の種類は大きくは変化しない．(＋)-カテキン（catechin），(－)-エピカテキン（epicatechin），プロシアニジン（procyanidin）B1，プロシアニジンB2，プロシアニジンC1，などのフラバン-3-オール類，クロロゲン酸（chlorogenic acid），*p*-クマル酸キネートなどのフェノール酸キナ酸エステル類，ルチン配糖体などのフラボノール配糖体，フロリジンなどのカルコン配糖体が報告されており，特にカテキン類のオリゴマー・ポリマーであるプロシアニジン類は，カテキンを単量体としてMALDI-TOF-MSにより15量体までが直接観測されている[9)]．各ポリフェノール成分の含量比・組成比については品種や栽培条件，成熟度により変化はあるものの，プロシアニジン類が総ポリフェノールの50%以上を占めている．本文中で使用しているリンゴポリフェノールは，幼果の果汁からポリフェノール類を精製したものであり，またそれよりプロシアニジン画分を精製したものや，さらにそれを分子量別（重合度数ごと）に分画したものを実験に供している．

b.　RBL-2H3細胞およびラット肥満細胞からのヒスタミン遊離抑制[10-12)]

IgEレセプターを有するRBL-2H3細胞とTNP-IgE抗体およびこれに反応するハプテン抗原DNP-BSAを用いて，RBL-2H3細胞を脱顆粒させヒスタミンを放出させる実験系において，リンゴポリフェノールによりヒスタミンの遊離量が

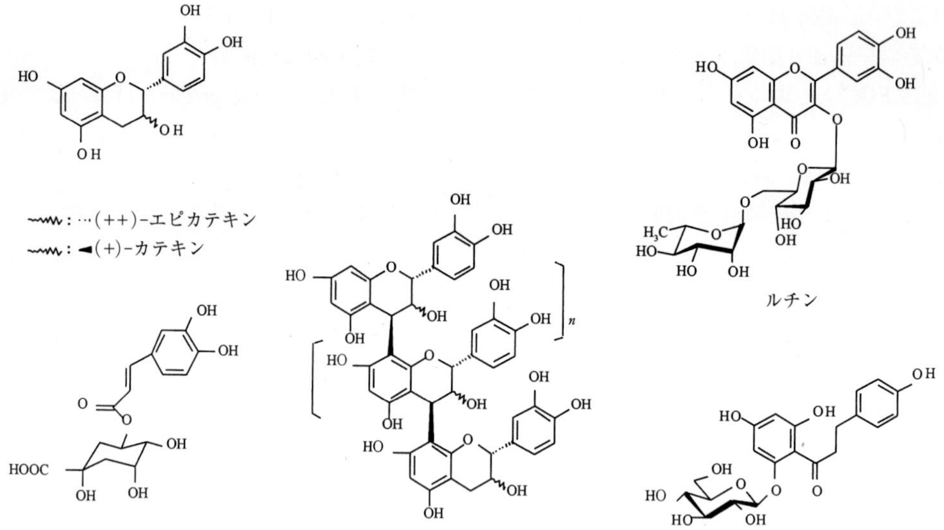

クロロゲン酸　　プロシアニジン(n=0〜13)　　ルチン　　フロリジン

図 2.29　リンゴに含まれる主要なポリフェノール

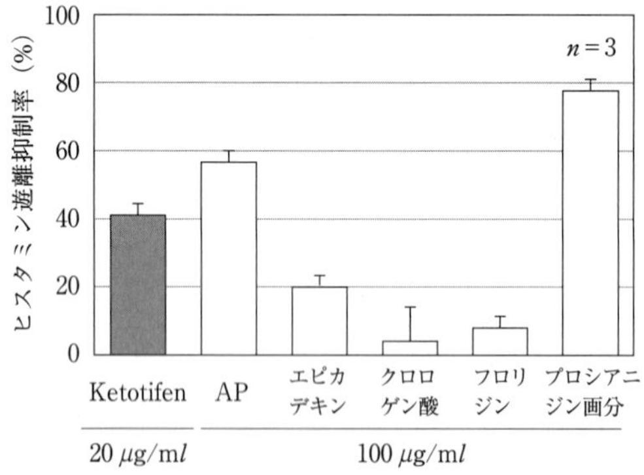

図 2.30　RBL-2H3 細胞からのヒスタミン遊離抑制作用[10)]
ラット好塩基球白血病細胞に TNP-IgE 抗体を感作後，DNP-BSA で抗原刺激を行い，脱顆粒に伴い遊離したヒスタミンを HPLC で定量した．抗体ブランクとコントロールのヒスタミン量をもとに，阻害率を算出した．Ketotifen：抗アレルギー薬，AP：リンゴポリフェノール．

低減することが観察され，特にプロシアニジン画分はより強い活性を示した（図 2.30）．またラット肥満細胞に対しても同様の活性が示された．さらにマウス肥満細胞では，抗原による IgE 抗体とのクロスリンクによる肥満細胞の脱顆粒をリンゴポリフェノールが用量依存的に低減させることがみられ，このとき，多くの細胞内シグナル伝達分子群のタンパク質リン酸化が抑制されていることがウェスタンブロット法で確認された．

また，リンゴポリフェノール中の代表的単一成分であるプロシアニジン C1 により，マウス骨髄由来肥満細胞の FcεRI 介在の脱顆粒およびサイトカイン産生が抑制された．さらに刺激された肥満細胞の Syk と T 細胞活性化リンカーのチロシンリン酸化，および細胞内活性酸素種産生が抑制されることが明らかとなった．

これらの結果からリンゴポリフェノール，特にプロシアニジン類はアレルギー反応の第一段階である，IgE 抗体と肥満細胞の IgE 受容体 FcεRI の結合を阻害有することで細胞内シグナル伝達や脱顆粒を抑制していること，およびプロシアニジンがその主要な活性成分であることが示唆された．

c. I 型アレルギーモデルマウスの耳介腫脹抑制[13)]

I 型アレルギーに対する効果を *in vivo* で検討するために，抗 TNP-IgE 抗体産生細胞（IGELa2）をマウスに投与することにより，TNP を抗原として認識する I 型アレルギーモデルとし，その抗体に対するハプテン抗原である塩化ピクリルを耳介へ塗布することにより即時型アレルギー反応を起こすモデルマウスを作成した．そのアレルギー反応の指標として耳介腫脹が増大するため，この I 型アレルギーモデルマウスの系によって，リンゴポリフェノールを抗原刺激の数時間前に経口投与し，抗原刺激後経時的に耳介腫脹を測定し

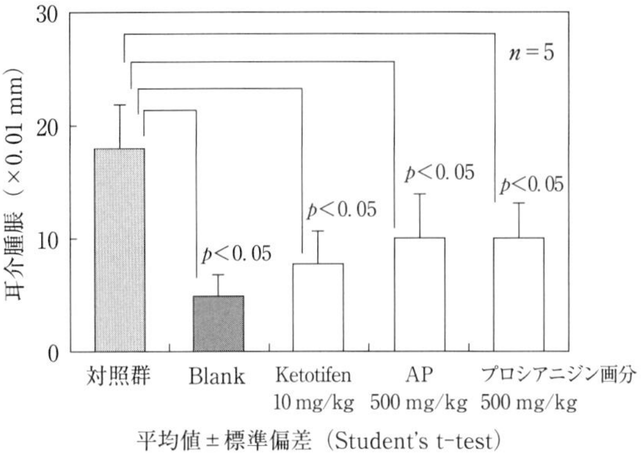

図 2.31　I 型アレルギーモデルマウスの耳介腫脹抑制作用[13]
BALB/c マウスに TNP-IgE 産生細胞（IGELa2）を投与し，10 日後に 1% の塩化ピクリルを耳介に塗布し，腫脹をダイヤルゲージで測定した．Blank：IGELa2 細胞非投与群，Ketotifen：抗アレルギー薬．AP：リンゴポリフェノール．

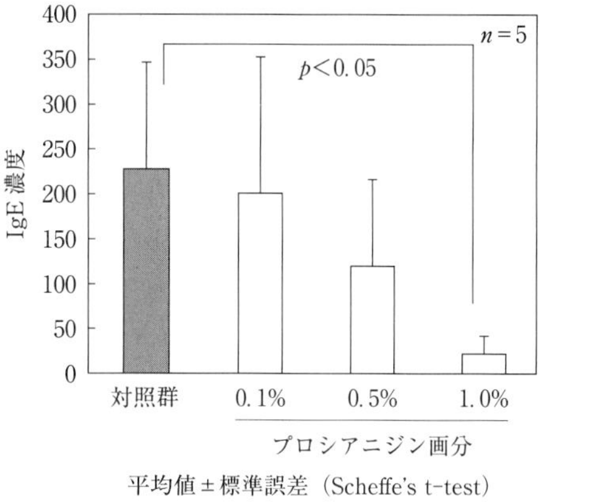

図 2.32　マウスにおける食物アレルギー抑制作用[14]
W/W^{V} マウスに OVA を経口摂取で 9 週間感作誘導した．通常飲水の対照群，プロシアニジン水溶液の 0.1% 群，0.5% 群，1.0% 群を，感作 2 週間前から自由飲水で飼育した．感作誘導後に OVA で抗原刺激し，血清中の IgE 濃度を測定した．

た．その結果，即時反応としての 1 時間後において，抗 TNP-IgE 抗体産生細胞投与マウスの対照群は，細胞非投与のブランク群に比べ有意な耳介腫脹の増加が観察され，リンゴポリフェノール投与群では，その耳介腫脹の増加が抑制されていることが認められた（図 2.31）．さらに抗原刺激と経口投与間のインターバルタイムを 1～24 時間変化させてプロシアニジン画分を与えた場合，1～6 時間で抑制率は高く，また 2～4 時間が最もよく耳介腫脹の増大，すなわち I 型アレルギー反応を抑制することが推察された．

d.　マウス食物アレルギー抑制[14]

リンゴポリフェノールのアレルギー抑制主要成分はプロシアニジンであると推察された．そこでプロシアニジン画分が食物アレルゲン経口投与における感作抑制効果を示すかどうかを，OVA 経口摂取感作誘導 W/W^{V} マウスおよび B10A マウスに，経口摂取させることによって検討した．OVA 1 mg/日を 9 週間経口摂取させることにより感作誘導を行う系で，通常飲水の対照群ならびにプロシアニジン水溶液 0.1% 群，0.5% 群，1.0% 群の合計 4 群を，感作 2 週間前から自由飲水とした．感作誘導後，OVA で抗原刺激を行い，血清中 OVA 特異的抗体価を測定したところ，プロシアニジン摂取群は対照群に比べ，IgE および IgG1 抗体価が用量依存的に有意に低かった（図 2.32）．また，これらマウスの培養脾臓細胞によりサイトカイン濃度を測定したところ，プロシアニジン摂取群は対照群と比べ IL-2，IL-12 および IFN-γ 産生が促進され，IL-5 および IL-6 産生は抑制された．また，腸管上皮内リンパ球（IEL）のサブセット解析においては，プロシアニジン摂取群は対照群と比べ TCR$\gamma\delta$ 陽性細胞組成比の有意な増加が認められた．

以上の結果から，プロシアニジンの経口摂取は，経口感作誘導により TCR$\gamma\delta$ 陽性細胞組成比が増加することと関連して，食物抗原経口感作を抑制し，食物アレルギー状態成立への誘導を阻害する可能性が示唆された[8]．

e.　アトピー性皮膚炎患者に対する影響[15]

アトピー性皮膚炎に対するリンゴポリフェノールの効果が，6 歳から 18 歳の皮膚重症度スコアが 13 から 24 のアトピー性皮膚炎患者 28 名で，二重盲検試験で検討された．すなわち，リンゴポリフェノールを含有しない錠剤（対照群）と，リンゴポリフェノールを含有する錠剤（10 mg/kg/日，350～500 mg/日）を，8 週間経口摂取し，皮膚重症度スコアに関しては 0，2，4，8 週で医師による診断を行い，また血液検査は 0 および 8 週で測定した．その結果，炎症スコア（4 週：$p<0.01$），皮膚苔癬化(4, 8 週:$p<0.05$)，掻痒(2, 4 週：$p<0.01$, 8 週：$p<0.05$)（図 2.33）および睡眠障害（2，4，8 週：$p<0.01$）について，対

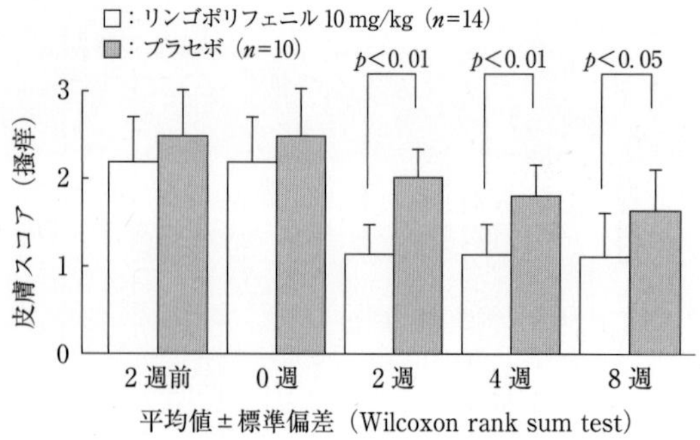

図 2.33　アトピー性皮膚炎患者に対する二重盲検群間並行試験[15]

中等症，罹病期間 1〜15 年の 6 歳〜18 歳のアトピー性皮膚炎患者にリンゴポリフェノール 10 mg/kg を錠剤形態で 8 週間投与し，2 週間隔の皮膚スコア（掻痒）をプラセボ群と比較した．

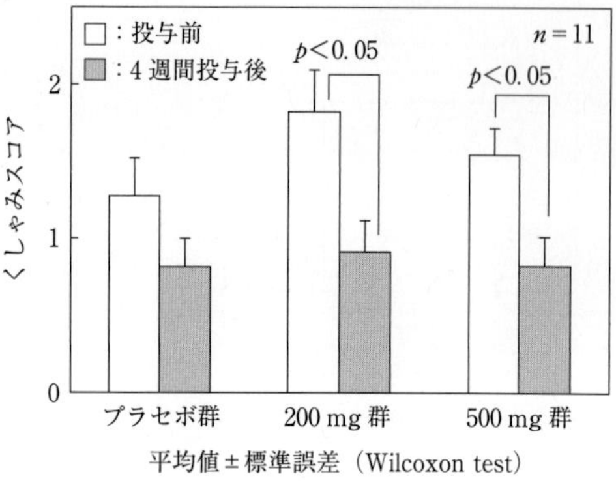

図 2.34　通年性鼻炎患者に対する無作為化による二重盲検群間並行試験[16]

中等症以上，罹病期間 3 年以上の 15 歳から 65 歳の通年性鼻炎患者に，リンゴポリフェノールを 200 mg/日あるいは 500 mg/日を飲料形態で 4 週間投与し，プラセボ群と比較した．

照群に対し有意な減少が観察された．これらのことから，リンゴポリフェノールは経口摂取を継続することにより，アトピー性皮膚炎症状を緩和する可能性があると推察された．

f.　通年性鼻炎患者に対する影響[16]

通年性鼻炎，すなわち慢性アレルギー性鼻炎の臨床症状に対して，リンゴポリフェノールを含有する飲料の効果を検討した．15 歳から 65 歳の通年性鼻炎患者で，3 年以上罹患し，ハウスダストマイト（ヤケヒョウヒダニおよびコナヒョウヒダニ）の IgE を保有している中等度あるいは重度の患者 33 名に，リンゴポリフェノールを含有しない飲料（対照群），リンゴポリフェノールを低用量含有する飲料（200 mg/bottle/日），あるいは高用量含有する飲料（500 mg/bottle/日）をそれぞれ 4 週間飲用させ，臨床症状の変化を無作為化による二重盲検群間並行試験で検討した．その結果，高用量において，くしゃみ（$p<0.05$），鼻漏（$p<0.01$）で有意な改善がみられ，低用量においては，くしゃみ（$p<0.05$）で有意な改善が観察された．また，医師による診察により，低用量において鼻甲介の腫脹で有意な改善（$p<0.05$）が観察された（図 2.34）．以上の結果から，リンゴポリフェノールは慢性アレルギー性鼻炎症状を緩和する可能性があると推察された．

g.　まとめ

リンゴポリフェノールは食歴の長い果実の果汁から精製した，安全性の高い食品素材である．上記 *in vitro*，*in vivo* の実験から臨床試験までの報告により，リンゴポリフェノールはアレルギー症状の緩和や予防に働く可能性が示され，その主たる成分はプロシアニジンであると推察される．これらを活用して，安心かつ，アレルギーの緩和や予防が期待される食品･飲料の提供が期待される．

〔神 田 智 正〕

文　献

1) Y. Ogino et al.：*Lipids*, **42**, 151-161, 2007.
2) H. Sugiyama et al.：*J. Agric. Food Chem.*, **55**, 4604-4609, 2007.
3) K. Osada et al.：*J. Oleo Science*, **55**(2), 79-89, 2006.
4) 赤染陽子ほか：薬理と治療，**33**(9)，893-911，2005.
5) Y. Nagasako-Akazome et al.：*J. Oleo Science*, **54**(3), 143-151, 2005.
6) H. Hibasami et al.：*Int. J. Molecular Medicine*, **13**, 795-799, 2004.
7) T. Miura et al.：*Carcinogenesis*, **29**(3), 585-593, 2008.
8) T. Shoji et al.：*J. Agric. Food Chem.*, **53**, 6105-6111, 2005.
9) M. Ohnishi-Kameyama et al.：*Rapid Commun. Mass Spectrom.*, **11**, 31-36, 1997.
10) T. Kanda et al.：*Biosci. Biotechnol. Biochem.*, **62**(7), 1284-1289, 1998.
11) T. Tokura et al.：*Biosci. Biotechnol. Biochem.*, **69**(10), 1974-1977, 2005.
12) N. Nakano et al.：*Int. Aech. Allergy Immunol.*, **147**, 213-221, 2007.
13) H. Akiyama et al.：*Biol. Pharm. Bull.*, **23**(11), 1370-1373, 2000.
14) H. Akiyama et al.：*FEBS Letters*, **579**, 4485-4491, 2005.

15) T. Kojima et al.：*Allergology International*, **49**, 69-73, 2000.
16) T. Enomoto et al.：*J. Investig. Allergol. Clin. Immunol.*, **16**(5), 283-289, 2006.

2.7.3 トマトポリフェノール

トマト（*Lycopersicon esculentum*）は世界で最も多く栽培されている野菜で[1]，生産量（2004年）では中国が一番多い．摂取量（2002年）でみると地中海沿岸諸国が多く，リビアでは1年間に1人当たり110 kg近いトマトを食べているが，日本では10 kg弱である．日本で食されているトマトには，サラダなどにして食べる生食用トマトと，ジュースやケチャップなどの原料となる加工用トマトがある．加工用トマトは「赤系トマト」と呼ばれ，畑で完熟するのを待って収穫される．生食用トマトは「ピンク系トマト」と呼ばれ，まだ熟さないうちに収穫し出荷される．加工用トマトはリコピンやβ-カロテン，ビタミンC，食物繊維などの成分を生食用トマトより多く含んでいる[2]．

筆者らは，加工用トマトに含まれる新しい機能性成分の検索を行い，トマト果皮のエタノール抽出物に強い抗アレルギー活性があることを見いだした．そこで，ここでは，トマトに含まれる抗アレルギー成分とその有効性について詳しく説明する．

a. トマトに含まれる抗アレルギー成分[3]

トマトの抗アレルギー活性はラット肥満細胞を用いた方法により調べた．ラット肥満細胞に，ケミカルメディエーター分泌刺激物質であるcompound 48/80を添加し，遊離されるヒスタミンが試験物質により抑制される程度から抗アレルギー活性を評価した（ヒスタミン遊離抑制試験）．加工用トマトを果皮，種，果肉・果汁に分別し，それぞれのヒスタミン遊離抑制活性を調べた．その結果，トマトの果皮部分に強い活性があることがわかった（図2.35）．トマト果皮を種々のエタノール濃度で抽出したところ，60% エタノール以上の抽出物に抗アレルギー活性が強くなることから（図2.36），60% エタノール抽出物（以下トマト抽出物と略）から活性成分を分離・精製し，その構造を決定した．その結果，主要な活性成分はトマト特有のポリフェノール「ナリンゲニンカルコン」であることが明らかとなった（図2.37）．ナリンゲニンカルコンは柑橘類に広く含まれているナリンゲニンの前駆体であるが，ナリンゲニンカルコン自身を蓄積している植物は珍しく，トマト以外の報告はほとんどなかった．さらに，ナリンゲニンカルコンは，すべてのトマトに含まれているわけではなく，トマトジュース，トマトケチャップなどに使われている品種(加工用トマト)に多く含まれ，市販の生食用のトマトには通常ほとんど含まれていなかった．また，ナリンゲニンカルコンはナリンゲニンと分子量が等しく化学構

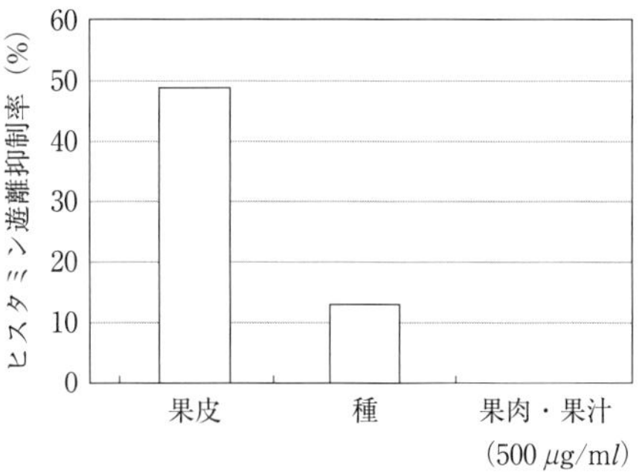

図2.35 トマト部位別のヒスタミン遊離抑制活性

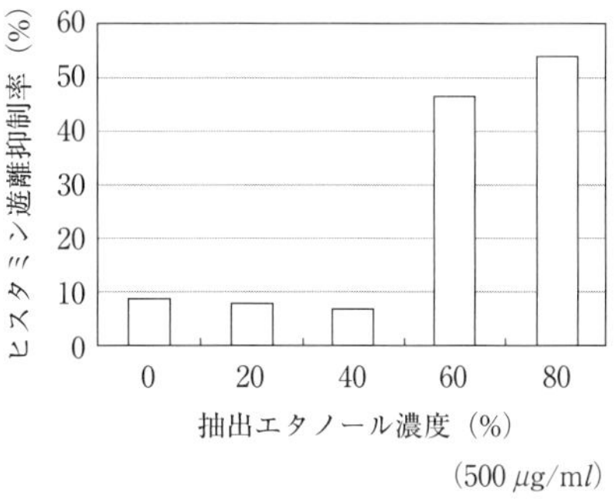

図2.36 抽出エタノール濃度とヒスタミン遊離抑制活性

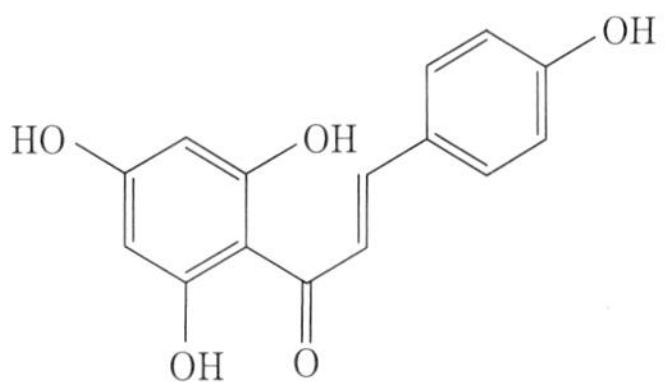

図2.37 ナリンゲニンカルコンの化学構造

造が非常に類似しているにもかかわらず，ヒスタミン遊離抑制活性が大きく異なっていた．

b. アレルギーモデル動物による試験

マウスを用いたI型アレルギーモデル試験（耳介浮腫抑制試験）によって，トマト抽出物の抗アレルギー作用を評価した．この試験は，マウスに試験物質を与えた後，IgE抗体を投与し，そのIgEに対する抗原を耳に塗布してアレルギー反応により耳を腫れさせ，塗布前と塗布後の耳の厚さを測定することで，抗アレルギー作用を評価する方法である．モデル動物による試験の結果，トマト抽出物の経口投与により，耳の腫れが用量依存的に抑制され，抗アレルギー作用が認められた（図2.38）[3]．また，トマト抽出物の有効成分であるナリンゲニンカルコンの投与でも同様に抗アレルギー作用が認められた（図2.39）[3]．これらの結果より，トマト抽出物を経口投与することにより抗アレルギー作用を示すこと，そして，そのメカニズムはヒスタミン遊離抑制作用が関与しているものと考えられた．

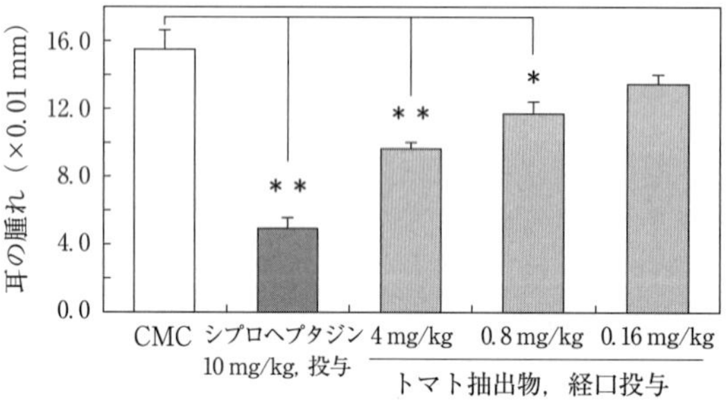

図2.38 耳介浮腫抑制作用に対するトマト抽出物の効果（＊：$p<0.05$，＊＊：$p<0.01$，CMC：カルボキシメチルセルロース）

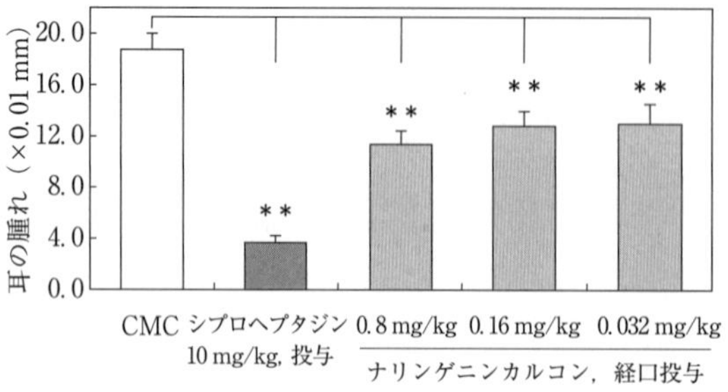

図2.39 耳介浮腫抑制作用に対するナリンゲニンカルコンの効果（＊＊：$p<0.01$，CMC：カルボキシメチルセルロース）

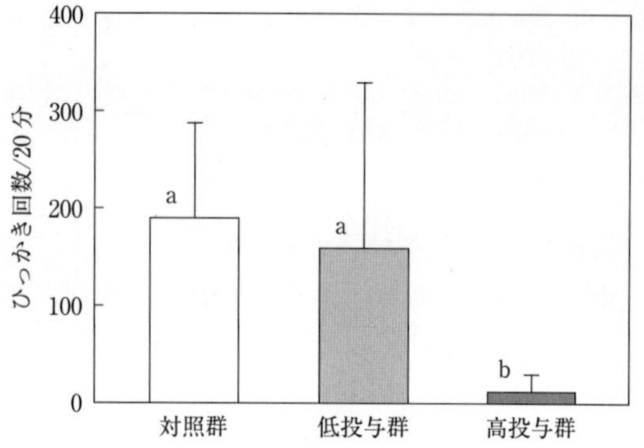

図2.40 NCマウスのひっかき回数に及ぼすナリンゲニンカルコンの効果

低投与群ではナリンゲニンカルコン0.0002%，高投与群では0.001%を餌に添加し，8週間飼育した．ひっかき回数はマウスをビデオ撮影し，回数を数えた．a, bは異なる文字間で有意差あり（$p<0.05$）．

また，ダニ抗原を背部表皮に塗布することによって作成したアトピー性皮膚炎モデルマウス（NC/Ngaマウス）に，トマト抽出物あるいはナリンゲニンカルコンを摂取させ，アトピー性皮膚炎の特徴である，ひっかき回数，経表皮水分蒸散量，皮膚炎症状などの症状変化を調べた．その結果，トマト抽出物，ナリンゲニンカルコン（図2.40）の投与により各スコアが低下し，アトピー性皮膚炎の症状緩和も観察された[4]．

c. ナリンゲニンカルコンの吸収と代謝

マウスにナリンゲニンカルコンを投与後，血液・尿を採取し，代謝物をLC/MSおよびNMRを用いてその構造を調べたところ，主要代謝物はナリンゲニンカルコン-A環5位の水酸基とグルクロン酸の1位炭素とが結合したグルクロン酸抱合体であった．このナリンゲニンカルコンのグルクロン酸抱合体もヒスタミン遊離抑制活性を有していた．また，ナリンゲニンカルコン代謝物の血中濃度を経時的に調べたところ，投与後約1時間で最大血中濃度に達し，24時間後にはほとんど血中に残存していなかった[5,6]．

d. スギ花粉症に対する臨床試験

近年日本では，アレルギー性鼻炎，アトピー性皮膚炎，などのアレルギー性疾患に悩む患者が増加している．日本人のアレルギー性鼻炎の有病率はスギ花粉症約16%，通年性アレルギー性鼻炎約18%と報告されている[7]．これらアレルギー性鼻炎はⅠ型アレルギー反応に分類され，発症には抗原抗体反応が関与する．花粉症の抗原はスギやヒノキ，通年性アレルギー性鼻炎ではダニやハウスダストなどである．これらの抗原が侵入すると，鼻腔や目の粘膜にある肥満細胞の表面に存在するIgEと結合し，その刺激によって肥満細胞からヒスタミンなどのケミカルメディエーターが遊離される．これらのケミカルメディエーターはくしゃみや鼻汁などの即時型アレルギー反応を引き起こす[7]．したがって，これらのケミカルメディエーターの遊離を阻害する成分はアレルギー症状を緩和すると考えられる．そこで，スギ花粉症のボランティアを対象とした臨床試験を実施した[8]．

1) 試験対象者の選択　被験者には，スギ花粉特異的IgE抗体量の指標であるスギCAP-RASTスコアが2〜5と判定された非通院者24名で，都内在住者を選択した．被験者はトマト抽出物摂取群（トマト抽出物群）11名（平均年齢49.8±3.8歳）と，対照群（プラセボ群）13名（平均年齢42.5±3.7歳）に分けた．試験はヘルシンキ宣言に則り，倫理委員会の承認を得たプロトコール下で，被験者へのインフォームド・コンセントを十分行い，試験参加への同意を文書で得たうえで実施した．

2) 試験方法　トマト抽出物群は1錠（250 mg）にトマト抽出物を40 mg含む錠剤，プラセボ群はトマト抽出物をまったく含有しない外観上同一の錠剤をそれぞれ朝，昼，晩に分けて3錠ずつ摂取した．トマト抽出物の摂取量は1日当たり360 mgとなる．試験は東京都内の施設で実施し，摂取期間は2002年2月8日（花粉飛散開始日）から2002年3月5日までの期間であった．被験者は，試験開始日から試験終了日までの期間，花粉症日記に自覚症状に関する項目（鼻，目，咽喉，頭，肩の症状）および生活の質（QOL）に関する項目（体調，食欲，便通，睡眠，気分）について毎日記録した．それぞれの項目は症状の程度を4段階で記載し，スコア化して統計学的処理を行った．医師による問診は，試験開始日（2月8日）と終了日（3月5日）に自覚症状，副作用，安全性について実施した．また，試験開始日と終了日に採血を行い，血液生化学的検査，血液一般検査，アレルギー検査を実施した．

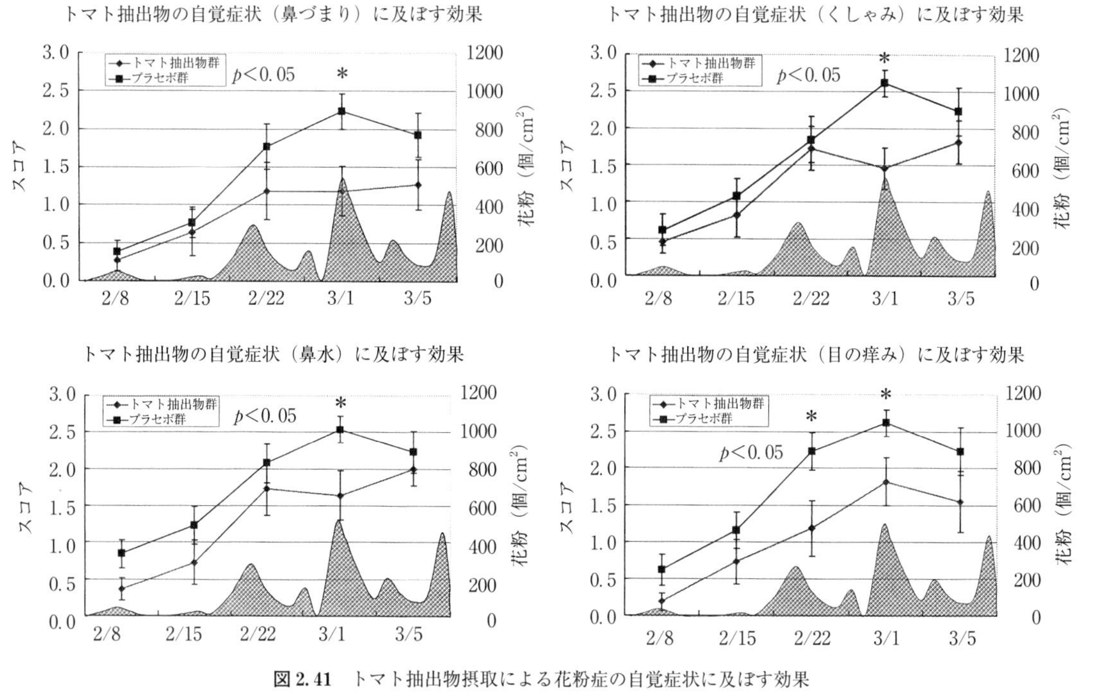

図2.41　トマト抽出物摂取による花粉症の自覚症状に及ぼす効果

3) 結果 被験者の花粉症日記では，試験の全期間を通して自覚症状，QOL ともトマト抽出物群はプラセボ群よりもスコアが低く，トマト抽出物に花粉症の症状を緩和する効果のあることが明らかとなった．花粉飛散ピーク時（3 月 1 日）では，トマト抽出物群はプラセボ群と比べ，花粉症の代表的な症状である「くしゃみ」，「鼻水」，「鼻づまり」，「目の痒み」のスコア間で有意な症状の減少が認められた（図 2.41）．

医師の問診所見と花粉症日記の自覚症状はほぼ一致した．医師の問診でもトマト抽出物の効果を確認できた．

血液生化学的検査，血液一般検査については，いずれも基準値内の変動であり，臨床上問題となる変化は認められなかった．摂取期間中の自覚症状においても，有害な事象は認められず，トマト抽出物の安全性が確認できた．

4) まとめ 花粉症日記の自覚症状の評価，医師の問診所見，血液生化学的検査の成績の総合的な結果より，トマト抽出物はスギ花粉飛散開始日から摂取することによって，副作用を伴うことなく花粉症の症状を緩和する効果が観察され，その有用性，安全性が確認された．

e. 通年性アレルギー性鼻炎に対する臨床試験

通年性アレルギー性鼻炎は，ハウスダストが主な原因で，季節に関係なく発症し，その症状は 1 年中続く．通年性アレルギー性鼻炎のボランティアを対象にトマト抽出物の臨床試験を実施した[9]．

1) 試験対象者の選択 鼻アレルギー診療ガイドライン[7] にしたがい，①皮膚反応または特異的 IgE 抗体（ハウスダストまたはダニ），②鼻汁中好酸球検査，③鼻誘発反応検査の諸検査のうち，2 種以上陽性の通年性アレルギー性鼻炎患者 33 例を対象とした．プラセボ群は 16 名（平均年齢 35.4±3.1 歳），トマト抽出物群は 17 名（平均年齢 34.7±2.6 歳）であった．対象とした被験者の通年性アレルギー性鼻炎の病歴は 3 年以上で，同ガイドライン[7] に基づく摂取前の重症度はプラセボ群で軽症 1 例，中等症 15 例，トマト抽出物群で軽症 6 例，中等症 10 例，重症 1 例であった．試験はヘルシンキ宣言に則り，倫理委員会の承認を得たプロトコール下で，被験者へのインフォームド・コンセントを十分行い，試験参加への同意を文書で得たうえで実施した．

2) 方法 試験は，和歌山市および泉佐野市の施設で行い，期間は 2004 年 10 月から 2005 年 1 月のスギ花粉非飛散期であった．摂取する錠剤はスギ花粉症の試験と同様に，1 日当たりトマト抽出物 360 mg を含むトマト抽出物含有錠剤あるいはプラセボ錠とし，被験者は 8 週間摂取した．被験者は，摂取開始 1 週間前より摂取終了後 1 週間まで，アレルギー日誌をくしゃみ，鼻汁，鼻づまり，日常生活の支障度について毎日記録した．日誌に記載された各症状の記録は，鼻アレルギー診療ガイドラインに基づき，4 段階で記載し 1 週ごとに集計，数値化した．医師は，摂取開始前，摂取 4 週後，摂取 8 週後に，問診に基づく鼻症状および鼻所見（下鼻甲介粘膜の腫脹，色調，鼻汁分泌量，鼻汁の性状）について評価した．臨床検査は，摂取開始前，摂取 4 週後，摂取 8 週後に実施し，血液一般検査，血液生化学的検査，アレルギー検査，尿一般検査を行った．

3) 結果 アレルギー日誌に基づく症状記録について，各週のスコアを摂取前からの変化量として評価した（図 2.42）．変化量がマイナスの場合は症状の改善，プラスの場合は症状の悪化を示す．トマト抽出物群では，くしゃみは 7，8 週目において，摂取前と比べ有意な症状の改善が認められた（$p<0.05$）．鼻水は，プラセボ群では症状の悪化傾向がみられたが，トマト抽出物群では症状の改善傾向が認められた．鼻づまりは，トマト抽出物を摂取することで症状が改善し，とくに 8 週目に改善の傾向を示した（$p<0.10$）．日常生活の支障度は，プラセボ群では症状が悪化したが，トマト抽出物群では摂取前と比べて，5 週，8 週で有意に症状が改善し（$p<0.05$），6 週目では改善傾向を認めた（$p<0.10$）．

医師による問診結果をくしゃみ発作，鼻汁，鼻づまりのスコアを合計し鼻症状スコアとして，摂取前からの変化量として評価した．変化量がマイナスの場合は症状の改善，プラスの場合は症状の悪化を示す．図 2.43 に示すように，トマト抽出

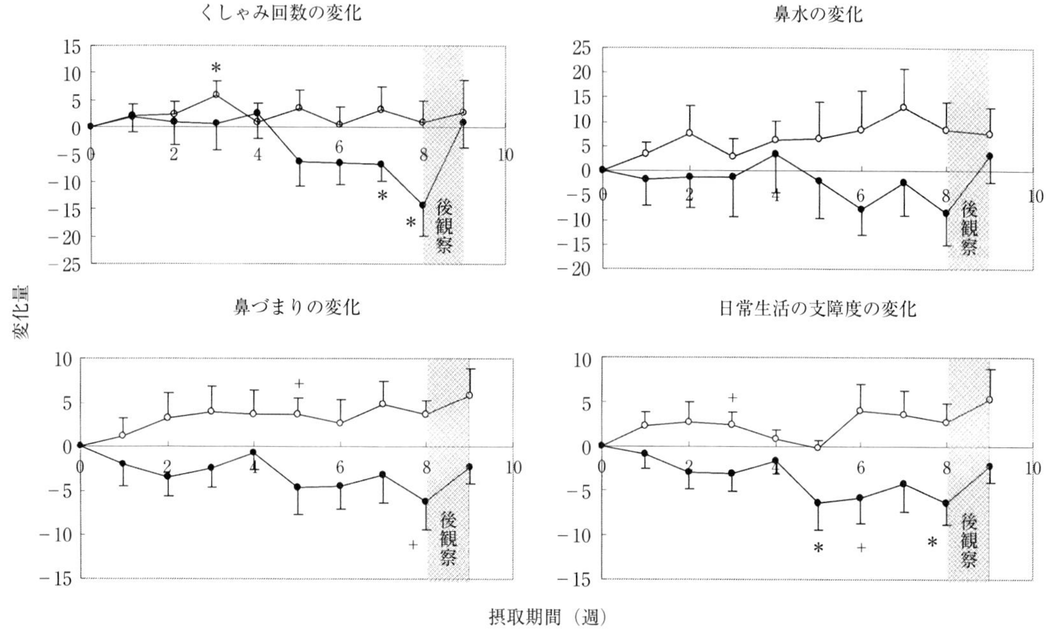

図 2.42　トマト抽出物摂取による通年性アレルギー性鼻炎の自覚症状に及ぼす効果
○：プラセボ群，●：トマト抽出物群，＋：$p<0.10$，＊：$p<0.05$.

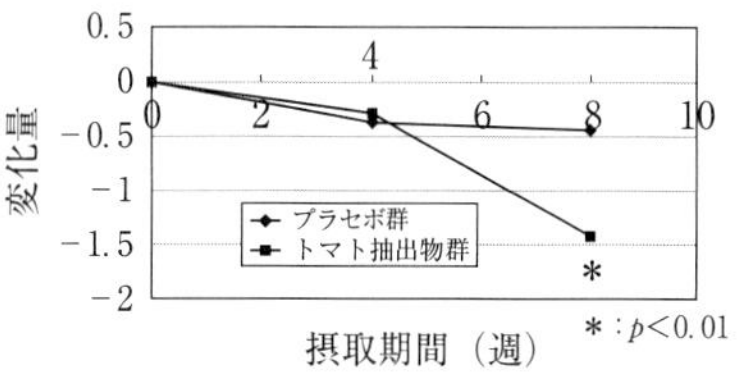

図 2.43　トマト抽出物摂取による通年性アレルギー性鼻炎の鼻症状スコア（くしゃみ，鼻汁，鼻閉スコアを合算したもの）に及ぼす効果

物群ではプラセボ群と比較し，8 週目で有意な症状の改善が認められた（$p<0.01$）.

血液生化学的検査，血液一般検査については，いずれも基準値内の変動であり，臨床上問題となる変化は認められなかった．自覚症状については，風邪，下痢などが認められたがいずれも軽度であり，摂取期間中に消失し試験食品との関連性がないと判断されたことから，安全性においては問題ないと判断した.

4）　まとめ　　アレルギー日誌の自覚症状の評価，医師の問診所見，血液生化学的検査の成績の総合的な結果より，トマト抽出物は副作用を伴うことなく通年性アレルギー性鼻炎の症状を緩和する効果が観察され，その有用性，安全性が確認された.

花粉症や通年性アレルギー性鼻炎の治療にはアレルゲンの除去，特異的減感作療法，対症療法などがあり，対症療法として抗ヒスタミン薬，ステロイド薬などの抗アレルギー薬が広く使用されている．しかし，抗アレルギー薬には眠気や喉の渇きなどの副作用をもつものがあり，それらの副作用を嫌がって服用しない人もいる．トマト抽出物は，スギ花粉症および通年性アレルギー性鼻炎の臨床試験において，それぞれ症状を改善し，摂取による副作用は認められなかった．また，トマト抽出物は，変異原性試験，急性毒性試験，亜急性毒性試験などで安全性も確認されている[10]．今後，抗アレルギー素材としての新たな応用[11,12]，展開が期待される.　　**〔小 幡 明 雄〕**

文　献

1）　高田式久ほか：日本食品保蔵学会誌，**33**，143-157，2007.
2）　(社)全国トマト工業会：Tomato book（トマト加工品の魅力），2004.
3）　T. Yamamoto et al.：*Biosci. Biotechnol. Biochem.*，**68**, 1706-1711, 2004.
4）　冨田茂ほか：日本農芸化学会 2006 年度大会講演要旨集，**43**，2006.
5）　山本大地ほか：日本農芸化学会 2005 年度大会講演要

旨集，**281**，2005.
6) M. Yoshimura et al.：*J. Agric. Food Chem.*, **57**, 6432-6437, 2009.
7) 鼻アレルギー診療ガイドライン作成委員会：鼻アレルギー診療ガイドライン，ライフ・サイエンス，2002.
8) 劉影ほか：東方医学，**18**，39-54，2002.
9) M. Yoshimura et al.：*Allergol. Int.*, **56**, 225-230, 2007.
10) J. Yamakoshi et al.：*Pharmacometrics*, **67**, 313-321, 2004.
11) S. Hirai et al.：*Life Sci.*, **81**, 1272-1279, 2007.
12) C. Iwamura et al.：*Allergol. Int.*, **59**, 67-73, 2009.

2.7.4　ホップポリフェノール

ホップ（*Humulus lupulus* L.）はアサ科の植物で，その雌株はビール製造においてビール特有の苦味と香りを付与するために使用されている．これまでにホップの生理機能として，骨吸収抑制作用[1]，化学発癌抑制作用[2]，8-プレニルナリンゲニン（prenylnaringenin）のエストロゲン様作用[3]，NO 産生抑制作用[4] などの生理作用が報告されている．また，ホップ中に含まれるフラボノイド配糖体はマスト細胞や好塩基球からのヒスタミンなどのケミカルメディエーターの遊離を抑制することでアレルギー抑制効果を発揮する．

a.　ホップ水抽出物のヒスタミン遊離抑制作用[5]

ヒト好塩基球様細胞株である KU812 細胞を用いて，ホップ抽出物のヒスタミン遊離抑制効果の評価を行った．KU812 細胞をカルシウムイオノフォア A23187 で刺激した際に，細胞から遊離されるヒスタミンの量からヒスタミン遊離抑制率を算出した．チェコ共和国のザーツ地方において収穫されたホップを水，熱水およびクロロホルム-メタノールによって抽出を行い，それぞれの抽出物についてヒスタミン遊離抑制率を調査したところ，水抽出物に最も強いヒスタミン遊離抑制効果が認められた（図 2.44）．

ホップ水抽出物について吸着樹脂であるアンバーライト XAD-4 による分画を行ったところ，50% メタノール溶出画分に最も強いヒスタミン遊離抑制活性が認められ（図 2.45），さらに ODS

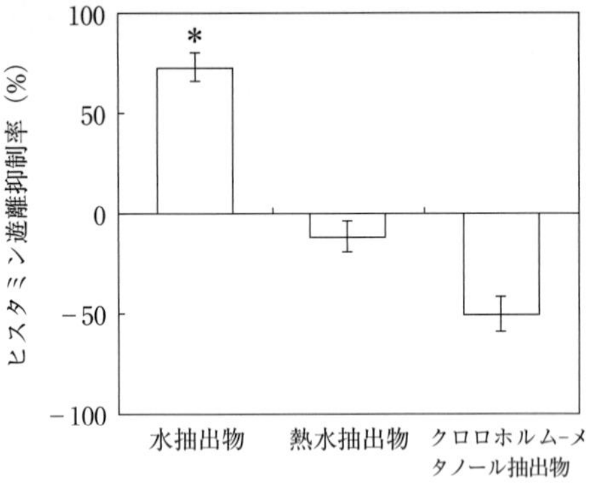

図 2.44　各種抽出方法によるホップ抽出物の KU812 細胞からのヒスタミン遊離抑制率への影響（*：$p<0.05$）

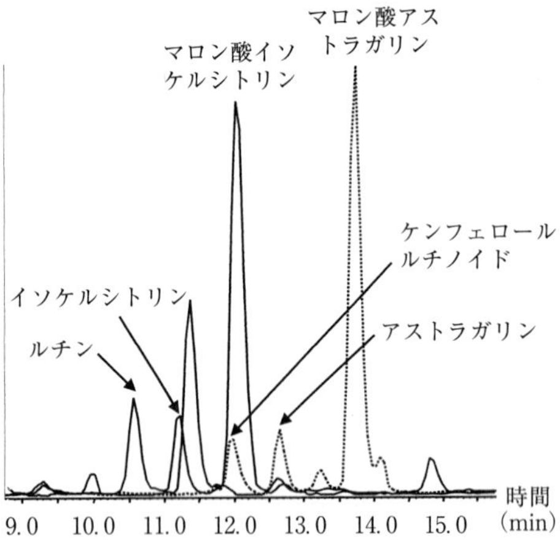

図 2.46　ホップ水抽出物 XAD-4 50% メタノール溶出画分の HPLC クロマトグラム
カラム：Symmetry C18 カラム（2.1 159 mm，水）
流速：0.2 ml/min，溶媒 A（0.05% trifluoroacetic acid/H_2O）
溶媒 B（アセトニトリル）によるリニアグラジエント（溶媒 B 10〜15%，16 min.）
検出器：質量分析計（Micromass ZQ，水）．

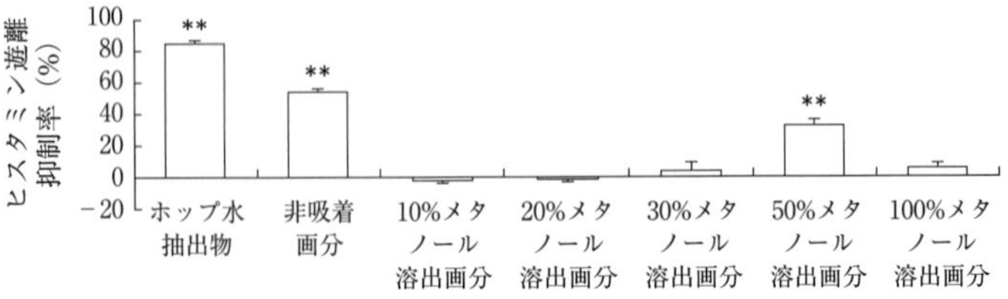

図 2.45　ホップ水抽出物のアンバーライト XAD-4 分離画分の KU812 細胞からのヒスタミン遊離抑制作用（**：$p<0.01$）

カラムを用いたHPLCにより活性成分を分画したところ，ヒスタミン遊離抑制に最も寄与する成分はイソケルシトリン，ルチン，ケルセチン3-*O*-*β*-6″-マロニルグルコシドといったケルセチン配糖体，およびアストラガリン，ケンフェロールルチノシド，ケンフェロール3-*O*-*β*-6″-マロニルグルコシドといったケンフェロール配糖体であった（図2.46）．

b.　動物実験によるホップ水抽出物のアレルギー抑制作用の評価

1)　ホップ水抽出物のcompound 48/80刺激による血管透過性亢進に及ぼす効果[6]　ホップ水抽出物について*in vitro*によるKU812細胞からのヒスタミン遊離抑制効果が認められたことから，その経口投与によるI型アレルギー抑制作用について動物実験による効果の検証を行った．試験にはマスト細胞からの脱顆粒を促進し，即時型アレルギー反応を引き起こす性質を有するcompound 48/80を用いた．具体的には，マウスに青色色素のエバンスブルーを静脈内投与した直後に，あらかじめ刈毛したマウスの背部皮内に5 μgのcompound 48/80を投与した．compound 48/80投与部位において脱顆粒による投与部位の血管透過性の亢進が起こり，その結果エバンスブルーが血管外へ漏出する．compound 48/80を皮内投与してから30分後にcompound 48/80投与部位のエバンスブルー漏出量を定量し，ホップ水抽出物の経口投与によるI型アレルギー抑制作用について評価した．ホップ水抽出物およびXAD-4における50%メタノール溶出画分を1週間マウスに経口投与したところ，ホップ水抽出物は500 mg/kgの投与量で，50%メタノール溶出画分は100 mg/kgの投与量で蒸留水を与えた対照群と比較して有意にcompound 48/80刺激によるエバンスブルーの漏出を抑制した（図2.47）．

2)　ホップ水抽出物のアトピー性モデルNC/Ngaマウス皮膚炎に対する効果[7]　アトピー性皮膚炎モデルマウスとして広く使用されているNC/Ngaマウスを用いて，ホップ水抽出物のアレルギー抑制効果について検証を行った．マウス耳介を外科用粘着テープによって接着・剥離を3回繰り返し行ったのち，0.5% Tween 20を含むPBS溶液に懸濁したダニ（*Dermatophagoides farinae*）をマウス耳介に塗布することによりアトピー性様皮膚炎を惹起した．ダニ抗原のマウス耳介への塗布は1週間に1回の頻度で計10回行った．経口ゾンデにより100 mg/kg，もしくは500 mg/kgのホップ水抽出物を投与した．試験期間中経時的に耳介厚および血中IgE抗体量を測定した．その結果，ホップ水抽出物の経口投与は投与量依存的にダニ抗原塗布による耳介厚の上昇および血中総IgE抗体濃度の増加を抑制した（図2.48）．

ホップ水抽出物中に含まれるケルセチン配糖体

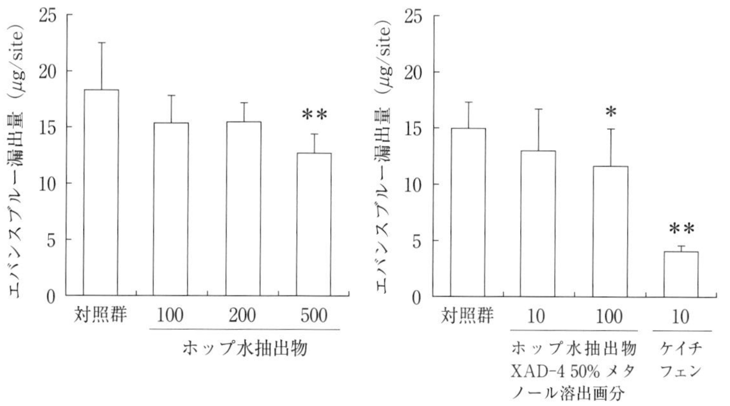

図2.47　ホップ水抽出物およびXAD-4 50%メタノール溶出画分のマウスへの経口投与によるcompound 48/80刺激による血管透過性亢進作用に及ぼす効果（*：$p<0.05$，**：$p<0.01$ vs 対照群）

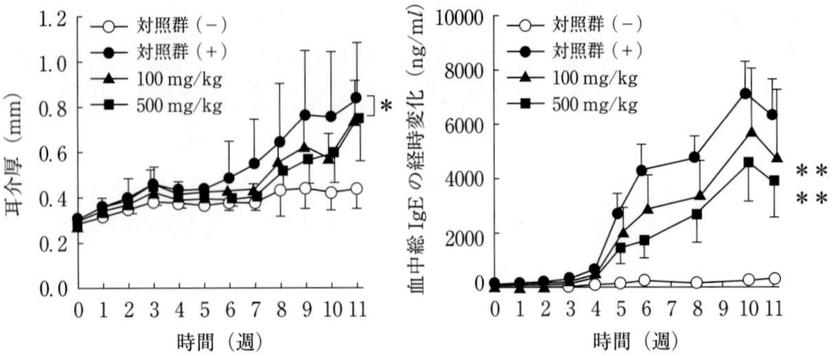

図 2.48 ホップ水抽出物の経口投与による NC/Nga マウスへの耳介へのダニ抗原塗布によるアトピー性皮膚炎様症状抑制効果（＊：$p<0.05$，＊＊：$p<0.01$ vs 対照群）

およびケンフェロール配糖体は経口摂取された場合，β-グルコシダーゼによる分解などを受けてその多くがアグリコンとして体内に吸収され，グルクロン酸抱合体や硫酸抱合体として血流に移行することが報告されている[8]．ホップ水抽出物のマウスへの経口投与は，compound 48/80 刺激による血管透過性の亢進および NC/Nga マウスへのダニ抗原塗布によるアトピー性皮膚炎様症状を抑制したが，ホップ水抽出物中に含まれるケルセチン配糖体およびケンフェロール配糖体はアグリコンとして吸収されたのちⅠ型アレルギー抑制作用を発揮するものと考えられる．

c. ホップ水抽出物のヒト花粉症に対する効果[9]

ホップ水抽出物について KU812 細胞を用いた *in vitro* 試験およびマウスを用いた *in vivo* 試験から，そのヒスタミン遊離抑制によるⅠ型アレルギーを抑制する食品素材としての効果が期待された．そこで，このホップ水抽出物について二重盲検群間並行試験により，ヒトにおけるスギ花粉症軽減効果を検証した．試験対象者の選択は「鼻アレルギーの診療ガイドライン 2005」の重症度にしたがい，過去 2 年間において奥田分類の変法で軽度以上と判断されたスギ花粉症者で，減感作療法を行っていない 60 歳未満の成人男女 40 名を選択した．スギ花粉飛散時期に一致して，くしゃみ，水性鼻汁，鼻閉，眼のかゆみなどの，スギ花粉症に付随する症状があること．その症状は 3 年前から毎年あり，軽症以上の症状であること．スギ特異的 IgE 抗体，鼻汁中好酸球，スギ花粉による鼻誘発試験で，二つ以上陽性であること．これらの条件を満たす者で，試験実施施設でスギ花粉シーズンに，毎年スギ花粉症として治療し，今回の試験に同意した被験者を対象にした．

試験品の投与および試験スケジュール　性別，年齢を勘案し被験者をプラセボ群 19 名（男性 7 名，女性 12 名，平均年齢 41.2±2.1 歳），ホップ水抽出物投与群（ホップ群）20 名（男性 7 名，女性 13 名，平均年齢 40.3±1.6 歳）に群分けした．ホップ群はホップ水抽出物（HWE）100 mg を含むスポーツドリンク飲料（100 ml 当たりエネルギー 15 kcal，タンパク質 0 g，脂質 0 g，炭水化物 3.7 g，ナトリウム 43 mg）350 ml を，スギ花粉飛散開始 4 週間前から 12 週間毎日摂取した．プラセボ群はホップ水抽出物を含まない飲料を同様に 12 週間摂取した．ホップはチェコ産の SSA 品種を用いて抽出を実施した．酸加水分解により求めたホップ水抽出物中のケルセチン，ケンフェロールアグリコン含量はそれぞれ 158±21 μg/g，186±32 μg/g であった．試験は，2006 年 1 月 15 日から 2006 年 4 月 22 日にかけて和歌山県和歌山市において実施した．

図 2.49 に 2006 年和歌山市のスギおよびヒノキ花粉の飛散量を示す．2006 年和歌山市のスギ花粉飛散の開始は 2 月 14 日であった．図 2.50 に試験期間中における症状スコアの変化，薬剤スコアの変化および SMS の変化を示す．それぞれの項目について 1 月 22 日～1 月 28 日を摂取開始週 0 として変化量を求めた．症状スコアは全期間でホップ群がプラセボ群を下回っており，9 週（3 月 26 日～4 月 1 日），10 週（4 月 2 日～4 月 8 日），

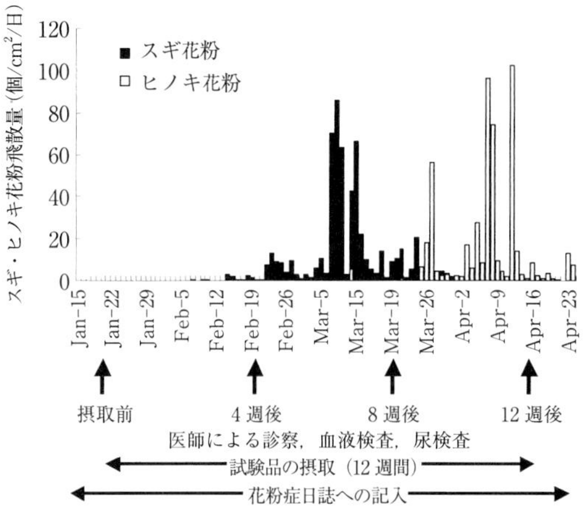

図 2.49 2006 年 1 月 15 日から 4 月 23 日における和歌山市におけるスギ，ヒノキ花粉の飛散量および試験スケジュール

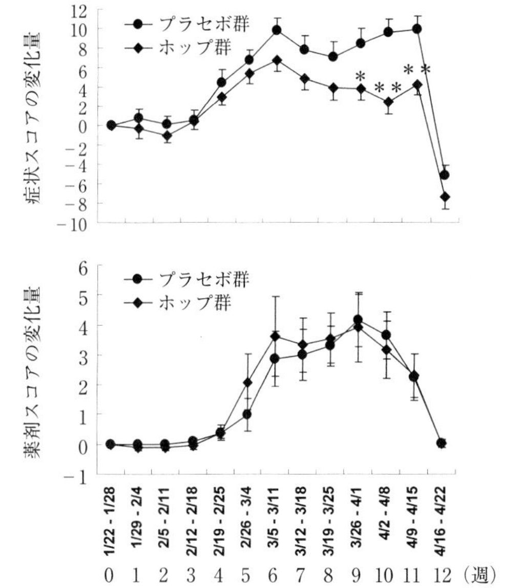

図 2.50 試験期間中における症状スコアおよび薬剤スコアの変化量（＊：$p<0.05$，＊＊：$p<0.01$）

11 週（4 月 9 日～4 月 15 日）においては群間でそれぞれ有意差がみられた．薬剤スコアの変化量には有意な差異は認められなかった．使用薬剤の変化ではプラセボ群，ホップ群の群間で有意差はなかったことから，ホップ水抽出物を含む飲料を花粉飛散時期に摂取することにより，医薬品の使用量は変化なく花粉症症状のみ緩和する効果が認められた．

試験期間中における血中スギ非特異的 IgE およびスギ特異的 IgE では，プラセボ群，ホップ群いずれにおいても 12 週後で有意な上昇が認められ，試験期間中のホップ水抽出物投与による IgE 抗体の上昇抑制効果は認められなかった．鼻汁中好酸球ではプラセボ群において 12 週後に摂取前と比較して有意な悪化が認められたが，ホップ水抽出物投与群では認められなかった．アレルギー疾患では，その炎症部位への好酸球の浸潤が起こる．特にアレルギー性鼻炎においては，鼻汁中の好酸球の増加が認められ，好酸球増多と鼻症状には相関関係が認められることが報告されている[10]．これらの結果から，ホップ水抽出物を含む飲料がスギ花粉およびヒノキ科花粉による花粉症症状の軽減に効果があり，摂取開始後 10～12 週で改善効果が現れたものと推察された．

〔瀬 川 修 一〕

文　献

1) H. Tobe et al.：*Biosci. Biotechnol. Biochem.*, **61**, 158-159, 1997.
2) C. Gerhauser et al.：*Mol. Cancer Ther.*, **1**, 959-969, 2002.
3) S. Milligan et al.：*Reproduction*, **123**, 235-242, 2002.
4) F. Zhao et al.：*Biol. Pharm. Bull.*, **26**, 61-65, 2003.
5) S. Segawa et al.：*Biosci. Biotechnol. Biochem.*, **70**, 2990-2997, 2006.
6) S. Segawa et al.：*Biosci. Biotechnol. Biochem.*, **71**, 1577-1581, 2007.
7) S. Segawa et al.：*Biosci. Biotechnol. Biochem.*, **72**, 974-981, 2008.
8) K. Murota and J. Terao：*Arch. Biochem. Biophys.*, **417**, 12-17, 2003.
9) S. Segawa et al.：*Biosci. Biotechnol. Biochem.*, **71**, 1955-1962, 2007.
10) S. Juliusson et al.：*J. Allergy Clin. Immunol.*, **90**, 898-909, 1992.

2.8 イソフラボン

免疫調節機構のアンバランスは疾病を誘引することになるので，バランスを保つためのさまざまな方策を練ることが必要である．「機能性食品」はこのような目的のために利用しうる[1]．免疫担当細胞はさまざまな受容体を有するので，食品成分によっても細胞の機能は修飾されうる．イソフラボンは植物エストロゲンの仲間であり，機能性食品の代表的成分の一つである．これらの化合物はエストロゲン作用，抗菌作用，抗酸化作用，鎮痙作用などのさまざまな生理作用を有することが古くから研究されてきた．さらに，1990 年に米国立癌研究所が食品および食品成分の抗癌作用に関する研究プログラムを開始し，イソフラボンへの関心が急激に高まった．この背景には，大豆を多く摂取する日本人では，心臓病による死亡率，骨粗鬆症による大腿骨骨折の比率，乳癌による死亡率，前立腺癌による死亡率，女性の更年期障害の発症率のいずれもが著しく低いことがあげられる．多くの自己免疫疾患の発症率に性差があることから，免疫調節と性ホルモンとの関連性は注目されている．ここでは，イソフラボンの作用をエストロゲン作用と免疫調節の観点から示す．

2.8.1 イソフラボンの種類と構造

マメ科植物には多くのイソフラボン誘導体が含まれている．イソフラボンはフラボノイドの一つとして分類される．フラボノイドは広義には C6-C3-C6 を基本構造とする一群の化合物の総称で，フラバン（flavan），フラバノール（flavanol），フラバノン（flavanone），フラバノノール（flavanonol），フラボン（flavone），フラボノール（flavonol），カルコン（chalcone），オーロン（aurone），イソフラボン（isoflavone），イソフラバノン（isoflavanone）などの多数のグループから構成される．多くは配糖体として存在している[2]．

イソフラボノイドは構造上の基本骨格により一般的にはイソフラボン，イソフラバン，イソフラバノン，クメスタン，プテロカルバン，ロテノイドおよびクマロノクロモンの七つのカテゴリーに分類される．アグリコンとして 550 種以上が知られている．イソフラボンの分布はマメ科，バラ科，アヤメ科，クワ科，ヒユ科の植物に認められるが，日常的に摂取する食品素材は，ほぼ大豆に限定される．大豆イソフラボンである，ダイゼイン，グリシテインおよびゲニステインも 7-*O*-グルコース配糖体として存在しており，さらにグルコースの 6 位にマロン酸がエステル結合している[2]．

2.8.2 免疫応答の性差

自己免疫疾患は，ありとあらゆる生体成分に対して惹起される可能性がある．しかし，その発症は，クローンレベルでの免疫寛容，組織適合性抗原など，さまざまなレベルで調節され，個々の病態を解明するには至っていない．多発性硬化症，関節リウマチ，膠原病などは女性に多い自己免疫疾患である[3-5]．この発症率の違いの一端は免疫応答の性差に基づく可能性がある．性ステロイドはさまざまな免疫担当細胞の機能を修飾することが知られている（表 2.3）．ヘルパー T 細胞は分化

表 2.3　免疫担当細胞の性ホルモン応答性と性差の例

ヒトでの成績	1. エストロゲンは単球の一酸化窒素産生を増強する 2. エストロゲンは単球の IL-1 産生を抑制する 3. エストロゲンはマクロファージの炎症惹起物質の産生を促進する 4. エストロゲンは月経期の女性の単核球のアポトーシスを抑制する
動物での成績	1. エストロゲンは雌ウサギの単球の接着と走化性を抑制する 2. 雄マウスの胸腺細胞のエストロゲン受容体は機能しない 3. ミエリン塩基性タンパク質（MBP）で免疫したリンパ節細胞の EAE 発症における病原性は雄よりも雌で高い 4. 脳内への IL-1 投与によって，雌ラットのプロゲステロンとプロラクチン合成が増強される 5. 高コレステロール血漿ウサギの単核球のアテローム層への結合は雌のほうが低い 6. エストロゲンはマウスにおいて Bcl-2 を上昇し，トレランスを抑制する

成熟の過程で，Th1タイプ，Th2タイプに大別され，おのおのが異なるセットのサイトカインを産生し，免疫系を調節している．一般に，Th1は細胞性免疫優位に，Th2は液性免疫優位にシフトさせる．Th1/Th2バランスは性差を示し，一般に，雌はTh1応答を起こしやすい（妊娠中は別である）．これはヘルペスウイルス感染などに対しては雌の抵抗性が高いことと一致する．これらの性差は性ステロイドとの関係から最も注目され，解析されている．特にエストロゲンは濃度によって免疫を増強したり，抑制したりするので興味深い．

多発性硬化症（MS）は女性の発症率が高い自己免疫疾患であり，Th1タイプの免疫系の異常が発症にかかわっていると考えられている．妊娠によって症状が軽快するとの報告から，エストロゲンによる免疫修飾作用が疾患に関与していると考えられている．外因性の低濃度エストロゲンも治療効果が期待されている．Garidouらは，MSの実験モデルであるEAEを用い，17β-エストラジオール（E2）投与は，症状を改善し，この効果はエストロゲン受容体，ERα破壊（KO）マウスでは消失するとしている[6]．しかし，同論文では，正常マウスとのキメラを作成し，放射線照射後に骨髄移植を行ったところ，移入された免疫担当細胞のERαは効果発現には関与しないとしている．すなわち抗原提示過程でかかわる，ミクログリア細胞や血管内皮細胞のERαがむしろ重要との見解である．このように，免疫担当細胞はエストロゲン受容体（ER）を発現するが，これらが個々の免疫現象において，いかなる機能を有するのかについての結論を得るには今後の詳細な解析が必要である．

2.8.3 イソフラボンのエストロゲン受容体との結合

エストロゲン受容体（ER）にはαとβの二つのタイプが知られ，これらは核に存在し，DNAに特異的に結合し，転写調節にかかわる．エストロゲン作用には細胞膜を介したものがあることも明らかになってきた[7,8]．免疫系がエストロゲンの影響を受けることは，免疫担当細胞がERsを発現することからも示唆される．ERはリンパ球，マクロファージ，ミクログリア細胞，好中球，血小板などさまざまな免疫担当細胞に発現が認められ，それらの細胞機能を調節している．しかし，作用機構の詳細には不明の点が多い．

代表的イソフラボンの一つであるゲニステインは古くから，チロシンキナーゼ阻害剤として広く生化学研究に用いられてきた[9]．これら一連の研究は受容体からの情報伝達機構を解明するために多大な貢献をしてきた．これらのメカニズムも気になるが，ゲニステインとERβとの複合体の構造がX線結晶解析によって解明され，結合様式に関して分子レベルで解釈が可能になった[10]．また，ERαやERβの組換え体との親和性解析の結果，ゲニステインはERβに対する親和性がERαに対するものよりも約10倍高いことが明らかとされている．

ステロイドホルモン受容体は構造的に類似したファミリーを形成し，テストステロン（testosterone），プロゲステロン（progesterone），グルココルチコイド（glucocorticoids），甲状線ホルモン（thyroid hormone），ビタミンD，レチノイド（retinoids）などをリガンドとするさまざまなものが存在する[11]．コレステロールを出発に合成される一連のホルモン類が異なる受容体を有することは，生物による分子認識がいかに厳密に進行するかを考えるうえでも興味深い．ERの構造特異性に関していえば，コレステロールのA環の芳香環化はエストロゲンへの構造変換過程においてはじめて起こることであり，平面化した立体構造が受容体認識において重要であることが推測される．X線結晶解析の結果も，A環が5残基のアミノ酸と相互作用していることが示されている．イソフラボンとエストロゲンは立体的にも類似しており，アゴニストとしての作用がうかがえる．乳癌治療に用いられるタモキシフェンの結合もX線結晶解析で検討されているが，こちらはアンタゴニストとしての結合様式をしている．

イソフラボンの抗エストロゲン作用にはレセプターレベルの拮抗作用に加え，アンドロゲンからエストロゲンに変換させるアロマターゼ（CYP19）の阻害作用がある[12]．また，活性型のエストロゲンを減らすSHBG（sex hormone binding protein）の肝臓における産生を刺激することが報告されており，これもエストロゲン活性の低下につながっている[13]．

2.8.4　エストロゲン受容体欠損マウスの免疫機能[14-18]

性ホルモンによる免疫調節は以前からよく知られている．胸腺はT細胞の成熟の場として必須な臓器であるが，成長とともに胸腺は萎縮する．この萎縮は思春期になって性ホルモンの分泌がさかんになることと連動している．雄・雌いずれの場合も去勢すると確実に胸腺は肥大する．老齢マウスでも去勢は胸腺を肥大する．さらにこの効果は下垂体除去で消失するので，視床下部-下垂体-性腺系という統制下にあることがわかる．

ERは免疫担当細胞に発現し，機能を直接修飾している可能性がある．この点を証明するためには，受容体欠損マウスの反応性を比較することが有用である．Erlandssonらは脾臓と胸腺の重量や細胞数に関する解析をKOマウスで行い，ERαKOでは両臓器の重量や細胞数が低下することを示した．また，これらのマウスにE2を投与すると，正常ならびにERβKOマウスでは著しく萎縮が起きることを示した．Maretらは抗原特異的CD4$^+$T細胞の機能とERの関連性を去勢した雌マウスで解析し，E2投与はCD4$^+$T細胞のIFN-γ産生を著しく増大し，その効果はERαKOで消失することを見いだしている．この効果はERβKOでは認められていない．Islanderらは18カ月齢の老齢の雌マウスを用いてERsの作用を解析した．これらのマウスにE2を投与し，骨髄のB細胞数を比較すると，正常マウスやERβKOでは著しくB細胞への分化が抑制されたが，ERαKOでは中等度に，ERαとβKOではまったくその効果は消失した．一方でIgM産生細胞はERαKOマウスでは著しく低下した．また，脾臓T細胞でのIL-10産生もERαKOで著しく低下した．これらのことから，ERαとERβは免疫臓器の発達において異なる役割を果たしていることを示唆された．

Lambertらは ERαKOならびにERβKOマウスを用いて解析し，チオグリコレートで誘導した腹腔マクロファージのLPS刺激によるTNF産生がERαKOマウスで著しく亢進することを見いだしている．さらに，このマウスでは結核菌に対する殺菌能の向上も認めている．Vatchkovaらは骨髄細胞をGM-CSF存在下に培養し，樹状細胞への分化の*in vitro*での解析を行った．培養液中のE2濃度が分化に著しく影響し，E2阻害剤やERαKOマウスでは分化が正常に進行せず，MHC class II分子やCD86分子の発現が上昇しないことを報告している．

ERKOマウスを用いたこれらの報告から，免疫担当細胞に発現するERのみならず，それ以外の細胞に発現するERも免疫機能に著しい影響を示すといえる．さらに，エストロゲンの作用は個々の細胞の機能によっても多様である．

2.8.5　イソフラボンの抗アレルギー作用

代表的イソフラボンの一つであるゲニステインは，植物エストロゲンとしての位置づけをもつ．関連の報告は1970年代からすでに散見される[19]．Miyakeらは，1002名の妊婦の協力のもと，アレルギー性鼻炎の発症と大豆製品の摂取との関連性を比較し，摂取によって発症が軽減傾向を示すことを報告している[20]．

イソフラボンはマウスの免疫応答を臓器，細胞，体液性免疫ならびに細胞性免疫において，さまざまな観点から修飾することが報告されている[21]．分子メカニズムもさまざまである．ゲニステインは，チロシンキナーゼ阻害剤，トポイソメラーゼII阻害剤，抗酸化剤としての性質を併せ持つ[22,23]．1987年，秋山らによってゲニステインがチロシンキナーゼ（PTK）特異的な阻害剤であることが報告された[24]．PTKはさまざまな細胞のシグナル伝達の要となる一群の分子であり，ゲニステインはシグナル伝達をめぐるさまざまなシステムの解明に貢献してきた．免疫担当細胞のシグナル伝達系においても，Fc受容体，T細胞受容体，B細胞受容体，肥満細胞のヒスタミン遊離などさまざまな分子の機能発現にPTKは関与している．免疫担当細胞の受容体にはITAMモチーフ(immunoreceptor tyrosine-based activation motifs)やITIMモチーフ(immunoreceptor tyrosine-based inhitition motifs）と称される配列が多数見いだされ，これらのチロシン残基のリン酸化が活性制御と密接にかかわっているからである．ゲニステインのPTK阻害剤としての性質からさまざまな免疫反応が抑制されることが報告されている（表2.4）.

また，Dijsselbloemらは，免疫抑制作用の分子メカニズムの解析の過程で，樹状細胞のTLR4刺激によるNF-κB依存性の遺伝子発現のゲニステインによる抑制には，p53が重要であることを明らかにした[25]．Kalhanらはヒト末梢血の好酸球のロイコトリエン産生がp38に依存していることを報告した[26]．われわれは，ゲニステインのマクロファージ機能修飾作用について検討し，CD86分子の発現上昇を見いだしている[27]．先に示したとおり，エストロゲンは免疫担当細胞の機能亢進作用を有しているので，この作用が認められたものと思われる．イソフラボンはまさにさまざまな分子メカニズムを用いて抗アレルギー，免疫調節作用を示しているものといえる.

表2.4 ゲニステインによる抗アレルギー作用

1. 抗原刺激による肥満細胞（RBL-2H3, mouse BMMC and HCMC）からのヒスタミン遊離
2. 抗原刺激による肥満細胞（mouse BMMC）のIP3蓄積
3. 抗CD3刺激によって誘導されるヒト末梢血T細胞のIL-2産生ならびにIL-2受容体発現
4. 抗CD3刺激によって誘導されるマウスTh2細胞株のIL-4産生
5. 抗IgM刺激によって誘導されるマウスBリンフォーマのp21rasの活性化
6. 抗原刺激によるマウス脾B細胞の抗体産生
7. 抗原刺激による抗原プロセシングとクラスII MHCへの抗原提示
8. Bリンフォーマ(CH27）へのII PLC（peptide-loading compartment）の誘導
9. エオタキシンで誘導される好酸球の走化性と活性酸素産生の亢進
10. 抗原刺激によるモルモット肺組織の気管支平滑筋収縮，ヒスタミン遊離，ならびにペプチドロイコトリエンの産生
11. セロトニンならびにカルバコール刺激による肺平滑筋の収縮
12. トロンビンとトリプターゼ刺激によるモルモット気管支平滑筋の増殖とサイクリンD1発現
13. 抗原刺激ならびにメタコリンによるモルモット気管支収縮ならびに肺への好酸球浸潤

上述のように，性ステロイド産生は胸腺萎縮と密接に関連している．Yellayiらはゲニステインにこの作用があるか否かを，去勢した雌マウスにゲニステインを連日21日間投与して観察した[28,29]．投与量は2〜200 mg/kgの皮下投与である．報告によれば，5 μg/kgのE2と同等の効果が20 mg連日投与で認められている．20 mg実施群の血中最高濃度は14 μM程度である．経口摂取の系も実施されており，1000 ppmのゲニステインを連日投与すると，血中濃度は約1 μMとなり，胸腺が若干減少した．Yellayiらは食物エストロゲンの過剰摂取に対して，警告を発しているが，この論文の結果は慎重に眺める必要がある．すなわち，この実験は去勢した動物で行われたことであり，正常動物においては，常に一定レベルの性ホルモンの影響下にあり，成熟とともに胸腺重量は減少傾向にあるということである．このことを念頭におき，本研究の成果は解釈されるべきであろう.

病態モデルでの解析もさかんで，ゲニステインは動物での喘息症状を改善することが報告されている．このメカニズムとしては，肥満細胞の脱顆粒，好酸球の脱顆粒，接着分子の発現制御，ケモカイン，サイトカイン，ロイコトリエン，神経ペプチドなどさまざまなコンポネントの活性の強弱の関与が示唆されている．それらのメカニズムのさまざまな点で，ゲニステインはPTK阻害剤として作用し，活性を阻害しているものと推定される．すなわち，喘息の病態一つをとっても，ゲニステインのターゲット分子は複数存在することになる．Valsecchiらは坐骨神経の圧迫モデルによってマウスに慢性の神経障害を惹起し，ゲニステインに軽減効果のあることを報告した[30]．このケースでも複数の分子メカニズムの存在が示唆されている．ReeveらはUVで惹起した皮膚の老化モデルならびに皮膚癌モデルに対してイソフラボノイドエコール（isoflavonoid equol）が抑制効

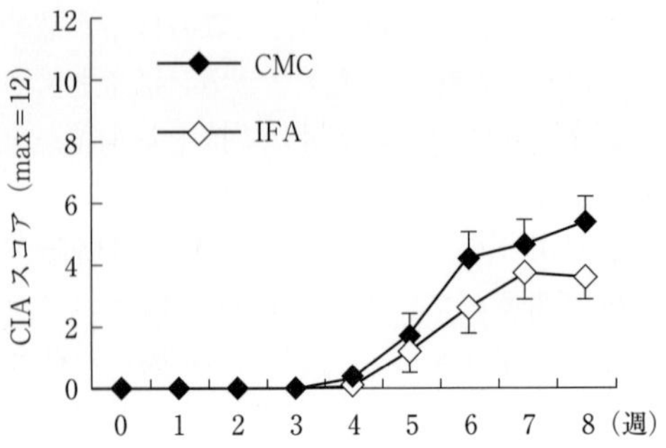

図 2.51 CIA モデルの関節腫脹スコアへのイソフラボン経口投与の効果

実験開始日ならびに3週間目にDBA/1マウスの皮内にタイプIIコラーゲンをアジュバントとともに投与した．イソフラボン（IFA）またはカルボキシメチルセルロース（CMC）を連日経口投与し，毎週，関節腫脹について測定しスコア化した．

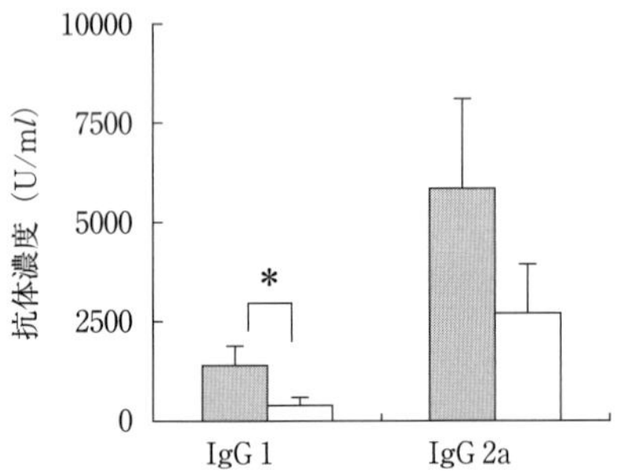

図 2.52 CIA モデルの抗コラーゲン抗体力価へのイソフラボン経口投与の効果

マウスの3週日の血清の抗コラーゲン抗体力価をELISA法で測定した．

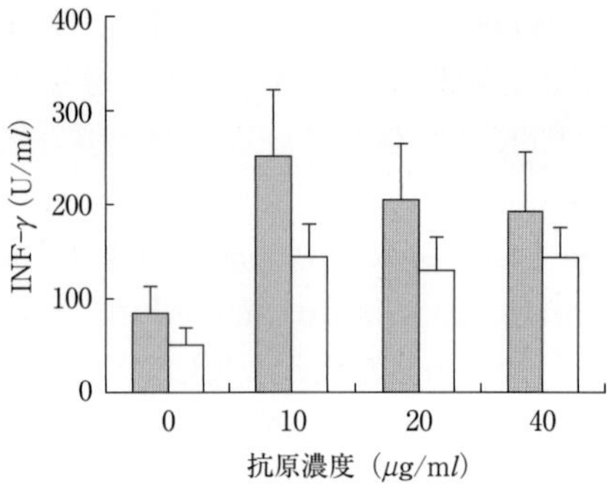

図 2.53 CIA モデルの脾臓細胞からのIFN-γ産生に及ぼすイソフラボン経口投与の効果

CIAモデルを作成し，10日目に脾臓を摘出し，タイプIIコラーゲン特異的に産生されるIFN-γ濃度を測定した．マウスにはCIAモデル作成の10日前から連続してイソフラボンを経口投与した．横軸は脾細胞培養時に添加したタイプIIコラーゲン濃度．

果を示すことを報告した[31,32]．Sakaiらは，NC/Ngaマウスのアトピー性皮膚炎がゲニステインで抑制されることを報告している[33]．われわれは，DBA/1マウスに惹起したコラーゲン誘発のリウマチモデル（CIA）へのイソフラボンの効果を検討し，症状の改善，抗体価の低下，ならびにIFN-γ産生が軽減することを認めている（図2.51，2.52，2.53；未発表データ）．このように，イソフラボンは，さまざまなアレルギーならびに自己免疫疾患に効果を示す可能性がある．

腫瘍免疫の強化という点での解析もあり，GuoらはB16メラノーマ移植系を用い，ゲニステインの投与によって，肺転移の減少を見いだし，このメカニズムにはキラーT細胞機能の上昇と，NK細胞の活性化が関与していることを示唆している[34,35]．この系ではマクロファージ機能の増強は観察されていない．筆者らは主なメカニズムとしてエストロゲン作用を上げている．

われわれはシクロホスファミド誘導白血球減少症モデルマウスにβ-グルカンとイソフラボンの併用投与を行い，末梢血白血球数の増加作用ならびにその作用持続効果を見いだしている[36]．現在の癌の治療は集学的なものとなっている．抗癌剤の副作用としての骨髄抑制も主要な副作用の一つにあげられる．このような領域でもイソフラボンは効果を発揮できる可能性がある．

イソフラボンは骨粗鬆症の予防にも力を発揮している[37]．骨破壊は破骨細胞の異常活性化が密接に関連しており，この活性化にはサイトカインの制御の乱れがかかわっているとされている．この作用も免疫修飾作用に加えうる有用作用であろう．

イソフラボンの免疫系への影響を，性ステロイドとの関係から概説した．イソフラボン，特に，ゲニステインのERとの結合はX線結晶解析で解明され，作用は分子レベルで明確になってきた．しかし，全貌の解明にはまだ時間が必要である．これは二つの面からいえることである．すなわち，第一には，ERは免疫担当細胞はもちろんのこと，さまざまな細胞に発現し機能調整にかかわっていること．また，第二には，免疫調節は免疫担当細胞や分子間の調節にとどまらず，神経-内分泌系によって制御されていることである．自己免疫疾患の発症にもさまざまな機構がかかわり，性差，妊娠による軽快と増悪などさまざまである．これら複雑なシステムのうえでヒトの健康は保たれているのであるから，ベストな状況に調節するための知識と知恵はまだまだ不十分である．今後も地道な努力が重ねられることをおいて他に方法はないのではなかろうか．

先に，去勢動物へのイソフラボン投与によって胸腺が萎縮するとの報告に触れたが，免疫修飾作用が免疫毒性となることは望まれない．この点に関しMunroらは，さまざまな文献を調査し，まれに毒性に触れる報告もあるが，全体を通じては望ましい作用を発揮し，安全性においても申し分ないと報告している[38]．近年の機能性食品ブームによって，従来は予測できなかった大量摂取に伴う有害作用が散見されるようになった．これは機能性食品を正しく効果的に利用するうえで重大な課題である．適量を超えれば，どんなに素晴らしい食品も有害となる．常に消費者サイドに立った商品開発と販売が求められる．有害事象を危惧し，厚生労働省，農水省，食品安全委員会はいずれもイソフラボンに関する情報をWeb上に公開している[39-41]．大豆関連食品は日常的に食卓を飾るものであり，食文化としても重要な位置を占めるものである．安全性に関する研究と調査は今後も継続していただきたい内容である．〔**大野尚仁**〕

文献

1) 名倉　宏ほか：機能性食品と薬理栄養，**1**，305-312，2004.
2) 家森幸男ほか：大豆イソフラボン，幸書房，2001.
3) 貴邑冨久子監修：性差医学入門，じほう，2003.
4) C. C. Whitacre et al.：*Science*, **283**, 1277-1278, 1999.
5) 稲寺秀邦：臨床免疫，**41**，49-53，2004.
6) L. Garidou et al.：*J. Immunol.*, **173**(4), 2435-2442, 2004.
7) G.G.J.M. Kuiper et al.：*Endocrinology*, **138**, 863-870, 1997.
8) M. Usami et al.：*J. Steroid Biochem. Mol. Biol.*, **81**(1), 47-55, 2002.
9) W. S. Wong and K. P. Leong：*Biochem. Biophys. Acta.*, **1697**(1-2), 53-69, 2004.
10) A. C. Pike et al.：*EMBO J.*, **18**(17), 4608-4618, 1999.
11) J. M. Huss and D. P. Kelly：*Circ. Res.*, **95**(6), 568-578, 2004.
12) R. W. Brueggemeier et. al.：*Ann. NY Acad. Sci.*, **948**, 51-66, 2001.
13) M. G. Catalano et al.：*Mol. Cell. Endocrinol.*, **230**(1-2), 31-37, 2005.
14) M. C. Erlandsson et al.：*Immunology*, **103**(1), 17-25, 2001.
15) A. Maret et al.：*Eur. J. Immunol.*, **33**(2), 512-521, 2003.
16) U. Islander et al.：*Immunology*, **110**(1), 149-157, 2003.
17) K. C. Lambert et al.：*J. Leukoc. Biol.*, **75**(6), 1166-1172, 2004.
18) V. Paharkova-Vatchkova et al.：*J. Immunol.*, **172**(3), 1426-1436, 2004.
19) P. Laupattarakasem et al.：*Planta. Med.*, **70**(6), 496-501, 2004.
20) Y. Miyake et al.：*J. Allergy Clin. Immunol.*, **115**(6), 1176-1183, 2005.
21) P. S. Cooke et al.：*J. Nutr.*, **136**(3), 704-708, 2006.
22) H. Ding et al.：*Biochem. Biophys. Res. Commun.*, **305**(4), 950-956, 2003.
23) R. A. Dixon and D. Ferreira：*Phytochemistry*, **60**(3), 205-211, 2002.
24) T. Akiyama et al.：*J. Biol. Chem.*, **262**(12), 5592-5595, 1987.
25) N. Dijsselbloem et al.：*J. Immunol.*, **178**(8), 5048-5057, 2007.
26) R. Kalhan et al.：*Clin. Exp. Allergy*, **38**(1), 103-112, 2008.
27) T. Harada et al.：*Biosci. Biotechnol. Biochem.*, **71**(7), 1769-1772, 2007.
28) S. Yellayi et al.：*Proc. Natl. Acad. Sci. USA*, **99**(11), 7616-7621, 2002.
29) S. Yellayi et al.：*J. Endocrinol.*, **176**(2), 267-274, 2003.
30) A. E. Valsecchi et al.：*J. Neurochem.*, **107**(1), 230-240, 2008.
31) S. Widyarini et al.：*Proc. Natl. Acad. Sci. USA*, **103**(34), 12837-12842, 2006.
32) V. E. Reeve et al.：*Photochem. Photobiol.*, **81**(6), 1548-1553, 2005.
33) T. Sakai et al.：*J. Nutr. Sci. Vitaminol.* (Tokyo), **52**(4), 293-296, 2006.
34) J. Y. Guo et al.：*J. Nutr.*, **134**(1), 179-182, 2004.
35) T. L. Guo et al.：*J. Nutr.*, **131**(12), 3251-3258, 2001.
36) T. Harada et al.：*Biol. Pharm. Bull.*, **28**(12), 2342-2345, 2005.
37) A. Cotter and K. D. Cashman：*Nutr. Rev.*, **61**(10), 346-351, 2003.
38) I. C. Munro et al.：*Nutr. Rev.*, **61**(1), 1-33, 2003.
39) 農林水産省「大豆及び大豆イソフラボンに関するQ&A」http：//www.maff.go.jp/syohi_anzen/

isoflavon_qa.html
40) 食品安全委員会「大豆及び大豆イソフラボンに関するQ&A」http://www.fsc.go.jp/sonota/daizu_isoflavone.html
41) 厚生労働省「大豆及び大豆イソフラボンに関するQ&A」http://www.mhlw.go.jp/houdou/2006/02/h0202-1.html

2.9 カロテノイド

2.9.1 カロテノイド

カロテノイド（carotenoid）とは天然に存在する黄色や赤の色素であり，炭化水素であるカロテン（carotene）と分子中に酸素を含むキサントフィル（xanthophyll）が含まれる．その研究は，19世紀に食用の植物に含まれる赤い色素の研究にはじまり，ニンジンから単離，結晶化された黄色の色素がカロテンと命名され，また，紅葉から抽出された色素がキサントフィルと呼ばれた[1)]．20世紀はじめに，両者を含むカロテノイドという名称がつくられ，現在では，構造が決定されたカロテノイドの種類は700を越えている[1)]．カロテノイドは，生物界に広く分布し，緑色植物とカビ，酵母，キノコ，細菌などが合成能を有し，また，光合成の補助色素としての働きをもつものもある[1-3)]．動物にも植物由来のカロテノイドが広く分布しており，ヒトの血漿には主にβ-カロテン（β-carotene），α-カロテン（α-carotene），リコピン（lycopene），β-クリプトキサンチン（β-cryptoxanthin），ルテイン（lutein），ゼアキサンチン（zeaxanthin）が検出される[1,3)]．β-カロテンを多く含む食品には，ニンジン，マンゴー，サツマイモなどが，リコピンを多く含む食品にはトマトやその加工品が，ルテインやゼアキサンチンを多く含む食品としてはケール，ホウレンソウ，レタスなどがあげられる[3)]．

カロテノイドは基本的に八つのイソプレノイド（isoprenoid）が結合した，左右対称に近い分子である[1,4)]．構造決定されたカロテノイドは，炭素数40の化合物を基本に，炭素数30，45，50などに分類され，また，両側の末端基によっても分類される[1)]．ヒト血漿に検出される代表的なカロテノイドを図2.54に示した．カロテノイドの最もよく知られている化学的な特性に，一重項酸素（$^1O_2$）を消去することによる抗酸化能があげられる．一重項酸素とは，基底状態の酸素分子（三重項酸素：$^3O_2$）のπ軌道上の二つの電子両方が，

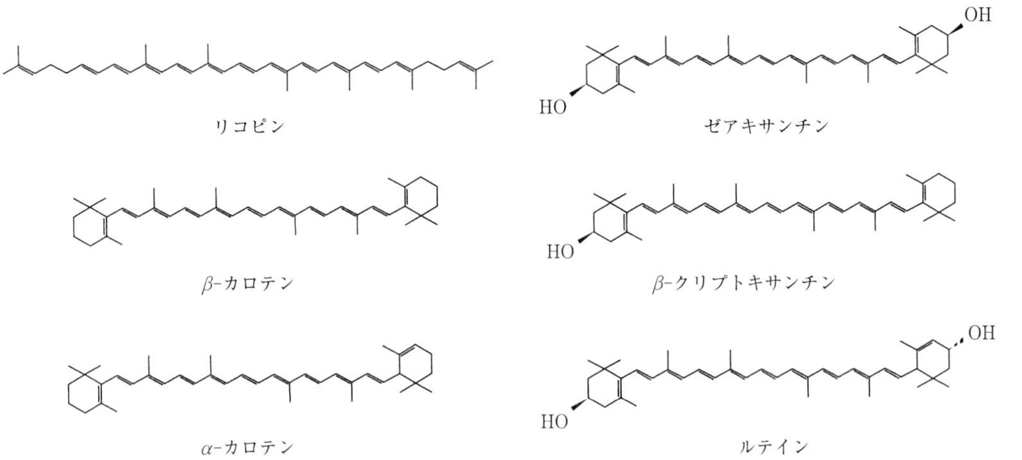

図 2.54 ヒト血漿に検出される代表的なカロテノイドの構造と慣用名

片側の酸素原子の軌道に入ったもので，酸素分子が1電子還元されたスーパーオキシドアニオンやヒドロキシラジカル，過酸化水素などとともに活性酸素と呼ばれる．カロテノイドの一重項酸素消去のメカニズムは，電子の交換により一重項酸素からカロテノイドへエネルギーが転移し，三重項励起状態のカロテノイド（^{3}CAR）が生じる．その際，酸素は基底状態の三重項酸素となる（式1）．

$$^1O_2 + CAR \rightarrow {}^3O_2 + {}^3CAR \qquad (式1)$$

三重項励起状態のカロテノイドは，エネルギーを回転や振動により熱として放出して基底状態に戻る（式2）．

$$^3CAR \rightarrow CAR + 熱 \qquad (式2)$$

このように，カロテノイドは，生体にとって非常に危険な反応性の高い一重項酸素の不活性化を触媒する[3]．カロテノイドの一重項酸素消去の速度と，カロテノイド分子の共役二重結合数との関係も調査されており，共役二重結合数が多いほど効率が増大することが知られている[1]．

経口的に摂取されたカロテノイドは，食事に含まれている脂質とほぼ同様の吸収，輸送経路をたどる．種々の消化酵素の作用により遊離したカロテノイドは，胆汁酸，脂肪酸などとともにミセルを形成して脂肪に溶解した形となり，小腸上皮によって受動拡散のプロセスで吸収される．取り込まれたカロテノイドのうちプロビタミンAといわれるβ-カロテンなどは，一部，小腸上皮でビタミンAに変換されるが，いずれもトリグリセロールに富むカイロミクロンに取り込まれ，輸送される[1,3]．したがって，脂肪と同時にカロテノイドに富む食品を摂取したほうが，その吸収率が高いことが報告されている[1]．

カロテノイドのアレルギーへの関与についての報告は，酸化ストレスが呼吸器における炎症反応の増悪要因と考えられていることから，アレルギー疾患のなかでも多くが喘息に関連したものである．最近5年間に報告された内容を中心に，カロテノイド別に以下に述べたい．

2.9.2 β-カロテン

β-カロテンの血中濃度を，喘息の症状や喘息患者と健常者の間で比較した結果が報告されている．相関が認められたとする報告として以下がある．1988-1994年に行われた第3回目の米国全国健康・栄養調査（National Health and Nutrition Examination Survey：NHANES III）から6153名の17歳以下の若年者を解析した結果[5,6]によると，喘息患者の血清中β-カロテンは低値であり，血清中β-カロテン濃度が1SD増加すると，非喫煙者の喘息罹患率は10%低下し，さらに受動喫煙者では40%も低下することが報告されている．Woodら[7]は，20名強の成人被験者による小規模試験ではあるが，喘息患者の全血中β-カロテン濃度は，同様の食事を摂取している健常者に比べて有意に低いことを報告している．このとき，食事由来のβ-カロテン量は喘息患者と健常者の間に有意な差はみられていない．本報告では，β-カロテンに加えてリコピン，ルテイン，β-クリプトキサンチン，α-カロテンの濃度を総カロテノイド濃度として，喘息患者と健常者で比較すると，全血では有意な差があるが，血漿や痰中の濃度には差がみられなかったと報告している．Sackesen ら[8] は，164 名の中等喘息小児（平均 9.65 歳）と，173 名の健常小児（平均 9.6 歳）を調査し，喘息小児の血漿中のβ-カロテン濃度は健常小児に比較して有意に低いこと，同時に，抗酸化関連酵素であるグルタチオンペルオキシダーゼ（glutathione peroxidase）やスーパーオキシドジスムターゼ（superoxide dismutase），さらに，抗酸化関連物質である還元型グルタチオン（glutathione），アスコルビン酸（ascorbic acid），α-トコフェロール（α-tocopherol），リコピンの喘息小児血漿中濃度も，健常小児に比較して有意に低値であったことを報告している．一方，相関が認められなかったとする報告としては以下があげられる．Ford ら[9] は，NHANES Ⅲ に参加した 1 万 6541 名の成人を解析した結果，喘息を発症している患者とそうではない人の血清中β-カロテン濃度には差が認められなかったと報告している．Misso ら[10] も，軽-中等症の喘息患者（53 名，平均 46.8 歳），重症の喘息患者（28 名，平均 46.5 歳），および健常者（43 名，平均 46.7 歳）の血漿中β-カロテン濃度に有意な差がみられず，このときのカロテン摂取量にも違いはなかったと報告している．また Dunstan ら[11] は，54 名のアレルギー疾患（96% がアレルギー性鼻炎，50% が喘息）の成人を調査した結果，呼気中の NO 濃度と血清中のβ-カロテン濃度に相関はなかったと報告している．Ochs-Balcom ら[12] は，218 名の喘息または慢性閉塞性肺疾患（肺気腫と慢性気管支炎）の患者（61.7±10.3 歳）の肺機能（FEV_1% および FVC%）と血清中β-カロテン濃度について相関はみられなかったと報告しているが，同時に，肺機能と食事由来のβ-カロテン量には相関を認めている．さらに Riccioni[13] らは，96 名（喘息患者 40 名，健常者 56 名）の成人について調査し，血清β-カロテン濃度には違いがみられなかったと報告している．266 名の健常者と 53 名の気管支喘息患者の血清中β-カロテン濃度を比較した結果，有意な差が認められなかったとの報告もある[14]．

食事由来のβ-カロテン量と喘息の関係については，最近，Gao ら[15] によってメタアナリシスの結果が報告されている．1966 年から 2007 年 3 月までの成人を被験者とする報告を MEDLINE データベースで検索し，喘息に関する成績が報告されている 10 報と，肺機能について報告されている 3 報を分析した結果，食事由来のβ-カロテン量と喘息のリスクには相関が認められず，あわせて抗酸化ビタミンであるビタミン C および E の食事からの摂取量にも相関がなかったと報告している．また，β-カロテンの投与試験について記載のある最近の報告には，β-カロテンの 1 週間投与が運動誘発性の気管支収縮からの保護効果をもつことが記載されている[16]．一方，Dunstan ら[17] は，54 名のアレルギー疾患（アレルギー性鼻炎と喘息）をもつ成人を，年齢，性別，アレルギー疾患の背景が均等になるように三つのグループに分け，一つのグループにはプラセボを，残りの二つのグループには，β-カロテンを 3 mg，ビタミン C を 500 mg，ビタミン E を 43.39 mg，亜鉛を 15 mg，ビタミン B_1 を 10 mg，ビタミン B_5 を 20 mg，ビタミン B_6 を 25 mg，セレンを 26 μg，ニンニクを 50 mg 含むタブレットを 1 日 3 粒，4 週間摂取させた．その結果，プラセボ群と比較して被験薬群では血清中のビタミン C，ビタミン E，β-カロテン，およびセレン濃度が有意に増加したが，末梢血単核球のサイトカイン産生などの免疫応答性や血清中の酸化指標，呼気中の NO 濃度に差は認められなかったと報告している．

β-カロテンのアレルギーへの効果に関して，動物実験による検討結果も報告されている．Bando ら[18] の報告では，OVA を皮下注射して作製するアレルギーモデルにおいて，ビタミン E 単独（5 mg/100 g），β-カロテン単独（50 mg/100 g），あるいはビタミンEとβ-カロテン両者（おのおの5 mg，50 mg/100 g）を含む餌を3週間自由摂取させたマウスの受動皮膚アナフィラキシー反応，総IgE，および抗原特異的IgEを解析した結果，ビタミンEおよびβ-カロテンをおのおの単独で含む餌に比べて両者を含む餌では，効果的なアレルギー抑制が観察された．また，20 mg/kgのβ-カロテンを含む餌を自由摂取させたマウスを，2週間後OVAの腹腔内投与により感作し，その1週間後に再度OVAを腹腔内投与してアレルギー反応を惹起したアレルギーモデルでの詳細な試験結果が報告されている[19]．β-カロテンを含まない餌を摂取させた対照群と比較して，血清中のOVA特異的IgE，OVA特異的IgG1は有意に抑制されたが，OVA特異的IgG2は有意に高値を示し，2度目のOVA投与後の体温降下を指標とするアナフィラキシー反応が抑制され，その際の，血中ヒスタミン濃度も低値を示した．さらにこの試験では，マウスから摘出した脾臓細胞をOVAで刺激したときのサイトカイン産生についても検討され，β-カロテンの摂取がT細胞をTh1優位に分化させることが示唆されている．

β-カロテンのアレルギー疾患に対する効果に関しては，いまだ確定的な判断が難しい状況である．しかしながら，β-カロテンがアレルギー疾患の増悪に寄与することを示唆する報告は見いだせないことから，大きな期待が寄せられるところでもあり，今後，より詳細な動物試験や，さらには臨床試験により，その効果の解明が待たれる．

2.9.3 リコピン

リコピンの血中濃度と喘息の関係については，相関が認められたとする報告として以下がある．Woodら[7]は，全血中β-カロテン濃度と同様に，喘息患者の全血中リコピン濃度は，同様の食事を摂取している健常者に比べて有意に低いことを報告している．このとき，食事由来のリコピン量は喘息患者と健常者の間に有意な差はみられていない．58名の成人（喘息患者22名，健常者36名）の血清中リコピン濃度を分析して，喘息患者では有意に低値であることを，Riccioniら[20]が報告している．また，喘息または慢性閉塞性肺疾患の患者の肺機能（FEV_1%およびFVC%）と血清中β-カロテン濃度について相関はみられなかったが，FVC%と血清中リコピン濃度が正の相関をもつこと，さらに，FEV_1%と食事由来のリコピン量も正の相関をもつことが報告されている[12]．Riccioniら[13]はさらに，96名の成人についての調査で，血清中のリコピン濃度とビタミンA濃度は健常者に比べて喘息患者では有意に低いことを報告している．また，Seyamaら[14]は，調査した血清カロテノイドのなかでリコピンのみが健常者と比べて気管支喘息患者では約30%も有意にその濃度が低かったが，喘息の重症度と血清中濃度との間に相関は確認できなかったことを報告している．小児においては，喘息患者では健常者に比較して，抗酸化にかかわる酵素やβ-カロテンを含む抗酸化関連物質の濃度と同時に，血漿中リコピン濃度も有意に低いことが明らかにされている[8]．一方，喘息患者と健常者で血中のリコピン濃度に差がみられないことが，Fordら[9]やMissoら[10]によって報告されている．

リコピンのヒトへの投与試験として，リコピンを含むトマト抽出物をリコピン量として30 mg/日で1週間投与することは，運動誘発性の喘息からの保護効果をもつことが記載されている[16]．Woodら[21]は，成人喘息患者32名に抗酸化物質を制限した食事を10日間与えた後，プラセボ，トマト抽出物（リコピン45 mg/日），またはトマトジュース（リコピン45 mg/日）を1週間ずつ投与するクロスオーバー試験を実施している．抗酸化物質を制限した食事により，血漿中のカロテノイド濃度の低下，喘息スコアの悪化，肺機能の低下と痰の好中球の増加が観察された．トマト抽出物，およびトマトジュース摂取により，血漿中のリコピン濃度の増加とともに気道への好中球の流入が減少し，さらに，トマト抽出物摂取により痰の好中球エラスターゼ活性が低下した．また，46名の成人気管支喘息患者に12カ月間，トマトジュース（最低160 ml/日）を毎日投与した結果，投与前と比較して投与開始後3カ月目には肺機能が有意に向上し，患者のQOL（quality of life）

も有意に改善し，投与終了まで持続したことが報告されている[14]．

動物実験によるリコピンのアレルギーへの効果に関するLeeら[22]の研究では，OVAとアラムアジュバントの混合物で二度の免疫を行った後，8または16 mg/kg/日のリコピンを3日間腹腔内投与し，ついでOVAを経気道投与してアレルギー反応を誘発するマウス喘息モデルの試験系を用いている．リコピンの投与により，メタコリンの吸入に対する気道過敏反応が有意に緩和し，また，気管支肺胞洗浄液（bronchoalveolar lavage：BAL）への炎症性免疫細胞の浸潤が阻害され，細胞外基質を分解するマトリックス分解酵素活性や好酸球のペルオキシダーゼの発現が減弱した．OVAによる誘発の後の肺組織における遺伝子発現の解析，およびBAL中のサイトカイン分析から，Th2優位の免疫反応である喘息モデルにおいて，リコピンの投与がTh2を抑制することが示唆された．

リコピンのアレルギー疾患に対する効果に関しても，β-カロテン同様，いまだ確定的な判断が難しい．しかしながら，リコピンとアレルギー疾患の増悪を関連づける報告も見いだせないことから，有望なアレルギーを制御する食事因子として，さらなる研究の進展が期待される．最近では，産卵鶏にリコピンを強化した餌を投与することで，ヒトの食事由来のリコピンの供給源として，卵黄中にリコピンを含む鶏卵を開発する試みもなされている[23]．

2.9.4 その他のカロテノイド

その他のカロテノイドの血中濃度と喘息の関係については，次のような報告がある．成人の喘息患者と同様の食事を摂取している健常者を比較すると，全血中β-カロテンやリコピン濃度に加えて，ルテイン，β-クリプトキサンチン，α-カロテン濃度も有意に低いことが報告されている[7]．このとき，食事由来のカロテノイドのなかでルテイン/ゼアキサンチン量のみが喘息患者で健常者と比べて有意に低かった．また，喘息または慢性閉塞性肺疾患の患者の肺機能（FEV_1%およびFVC%）と血清中抗酸化物質濃度について検討したOchs-Balcomら[12]の報告によると，血清中のβ-クリプトキサンチン，ルテイン/ゼアキサンチン濃度，および食事由来のβ-カロテン量に加えてβ-クリプトキサンチン，ルテイン/ゼアキサンチン量にFEV_1%と正の相関が，血清中のリコピン濃度に加えてβ-クリプトキサンチン，ルテイン/ゼアキサンチン濃度と，食事由来のβ-カロテン量に加えてβ-クリプトキサンチン，ルテイン/ゼアキサンチン量にFVC%と正の相関が認められた．一方，血清中のβ-カロテンやリコピン濃度と同様に，喘息を発症している患者とそうではない人のβ-クリプトキサンチン，ルテイン/ゼアキサンチン濃度には差がみられなかったとの報告[9]や，血漿中β-カロテン，リコピン濃度と同様に，軽-中等症，重症の喘息患者，および健常者のα-カロテン濃度にも三つの群間で有意な差がみられなかったという報告がある[10]．健常者と気管支喘息患者を比較した結果，血清中リコピン濃度を除くα-カロテン，β-カロテン，ゼアキサンチン/ルテイン，β-クリプトキサンチン，レチノールに有意な差が認められなかったとの報告もある[14]．

これまで述べたように，カロテノイドとアレルギー，特に喘息などの呼吸器のアレルギー性疾患との関係は，いまだ明確ではない．先進国における急速な喘息罹患率の上昇が，カロテノイドをはじめとした食事由来の抗酸化物質の摂取量の減少に一因があるという仮説[6,15,16]や，酸化ストレスによって喘息の症状の悪化が観察されることから，抗酸化物質によって喘息の発症や増悪を抑制できるといった仮説[7,8,14,20]の実証に向け，今後の研究の進展に期待したい．　〔矢賀部隆史〕

文　献

1) 三室　守ほか：カロテノイド―その多様性と生理活性―（高市真一編），pp. 1-107, 裳華房，2006.
2) 石黒幸雄ほか：続・野菜の色には理由がある，pp. 119-122，毎日新聞社，1999.
3) N. I. Krinsky and E. J. Johnson：*Mol. Aspects Med.*, **26**, 495-516, 2005.
4) T. W. Goodwin：The Biochemistry of the Carotenoids（Volume 1 Plants, 2nd. ed.), pp. 1-9,

Chapman and Hall, 1980.

5) R. N. Rubin et al.: *Am. J. Respir. Crit. Care Med.*, **169**(3), 393-398, 2004.

6) G. Devereux and A. Scaton: *J. Allergy Clin. Immunol.*, **115**(6), 1109-1117, 2005.

7) L. G. Wood et al.: *J. Am. Coll. Nutr.*, **24**(6), 448-455, 2005.

8) C. Sackesen et al.: *J. Allergy Clin. Immunol.*, **122**(1), 78-85, 2008.

9) E. S. Ford et al.: *J. Asthma*, **41**(2), 179-187, 2004.

10) N. L. Misso et al.: *Eur. Respir. J.*, **26**(2), 257-264, 2005.

11) J. A. Dunstan et al.: *Clin. Exp. Allergy*, **36**(8), 993-1000, 2006.

12) H. M. Ochs-Balcom et al.: *Eur. J. Clin. Nutr.*, **60**(8), 991-992, 2006.

13) G. Riccioni et al.: *J. Asthma*, **44**(6), 429-432, 2007.

14) K. Seyama et al.: Tomatoes and Tomato Products —Nutritional, Medicinal and Therapeutic Properties (V. R. Preedy and R. R. Watson eds.), pp. 475-498, Science Publishers, 2008.

15) J. Gao et al.: *Respirology*, **13**(4), 528-536, 2008.

16) T. M. McKeever and J. Britton: *Am. J. Respir. Crit. Care Med.*, **170**(7), 725-729, 2004.

17) J. A. Dunstan et al.: *Clin. Exp. Allergy*, **37**(2), 180-187, 2007.

18) N. Bando et al.: *Biosci. Biotechnol. Biochem.*, **67**(10), 2176-2182, 2003.

19) Y. Sato et al.: *Biol. Pharm. Bull.*, **27**(7), 978-984, 2004.

20) G. Riccioni et al.: *Allergy*, **61**(11), 1371-1372, 2006.

21) L. G. Wood et al.: *Free Radic. Res.*, **42**(1), 94-102, 2008.

22) C. M. Lee et al.: *Biochem. Biophys. Res. Commun.*, **374**(2), 248-252, 2008.

23) J. B. Olson et al.: *Poult. Sci.*, **87**(12), 2573-2580, 2008.

3

低アレルゲン化食品

3.1 調製粉乳

食物アレルギーとは主として食物に含まれるタンパク質がアレルゲンとなり，免疫学的機序によって引き起こされる生体にとって不利益な症状とされている[1]．したがって，調製粉乳の低アレルゲン化に当たっても加工の対象となってきたのはタンパク質である．これまで低アレルゲン化調製粉乳の開発に用いられてきた主要な技術はタンパク質抗原の除去，加熱，および酵素分解の三つに大別されるので，これら三つの技術を中心に解説する．

3.1.1 タンパク質抗原の除去

調製粉乳（乳児用調製粉乳）は母乳代替食品として広く用いられているものである．そこで，その低アレルゲン化に当たっても母乳（人乳）のタンパク質組成が参考にされてきた．牛乳には人乳に含まれていないα_{s1}-カゼインとβ-ラクトグロブリンが含まれており，これら二つのタンパク質は牛乳タンパク質のなかでも高いアレルゲン性を有していることが示唆されている[2]．したがって，これら二つのタンパク質を牛乳から選択的に分離できるのであれば，調製粉乳の低アレルゲン化に貢献することが期待される．実際，これまでカゼインおよび乳清タンパク質から異種性の特に高いα_{s1}-カゼインやβ-ラクトグロブリンを選択的に除去する試みが行われている[3]．

しかしながら，人乳に対して異種性の高いα_{s1}-カゼインやβ-ラクトグロブリンといった牛乳タンパク質を調製粉乳の組成から除く方法は，近年厳密には低アレルゲン化方法と見なされない．なぜなら，α_{s1}-カゼインやβ-ラクトグロブリンだけが臨床的な牛乳アレルゲンになるとはいえないからである．たとえば，β-ラクトグロブリンを選択的に除去した乳清タンパク質中に最も多く含まれるα-ラクトアルブミンは，ヒトとウシでそのアミノ酸配列上72%の相同性があるが，臨床的にはβ-ラクトグロブリンと並んでやはり牛乳アレルゲンの一つであると考えられている[4]．したがって，上記のような異種性の高い牛乳タンパク質を除去した組成をもつ調製粉乳は，人乳化（母乳化）が進んだミルクとは呼ばれるが，低アレルゲン化が進んだミルクとは呼ばれないことが多い．

3.1.2 タンパク質抗原の加熱

タンパク質抗原を加熱して低アレルゲン化する方法は熱変性の激しい卵白のタンパク質で一般に知られているが，牛乳タンパク質についてもいくつかの有効例が報告されている．

熱変性のしやすさは元来高次構造をほとんどもたないカゼインでは低いが，球状タンパク質である各乳清タンパク質は高い．実際，次の項目で述べるタンパク質の酵素分解による低アレルゲン化の際に，加熱処理が乳清タンパク質中のウシ血清アルブミンと免疫グロブリンに対して有効であることが報告されている[5]．すなわち，これら二つの乳タンパク質は分子内に強固なS-S結合をもつため，未変性の状態ではトリプシンなどの酵素作用を受けにくい．しかし，80℃では30分間，90℃では10分間，さらに125℃では3分間の予備加熱処理をするとウシ血清アルブミンと免疫グロブリンはほとんど抗原性がなくなるまで分解された.

一方，加熱処理が消化管でのβ-ラクトグロブリンの消化性を改善することが市販加熱殺菌牛乳を用いた検討で示唆されている[6]．具体的には低温殺菌牛乳（LTLT）(62～65℃，30分間)，高温短時間殺菌牛乳（HTST）(72℃以上，15秒間以上)，超高温殺菌牛乳（UHT）(120～150℃，1～5秒間）の3種類の牛乳を*in vitro*でペプシンとパンクレアチンで消化し，イムノブロット法で残存するβ-ラクトグロブリンの抗原性が比較された．LTLTおよびHTST中のβ-ラクトグロブリンは製品間の違いにかかわらず，これらの酵素の単独および連続消化でも未分解のバンドが検出され，強い消化耐性を示した．これに対して，UHT中のβ-ラクトグロブリンはこうした抵抗性が認められず，酵素処理後の未分解のバンドは薄いものとなった.

このようにタンパク質抗原の加熱は特に乳清タンパク質に対して一定の低アレルゲン化効果を有する．しかし，乳製品中には一般に乳糖が共存することが多く，過度の加熱はメイラード反応による新たな抗原性物質の生成を招くことが知られている．したがって，加熱処理のみで乳タンパク質の低アレルゲン化を図る場合にはこうした副次反応に注意する必要があり，食品工業的には加熱処理を低アレルゲン化のために単独で行うことは少ない.

3.1.3 タンパク質抗原の酵素分解

タンパク質を消化処理してほとんど生体免疫系に認識されない構成ペプチドやアミノ酸にまで小さくする低アレルゲン化方法が酵素分解法であり，現在最もよく実用的に使われている技術である．生体免疫系によるタンパク質抗原の認識は主としてT細胞とB細胞（抗体）により行われるので通常これらのリンパ細胞が認識しうる大きさ(5～10残基程度のペプチド)[7,8]以下に酵素分解で小さくすることが行われている．また，酵素分解の前後では酵素分解の効率を上げるとともに目標の分子量より大きな分解物(あるいは酵素自身)を除去するため，それぞれ加熱処理や限外ろ過膜処理が行われることが多い[9]．なお，酸やアルカリでタンパク質を数残基程度のペプチドまで加水分解する方法も考えられているが，L型アミノ酸が壊れてD型アミノ酸や有害物質であるリジノアラニンができたりするので好ましくないとされている.

酵素分解で低アレルゲン化される牛乳タンパク質の代表はカゼインである．前項で述べたように，カゼインは乳清タンパク質に比べると高次構造が少なく加熱では抗原構造を壊しにくいが，酵素処理では容易に分解される．歴史的にみても酵素分解により開発された最初の低アレルゲン化調製粉乳はカゼインを原料としたものであった．このカゼイン酵素分解物をベースとした低アレルゲン化調製粉乳は1940年代から市販されており，第一世代の低アレルゲン化調製粉乳と呼ばれている[10]．いわゆる完全分解乳であり，その組成は遊離アミノ酸が70モル%以上を占め，含有するペプチドの長さが8残基以下という特徴をもつ．次の第二世代は1980年代より市販されている乳清タンパク質酵素分解物である[10]．第一世代と同様に完全分解乳であり，遊離アミノ酸が40～60モル%を占め，含有するペプチドの長さが12残基以下となっている．これら2種類の完全分解乳はミルクアレルギー疾患児に用いられるが，完全分解乳に対してもまれにアレルギー症状を示す児がおり，その場合はアミノ酸配合組成のアミノ酸乳が用いられる．なお，これまでミルクアレルギーに対し代替ミルクとして大豆乳が用いられることもあったが，新たに大豆アレルギーを引き起こす可能性があること，さらに，すでに大豆アレルギーを起こしている患者ではアレルギー症状を発症させるリスクがあることから最近では利用されることが少なくなっている.

一方，最も新しい第三世代は1990年頃から市販されている乳清タンパク質酵素分解物であるが，遊離アミノ酸が20モル%以下を占め，含有するペプチドの長さが15残基以下となっている[10]．いわゆる部分分解乳であり，2008年にアメリカ小児科学会が出した見解ではおおむね分子量が5000 Daより小さいものとされている（同見解では前述の完全分解乳は分子量が3000 Daより小さいものとされている）[11]．第三世代の低アレルゲン化調製粉乳は主として食物アレルギーの予防用に開発されているが，その有用性に関しては議論が続いている[11,12]．

以上のような乳タンパク質の酵素分解物の調製において最も重要なのが酵素の選択・組合せである．希望するペプチドのパターンにもよるが，一般に単一の酵素で乳タンパク質の酵素分解物を調製することは行われない．単一の酵素では分解能力に限界があるからである．さらに，使用する酵素は分解物の風味に影響を与える．すなわち，特に分解度が進んだカゼインなどの酵素分解物の官能的な特徴としてよく知られているように，酵素によって苦味が生成する場合がある．このような苦味ペプチドは最終的な商品（低アレルゲン化調製粉乳）の風味を損ない，乳児に受け入れられなくなる原因の一つとなる．そこで，こうした分解物の特性を考慮して，タンパク質の主要な酵素分解工程後に分解物のエキソペプチダーゼ処理や活性炭処理が実施されている[9]．

ところで，特にアレルギー疾患児に用いられる完全分解乳やアミノ酸乳では上記のように精製度の高い原材料を使用しているため，通常の乳児用調製粉乳では原料から移行してくる微量栄養素（ビオチン，セレン，カルニチンなど）の欠損が起こる．残念ながら現在の日本では完全分解乳やアミノ酸乳におけるこれら栄養素の欠損を補う食品添加物の使用が認可されていないために，完全分解乳やアミノ酸乳中の上記栄養素含量が低下していることが多い[13]．実際，これらの製品の使用中に上記栄養素の欠乏症例が出たケースが報告されている．使用時に牛乳アレルギーの正しい診断が必要なことも考慮すると，完全分解乳やアミノ酸乳は医師の指導のもとで使用されるべきものである．

これまで述べてきた酵素分解では乳タンパク質を全般的に低分子化することが目標とされてきたが，その変法として抗原除去の点で注目されたβ-ラクトグロブリンを優先的に酵素分解する方法が金子[14]やHayashiら[15]より報告されている．特定の抗原だけを酵素分解する場合，最終的な調製粉乳の浸透圧や風味を未分解の調製粉乳とほとんど変わらないようにすることが容易になるメリットがある．ただ問題となるのは残存するカゼインなどの他のタンパク質抗原のアレルゲン性であるが，まったくタンパク質の分解が行われていない一般の調製粉乳と比べるとアトピー素因児に対してもアレルギー疾患の発症予防に効果的であることが報告されている[16]．

上述したタンパク質の加工以外に各種食品素材（乳酸菌，ヌクレオチドなど）が生体の免疫応答を修飾することで食物アレルギーの発症あるいは血清IgE抗体産生などに影響を与える例が報告され，調製粉乳への応用が進んでいる．紙面の都合上ここでは割愛するので他項を参照されたい．

〔髙橋　毅〕

文献

1) 「食物アレルギーの診療の手引き2008」検討委員会：食物アレルギーの診療の手引き2008，p. 2，2008.
2) M. Natale et al.：*Mol. Nutr. Food Res.*, **48**, 363-369, 2004.
3) 篠田紳司：食品アレルギー対策ハンドブック（上野川修一，近藤直実編），pp. 308-317，サイエンスフォーラム，1996.
4) E. Savilahti and M. Kuitunen：*J. Pediatr.*, **121**, S12-20, 1992.
5) R. Jost et al.：*Food Technol.*, **41**, 118-121, 1987.
6) 坂井堅太郎ほか：日本小児アレルギー学会誌，**12**，72-79，1998.
7) D. B. Sant'Angelo et al.：*Eur. J. Immunol.*, **32**, 2510-2520, 2002.
8) S. Tanabe：*Curr. Protein Pept. Sci.*, 8, 109-18, 2007.
9) A. Clemente：*Trends Food Sci. Tech.*, **11**, 254-262, 2000.
10) A. D. Siemensma et al.：*Trends Food Sci. Tech.*, **4**, 16-21, 1993.
11) F. R. Greer et al.：*Pediatrics*, **121**, 183-191, 2008.
12) http://www.fda.gov/Food/Labeling Nutrition/Label Claims/Qualified Health Claims/ucm073313.htm
13) 岩本　洋ほか：産婦人科の実際，**56**，435-441，2007.
14) 金子哲夫：牛乳成分の特性と健康（山内邦男ほか編），pp. 31-55，光生館，1993.

15) R. Hayashi et al.: *J. Food Sci.*, **52**, 1107-1108, 1987.
16) 馬場　実ほか：小児保健研究, **52**, 288, 1993.

3.2 小　　麦

3.2.1 低アレルゲン品種

1980年頃，パン小麦（*Triticum aestivum*）あるいは普通小麦（*T. vulgare*）と種を異にするヒトツブ小麦（*T. monococcum*）が，セリアック病（グルテンによる腸炎）患者に対して抗原性を示さない可能性があることが報告された．しかし，セリアック病を誘発しない理由については不明であり，また，アトピー性皮膚炎を主徴とするいわゆる小麦アレルギーに対しても有効であるとはいえないことが判明している．

静岡県農業試験場らのグループは，国内外の300を越す小麦品種の小麦アレルギー患者血清IgEとの反応性を網羅的に解析し，いくつかの品種が一般品種よりも反応性がかなり低いことを見いだしている．これらのなかから詳細な選抜を行うことにより，小麦アレルギー患者用の低アレルゲン品種が見いだされることが期待される．さらに，これらの品種は育種母本としても期待される．すなわち，低アレルゲン品種どうしを交配させることにより，さらに有望な品種が得られる可能性がある．

なお，アレルゲンの種類が多くなければ遺伝子改変などの手法で低アレルゲン品種の創製も可能と考えられるが，小麦の場合はさまざまな成分がアレルゲンであり実現していない．

3.2.2 塩可溶性アレルゲン除去による小麦粉の低アレルゲン化

横浜市立大学のグループは，塩可溶性画分を除去した低アレルゲン化小麦粉HAW-A1（hypoallergenic wheat-A1）を作製し，小麦が原因のアトピー性皮膚炎患者へ投与試験を行ったところ，約80%の患者で効果があったと報告した[1]．これは，大量の食塩水で小麦粉を処理するという比較的簡便な方法によるものであり，さらに加工特性に重要である塩不溶性画分（グルテン）が残っていることから，実用化が期待された．

しかし，グルテン画分に感受性を示す患者が少なくないことから，適応にあたっては，塩可溶性画分および塩不溶性画分に対する患者 IgE 価の測定が不可欠であろう．

3.2.3 酵素処理小麦粉

東京学芸大学グループ（渡辺道子・田辺創一（現広島大学））は，食品加工用酵素を用いて小麦アレルゲンを低減化し，実用的プロセスにより低アレルゲン化小麦粉を作製して，それを小麦食品として患者に提供するに至った[2-4]．

用いる酵素の条件として，アレルゲン低減化能が高いことはもちろんであるが，酵素自体に抗原性がなく，かつ，アミラーゼ活性の低いことが望まれた．それは，アミラーゼによって小麦デンプンが分解されると，小麦粉の体積が減り，甘味が付与され，加工特性が著しく損なわれるためである．加えて，患者は，塩可溶性画分に含まれるアミラーゼインヒビターを抗原とするため，アミラーゼインヒビターの添加が不可能であるからでもある．

これらを考慮して，食品加工用酵素製剤であるセルラーゼ（*Tricoderma viride* 由来）とプロテアーゼを限定条件下で小麦粉に作用させることにより，ある程度の加工特性を温存させつつ，十分に低アレルゲン化されたと判定できるバッター状の製品を得ることができた．バッター状とは擬塑性の物性であるが，もんじゃ焼きの材料のように「トロトロ」あるいは「シャバシャバ」なイメージである．

通常，小麦粉は対粉約 0.6 倍量の水と捏ねるとグルテンネットワークが形成され，いわゆるドウの状態になる．しかし，低アレルゲン化プロセスによりグルテンが分解されたため，ドウ形成能を失い，バッター状になってしまうのである．したがって，未分解の小麦粉のような感覚では製品の加工は難しい．そこで，バッターの気体保持能および低アレルゲン化小麦粉中に「無傷」に近い形で残っているデンプンの糊化特性を利用して，小麦食品に加工された．

たとえば，低アレルゲン化小麦粉（バッター）に食塩を添加して蒸煮し，押出し加工するとパスタ様の麺が作製できる．これは，レトルト加工，冷凍保存，乾燥ができるので，賞味期間を長くすることも可能である．あるいは，いくつかの材料を配合して，イングリッシュ・マフィンに似たパンやカップケーキ，ウエファ，クッキーなども，低アレルゲン化バッターから作製された．「グルテンのないものからはパンは作れない」という大方の先入観が打破されたことになる．このバッターはオーム乳業(株)(福岡県大牟田市）により製品化され，患者に提供されている．

3.2.4 減感作療法のツールとしての低アレルゲン化小麦粉

低アレルゲン化小麦粉の臨床評価は，関西医科大学小児科病院を中心として行われた[5]．低アレルゲン化小麦粉を原料としたカップケーキを 3 カ月間患者に摂取してもらい，その推移を観察した．その結果，小麦 RAST 陽性例の 80% 以上で症状の誘発が認められず，有効と判定された[5]．

さらに，低アレルゲン化小麦粉の摂取によりアレルギーが寛解し，普通の小麦粉が食べられるようになる患者が多くみられたことから，減感作食品としての有効性について，多施設で前方視的に検討された[6]．1 年以内に小麦による即時型アレルギー症状をもつ患者 20 名が対象として登録された．事前に低アレルゲン化小麦粉に対する IgE 抗体価により，高値群（8 名）と低値群（7 名）とに分け，さらに対照群（5 名）が設定された．高値群には，低アレルゲン化小麦粉 25 mg を週に 2 回負荷，その後徐々に増量し，最終的に 4 g 摂取できるようになった後に，小麦粉が投与された．低値群には，0.5 g から開始し，増量，負荷終了時に小麦粉が投与された．対照群は負荷なしで経過観察が行われた．その結果，高値群では 8 名中 7 名が，低値群では全例で小麦粉が摂取可能となったが，一方，対照群では 5 名中 1 名のみが小麦粉摂取可能であった[6]．また，高値群，低値群ともに，摂取によって低アレルゲン化小麦粉に対する IgE 抗体価の低下が観察された．したがって，今後さらなる症例の積み重ねが必要ではある

ものの，低アレルゲン化小麦粉に残存するT細胞エピトープによって免疫学的寛容が誘導される可能性が考えられた．〔田辺創一〕

文献

1) 池澤善郎ほか：アレルギー，**43**，679-688，1994.
2) 田辺創一：抗アレルギー食品開発ハンドブック（小川　正ほか編），pp. 191-200，サイエンスフォーラム，2005.
3) S. Tanabe：*Biosci. Biotechnol. Biochem.*, **72**, 649-659, 2008.
4) 渡辺道子，田辺創一：特許第3302872号，2002.
5) A. Yamamoto et al.：*J. Appl. Res.*, **4**, 518-523, 2004.
6) 田辺創一，谷内昇一郎：食物アレルギーの治療と管理，改訂第2版（小林陽之助，金子一成監修），pp. 163-169，診断と治療社，2008.

3.3　米

各種治療に手こずる難治性のアトピー性皮膚炎（AD）の患者には，特異的IgE抗体価を測定する検査で，ダニに高値を示すだけでなく，腸管内や皮表の常在真菌菌叢であるカンジダや癜風菌，さらに米や小麦などの穀物に対してもIgE抗体価が上昇し，通常の外用・内服療法とダニ対策としての環境整備だけではなかなか改善せず，通常の内服・外用の治療に加えてこれらの穀物食品を除去することで改善する症例がある．こうした主食となる米や小麦のアレルギーは，牛乳や卵に比べてこれを除去することは容易でない．こうした背景のもとで，AD患者血清中の米特異的IgE抗体との反応性を指標にしてタンパク分解酵素処理により，米の主なアレルゲン成分とされる塩・水可溶性のグロブリンアルブミン分画を可及的に除いたアレルゲン低減化米（hypoallergenic rice：HR）の乾燥米粒（ファインライス®：FR，資生堂）が開発された[1]．このFRは，米アレルギーが疑われるAD患者に通常の米・小麦を厳格に除去した条件で1日3食，4週間以上摂取する臨床試験により有用であると評価され[2,3]，1993年6月1日に「特定保健用食品」の第1号として厚生省に認可され製造販売された[4-7]．その後も同様のHRが炊飯米として開発され，販売されているものもある．また小麦も同じように，主な塩可溶性のアレルゲン成分を可及的に除いたアレルゲン低減化小麦が開発され，これから製造された乾麺の臨床試験が非即時型の小麦アレルギー患者に実施され有用であると報告されている[8]．ここでは，このFRのその後の*in vitro*や*in vivo*の検討成績を紹介し，またFRに引き続いて開発製造されたアルカリ処理米，超高圧処理米，乳酸菌処理米などについて紹介する．

3.3.1 酵素処理米

a. AD患者血清・血液を用いたFRの試験管内評価

資生堂が製造販売しているファインライス®(FR)は，米アレルギーがあるAD患者の米RAST陽性血清との結合活性を指標にして，原料とした新米のコシヒカリ（regular rice：RR）をタンパク質分解酵素アクチナーゼAS（科研製薬）で処理して主に塩・水可溶性のグロブリンアルブミン分画を可及的に除いたものである．国立相模原病院臨床研究部柳原行義との共同研究[6]により米アレルギーが疑われるAD患者血清中の米特異的IgE抗体とだけでなく，米特異的IgG抗体とも通常ほとんど反応しないという筆者たちのこれまでの検討結果が再確認された．また，患者末梢血液を用いたFRのヒスタミン遊離試験やリンパ球刺激試験は，RRに陽性を示した症例当たりそれぞれ6例中5例（83%）·5例中5例（100%）とほとんどが陰性化し，さらにFRのリンパ球刺激培養によるIFN-γやGM-CSFまたIL-6などの炎症性サイトカインの産生誘導活性も，RRの陽性症例当たりそれぞれ7例中7例・6例中6例·7例中7例と全例で対照培地の値以下（陰性）となり，T細胞応答レベルにおいても米アレルゲンが顕著に低減化されていることが示された．しかし，IL-2，IL-3，IL-4，IL-5の産生誘導能はRRでもFRでも検出限界付近の値であり，両者の間で有意な違いが認められなかった．

b. AD患者におけるFRの臨床試験評価

(1) FRの臨床効果： FRの臨床試験では，米アレルギーのあるAD患者は小麦と交さ反応するか非交さ性の小麦アレルギーがあることが多いため，米や小麦の食物を厳格に除去し，代替食として乾燥米粒のFRが1日3食，4週間以上経口摂取された．観察日は，FRの摂取開始前，開始2週後，4週後の3回以上とし，臨床改善効果の指標として，①ADの範囲重症度指数ADASI（AD Area and Severity Index），②ADASIの経時的推移を勘案して試験開始前と比較した全般的改善度，③ステロイド外用剤の減量効果の三つを用い，④試験終了時に以上の指標ならびにFRの副作用などを勘案してFRの有用性が5段階評価された．その結果は，対象患者57症例中の多くが明らかなADASIの低下を示し，全般改善度でみると，著明改善が37%で改善以上が74%，ステロイド軟膏の使用量の減量が63%にみられた[3,6]．また，いずれかの観察日に悪化がみられた症例は，一時的なものを含めると，11例（19%）に及ぶが，7例（12%）は，感冒に罹患したとかポテトチップをたくさん食べたとか過度の精神的ストレスがあったなど，FR以外の要因に伴って悪化がみられた．いずれも一過性であり，持続性で中止により軽快するようなFR自体のアレルギーによると考えられる悪化は4例（7%）にすぎなかった．最終的にFRの有用性は，非常に有用が42%，有用以上が68%であった．次に，ADASIを5段階に変数変換してノンパラメトリック時系列解析を行うと，2週後，4週後および最終判定日のADASIは開始日と比し，いずれも統計学的に有意に低下していた（Wilcoxonの1標本検定）[3,6]．さらに，FRの臨床試験が実施された患者を，米RASTや米の除去負荷試験の成績から，definite，probable，suspectedな米アレルギーと診断し，definite群，definite＋probable群，definite＋probable＋suspected群の3群に分けて群別解析したところ，臨床的重症度・血清IgE値・米RAST値などの背景因子は3群間でほとんど同じであった．しかし，全般改善度，ステロイド軟膏軽減効果，有用性のいずれも米アレルギーが確実なdefinite群で最も高い評価が得られ，FRが米アレルギーがあるAD患者で特に有用であることが明らかにされた[4,7]．

(2) FRの長期臨床試験が患者の米RAST値や血清IgE値に及ぼす効果： 6カ月間以上（平均9カ月間）HRの長期臨床試験を実施し得た12例において，FRが著効・有効な8例では，米RAST値が全例で顕著に低下し，血清IgE値も多くの例で軽度低下する傾向がみられ，FRが米アレルゲンを除去するうえで多くの場合主食である米の適切な代替食になることが示された[4,7]．

(3) 米アレルゲンの塩可溶性と塩不溶性の両画分に対するIgE抗体価とFRの臨床効果： FR

は塩可溶性の米アレルゲンを除いたものであるから，FRが無効な米アレルギー患者では逆に塩不溶性の米アレルゲンが主要な原因アレルゲンとなっていることが考えられるため，抗米塩不溶性画分IgE抗体価の抗塩可溶性画分IgE抗体価に対する比を算定し，HRの著効有効群8例と無効悪化群6例の間で比較すると，この比はFRの有効群より無効群において高く，FRの適応の指標となることが示された[4,7]．

3.3.2　アルカリ処理米

アルカリ処理米は，生物系特定産業技術研究推進機構，旭電化，キッコーマン，明治製菓，全農が共同参画したアレルゲンフリーテクノロジー（AFT）研究所において，米アレルゲン分の解析を進めるなかで，AD患者血清中のIgE抗体と強く結合するアレルゲンタンパク質分子が16 kDa以外にも複数存在することを明らかにし[9]，これらの複数のアレルゲンタンパク質分子を除くアルカリ処理法が開発された[10]．すなわち，主なアレルゲン成分の塩可溶性のグロブリン画分を抽出除去する0.5 M食塩水処理法，それに還元剤としてアスコルビン酸を1%添加した還元剤添加0.5 M食塩水処理法，タンパク質可溶化剤として0.1 N水酸化ナトリウムとその中和剤の0.1 N塩酸を用いたアルカリ処理法の三つの米アレルゲン低減化法について比較検討したところ，アルカリ処理米が最もタンパク質低減化効果が高く，塩可溶性タンパク質はほとんど消失し，尿素可溶性タンパク質も未処理米の約10%にまで減少した．処理米の塩可溶性画分のIgE-ELISA値は，未処理と比べ，いずれの処理でも低下したが，同様にアルカリ処理米で最も顕著な低下が認められた．そこで，アルカリ処理におけるアルカリ濃度・処理時間・処理回数などの至適条件が検討され，この条件で設定されたアルカリ処理米のタンパク質量はケルダール法による全窒素分析によれば4.1%となり，未処理米の約65%にまで低減化され，その塩可溶性画分のイムノブロットを実施すると，未処理米で検出される患者血清IgEとの反応成分がまったく検出されなかった．したがって，このアルカリ処理米は，酵素処理米のFRと同様に米アレルゲンが顕著に低減化されており，実際，FRと同様に米アレルギーがあると推定されるAD患者に米の代替食として食べてもらい，有用であるという成績が得られている．

表3.1　アレルゲン低減化米食品の製品別の特徴

製品名 〔食品様式〕	ファインライス 〔乾燥米粒〕	ケアライス 〔炊飯米〕	Aカット米 〔炊飯米〕	AFT-R1米 〔炊飯米〕	cf通常米
メーカー 製造方法	資生堂 酵素塩水処理乾燥米	堀之内缶詰 酵素塩水処理米	越後製菓 超高圧塩水処理米	AFT アルカリ塩水処理米	 無処理米
タンパク質（%）	3.5 (4.07)	0.6 (1.54)	1.9 (4.76)	1.2 (3.56)	約2.6 (約7.43)
脂質（%）	0.9 (1.05)	0.3 (0.77)	0.2 (0.5)	0.4 (1.19)	0.5 (1.43)
糖質（%）	80.6 (93.8)	38.1 (97.7)	37.6 (94.2)	32.0 (95.0)	31.7 (90.6)
繊維（%）	0.7 (0.81)	0	0.1 (0.25)	未測定	0.1 (0.29)
灰分（%）	0.2 (0.23)	0	0.1 (0.25)	0.1 (0.30)	0.1 (0.29)
水分（%）	14.1	61.0	61.0	66.3	65.0
エネルギー/100 g	345 kcal (402 kcal)	158 kcal (405 kcal)	168 kcal (421 kcal)	143 kcal (421 kcal)	148 kcal (423 kcal)
1袋重量	500 g	160 g	200 g		
備　考	加水分解酵素 アクチナーゼ	加水分解酵素 アスパルティックプロテアーゼ	最大15000気圧 超高圧処理	0.1 NNaOH処理	

括弧内の数字は無水重量補正値．

3.3.3 超高圧処理米

超高圧処理米は，越後製菓社が新潟薬科大学の高中紘一郎の協力のもとに石川島播磨重工業と共同開発した最大1万5千気圧までの加圧が可能な超高圧機器を用いて，炊飯米を超高圧処理して米のアレルゲン成分であるグロブリンとアルブミンの画分を抽出除去したものである．通常の米では1g当たり12mgくらいとされる塩可溶性のアレルゲン成分が1mg以下まで低減化され，この値は，先に述べたように資生堂が開発し1991年に特定保健用食品の指定を受けたアレルゲン低減化米のFRと同じ水準と報道され[11]，その研究成果は1995年の第25回新潟アレルギー研究会[12]において「低アレルゲン無菌化包装米飯について」と題して報告されている．炊飯米であることや先のアルカリ処理米と同様に酵素を用いていないことから，より自然に近い風味を出せるという利点があり，将来的にはこの技術を利用して餅や米菓にも低アレルゲン製品を製造する予定とされており，今後の展開が期待される．

3.3.4 乳酸菌処理米

乳酸菌処理による米アレルゲンの低減化は新潟県食品研究所によって研究開発された．この技術を応用して，亀田製菓や佐藤食品では乳酸菌処理により，堀之内缶詰では乳酸菌由来の酵素処理により製造された慢性腎不全患者用低タンパク米の無菌炊飯米は，それぞれ万有エーエス・シーや日清サイエンスと堀之内缶詰オクノス事業部により病院ルートや通販による慢性腎不全の病院食としてすでに市販されている．これらの処理米は，おそらく無菌炊飯米によるため比較的自然に近い風味が残っているという利点がある．また低タンパク米として開発されたことからそのタンパク質成分が顕著に低減化されており，アレルゲン活性も低減化されている可能性があるが，その *in vivo* 評価や *in vitro* 評価はまだない．堀之内缶詰は，多数の乳酸菌株抽出液について米の処理方法を検討し，米タンパク質成分を前述したFRと同じ水準まで低減化させたと聞く．表3.1はこれらHR食品の特徴を参考までに表示したものである．

以上，米アレルギーの代替食品として開発されたHR食品を紹介した．最近では米RASTが高値となりご飯の大量長期摂取により悪化するような難治例には腸内や皮表の真菌叢や心因性反応の関与する症例が増えており，抗真菌内服療法や心因性反応対策が必要となることに留意する必要がある．〔池 澤 善 郎〕

文 献

1) M. Watanabe et al.：*J. Food Science*, **55**, 781-783, 1990.
2) 池澤善郎ほか：アレルギー，**40**，633-642，1991.
3) Z. Ikezawa et al.：*Act. Derm. Venereol.*, Suppl. 176, 108-112, 1992.
4) 池澤善郎：臨床皮膚科，臨時増刊号，**48**，125-129, 1994.
5) 池澤善郎：アレルギーの領域，**5**(4)，441-451, 1998.
6) 柳原行義ほか：平成4年度厚生省アレルギー総合研究事業研究報告書，pp. 32-34，1993.
7) 池澤善郎ほか：平成4年度厚生省アレルギー総合研究事業研究報告書，pp. 28-31，1993.
8) 池澤善郎ほか：アレルギー，**43**, 679-688，1994.
9) 椿 和文ほか：アレルギー，**43**(8), 971，1994.
10) 茂木和之ほか：アレルギー，**44**(8), 948，1995.
11) 日本経済新聞94年5月31日版と日経産業新聞94年6月1日版から.
12) 笹川秋彦ほか：新潟アレルギー研究会誌，**11**(1)，11-14，1994.

3.4 大　　豆

現在の段階では，大豆アレルゲンを低減化した大豆加工食品は提供されていない．しかし，大豆アレルゲンの解析が進展し，アレルゲンの定性・定量法，低アレルゲン化の評価法が確立された結果，大豆アレルギー患者に有効に使用できる製品が開発され，チャレンジテストを実施後，市販品として流通させるシステムが構築されつつある．低アレルゲン大豆製品の創出，流通過程の確立に関しては，独立行政法人農業・食品産業技術総合研究機構・生物系特定産業技術研究支援センター・異分野融合研究支援事業採択課題（低アレルゲン大豆加工食品の開発と製造・流通システムの構築）を参照されたい（http://brain.naro.affrc.go.jp/tokyo/）．

3.4.1　アレルゲン性の評価

大豆および大豆製品のアレルゲン性を簡便かつ定量的に検定する方法を確立することは，低アレルゲン化大豆・大豆製品を開発するうえで重要である．低アレルゲン化は，本来個々のアレルゲンの低減化度を評価する必要があるが，実際は非常に困難である．したがって，15種以上のアレルゲン候補タンパク質の中から主要な大豆アレルゲン（Gly m Bd 30 K，28 K, 60 K）[1]をターゲットとして，その低減化を目安に評価する方法がとられている．特に，大豆アレルギー患者の約6割がその特異的IgE抗体を保有する主要アレルゲンGly m Bd 30 Kに対して調製されたモノクローナル抗体（F5 mAb）を用いたELISA法による定量・免疫染色法[2]を併用し，1 ppm程度の存在を検出限界として低減化が判定されている．一方，Gly m Bd 30 Kに対して調製されたポリクローナル抗体を用いた高選択性の大豆タンパク質の検出キット（アレルギー食品検出キット・大豆用）が開発されている[3]．このGly m Bd 30Kをターゲットとした評価法の優位性は，アメリカにおいては約1万種に及ぶ大豆品種コレクションのスクリーニングの結果，1種類のGly m Bd 30K欠失品種が発見されている以外は[4]，わが国の保存品種約5000種のなかからは発見されていないことによる（(独)農業・食品産業技術総合研究機構作物研・豆育研，高橋ら）．食用として栽培される大豆（*Glycine max*）の品種に関係なく本アレルゲンが普遍的に分布すること，また，常に大豆を含む加工食品において他の主要大豆タンパク質と挙動をともにし必ず検出される事実に立脚している[5]．

3.4.2　発酵食品のアレルゲン性

米麹・麦麹・豆麹味噌ともに製造過程における十分な発酵，熟成に伴ってアレルゲンタンパク質は検出限界まで分解され，アレルゲン性が減少することは患者血清中のIgE抗体およびF5 mAbに対する反応性の減少によって立証されており[6]，特に後述する低アレルゲン大豆品種（ゆめみのり，なごみまる）を用い，熟成処理を施した製品に関しては，米麹，麦麹由来の米，大麦アレルゲンも分解を受け，他の食品との複合アレルギー患者にとってもほとんど問題なく有効に利用可能であることを認めている．しかし，熟成工程が短い場合（たとえば，白味噌・甘味噌，短期間熟成味噌など）にはかなりのアレルゲンタンパク質の残存が認められ，低アレルゲン食品と見なすことは難しい[7]．納豆に関しては，通常の製法(30℃，20時間程度の発酵条件，ただし浸漬大豆の蒸煮，オートクレーブが十分でないと酵素のマトリックスへの浸透は完全でない）によってほぼ完全に大豆タンパク質特異抗体反応性が消失することから，市販納豆は大豆アレルギー患者にとっては（ごく少数の例外はあるが），利用可能な低アレルゲン食品である[8]．

3.4.3　アレルゲン低減化品種の創出

主要アレルゲンのうちGly m Bd 60K（β-コングリシニンのαサブユニット）は，大豆種子中における量的にも主要な成分であり，欠失品種創出のための成分育種のターゲットでもある．(独)農業・食品産業技術総合研究機構東北農業研究センターにおいて刈系434から放射線育種を経て開発された東北124号（β-コングリシニンα′，αサブユニット・Gly m Bd 28K欠失品種：登録品種名：ゆめみのり)[9]，さらに（独)農業・食品産業技術総合研究機構作物研究所において改良された新品種（β-コングリシニンα，α′，βサブユニットおよびGly m Bd 28Kを欠失品種：登録品種名：なごみまる)[10]は，低アレルゲン化大豆加工食品の調製に際して7S-グロブリン由来のアレルゲン性のリスクを最大限減少させうる点で優れている．現在，上述のアメリカで発見されたGly m Bd 30K欠失品種となごみまるの交配による主要アレルゲン（Gly m Bd 30K, 28K, 60K）低減化品種の創出が作物研・豆育研で進められている．

3.4.4 遺伝子組換えによる低減化

Hermanら[11]は遺伝子組換えによりGly m Bd 30Kの発現を抑えた品種を創出し，ハワイにおいて隔離栽培に成功している．

3.4.5 物理化学的手法による低減化

Gly m Bd 30Kをターゲットとしたアレルゲン低減化分離大豆タンパク質調製法が確立されている．脱脂大豆粉末より調製した分離大豆タンパク質（SPI）を1 M sodium sulfateおよび還元剤（10 mM sodium bisulfite）を含むpH 4.5の溶液に溶解することによって，7 S，11S-グロブリンを溶解させたままGly m Bd 30Kを特異的に沈殿として除去(97～99%)する方法である[12]．このSPIにパーム油を再添加して調製した豆腐や，その豆腐を用いた加工品（油揚げ,がんもどきなど）の製造が可能である．この操作を新品種ゆめみのり・なごみまるに応用することで3種のアレルゲン（Gly m Bd 30 K，28 K，60 K）を低減化した加工食品の調製が可能となる．

3.4.6 酵素利用による低減化食品

上述した発酵食品におけるタンパク質は1万以下の低分子量のペプチドに分解される．一方，納豆菌の産生するプロテアーゼ類(プロテアーゼN，プロレザー：天野エンザイム製）は大豆タンパク質を分解するのに適した酵素である．筆者らは，納豆菌を使用する代わりに酵素処理のみで，患者血清中の大豆特異的IgE抗体，F5 mAbに対する反応性を消失した煮豆風製品を調製した．大豆アレルギー患者よるチャレンジテストにおいて約8割の患者に有効性および良好な嗜好性を認めている．AFT（アレルゲンフリーテクノロジー研究所）の開発した豆乳を酵素分解し，多糖類凝固剤で固化した豆腐様（プリン風）製品はチャレンジテストによる有効性は上記の煮豆風食品よりは劣るが約6割の患者は有効に利用できる[13]．

3.4.7 化学的修飾による低減化

大豆分離タンパク質（SPI）をガラクトマンナンで処理しメイラード反応でアレルゲンエピトープ部（近傍）を修飾したものは患者血清IgE抗体，F5 mAbに対する反応性を消失し，低アレルゲン化加工素材として注目されている[14]．

3.4.8 エクストルージョンクッキング

高圧・加熱・混捏処理（エクストルーディング）によって大豆タンパク質の抗原性（大豆タンパク質特異的IgG抗体およびF5 mAbに対する特異的反応性）が抑制される[15]ことから低アレルゲン素材として利用の可能性が期待される．

3.4.9 大豆油のアレルゲン性

一般に大豆油のアレルゲン性については諸説が語られているが，Taylorらによる精製大豆油のDBPCT（二重盲検法）による被験者試験で陰性が立証されている[16]．Dokeらの報告では大豆油の酸化分解物（アルデヒド類）によるタンパク質の修飾がアレルゲン性（患者IgE抗体との反応性）を増すことが知られているが，植物油に共通の反応であり，大豆に特異的とするのは無理がある[17]．菅野の総説[18]における詳細な検証の結果からは大豆油そのもののアレルゲン性については否定的である． 〔小 川 正〕

文 献

1) T. Ogawa et al.：*J. Nutr. Sci. Vitaminol.*, **37**, 555-

565, 1991.
2) H. Tsuji et al.：*J. Nutr. Sci. Vitaminol.*, **39**, 389-397, 1993.
3) N. Morisita et al.：*J. Agric. Food Chem.*, **56**(16), 6818-6824, 2008.
4) R. M. Yaklich et al.：*Crop Sci.*, **39**, 1444-1447, 1999.
5) T. Ogawa et al.：*J. Nutr. Sci. Vitaminol.*, **46**, 271-279, 2000.
6) H. Tsuji et al.：*Food Sci. Technol. Int.*, **3**, 145-149. 1994.
7) 柴田充教ほか：東京都農林総合研究センター研究報告, **3**, 71-79, 2008.
8) R. Yamanishi et al.：*Food Sci. Technol. Int.*, **1**, 14-17, 1995.
9) K. Takahashi et al.：*Breed. Sci.*, **44**, 65-66, 1994.
10) 羽鹿牧太ほか：(独)農業・食品産業技術総合研究機構作物研報告, 3月号, 2009.
11) E. M. Herman et al.：*Plant Physiol.*, **132**, 36-43, 2003.
12) M. Samoto et al.：*Biosci. Biotechnol. Biochem.*, **60**, 1911-1913, 1996.
13) 小幡明雄ほか：食品工業, **41**, 39-48, 1998.
14) E. E. Babikwer et al.：*J. Agric. Food Chem.*, **46**, 866-871, 1998.
15) S. Satoh et al.：*J. Am. Oil Chem. Soc.*, **77**, 410-424, 2000.
16) R. K. Bush et al.：*J. Allergy Clin. Immunol.*, **76**, 242-245, 1985.
17) S. Doke et al.：*Agric. Biol. Chem.*, **53**, 1231-1235, 1989.
18) 菅野道廣：日本栄養・食糧学会誌, **59**(6), 313-321, 2008.

3.5 肉　製　品

食肉そのものに対するアレルギーは，他の食品に比較して少なく，日本の調査においても全年齢における原因食物としては1.8%程度である[1]．しかし，豚肉，牛肉，鶏肉およびゼラチンは，特定のアレルギー体質をもつヒトに，過去に一定の頻度で健康被害がみられている．そのため，食品衛生法に基づいて，これらを原材料として含む加工食品については，当該食品を原材料として含む旨を可能な限り表示するよう推奨されており，注意が必要な食材といえる．ただし，食肉製品にかかるアレルギー事故は，食肉そのものに対するアレルギーだけでなく，食肉加工品に含まれる牛乳や卵など他のアレルゲンに起因する場合もある．そのため，食肉製品の低アレルゲン化を考える場合には，食肉そのものに対する低アレルゲン化と，食肉以外のアレルゲンに対する低減化の両面から取り組む必要がある．

3.5.1　食肉アレルゲンと低減化

食物アレルゲンの多くはタンパク質であり，その特徴は，食品中に含まれる量が多い，加熱など調理による変性を受けにくい，ヒトにとっては異種性が高いなどがあげられる．食肉に関していえば，肉を構成するタンパク質はヒトとの相同性が高く異物として認識されにくいと予想され，このことが他の食品に比較してアレルギー発症頻度が低い理由の一つと考えられる．しかし，免疫機構は，わずかなアミノ酸配列の違いを認識できることから，異種動物由来の同種タンパク質が高い抗原性，アレルゲン性を示すこともありうる．また，食肉のタンパク質含量は約20%で比較的高く，食品タンパク質としての摂取量が多ければ，それだけ免疫系に認識される機会も増大する．食肉の種類によってアレルギー発症頻度が異なることから，食肉によるアレルゲン性の違いと摂食量が関係していると考えられる．実際に，原料肉のアレルゲン性を食肉アレルギー患者血清中のIgE

抗体との結合性を指標に評価すると，牛肉を原料としたモデルソーセージ水溶性抽出物に対して最も強く反応し，鶏肉＞豚肉＞兎肉＞七面鳥肉の順に低下することが報告されている[2,3]．このことは，食肉製品において原材料肉を選択することで，アレルゲン性の低減化が図れることを意味している．一方，食肉自体の低アレルゲン化については，残念ながら食肉中のアレルゲンとして同定されているタンパク質は限られていることから，低減化に関する研究はあまり進んでいないのが現状である．これまでに明らかとなっているアレルゲンは，ウシ血清アルブミン[4,5]，ウシ免疫グロブリン[6]，ウシミオグロビン[7]，鶏肉のグリセルアルデヒドリン酸デヒドロゲナーゼやフルクトースビスリン酸アルドラーゼ[8]，ゼラチン[9] などである．これらアレルゲンを食肉製品より除くことは困難であり，低減化手法の開発のためのエピトープ解析[10,11] や酵素分解，加熱処理，高圧処理などによる抗原性やアレルゲン性の低減化が試みられているが，食肉がもつ風味やテクスチャーなどを損なわずに低減化するには，いまだに多くの問題が残されている．

3.5.2 他のアレルゲンを除去した低アレルゲン化食肉製品

ソーセージなどの食肉加工品にはフレーバー，安定性，加工特性の改良，コスト減少などのため，主原料の肉のほかに，塩類，香辛料，調味料，結着剤，増量剤などが用いられる．結着剤や増量剤は，「つなぎ」といわれ，乳や卵，大豆タンパク質などが使用されている．実際に，食肉加工品中に含まれるこれらつなぎ成分の影響を食物アレルギー患者血清とつなぎ添加，無添加モデルソーセージを用いて調べると，つなぎ添加ソーセージはいずれの肉を原材料とした場合にも高い反応性を示し，つなぎ無添加ソーセージではいずれの肉でも反応性はほとんど認められないことが報告された[2,3]．このことから，食肉加工品に含まれるつなぎ成分がアレルゲンとなることが明らかとなり，この結果をもとに，牛乳，鶏卵タンパク質などのつなぎ成分を含まず，原料肉にも配慮した食肉加工品が開発され，市販化に至っている．これらの食肉加工品に対する臨床効果についても良好な結果が報告され[12]，アレルゲン除去食品（特別用途食品）として許可された製品もある．つなぎ成分に対して感受性の高い食物アレルギー患者にとっては，食の安全を守り，食生活を豊かにするうえで，これら低アレルゲン化食肉製品の意義は高いと考えられる．

以上，低アレルゲン化食肉製品の開発における二つのアプローチについて述べた．すなわち，食肉アレルギー患者を対象とした原料肉の選択による低アレルゲン化と食肉アレルギー以外の患者を対象とした異種タンパク質除去による低アレルゲン化である．いずれにしても，製品を開発する側としては，原材料の種類と含量を把握し，可能な限り消費者にわかるように表示すると同時に，製造工程中に他の異種タンパク質が混入しないように，専用製造ラインを利用するなど注意する必要がある．一方，アレルギー患者側としては，自分が何に対してアレルギーを呈するのかを明らかにし，製品を選択すべきである．また，アレルゲンに対する感受性は年齢によって変動するため，定期的な診断も重要である．特定肉製品の除去食によるフォローアップ研究では，臨床症状が改善されるという報告[13] もある．今後は，食肉アレルギーにおいても，アレルゲンの除去や低減化といった観点だけでなく，積極的にアレルギー症状を改善する食肉製品の開発が望まれる．

〔水町功子・栗﨑純一〕

文　献

1) 厚生労働科学研究班：食物アレルギーの診療の手引き 2008，厚生労働省，2008.
2) 栗﨑純一：食肉の科学，**38**，213-217，1998.
3) 栗﨑純一：研究ジャーナル，**22**，30-33，1999.
4) A. Fiocchi et al.：*J. Am. Coll. Nutr.*, **14**, 239-244, 1995.
5) A. Fiocchi et al.：*J. Am. Coll. Nutr.*, **14**, 245-250, 1995.
6) R. Ayuso et al.：*Allergy*, **55**, 348-354, 2000.
7) M. M. Fuentes et al.：*Allergy*, **59**, 327-331, 2004.
8) 高畑能久ほか：家禽学誌，**37**，228-233，2000.
9) R. Yamada et al.：*Proc. 43rd Intern. Congr. Meat*

Sci. Technol., 766-767, 1997.
10) P. Restani et al.: *Allergy*, **59** (Suppl. 78), 21-24, 2004.
11) H. Hori et al.: *J. Allergy Clin. Immunol.*, **110**, 652-657, 2002.
12) 千葉由幸ほか：アレルギーの臨床, **19**, 51-55, 1999.
13) V. Fuentes et al.: *J. Invest. Allergol. Clin. Immunol.*, **15**, 228-231, 2005.

4

経口ワクチン

4.1　経口ワクチンの概念（利点と課題）

注射型ワクチンは全身系の防御免疫を誘導し，体内に侵入した病原体を排除することを意図して開発された．一方で，第一線のバリアとして働く粘膜免疫機構の存在が明らかとなり，消化器，呼吸器，生殖器粘膜などから感染するコレラ菌，サルモネラ菌，病原性大腸菌，結核菌，インフルエンザウイルス，ロタウイルス，ノロウイルス，エイズウイルスなどにより引き起こされる感染症に対して，その侵入門戸である粘膜面に防御免疫を誘導できることが明らかとなった．粘膜免疫を標的としたワクチン投与は，全身系のみならず，粘膜での抗原特異的な免疫を誘導することにより二段構えの防御を宿主に付与する．現行の注射型ワクチンは，確実に生体内に防御免疫を誘導できるが，粘膜面に防御免疫が誘導できない．つまり，粘膜ワクチンは粘膜面を通して侵入を図る多くの病原微生物由来の感染症に対して現行の注射型ワクチンに比して優位性をもっている[1)]．

粘膜ワクチンのなかで，経口ワクチンは「飲む」という生理的行為を介しての接種のため，投与時の苦痛・不安もなく，接種を受ける側にとっては，「体に優しいワクチン」となる．しかし，消化吸収の場である腸管粘膜を介しての投与のため，その形状，安定性，送達性など技術的課題も多い．一般的に，経口ワクチンは全身系に加えて，小腸，結腸，唾液腺に抗原特異的免疫応答を効率的に誘導できるが，扁桃，上気道，大腸，生殖器への抗原特異的免疫応答効果は低いと考えられている．一方，呼吸器粘膜免疫を標的とした経鼻ワクチンは全身系に加えて，口腔，鼻腔粘膜，上気道粘膜への免疫応答は高いが，小腸への抗原特異的免疫応答誘導は低いといわれている[2)]．したがって，経口ワクチンは主として腸管からの感染症に対してより効果的なワクチンになる可能性が高い．しかしながら，粘膜免疫機構の解明が進むことにより，各種粘膜免疫担当組織への抗原特異的リンパ球の移動に関連する粘膜指向性分子の同定とその誘導機構が明らかになることで，その汎用性が広がる可能性は高い．

経口ポリオワクチンは最初の粘膜ワクチンであり，後述するように，最近では第二世代経口ロタウイルスワクチン Rotarix および RotaTeq が欧米で上市されている[1)]．一般的にこれら弱毒型経口ワクチンは，強力な防御免疫を誘導する．それは，これらのワクチンが高い免疫原性を有していることと同時に，それ自体に TLR（例 TLR3，4，7 など）のような自然免疫系を介して免疫誘導を活性化するアジュバント作用が備わっているからである．しかしながら，このような弱毒型ワクチン，たとえば経口ポリオワクチンや第一世代ロタウイルスワクチン（Rotashield）では重篤な副作用も報告されている．通常これらのリスクはきわめて低いのであるが，健常者に感染症発生の前に投与するワクチンを通じて，感染症の撲滅を図るためには，可能なかぎりそのリスクを取り除いた安全な経口ワクチンを開発しなければならない．不活化型やサブユニット型は，ワクチン抗原としての安全性の視点からは魅力的であるが，経口ワクチンとしての抗原特異的免疫誘導効果を上げるためには，粘膜アジュバントの添加などが必要となってくる[1]．

発展途上国を含めた各国へのワクチン運搬と保存という視点から眺めると，それにかかる必要経費も世界のワクチン事業に大きな負担となっている．現行の注射型ワクチンは，通常冷蔵庫保存（cold-chain）が必要であるが，社会的インフラが不十分な発展途上国も含めた cold-chain のコストは年間 300 億円ともいわれている．また，注射筒や注射針の再利用による二次感染や，それらの医療廃棄にかかるコストと環境汚染への影響も大きな問題である．したがって，われわれは今後，再興・新興感染症と戦うために，防御効果が高く，安全かつ低価格で環境を考慮した常温安定な経口ワクチンを開発していかなければならない[3]．

この目標達成に向けた新規経口ワクチン開発として，医学・農学融合型研究による米型経口ワクチン MucoRice がある．米のタンパク貯蔵システムを利用したこのワクチンは室温で 2 年間以上，発現量および免疫誘導能とも安定で，かつ消化酵素であるペプシンに対して耐性を示した[3]．これは MucoRice が注射筒・注射針に加えて，冷却保存（cold-chain）も不要なワクチンであることを示しており，今後の実用化へ向けた研究の展開が期待される．このほかにも腸管をはじめとする粘膜免疫誘導組織（例：パイエル板）に存在する，抗原取込み細胞である M 細胞を標的にした粘膜免疫誘導組織標的型経口ワクチン[4]や，従来アレルギーの感作・治療に利用されてきた舌下型ワクチンにも期待が高まっている[5]．舌下投与も拡大解釈すれば経口ワクチンの範疇に入り，舌下粘膜は抗原特異的免疫応答を開始する微小器官でもあるという考えを支持する成果も報告されている．たとえば，インフルエンザワクチンの舌下投与により，呼吸器粘膜に感染防御免疫が誘導できることが報告され，新規な経粘膜投与経路として注目される[5]．最後に，これらの経口ワクチンの効果的な防御免疫の誘導には安全で有効な粘膜アジュバントの開発が不可欠であることはいうまでもない[6]．

〔幸　義和・清野　宏〕

文　献

1) Y. Yuki and H. Kiyono : *Expert Rev. Vaccines*, **8**, 1083, 2009.
2) J. Holmgren and C. Czerkinsky : *Nat. Med.*, **11**, S45-S53, 2005.
3) T. Nochi et al. : *Proc. Natl. Acad. Sci. USA*, **104**, 10986-10991, 2007.
4) T. Nochi et al. : *J. Exp. Med.*, **204**, 2789-2796, 2007.
5) J. H. Song et al. : *Proc. Natl. Acad. Sci. USA*, **105**, 1644-1649, 2008.
6) Y. Yuki and H. Kiyono : *Rev. Med. Virol.*, **13**, 293-310, 2003.

4.2 経口ワクチン開発の現状

腸内に侵入するポリオウイルスや，ロタウイルスを含む病原性ウイルス，コレラや腸チフスの原因病原菌であるコレラ菌やサルモネラ菌は，世界的な公衆衛生，特に開発途上国の子どもたちにとって脅威になっている．ここでは，これらの経口ワクチン開発の現状について述べる（表4.1）．

4.2.1 経口ワクチン（ウイルス）

ポリオ（急性灰白髄炎）は腸内ウイルスであるポリオウイルスによって発症する感染症である．ポリオはSabinによって最初に開発された弱毒型経口ワクチンとしてもよく知られている．日本では1961年から，アメリカでは1962年から臨床に使用されている．経口ポリオワクチン（OPV）は，その約10年前にSalkによって開発された注射型の不活化ポリオワクチン（IPV）のように，効果的に全身系特異抗体を誘導し，ポリオの発症を阻止することができる[1]．加えて，OPVはポリオウイルスの最初の侵入部位である小腸において特異的分泌型IgA（SIgA）を誘導できるので，小腸上皮細胞上でのポリオウイルスの感染と伝播の防御にも寄与している[1]．OPVの世界規模でのワクチン投与により，2006年でのポリオの発症は世界で約2000例にまで低下した[1]．このようなOPVの防御効率と投与の優位性にもかかわらず，50万人に1例の割合で，弱毒株が病原性をもつことが知られているので[2]，今後，安全性をさらに高めた不活化型の経口ポリオワクチンの開発が望まれている．

それから長らく，ウイルス経口ワクチンの開発はされてこなかったが，最近（2006年）二つの弱毒型ロタウイルスワクチンRotarix（GlaxoSmithKline社）とRotaTeq（Merck社）が開発され，それぞれ，日本を除く，世界88カ国と47カ国にライセンスされている[3]．ロタウイルスは腸内感染によって，特に5歳以下の子どもの下痢症を起こし，開発途上国を中心に世界で年間60万人が死亡している[4]．ヒトに感染するロタウイルスは，A，B，Cの三群が知られ，A群がほぼ90%以上であり，そのA群も，二つの表面抗原VP4（P）とVP7（G）の血清中和抗体によって区別される200以上の血清型が知られているが，幸いなことにそのうち五つの型G1P8，G2P4，G3P8，G4P8，G9P8がヒトのA群ロタウイルスの90%を占めているので，この型がワクチン開発の標的となった[5]．Rotarixは，実際の臨床現場でみつかった，最も多いG1Pに属するロタウイルス89-12株が誘導する中和抗体が広範囲な交さ免疫を示すことから，この株の弱毒株から作製されたワクチンである[6]．RotaTeqは，ウシのWC3株にヒトのVP4（P）およびVP7（G）抗原を発現させることによって構築された5種の弱毒株から作製されたワクチンである[7]．Rotarixは6万3千人，RotaTeqは7万人のフェーズIII試験の結果から，前者はG1PとG2P，G3P，G4P，G9P株について，それぞれ，92%と41～87%の有効性が，後者はそれぞれ75%と48～83%の有効性が示されている[7,8]．両者とも，特にロタウイルス感染で有意に発症頻度が増加することが知られている腸重積に関して，プラセボ対照群と比較して発症頻度に

表4.1 経口ワクチンの開発の現状

	ワクチン（商品名）	開発会社	対象感染症	開発状況
ウイルス	弱毒ポリオワクチン（OPV）	多数	ポリオ	上市
	弱毒1価ロタウイルスワクチン（Rotarix）	GlaxoSmithKline	ロタウイルス下痢症	上市
	弱毒5価ロタウイルスワクチン（RotaTeq）	Merck	ロタウイルス下痢症	上市
細菌	弱毒CVD103コレラワクチン	Berna	コレラ	上市
	不活性コレラワクチン＋コレラ毒素B鎖（Dukoral）	SBL	コレラ	上市
	弱毒Ty21aワクチン（Vivotif）	Berna	腸チフス	上市
	弱毒Peru-15コレラワクチン（Cholera Garde）	AVANT	コレラ	フェーズII
	弱毒Ty800ワクチン	AVANT	腸チフス	フェーズI
	弱毒CDV909ワクチン	Acambis/Berna	腸チフス	フェーズII

有意な差はなかったことから安全性も問題ないことが証明されている[7,8]．日本では，現在これらのロタウイルス経口ワクチンの導入に向けての疫学調査が進められている．

4.2.2 経口ワクチン（細菌）

下痢症は公衆衛生の大きな世界的問題である．WHO（2008）の統計では，毎年世界で4億人が罹患し，2.2億人が死亡している，特に開発途上国の5歳以下の子どもが罹患し，その半数の場合がコレラ，大腸菌を含む病原性細菌が原因とされている．コレラに対する注射型ワクチンは米国で認可されているが，その副作用や低い防御効果のため現在は推奨されていない[9]．代わって，二つの経口コレラワクチン，Orochhol および Dukoral がヨーロッパで認可された[10]．Orochhol はコレラ菌からコレラ毒素の本体であるA鎖を遺伝子組換えで取り除いたワクチン株（CVD103HgR 株）の1回投与の弱毒型経口ワクチンであり，先進国で試験された結果では高い特異抗体誘導と防御効果が認められたが，タイやインドネシアでの市販後調査では低い抗体誘導に加えて有意な防御効果が認められなかった[11]．そのため現在は製造されていない．一方，2004年に認可された Dukoral は，不活化コレラ菌に組換えコレラ毒素B鎖（rCTB）を加えた製剤（rCTB-WC）で3回経口投与する必要があるが，バングラデシュで実施された臨床試験では最初の6カ月は85%，3年でも50%の防御効果を認めた．しかし2〜15歳の子どもでは防御効果は，6カ月後は急速に低下し，3年では26%になる．また Dukoral は rCTB を含み，これが開発途上国の子どもや旅行者の下痢の原因の一つになっている病原性大腸菌の易熱性毒素のB鎖（LTB）と相同性が高いことから，誘導された CTB 抗体の LTB との交さ免疫により，大腸菌下痢症の防御効果を期待できるためヨーロッパ以外でも，アフリカ，東南アジア，南アメリカ諸国29カ国にライセンスされている[10,12]．現在，1回の経口投与で北米のみならず，バングラデシュの5歳以下の子どもにも効果が示されている弱毒コレラワクチン（Cholera Garde）の開発が進んでいる[13]．また研究段階であるが次節で述べる米に CTB を発現させた常温保存型コレラワクチンの開発も進められている[14]．

コレラと並んで世界の公衆衛生上の問題である病原性サルモネラ菌が原因の腸チフスは年間3300万人が罹患し，その大半はアフリカ，アジア，南アメリカの19歳以下の子どもで占められ，毎年50万人が死亡している[15]．現在，二つのワクチンが認可され，それは注射型 Vi 多糖ワクチン（ViPS）と経口弱毒型 Ty21a ワクチン（Vivotif）である[16]．病原性サルモネラ菌の Vi 表層多糖は，血中から菌を除去する O 抗原に対する中和抗体を誘導する抗原であり，南アフリカの平均9歳の子どもでの臨床試験で3年間で55%の有効性を示しているが，本ワクチンがT細胞非依存性の抗原であるため，5歳以下の子どもでの免疫応答の低下が懸念されており，ViPS とタンパク抗原の結合ワクチンの開発が進められている[17]．一方，経口弱毒型 Ty21a ワクチンは薬品により ViPS が合成できないように変異されたワクチン株で，3回投与により3年間で67%，7年間で62%の有効性を示し，菌特異的血清 IgG，分泌型 IgA，$CD8^+$CTL の誘導を起こすことが示されている[18]．Ty21a 経口ワクチンはすぐれたワクチンであるが，Ty21a 自身の変異が完全に解明されていないことから再変異での病原性の獲得などの安全性の観点および投与回数を1回で行えるワクチンの要望から現在，二つの経口弱毒ワクチンの開発が進められている[19]．CDV909 ワクチと Ty800 ワクチンで，それぞれ Vi 抗原（aroC/AroD/htrA）や病原性の部分（phoP/phoQ）を組換え技術で取り除いた組換えサルモネラワクチン株で，ヒト臨床試験（フェーズ I/II）において1回の経口投与で高い有効性が証明されている[19,20]．

〔幸　義和〕

文　献

1) K. Chumakov et al.：*Nat. Rev. Microbial.*, **5**, 952–958, 2007.

2) D. R. Prevotes et al.：*Arch. Pediatr. Adolesc. Med.*, **148**, 479–485, 1994.

3) O. Nakagomi and N. A. Cunliffe : *Curr. Opion. Infect. Dis.*, **20**, 501-507, 2007.
4) U. D. Parashar et al. : *Emerg. Infect.Dis.*, **9**, 565-572, 2003.
5) N. Santos and Y. Hoshino : *Rev. Med. Virol.*, **15**, 29-56, 2005.
6) D. I. Bernstein et al. : *Lancet*, **354**, 287-290, 1999.
7) T. Vesikari et al. : *N. Engl. J. Med.*, **354**, 23-33, 2006.
8) G. M. Ruiz-Palacios et al. : *N. Engl. J. Med.*, **354**, 11-22, 2006.
9) D. A. Sack et al. : *Lancet*, **363**, 223-233, 2004.
10) D. R. Hill et al. : *Lancet Infect. Dis.*, **6**, 361-373, 2006.
11) E. E. Richie et al. : *Vaccine*, **18**, 2399-2410, 2000.
12) M. Ali et al. : *Lancet*, **366**, 44-49, 2005.
13) F. Qadri et al. : *Vaccine*, **25**, 231-238, 2007.
14) T. Nochi et al. : *Proc. Natl. Acad. Sci. USA*, **104**, 10986-10991, 2007.
15) H. S. Garmory et al. : *FEMS Microbiol. Rev.*, **26**, 339-353, 2002.
16) J. Holmgren and Czerkinsky : *Nat. Med.*, **11**, S45-53, 2005.
17) Z. Kossaczka et al. : *Infect. Immun.*, **67**, 5806-5810, 1999.
18) I. Gentschev et al. : *Chemotherapy*, **53**, 177-180, 2007.
19) M. P. Girard et al. : *Vaccine*, **24**, 2732-2750, 2006.
20) G. W. Witherell : *Curr.Opin. Investig. Drugs*, **4**, 1010-1018, 2003.

4.3 次世代経口ワクチン開発（植物型ワクチン）

粘膜ワクチンのなかでも特に経口ワクチンは，抗原特異的免疫応答を全身組織に加え，消化管を中心とした粘膜組織にも誘導可能であることから，特にコレラやサルモネラといった腸管感染症に対する予防ワクチンとして最適と考えられている[1]．一方，近年の遺伝子組換え技術の進展に伴い，病原性微生物の表面抗原分子や，毒素のなかでも特に無毒な受容体結合領域などを動植物で発現させることが容易となり，サブユニット型ワクチン開発に向けた研究が加速している．特にジャガイモなどの食用植物をワクチン抗原の発現媒体とした場合は，経口投与する際の精製工程が不必要であることから，経済性にも優れたワクチンとして，その応用開発が期待されている．

植物への遺伝子導入には，土壌細菌の一種であるアグロバクテリウムを用いた方法が多用されている[2]．アグロバクテリウムは病原細菌でもあり，一度植物に感染すると，Ti プラスミドと呼ばれる植物ホルモン（オーキシンとサイトカイニン）をコードする遺伝子群を含む巨大プラスミド（T-DNA）が宿主植物のゲノム内に組み込まれ，その結果，感染植物には，こぶ様の腫瘍が形成される．遺伝子組換え植物を作出する際には，このT-DNA 領域のなかでも特に植物ゲノムへの挿入に必須領域（両末端 25 塩基）のみを目的遺伝子の末端に組み込んだプラスミドを作製し，それを形質導入したアグロバクテリウムをカルスと呼ばれる未分化状態の（脱分化した）細胞塊に感染させることで，目的遺伝子を宿主植物のゲノム内に挿入する[2]．その後，培地中のホルモン濃度を変え植物体の再分化を促し，さらにはそこに抗生物質を添加することで，目的遺伝子を含んだ植物体を選抜し生育させる[2]．

植物型ワクチン開発の歴史は 1990 年にはじまり，Curtiss と Cardineau がはじめて口腔内細菌の一つである *Streptococcus mutans* の表面抗原分子（SpaA）をタバコで発現し，さらにはそれをマウスに経口投与することで，抗原特異的免疫応答を誘導することに成功した[3]．その後，タバコのみならずジャガイモ，レタス，トマト，トウモロコシといった食用植物が植物ワクチンの発現媒体として幅広く使用され，病原性大腸菌毒素Bサブユニット（LT-B），コレラ毒素Bサブユニット（CT-B），B型肝炎ウイルス表面抗原（HBs）などが発現され，植物型経口ワクチンとしての効果が次々と実証された．

最近の研究では，米を発現媒体とした米型経口ワクチンが開発され，消化耐性や長期保存性に最も優れたワクチンとして非常に注目されている[4]．事実，イネ科植物の種子には，PB-IとPB-IIと呼ばれる生化学的特性の大きく異なるタンパク質貯蔵体が存在しており（PB：protein body，タンパク質貯蔵体またはプロテインボディー），特にPB-Iは難消化性で，消化酵素に対する抵抗性を有していることが知られている[5]．実際，このタンパク質貯蔵体にワクチン抗原を蓄積させることで，ワクチン抗原の消化管内での安定性が大幅に向上され，パイエル板などの粘膜関連リンパ組織への効果的な抗原送達が可能になった[4]．また，米はジャガイモやレタスとは異なり，常温で長期保存が可能な植物であり，米型ワクチンも常温で3年以上，免疫原性を保持した状態で保存可能であることが実証されている[4]．

〔野 地 智 法〕

文 献

1) H. Kiyono et al.：The mucosal immune system. Fundamental Immunology（W. E. Paul, ed.），pp. 983-1030, Lippincott-Raven, Philadelphia, 2008.
2) B. Bytebier et al.：*Proc. Natl. Acad. Sci. USA*, **84**(15), 5345-5349, 1987.
3) R. I. Curtiss and C. A. Cardineau：World Patent Application WO 90/020484, 1990.
4) T. Nochi et al.：*Proc. Natl. Acad. Sci. USA*, **104**(26), 10986-10991, 2007.
5) H. Yamagata and K. Tanaka：*Plant Cell Physiol.*, **27**(1), 135-145, 1986.

4.4 経口アジュバント

経口ワクチンは，粘膜面への分泌型IgA抗体の誘導を主体とした，第一線の防御バリアを形成することが可能となるだけでなく，その安全性や簡便性の面から臨床応用が期待されるワクチンである．しかしながら，経口ワクチンは従来の注射によるワクチンに比較して多量の抗原が必要となる．一方，抗原を多量に経口投与すると免疫の不応答化（経口免疫寛容）を引き起こしやすい．また経口投与されたワクチンはパイエル板に代表される腸管関連リンパ組織に到達するまでに，消化管内での酸や酵素といった抗原タンパク質にとって過酷な環境を通り抜けなければならない．これらの点から，経口投与によって十分なワクチン効果を得るためには適切な抗原デリバリーシステムが必要不可欠となる．その一つとして免疫調節因子つまり経口アジュバントがあげられる．

4.4.1 細菌毒素

経口アジュバントとして代表的なものに*Vibrio cholerae*が産生するコレラ毒素（CT），毒素原性大腸菌の易熱性毒素（LT）があげられる．CTとLTは一つのAサブユニットと五つのBサブユニットからなる毒素であり，可溶性タンパク質との共投与により粘膜面に抗原特異的分泌型IgA抗体，CTL活性を誘導する粘膜アジュバント効果を有するため，実験動物を用いた経口免疫実験のアジュバントとして広く用いられている．CTはそのアジュバント作用誘導に際して，抗原提示細胞に副刺激因子の発現増強，IL-4依存性のTh2型サイトカイン応答を誘導するが，LTは副刺激因子の発現増強とともに，Th1型とTh2型の両方のサイトカイン応答を誘導することが報告されている[1]．相同性の高い二つの毒素アジュバントのThサイトカイン誘導パターンの相違はBサブユニットに起因することがそれぞれのAサブユニットとBサブユニットのキメラ分子（CT-A/LT-BとLT-A/CT-B）を用いた実験により示されているが，誘導メカニズムはいまだ不明である[1]．また，CT，LTともにADPリボシルトランスフェラーゼ（ADP-ribosyltransferase）活性により強い下痢誘導作用を有するため，ヒトへの応用は不可能である．そのため，多くの研究グループによりCTとLTの無毒化変異型毒素株が作製され，その粘膜アジュバント効果が検討された．その結果，いくつかの無毒化変異型毒素株は経口投与によりアジュバント効果を示すことが明らかにされている[2]．しかしながら，そのアジュバント効果は経鼻投与に比較して非常に低い．一方，野生型CT AサブユニットとStaphylococcus aureusのIg抗原結合性フラグメントD（Ig-binding fragment D）を結合させたタンパク（CTA1-DD）は，経口投与により，毒性を示すことなくアジュバント効果を発揮することが報告されている[3]．また，CTやLTのBサブユニットは抗原と結合して経口投与することで，効果的な免疫応答あるいは免疫寛容を誘導する担体分子として作用することが示されている[4]．

4.4.2 粒子システム

リポゾームは疎水性と親水性を併せ持つ膜システムである．リポゾームの利点はリン脂質やコレステロールといった天然の細胞膜成分で構成されているため，臨床的に安全性が高いということである．リポゾームは細胞膜に吸収された後，その内容物を放出することができる．したがって，抗原をリポゾームに封入したり，混合して投与することにより免疫原性を高めることができる．リポゾームは経口投与により，パイエル板のM細胞に取り込まれることが報告されている[5]．しかしながら，消化管の厳しい環境のなかではリポゾームは安定性に乏しいため，経口投与に用いるためには重合リポゾームなど，改良が必要である．

ISCOM（immuno-stimulating complexes）は直径が30〜40 nmのかご状構造をもつQuil Aサポニン，コレステロールやリン脂質の複合体である．ISCOMならびにQuil Aの低毒性のフラクション（QS21）は経口アジュバントとしての効果が認められている．ISCOMは，疎水性とサポニンの働きにより抗原の細胞内への取込みを促進するものと考えられる[6]．

レクチンは消化管で安定性を示し，腸管の上皮細胞に特異的に結合することで混合あるいは複合体を形成した抗原に対するアジュバント効果を発揮する[7]．レクチンの多くは抗原性が低いが，植物由来のレクチンのなかには高い抗原性をもつものも報告されており，経口アジュバントとして用いるときに注意が必要である．また，非メチル化CpGジヌクレオチドモチーフを含むCpG DNAは経口免疫により強いアジュバント効果を発揮することが示されている[8]．〔**山本正文**〕

文献

1) P. N. Boyaka et al.: *J. Immunol.*, **170**, 454-462 , 2003.
2) M. Yamamoto et al: *Scand. J. Immunol.*, **53**, 211-217, 2001.
3) N. Lycke: *Cell. Microbiol.*, **6**, 23-32, 2004.
4) J. Holmgren et al.: *Immunol. Lett.*, **97**, 181-188, 2005.
5) N. K. Childers et al.: *Reg. Immunol.*, **3**, 8-16, 1990.
6) B. Morein et al.: *Adv. Drug. Deliv. Rev.*, **56**, 1367-1382, 2004.
7) E. C. Lavelle et al.: *J. Drug Target*, **12**, 89-95, 2004.
8) M. J. McCluskie et al.: *Vaccine*, **19**, 950-957, 2000.

4.5 栄養状態の粘膜免疫応答への影響

栄養状態が悪化すれば，ヒトにおけるすべての機能が低下し，粘膜免疫を含めた免疫応答もその例外ではない．ここでは，栄養素やその摂取経路が粘膜免疫応答に与える影響について最近の知見を含め，簡単にまとめてみたい．

高タンパク質栄養の経口摂取が，重症火傷患者の回復や感染症の予防に役立つことが1980年に報告されたことを機に，栄養状態の違いによる粘膜免疫機構への影響が注目されはじめた[1)]．つまり，栄養の経口摂取または直接腸管投与と静脈投与を比べた場合，腸内投与（経口摂取も含む）を施した腹腔内に傷害をもつ患者ほど，回復が良好で，感染症などの合併症なども軽度であった．また，腸内栄養投与において，ω-3脂肪酸，アルギニン，ヌクレオチドやグルタミン酸を添加することにより，細菌感染などの合併症が抑制できることも報告されている[1-3)]．これらの臨床実験報告は，静脈栄養投与という栄養状態が悪化した状況は，粘膜免疫応答の低下の大きな因子になることを示唆している．また，アミノ酸などの食品への添加は，免疫力を向上させる可能性が推察できる．

実際，マウスやラットにおける実験系でも，同様に栄養の摂取法やその種類が粘膜免疫応答に与える影響について報告されている．具体的には，腸管組織および細胞数，IgAおよびサイトカインレベルについて，栄養状態の違いでどのような変化が生じるか解析が行われた．静脈栄養を施した3日後には，パイエル板，腸管粘膜固有層，腸管上皮間におけるリンパ球の数が著しく低下していた．また，腸管内や気管内のIgA抗体のレベルも減少していた[2)]．これら結果を裏づけするように，腸管組織におけるIL-4とIL-10の産生が減少していた[4)]．そこで，完全静脈栄養液を経口投与したが同様の結果であった．しかし，固形飼料同様の栄養とカロリーが含まれる流動栄養の経口投与では，リンパ球やIgA抗体の減少は認められなかった．静脈栄養にみられるIgA抗体の低下は，インフルエンザウイルスや緑膿菌の罹患率や致死率を高めるだけではなく，すでに確立された特異免疫をも低下させることが報告されている[2)]．最近の研究によって，IgA抗体の低下やリンパ球の減少の原因として，MAdCAM-1の発現が低下していることが報告されており，これは，静脈栄養下におけるLTβRの発現の低下に起因することが示唆されている[2,5)]．

では，悪化した栄養状態でも，サプリメントによって免疫応答を改善できるのであろうか．グルタミン酸やアルギニンの静脈栄養への添加はパイエル板や腸管粘膜固有層におけるT細胞，B細胞の数や腸管組織におけるサイトカイン産生を維持することが明らかになっている[2,6)]．また，これらのサプリメントはIgA抗体や緑膿菌に対する免疫力を向上させるが，固形飼料の経口摂取には及ばなかった[7)]．一方，神経ペプチドの一種であるボメンシンの静脈栄養への添加は粘膜免疫応答を維持し，ウイルスや細菌感染症に対しても固形飼料の経口摂取群同様の免疫効果を示した[8,9)]．また，ボメンシンは長期の静脈栄養によるパイエル板やそのM細胞の機能低下回復にも効果がある[10)]．これらの結果は，サプリメントによる粘膜免疫応答増強効果の可能性を示唆している．事実，アルギニンをサプリメントとして添加することにより，経口ワクチンによって誘導された抗原特異的IgA抗体の上昇や，パイエル板T細胞によるTh1およびTh2型のサイトカイン産生を促進できることが明らかになっている[11)]．

ビタミンA欠乏より粘膜免疫応答が低下することは，以前より明らかにされていた[12,13)]．しかし，そのメカニズムについては近年ようやく明らかにされつつある．つまり，パイエル板に存在する樹状細胞はレチノイン酸を産生し，T細胞，B細胞上の腸管へのホーミングレセプターの発現を上昇させ，腸管粘膜固有層におけるIgA抗体産生，腸管内への分泌を促進する役割を担っている[14-16)]．したがって，ビタミンAが欠乏すれば，これら一連のIgA抗体誘導・分泌経路が阻害され，粘膜免疫応答が低下するわけである．また，最近の報告では，腸管粘膜固有層にはビタミンA

からレチノイン酸を産生する2種類の樹状細胞の存在が明らかにされており，一方は腸管の恒常性を保つTreg細胞の誘導，もう一方はIgAクラススイッチングおよびTh17細胞の誘導に深くかかわっている[17-20]．これらの報告は，粘膜免疫におけるビタミンAの重要性を強く示唆しており，粘膜ワクチンの開発や実践において常に考慮しなくてはならない． 〔藤橋浩太郎〕

文献

1) J. W. Alexander et al.：*Ann. Surg.*, **192** (4), 505–517, 1980.
2) K. A. Kudsk：*Am. J. Surg.*, **183**(4), 390–398, 2002.
3) K. A. Kudsk et al.：*J. Surg. Res.*, **31**(2), 105–110, 1981.
4) Y. Wu et al.：*Ann. Surg.*, **229**(5), 662–667；discussion 667–668, 1999.
5) K. A. Kudsk et al.：*JPEN J. Parenter. Enteral Nutr.*, **31**(6), 477–481, 2007.
6) J. Li et al.：*JPEN J. Parenter. Enteral Nutr.*, **22**(1), 31–36, 1998.
7) H. F. Shang et al.：*Clin. Nutr.*, **23**(4), 561–569, 2004.
8) R. C. DeWitt et al.：*Ann. Surg.*, **231**(1), 1–8, 2000.
9) P. Janu et al.：*Ann. Surg.*, **225**(6), 707–715；discussion 715–707, 1997.
10) Y. Fujimura et al.：*JPEN J. Parenter. Enteral Nutr.*, **31**(2), 75–85, 2007.
11) T. Kobayashi et al.：*Biosci. Biotechnol. Biochem.*, **62**(12), 2334–2340, 1998.
12) C. B. Stephensen：*Annu. Rev. Nutr.*, **21**, 167–192, 2001.
13) U. Wiedermann et al.：*Adv. Exp. Med. Biol.*, **371B**, 1629–1631, 1995.
14) M. Iwata et al.：*Immunity*, **21**(4), 527–538, 2004.
15) J. R. McGhee et al.：*Trends. Immunol.*, **28**(4), 150–153, 2007.
16) J. R. Mora et al.：*Science*, **314**(5802), 1157–1160, 2006.
17) J. L. Coombes et al.：*J. Exp. Med.*, **204**(8), 1757–1764, 2007.
18) T. L. Denning et al.：*Nat. Immunol.*, 8(10), 1086–1094, 2007.
19) D. Mucida et al.：*Science*, **317**(5835), 256–260, 2007.
20) C. M. Sun et al.：*J. Exp. Med.*, **204**(8), 1775–1785, 2007.

IV

食品免疫機能評価法

1

食品の免疫機能調節作用評価の現状

1.1　食品の免疫機能調節作用に関する研究の動向

食品あるいは食品成分（以下，食品）による免疫機能調節作用に関する研究は，近年，非常に活発になってきている．図1.1に，immunologyまたはimmunityと食品をキーワード（表1.1）として米国立医学図書館（National Library of Medicine）がインターネット上で公開しているデータベースであるPubMedを用いて，1993年から2007年の15年間に発表された論文の検索を行った結果を示した．論文数の変化は，1993年と比較して1999年までは毎年10%前後の増加率であるが，2000年以降は急激に増加しはじめ，2007年では1993年の論文数の約1.7倍（1993年4031報→2007年7035報，2008.12.4現在）の論文が1年間に発表されている．また，論文数の増加と比例してヒトに対する食品の免疫機能調節作用を評価した論文数も増加している（1993年1949報→2007年3395報）．

さらに詳しい食品の免疫機能調節作用に関する研究の動向は，日本食品免疫学会（Japanese Association for Food Immunology：JAFI）が作成し，JAFIホームページ（http://www.jafi.jp/index.html）の会員専用ページにて無料公開している食品免疫学文献データベースから読み取れる．このデータベースは，JAFI会員の協力のもと，1992年から2006年までに発表された論文に対して，表1.1のキーワードを一部変更・追加してPubMedを検索後，食品の免疫機能調節作用に関する原著論文を選別し，下記の項目を基準として作成・更新している．

（1）　評価の対象：ヒトを対象とした研究，あるいはヒト以外の動物（細胞，細菌などを含む）を対象とした研究か否か

（2）　評価項目：種々の免疫指標の変動のみ（immune function），感染症（infection），アレルギー，喘息などを含んだ過敏症（hypersensitivity），新生物（neoplasm），炎症（inflammation）

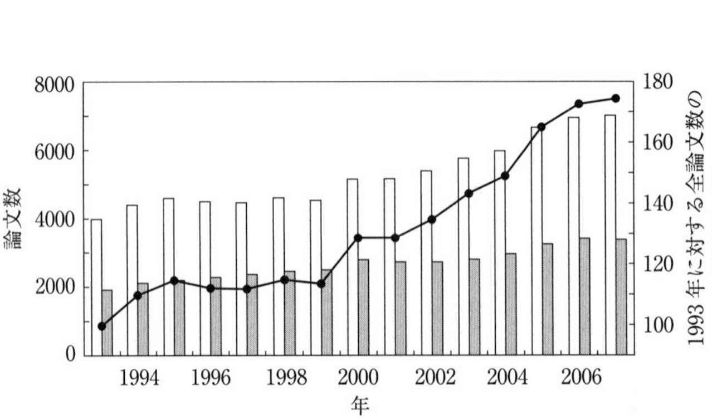

図1.1　食品と免疫機能に関する論文数の年変化
□：全論文，▒：ヒトに関する論文，―●―：1993年の論文数を100とした場合の全論文数の増加率（%）．

表 1.1　食品に関するキーワード

	キーワード
1	food and beverages
2	ascomycota OR basidiomycota OR seaweed OR yeasts
3	bifidobacteri* OR lactobacill* OR lactococc* OR streptococc* OR (lactic AND acid AND bacteria)
4	plants, edible
5	nucleic acids, nucleotides, and nucleosides AND (dietary OR nutrition)
6	(carbohydrates OR dietary proteins OR fatty acids OR amino acids) AND (dietary OR nutrition)
7	glucan OR glycan OR polysaccharides OR oligo-saccharides
8	trace elements OR minerals OR vitamins OR micro-nutrients
9	carotenoids OR flavonoids OR polyphenols OR phy-tochemicals

など，どのような機能の評価を行っているか

(3)　研究に用いた食品，研究の方法および結果などの精査

つまり，データベースはこれらの客観的情報・知見を整理・分類し作成されたものであり，定期的に更新がなされている（2008 年 12 月現在収録論文数約 2600 報）．図 1.2 に収録論文数と評価対象が食品をヒトに投与した研究（human *in vivo*）である論文数の年次変化を示した．収録論文数の変化は図 1.1 と同様の変化を示しており，2000 年以降の収録論文数は大きく増加していっているが，ここで特徴的なことは，年ごとの収録論文に対する human *in vivo* 論文数の割合が年々増加し，1992 年では 20% 程度であった human *in vivo* 論文数/収録論文数の割合が，2006 年では 45% 程度まで上昇していることである．このことは，食品の免疫機能調節作用に関する研究が進展し，動物に対する研究的な試験に加えて，2000 年以降はヒトに対する食品の免疫機能調節作用を直接的に評価し，実社会での応用性について検討する方向性が強くなってきたことを示している．

評価されている項目に関しては，収録割合に変化が認められる．まず，immune function を評価している論文数であるが，これらの論文は，収録論文の約半数近くを占めているが，近年，その収録割合は低下している（1992 年 57% → 2006 年 37%）．immune function を評価した論文についで 2 番目に多いのは，infection に関する論文であり，その収録割合は急激な変化はないがやや低下傾向である（1992 年 22% → 2006 年 14%）．また，neoplasm に関する論文割合は変化があまり認められない（1992 年 8% → 2006 年 10%）．一方，hypersensitivity，inflammation に関する論文は，それぞれ 1992 年が 4%，0% だったものが 2006 年には両者とも 13% へと大幅に増加しており，食品の免疫機能調節作用をアレルギーや炎症に対する予防，症状の改善に応用する研究が活発化してきていることが窺える．表 1.2 に研究頻度の高い評価項目（上位 5 項目）の収録割合の年次変化を示した．

次に，研究の対象となっている食品に関してであるが，食品免疫学データベース収録期間を 1992〜1996 年，1997〜2001 年，2002〜2006 年の

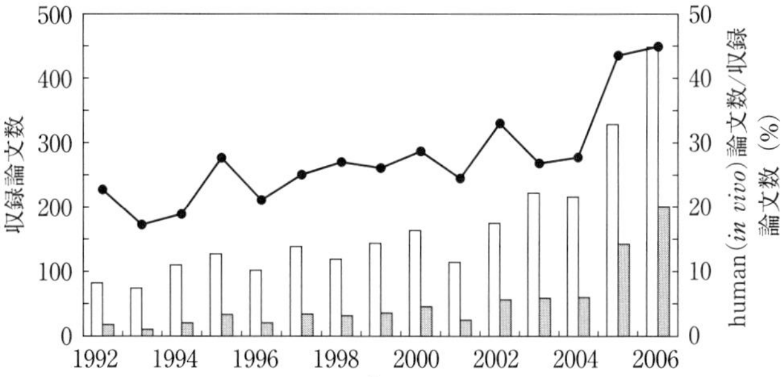

図 1.2　食品免疫学文献データベース収録論文の年次変化
□：収録論文，▒：human（*in vivo*）に関する論文，―●―：human（*in vivo*）に関する論文収録割合（%）．

表 1.2　評価項目の収録割合（%）年次変化

論文発表年	評価項目別収録割合（%）				
	immune function	infection	neoplasm	hypersensitivity	inflammation
1992	57	22	8	4	0
1993	63	19	5	3	3
1994	64	11	9	5	3
1995	56	19	7	3	0
1996	50	17	12	12	3
1997	56	22	5	2	1
1998	56	9	7	7	5
1999	57	17	5	7	6
2000	57	16	4	11	5
2001	48	16	7	12	4
2002	53	13	9	7	4
2003	44	17	6	11	9
2004	46	9	5	14	6
2005	39	15	15	10	13
2006	37	14	10	13	13

表 1.3　研究対象となっている食品の種類の収録割合(%)* の変化

食品の種類	1992 年～1996 年	1997 年～2001 年	2002 年～2006 年
アミノ酸(ペプチドを含む)	4	7	4
核酸	3	3	2
カロテノイド	1	1	2
脂質	13	15	11
卵	1	1	1
タンパク質	10	5	5
糖質	11	11	15
乳	4	5	3
乳酸菌·ビフィズス菌·発酵乳	6	13	14
ビタミン	25	19	14
ポリフェノール（フラボノイド類を含む）	1	3	5
ミネラル	7	3	7
その他	14	14	18

＊：一論文に複数の食品が用いられている場合は，それぞれの食品に関して個別にカウントした.

5 年ごとの 3 期に分けてその動向について検討した．食品を大きく 13 項目に分類し，その収録割合の変化をまとめたのが表 1.3 である．表 1.3 からわかるように多くの研究がなされている食品は，ω-3 系脂肪酸を代表とする脂質類，$\beta(1\rightarrow3)$ グルカンやオリゴ糖を含む糖質類，乳酸菌やビフィズス菌および発酵乳，ビタミン類などである．特に乳酸菌やビフィズス菌および発酵乳などは，プロバイオティクスとして注目されており，1997 年から 2006 年の 10 年間で多くの論文が発表されている（収録論文数約 300 報）．また，まだ論文数としては多くはないが，過去 5 年間でポリフェノールを研究した論文数が増加してきている．近年，プロバイオティクスやプレバイオティクスによるアレルギーの予防や症状の改善効果，ポリフェノール類による抗炎症効果などが注目されており，前述の評価項目として hypersensitivity, inflammation が増加傾向にあることと合わせて食品の免疫機能調節作用の研究の方向を考えるうえで非常に興味深い．

1.2　食品の免疫機能調節作用評価における課題

健常者の免疫機能が低下する要因として，加齢[1]やストレス[2]，栄養状態[1,3]などがあげられ，それらによる免疫機能の低下を評価するパラメーターとして遅延型過敏反応，T細胞増殖性，抗原特異的抗体反応，ナチュラルキラー（natural killer：NK）活性，食細胞貪食能，T細胞数などがよく用いられている．そして，それらのパラメーターが改善することにより，感染症の罹患リスクが低下することや[4]，QOLが改善される[5]ことなどが報告されている．しかしながら，それらのパラメーターの絶対値は，論文ごとに異なり，同一論文中でも個々人の測定ごとのバラツキが大きい場合が多い．その原因として，免疫系が内分泌系，神経系とクロストークして変動すること，ヒトの遺伝的背景や食生活を含めた生活環境の多様さ，測定者を含めた測定法の違いなどがあげられる．それゆえ，それぞれの免疫学的パラメーターがどの程度低下した場合，あるいは上昇した場合，生体にとって不利益な状態になるのか，すなわちヒトの免疫学的なパラメーターがどの範囲にあれば，健康な状態といえるのかに関しての明確な数値基準は確立されていない．たとえば，空腹時血糖値が110 mg/dl以上の場合，高血糖であるというような基準値があり，パラメーターとして理解しやすい．そこで，個人が自己の免疫機能の状態を簡便に把握できるような基準値の策定が望まれる．また，アレルギーや術後の予後の改善などにおいても同様に免疫学的パラメーターに関する基準値の策定が望まれる．さらに，種々の免疫パラメーター間の相互関係についても明らかにしていく必要があろう．

しかしながら，1.1節で述べたように，食品の免疫機能調節作用を評価する研究は非常に活発になってきており，またヒトでの評価に関しても多くの報告が行われ，「食品の摂取によりヒトの免疫機能の低下や過剰な亢進を予防・改善することは可能である」ことについて，多くの知見が蓄積されてきている．さらに，近年の免疫学，分子生物学の進歩により，種々の食品がもたらす免疫機能調節作用のメカニズムに関しても，動物を用いた試験や細胞そして分子レベルでの試験を併用することによって明らかにされつつある．今後も，引き続き最新情報収集と分析を継続的に推進することによるデータ蓄積は，食品の免疫機能調節作用をさらに明確にすることに貴重な情報を提供し，個人の食生活のなかで免疫機能の健全な維持や，症状の改善等に用いられる開発研究への貢献が期待される．　〔**山本佳弘**〕

文　献

1) B. M. Lesourd et al.：*Nutr. Rev.*, **56**, S113–125, 1998.
2) K. Janice et al.：*Psychosom. Med.*, **53**, 345–362, 1991.
3) O. A. Lotfy et al.：*J. Egypt Soc. Parasitol.*, **28**, 413–428, 1998.
4) S. Kaminogawa and M. Nanno：*Evid. Based Complement Alternat. Med.*, **1**, 241–250, 2004.
5) I. Hassan et al.：*Clin. Immunol. Immunopathol.*, **87**, 60–67, 1998.

2

動物を用いた評価

2.1 食品の免疫機能に及ぼす作用の評価

本項目は，動物を用いた食品の免疫機能性について，食品免疫学会による「食品免疫学文献データベース」[1] をもとに，食品成分の *in vivo* 評価に関するこれまでの研究を整理し，ヒトへの応用を目指した基礎としてレビューする．

2.1.1 免疫機能性研究に主として利用される実験動物種および系統とその特徴

動物実験は，医学や食品分野をはじめとするさまざまな領域の基礎研究をヒトに応用する場合，欠くことのできないステップであり，動物の尊い犠牲のもとに成り立っている．そのため，われわれ研究者は，「動物の愛護及び管理に関する法律」および「実験動物の飼養及び保管並びに苦痛の軽減に関する基準」を遵守し，所轄官庁の「動物実験等の実施に関する基本指針」および日本学術会議が策定した「動物実験の適正な実施に向けたガイドライン」にしたがって，国際的に広く普及している 3R（Replacement：動物を使用しない細胞培養などの *in vitro* 実験に置き換えること，Reduction：動物使用数を削減すること，Refinement：動物への苦痛を避け情報取得の効率化を図ること）の原則[2] を尊重しつつ，実験動物の飼養および管理ならびに動物実験を行わなければならない．動物実験廃止論も浮上するなか，より有効な代替法を検討しつつも科学の発展のためには完全に廃止することはできない．

実験動物は，種や系統により，その免疫応答性が異なるため，特徴を最大限に生かした利用法が重要となる．近年，安定した実験結果を得るためのクローン動物，特定因子の機能性研究に有用なノックアウトおよびトランスジェニック動物，さらに特定疾患をターゲットとする，疾患モデル動物など，動物実験の様式も急速に発展している．疾患モデル動物にかかわる内容は，次の 2.2 節を参照していただき，ここでは，主として免疫機能性に利用される主な動物種と系統をあげ，その特徴についてまとめる（表 2.1）.

実験動物は，遺伝的統御の違いにより，クローズドコロニー（closed colony）と近交系（inbred strain）に大別され，食品の免疫機能性研究に用いられる動物としては，その系統数の多さ（300 系統以上）および取扱いの容易さから圧倒的にマウスが多く，ついでラットの順となっている（図 2.1）．クローズドコロニーは，5 年以上，外部からの種動物の導入がなく，一定集団のみで繁殖させた動物で，マウスは ICR，ラットは Wistar，モルモットは Hartley が代表としてあげられる．近交系に比べ，繁殖力があり取扱いも容易であることから量的実験に利用されているが，遺伝的統御の違いから，近交系に比べ個体差が若干大きい．一方，近交系は，兄妹交配または親子交配（一般には兄妹交配が主流）を 20 代以上続けた動物で，個体差が小さく，再現性に優れた実験動物とされている．マウスにおける動物実験の場合，初期段階では，クローズドコロニーによる予備試験が行われ，精度を上げ，より詳細に検討する段階で近交系が利用される場合が多い．最近では，個体差や再現性の配慮から，はじめから近交系を利用する例が多い．その代表的な系統は，マウス

表 2.1 食品（飼料を含む）の免疫機能性研究に利用されている主な実験動物種・系統とその特徴

動物種	品種・系統	特 徴
マウス（クローズドコロニー）	ICR	スイス系マウスを起源とする白色マウスで，汎用系統として，毒性，薬理効果をはじめ，免疫機能性に関する幅広い分野の研究で利用
マウス（近交系）	C57BL/6	黒毛の特徴を有し，Th1 系免疫応答が優位．外因的な腫瘍誘発に抵抗性を示し，主に癌および免疫機能性研究に利用され，発生工学の胚提供用としても利用性大
	BALB/c	白色マウスで，Th2 系免疫応答が優位．免疫機能性研究やモノクローナル抗体作成に利用
	C3H/HeJ C3H/HeN	体毛は野生色で，各種腫瘍を多発し，癌および免疫機能研究に利用．C3H/HeJ は，TLR4 変異遺伝子をもち，エンドトキシンに対して抵抗性を示す．一方，C3H/HeN は感受性を示す
	DBA/2	淡褐色毛の特徴を有し，聴性発作を起こしやすく，比較的低血圧で赤血球数が多い．真菌感染や抗腫瘍性に関する研究に利用性大
	CBA	野生毛色の特徴を有し，ペニシリン耐性肺炎球菌に高感受性で，感染やアレルギーに対する免疫機能性をはじめ，皮膚炎モデルとしても利用
マウス（免疫不全）	BALB/c nu/nu	単一劣性遺伝子のホモ個体で，外見的に無毛であり，胸線がなく，T 細胞機能が欠如．免疫機能性や抗癌剤スクリーニング研究に利用性大
	SCID	ホモ個体（Scid/Scid）は，T, B 細胞機能が欠如し，細胞性および液性免疫の機能がきわめて低い．ヒトの重症複合型免疫不全症と類似の症状が認められ，免疫機能性のほか，ヒト由来細胞の移植研究にも利用性大
ラット（クローズドコロニー）	Wistar	フィラデルフィアの Wistar 研究所を起源とし，中型のアラビノラットで，学習能力に優れ，行動薬理効果，薬効および安全性試験に最適
	SD	比較的大型で発育がよく，温厚で取扱いが容易．安定性薬理試験に利用されるほか，各種病態モデルの作出にも利用性大
ラット（近交系）	F344	小型の白色ラットで長寿で取扱いが容易で，癌および免疫機能研究に適している
モルモット（クローズドコロニー）	Hartley	白色モルモットで，SPF 化され，主に気管支アレルギーに関する試験に広く利用されるほか，皮膚感性試験にも利用
モルモット（近交系）	Strain2, 13	モルモットの代表的な近交系．三毛色（黒色・茶色・白色）の特徴を有し，各種免疫応答をはじめ，感染症や腫瘍免疫の研究分野で利用
ウサギ（クローズドコロニー）	NZW	ニュージーランド白色種，性質が穏和で，生育が良好．抗体作製をはじめ，一般研究用に広く利用され，免疫機能性研究にも利用
	JW	日本白色種．大きな耳が特徴で，安全性や発熱試験に最適
ブタ	Crossbred	Landrace, Large Yorkshire, Duroc, Hampshire などから 2, 3 の交配を行うことが多い．Landrace（L）の雌と Large White（W）の雄の F1 の雌ブタ（LW）に Duroc（D）の雄を交配して得られる LWD 三元交配ブタなどがある．ワクチン研究をはじめ，各種免疫応答研究にも利用．そのほか，実験用ミニブタの開発も進められている
ヤギ	Saanen など	スイス原産の白色種で，日本の乳用ヤギはこの改良品種で占められる．性質が温厚で，ポリクローナル抗体作製をはじめ，免疫研究に利用
ヒツジ	Merino など	スペイン原産で羊毛が最高品種とされ，飼育量が多い．羊毛生産のほか，ポリクローナル抗体作成や，免疫増強関連研究に利用
ウシ	Holstein	白黒斑の体毛を有し，大型で，全牛種中乳量が最も多い
	Jersey	褐色の体毛を有し，小型で乳量は少なめだが，高脂肪率の特徴あり
ニワトリ	White Leghorn	イタリア原産の卵用種で，羽色は白色で，鶏冠は単冠で赤色．抗病性が高く，現在飼育されている主流の卵用鶏であることから，飼料成分としての食品成分の免疫機能性研究にも利用されている
	White Cornish	アメリカで作出されアジア系とイギリス系の闘鶏品種との雑種で肉用種（ブロイラー専用種）として改良された．ブロイラーは，食肉用に品種改良された孵化後 3 カ月未満のニワトリの総称で，配合飼料の割合や飼育方法がほぼ統一されており，飼育期間が比較的短く，短期間で効率よく成長する．現在は，Chunky, Arbor Acre, Cobb などの種鶏会社の商品名で呼ばれている．免疫応答と成長に与える影響にも利用

では，C57BL/6，BALB/c，C3H/He や DBA/2，ラットでは，Wistar や F344 などがあげられる．マウスでは，C57BL/6 が Th1 系免疫応答を示す傾向があるのに対して，BALB/c は Th2 系免疫応答に偏向しているなど，系統により免疫学的特徴が異なる場合がある．実験動物の種類や実験手

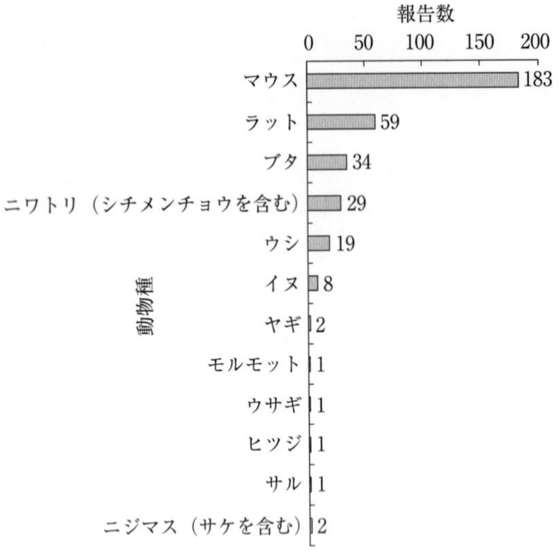

図 2.1 食品やその成分（飼料を含む）の免疫機能性研究に関する実験動物別報告数
食品免疫学会による「食品免疫学文献データベース」より，関連する *in vivo* 動物実験 340 件の報告を選抜し分析した．棒グラフの横の数字は，文献数を表す．

技に関する詳細は，1，2 級実験動物技術師用テキスト[3] を参照されたい．

動物の系統は，とりわけ，自然発生腫瘍や外因的な腫瘍誘発が少ない系統で，かつ穏和な性格が好まれる．また，あらかじめ特定の病原微生物および寄生虫をもたず，感染歴のない SPF（specific pathogen free）動物の育成により，普通（conventional）動物より精度の高い動物実験が行えるようになった．マウスのなかでも，C57BL/6，BALB/c，あるいは C3H/He は食品の免疫機能性に関する研究報告が多い．BALB/c 由来の単一劣性遺伝子のホモ個体である BALB/c *nu/nu* マウスは，胸腺がなく，T 細胞欠損状態に介する免疫機能性研究に利用されている．C3H/HeJ は，TLR4 変異遺伝子をもち，エンドトキシン抵抗性を示すことから，エンドトキシンの混入により実験結果が影響を受ける場合に有効とされ，利用価値が高い．さらに，SCID マウスのホモ個体（Scid/Scid）のように，T および B 細胞機能が欠如し，細胞性および液性免疫の機能がきわめて低く，ヒトの重症複合型免疫不全症と類似の症状が認められることから，ヒト由来細胞の移植研究などのヒトモデルの免疫関連研究に利用性が拡大している．さらにヒト型マウスの研究も活発に進んでおり，マウスでヒトの免疫機能を検討する時代がくるであろう．ラットは，Wistar を代表とするクローズドコロニーの利用性が高く，免疫と栄養生理機能との関連研究においてその報告例が多い．モルモットは，げっ歯類のなかでも，生殖生理機能の類似性から，ヒトモデルとしての応用が期待されており，主として気管支アレルギーに関する有効性試験に広く利用されるほか，皮膚感性試験にも利用されている．ウサギは，研究試薬としての抗体作製においてマウスとともに利用性の高い動物であることから，抗体産生に寄与するアジュバント活性等の食品成分による免疫増強に関する研究にも利用されている．その他，畜産産業動物である，ウシ，ブタ，ヤギ，ヒツジ，ニワトリなどは，健全な育成目的のための免疫機能性研究としての動物実験に利用されているが，抗体作製やワクチン研究をはじめ，抗菌剤低減を目指した代替因子の探索などの研究進展により，中・大動物でありながら，食品成分が及ぼす免疫機能性に関する研究においても利用が拡大している．特にブタは，臓器の類似性という観点から，ヒトモデル系として重要であると考えられ，その実用性研究が大いに期待される．

2.1.2 動物実験における食品成分の免疫機能性評価

報告された免疫機能性食品成分は膨大であり，上述した数多くの実験動物種や系統の選択を含め，免疫機能性評価における免疫学的実験手法がきわめて多岐にわたっており，組織的かつ体系的な研究展開の必要性と免疫機能評価法のコンセンサスの確立が急務の課題となった．これを受けて，日本食品免疫学会では，食品の免疫機能性に関する既報の研究成果について，文献データベースの編纂が進められている．2009 年 1 月現在，「食品免疫学文献データベース」[1] には精査された約 2600 件以上の関連文献が整理されている．本項では，本データベースを用いて検索した知見を基礎として，動物実験による免疫機能性（immune function）と免疫学的評価パラメーターをまとめ

表 2.2　*in vivo* 動物実験による食品およびその成分の免疫機能と免疫学的評価パラメーター

主な免疫機能	主な評価パラメーター
免疫賦活化作用・免疫抑制作用	脾臓，消化管粘膜，血清および糞便中における（抗原特異的）抗体産生（例として，IgA，IgG および IgM など），遅延型過敏反応，IL-1，IL-2，IL-6，IL-2 受容体，リンパ球増殖性，白血球数，抗体産生細胞数，T 細胞数，腸管上皮細胞間 T 細胞数，B 細胞数，食細胞数，NK 細胞数，補体活性，NK 細胞活性，食細胞貪食能，ライソゾーム活性，抗体依存性細胞傷害能，抗体依存的補体媒介細胞傷害能，細胞表面抗原発現，T 細胞の細胞傷害活性，リンパ球遊走活性，マクロファージ遊走活性，腹腔内滲出細胞（PEC）数，マクロファージ内酵素活性，リンパ球内酵素活性，T 細胞成熟（CD4，CD8），CD2，CD11a，CD18，CD28，CD40，CD44，CD54，CD62L，CD206. MHC クラス II，食細胞抗原提示能，リンパ組織（脾臓および腸管関連リンパ組織）発達，パターン認識受容体（TLR，NOD など）発現，インテグリン，NF-κB 活性化，p38 MAPK，MAPKAPK-2 など
免疫調節作用（Th1 系）	IFN-γ，IL-12（p35，p40），IL-18 など
免疫調節作用（Th2 系）	IL-4，IL-5 など
抗炎症作用	TNF-α，プロスタグランジン 2，ロイコトリエン C4，ロイコトリエン B4，敗血症パラメーター，iNOS，NO，MCP-1，スーパーオキシドアニオン，好中球浸潤，各種ケモカイン，NF-κB 活性化
抗感染作用	食細胞数，NK 細胞数，好中球細胞数，食細胞貪食能，NK 細胞活性，好中球活性，ライソゾーム活性，リゾチーム活性，感染細菌増殖，感染ウイルス価，IFN-γ，感染率，生存率，C3b 受容体発現，下痢頻度など
抗腫瘍活性	リンパ球増殖性，腫瘍細胞増殖性，抗腫瘍細胞傷害性，腫瘍サイズ，腫瘍転移，TNF-α，マクロファージ活性など
抗アレルギー作用	抗原特異的 IgE 抗体，IgG サブクラス（IgG1，G2，G3，G4），サイトカイン産生制御（Th1＞Th2），くしゃみ頻度，鼻腔反応スコアなど

（表 2.2），その評価法を概説する．

a.　実験動物種と免疫学的評価

動物実験による基礎的研究は，ヒト介入試験における新たな免疫学的パラメーターを模索し，ヒト評価基準への反映を見すえながら，科学的な確証や信頼性を高めていく必要性がある．現状の *in vivo* 評価においては，健康状態が正常な動物のみならず，アレルギー誘発，ウイルス・病原性細菌による感染誘発，炎症性腸疾患などの病態モデル動物（2.2 節を参照）が使用されている．一般に病態モデル動物については，操作やモデルの確立の容易さから，マウス，ラットなどのげっ歯類の利用が中心であるが，今後は，進化系統学的にヒトに近い動物種におけるデータの蓄積や，ヒト各種疾患を的確に反映した病態モデルの確立が望まれる．特に，ウイルスや病原性細菌などの感染性については，動物種によって大きく異なることから，研究上の注意が必要である．健常な動物を使用する例は，齧歯類のみならず，ブタ，ウシ，ニワトリなどの家畜における評価も多い．健常でありながら免疫機能低下の原因となる加齢やストレス，栄養状態低下に関しては動物種によって異なることが予想される．今後は，使用する実験動物の週齢の違いにおけるデータの集積や動物愛護の観点を十分に配慮したストレス負荷法，動物種ごとに異なる基礎栄養状態や腸内細菌叢の的確な把握などにも考慮する必要がある．

動物実験による *in vivo* 評価の現状について，以下に簡単に概説する．加齢に関しては，主にマウス，ラットにおいて若齢（おおむね 6～8 週齢）における実験報告が大多数を占め，乳幼児や老齢に対応したデータが乏しい．一方，ブタ，ウシおよびニワトリなどについては，健全育成の観点から，乳幼児期にあたる若齢期を対象とした研究報告が充実しているが，逆に老齢時期は乏しい．栄養状態に関しては，動物種ごとに必須栄養素について質的および量的な違いがあり，摂取させる基礎飼料からターゲットとなる栄養素を欠乏ないし過剰摂取・投与させるなどの実験条件を設定している．ストレスに関しては，食品の免疫機能性との関連に注目した動物実験モデルを用いた研究報告はきわめて少ない．特に，わが国の将来を考慮すると，加齢やストレスと食品の免疫機能性に関する研究が強く期待されることから，本分野にける的確な動物実験条件の確立や免疫学的パラメーターの設定が必要である．

抗アレルギー作用は，主にげっ歯類のOVA感作モデルによる評価が大多数を占める．ヒトにおけるアレルギー反応はⅠ型からⅣ型まで細分されているが，病態症状の強弱や時間経過により四つの型が重複あるいは連続的に発生し，アトピー性皮膚炎，花粉症，アレルギー性鼻炎，食物アレルギーなどその症状が多岐にわたっている[5]．動物実験モデルでは，主として抗原特異的IgEを免疫学的パラメーターとして評価されているが，今後は動物モデルにおける臨床症状評価パラメーターについても充実させる必要がある．また，炎症性腸疾患モデルとして，主にマウスにおいて，デキストラン硫酸ナトリウム（DSS）誘発性，2,4,6-トリニトロベンゼンスルホン酸（TNBS）誘発性あるいはオキサゾロン誘発性モデルが構築されている[6]．これらのモデルは，一部でヒトにおける炎症性腸疾患に代表される潰瘍性大腸炎やクローン病の病態と異なるとの指摘もあり，注意する必要がある．また，炎症性腸疾患は，腸内細菌叢による病態の変化が考えられることから，動物種による腸内細菌叢の違いにも配慮しなければならない．特に発酵乳製品に利用されるプロバイオティクスやイムノバイオティクスなどの有用な微生物に関しては，生体にとって有益な免疫調節作用を支持する報告が圧倒的に多いが，摂取後の宿主の腸内細菌叢との関係も深いことから，評価する動物種によっては免疫機能性の相違が認められる可能性がある．

現在，実験動物の主流となっているマウスやラットにおいては，食品免疫学の基盤ともなる医学・免疫学的情報，全ゲノム情報および遺伝子操作技術が充実しており，そのメリットはきわめて高いが，ヒトとの間の種間差が大きいことを忘れてはならない．一方で，進化系統学的によりヒトに近い動物種についての免疫学的情報は乏しく，今後の詳細な解明を通して，幅広い動物種による検討から，種間差を縮める努力も必要である．

b. 解析組織および細胞と免疫機能性評価法

食品やその成分の免疫機能性について，後述の評価パラメーターを用いた動物実験では，さまざまな食品成分の投与法や組織および細胞を用いた解析報告例がある．投与方法には，腹腔内，皮下，胃内，腸注や静脈注射による投与などがあるが，食品である以上，経口投与や通常摂取（飲食）などが望ましい．一般的に，マウスやラットにおける経口投与による全身免疫系への影響を評価するために，脾臓や胸腺を摘出する場合が多い[7]．また，局所的な腸管免疫系への影響を検討する場合は，パイエル板や腸間膜リンパ節が摘出され，免疫組織化学などの組織レベルでの解析や，細胞を調製し，培養後，後述する主な免疫学的評価パラメーターによる解析に用いられる[8]．また，屠殺が困難である場合や経時的な変動を観察する場合には，血中の抗体やサイトカイン量の測定，末梢血リンパ球数および細胞表面抗原の発現変化などの解析も行われている[9]．さらに，腸管内容物や糞便を採取し，同様に抗体量の測定を行う例もある．病原性細菌やウイルス感染モデル，腫瘍移植モデルおよびOVA感作モデルでは，食品成分の投与前あるいは投与後に病態誘発を行い，疾病に対する予防と治療効果について検討することができる．

免疫学的評価パラメーターのなかでも，抗体産生などの検討においては，主に調製した細胞培養上清や血漿・血清などをサンプルとしたELISA法が用いられる[10]．また，IgAやIgGなどの抗体産生細胞に対する特異的抗体を用いて染色し，免疫組織学的手法やフローサイトメトリー法を用いて直接細胞数や細胞種およびサブセットの割合の増減を検討することも行われている．また，サイトカイン量の測定においては，mRNAレベルでの解析では，RT-PCR法や半定量RT-PCR法が行われていたが，より正確な定量性を検討できるリアルタイムPCR法が現在主流となっている．また，タンパク質レベルでは，ELISA法，フローサイトメトリー法およびELISPOT法などにより検討されているが，簡便で市販キットの入手可能なELISA法による検討の報告例が大多数を占めている．また，分子生物学的手法や免疫学的遺伝子基礎情報の充実から，マイクロアレイ法などの網羅的な遺伝子プロファイル解析が組織および細胞レベルで行われるようになった[11]．リンパ球細胞増殖性や食細胞貪食能など，その他の免疫学的評価パラメーターに関しては，いくつか解析手法にバリエーションがあり，詳細については報告文献や市販の実験手法参考書などを参照願いたい．また，食品の有する免疫機能性について，食品成分が相互作用する免疫担当細胞以外の腸管上皮細胞などの細胞にも着目し，免疫調節機構に関係するレセプターなどの同定や細胞内シグナル伝達経路の解明など分子免疫学的な解析手法や最新の解析手法の積極的な導入により，成分・機能・機構すべてを総合的に解明することが望まれる．

c. 免疫学的評価パラメーター

免疫機能性は，免疫学的パラメーターの解析によって評価される．以下に，これまでの *in vivo* 動物実験に用いられた免疫学的評価パラメーター（表 2.2）について概説する．免疫機能低下に対する効果については，免疫機能改善作用や免疫賦活化作用に着目した，獲得免疫系および自然免疫系のパラメーターにより総合的に解析する傾向がある．具体的には，種々の免疫反応を総合的に判断できる遅延型過敏反応，（抗原特異的）抗体産生（主に，IgG，IgA，IgM など），抗体産生細胞や食細胞およびリンパ球などの免疫担当細胞数，リンパ球増殖性，NK 細胞活性，食細胞貪食能および炎症性サイトカイン・ケモカイン産生などが上昇・活性化した場合において，免疫機能増強と判断される[12]．また，その他のパラメーターとして，自然免疫系の TLR に代表されるパターン認識受容体発現上昇や，それら受容体を介する細胞内シグナル伝達活性化による判断も試みられている．一方，健常な動物を用いた実験において，免疫機能が正常であるケースでは，過剰な免疫応答を誘導するような炎症性反応や自己免疫反応として生体にマイナスの効果も考えられることから，個々の免疫学的評価パラメーターの変化の程度が重要と考えられ，免疫機能のバランスや維持などに配慮しながら評価を行うことが重要である．

疾病などによる免疫機能低下に対応する病態動物実験モデルでは，免疫学的評価パラメーターの変動が解析されている．主に，感染死亡率，腫瘍転移，腫瘍サイズ，NK 細胞活性，食細胞貪食能，免疫担当細胞数，（抗原特異的）抗体産生，遅延型過敏反応，IFN-γ などのサイトカイン産生などが評価指標となっている[13]．

アレルギーに関しては，抗原特異的 IgE を中心とする抗体産生，Th1 系サイトカイン（IFN-γ や IL-12 など），Th2 系サイトカイン（IL-4 や IL-5 など），抗炎症性サイトカイン（IL-10 や TGF-β など），好酸球および好中球数やその活性化およびマスト細胞数やその活性化など，きわめて多岐にわたる[14]．ヒトにおいては，臨床評価パラメーターがすでに設定されており，アトピー性皮膚炎には SCORAD スコア，アレルギー性鼻炎や花粉症には鼻炎症状スコアおよび抗原鼻内チャレンジテスト，気管支喘息には気管支喘息症状スコア，食物アレルギーには食物経口負荷試験などがあげられる．しなしながら，動物レベルでの臨床評価パラメーターに関する検討例は少なく，ヒト試験に対応したパラメーターの設定が必要と考えられる．

炎症性および抗炎症性や自己免疫疾患に関しては，炎症部位へのリンパ球の浸潤抑制，ケモカイン産生抑制，炎症性サイトカイン産生抑制，抗炎症性サイトカイン産生増強，プロスタグランジン 2 産生抑制，ロイコトリエン産生抑制などがあげられるが，アレルギーに比較すると免疫学的評価パラメーターが乏しい[15]．

近年，自然免疫系と獲得免疫系を中心に生体免疫システムの恒常性維持や病態にも関連した免疫機構が飛躍的なスピードで明らかになりつつある．主として，ヘルパー T 細胞に関する研究により，1 型ヘルパー T 細胞（Th1），2 型ヘルパー T 細胞（Th2）のみならず，Treg 細胞や炎症性 T 細胞（Th17）のバランスの概念が注目されている[16]．一般的に，アレルギー疾患患者では，Th1 が減少しており，Th2 や Th17 が増加傾向である．膠原病などの自己免疫疾患患者においては，Th17 が顕著に増加しており，ヘルパー T 細胞のバランスが崩壊していることがわかっている．また，癌患者においては，Treg 細胞が増加しており，癌細胞増殖を抑制するTh1やTh17の増殖が抑制されている．今後これらのT細胞に関する研究の進展により，食品免疫学において，新たな免疫学的評価パラメーターとなる可能性がある．

自然免疫系を代表するTLRなどのパターン認識受容体に関する研究も進展しており，アジュバント作用や免疫調節作用の観点から，これらのパターン認識受容体も評価指標として重要と考えられる．さらに，免疫担当細胞などの細胞内シグナル伝達経路や転写因子に関する研究もさかんに行われていることから，これまで用いられてきた免疫学的評価パラメーターのみならず，詳細な免疫機構を背景とした新規のパラメーターによる検討を含めることにより，食品の有する免疫機能について，成分や詳細な機構にまで踏み込んだ総合的な免疫評価が可能と考えられる．しかしながら，検討する免疫学的評価パラメーターと解析手法によって，免疫機能性の解釈や評価が異なる場合も十分に考えられることから，さまざまな解析手法による総合的な検討を通して，個々の免疫学的パラメーターについて精査する必要もある．

d. 食品成分の免疫機能性評価

免疫機能性を有する食品成分の詳細はⅢの応用編を参照いただき，ここでは，その概要と評価法の課題についてまとめる．

一般に，ヒトの生体恒常性維持に必須である3大栄養素（タンパク質，脂質および糖質）不足に代表される低栄養状態は，生体の免疫機能を低下させ，病原性細菌やウイルスなどの感染症の罹患や発癌のリスクを高めることから，健康維持・増進に負の効果があるとされている[4]．したがって，タンパク質，脂質あるいは糖質などの摂取による栄養状態の改善により，免疫機能を増強することを目的とした食品免疫学的研究が数多く報告されている．

食品由来タンパク質および機能性ペプチドに関する報告例としては[17]，大豆由来タンパク質や，牛乳およびヒツジ乳由来ホエータンパク質（ペプチド）による抗原特異的抗体産生増強，各種抗体産生細胞数（IgA，IgGおよびIgM）の増加，遅延型過敏反応促進およびリンパ球増殖性の活性化などがある．大豆由来タンパク質には，抗腫瘍活性も報告されている．牛乳由来ラクトフェリン（lactoferrin）またはラクトペルオキシダーゼ（lactoperoxidase）には，ヒツジにおいて，サイトカイン産生制御，血中リンパ球数の減少，血中由来T細胞増殖性の低下などの免疫応答抑制作用の報告例がある．一方，マウスを用いた研究でラクトフェリンは，パイエル板における抗体産生細胞数の増加作用やリンパ球増殖作用，遅延型過敏反応促進などの免疫調節作用を有することが報告されている．カゼイン由来リン酸化ペプチド（casein phosphopeptides）は，*Salmonella typhimurium*由来のリポ多糖経口感染モデルマウスにおいて，血清，糞便および腸組織中の抗原特異的抗体（抗リポ多糖抗体）産生を増強する作用が認められており，正常マウス脾臓細胞においても，リンパ球増殖作用およびIgA抗体産生増強作用が認められている．また，カゼイン分解産物には，マウスにおいて食細胞の貪食能を促進する効果がある．牛乳由来IgGには，マウスにおいて，マクロファージ活性化や抗原特異的抗体産生増強などの免疫調節作用が認められている．魚類由来タンパク質の発酵産物（fermented fish protein concentrate）は，食細胞貪食能の活性化や小腸粘膜固有層および気管支組織におけるIgA陽性細胞数および各種サイトカイン産生細胞数の増加などの免疫機能性が報告されている．一方，ブタを用いた抗原特異的抗体産生の評価において，低タンパク質飼料と高タンパク質飼料群に顕著な差が認められなかったとの研究もある．ウシにおける粗タンパク質強化飼料群においては，T細胞増殖性の低下やT細胞活性の減少が認められたことから，摂取するタンパク質の量のみならず，機能性を有するタンパク質の成分科学的重要性もうかがえる．

マウスを用いた食物由来タンパク質飼料と等量のアミノ酸で置換した飼料との比較により，アミノ酸摂取群において，顕著な腸管関連リンパ組織の発達の悪化や，腸管粘膜固有層細胞および腸管上皮細胞間T細胞数の減少，抗体産生能の低下，サイトカイン産生制御（Th2系サイトカイン産生増強偏向）などが認められている．上述したさまざまな食品由来タンパク質以外にも，個々のアミノ酸の免疫機能性に関する報告も多い[18]．ブタにおけるリジンによる抗原特異的抗体産生増強作用，ラットのエンドトキシンショックモデルにおけるグリシン（glycine）による TNF-α 産生抑制や生存率改善などの抗炎症作用，マウスおよびラットにおけるグルタミン（glutamine）によるパイエル板および脾臓由来リンパ球数の増加や IFN-γ，IL-2 発現増強作用などの免疫調節作用が認められている．また，マウスにおいて，L-カルニチン（carnitine）は IFN-γ および TNF-α などのサイトカイン産生を増強し，マクロファージおよび T 細胞増殖性の減少を誘導することが認められている．正常マウスにおいては，異なるアルギニン（arginine）摂取群の比較により，遅延型過敏反応性に変化が認められないとする報告がある一方で，敗血症モデルマウスを用いた研究により，アルギニン摂取群における有意なサイトカイン産生制御作用，細胞接着分子である ICAM-1 の発現上昇やミエロペルオキシダーゼ（myeloperoxidase）活性促進などの免疫調節作用が認められている．以上のことから，それぞれの免疫機能性アミノ酸には異なる作用機構が存在することが示唆され，免疫機能性評価における的確な免疫学的評価パラメーターの選択や，複数のパラメーターによる総合的な検証が重要と考えられる．

脂質については，誘導脂質に分類される各種脂肪酸（飽和脂肪酸，一価不飽和脂肪酸および多価不飽和脂肪酸など）に関する免疫機能性の検討を中心に，さまざまな食用油に関する食品免疫学的研究が報告されている[19]．高脂肪食によるマウス肥満モデルを用いた研究により，脾臓における顕著な TNF-α および IL-6 の発現減少が認められ，これらサイトカイン mRNA 量と総脂肪組織量に有意な逆相関が認められた．また，高脂肪摂取マウスの脾臓において，NK 細胞活性やリンパ球増殖性の低下が認められている．マウス肺胞性腺癌モデルでは，必須脂肪酸摂取量の低下により，肺胞性腺癌の増大が認められている．脂肪摂取量に関する研究のみならず，植物性あるいは動物性由来の食用油（大麦油，ココナッツ油，オリーブ油，紅花油，アマニ油，月見草油，エゴマ油，チョウセンマツ油，大豆油，ボリジ油，コーン油，タラ肝油，（ニシン）魚油およびラードなど）の免疫機能性が検討されている．これらの食用油は，飽和脂肪酸，一価不飽和脂肪酸および多価不飽和脂肪酸の組成が異なることから免疫機能性が異なるものと考えられる．異なる食用油を含む飼料を摂取したマウスのマクロファージにおいて，リポ多糖（LPS）刺激による TNF-α 産生は，摂取食用油中の不飽和脂肪酸量に依存し，魚油や紅花油で産生量が低く，ココナッツ油や低脂肪食で高いことが明らかになっている．また，魚油摂取マウスのマクロファージにおいて，有意な LPS 誘導プロスタグランジン 2 産生の低下が認められ，抗炎症作用との関連が指摘されている．また，魚油摂取マウスの検討により，ウイルス特異的 T 細胞の細胞傷害活性低下，樹状細胞の抗原提示活性低下および IL-10 産生低下などの免疫抑制作用が認められている．一方で，魚油摂取ラットにおいて，脾臓リンパ球における IgG および IgM など抗体産生増強を示すデータも得られており，実験動物種や免疫学的評価パラメーターにより免疫機能性の評価が異なる可能性も考えられる．さらに，大麦油摂取ラットにおいて，脾臓細胞のマイトジェン活性の低下が報告されている．不飽和脂肪酸に富んだ脂質を多く含む魚油，紅花油およびオリーブ油などは，リンパ球増殖性低下，サイトカイン産生制御，細胞表面抗原や細胞接着分子の発現低下などの免疫調節作用が報告されている．総じて，おのおのの食用油によって，免疫機能性（免疫賦活化作用，抗体産生増強作用，抗アレルギー作用，抗炎症作用，食細胞貪食能およびサイトカイン産生制御作用など）の有無や効果の程度が異なっており，各食用油中に含まれる飽和脂肪酸，一価不飽和脂肪酸および（ω-3，ω-6）多価不飽和脂肪酸組成により大きく免疫機能性が変化することが示唆される．

脂肪酸の免疫機能性については，主に ω-3 お

よび ω-6 多価不飽和脂肪酸や共役リノール酸に関する研究報告が多い．ω-3 多価不飽和脂肪酸は α-リノレン酸（linolenic acid），ドコサヘキサエン酸（docosahexaenoic acid：DHA）およびエイコサペンタエン酸（eicosapentaenoic acid：EPA）などの，ω-6 多価不飽和脂肪酸は，リノレン酸，γ-リノレン酸およびアラキドン酸（arachidonic acid）の免疫機能性に関する報告が多い．ω-3 多価不飽和脂肪酸は，主にマウスにおいて，Th1 系などのサイトカイン産生の減少，抗原提示細胞活性の低下，T 細胞数の減少，リンパ球増殖性の低下，NK 細胞活性の低下，プロスタグランジン，ロイコトリエン C4，NO および MCP-1 産生の減少，IL-2 受容体発現の減少，IgA などの抗体産生の減少などが報告されている．しかしながら，同じ ω-3 多価不飽和脂肪酸であっても，魚油由来 DHA および EPA と植物由来 α-リノレン酸には免疫機能性が異なることを示唆する報告もある．一方で，マウスにおいて，ω-3 多価不飽和脂肪酸摂取群のほうが ω-6 多価不飽和脂肪酸摂取群よりも，マクロファージによる TNF-α 分泌を亢進するという報告もある．また，子ブタへの ω-3 多価不飽和脂肪酸の経口投与試験の結果，有意に末梢血液中の単核白血球数は増加し，食細胞貪食能の活性化とリンパ球数の増加の傾向が認められている．以上のことからも，動物実験条件や免疫学的評価パラメーターの設定によって免疫機能性の評価が異なることが考えられる．ω-6 多価不飽和脂肪酸については，主に共役リノール酸に関する研究報告が多数を占める．共役リノール酸には，T 細胞増殖活性，抗原特異的抗体産生増強，サイトカイン産生制御，ライソゾーム活性の上昇，プロスタグランジン 2 産生の減少および食細胞貪食能の活性化や抗炎症作用などの免疫調節作用が明らかになっている．興味深いことに，ニワトリをモデルとした共役リノール酸の免疫機能性評価において，週齢の違いにより，共役リノール酸は，炎症促進効果と抗炎症促進効果の相反する免疫機能性を示すことから，使用する動物の週齢等にも十分に配慮する必要がある．

糖質については，多糖類に関する研究報告が多く[20]，鞭毛藻類 *Euglena gracilis* 由来の β-(1,3)-D-グルカン（glucan）や *Lactococcus lactis* subsp. *cremoris* などに代表される機能性乳酸菌由来の菌体外多糖（extracellular polysaccharides），不溶性真菌グルカンなどにおいて，食細胞貪食能，サイトカイン産生能，補体活性，細胞遊走活性およびリンパ球活性化やアジュバント活性などの免疫調節作用が報告されている．その他の食品由来の β-グルカンや，数多くの多糖（fructooligosaccharides, mannanoligosaccharides, hemicellulose, iso-malto-oligosaccharide, glucomannan, pectin, lambda-carrageenan, lentinan, levan, sizofiran, inulin, laminaran, scleroglucan, bergenan および cyclic nigerosylnigerose）や二糖（lactulose）に関しても，免疫調節作用が報告されている．また，アミノ糖類である *N*-アセチルグルコサミン（acetylglucosamine），キチン（chitin），キトサン（chitosan），コンドロイチン硫酸（chondroitin sulfate）には，遅延型過敏反応促進，抗原特異的抗体産生増強，樹状細胞数の増加，サイトカイン産生制御，T 細胞活性化，抗アレルギー作用などさまざまな免疫機能性が報告されている．また，キノコの一種であるメシマコブ由来のペプチドグリカンは，TLR2 および 4 を介してマウス樹状細胞を活性化すると同時に，抗腫瘍活性，T 細胞活性化および Th1 優位なサイトカイン産生制御作用を示すことが認められている．糖アルコールであるラクチトール（lactitol）や食物繊維（polydextrose など）に関する免疫調節作用の報告もある．

3 大栄養素以外にも，生命維持に必要不可欠な単一栄養成分であるビタミン（vitamin）類やミネラル（mineral）類などの摂取不足も，免疫機能低下の一要因として考えられており，これら微量栄養素の免疫機能性に関する研究も多い[21,22]．ビタミン類の免疫機能性については，イヌを用いた胃切除モデルにおいて，ビタミン B_{12} の大脳髄液中の IL-6 低下を改善する効果が示され，免疫系を介した中枢神経系の機能維持に有用とする報告がある．ビタミン D_3 やその誘導体には，抗腫瘍活性，抗腫瘍転移活性，アジュバント活性，抗原特異的抗体産生増強，サイトカイン産生増強およびT細胞活性化などの免疫調節作用が認められている．マウスにおいて，ビタミンM（葉酸）欠乏により，顕著なリンパ球数減少やNK細胞活性の低下が認められている．ビタミンAにおいては，主にマウスやラットを中心に抗原特異的抗体産生増強，サイトカイン産生増強，T細胞活性化およびNK細胞活性化が認められているが，実験動物種や投与量により免疫機能性が異なり効果が認められないケースもある．ビタミンCについても，さまざまな免疫学的評価パラメーター（補体活性，ライソゾーム活性，抗体産生細胞数，（抗原特異的）抗体産生，食細胞貪食能およびリンパ球増殖活性）により評価されているが，個々のパラメーターを指標にした免疫機能性の有無についても賛否両論の報告があり，動物種によってもパラメーター評価に違いが認められる．ビタミンEについても同様な傾向が認められ，実験動物種や週齢，評価対象臓器および投与量により，免疫機能性評価が異なる．総じて，ビタミン類における免疫機能性を確証するデータは蓄積されているが，実験動物種，投与量・スケジュールなどの動物実験評価法の設定や，免疫学的評価パラメーターの精査と整理が必要である．ミネラル類の単独の免疫機能性評価については限られているが，主としてセレニウム（selenium），亜鉛（zinc），カルシウム（calcium），鉄（iron），ホウ素（boron）およびナトリウム（sodium）などの免疫機能性が報告されている．

その他の食品由来活性成分として，核酸類（ヌクレオチド（nucleotide），リボヌクレオチド（RNA），アデニン（adenine），ウラシル（uracil），および，CpGオリゴヌクレオチド（oligodinucleotides），酵母リボヌクレオチド（ribonucleotides）など）におけるリンパ球増殖作用，抗体産生増強，Th1系を中心とするサイトカイン産生増強やアジュバント活性などが報告されている[23]．また，エタノールなどのアルコール類，緑茶などに含まれるポリフェノール類，イソチアン酸，フラボノール配糖体，ルテイン（lutein）などのカロテノイド類，ルテオリン（luteolin）や茶カテキン（catechin）などのフラボノイド類，大豆イソフラボンの代表であるゲニステイン（genistein）などの免疫機能性研究が行われている．食品自体の免疫機能性評価としては，ハチミツ，メシマコブ，ニガウリ，発芽玄米，ガーリック，コーヒー，ワイン，ハーブおよび牛乳などに加え，特にヨーグルトやケフィールなどに代表される発酵乳製品の研究報告が多く，さまざまな免疫調節作用が明らかになっている．

近年，乳酸菌のアレルギー低減作用が注目され，発酵乳製品に含まれる乳酸菌に代表されるプロバイオティクスおよびイムノバイオティクス（高免疫刺激性のプロバイオティクス）の菌体およびその成分の免疫機能性に関する知見が数多く報告されるようになった[24]．これら有益な微生物は主に乳酸桿菌（*Lactobacillus*）属，乳酸球菌（*Lactococcus*）属およびビフィドバクテリウム（*Bifidobacterium*）属に集中しており，主として，抗体（IgA，IgGおよびIgMなど）産生増強および抗体産生細胞数の増加，マクロファージ活性化，食細胞貪食能活性化，抗感染作用，抗原（OVAなど）特異的IgE抗体産生抑制による抗アレルギー作用，サイトカイン産生制御（Th1系サイトカイン産生増強，Th2系サイトカイン産生抑制傾向），リンパ球数増加，リンパ球細胞増殖活性化，NK細胞数の増加，NK細胞活性化，自然免疫系パターン認識受容体（TLRなど）の発現増強，アジュバント増強効果など多岐にわたる．また，これら菌体の細胞壁ペプチドグリカンおよびその酵素分解フラグメント，細胞質内画分，菌体外多糖および核酸成分などの構造解明も進展し，イムノバイオティクスの詳細な免疫調節機構の一端が解明されつつある．

以上のように，動物実験による*in vivo*評価により，食品やその生理活性成分（栄養成分）にはさまざまな免疫機能性があることが科学的に明確である．しかしながら，使用する実験動物種により免疫機能性が異なることも事実であり，ヒト評価試験につながる的確な動物実験計画（データが得られやすいなど，偏りのない実験動物種や系統の選択，食品由来成分の投与方法，投与量，投与期間など）を組み立てることにより，精度の高い動物実験を基盤とした免疫評価基準の作成と複数の免疫学的評価パラメーターからの検討が重要である．

生活習慣病予防と密接に関連する免疫機能に対する食品やその成分の有効性研究において，ヒト介入試験による評価例は必ずしも十分とはいえず，今後，動物実験により得られる最新知見を基礎としてさらにヒト試験の進展と蓄積が望まれる．とりわけ，ヒトに直接反映可能なモデル動物実験の開発を通して，動物実験の軽減に配慮しながら，その有用性を最大限に発揮させることが重要である．〔北澤春樹〕

文献

1) 日本食品免疫学会公式ホームページ（メンバーページ）．URL;https://www.jafi.jp/library/index.html
2) URL;http://altweb.jhsph.edu/publications/humane_exp/het-toc.htm
3) (社)日本実験動物協会編：実験動物の技術と応用入門編および実践編，2004.
4) 井村裕夫ほか編：神経内分泌免疫学，朝倉書店，1993.
5) S. G. Johansson et al.: *J. Allergy Clin. Immunol.*, **113**, 832-836, 2004.
6) S. Wirtz et al.: *Nat. Protc.*, **2**(3), 541-546, 2007.
7) C. Bujalance et al.: *Int. J. Food Microbiol.*, **113**(1), 28-34, 2007.
8) S. Fragou et al.: *J. Vet. Med. A. Physiol. Pathol. Clin. Med.*, **53**(7), 327-333, 2006.
9) G. Paturi et al.: *Int. J. Food Microbiol.*, **115**(1), 115-118, 2007.
10) G. S. Oh et al.: *Immunopharmacol. Immunotoxicol.*, **28**(2), 281-293, 2006.
11) S. N. Han et al.: *J. Immunol.*, **177**(9), 6052-6061, 2006.
12) Y. Yan et al.: *Int. Immunopharmacol.*, **7**(1), 29-35, 2007.
13) Y. G. Kim et al.: *Microbes Infect.*, **8**(4), 994-1005, 2006.
14) S. Oomizu et al.: *Clin. Exp. Allergy*, **36**(1), 102-110, 2006.
15) A. Kotanidou et al.: *Am. J. Respir. Crit. Care Med.*, **165**(6), 818-823, 2002.
16) 斎藤博久：アレルギーはなぜ起こるか，pp. 56-74，講談社，2008.
17) S. Brix et al.: *J. Dairy Res.*, **72**(2), 217-225, 2005.
18) C. L. Yeh et al.: *Shock*, **25**(2), 155-160, 2006.
19) Y. Shi and J. J. Pestka.: *J. Nutr. Biochem.*, **17**(10), 697-706, 2006.
20) G. Vinderola et al.: *Cytokine*, **36**(5-6), 254-260, 2006.
21) Y. I. Kim et al.: *J. Nutr.*, **132**(6), 1361-1367, 2002.
22) R. Albers et al.: *Nutrition*, **19**(11-12), 940-946, 2003.
23) Z. Linghua et al.: *Int. Immunopharmacol.*, **6**(8), 1267-1276, 2006.
24) K. A. Baken et al.: *Int. J. Food Microbiol.*, **112**(1), 8-18, 2006.

2.2 病態動物モデルにおける評価

近年，食品の機能性を用いた疾患の治療や予防への関心はますます大きくなりつつある．食品はその食経験の長さから安全性がある程度担保されており，ヒト試験は比較的実施しやすいが，それでもなお倫理的な問題や実験コントロールの困難は存在する．さらに食品のもつ穏やかな効果を効率よく検出しなくてはならないなど，薬品の効果検定とは異なる難しさがある．そのため，組織サンプルの採取なども容易である動物病態モデルの重要性は高い．

ここでは食品機能研究に使用実績のある病態モデルをあげる．糖尿病，関節炎，免疫不全，自己免疫疾患，アレルギー，慢性肝炎，腸炎，癌などで実施例が多い．

2.2.1 糖尿病

糖尿病は，耐糖能の低下による血糖値上昇によって発症する．先進諸国で患者数が増大しており，食生活の西欧化との関連が指摘されている．耐糖能の低下機序によって「I型糖尿病」「II型糖尿病」に分類される．

I型糖尿病は免疫系がインスリンを分泌する膵臓ランゲルハンス島β細胞を攻撃する自己免疫疾患である．発症には感染症などの関与が疑われており，II型に比べて体質や生活習慣との関連は低いとされる．

II型糖尿病はインスリン非依存型の生活習慣病であり，糖尿病全体の9割を占めるが，食品機能との関連研究はまだ少ない．

a. I型糖尿病モデル

β細胞に自己免疫応答が起きる突然変異動物NOD (non-obese diabetic) マウス，DP-BB (diabetes-prone biobreeding) ラットがよく用いられる．またβ細胞を特異的に傷害するアロキサンやストレプトゾトシンの投与モデルもよく用いられる．

NODマウスは雌の60～90％が20～30週齢で糖尿病を発症するが，雄は40％しか発症しない．ヒトのI型糖尿病には，MHC（主要組織適合遺伝子複合体）の強い関与が疑われているが，NODマウスでもMHCの関与は強い．またインスリンなどに応答する自己反応性T細胞が病態の進展に重要である．

血糖値，尿糖値，抗インスリン自己抗体，組織標本を用いた膵炎の発生，T細胞の応答性などで症状評価を行う[1)]．各種サイトカイン産生もよく調べられるが，症状との明確な相関は示されていない．ビタミンD類[2)]，ビタミンE[3)]，カゼイン加水分解物ベース飼料[4)]，乳酸菌[5)]，β-グルカン[10)]，魚油[3)] などがNODマウスで評価されている．

BBラットでもMHCが発症に重要とされる．体重減少，DTH応答，ConA幼若化応答，膵臓への炎症細胞の浸潤などで症状評価を行う[7)]．

食事性のω-3，ω-6多価不飽和脂肪酸[8)]，カゼイン加水分解物[9)]，発酵性食物繊維[10)]，小麦タンパクベース飼料[11)] などがBBラットで評価されている．

化学物質誘発モデルではアロキサンやストレプトゾトシン投与モデルが代表的である．腹腔注射，または静注により誘発される．SD系ラットやWistar系ラットがよく用いられる．血清インスリン値，血糖値のほか，膵臓ランゲルハンス島の組織学的観察などで病状を評価する．漢方薬[12)] などがこのモデルで評価されている．

b. II型糖尿病モデル

II型糖尿病は生活習慣病であり，肥満体質の動物がよく用いられる．Sandラット，KK-Ayマウス，Zuckerラットなどがあげられる．乳酸菌などが評価されている．

2.2.2 慢性関節リウマチ

慢性関節リウマチ (rheumatoid arthritis：RA) は，先進国人口の1％近くが罹患している自己免疫疾患である．症状は複数の関節の膨張と疼痛からはじまり，関節軟骨と骨組織の破壊変形が生じる．発症した関節には，炎症性細胞の浸潤がみられ，炎症を起こした滑膜の細胞とともに侵襲（この組織をパンヌスと呼ぶ）し，関節を破壊する．

自記関節抗原への免疫応答を誘導する動物モデルが主である．関節の主要成分であるコラーゲンを標的とするコラーゲン誘発型関節炎，結核死菌の免疫によって軟骨成分反応性T細胞を誘導するアジュバント誘発関節炎，自己応答性T細胞レセプター（TCR）遺伝子を導入したKRN/NODマウスなどが代表的である．

a. コラーゲン誘発関節炎モデル

コラーゲン誘発型関節炎（collagen-induced arthritis：CIA）はII型コラーゲンを免疫して誘発する．雌Lewisラットや Dark Agoutiラット，雄DBA/1マウスにウシII型コラーゲンをフロイント不完全アジュバントとともに，背部皮内などに免疫する．必要に応じて，フロイント不完全アジュバントやPBSとともにII型コラーゲンを腹腔に追加免役する[13]．DBA/1マウスにII型コラーゲンを完全フロイントアジュバントとともに尾部に，その後，足蹠に追加免疫する方法もある[14]．これらのモデルではヒトRA同様にパンヌス様組織による骨破壊に伴う激しい炎症がみられる．ヒトRAでもII型コラーゲン特異的免疫応答がみられ，RAの原因抗原の一つと考えられる．このモデルではT細胞よりも抗II型コラーゲン抗体が病態を形成していると考えられている．体重と肢体積，血清中抗II型コラーゲン抗体，組織標本の病理的検討などで症状の評価を行う[15]．

ビタミンD[15]，緑茶フラボノイド，グルコサミン塩酸塩，コンドロイチン硫酸ナトリウム，アスコルビン酸マンガン塩[13]，薬用キノコ由来プロテオグリカン[14]，ゼラニウム精油[16]などがこのモデルで評価されている．

b. アジュバント誘発関節炎モデル

アジュバント誘発関節炎モデル（adjuvant induced arthritis：AIA）は，結核死菌を含むフロイント完全アジュバントなどを足蹠に注射して全身性関節炎を誘発するモデルである．特にラットで感受性が高く，Wistar，Lewis，Dark Agouti系が用いられる．結核菌により誘導されるT細胞と抗体が軟骨中プロテオグリカンと交さ反応して，ヒトRA様症状を示す．患部に浸潤した好中球がラジカルを産生し，炎症を悪化させているという報告がある[17]．症状の評価は，関節部体温や足の浮腫体積，痛覚過敏，関節部・血清の炎症性サイトカイン，好中球の浸潤指標であるミエロペルオキシダーゼ活性[18]などで行う．

インドスグリ，アメリカンブルー[19]，グルコサミン硫酸塩，コンドロイチン硫酸塩[18]，スミウルシノキ[17]，ケルセチン[20]などがこのモデルで評価されている．

c. KRN/NODマウス関節炎モデル

ウシ膵臓リボヌクレアーゼ特異的なTCRトランスジェニックマウスであるKRNマウスとNODマウスを交配して作成する．KRN/NODマウスはCIAやAIAモデルと異なり，免疫感作なしにヒトRA様症状を3週齢前後から自然発症する．KRN由来TCRが自己抗原であるNOD由来MHCクラスII分子を認識して発症するが，この自己反応性T細胞の関与は病態初期のみであり，症状の進展にはB細胞が重要である．症状はくるぶしの太さ，各足の厚さ，関節の組織変化などで評価する．ビタミンEなどがこのモデルで評価されている[21]．

2.2.3 免疫不全

免疫不全とは，病原体や癌細胞のような異常細胞を排除する免疫機能が低下する疾患である．ヒト免疫不全ウイルス（HIV）感染による免疫不全症は特にAIDS（後天性免疫不全症候群）と呼ばれる．ここではエイズ動物モデル，UV照射全身免疫抑制モデルを紹介する．

a. 後天性免疫不全症候群モデル

後天性免疫不全症候群（acquired immune deficiency syndrome：AIDS）は，レンチウイルスに属するレトロウイルスにより発症し，ウイルスがヘルパーT細胞に感染し，死滅させる．その結果，患者は重度の免疫低下を発症する．霊長類のもつHIVの感染・増殖に必要な因子がげっ歯類に存在せず，HIV感染によるAIDSモデルはいまだ開発されていない．しかしマウス白血病レトロウイルス（MuLV）であるLP-BM5株はHIVと構造は大きく異なるが，C57BL系などに感染させた症状はヒトAIDSに類似し，比較的よいモデルと考えられている．症状は免疫細胞の特異的免疫応答や生存率で評価する．

ビタミンE[22]，コーンオイル食と魚油食[23]，乳酸菌[24]などがこのモデルで評価されている．

b. 紫外線（UV）誘導免疫低下モデル

紫外線（UV）照射により，腫瘍免疫が抑制されたり，感染症が増悪することなどから，UVは免疫抑制因子であることが示唆されている．UV照射マウスから他のマウスへのリンパ球移入で免疫抑制を誘導できるため，UV照射は免疫抑制性細胞を誘導すると考えられる．

UV免疫抑制の誘導にはUVB(290～320 nm)が用いられる．UV感受性は系統・雌雄差があり，マウスの選択には注意を払う必要がある．BALB/cやC3H/He系の雌6～15週齢前後がよく使用される．これらの毛を剃って皮膚を露出し，UVを照射する．ヘアレスマウスSkh：HR-1もよく用いられる．病状評価のための接触過敏症の誘導には，トリニトロクロロベンゼン（TNCB）がよく用いられる．UV照射の数日後にTNCBアセトン溶液を耳介や毛を剃った胴体皮膚に塗布し，さらに数日後にTNCBアセトン溶液を耳介に塗布，24時間後に耳介厚を測定する．

β-カロテン[25]，脂肪[30]，アロエ葉[26]，ビタミンA[31]，ルテイン[27]，グレープシードプロアントシアニジン[28]，乳酸菌[29]などがこのモデルで評価されている．

2.2.4 自己免疫疾患

自己免疫疾患とは，免疫系が自己の正常細胞・組織を攻撃する疾患である．RAや全身性エリテマトーデス（systemic lupus erythematosus：SLE）は全身性自己免疫疾患，I型糖尿病，多発性硬化症（multiple sclerosis：MS）は臓器特異的疾患である．

SLEはRAにつぐ頻度でみられるが，圧倒的に女性に多く，出産可能年齢で多くが発症する．HLAなどの遺伝因子とウイルス感染やUV曝露などの環境因子が誘因と考えられている．特徴的な蝶形紅斑のほか全身症状として発熱，易疲労感がある．ループス腎炎やCNSループスと呼ばれる中枢神経症状，RA類似の全身性関節炎が起こるが，関節破壊は起きない．

MSは，自己免疫反応により髄鞘のミエリンが破壊され，神経症状が再発・寛解を繰り返す中枢性脱髄疾患である．中枢性脱髄疾患のなかではMS患者が最も多く，罹患のピークは30歳頃であり，約80%が50歳までに発症する．男女比は女性のほうが多い．原因としては体質のほかにウイルスなどの感染が想定されている．

a. SLEモデル

代表的な疾患モデルとしてMRL/lprマウス，NZB/NZW F1マウスがある．

LG/J，AKR/J，C3H/Di，C57BL/6Jの4種類のマウスを交配して樹立したMRL系マウスからリンパ節腫脹を指標に分離されたMRL/lprマウスは，自己抗体産生，糸球体腎炎，関節炎など複数の自己免疫疾患を自然発症する．MRL/lprマウスはアポトーシス関連因子Fasを欠き，免疫細胞の異常増殖や抗体の過剰産生，抗DNA抗体の産生などが起きると考えられている．8週齢頃から体表面のリンパ節が腫脹し，16週齢頃までに軽度の関節炎が発症する．症状の評価には尿中タンパク量，リンパ節腫脹，血清中抗核抗体量，生存期間（平均22週齢前後）などを測定する．

β-カロテンとアスタキサンチン[32]，脱アセチルキチン[33]，ビタミンE[34]などが当モデルで評価されている．

NZB/BINJとNZW/LacJのF1マウスであるNZB/NZW F1のメスは，4週齢頃より血中抗二本鎖DNA抗体と高グロブリン血症が認められ，4カ月齢頃から尿中タンパク，6カ月齢程度から明確な抗DNA抗体価の上昇とループス腎炎が観察される．7カ月齢頃から急激に尿中タンパク量が増大し，10カ月齢前後に腎不全で死亡する[35]．症状の評価には，体重，尿中タンパク量，血中抗DNA抗体の発現量，および生存率が用いられる．

高脂肪食[56]，ω-3, ω-6不飽和脂肪酸，ビタミンD[36]，魚油[37]などが当モデルで評価されている．

b. MS モデル

実験的自己免疫性脳脊髄炎（experimental autoimmune encephalomyelitis：EAE）が用いられる．ラット，モルモット，マウスにミエリン構成タンパク質[38]またはプロテオリピドタンパク質[39,40]のペプチドをフロイント完全アジュバントとともに免疫して作成する．症状は免疫細胞の特異的応答を細胞増殖や IFN-γ 産生，血清中特異抗体量で評価する．

乳酸菌[41]，ビタミン D 類[38,42]，ω-6 脂肪酸，γ-リノレン酸，アルファリポ酸[39]，エピガロカテキンガレート（EGCG）[40]，ジャトバ[43]などが当モデルで評価されている．

2.2.5 アレルギー

アレルギーは，本来無害な抗原に免疫系が過剰に応答し，生体に害をもたらす過敏反応をさす．大別して，抗原接触後 30 分から 1 時間以内に発症する即時型，数時間後に発症する遅延型，慢性型がある．喘息のように，繰り返される即時型反応が組織を損傷・変成させ，慢性症状に移行する症状も多い．即時型として花粉症などのアレルギー性呼吸器炎症と食品アレルギー，遅延型として接触性過敏症，慢性型としてアトピー性皮膚炎，気管支喘息，小児喘息などがあげられる．これらの多くでは血清中の抗原特異的 IgE 抗体が増大するが，発症機序は大きく異なり，複雑である．よって適切な動物モデルと症状の評価系を選択することが重要である．

a. 受動アナフィラキシーモデル

アナフィラキシーは即時型反応で誘起される全身性疾患である．通常，実験動物へのアレルギーの安定的な誘導は困難であるため，PCA（passive cutaneous anaphylaxis）モデルがよく用いられる．あらかじめ同種個体を免疫し，採取したアレルゲン特異的 IgE を試験動物の尾静脈に一定量注射する．その後，背部皮内にアレルゲンを注射し，皮膚アナフィラキシーで漏出する血漿量を指標とする方法である．IgE を背部皮内，アレルゲンを尾静脈から注射する方法も，より少ない IgE 量で実施できるため広く用いられる[44-46]．また化学物質 compound48/80 で直接肥満細胞にヒスタミンを放出させる[45,46]，またはヒスタミンの皮内直接注射[47]によって皮膚アナフィラキシー類似反応の誘導も可能である．Balb/c，ICR マウス，SD ラットなどが用いられる．

反応はきわめて鋭敏であり，ELISA では検出できない IgE 抗体価を測定できる[44]．肥満細胞が放出するヒスタミンなどのケミカルメディエーターの働きを生体内で安定して観察できる一方で，T 細胞の活性化など通常起きる免疫応答が省略されており，免疫系全体の活性測定は不可能である．

ビタミン A[47]，ビタミン E[44]，薬用キノコ[45]，トックリイチゴ[46]などが当モデルで評価されている．

b. 能動感作モデル

IgE を誘導しやすいアラムアジュバントなどとともに動物を免疫後，抗原を皮内や静脈に投与してアナフィラキシー反応を誘導できる．特に抗原の静注は激しい全身アナフィラキシーを起こす．体温や行動水準，脾臓やリンパ節などから採取した免疫細胞の抗原特異的応答，特にアレルギーにかかわる IFN-γ，IL-4 の産生が指標として用いられる．血清中 IgE 抗体価も指標として用いられるが，症状の重さと相関しないことが多い．動物自身の免疫応答によるため，アナフィラキシー発症に至る機構全体への影響を検討できる利点がある．

魚油や大豆油，ココアバター[48]，ニンジン[49]，ビタミン E[44]などが当モデルで評価されている．

c. 食物アレルギーモデル

幼年期に多く，食物アレルゲンの摂取による即時型アレルギー反応が主症状である．原因は，幼少時の腸管の免疫バリアの発達が不十分なためと考えられているが，近年は成年でも食物アレルギーに新たに罹患するケースが年々増加している．

経口投与された抗原は通常，全身免疫応答を抗原特異的に抑制する「経口免疫寛容」を誘導するため，経口的に動物を感作して食物アレルギーモデルを作成するのは困難である．そのため，コレラトキシンなどを経口アジュバントとして使用し，食物アレルギーモデルを作製する例がある[50,51]．

また，特定の抗原に特異的なTCR遺伝子を導入したマウスはその抗原に過敏となり，適量の抗原経口投与により抗原特異的腸炎を誘導できる．症状評価にはアナフィラキシー反応以外に，血清中IgE抗体価，免疫細胞の特異抗原応答も検討される．

漢方薬[50]，蠕虫の感染[51]などが当モデルで評価されている．

d. アトピー性皮膚炎モデル

アトピー性皮膚炎（atopic dermatitis：AD）は体質であるアトピー素因に環境要因が加わって発症する慢性炎症と考えられているが，詳細は不明である，ヒトADの発症メカニズムを再現するモデル動物の作製はまだなされていないが，アトピー様症状を示す動物は存在する．代表例が松田らによってヒトADとの類似性を見いだされたNC/Ngaマウスである．NC/Ngaマウスは清浄環境から通常環境に移すと，ヒトADと同様に，高IgE血症，重篤なドライスキンと掻痒行動を伴う慢性皮膚炎を発症する．雌の発症率は低いが，雄は6週齢前後より発症し，10～12週齢にかけて重症化するとされる．しかし飼育環境による発症のばらつきが大きく，ピクリン酸塩酸塩やダニ抗原の塗布でAD様症状を安定に誘導する方法が開発されている．症状は，重症度の目視によるスコア化，血中IgEなどで評価するが，最近，松田らにより掻痒行動の定量装置も実用化されている．

ω-3脂肪酸[52]，コンニャクグルコマンナン[53]などが当モデルで評価されている．

e. アレルギー性鼻炎モデル

アレルギー性鼻炎（allergic rhinitis：AR）とは発作性・反復性のくしゃみ，鼻汁，鼻閉を主徴とする鼻粘膜における即時型アレルギーである．モデル作製にはマウスやラットに抗原をアラムアジュバントとともに腹腔免疫し，感作成立後に生理食塩水に溶解した抗原を点鼻する方法やヒスタミンを点鼻する方法が用いられる[54]．

症状の評価には鼻粘膜における血漿漏出量，くしゃみや鼻の掻痒回数，気道抵抗，血清IgEなどを測定する．

漢方薬であるシナサイカチ[54]，乳酸菌[55]などが当モデルで評価されている．

f. 喘息・気管支炎・過敏性肺炎モデル

呼吸器粘膜へのアレルゲン感作や細菌・ウイルス感染などで炎症が誘起されて発症する．急性型と慢性型両方の特徴をもち，多くの場合，急性反応が繰り返されて慢性化する．気管支喘息では気管支炎の慢性化により，気道過敏性が亢進，発作性の気道狭窄，喘鳴，咳などの症状をきたす．

Brown Nowayラット，Wistarラット，Balb/cマウスなどに抗原をアラムアジュバントとともに腹腔免疫し，抗原を長期点鼻するモデルがよく使用される．ネブライザーによる抗原の強制吸入[56]や，アラムアジュバントとともに抗原を皮内免疫し，腹腔に百日咳菌を投与した後，ネブライザーで抗原を強制吸入させる方法[57]もある．症状評価には，気管洗浄液や血液中のサイトカイン，抗原特異的抗体，好酸球数，あるいは肺への炎症細胞などの浸潤[57]，肺組織中のサイトカインmRNA，メタコリン誘発性の気道狭窄[58]などを用いる．

ビタミンA[56]，アントシアニン[59]，ビタミンD[58]，ラフィノース[57]，フコイダン[60]，乳酸菌[61]，α-トコフェロール[62]などが当モデルで評価されている．

g. アレルギー性接触過敏症モデル

接触過敏症とは，アレルゲンに経皮感作された個体の皮膚に再度アレルゲンが接触することで炎症性細胞が浸潤，集積して起こる遅延型反応である．

モデル作製にはDNFB[47,63]，オキサゾロン[64,65]，ピクリン酸塩酸塩などを皮膚に塗布する方法，OVAなどタンパク質抗原を塗布する方法[104]，抗DNP-IgE抗体を尾静脈から投与した後，DNFBを耳介に塗布する方法などがある．症状の評価は感作部位と異なる，たとえば反対側の耳介などで起炎し，耳介厚を測定して行う[63]．

ゲニステイン[64]，ビタミンD[47,63]，ビタミンB_2[65]，脂肪酸[66]などが当モデルで評価されている．

2.2.6 肝疾患

代表的な肝疾患として，急性肝炎と脂肪肝性疾患があげられる．

A型・B型肝炎ウイルス感染による急性肝炎は通常，自然治癒するがまれに劇症肝炎が発症する．アルコール性肝炎は劇症肝炎に近いケースが多い．一方，B型肝炎ウイルス感染の一部とC型肝炎ウイルス感染の多くは6カ月以上持続する慢性肝炎に進展する．ウイルス感染以外にも薬物の長期投与で発症することがある．発症の原因の少なくとも一部は自己免疫応答である．

a. 急性肝炎モデル

ウイルス感染肝炎モデルは食品機能研究にはあまり用いられず，四塩化炭素肝障害モデル[67]，ConA肝炎モデル[68,69]などが用いられる．

四塩化炭素肝障害モデルではオリーブオイルに溶解した四塩化炭素をオスのWistarラットに経口投与し，24時間後に血清中のグルタミン酸ピルビン酸トランスアミナーゼ（glutamic pyruvate transaminase：GPT）とグルタミン酸オキサロ酢酸トランスアミナーゼ（glutamic oxaloacetate transaminase：GOT）を測定して症状の指標とする．

ConAモデルは，投与されたConAに刺激された免疫細胞が産生するTNF-αなどによって誘発される．マウスに尾静脈からConAを注入し，24時間後に血清中のアラニンアミノトランスフェラーゼ（alanine aminotransferase：ALT），TNF-αや肝臓の組織破壊によって症状の評価を行う[68,69]．

アリシン[68]やEGCG[69]，ラクトフェリン[67]などがこれらのモデルで評価されている．

b. 脂肪性肝疾患モデル

脂肪性肝疾患（fatty liver disease：FLD）とは肝細胞への中性脂肪の過剰蓄積による肝障害であり，肝硬変や肝炎に進展する．FLDは，過栄養の食事習慣による非アルコール性脂肪肝（non-alcoholic fatty liver disease：NAFLD），非アルコール性脂肪性肝炎（non alcoholic Steatohepatitis：NASH），アルコールの過剰摂取によるアルコール性脂肪肝（alcoholic fatty liver disease：AFLD）とアルコール性脂肪性肝炎（alcoholic Steatohepatitis：ASH）に分けられる．

NASHはNAFLDになんらかのストレスが加わって発症すると考えられており，近年メタボリックシンドロームとの関係で注目されている．また大量かつ長期間のアルコール摂取が肝機能を破損し，中性脂肪の合成，蓄積を促進するとAFLD，ASHとなる．

ASHモデルはBALB/cマウスやSDラットなどにエタノール混入餌を長期間摂食させた後，LPSを腹腔注射し，炎症を惹起させて作成する．血中のALTとアスパラギン酸アミノトランスフェラーゼ（aspartate aminotransferase：AST）活性と肝組織の観察によって症状評価を行う．一方，NASH・NAFLDモデルは自然肥満モデルであるC57B6 ob/obマウスに高脂肪餌を投与して発症させる．肝臓重量，血清中のALT, AST, アルカリフォスファターゼ，肝臓中TNF-αで症状評価を行う[70]．

プロバイオティクスの抗NASH効果の検討が行われている[70]．

2.2.7 炎症性腸疾患

炎症性腸疾患（inflammatory bowel disease：IBD）とは非アレルギー性の腸炎であり，潰瘍性大腸炎（ulcerative colitis：UC）とクローン病（Crohn's disease：CD）を含む．両者ともほとんどの場合，15〜30歳までの若年層において発症する．先進国の罹患数は近年増加傾向にある．

UCは粘血便，下痢，腹痛，発熱などの症状の再燃と寛解を繰り返す慢性疾患であり，炎症は大腸全体に連続的に広がるが，小腸には及ばない．大腸粘膜上皮，特に杯細胞を標的とした自己免疫疾患の様相を呈し，粘膜固有層は強い慢性炎症を示すが，症状はほとんど粘膜に限局される．

一方，CDはUCと異なり消化管全域・全層に非連続性の炎症および潰瘍が生じる．腹痛，激しい下痢，体重減少や発熱，全身倦怠感，吐血，血便，それに伴う貧血などが代表的症状である．特に欧米先進国に患者が多く，先天的な免疫系の異常と欧米的な食生活などの環境因子が発症に関係すると考えられている．

IBDモデルはデキストラン硫酸ナトリウム（dextran sodium sulfate：DSS）やトリニトロベンゼンスルホン酸（trinitrobenzene sulfonic acid：TNBS）などの投与で誘導するもの，遺伝子改変動物の自然発症によるものなどがある．体重減少，直腸出血，便の堅さ，色，潜血，糞便中ミエロペルオキシダーゼ（MPO），腸の全長などで症状評価を行う．DSSは経口，TNBSは経腸でマウス，ラットなどに投与する．投与量の調節で急性モデル[71-73]，慢性モデルを作製できる．

ラクトフェリン[71]，大腸菌[72]，乳酸菌[75]，フコイダン[74]などが当モデルで評価されている．また，多くの免疫不全マウスで腸炎が自然発症するが，代表的な抑制性サイトカインであるIL-10の欠損マウスがよく用いられている[76,77]．無菌化すると発症が抑制されるため，腸内細菌が強く発症に関与すると考えられている．また，ヒトにおいて関節炎や大腸炎と関連するHLA-B27遺伝子を導入したマウスも，近年よく使用されるようになっている[73]．

合成フラボノイド[73]，乳酸菌[77]，ビタミンD[76]などが当モデルで評価されている．

2.2.8 癌

多くの癌において食生活習慣との関連性が検討され，動物モデルも多種類使われている．癌のモデルは大別して，UV照射による皮膚癌発症モデル，化学物質による発癌誘発，癌細胞移植，突然変異モデルなどがあり，評価は発生した癌，もしくは癌様新生物の個数，癌マーカー，発症率，生存率などで行う．

UV照射モデルは先述したUV免疫抑制による皮膚癌発症を利用し，動物や誘発条件はUV誘導免疫不全とほぼ同じである．

α-酢酸トコフェロールの皮膚塗布[78]，ニコチン酸アミド[79]，ナイアシン[80]，EGCG[81]などが当モデルで評価されている．

変異原性を有する化学物質であるアゾキシメタン（AOM）[82]，1,2-ジメチルヒドラジン（DMH）[84,85]は腹腔や皮下への注射で大腸癌や前癌病変である異型陰窩巣（aberrant crypt foci：ACF）を誘発する．*N*-ニトロソメチルベンジルアミン（NMBzA）[86]は経口投与で食道癌，4-ニトロキノリン1-オキシド（4-NQO）[87]は経口投与で口腔癌を誘発する．またイニシエーターとしてペルオキシナイトライト（PAN），プロモーターとして12-*O*-テトラデカノイルホルバル-13-アセテート（TPA）を用いるマウス皮膚癌モデルも使用される．突然変異モデルでは細胞増殖関連因子の変異により結腸などに自然発癌するC57BL6/J-Min/$^{+}$がよく知られている．

GABA[82]，乳酸菌[83]，ビタミンE[86]，ヨーグルト[84]，オリーブオイル[85]，ニンニク[87]などがこれらのモデルで評価されている．

また癌細胞株移植による担癌モデルも多く用いられている．なかでもマウス由来癌細胞Sarcoma-180（S-180）の腹腔内移植モデルがよく用いられる．乳酸菌[88]，ケフィア菌[89]，アガリクス[90]などがこのモデルで評価されている．また，ほかにLewis肺癌，B16.F10 melanoma，Meth Aなどの癌細胞がモデル作成によく用いられる．

〔後藤真生〕

文献

1) S. Schmid et al.：*Clin. Immunol.*, **111**(1), 108-118, 2004.
2) S. Sandler et al.：*Immunol. Lett.*, **41**(1), 73-77, 1994.
3) A. R. Hayward et al.：*J. Lab. Clin. Med.*, **119**(5), 503-507, 1992.
4) W. Karges et al.：*Diabetes*, **46**(4), 557-564, 1997.
5) T. Matsuzaki et al.：*Apmis.*, **105**(8), 643-649, 1997.
6) K. Kida et al.：*J. Pediatr. Endocrinol. Metab.*, **11** Suppl 2, 327-333, 1998.
7) F. W. Scott et al.：*Diabetes*, **51**(1), 73-78, 2002.
8) R. Kleemann et al.：*J. Autoimmun.*, **11**(1), 97-103, 1998.
9) J. Visser et al.：*Metabolism*, **52**(3), 333-337, 2003.
10) R. Stillie et al.：*Br. J. Nutr.*, **93**(5), 645-653, 2005.
11) H. Chakir et al.：*Diabetologia*, **48**(8), 1576-1584, 2005.
12) Q. Xiangyang et al.：*Mol. Nutr. Food Res.*, **50**(8), 732-738, 2006.
13) J. Beren et al.：*Exp. Biol. Med (Maywood).*, **226**(2), 144-151, 2001.

14) G. Y. Kim et al.：*Biol. Pharm. Bull.*, **26**(6), 823-831, 2003.
15) M. Tsuji et al.：*FEBS Lett.*, **337**(3), 248-250, 1994.
16) N. Maruyama et al.：*Mediators Inflamm.*, **2006**(3), 62537, 2006.
17) V. R. Ramprasath et al.：*Cell Biochem. Funct.*, **24**(4), 333-340, 2006.
18) M. M. Chou et al.：*Exp. Biol. Med (Maywood)*., **230**(4), 255-262, 2005.
19) L. Ganju et al.：*Biomed. Pharmacother.*, **57**(7), 296-300, 2003.
20) M. Mamani-Matsuda et al.：*Biochem. Pharmacol.*, **72**(10), 1304-1310, 2006.
21) M. De Bandt et al.：*Arthritis Rheum.*, **46**(2), 522-532, 2002.
22) Y. Wang et al.：*Immunopharmacology*, **29**(3), 225-233, 1995.
23) S. Xi et al.：*J. Lipid. Res.*, **39**(8), 1677-1687, 1998.
24) J. I. Alak et al.：*Cell. Mol. Biol (Noisy-le-grand)*., **45**(6), 855-863, 1999.
25) F. P. Noonan et al.：*Clin. Exp. Immunol.*, **103**(1), 54-60, 1996.
26) F. M. Strickland et al.：*Photochem. Photobiol.*, **69**(2), 141-147, 1999.
27) E. H. Lee et al.：*J. Invest. Dermatol.*, **122**(2), 510-517, 2004.
28) S. D. Sharma and S. K. Katiyar：*Carcinogenesis*, **27**(1), 95-102, 2006.
29) A. Gueniche et al.：*Eur. J. Dermatol.*, **16**(5), 511-517, 2006.
30) R. M. Moison, and G. M. Beijersbergen Van Henegouwen：*Radiat. Res.*, **156**(1), 36-44, 2001.
31) D. M. Sailstad et al.：*Photochem. Photobiol.*, **72**(6), 766-771, 2000.
32) Y. Tomita et al.：*Autoimmunity*, **16**(2), 95-102, 1993.
33) Y. Horiuchi et al.：*J. Dermatol.*, **24**(1), 63-65, 1997.
34) B. J. Weimann and D. Hermann：*Int. J. Vitam. Nutr. Res.*, **69**(4), 255-261, 1999.
35) B. F. Lin et al.：*Br. J. Nutr.*, **75**(5), 711-722, 1996.
36) M. W. Vaisberg et al.：*J. Clin. Lab. Anal.*, **14**(3), 91-96, 2000.
37) W. M. Wu et al.：*J. Microbiol. Immunol. Infect.*, **34**(1), 41-49, 2001.
38) K. M. Spach et al.：*J. Immunol.*, **177**(9), 6030-6037, 2006.
39) G. H. Marracci et al.：*J. Neuroimmunol.*, **131**(1-2), 104-114, 2002.
40) O. Aktas et al.：*J. Immunol.*, **173**(9), 5794-5800, 2004.
41) C. B. Maassen et al.：*Vet Q*, **20**(Suppl 3), S81-83, 1998.
42) E. van Etten et al.：*J. Steroid. Biochem. Mol. Biol.*, **103**(3-5), 546-551, 2007.
43) M. Miyake et al.：*J. Immunol.*, **176**(10), 5797-5804, 2006.
44) N. Bando et al.：*Biosci. Biotechnol. Biochem.*, **67**(10), 2176-2182, 2003.
45) Y. H. Choi et al.：*Biol. Pharm. Bull.*, **29**(7), 1366-1371, 2006.
46) T. Y. Shin et al.：*Phytother. Res.*, **16**(6), 508-513, 2002.
47) U. Wiedermann et al.：*Scand. J. Immunol.*, **44**(6), 578-584, 1996.
48) C. K. Miyasaka et al.：*Gen. Pharmacol.*, **32**(5), 597-602, 1999.
49) H. Akiyama et al.：*Biol. Pharm. Bull.*, **22**(6), 551-555, 1999.
50) X. M. Li et al.：*J. Allergy Clin. Immunol.*, **108**(4), 639-646, 2001.
51) M. E. Bashir et al.：*J. Immunol.*, **169**(6), 3284-3292, 2002.
52) R. Suzuki et al.：*Prostaglandins Leukot. Essent. Fatty Acids*, **66**(4), 435-440, 2002.
53) N. Onishi et al.：*Int. Arch. Allergy Immunol.*, **136**(3), 258-265, 2005.
54) L. J. Fu et al.：*Biol. Pharm. Bull.*, **26**(7), 974-977, 2003.
55) A. Repa et al.：*Vaccine*, **22**(1), 87-95, 2003.
56) D. Shoseyov et al.：*Chest.*, **122**(4), 1407-1411, 2002.
57) H. Watanabe et al.：*Br. J. Nutr*, **92**(2), 247-255, 2004.
58) A. Wittke et al.：*J. Immunol.*, **173**(5), 3432-3436, 2004.
59) A. Rossi et al.：*Free Radic. Res.*, **37**(8), 891-900, 2003.
60) H. Maruyama et al.：*Int. Arch. Allergy Immunol.*, **137**(4), 289-294, 2005.
61) C. Wu et al.：*Int. Immunopharmacol.*, **6**(4), 610-615, 2006.
62) J. Suchankova et al.：*Respirology*, **11**(4), 414-421, 2006.
63) S. Yang et al.：*Arch. Biochem. Biophys.*, **303**(1), 98-106, 1993.
64) M. Verdrengh et al.：*Inflamm. Res.*, **52**(8), 341-346, 2003.
65) M. Verdrengh and A. Tarkowski：*Inflamm. Res.*, **54**(9), 390-393, 2005.
66) M. Korotkova et al.：*Clin. Exp. Immunol.*, **137**(2), 237-244, 2004.
67) A. Ishikado et al.：*Biol. Pharm. Bull.*, **28**(9), 1717-1721, 2005.
68) R. Bruck et al.：*Liver Int.*, **25**(3), 613-621, 2005.
69) Y. Wang et al.：*Clin. Exp. Immunol.*, **145**(3), 485-492, 2006.
70) Z. Li et al.：*Hepatology*, **37**(2), 343-350, 2003.
71) L. A. Haversen et al.：*Scand. J. Immunol.*, **57**(1),

2-10, 2003.
72) M. Schultz et al.：*Clin. Diagn. Lab. Immunol.*, **11**(2), 372-378, 2004.
73) Y. S. Kim et al.：*Arch. Pharm. Res.*, **22**(4), 354-360, 1999.
74) S. Matsumoto et al.：*Clin. Exp. Immunol.*, **136**(3), 432-439, 2004.
75) L. Steidler et al.：*Science*, **289**(5483), 1352-1355, 2000.
76) Y. Zhu et al.：*Eur. J. Immunol.*, **35**(1), 217-224, 2005.
77) B. Sheil et al.：*Clin. Exp. Immunol.*, **144**(2), 273-280, 2006.
78) H. L. Gensler et al.：*Nutr. Cancer*, **26**(2), 183-191, 1996.
79) H. L. Gensler：*Nutr. Cancer*, **29**(2), 157-162, 1997.
80) H. L. Gensler et al.：*Nutr. Cancer*, **34**(1), 36-41, 1999.
81) A. Mittal et al.：*Neoplasia*, **5**(6), 555-565, 2003.
82) K. Kawabata et al.：*Carcinogenesis*, **20**(11), 2109-2115, 1999.
83) K. Yamazaki et al.：*Oncol. Rep.*, **7**(5), 977-982, 2000.
84) G. Perdigon et al.：*J. Dairy Res.*, **65**(1), 129-138, 1998.
85) G. Kossoy et al.：*Oncol. Rep.*, **8**(5), 1045-1049, 2001.
86) O. E. Odeleye et al.：*Carcinogenesis*, **13**(10), 1811-1816, 1992.
87) Z. Tang et al.：*Hunan Yi Ke Da Xue Xue Bao*, **22**(3), 246-248, 1997.
88) Y. K. Rhee et al.：*Arch. Pharm. Res.*, **23**(5), 482-487, 2000.
89) J. R. Liu et al.：*Nutr. Cancer*, **44**(2), 183-187, 2002.
90) Y. L. Lee et al.：*Exp. Anim.*, **52**(5), 371-375, 2003.

3

人における評価

3.1 総　　論

先進国のなかでは国民の平均寿命が最も長い日本ではあるが，その長寿の背景にはさまざまな要因があげられている．とりわけ，わが国における和食という食文化は，日本人の長寿に大きく貢献してきたといわれており，世界的にも長寿食として日本食は大きなブームとなっている．

ところで，保健機能という食のもつ第三の機能に，世界に先駆けて注目したのが日本である．日本が提唱した「機能性食品」という言葉とともに食品の生体調節機能に関する研究はまたたく間に世界に広がり，いままでに数多くの食品成分の有効性が科学的に明らかにされてきた．

厚生労働省もわが国の食生活を詳細に分析し，国民の健康を維持増進する食品を精査するとともに，その結果得られた科学的根拠に基づいて健康に有用な食品を公式に認可するために，特定保健用食品制度および保健機能食品制度を施行させている．本制度は世界に先駆けてわが国が開始した制度であり，また有意義かつ画期的なものであり食品科学および健康科学の観点からみて，保健機能食品に認可されている表示は，科学的に裏づけられていると同時に消費者が容易に理解できるものとなっている．

日本においてもすでにさまざまな病態を標的に機能性食品は開発されており，多くの商品が特定保健用食品や保健機能食品として世に出回っている状態である．しかしながら，機能性食品と医薬品とを比較した場合，食品成分は医薬品と比べ実際の摂取には単一の成分として摂取されることはほとんどないため，また生体内での代謝・分解を受けやすいため，その効能の評価については困難な点が多い．また医薬品と異なり合成が困難な複雑な成分も利用可能であるが，効果を増すために化学修飾することが困難であり，最終的にヒトで効果がなければ利用は不可能になる．そのため，早期にかつ的確にヒトでの効果を評価しなければ，膨大な *in vitro* および動物実験の研究がすべて無駄になる可能性がある．

ここでは，ヒトにおける食品の調節機能のうち特に免疫能に関する評価方法確立の取組みについて紹介する．

3.1.1　食品のもつ免疫調節作用

生体には，異物抗原，病原性微生物，癌細胞などに対するさまざまな防御機構が備わっているが，このような防御機構のなかで最も主要な機構として免疫系があげられる．免疫機能は加齢に伴って低下し，その結果，癌や感染症に罹りやすくなることが知られている．実際，わが国では高齢化に伴い，癌患者の数や癌による死亡率が増加しており，また感染症による死亡は若齢者に比べて高齢者で急増している．

一方で，生体の免疫系が，正常よりも過度にあるいは不適当に過敏な反応を示すことがある．たとえば，感染防御や異物の排除という本来の免疫系の機能を超えて，本来，排除する必要のない抗原に過剰に反応し障害を引き起こすと，花粉症，アトピー，喘息などのアレルギーを発症する．事実，アレルギ一患者の数は年々増加しており，大きな社会問題ともなっている．

ところで，前述のように，生体の免疫機能は，加齢，ストレス，喫煙により影響を受けるが，摂取する食品によっても変化することが知られている．このことは，食品の摂取を通じて免疫機能を個々人の状態に合わせて調節できれば，生体の免疫機能の低下や過剰な亢進を予防でき，生活の質の低下を防ぐことが可能になることを示唆している．言い換えると，食品による免疫機能の調節や回復作用についての確かな情報をなんらかの方法で食品に表示することが可能になれば，それらの表示がなされた食品を摂取することにより，癌，感染症，アレルギーなどの免疫機能の低下や不調によって起こる疾患をある程度予防・軽減できることが期待されるわけである．

癌，感染症，アレルギーのような免疫機能の低下や不調を原因とした疾患が年々増加していることを考えると，食品の生体調節機能のなかで免疫調節機能の研究は最も重要な課題の一つであると考えられるのである．

食品は実にさまざまな機能性を有しているが，とりわけ免疫調節機能は重要な機能として注目され，国内外の学会・産業界の研究の進展はもとより人々の関心も日々高まってきている．しかしながら，食品の免疫調節機能に関する情報は溢れているものの，これらの情報には，検証が十分ではなく科学的根拠の乏しいものも少なくなく，また食品による免疫調節機能については組織的な研究も行われていないのが現状である．このような状況下で，食品免疫に関する研究に取り組んでいる産官学の有志の研究者が，食品のもつ免疫調節機能の体系化・評価方法の確立を目的として，2001年10月に食品免疫学研究会が設立され，現在では日本食品免疫学会として，世界に先駆けて，これまでに各国で行われた食品の免疫調節機能に関する最新の研究成果の科学的体系化をはかり，その評価方法と評価基準をまとめてきた．

今日では，その体系化作業を通して「食品にはヒトの免疫機能を増強，向上させる調節性の成分が含まれていること」「適切な免疫学的指標を選択し評価することで，食品のもつ免疫調節機能に関する効果を検証することは可能であること」という事実が明らかとなりつつある．

3.1.2　食品の免疫調節機能評価基準の作成

前述の背景のように，癌，感染症，アレルギーのような免疫機能の低下や不調を原因とした疾患が年々増加していることを考えると，質の高い生活の実現には食品による免疫調節作用が必要となる．そのためにも，食品の生体調節機能のなかで免疫調節機能の研究は最も重要な課題の一つであり，またその成果が期待される．さらに，この食品免疫学の進歩とともに，食品による免疫機能の回復が保健表示として食品に表示することが認可され，多くの国民がその表示を通じて食生活を設計することができるならば，生体の免疫機能低下に基づく身体状態の不調を回避することも可能になると考えられる．

食品の免疫調節作用をヒトにおいて期待し応用するには，食品のもつ機能性を科学的に証明し，かつヒトにおける有効性を明らかにしなければならない．したがって，ヒトにおける食品の免疫調節機能評価基準を作成することが，求められるようになったわけである．

このような経過を経て日本食品免疫学会の前身である食品免疫学研究会では，世界最大の学術雑誌データバンクであるMedlineから，1992年から2002年までの11年間に発表された食品の免疫調節作用に関する研究論文1300件以上を選抜し，これらの論文のなかからヒトでの介入試験の論文を中心に内容を整理・体系化し，最終的に免疫調節機能の評価方法（評価基準）を明らかにした(IV.1章参照)．さらにその後，Medlineに登録されている2003年と2004年に発表された論文約400件を加え，それらの内容を精査したうえで改訂も行っている．

具体的には，それぞれの文献を，評価対象の被験者が健常である場合あるいは疾病を有している場合に分類し，さらに被験者が疾病を有している場合については免疫機能が正常より低下しているか，あるいは亢進しているか，という観点から，評価に用いた免疫学的指標や評価基準を整理した．また，文献リストをつけて，科学的根拠のもとになる文献に遡ることができるようにしている.

全文献の研究内容を精読したうえで，それぞれの文献を，評価対象が健常であるか病態であるかまた病態である場合評価対象の免疫機能は正常より低下しているか異常に亢進しているか，に着目して，(ア) 免疫機能が低下した健常人を対象に評価した試験，(イ) アレルギー患者を対象に評価した試験，(ウ) 癌患者の術後の回復や感染リスクに及ぼす影響で評価した試験，に分類している.

日本食品免疫学会におけるこのような取組みの目的とするところは，科学的根拠に基づいて，免疫系がかかわる疾患を予防・軽減すると期待される食品の機能を評価する方法の確立にある．当然そのためには，さらなる基礎・臨床試験などで得られる科学的なデータが必要である．近年の食品の免疫調節機能に関する基礎的・臨床的研究の発展を考えると，近い将来，信憑性のある科学的データに基づいて食品の免疫調節機能の評価基準が明確になると確信している.

日本食品免疫学会では，これまで研究委員会を中心に食品の免疫調節作用に関する文献データベースを作成し，ヒトの免疫機能を評価するパラメーターとしてどのようなものがあるかを検討してきた．これらの作業において，食品の免疫調節作用に関する以下のことが科学的根拠をもって明確となった.

(1) 食品には免疫調節作用を有する成分があり，それらを摂取することにより生体の免疫機能が調節され，ヒトに有益な効果がある.

(2) 食品の免疫調節作用は，種々の評価パラメーターを用いることにより評価が可能である.

また現時点では，ヒトにおける免疫能を評価するに当たり，①遅延型過敏反応，② T 細胞増殖性，③抗原特異的抗体産生，④ T 細胞数，⑤ NK 活性，⑥食細胞貪食能，の 6 項目を免疫学的評価パラメーターとして選抜している.

被験者別評価項目の詳細については，次節にゆずるが，日本食品免疫学会としては，食品の免疫調節作用を明確にして実用に役立てるために，今後もデータベースを更新しながら定期的に評価基準の見直しを行っていきたいと考えている.

〔市 川　寛〕

3.2　健常者における評価

食品あるいはその機能性成分の摂取によるヒト免疫機能の調節に関する研究の進歩は著しいものがあり，多くの食品成分の機能性が科学的に明らかにされてきた．厚生労働省の定義する「特定保健用食品」とは，「からだの生理学的機能などに影響を与える保健機能成分を含む食品で，血圧，血中のコレステロールなどを正常に保つことを助けたり，おなかの調子を整えるのに役立つなどの特定の保健の用途に資する旨を表示するもの」とされている．2009年1月21日現在831品目が指定されているが，残念ながら，健常者の免疫能亢進や免疫関連疾患の高危険群に対するリスク低減作用など，免疫関連の特定保健用食品はない．2004年日本食品免疫学会（Japanese Association for Food Immunology：JAFI）が設立され，本邦においても食品による免疫制御はいよいよ現実味を帯びた研究分野となりつつある．食品の免疫調節作用は一般的に，いわゆる健常人，疾病などによる免疫機能低下，アレルギー症状のリスクを有する者の3群に分類して考えることができる．ここでは，健常人に対する免疫機能評価に焦点を当て，解説する．

3.2.1　免疫機能が低下した健常者に対する評価

近年，多くの機能性食品因子の研究はヒト臨床試験が重要視され，特にアレルギー予防などの分野で食品因子を投与した結果，疾病の発症が抑制されたとする報告が相次いでいる．しかし，アレルギーをはじめとする免疫学はいまだにその全容を解明できておらず，いわゆる「使った，治った，効いた」の「三た論法」では，食品免疫研究の前途はない．免疫学の進歩に合わせた指標をバイオマーカーとして免疫調節食品の評価手法として取り入れ，より科学的な評価法を確立していくことが急務である．また，ヒト末梢血から特異的表面マーカーにより細胞を分離し，食品成分による細胞機能への影響をみる手法がよく用いられるが，問題点も多いため注意すべきである．多くの食品成分が生体内では分解，代謝，抱合され吸収，分布していくことを考えると，*in vitro* 細胞実験の成績だけでは機能性の解明にほど遠い．特に，腸内細菌との相互作用，小腸粘膜上皮での抱合反応，肝臓における代謝，さらには活性体の作用する標的細胞での受容体など食品機能性を研究するうえで多くの重要なステップを常に考慮しておく必要がある．

一般的に，食品免疫調節作用を評価する場合，獲得免疫系に関与する指標である，①遅延型過敏反応，②抗原特異的抗体産生，③T細胞増殖性，④T細胞数と，自然免疫系に関与する指標である⑤NK活性，⑥食細胞貪食能，などが健常人や乳幼児に関する指標として使用されることが多い．これらの指標は，食品の免疫調節作用を評価したヒト摂取試験において，複数の研究によってその変動が確認されたものである．また，これらの指標は，ヒトが食品を摂取することにより，体内の種々の免疫機構が変動した結果を表すものである．それゆえ，これらは食品による免疫調節作用の評価方法として，上記指標の測定は意味のある項目であると考えられる．

獲得免疫系の指標に対する効果が多数報告されている食品・食品成分は，たとえば，ビタミン，ミネラル，アミノ酸・タンパク質，糖質，脂質などであり，自然免疫系の指標の上昇効果が多数報告されているものは，たとえば，乳酸菌，発酵乳などである．

①遅延型過敏反応：　抗原と特異的に反応する感作T細胞によって起こる組織傷害で，多くはT細胞の産生するリンホカイン（またはサイトカイン）が関与する．他のアレルギー反応がすべて液性免疫であるのに対し，遅延型過敏反応によるⅣ型アレルギーだけは細胞性免疫がかかわる．日本人の場合にはたいていの人が結核菌による感染あるいはワクチン接種で結核菌に対する感作が成立している．したがって，ツベルクリン反応（PPD皮内注射）によりその機能検査が実施される．カンジダのような真菌などによる感作も普通にみら

れるもので，この抗原に対する遅延型過敏反応によってもその人のT細胞による免疫能を評価することができる．T細胞の反応がみられないなど，免疫能が低下している状態をアナジー（anergy）という．

②抗原特異的抗体産生：　ある種の食品やその機能性成分を摂取することにより抗原特異的な抗体産生を亢進させる可能性がある．免疫能の低下した高齢者に対して，破傷風ワクチン投与時にデヒドロエピアンドロステロン硫酸塩（dehydroepiandrosterone sulfate：DHEAS）を経口摂取した結果，抗体価の上昇した人数の割合に差はなかったが，赤血球凝集抑制反応（HAI）はDHEAS群で亢進している傾向を認めたとされる[1]．インフルエンザワクチン，狂犬病ワクチンなどに対する抗体価での食品機能性が評価されていることが多い．

③，④T細胞増殖性，T細胞数：　T細胞の増殖性や末梢血での数の増加により免疫能の亢進を間接的に評価するものである．食品やその成分を摂取した多くの試験では，それらは変化しないとするものが多い．最近，野菜やフルーツの乾燥粉末（FVJC）の摂取により，$\gamma\delta$T細胞が30%増加し，抗酸化活性（ORAC）が50%増加，リンパ球をホルボールミリスチン酸アセテート刺激した際のIFN-γ産生が70%減少したことが報告された[2]（表3.1）．$\gamma\delta$T細胞は$\gamma\delta$T細胞レセプターを細胞表面に保持するT細胞で，個体発生の過程では$\alpha\beta$T細胞より先に出現し，腸管$\gamma\delta$T細胞の多くは胸腺外で発達分化する．$\gamma\delta$T細胞はピロリン酸やアルキルアミンなどの非ペプチドを認識し，感染初期の免疫防御，腫瘍細胞の排除，炎症反応の終息などに働くと考えられている．Nantzら[2]の結果は，抗酸化効果の高い緑黄色野菜が免疫能を亢進させる可能性を示しており，興味深い結果である．

⑤NK活性：　NK（ナチュラルキラー）細胞の機能の強さ（NK活性）は免疫力の指標としてよく利用されてきた．末梢血から分離したNK細胞が癌細胞を殺す強さとして測定され，一般的には年齢による影響を受ける．臍帯血から90歳代に至る年齢層の血液中のNK活性を調べた成績では，20歳代で最高に達したNK活性が，40歳代まで漸減し，90歳代ではほとんど検出できなくなっている．NK活性は多くの生活習慣により影響を受けることも知られており，運動，睡眠，規則正しい生活などは好影響を，喫煙，毎日飲酒，過度のストレスなどは悪影響を与える．NK活性は，特に癌との関連がよく研究され，日本の一般住民3500人の調査成績では，NK活性が低いグループは，男女ともに，高・中のグループに比べ明らかに癌の罹患率が高いことが報告されている[3]．葉酸摂取[4]，乳酸菌（*Lactobacillus casei* Shirota生菌[5]や*Lactobacillus plantarum* strain L-137死菌（HK-LP））[6]などの摂取によりNK活性が上昇することが報告されている．Troenら[4]は，閉経後女性105名を対象に，食事性の葉酸摂取とサプリメントによる葉酸摂取のNK活性に及ぼす影響を検討し，興味深い結果を報告している（図3.1）．それによると，食事性葉酸摂取が低下

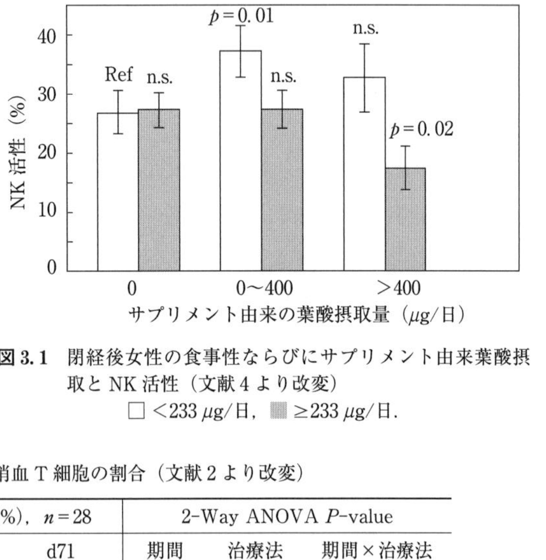

図3.1　閉経後女性の食事性ならびにサプリメント由来葉酸摂取とNK活性（文献4より改変）
□ <233 μg/日，▒ ≧233 μg/日．

表3.1　野菜・フルーツ乾燥末摂取後の末梢血T細胞の割合（文献2より改変）

細胞型	FVJC（%），$n=31$		プラセボ（%），$n=28$		2-Way ANOVA P-value		
	d1	d77	d1	d71	期間	治療法	期間×治療法
$\alpha\beta$T細胞	55.8±1.5	56.9±1.5	54.6±1.6	56.9±1.6	0.278	0.697	0.717
$\gamma\delta$T細胞	5.5±0.4	7.2±0.4	5.6±0.4	5.4±0.5	0.091	0.049	0.038

しているグループでは葉酸サプリメントの摂取によりNK活性が亢進するが，食事性葉酸を十分摂取しているグループでは葉酸サプリの摂取によりNK活性が低下するというものである．近年，多くの国において葉酸摂取が推奨されており，今後とも注意深い検討が必要である．

⑥食細胞貪食能：　生体は常に病原微生物と遭遇しているが，多くの場合，好中球，マクロファージは侵入した病原体をすみやかに捕捉し，貪食作用（ファゴサイトーシス）により排除している．それゆえ，マクロファージによる貪食能は，いわゆる自然免疫系の機能検査である．プロバイオティクス[6-8]の摂取による機能亢進の報告が多く，ビタミン，亜鉛製剤などでは有効性が示されていない[9]．

3.2.2　今後有望な免疫学的指標

分泌型IgAはIgA産生形質細胞（プラズマ細胞）により二量体として産生され，同様に形質細胞により産生されるJ鎖と結合し二量体として分泌される．二量体IgAはその後粘膜上皮細胞の基底膜側に発現しているpIgR（poly Ig receptor）と結合して上皮細胞内へ取り込まれ，分泌成分（secretory component：SC）と一緒に分泌型IgAとなり管腔側へと分泌される．分泌成分はIgAをタンパク質分解酵素による分解から保護する役割を有している．IgAはこれらの系を介して粘膜面への微生物の侵入を防ぎ，生体防御機構において重要な役割を果たしている．プロバイオティクス，プレバイオティクスの免疫調節機能性評価においては今後重要な指標となることが予想される．さらに，IL-12は，NK細胞やNKT細胞を活性化させ，IFN-γ産生を誘導することから，NK活性の指標としても重要であり，今後有望な指標の一つでもある．

免疫学は急速に新知見を生み出しており，Th17細胞，制御性T細胞，樹状細胞，骨髄由来免疫制御細胞，オートファジー異常による自己免疫疾患，など興味深い点が多々報告されている．T細胞の腸管ホーミングにレチノイン酸が必須であることが発見されたことからもわかるように，食品・食品因子と免疫機構，特に腸管免疫とのかかわりについては今後も新たな事実が明らかになることが予想される．　〔内藤裕二〕

文　献

1）T. G. Evans et al.：*Vaccine*, **14**, 1531-1537, 1996.
2）M. P. Nantz et al.：*J. Nutr.*, **136**, 2606-2610, 2006.
3）K. Imai et al.：*Lancet*, **356**, 1795-1799, 2000.
4）A. M. Troen et al.：*J. Nutr.*, **136**, 189-194, 2006.
5）F. Nagao et al.：*Biosci. Biotechnol. Biochem.*, **64**, 2706-2708, 2000.
6）Y. Hirose et al.：*J. Nutr.*, **136**, 3069-3073, 2006.
7）Y. H. Sheih et al.：*J. Am. Coll. Nutr.*, **20**, 149-156, 2001.
8）M. Olivares et al.：*Int. Microbiol.*, **9**, 47-52, 2006.
9）D. A. Wolvers et al.：*Nutr. J.*, **5**, 28, 2006.

3.3 アレルギー関連における評価

3.3.1 臨床研究における評価項目とは

なんらかの介入が疾患の予防や治療に有効であることを示すための評価項目をエンドポイントと呼ぶ．介入試験でのエンドポイントは，その目的に合っており，なおかつ，客観的に評価できる項目が望ましい．臨床試験における治療行為で本来求めたいアウトカムは，死亡率の低下，疾患重症度の改善，疾患の発症率の低下，QOLの向上，副作用の低減などであり，これらの評価項目は，真のエンドポイントと呼ばれる．しかし，それらを介入試験の期間内で評価することはしばしば難しいため，血糖値，血清脂質値，腫瘍サイズ，血圧，など短期間で評価できる代用エンドポイント（サロゲートエンドポイント）が採用される．サロゲートエンドポイントは，治療行為に対する評価を短期間で行うための評価項目である．それ自体では臨床上の利益とならなくても，治療上のアウトカムを合理的に予測しうる場合には，プライマリーエンドポイント（主要評価項目）として用いることができる．複数のエンドポイントがある場合には，プライマリーエンドポイントのほかにセカンダリーエンドポイント（副次的評価項目）が設定される．プライマリーエンドポイントとは臨床試験において目的とする評価項目であり，薬理学的，臨床的に意味のある客観的評価可能な項目が用いられる．セカンダリーエンドポイントは臨床試験の主要な評価項目以外の効果を評価するための項目であり，必ずしもプライマリーエンドポイントとの関連性があるとは限らない．

一般的にエンドポイントとして用いられる評価項目は，比率（発症率や死亡率，再発率），時間（生存期間や再発までの時間），数値（血圧値やコレステロール値），症状の緩和（変化）などがある．また最近では，QOLをエンドポイントにする場合も増えてきている．食品の免疫調節作用の評価のエンドポイントについても，免疫学的評価パラメーターに加えて臨床効果の評価も重要であるが，実際は困難なことも多い．しかし，アレルギー疾患はその種類によっては臨床評価パラメーターもエンドポイントになりうる．

3.3.2 アレルギー疾患症状あるいはリスクを有する者に対する評価項目の例

筆者もメンバーの一人である日本食品免疫学会研究委員会は，内科，小児科，耳鼻科，皮膚科の医師も参加してアレルギー疾患症状あるいはリスクを有する者に対する評価項目について検討した．その結果，従来の論文で解析されている頻度が高く，疾患活動性と関連があるとされる免疫学的評価パラメーターのみでなく，実際のアレルギー症状の改善も重要であることを考慮して，臨床評価パラメーターと免疫学的評価パラメーターの2種類を評価項目として提案した．このうち，臨床評価パラメーターは各アレルギー疾患の活動性の指標として使用されている項目を選択した．具体的には，アトピー性皮膚炎はSCORAD[1]を，アレルギー性鼻炎/花粉症では鼻炎症状スコア[2]を，抗原鼻内チャレンジテストを，気管支喘息では気管支喘息症状スコア[3]を，食物アレルギーでは食物経口負荷試験での閾値をパラメーターとして選択した[4]．一方，免疫学的パラメーターの種類は疾患ごとに複数の報告がなされている免疫学的パラメーターを上げた．アトピー性皮膚炎では，好酸球数，好酸球活性化マーカー，血清総IgE値，アレルゲン特異的IgE値（アトピー性皮膚炎，気管支喘息，アレルギー性鼻炎/花粉症）[5]，IFN-γ，IL-4（アトピー性皮膚炎）[6]，TGF-β，IL-10（アトピー性皮膚炎，食物アレルギー）[7]，便中TNF-α（食物アレルギー）[8]を選択した．しかしながら，一部の臨床評価パラメーターにはわが国独自のものもあり，海外の報告との比較の問題などから国際的な評価を期待する場合には海外でよく使用されている基準を用いるほうがよいとも考えられる．また，免疫学的パラメーターについてもよりよいものが求められており，今後発表される論文を参考にしてパラメーターの再評価が必要となろう．

3.3.3 アレルギー疾患の症状改善に関する臨床評価パラメーターの現状と今後

アレルギー疾患はⅠ型からⅣ型まであり，純粋なⅠ型アレルギーであるアレルギー性鼻炎と，Ⅳ型アレルギーも関与するアトピー性皮膚炎を同じ項目では評価できない．また，臨床効果の評価も傷害される臓器により異なる．

a. アトピー性皮膚炎

SCORADは1993年にヨーロッパの皮膚科医を中心に作成された評価システムで，皮疹の範囲，紅斑・苔癬化などの発疹の多様性，VAS（掻痒・睡眠障害）を数値化し点数にし，重症度を評価する[1]．アトピー性皮膚炎の活動性マーカーとしては，SCORADのほかにも簡便性や客観性を求めて非常に多くの評価法が発表されている（表3.2）．しかし，このように多くの評価法の存在は臨床研究間の比較をきわめて困難にする．そこでSchmittらは，これらの臨床試験のメタ解析を行い，SCORAD，EASI（Eczema Area and Severity Index），POEM（Patient-oriented Eczema Measure）の三つが適切な指標であると結論づけている[9]．今後の臨床研究は，これらの評価法を用いて行うことが望まれる．アトピー性皮膚炎の診断については，医師の診察による診断が最も信頼できる．しかし，複数の地域での評価を行う場合などには，医師の診断能力の差異や人的資源の限界など，また均一な基準の必要性などから，ISAAC（The International Study of Asthma and Allergies in Childhood）[10]やUK working party[11]などの診断基準が用いられることがある．

b. アレルギー性鼻炎

わが国の鼻アレルギー診療ガイドライン（2009年，改訂第6版）では症状スコア，薬物スコア，症状薬物スコアを重症度の評価法としている．鼻症状スコアはくしゃみ・鼻漏の強さと鼻閉の強さをそれぞれ5段階で評価して，その組合せで重症度を決定している．海外の論文でも同様の評価法がとられていることが多い．またQOLについては，日本アレルギー性鼻炎QOL調査票作成委員会により標準QOL調査票（JRQLQ）が作成されている（図3.2）．

c. 気管支喘息

わが国での喘息ガイドラインでは成人，小児とも重症度分類があるが，成人と小児では重症度分類が異なることに注意する必要がある．小児では早期治療・寛解を目的とすることもあり，重症度判定が成人よりも一段厳しくなっている（図3.3）．喘息に対する食品の効果については他のアレルギー疾患よりも論文は少ないが，大部分が海外からの報告であり，わが国のガイドラインとは異なる重症度スコアを用いている．海外で使用されている喘息重症度評価には，乳幼児に対する評価スコアも複数存在する（表3.3）．これらの喘息重症度スコアについてもレビューがあり，PRAM（Preschool Respiratory Assessment Measure），CAS（Clinical Asthma Score）が最も適切な評価法と報告されている[2]．また，つい最近乳幼児喘息のコントロールレベルの評価法としてTRACK（Test for respiratory and asthma control in kids）が報告された[3]．TRACKはアメリカの喘息ガイドラインであるExpert Panel Report 3（NPR3）（2007）における重症度を反映することが認められた，保護者へのアンケートによる喘息コントロールレベル評価法である．日本のガイドラインでの重症度基準とEPR3での重症度基準が異なるので注意が必要であるが，今後広く乳幼児喘息に対する介入効果に関しての評価法となる可能性が高いと思われる．また，日本小児アレルギー学会では小児気管支喘息治療・管理ガイドライン（JPGL）2008での重症度とコントロールレベルを判定するツールとしてJapanese Pediatric Asthma Control Program（JPAC）を作成し，普及を図っている（http://www.iscb.net/JSPACI/）．

d. 食物アレルギー

食物アレルギーに対する食品の免疫調節作用に関する論文では，食物経口負荷試験を採用しているものが多い．最近，報告が増加している経口減感作療法の効果の大部分が，その評価として食物経口負荷試験における摂取閾値の変化を用いている[4]．

表 3.2　現在までに発表されたアトピー性皮膚炎の評価法

名称	発表年	著者	雑誌
ADAM	1999	Chapman	*J Outcome Meas*
ADASI	1991	Bahmer	*Arch Dermatol*
ADSI	1998	Van Leent	*Arch Dermatol*
BCSS	1995	Verwimp	*Eur Jclin Nutr*
EASI	1998	Tofte	*J Eur Acad Dermatol Venereol*
FSSS	2005	Mastrandrea	*Allerg Immunol*
IGADA	2005	Schachner	*Pediatrics*
Leicester index	1993	Berth-Jones	*Lancet*
NESS	2000	Emerson	*Br J Dermatol*
OSAAD	2003	Sugarman	*Arch Dermatol*
POEM	2004	Charman	*Arch Dermatol*
RL score	1989	Rajka	*Acta Derm Venereol*
SA-EASI	2002	Housman	*Br J Dermatol*
SASSAD	1996	Berth-Jones	*Br J Dermatol*
SCORAD	1993	Eur Task Force	*Dermatology*
SIS	1992	Kagi	*Dermatology*
SSS	1989	Costa	*Acta Derm Venereol*
TBSA	1994	van Joost	*Br J Dermatol*
TISS	1999	Wolkerstorfer	*Acta Derm Venereol*
WAZ-S	2005	Silny	*Acta Dermtovenereol Croat*

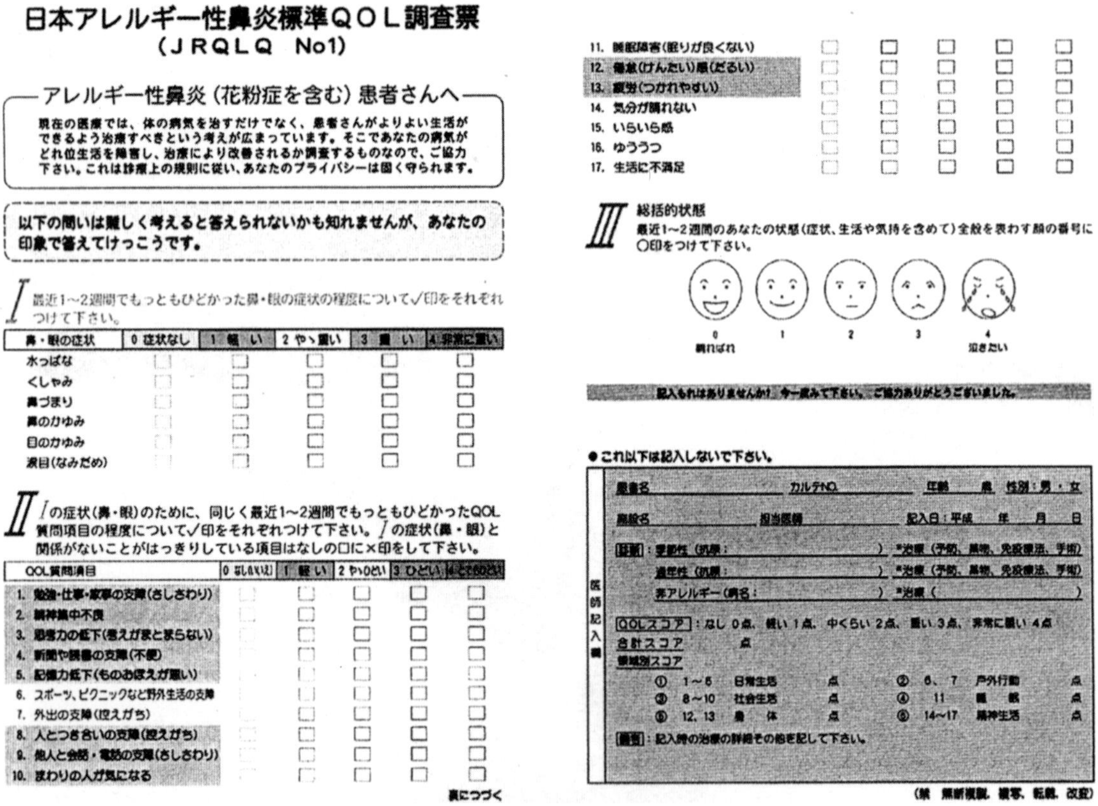

日本アレルギー性鼻炎標準QOL調査票
(JRQLQ No1)

アレルギー性鼻炎（花粉症を含む）患者さんへ

現在の医療では、体の病気を治すだけでなく、患者さんがよりよい生活ができるよう治療すべきという考えが広まっています。そこであなたの病気がどれ位生活を障害し、治療により改善されるか調査するものなので、ご協力下さい。これは診療上の規則に従い、あなたのプライバシーは固く守られます。

以下の問いは難しく考えると答えられないかも知れませんが、あなたの印象で答えてけっこうです。

I　最近1〜2週間でもっともひどかった鼻・眼の症状の程度について✓印をそれぞれつけて下さい。

鼻・眼の症状	0 症状なし	1 軽い	2 やゝ重い	3 重い	4 非常に重い
水っぱな	□	□	□	□	□
くしゃみ	□	□	□	□	□
鼻づまり	□	□	□	□	□
鼻のかゆみ	□	□	□	□	□
目のかゆみ	□	□	□	□	□
涙目(なみだめ)	□	□	□	□	□

II　Iの症状(鼻・眼)のために、同じく最近1〜2週間でもっともひどかったQOL質問項目の程度について✓印をそれぞれつけて下さい。Iの症状(鼻・眼)と関係がないことがはっきりしている項目はなしの□に×印をして下さい。

QOL質問項目	0 なし(いいえ)	1 軽い	2 やゝひどい	3 ひどい	4 とてもひどい
1. 勉強・仕事・家事の支障(さしさわり)	□	□	□	□	□
2. 精神集中不良	□	□	□	□	□
3. 思考力の低下(考えがまとまらない)	□	□	□	□	□
4. 新聞や読書の支障(不便)	□	□	□	□	□
5. 記憶力低下(ものおぼえが悪い)	□	□	□	□	□
6. スポーツ、ピクニックなど野外生活の支障	□	□	□	□	□
7. 外出の支障(控えがち)	□	□	□	□	□
8. 人とつき合いの支障(控えがち)	□	□	□	□	□
9. 他人と会話・電話の支障(さしさわり)	□	□	□	□	□
10. まわりの人が気になる	□	□	□	□	□
11. 睡眠障害(眠りが良くない)	□	□	□	□	□
12. 倦怠(けんたい)感(だるい)	□	□	□	□	□
13. 疲労(つかれやすい)	□	□	□	□	□
14. 気分が晴れない	□	□	□	□	□
15. いらいら感	□	□	□	□	□
16. ゆううつ	□	□	□	□	□
17. 生活に不満足	□	□	□	□	□

裏につづく

III　総括的状態
最近1〜2週間のあなたの状態(症状、生活や気持を含めて)全般を表わす顔の番号に○印をつけて下さい。

0 晴ればれ　1　2　3　4 泣きたい

記入もれはありませんか? 今一度みて下さい。ご協力ありがとうございました。

●これ以下は記入しないで下さい。

医師記入欄

患者名　カルテNO.　年齢　歳　性別：男・女
施設名　担当医師　記入日：平成　年　月　日
診断：季節性（抗原：　）*治療（予防、薬物、免疫療法、手術）
　通年性（抗原：　）*治療（予防、薬物、免疫療法、手術）
　非アレルギー（病名：　）*治療（　）
QOLスコア：なし 0点、軽い 1点、中くらい 2点、重い 3点、非常に重い 4点
合計スコア　点
領域別スコア
①　1〜5　日常生活　点　②　6、7　戸外行動　点
③　8〜10　社会生活　点　④　11　睡眠　点
⑤　12、13　身体　点　⑥　14〜17　精神生活　点
備考：記入時の治療の詳細その他を記して下さい。

（禁　無断複製、複写、転載、改変）

図 3.2　標準 QOL 調査票（JRQLQ）（日本アレルギー性鼻炎 QOL 調査票作成委員会）
（日本アレルギー学会編：アレルギー疾患診断・治療ガイドラインより）

表 3.3 現在までに発表された幼児気管支喘息重症度の評価法

名 称	発表年	著 者	雑 誌
Bronchiolitis Score	1966	Dabbous	*Pediatrics*
Clinical Asthma Score	1996	Perkin	*J Clin Epidemiol*
Clinical Asthma Evaluation Score	1992	Obata	*Ann Allergy*
Clinical Score	1990	Bentur	*Ann Allergy*
Clinical Symptom Grading System	1986	Wennergren	*Acta Pediatr Scand*
Clinical Scoring System-1	1983	Tal	*Pediatrics*
Clinical Scoring System-2	1992	Bentur	*Pediatrics*
Pulmonary Index	1990	Tal	*Pediatrics*
Preschool Respiratory Assessment Measure	2000	Chalut	*J Pediatr*
Respiratory Distress Assessment Index	1987	Lowell	*Pediatrics*

	重症度	症状程度ならびに頻度
小児	間欠型	・年に数回，季節性に咳嗽，軽度喘鳴が出現する ・時に呼吸困難を伴うこともあるが，β_2 刺激薬の頓用で短期間で症状は改善し持続しない
	軽症持続型	・咳嗽，軽度喘鳴が 1 回/月以上，1 回/週未満 ・時に呼吸困難を伴うが，持続は短く，日常生活が障害されることは少ない
	中等症持続型	・咳嗽，軽度喘鳴が 1 回/週以上，毎日は持続しない ・時に中・大発作となり日常生活が障害されることがある
	重症持続型	・咳嗽，軽度喘鳴が毎日持続する ・週に 1〜2 回，中・大発作となり日常生活や睡眠が障害される
	最重症持続型	・重症持続型に相当する治療を行っていても症状が持続する ・しばしば夜間の中・大発作で時間外受診し，入退院を繰り返し，日常生活が制限される

	重症度		ステップ 1 軽症間欠型	ステップ 2 軽症持続型	ステップ 3 中等症持続型	ステップ 4 重症持続型
成人	喘息症状の特徴	頻度	週 1 回未満	週 1 回以上だが毎日ではない	毎日	毎日
		強度	症状は軽度で短い	月 1 回以上日常生活や睡眠が妨げられる	週 1 回以上日常生活や睡眠が妨げられる	日常生活に制限
					短時間作用性吸入 β_2 刺激薬頓用がほとんど毎日必要	治療下でもしばしば増悪
		夜間症状	月に 2 回未満	月 2 回以上	週 1 回以上	しばしば
	PEF $FEV_{1.0}$	% $FEV_{1.0}$，% PEF	80% 以上	80% 以上	60% 以上 80% 未満	60% 未満
		変動	20% 未満	20〜30%	30% を超える	30% を超える

図 3.3 わが国の気管支喘息ガイドラインにおける重症度評価（日本アレルギー学会編：アレルギー疾患診断・治療ガイドラインより）

e. 臨床指標としての QOL

最近では QOL の改善も臨床的な指標の一つとして注目されているが，食品によるアレルギー疾患の QOL 向上については報告がまだ少ない．しかし，近年のアレルギー疾患の重症度の評価における QOL の重要性を考えると近い将来，臨床評価パラメーターとして採択されると思われる[14]．

3.3.4 アレルギー疾患の症状改善に関する免疫学的評価パラメーターの現状と今後

アレルギー反応はアレルギー疾患ごとに異なるわけではなく共通する機序が多いことから，免疫学的評価パラメーターは疾患によってオーバーラップがある．たとえば，好酸球関連のパラメーターは食物アレルギー以外の三つのアレルギー疾患，すなわち，アトピー性皮膚炎，気管支喘息，アレルギー性鼻炎／花粉症でしばしば指標とされる．Th1，Th2 サイトカインについてはアトピー性皮膚炎のみであるが，これは過去の論文で食品が Th1/Th2 サイトカインへ影響を与えた疾患としてアトピー性皮膚炎が主であったためである．Th1/Th2 サイトカインが他のアレルギー疾患で変動せず，パラメーターとして適当でないというわけではない．

アレルギー反応を反映する免疫学的パラメーターは当然ながら非常に多い．アレルギー反応は，本来生体の機能維持を目的とするはずの免疫応答が過度に，あるいは不適当な形で起こり，生体に組織傷害を引き起こす状態で，I 型から IV 型まで四つの型に分類されている．実際には，病態の強さや時間的経過により四つの型が重複あるいは連続して発生する．アレルギーの臨床症状と連動してさまざまな免疫学的パラメーターが変動することが，基礎研究と臨床研究の両面から明らかにされている．しかし，実際の薬物や食品による介入試験では臨床評価パラメーターと免疫学的評価パラメーターが一致しないことも多い．たとえば，スギ花粉症に対するプロバイオティクスの効果については臨床的には効果があり，*in vitro* の検討ではプロバイオティクスがサイトカイン産生を抑制するにもかかわらず，血清などの生体由来試料中のサイトカインに対する影響が認められないことも少なくない[15]．患者血清中の免疫学的パラメーターの変化を認めた報告もあるが[16]，免疫学的パラメーターの変化についての論文の大部分は *in vitro* での検討であり，*in vivo* との間に大きな乖離があるのが問題といえよう．一つには，測定する免疫学的パラメーターが各アレルギー疾患の傷害臓器から採取されていないことが考えられる．たとえば，アレルギー性鼻炎であれば，血清ではなく鼻汁のほうが免疫学的パラメーターの測定に適した試料であろう．

アレルギー疾患の発症機序は，アレルゲン特異的な「誘導相」と，細胞から遊離されたケミカルメディエーター，サイトカイン，ケモカインなどによって起こるメディエーター特異的な「効果相」の二つに大きく分けることができる．現在われわれが用いている免疫学的パラメーターは主に誘導相や早期の効果相を反映する指標である．上記のように *in vitro* で認められるサイトカインやケモカインの変化が生体内で検出しづらい可能性を考えると，より症状に関連する効果相（特に後期）を反映するパラメーターを選定する必要があると考えられる．この点，消化管型の食物アレルギーでの免疫学的評価パラメーターである TNF-α のような，効果相に関連する炎症マーカーのほうが感度がよい可能性もある．できれば，誘導相，効果相のそれぞれを表す免疫学的パラメーターの組合せが望ましいと思われる．

3.3.5 アレルギー発症予防における評価項目

現在のところ，食品の免疫調節作用の評価対象者は基本的にすでに発症している患者である．しかし，食品はその性格上，発症した患者に対する効果のみならず発症予防という点からも効果が期待されるものと考えられる．この場合，患者を対象とした食品摂取とは異なる問題がいくつか考えられる．

a. 発症リスクの高い人の同定

将来，アレルギー疾患を発症する確率が高い人をどのように選別するのかは現実的に難しい問題となる．喘息やアレルギー性鼻炎などでは発症に先立ってアレルゲン感作が先行することが多い．したがって，スギやダニ感作が証明でき，喘息，鼻炎，花粉症などの家族歴がある場合が対象となると思われる．一方，食物アレルギーやアトピー性皮膚炎に関してはどのような個体が発症リスクが高いのであろうか？ これらの疾患は基本的には乳幼児期に発症することが多いので，従来から家族歴を参考にしてハイリスク児を選択してきた．一方，出生時あるいは出生後の検査で乳幼児のアレルギー疾患発症のよい予知マーカーはまだ確立されていない．われわれは臍帯血単核球の自然免疫分子刺激による IL-10 産生が，乳児期のアトピー性皮膚炎発症のマーカーになる可能性を見いだしている（未発表データ）．しかし，この方法も決して簡便な方法ではない．大量の検体を簡便に測定できるシステムの構築がハイリスク児の同定に必要である．

b. 発症予防における評価パラメーター

発症予防という点からは，臨床評価パラメーターは疾患の発症の有無や重症度を評価マーカーとして用いればよいと考える．一方，免疫学的パラメーターの選択は簡単ではない．先に述べたように，吸入アレルゲン感作は気道アレルギー疾患発症のリスクであることが明らかとなっている．そこで，発症予防における免疫学的パラメーターとして，アレルゲン特異IgE産生が指標となる可能性が高いと考えられる．しかしながら，欧米を中心として生直後から積極的な吸入アレルゲン曝露を予防することによる喘息発症の予防試験では，アレルゲン感作と喘息発症には直接的な関係が認められていない[17]．この結果は，喘息発症予防という観点からは，誘導相を反映する免疫学的パラメーターが必ずしも有用ではないことを示している．症状改善における免疫学的評価パラメーターと同様に，予防における免疫学的評価パラメーターについても今後の検討が必要となろう．

3.3.6 臨床試験の登録制度について

2004年9月に欧米の主要医学雑誌の編集責任者らでつくる国際委員会から，臨床研究の登録についての勧告が出された[18]．その内容は，臨床的な意思決定に用いられるエビデンスの質を高めるためには，すべての介入試験が開始時に公的機関に登録され，すべての研究者がアクセスできるようにすべきであるとするものである．試験登録の概要は以下の通りである．

(1) 雑誌が掲載を考慮する1つの条件として，公的な試験登録への登録を要求する．

(2) 臨床試験は，患者登録の開始時までに登録されなければならない．

(3) 適用する臨床試験は，ヒトに対し介入群あるいは比較群を前向きに割り付ける医学的介入と健康結果との因果関係を調べるあらゆる研究プロジェクトとし，薬物動態や毒性を調べる研究（例．第I相試験）は除く．

(4) 登録先は，無料で一般にアクセスが可能であり，全ての見込み登録者を受け入れ，非営利団体によって運営され，登録データの妥当性を保証する仕組みがあり，情報は電子的に検索できる．

(5) 以下の情報を最低限登録する：固有の識別番号，介入と比較の記載，研究仮説，主要・副次エンドポイントの定義，適格規準，重要な試験日程（登録日，試験開始日，最終追跡日，データ入力終了日，試験データ完成日），目標対象数，資金源，および主任研究者の連絡先．

現在海外では，米国医学図書館が運営するwww.clinicaltrials.govが登録先として広く認知されている．国内では，UMIN臨床試験登録システム http://www.umin.ac.jp/ctr/index-j.htm などがある．2008年12月末日現在でのclinicaltrials.govへの臨床試験登録数は160カ国から総計6万6000件あまりに上り，allergy x foodで検索すると114の臨床研究がヒットし，アレルギー予防や治療に関する研究は九つで，大部分はプロバイオティクスであった．他にビタミンEとビタミンD投与による介入が1件ずつ存在した．UMINにおける登録数は1500件で，スギ花粉症に対するプロバイオティクスの効果に関する研究が3件のみであり，喘息やアトピー性皮膚炎を対象とする介入試験や発症予防の介入試験の登録はされていない．しかし，海外の一流雑誌に掲載されるためには登録が必要であり，また，これらのサイトを検索することでどのような介入研究が行われているかを把握することができることから，今後は積極的な登録やアクセスが求められる．

食品のアレルギー軽減・発症予防作用については，効果が現れる経路の特定，それぞれのパラメーター間の相互関係など解決すべき課題がまだ多く残されている．しかしながら，研究は世界各国で活発に進められており，特に，ヒトを対象とする食品によるアレルギー軽減・発症予防研究は近年著明に増加している．今後，新たな科学的知見の蓄積およびそれらを整理・体系化することにより，食品の免疫調節作用をさらに明確にし，また，実用に役立てるために，定期的な評価基準の見直しが必要である．また，狭義のアレルギー疾患のみでなく，今後，自己免疫疾患や炎症性腸疾患についても食品による免疫調節作用が期待され

る．将来はこれらも対象として評価パラメーターの設定を目指すべきであろう．〔下 条 直 樹〕

文　献

1) Severity scoring of atopic dermatitis：the SCORAD index. Consensus Report of the European Task Force on Atopic Dermatitis. *Dermatology* (Basel), **186**, 23-31, 1993.
2) 鼻アレルギー診療ガイドライン作成委員会：鼻アレルギー診療ガイドライン―通年性鼻炎と花粉症―2008年版，ライフサイエンス，2008.
3) 喘息予防・管理ガイドライン2006作成委員会：喘息予防・管理ガイドライン2006，協和企画，2006.
4) G. Longo et al.：*J. Allergy Clin. Immunol.*, **121**, 343-347, 2008.
5) D. Simon et al.：*J. Allergy Clin. Immunol.*, **126**, 3-13, 2010.
6) P. Y. Ong and D. Y. Leung：*Curr. Allergy Asthma Rep.*, **6**, 384-389, 2006.
7) P. A. Eigenmann and C. P. Frossard：*Curr. Opin. Allergy Clin. Immunol.*, **3**(3), 199-203, 2003.
8) M. Heyman and J. F. Desjeux：*Ann. NY Acad. Sci.*, **915**, 304-311, 2000.
9) J. S. Schmitt et al.：*J. Allergy Clin. Immunol.*, **120**, 1389-1398, 2007.
10) A. Haileamlak et al.：*Br. J. Dermatol.*, **152**, 735-741, 2005.
11) H. C. Williams et al.：*Br. J. Dermatol.*, **131**, 383-396, 1994.
12) C. S. Birkena et al.：*J. Clin. Epidemiol.*, **57**, 1177-1181, 2004.
13) K. R. Murphy et al.：*J. Allergy Clin. Immunol.*, **123**, 833-839, 2009.
14) I. Terreehorst et al.：*Clin. Exp. Allergy*, **34**, 1673-1677, 2004.
15) M. Kawase et al.：*Int. J. Food Microbiol.*, **128**, 429-434, 2009.
16) J. Z. Xiao et al.：*Clin. Exp. Allergy*, **36**, 1425-1435, 2006.
17) S. Lau et al.：*Paediatr. Respir. Rev.*, **3**, 265-272, 2002.
18) C. D. DeAngelis et al.：*JAMA*, **292**, 1363-1364, 2004.

3.4　その他の疾病，術後の予後などにおける評価

3.4.1　疾病と免疫

免疫機能が低下したりその制御が不十分な場合は，感染症，癌，花粉症やアトピーなどのアレルギー，自己免疫疾患などを発症することはよく知られている．また，免疫機能の低下や制御異常が疾患の発症原因でない場合でも，その疾患を発症することにより，生体の防御機能に異常をもたらす場合があり，数多くの報告がなされている．ここでは各種疾患などによって低下する免疫機能について概説し，そのような免疫機能の低下に対する食品による改善の可能性について述べる．

3.4.2　各種疾患などによる免疫機能の低下

a. 肥　満

不健康な生活習慣や遺伝的な要因によってもたらされる肥満，特に内臓脂肪型肥満は，アディポサイトカインの分泌異常を伴う代謝異常を引き起こし，高血糖，高血圧および高脂血症発症の成因となる．このような状態が重なるとメタボリックシンドロームと呼ばれる疾病と診断され，一般の人々の認知も得られている．メタボリックシンドロームを放置すると脳卒中，心筋梗塞，糖尿病合併症などの重篤な疾患へと進展する．

肥満は，代謝性疾患の引き金として問題視されているが，肥満者は感染症や癌を発症しやすいことが報告されていることから[1-4]，免疫学的な観点からも注目を集めている．感染症や癌は免疫機能が低下すると発症しやすくなるので，肥満者の免疫機能は当然低下していると考えられる．実際に，肥満者における免疫機能の低下を報告した臨床試験は数多くあるが，肥満と免疫に関する統一的な見解は形成されていないのが現状である．近年，脂肪細胞が産生するアディポサイトカインの炎症や免疫における役割が明らかにされつつあり[5,6]，肥満が免疫機能に及ぼす影響についての詳細な機序の解明が待たれる．以下に，肥満による各種免疫機能の低下を報告した事例を述べる．

超肥満者を対象とした試験では，減量のために外科的手術を施した前後に免疫機能を測定し，肥満状態では免疫機能は低下するが，それを改善することで免疫機能が上昇することが報告されている[7,8]．栄養吸収を制限する空腸回腸バイパス手術を受けた患者の多形核白血球の殺菌能を，手術前と9カ月後に調べたところ，手術前の殺菌能は標準体重者に比べて大幅に低かったのに対して，減量が認められた手術後では殺菌能が正常レベルに近づいた[7]．同様に，胃バイパス手術を受けた患者の末梢血単核細胞の単球走化因子（MCP-1）と IFN-γ の産生能を，手術前と1年後に調べたところ，手術前の MCP-1 および IFN-γ の産生能は非肥満者に比べて有意に低かったのに対して，減量が認められた手術後では MCP-1 および IFN-γ の産生能が正常レベルに近づいた[8]．また，BMI（body mass index）が33程度の肥満女性を対象にした試験では，T細胞およびB細胞の機能指標であるマイトジェン誘導リンパ球増殖性が低下していた[9]．また，健常者を対象にA型肝炎ワクチンを投与しワクチンに対する抗体産生を調べた試験では，BMI 高値者で抗体産生応答が低下しており[10]，肥満によるB細胞機能の低下が示唆されている．

上に述べた貪食細胞の殺菌能の低下は自然免疫における機能低下を示しており，一方，リンパ球の増殖性や抗体産生の低下は獲得免疫における機能低下を示しているので，肥満においては種々の免疫機能が低下するものと考えられる．このような免疫機能低下を，食品のもつ免疫調節作用により改善するのは有効な手段の一つと考えられるが，糖質や脂質の吸収を抑えたり脂肪の燃焼を促進したりする食品成分を摂取することで肥満を解消し，間接的に免疫機能低下を改善するのも十分に有効な手段である．

b.　糖尿病

糖尿病は，インスリン依存性の1型糖尿病とインスリン非依存性の2型糖尿病に大別される．1型糖尿病はインスリンを分泌する膵臓ランゲルハンス島の β 細胞が自己免疫反応により破壊され，インスリンの分泌不全によって発症する疾患なので，糖尿病の発症前から免疫系になんらかの異常が存在すると考えられる（IV.2.2節参照）．一方，2型糖尿病は主に末梢組織でのインスリン感受性の低下によって，血糖が十分にコントロールできなくなり発症する疾患なので，発症前の免疫系の異常については不明である．このように，成因が異なれば免疫学的な素地が異なると推測される糖尿病患者であるが，1型，2型の如何にかかわらず感染症に罹りやすいことは多くの報告から明らかにされており，免疫応答に障害があることが示唆されている[11-13]．このような免疫機能低下の原因として，糖尿病の特徴である糖利用能の低下がリンパ球や貪食細胞においても起こり，免疫担当細胞の機能が損なわれている可能性や[11]，糖尿病で認められる糖化タンパク質による免疫担当細胞の機能抑制の可能性[14]が考えられている．以下に，糖尿病による免疫機能の低下を報告した事例を述べる．

血糖コントロールが不十分でインスリン投与を受けている糖尿病患者を対象にした試験では，多形核白血球の黄色ブドウ球菌に対する貪食能および殺菌能が健常者に比べて有意に低く，同様に活性酸素産生能を反映する呼吸性バーストも顕著に低下していた[14]．同様に，感染が認められていない1型および2型糖尿病患者を対象とし，多形核白血球の機能を調べた試験でも，健常者に比べて多形核白血球の走化性と呼吸性バーストの有意な低下が認められている[15]．

前者の報告では多形核白血球の機能と，血糖コントロールの指標である糖化ヘモグロビンとの間に明らかな相関が認められているが，後者の報告では相関は認められておらず，血糖コントロールをどの程度改善すれば，糖尿病患者の低下した免疫機能を上昇させるのかは不明であり，血糖コントロールの改善だけでは免疫機能は簡単に回復しないのかもしれない．その場合は，なんらかの方法で糖尿病患者の低下した免疫機能を上昇させる必要があり，食品のもつ免疫調節作用にその役割が期待される．

c.　癌

免疫監視機構が不十分であれば癌を発症しやす

くなるので，多くの癌患者は発症前から免疫機能が低下していることが予測される．実際に，癌を高頻度に発症する家族歴をもつ家系では低頻度の家族歴の家系に比べて，ナチュラルキラー細胞の細胞傷害活性（NK 活性）が有意に低く，さらにNK 活性は家族の癌発症数と負に相関している[16]．しかしながら，癌発症前の免疫機能が通常レベルであった癌患者においても，宿主の免疫機能を抑制する癌細胞の生き残り戦略や，免疫抑制を伴う化学療法，放射線療法および外科手術などの癌治療によって，発症後の免疫機能が低下していることは十分に考えられる．以下に，癌患者の免疫機能の低下を報告した事例を述べる．

癌患者では，NK 活性の低下が多数報告されており，たとえば，初期の手術可能なステージの非小細胞肺癌患者を対象とした試験では，健常者に比べて顕著な NK 活性の低下が認められている[17]．同様に，化学療法を受けている進行性乳癌患者を対象とした試験でも，健常者に比べて有意な NK 活性の低下が認められている[18]．この試験では同時に，癌患者において，血清 IL-2，顆粒球単球コロニー刺激因子（GM-CSF）および IFN-γ，さらには活性化リンパ球の細胞傷害活性（LAK 活性）の低下も認められている[18]．NK 活性の低下は，ステージⅢの原発性肺癌および転移性肺腫瘍患者の化学療法前では認められていないが，一般状態がよくない患者では認められており，さらに化学療法を行うとすべての患者で NK 活性の低下が認められた[19]．このように化学療法による NK 活性の低下が示されているが，抗癌剤の多くがNK 活性を低下させることは以前より知られていた[20]．なお，癌患者の NK 細胞に関しては，活性以外にも細胞数が低下しているという報告もあり，結腸癌，肺癌，乳癌および頭頸部癌患者で認められている[21]．

癌患者では遅延型過敏反応（DTH）応答性が低下しているとの報告もあり，リコール抗原に対する DTH 応答性は，ステージⅢのメラノーマ患者では低下は認められていないが，ステージⅣの患者になると健常者に比べて有意な低下が認められている[22]．また，胃癌患者の悪性腹水腫に溶連菌製剤（OK-432）を腹腔内に投与する治療では，臨床症状が改善した患者の OK-432 に対する DTH 応答性が，改善しなかった患者に比べて有意に高く，病態改善における DTH 応答性の重要性が示されている[23]．同様に，自己腫瘍ワクチンを投与した転移癌患者においては，ワクチン接種で自己腫瘍細胞に対する DTH 応答性が陽転した患者は 5 年生存期間が有意に長いという結果が出ており，病態を反映する免疫機能の指標として DTH 応答性の有用性が示されている[24]．なお，腫瘍抗原ペプチドである HER-2/neu ワクチンを接種した癌患者の DTH 応答性は，腫瘍抗原ペプチド特異的な末梢血 T 細胞の増殖性と相関することが報告されており，T 細胞の増殖性も免疫機能の指標として有用なことが示唆されている[25]．

癌により低下した免疫機能を食品によって改善しようとする試みが行われており，進行癌患者がマンネンタケ多糖を 12 週間経口摂取した試験で，摂取前と摂取後の免疫機能を比較している．癌患者で低下が示唆されている上述した免疫機能のなかで，末梢血の NK 活性と T 細胞増殖性，および血清の IL-2 と IFN-γ が調べられており，いずれの機能もマンネンタケ多糖の摂取前に比べて摂取後で有意に上昇していた[26]．種々の原因で免疫機能の低下が危惧される癌患者であるが，上述した報告に認められるように，食品によって低下した免疫機能を回復させることは可能と考えられるので，食品のもつ免疫調節作用が有効に働く疾患の一つとしてとらえることができる．

d. 臓器移植

移植した臓器に対して拒絶反応を起こすことなく，長期間にわたって移植臓器を定着させる目的で免疫抑制剤は使用されているが，薬剤の効果が強く出ると，過度の免疫抑制状態となり，感染症を発症する．拒絶反応も感染症も引き起こさないためには，免疫機能をある一定の範囲内で維持する必要があり，免疫抑制剤の投与量を増減することで免疫機能を調節している．免疫調節作用の強い食品を移植患者が摂取すると免疫抑制剤の効果に影響するので，移植患者の免疫機能を食品により調節しようとする試みはあまり好ましくないと考えられる．臓器移植の研究で興味深いのは，免疫抑制剤の投与量増減の指標となる免疫機能の測定法であり，食品の評価にも応用できると考えられるので，どのような手法が用いられているかについて簡単に述べる．

全血をフィトヘムアグルチニン（PHA）で刺激し，CD4$^+$T細胞中のアデノシン三リン酸（ATP）量を測定することで移植患者の細胞性免疫を評価する検査薬（ImmuKnow）はアメリカFDAの認可を受けており，移植患者を対象に，同検査薬を用いて免疫機能を測定し，拒絶反応および感染症発症との相関を調べた臨床試験が数多く実施されている．それらの結果をメタアナリシスにより検証したところ，ATP低値を示した患者では12倍の頻度で感染症を発症しており，ATP高値を示した患者では30倍の頻度で拒絶反応を起こしていた[27]．このように，ImmuKnowの測定結果は，移植患者のリスク管理に用いる免疫状態の指標となりうるが，健常者の免疫機能の指標として適しているか，また，これを用いて食品の免疫調節作用が評価できるかについては今後の検討が待たれる．

e. 術後の予後

手術により免疫機能は大きく変化し，術後の経過に大きく影響する．手術では免疫機能に影響する種々の要因，組織の損傷，麻酔，術後の痛みおよび心理的ストレスなどを抱えており，その結果として免疫機能が低下すると考えられる．これらの要因をコントロールすることにより術後の免疫機能の低下を抑える試みがなされている．たとえば，腹部手術を受けた患者を対象に，術後の疼痛管理と末梢血のマイトジェン応答性の関係を調べた試験では，通常の疼痛管理を施された患者のリンパ球増殖性は術後72時間目まで低下したままだったのに対して，疼痛スコアが低値となる自己調節硬膜外鎮痛法により疼痛管理を施された患者においては24時間目に低下したリンパ球増殖性が72時間目には術前レベルに回復している[28]．また，この試験では，炎症の指標となる末梢血のIL-1βとIL-6の産生が，通常疼痛管理患者では増加したのに対して，自己調節硬膜外鎮痛法による疼痛管理患者ではほとんどその増加は認められていない[28]．このように，手術に伴う種々の要因をコントロールすることにより術後の免疫機能の低下を抑えることも可能と考えられるが，食品の免疫調節作用によって術後の免疫機能低下を抑え，手術成績を改善しようとする試みも数多く行われている．

免疫調節作用をもつ食品成分，特にアルギニン，グルタミン，ω-3系脂肪酸，ヌクレオチドを単独であるいは併用して配合した経腸栄養剤を，手術患者あるいは重症患者に給与した試験をメタアナリシスにより検証したところ，感染症の発症率が有意に低下しており，特に手術患者においての低下が大きかった[29]．また，アルギニン，ω-3系脂肪酸，ヌクレオチドを配合した経腸栄養剤であるインパクトを手術前後に給与した試験をメタアナリシスにより検証したところ，術後の感染症の発症率が有意に低下し，入院期間も有意に短縮していた[30]．食品により，免疫機能上昇のアウトカムともいえる感染症の発症低下が認められていることから，手術患者においては食品のもつ免疫調節作用が有効に働いていることが十分に考えられる．実際，これらの試験のなかには免疫機能を測定し，評価している報告もありそれらについて述べる．

アルギニン，グルタミン，ω-3系脂肪酸，ヌクレオチドを2種類以上含む経腸栄養剤を消化器癌患者の周術期に給与した試験のメタアナリシスによる検証では，アウトカムとして感染症の発症の有意な低下と入院期間の有意な短縮が認められており，免疫機能の指標として術後の血中のリンパ球数，CD4$^+$T細胞数，IgGレベルの上昇が認められ，さらに炎症の指標として血中IL-6レベルの低下が認められている[31]．また，上部消化管癌の手術を受けた患者にアルギニン，ω-3系脂肪酸，ヌクレオチドを含む経腸栄養剤を給与したところ，術後の血中T細胞数，CD4$^+$T細胞数，IgMおよびIgG濃度やPHA刺激IFN-γ産生量が有意に上昇した[32]．同様に，胃癌あるいは膵臓癌手術を受けた患者にアルギニン，ω-3系脂肪酸，ヌクレオチドを含む経腸栄養剤を給与したところ，感染の重症度の有意な低下が認められ，免疫機能ではDTH応答性が有意に上昇し，単球の貪食能も有意に上昇し，血中IL-2受容体濃度も上昇した[33]．経腸栄養剤関連以外の報告もあり，結腸直腸癌患者の手術前にプロピオン酸菌を投与する試験では，アウトカムとしてステージ1期および2期の患者における生存期間の延長，局所腫瘍再発および遠隔転移の減少が認められており，免疫機能の指標として末梢血リンパ球数の減少抑制が認められている[34]．

これらのことから，術後に低下する免疫機能は食品のもつ免疫調節機能によってある程度制御可能であり，非常に有望な分野と考えられる．実際に，免疫調節機能をもつ食品成分を配合した経腸栄養剤が，術後のアウトカム改善という成果をあげているのは既述した通りである．

3.4.3 各種疾患などにおける免疫機能の評価

疾病により，あるいは術後に免疫機能低下が危惧される人に対する免疫機能を評価する場合，前述した報告などを踏まえて，①末梢血のNK活性，②末梢血食細胞の貪食能，③血中NK細胞数，④血中T細胞数，⑤DTH，⑥血中IFN-γが免疫学的評価パラメーターとして適していると考えられる[35]．各種疾患などにより免疫機能が低下した人が，ある食品を摂取した場合，これらの免疫学的評価パラメーターの少なくとも一つが改善されれば免疫機能が改善され，感染症などの発症リスクが低下することが期待される．

また，各種疾患などにより免疫機能が低下した人における免疫学的評価パラメーターとして末梢血T細胞の増殖性，血中TNF-α，血中IL-6も有力であると考えられ[35]，今後の研究が待たれる．

〔山本佳弘〕

文献

1) O. Lamas et al.: *Eur. J. Clin. Nutr.*, **56**(Suppl. 3), S42-S45, 2002.
2) A. Martí et al.: *Obes. Rev.*, **2**(2), 131-140, 2001.
3) S. Kuriyama: *J. Epidemiol.*, **16**(4), 139-144, 2006.
4) E. E. Calle and R. Kaaks: *Nat. Rev. Cancer*, **4**(8), 579-591, 2004.
5) H. Tilg and A. R. Moschen: *Nat. Rev. Immunol.*, **6**(10), 772-783, 2006.
6) G. Matarese et al.: *J. Immunol.*, **174**(6), 3137-3142, 2005.
7) J. Palmblad et al.: *Br. J. Haematol.*, **44**(1), 101-108, 1980.
8) L. Fontana et al.: *Rejuvenation Res.*, **10**(1), 41-46, 2007.
9) D. C. Nieman et al.: *J. Am. Diet Assoc.*, **99**(3), 294-299, 1999.
10) P. D. Reuman et al.: *Vaccine*, **15**(10), 1157-1161, 1997.
11) M. P. Moutschen et al.: *Diabete. Metab.*, **18**(3), 187-201, 1992.
12) B. R. Shah and J. E. Hux: *Diabetes Care*, **26**(2), 510-513, 2003.
13) A. N. Bessman et al.: *J. Diabetes Complications*, **6**(4), 258-262, 1992.
14) W. Marhoffer et al.: *Diabetes Care*, **15**(2), 256-260, 1992.
15) M. Delamaire et al.: *Diabet. Med.*, **14**(1), 29-34, 1997.
16) D. R. Strayer et al.: *Cancer Res.*, **44**(1), 370-374, 1984.
17) V. Bobek et al.: *Lung Cancer*, **47**(2), 215-223, 2005.
18) N. Tsavaris et al.: *Br. J. Cancer*, **87**(1), 21-27, 2002.
19) N. Saijo et al.: *J. Cancer Res. Clin. Oncol.*, **102**(3), 195-214, 1982.
20) B. G. Brenner et al.: *Cancer*, **56**(7), 1543-1548, 1985.
21) C. M. Balch et al.: *Ann. Surg.*, **198**(2), 192-199, 1983.
22) D. L. Morris et al.: *Cancer Res.*, **39**(1), 219-226, 1979.
23) Y. Yamaguchi et al.: *Int. J. Oncol.*, **24**(4), 959-966, 2004.
24) R. O. Dillman et al.: *Cancer Biother. Radiopharm.*, **17**(1), 51-66, 2002.
25) M. L. Disis et al.: *Clin. Cancer Res.*, **6**(4), 1347-1350, 2000.
26) Y. Gao et al.: *Immunol. Invest.*, **32**(3), 201-215, 2003.
27) R. J. Kowalski et al.: *Transplantation*, **82**(5), 663-668, 2006.
28) B. Beilin et al.: *Anesth. Analg.*, **97**(3), 822-827, 2003.
29) D. K. Heyland et al.: *J. Am. Med. Assoc.*, **286**(8), 944-953, 2001.
30) D. L. Waitzberg et al.: *World J. Surg.*, **30**(8), 1592-1604, 2006.
31) Y. Zheng et al.: *Asia Pac. J. Clin. Nutr.*, **16**(Suppl. 1), 253-257, 2007.
32) M. Kemen et al.: *Crit. Care. Med.*, **23**, 652-659, 1995.
33) M. Braga et al.: *Eur. J. Surg.*, **162**(2), 105-112, 1996.
34) J. Isenberg et al.: *Anticancer Res.*, **15**(5B), 2363-2368, 1995.
35) 日本食品免疫学会：食品の免疫調節作用の評価基準書，2006年版．

索　引

ア

アイソタイプスイッチ　70
アイソトープを用いたリンパ球刺激試験　208
亜鉛　4, 36, 292
悪性貧血　120
悪性リンパ腫　118
悪玉菌　219
アジュバント作用　99
アスタキサンチン　296, 429
N-アセチルノイラミン酸　306
アディポカイン　53, 223
アディポサイトカイン　448
アディポネクチン　55
アデニン　261
アデノシン 5′-一リン酸　350
アデノシン三リン酸　451
アテローム性動脈硬化　288
アトピー　130
アトピー性喘息　107
アトピー性皮膚炎　125, 135, 326, 336, 340, 355, 365, 431, 443
アナジー　73
アナフィラキシー　130, 147, 183, 430
アナフィラキシーショック　147, 196
アポトーシス　279, 290, 327
アミノ酸　274
アミノ酸乳　389
α-アミラーゼ/トリプシンインヒビター　167
アーモンド　172
アラキドン酸　256
アラキドン酸カスケード　257, 259, 354
アルカリ処理米　395
アルギニン　34, 274, 451
アルギニンキナーゼ　176
アルコール性脂肪肝　432
アルコール性脂肪性肝炎　432
アルコール誘発喘息　106
アルデヒドリン酸デヒドロゲナーゼ　180
2S アルブミンファミリー　185
アレルギー　15, 129, 413
　腸内細菌と──　5
　ビタミンＥと──　287
アレルギー炎症　132
アレルギー症状からみた交さ反応性　143
アレルギー性好酸球性胃腸疾患　135
アレルギー性疾患　99
アレルギー性鼻炎　107, 319, 368, 431, 443
アレルギー物質を含む食品の検査方法　155
アレルゲン低減化米　393
アレルゲン特異的リンパ球刺激試験　206
アレルゲン名　27

イ

異常腸内フローラ　85
移植関連リンパ増殖性疾患　123
移植免疫　105
イーストセルロース　238
イソフラボン　301, 376
　──の抗アレルギー作用　378
I 型アレルギー　130, 325, 349
I 型アレルギーモデルマウス　364
I(1)型糖尿病　127, 290, 427, 449
一次除菌　93
一時的予防（アレルギー性鼻炎）　320
一重項酸素　382
一酸化窒素　294
易熱性毒素　407
イノシトール-リン脂質代謝系　246
イムノバイオティクス　425
インスリン様成長因子　269
インターフェロン　32
インターロイキン　32
*α*4*β*7 インテグリン　281
インフリキシマブ　114
インフルエンザウイルス　99, 308

ウ

ウェゲナー肉芽腫症　126
ヴェール細胞　26
ウシ*γ*-グロブリン　182
ウシ血清アルブミン　181, 388, 400
ウシミオグロビン　400
ウシ免疫グロブリン　400
うつ病　47
ウラシル　261
ウレアーゼ　92

エ

エイコサノイド　256
エイコサペンタエン酸　256, 354
衛生仮説　51, 107
栄養状態　415
液性免疫　377
エクオール　304
エゴマ油　258
エストロゲン　377
エストロゲン受容体　377
エピトープ　175
炎症　413
炎症性サイトカイン　218, 223, 328, 332
炎症性腸疾患　89, 109, 303, 329, 432
炎症性腸疾患モデル　52, 420
炎症メディエーター　256
エンドトキシン　107
エンドポイント　442

オ

おなかの調子を整える食品　236
オープン負荷試験　194
オボムコイド　153
　──の抗原性　154

ω-3 脂肪酸 257, 451
ω-3 多価不飽和脂肪酸 424
ω-6/ω-3 比 259
オリゴ糖 336
オリゴペプチド 10, 213
オレオシン 165

カ

回腸嚢炎 330, 331
潰瘍性大腸炎，疾患 109, 111, 259, 330, 331, 432
貝類のアレルゲン 174
カイロミクロン 383
家禽肉 180
核酸 261
獲得免疫 16, 23, 266
獲得免疫系 39, 96
核内 RA 受容体 279
加工用トマト 367
過剰障害 298
加水分解型タンニン 362
α_{s1}-カゼイン 157, 271, 388
カゼイングリコマクロペプチド 269
カゼインホスホペプチド 272
カゼイン由来リン酸化ペプチド 422
カゼシジン 273
β-カゾキニン-10 271
β-カゾモルフィン-7 271
カタラーゼ 232
活性型ビタミン D_3 12
活性化誘導シチジン脱アミノ酵素 51, 72
活性酸素 299, 383
活性誘導シチジン脱アミノ酵素 72
カットオフ値 198
カテキン類 358
花粉症 319, 356
花粉症緩和米 76
花粉-食物アレルギー症候群 141, 186
芽胞 230
カポジ肉腫 118
かみあい細胞 25
ガラクトオリゴ糖 339
カラゲニン 346
カルシウム 12, 295
——の放出 295
カルシウム結合性筋形質タンパク質 176
カルノシン 272
加齢 415
——と T 細胞増殖能 242
加齢性 EB ウイルス関連 B 細胞リンパ増殖異常症 121, 124
カロテノイド 296, 382
——と免疫機能 298
——の抗酸化作用 297
——の対腫瘍効果 300
カロテン 382
α-カロテン 296, 386
β-カロテン 296, 383, 429
——による癌予防効果 300
癌 55
脂肪酸と—— 257
環境抗原 28
ガングリオシド 306, 309
還元型チオレドキシン 293
関節リウマチ 116, 311, 427
感染 97
感染症 38
感染特異的タンパク質 142, 186
完全フロイントアジュバント 137
完全分解乳 389
カンタキサンチン 298

キ

気管支喘息 443
気管支喘息ガイドラインにおける重傷度評価 445
キサントフィル 297
キチン 250, 345
キトサン 250, 345
機能性食品 436
機能性多糖 248
キノコ由来 β-グルカン 248, 252
吸収上皮細胞 60
球状形態 92
急性肝炎 432
急性ストレス 47
急速進行性糸球体腎炎 126
牛肉のアレルゲン 181
牛乳 156
——のアレルゲン 156
牛乳タンパク質 156
牛乳由来ラクトフェリン 422
共生 93
胸腺 25
胸腺依存性抗原 27
強皮症 116
魚油摂取マウス 423
魚類アレルギー 177
魚類練り製品 179
魚類由来タンパク質発酵食品 422
近交系 416

ク

果物アレルギー 186
グッドパスチャー症候群 126
クラス I キナーゼ 190
クラス 1 食物アレルゲン 140
クラススイッチ 71
クラス 2 食物アレルゲン 141
グラム陰性らせん状桿菌 92
グリアジン 161
グリオキサラーゼ I 168
グリコマクロペプチド 271, 306
グリシテイン 302
グリセルアルデヒドリン酸デヒドロゲナーゼ 400
グリフォラン 252
β-クリプトキサンチン 296, 386
クリプトパッチ 62, 67, 112, 113
β-グルカン 236, 248, 252, 345, 380
——のばね構造 253
グルココルチコイド 48
グルコマンナン 346
グルタチオン 270
グルタミン 34, 274
グルタミン酸 276
グルタミン酸オキサロ酢酸トランスアミナーゼ 432
グルタミン酸受容体 276
グルタミン酸ピルビン酸トランスアミナーゼ 432
グルタミン代謝 274
グルテニン 160
グルテン過敏性腸炎 136
クルミ 172
クローズドコロニー 416
クロストリジウム 90
クローナルデリーション 73
13S グロブリン 184
クローン病 112, 330, 331, 432
クワシオルコル 33

ケ

経口アジュバント 407

経口弱毒型 Ty21a ワクチン　405
経口ポリオワクチン　404
経口免疫寛容　2, 18, 51, 69, 72, 75, 133
──に基づく食餌療法　75
──の誘導　74
経口ワクチン　402, 404
経上皮電気抵抗　232
経胎盤感作　150
経腸栄養　16
鶏肉アレルゲン　182
経鼻ワクチン　402
経母乳感作　150
鶏卵アレルギー　201
鶏卵のアレルゲン　153
1-ケストース　339
血液骨髄関門　24
血栓性血小板減少性紫斑病　120, 121
ゲニステイン　302, 376
ケミカルメディエーター　325, 369
ケモカイン　32
ケルセチン　428
減感作食品　392
健康寿命　323
健康食品の免疫機能　43
原発性滲出液リンパ腫　123
原発性中枢神経リンパ腫　123
顕微鏡的多発血管炎　126

コ

抗アレルギー乳酸菌　325
好塩基球活性化試験　203
抗炎症性サイトカイン　218
甲殻類のアレルゲン　173
効果相　446
抗感染　248
口腔アレルギー症候群　140, 148
抗原受容体情報伝達経路　247
抗原性　27
オボムコイドの──　154
卵黄，卵白の──　155
抗原提示細胞　110, 280
抗原特異的 IgE 抗体　191, 196
抗原特異的 SIgA　58
抗原特異的抗体産生　438, 440
抗原特異的 T 細胞　72
抗原パターン　327
抗原反応性 T 細胞クローナルデリーション　327
膠原病　116
交さ抗原性　142, 197
好酸球性筋膜炎　116
好酸球増多症筋痛症候群　116
高脂肪摂取マウス　423
抗腫瘍効果のある多糖類　251
酵素処理小麦粉　392
酵素処理米　394
拘束ストレス　47
抗体　31, 310
抗体依存性細胞障害機序　111
好中球　29, 265
後天性血友病　120
後天性免疫不全症候群　117
高内皮細静脈　26
酵母　13, 235
酵母エキス　235
酵母細胞壁　235, 236
酵母食物繊維　235
高ホモシステイン血症　290
好リン脂質抗体症候群　120
高齢者とビタミン E　285
呼吸器疾患　105
コクサッキーウイルス　293
枯草菌　230
骨髄　24
骨髄由来抑制細胞　223, 275
骨粗鬆症　380
古典的ホジキンリンパ腫型 PTLD　123
ゴマ実　172
小麦　159
小麦アレルギー　145, 159, 391
──の診断　160
小麦依存性運動誘発アナフィラキシー　159
小麦接触蕁麻疹　159
小麦タンパク質　159
米　393
米アレルギー　166
米アレルゲン　166
米型経口ワクチン　403
米タンパク質　166
コラーゲン　179
コラーゲン誘発型関節炎　428
孤立リンパ小節　61, 70, 77
コレステロール仮説　257
コレステロール値　257
コレステロールと免疫ミルク　312
コレラ毒素　407
コンカナバリン A　242, 261

サ

サイクリン D3/cdk4 複合体　275
再生不良性貧血　120, 121
サイトカイン　31, 111
細胞外液注入　295
細胞性免疫　45, 377
細網細胞　25
細網内皮系　25
ザイモサン　236, 239, 249
サブユニット型ワクチン　406
サプリメント　409
──の免疫機能　43
さや動脈　27
サロゲートエンドポイント　442
酸化 LDL　257
酸化ストレス　383
III 型アレルギー　131
33 kDa アレルゲン　168

シ

シアリルガラクトシド　307
シアリルラクトース　306
シアル酸　306
耳介浮腫抑制試験　368
シグナル伝達　378
シグレック　309
シクロホスファミド　380
自己免疫疾患　104
自己免疫疾患治療薬　75
自己免疫性皮膚疾患　124
自己免疫性溶血性貧血　120, 121
脂質　11
脂質転送タンパク質　142
脂質メディエーター　78
脂質輸送タンパク質　187, 189
脂質ラフト　361
シスチン-グルタミン酸アンチポーター　276
システイン　275
ジスルフィド結合　185
自然免疫　16, 23, 266
自然免疫系　96, 344
紫蘇　14
シソ油　258
持続性炎症　258
シゾフィラン　252

実験的自己免疫性脳脊髄炎　127, 430
室内アレルゲン　28
ジニトロフルオロベンゼン　340
脂肪細胞　53
脂肪酸　256
　──と癌　257
脂肪性肝疾患　432
弱毒コレラワクチン　405
終結糖化産物受容体　224
14～16 kDa アレルゲン　167
重症筋無力症　127
獣肉　180
種子貯蔵タンパク質　184
樹上細胞　25, 29, 63, 67, 68, 94, 266, 280, 308, 327
樹状突起　67
受動アナフィラキシーモデル　430
受動免疫食品　212
腫瘍免疫　105
消化管　108
消化管各部のフローラ　82
消化管関連リンパ組織　64
小腸粘膜固有層　282
上皮介在型 M 細胞　327
上皮細胞間リンパ球　66
上皮性細網細胞　25
食細胞貧食能　438, 441
食餌性抗原　27
食事性タンパク胃腸炎　149
食生活と発癌　222
食肉アレルゲン　399
食品アレルギー　5, 18
食品アレルギーモデル動物　136
食品加工業者と作業関連喘息　106
食品・食品添加物と喘息　105
食品中のアレルゲン同定　19
食品の免疫調節機能　212
食品免疫学文献データベース　412
植物エストロゲン　376
植物型ワクチン　406
食糞　83
食物アレルギー　150
　──の疫学　144
　──の原因食物　144
　──の自然歴　150
　──の地域特性　146
　──の発症　139
食物アレルギー経口負荷試験ガイドライン　194
食物アレルギー検討委員会　144
食物アレルギーの診療の手引き　191
食物アレルゲン　139
食物依存性運動誘発アナフィラキシー　135, 148, 159
食物経口負荷試験　150, 443
食物繊維　12
食物タンパク誘発腸炎症候群　135
食物負荷試験　191
食物誘発肺ヘモシデローシス　136
初乳　265
自律神経系　48
シングルブラインド負荷試験　194
人口栄養児　81
尋常性天疱瘡　125
シンバイオティクス　247, 332

ス

水酸化アルミニウム　137
水疱性類天疱瘡　125
水溶性ビタミン　12, 288
スカベンジャーレセプター　348
スギ花粉症　319, 368
ストリクチニン　362
ストレス　41, 45, 47, 415
　──と神経・免疫系　48
　──と腸内フローラ　85
　──と内分泌・免疫系　48
ストローマ細胞　24
スフィンゴシン 1 リン酸　79
ズブチリシン　232
すり身　179

セ

ゼアキサンチン　386
制御性抗原提示細胞　73
生菌拮抗　216, 219
成人喘息　105
成人 T 細胞性白血病/リンパ腫　119
セカンドネッセンジャー　295
赤芽球島　25
赤芽球ろう　120, 121
セグメント細菌　91
接着分子　112
ゼラチン　180, 400
セラミド　309
セリアック病　136, 391
セレクチン　309
セレン　4, 37, 293
セレン欠乏　284
全身性エリテマトーデス　314, 429
喘息　54, 164, 355
　食品・食品添加物と──　105
善玉菌　219
先天性ビタミン E 欠乏症　284

ソ

造血幹細胞　29
即時型小麦アレルギー　159
即時型食物アレルギー　134, 145, 147
即時型反応　132
そば　183

タ

体液性免疫　45
ダイジン　304
大豆　162, 301, 397
大豆アレルギー　163
大豆アレルゲン　163, 397
大豆タンパク質　234
大豆乳　389
大豆由来タンパク質　422
耐性化　150
耐性獲得　191
ダイゼイン　302, 376
大腸　65
タイトジャンクション　11
タイプ I 食物アレルゲン　28
タイプ II アレルゲン　28
多価不飽和脂肪酸　354
多型性 PTLD　123
脱顆粒　358
多糖　344
　──の免疫調節作用　424
多発性硬化症　75, 127, 377, 429
ダブルブラインドプラセボコントロール負荷試験　195
タモキシフェン　377
タラ類のアレルゲン　177
多量体免疫グロブリンレセプター　71
単一形態を示す PTLD　123
担癌モデル　241
単鎖脂肪酸　100, 244
タンパク質　5, 10
タンパク質・エネルギー栄養失調　33

チ

血合筋　179
チアミン　290
遅延型過敏反応　132, 438, 439
チオニン　273
畜肉　180
遅発型反応　132
遅発性アナフィラキシー　148
茶　358
茶ポリフェノール　358
注射型 Vi 多糖ワクチン　405
注射型ワクチン　402
中心温度　156
腸管　2
　──の免疫機能　39
腸管関連リンパ組織　76
腸管上皮間リンパ球　263
腸管上皮細胞　2, 59, 94
腸管内抗原　115
腸管粘膜内リンパ球　111
腸管分泌型 IgA　57
腸間膜リンパ節　64, 68, 268, 281
腸管免疫　75
腸管免疫系　2, 3, 52, 91, 93, 249
超急性ストレス　47
超高圧処理米　396
調製粉乳　388
腸内環境と免疫ミルク　312
腸内細菌　49, 79
　──とアレルギー　5
　──と発癌　224
　──によるアレルギー制御　100
腸内細菌叢　3, 49, 95
腸内フローラ　3, 19, 49, 79, 95, 216, 332
　──の構成　80
　──のコントロール要因　84
　ストレスと──　85
　年齢と──　84
腸内フローラ仮説　99
チロシンキナーゼ　378

ツ

通年性アレルギー性鼻炎　107, 326, 366, 370
つなぎ　400
つなぎ無添加ソーセージ　400
ツフシン　272
ツベルクリン反応　439

テ

低アレルゲン化小麦粉　391, 392
低アレルゲン化食肉製品　400
低アレルゲン化調製粉乳　389
低アレルゲン米　166
テイコ酸　233
鉄　37, 294
鉄欠乏　294
天然ゴムアレルギー　186
天疱瘡　125

ト

銅　37
糖化タンパク質　449
糖質　11
動脈周囲リンパ鞘　26
特異性腸炎　109
毒性オイル症候群　116
特定原材料　184
特定保健用食品　244, 393, 436
ドコサヘキサエン酸　256, 354
トコトリフェロール　283
トコフェロール　283
突発性血小板減少性紫斑病　120, 121
トポイメラーゼ　378
トマト　367
　──の抗アレルギー活性　367
トランスサイトーシス　10
トランスジェニックマウス　137
トランスフェリン　180, 265
トランスポーター　10
トリアシルグリセロール　11
トリチウムサイミジン　208
トリニトロクロロベンゼン　429
トロポミオシン　173, 175
　──の IgE 結合エピトープ　175
貪食能　449, 452

ナ

内因性菌　329
ナイーブ T 細胞　280
内分泌細胞　60
ナッツのアレルゲン　171
納豆菌　230, 234
ナリンゲニンカルコン　367
軟体類のアレルゲン　174

ニ

II 型アレルギー　131
II 型コラーゲン　428
II(2)型糖尿病　290, 427, 449
ニゲロオリゴ糖　240
二次除菌　93
二次的予防（アレルギー性鼻炎）　320
26 kDa アレルゲン　168
二次リンパ系器官　281
ニストース　339
二相性アナフィラキシー　148
二度なし　22
乳酸桿菌　88, 332
乳酸菌　13, 79, 219, 319, 414
　──の癌予防効果　224
乳酸菌食品効果（花粉症）　322
乳酸菌処理米　396
乳酸菌・ビフィズス菌療法　98
乳児アトピー性皮膚炎　208
乳児早期消化管型牛乳アレルギー　207
乳性タンパク質　271
ニュートリゲノミクス　245

ヌ

ヌクレオチド　261, 349, 350, 451
ネクレオチド添加食　350

ネ

粘膜固有層　2, 60
粘膜固有層樹状細胞　68
粘膜上皮　281
粘膜ワクチン　402
年齢と腸内フローラ　84

ノ

能動感作モデル　430
ノトバイオートマウス　50, 52
ノンレスポンダー　202

ハ

パイエル板　2, 57, 58, 68, 76, 249, 268,

281
パイエル板初期形成メカニズム 76
パイエル板由来樹状細胞 68
バイオジェニックス 323
杯細胞 60
ハウスダスト 101
パーキンソン病 290
橋本病 127
パストゥール 22
バセドウ病 127
発酵乳の癌予防効果 224
パッチテスト 198
パネート細胞 60, 65
パルブアルブミン 177
半月体形成性糸球体腎炎 126
パン酵母 113
パン小麦 391
パン職人喘息 159

ヒ

非アルコール性脂肪性肝炎 432
ヒアルロン酸 347
非自己 56
ヒスタミン 31
ヒスタミン遊離（抑制）試験 200, 367
ヒスタミン遊離抑制効果 372
非即時型食物アレルギー 149
ビタミンA 4, 11, 14, 34, 278, 409
ビタミンA欠損 278
ビタミンB 36
ビタミンB_6 36, 288
ビタミンB_{12} 288
ビタミンC 4, 35
ビタミンD 4, 11
ビタミンE 4, 11, 35, 283
——とアレルギー 287
——と感染症 286
高齢者と—— 285
非特異性腸炎 109
非特異的炎症性腸炎 109
ヒトツブ小麦 391
ヒトマイクロバイオーム計画 103
ピーナッツアレルギー 169
ピーナッツアレルゲン 170
ビフィズス菌 86, 324, 331, 414
皮膚テスト 198
皮膚リンパ球抗原 135
肥満 53, 103
肥満細菌叢 103
標準QOL調査票 444
病態モデル動物 419
病理解剖 38
日和見感染 83
微量栄養素の欠損 390
ビール酵母 235
ピロリ菌 99, 221

フ

ファイトヘマグルチニン 261
腹腔B1細胞 57
フコイダン 250, 346
フコース転移酵素 90
豚肉アレルゲン 182
普通小麦 391
腐敗産物 84
部分分解乳 389
プライマリーエンドポイント 442
プラーク 216
フラクタン 230
フラクトオリゴ糖 243, 244, 339
フラクトシルニストース 339
ブラジルナッツ 172
プラズマ様樹状細胞 73
フラボノイド 13
プリックテスト 198
5-フルオロウラシル 241
フルクトースビスリン酸アルドラーゼ 400
プレバイオティクス 215, 246
フローサイトメトリー 41
プロシアニジン 364
プロスタグランジン 78
プロバイオティクス 5, 16, 87, 215, 219, 247, 323, 329, 425
——と老化 217
プロバビリティカーブ 197
プロビタミンA 297, 383
プロフィリン 142, 164, 189
分泌型IgA 56, 59, 68, 134, 441

ヘ

ヘーゼルナッツ 172
べにふうき 361
ペプチド 271
ペプチドグリカン 233
ヘム鉄 12
ヘモクロマトーシス 294
ヘルパーT細胞 376
変形性関節炎 311
変成剤濃度勾配電気泳動法 341

ホ

疱疹状皮膚炎 125
傍濾胞域 59
ポークウィードマイトジェン 261
母子免疫 310
補助的刺激分子 110
ホスホセリン 272
ホップ 372
ホップポリフェノール 372
母乳栄養児 80
ホーミング 59, 77, 281
ホメオスターシス 40
ホモシステイン 289
ポリグルタミン酸 230
ポリサッカライドA 89
ポリフェノール 13, 358

マ

マイトジェン応答性 240
マウス腸管粘膜 63
マクロファージ 24, 29, 378
マクロファージ指向性ウイルス 118
マサバパルブアルブミン 178
マラスムス 33
マラリア 294
慢性感染症 92
慢性糸球体腎炎症候群 125
慢性ストレス 47
マンナン 236
マンノースレセプター 237, 348

ミ

ミオシン軽鎖 176
ミオシンホスファターゼターゲティングサブユニット1 360
未熟ミエロイドサプレッサー細胞 280
ミネラル 36, 292
ミュータンス菌 313
ミルクアレルギー 134, 151

ム

無菌マウス　50, 58, 97
無作為化介入試験　14
無作為化対照試験　222
無作為化比較試験　355
ムチン　270
無毒化変異型毒素株　408

メ

メタゲノム解析　101
メタボリックシンドローム　448
メチオニン代謝　289
メチニコフ　14, 215
メチル化カテキン　360
メトトレキサート　117
メリビオース　336
免疫　22
免疫学的パラメータ　415
免疫監視機構　38
免疫寛容　30
免疫機能調節食品　212
免疫グロブリン　388
免疫原性　27
免疫増強剤　274
免疫担当細胞　28
免疫調節食品　16
免疫賦活作用　248
免疫不全関連リンパ増殖性疾患　121
免疫不全症　104
免疫ミルク　310
　──の抗炎症作用　314
　コレステロールと──　312
　腸内環境と──　312
免疫力　41
免疫力グレード　41
免疫力スコア　41, 43
免疫力測定判定法　41
免疫力年齢　41

モ

毛細血管後細静脈　26
盲腸リンパ節　65
モノクロラミン　93

ヤ

薬物アレルゲン　28
野菜アレルギー　186

ユ

誘導型 Foxp3$^+$Treg 細胞　282
誘導相　446

ヨ

葉酸　440
抑制性サイトカイン　73
ヨーグルト　215
　──の癌予防効果　224
IV 型アレルギー　131

ラ

α-ラクトアルブミン　388
β-ラクトグロブリン　157, 388
ラクトフェリン　265, 307
ラクトペルオキシダーゼ　269
落葉性天疱瘡　125
ラッフル膜　232
ラテックス-フルーツ症候群　186
ラフィノース　336
　──の血中 IgE 抑制効果　337
　──の Th2 応答抑制効果　337
ランゲルハンス細胞　29
卵黄タンパク質　154
卵黄の抗原性　155
卵白タンパク質　154
卵白の抗原性　155

リ

リウマチ関節炎　75
リウマチモデル　380
リコピン　296, 385
リゾチーム　154
リッカート尺度　313
α-リベチン　182
リボソーム　408
リポ多糖　112
リポテイコ酸　233
緑茶　358
緑茶カテキン　358
緑茶カテキン受容体　361
緑茶フラボノイド　428
旅行者下痢症　98
リンゴポリフェノール　363
リン酸化　295
リンパ器官　24
リンパ球刺激試験　205
　アイソトープを用いた──　208
リンホトキシン β 受容体　62

ル

類天疱瘡　125
ルテイン　386, 429
ループス腎炎　429

レ

レチナール　278
レチノイド X 受容体　279
レチノイン酸　35, 69, 278, 409
レチノール　278
レバン　230
レプチン　54
レンチナン　252

ロ

ロイコトリエン　78, 257
ロタウイルス　404
ロタウイルス経口ワクチン　405
ロタウイルス下痢症　98
濾胞域　59
濾胞樹状細胞　26

A

ADH　278
AID　51, 72, 223
AIDS　117, 428
Aldh1a　279
AMP　350
ANCA　111
ANCA 関連腎炎　126
Ara h 1　170
Ara h 2　170
ATP　451

B

B 細胞 31, 57, 111, 280, 378
Bacillus coagulans 230
Bacillus subtilis 230
Bacteroidaceae 81
Bacteroides 89
B. fragilis 89
B. thetaiotaomicron 89
B. vulgatus 89
Bet v 1 同族体（ホモログ） 142, 188
Bifidobacterium 80, 82, 86, 333
B. animalis 86
B. infantis 86
B. lactis 86
B. longum 86
B. pseudocatenulatum 342
B. pseudolongum 341
B. suis 86
bird-egg syndrome 182
Blimp-1 72
BW10kD 185
BW19kD 185
BW24kD 184
BWp16 185

C

C 型肝炎ウイルス 265
Caco-2 232, 263
Candida albicans 262
Candidatus Arthromitus 91
cat-pork syndrome 182
CCDs 190
CD3 40
CD3δ 鎖 275
CD4 モジュレーション 308
CD8 263
CD14 270
CD40 72
CD44 348
CD63 204
CD80 350
CD86 350
$CD103^{+}$ 樹状細胞 73
C3H/HeJ 418
Clostridium 80, 90
compound 48/80 373
Coombs と Gell による分類法 130
CR3 348
CRH 48

D

Dectin-1 238, 249, 348
DLST 209
DNA 編集酵素 223
DNA マイクロアレイ 245
DTH 427, 452

E

EAACI 判定基準 199
EF-hand モチーフ 177
Escherichia coli 80
Eubacterium 81

F

FAE 58, 77
Faecalibacterium prausnitzii 90
Fag e 1 184
Fas リガンド 279
FcεRI 360
$Foxp3^{+}$iTreg 72

G

G タンパク質共役受容体 118
α-gal 182
GALT 56, 63, 64, 108
Gly m 1 163, 164
Gly m 2 164
Gly m 3 164
Gly m 4 164
Gky m 5 165
Gly m 6 165
Gly m Bd28K 165
Gly m Bd30K 165, 397
Gly m T1 165
GM-CSF 282
GRAS 230, 315

H

Helicobacter pylori 92
HEV 77
HIV 感染症 118
HTLV-1 関連脊髄症 119

I

IDO 陽性樹状細胞 73
IFN-α, β 268
IFN-γ 245, 266, 349, 430, 449, 452
IgA 60, 62, 70, 71, 245, 272, 281
IgA クラススイッチ 61, 69
IgA 産生 B 細胞 97
IgA 腎症 126
IgE 349
IgE エピトープ 178
IgE クラススイッチ 362
IgE 抗体 27, 129, 325
IgG 31
IgG1 349
IgG2a 349
IL-2 349
IL-4 349, 430
IL-5 245
IL-6 245
IL-10 218, 245, 328, 433
IL-12 328, 350
IL-18 268
ImmuKnow 451
ISCOM 408
ITAM 239
ITAM モチーフ 379
ITIM モチーフ 379

J

JAK3 363

L

Lactobacillus 81, 82, 88, 333
L. acidophilus L-92 株 325
L. delbrueckii 324
L. pentosus S-PT84 株 226
LAP^{+}Treg 73
LDL 257, 288
LG21 221
LKB1-AMPK シグナル 223
67LR 361
LTi 細胞 64, 71

M

M 細胞 57, 59, 60, 65

MALT　76
MHC　266, 427
MHC クラス I, II　30, 246, 428
MRLC　359
MRL/lpr マウス　429

N

NC/Nga マウス　368, 373, 431
NK 活性　14, 46, 438, 440, 450, 452
NK 細胞　30, 39, 61, 266
NKG2D　224
NKT 細胞　30
NOD　52, 96
NOD1　62
NOD マウス　127, 427
NOD 様受容体　94
NPC1L1　11
NZB/NZW F1 マウス　429

O

OVA　153
　──の抗原性　154
OVA 感作モデル　420

P

Peptococcaceae　81
PPi　76
PPo　76
PR-3　190
PR-10　188
PR-14　189
Proteus mirabilis　314
PTLD　121, 122
　単一形態を示す──　122
PubMed　412

R

3R　416
RALDH　278
RAST　196
RORγt　62, 63

S

16S データ　101
Salmonella enteritidis　314
SCF　24
SDR　278
skip lesion　109
SLE モデル　314
SPF　418
Staphylococcus aureus　262
STAT6　362
Streptococcus　80, 82, 333

T

T 細胞　18, 30, 38, 110, 279, 378
　──の加齢変化　39
　──の増殖性　451
T 細胞サブセット　40
T 細胞指向性ウイルス　118
T 細胞数　40, 438, 440, 452
T 細胞増殖係数　41
T 細胞増殖性　438, 440
T 細胞増殖能　242
　加齢と──　242
TACI　72
TCRγδ　263
T-DNA　406
TGF-β　71, 269, 282
Th1　97, 100, 266, 280, 317, 349
Th1 サイトカイン　227, 355, 446
Th2　97, 100, 280, 317, 327, 349
Th2 サイトカイン　355, 446
Th17　52, 61, 69, 97, 100, 115, 133, 282
Th1/Th2 バランス　15, 268, 292, 318, 320, 325, 355
TLR　94, 96, 238, 249, 280, 327
TLR2　348
TLR4　348
TNF-α　432
TNF プライミング能　214
Tr1　73
Treg　31, 97, 100, 327

W

WOMAC 変形性関節炎指標スコア　312

X

X-c システム　276

Z

Zucker ラット　427

食品免疫・アレルギーの事典　　定価はカバーに表示

2011 年 5 月 30 日　初版第 1 刷
2012 年 5 月 20 日　　　第 2 刷

編　集　日本食品免疫学会
発行者　朝　倉　邦　造
発行所　株式会社　朝　倉　書　店
東京都新宿区新小川町 6-29
郵便番号　162-8707
電　話　03(3260)0141
FAX　03(3260)0180
http://www.asakura.co.jp

〈検印省略〉

印刷・製本 東国文化

ISBN 978-4-254-43110-0　C 3561　　Printed in Korea